马腾骧教授
学术与教育思想

牛远杰　韩瑞发　徐　勇◎主编

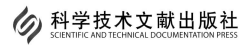

科学技术文献出版社
SCIENTIFIC AND TECHNICAL DOCUMENTATION PRESS

·北京·

图书在版编目（CIP）数据

马腾骧教授学术与教育思想 / 牛远杰，韩瑞发，徐勇主编. —北京：科学技术文献出版社，2021.4

ISBN 978-7-5189-7797-0

Ⅰ.①马… Ⅱ.①牛… ②韩… ③徐… Ⅲ.①马腾骧—医学—学术思想—文集 ②马腾骧—医学教育—学术思想—文集 Ⅳ.① R-53

中国版本图书馆 CIP 数据核字（2021）第 063567 号

马腾骧教授学术与教育思想

策划编辑：李 蕊 责任编辑：王 培 责任校对：张永霞 责任出版：张志平

出 版 者	科学技术文献出版社	
地 址	北京市复兴路15号 邮编 100038	
编 务 部	(010) 58882938，58882087（传真）	
发 行 部	(010) 58882868，58882870（传真）	
邮 购 部	(010) 58882873	
官 方 网 址	www.stdp.com.cn	
发 行 者	科学技术文献出版社发行 全国各地新华书店经销	
印 刷 者	北京时尚印佳彩色印刷有限公司	
版 次	2021 年 4 月第 1 版 2021 年 4 月第 1 次印刷	
开 本	889×1194 1/16	
字 数	1211千	
印 张	48 彩插112面	
书 号	ISBN 978-7-5189-7797-0	
定 价	328.00元	

《马腾骧教授学术与教育思想》
编委名单

天津医科大学第二医院	牛远杰
天津市泌尿外科研究所	韩瑞发
天津医科大学第二医院	徐　勇
天津医科大学第二医院	王　林
天津市泌尿外科研究所	李宝成
天津市泌尿外科研究所	孙　光
天津市泌尿外科研究所	吴长利
天津医科大学第二医院	史启铎
天津医科大学第二医院	姜埃利
天津医科大学第二医院	王立华
天津市东丽区人民医院	翟兴龙
天津医科大学第二医院	张璐仁
天津医科大学第二医院	高伯生
浙江医科大学第一附属医院	陈江华
郑州医科大学第一附属医院	武玉东
徐州医科大学	郑俊年
天津市泌尿外科研究所	陈庆祥
天津医科大学第二医院	程　茹
天津医科大学第二医院	张志宏
天津市泌尿外科研究所	韩　荣
天津市泌尿外科研究所	周晓冬

内容提要

由牛远杰教授、韩瑞发教授、徐勇教授组织编写的《马腾骧教授学术与教育思想》一书，系统辑录了马腾骧教授60多年来在临床实践、科学探索、人才培养、学科建设等方面的思路和足迹。该书精选收录了马腾骧教授在不同时期发表的创新性学术论著和述评130余篇，展现了马腾骧教授务实创新的实践探索精神与学术成果。重点论述了马腾骧教授在临床医疗、科学研究、学科建设理念、青年医师与研究生培养方面的教育思想精髓，以及不同时期马老学生感恩、感悟、感念老师的培养教育和马老做人、做事、做学问的大家风范。

《马腾骧教授学术与教育思想》一书是一部富含启迪性的学术与人文教育专著。通过传承与践行马腾骧教授的实践探索和务实创新精神、人才培养与学科建设理念，新一代泌尿外科人在科室建设、学科发展、研究生培养及青年医师在成长与成才路上，必将获益良多。

马腾骧教授生平简介

马腾骧教授 1926 年 7 月 29 日出生于辽宁省辽阳市。1948 年毕业于盛京医科大学（后为辽宁医学院，学制 6 年，现并校为中国医科大学），同年到天津中央医院（现天津医科大学总医院）实习。1949 年在天津中央医院做外科医师，1953 年任泌尿外科主治医师。1957 年，开展了国内首例回肠膀胱手术。1959 年，在国内率先开展了人工肾应用于临床抢救急性肾衰并获得成功，标志着我国应用人工肾血液透析治疗急性肾衰进入临床应用新阶段。

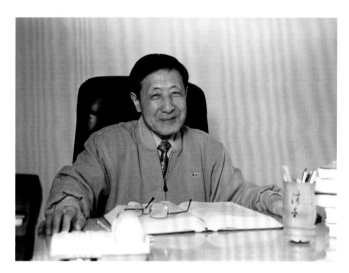

马腾骧教授（1926—2019 年）

20 世纪 60 年代初期，马腾骧教授开展了天津市第一例同种异体肾移植手术；在国内首先开展了肾结核病保留肾单位手术和肾血管性高血压外科诊疗方法。主编出版了国内第一部《膀胱镜诊断学》和《人工肾》专著。1962 年，任天津医学院外科学（泌尿外科）副教授。1971 年，任天津医学院附属医院（现天津医科大学总医院）外科副主任。

1973 年，马腾骧教授调入天津医学院附属医院分院（现天津医科大学第二医院）任外科副主任，是天津医科大学第二医院创始人之一，同年开始举办全国泌尿外科"医师进修班"。1975 年，任天津医学院附属医院分院外科主任。1978 年，晋升天津医学院外科学（泌尿外科）教授、主任医师。创建了天津医学院第二附属医院泌尿外科并任科主任。在天津市率先恢复并开展了肾脏移植工作，推动了泌尿外科在多领域的快速发展。

1979 年，马腾骧教授紧跟时代步伐，高瞻远瞩，申请创建学科科研基地，经天津市政府批准，成立了天津市泌尿外科研究所，并由天津市市长聘任为首任所长。同年，马腾骧教授开始招收泌尿外科专业硕士研究生，为学科发展培养了急需的专业人才。1980年，创建国内第一个大型现代化血液透析中心，推动了我国血液透析事业的快速发展，在国际同专业领域达到先进水平。

1980年，马腾骧教授任天津医学院第二附属医院副院长，1983年，任天津医学院第二附属医院院长。1982年，受卫生部委托先后举办了全国泌尿外科医师"部办班"24期。1984年，泌尿外科学科被确认为天津医学院首批重点学科，马腾骧为学科带头人。1985年，马腾骧教授被国务院批准为博士生导师。

1989年以来，马腾骧教授先后担任第3届至第5届中华医学会泌尿外科学分会副主任委员，《中华泌尿外科杂志》第3届至第5届副主编，天津市医学会泌尿外科学分会主任委员，中国生物医学工程学会生物材料分会副主任委员、人工器官分会主任委员。1990年，担任《透析与人工器官》杂志主编。

1994年，马腾骧教授获全国第一届吴阶平－保罗·杨森医学药学奖一等奖。天津医学院泌尿外科学科被评审为天津市首批重点学科，马腾骧为学科带头人。1996年，泌尿外科学科经教育部评审，正式立项列入国家"211工程"天津医科大学重点建设学科，马腾骧为学科带头人。1999年，泌尿外科成立临床医学博士后流动站点。2000年，"膀胱移行上皮癌诊断治疗及应用基础研究"获国家科学技术进步奖二等奖；2001年，马腾骧被聘为天津医科大学第二医院终身教授。

2002年，天津医科大学泌尿外科学科被教育部评审为国家重点学科，2004年被评为天津市"重中之重"建设学科，马腾骧任学科带头人。同年，天津市泌尿外科研究所被评审为天津市泌尿外科基础医学重点实验室，马腾骧首任重点实验室主任和天津市重点实验室学术委员会主任委员。2004年，天津市泌尿外科研究所成为生物医学工程博士后学位授权点和生物医学工程博士后工作站。2005年，马腾骧任天津市泌尿外科研究所名誉所长。2008年，马腾骧被中华医学会泌尿外科学分会授予"突出贡献奖"。

马腾骧教授是我国著名的泌尿外科专家和临床医学科学家，在他从医执教60余年的生涯中，他热爱医学事业，把毕生的精力奉献给了泌尿外科事业。始终以解除患者的痛苦、满足患者的需求和保障人民身体健康为己任。在临床医疗实践与科学研究中以严谨的科学态度，锲而不舍、孜孜以求和务实创新的探索精神，解决了许多临床重大疾病疑难问题。20世纪50年代，他在国内率先开展了腹膜透析和人工肾治疗急性肾衰患者，挽救了来自全国各地急性肾衰患者的生命。建立了肾血管性高血压新的诊疗方法，开创了局灶性肾结核保留肾单位手术，冲破了传统肾结核手术禁忌的束缚，建立了早期肾结核外科治疗的新方法，填补了国内空白并推广应用。20世纪60

年代，马腾骧教授在国内首先开展了"回肠膀胱术"，创建了"改良式乳头法输尿管肠吻合术"，迄今仍是根治性膀胱癌尿流改道的首选方法。为我国泌尿外科在相关领域的快速发展做出了重大贡献。

20世纪80年代，需要血液透析的慢性肾衰患者日益增多，原有的透析室已不能满足患者的需求，马腾骧教授对患者感同身受，在条件艰苦且极为困难的情况下，以高尚的医德情操和不畏艰难、砥砺奋斗的探索实践精神，建立了国内第一个大型现代化血液透析中心，改善了慢性肾衰患者的治疗条件，提高了患者的生活质量与长期生存率，标志着我国在人工肾透析治疗慢性肾衰领域达到国际先进水平。

20世纪80—90年代，马腾骧教授作为临床医学科学家，敏锐洞察到未来同种肾移植工作面临的最大挑战是肾源的缺乏。他率先在国内开展了异种肾移植的基础研究工作，建立了国内第一例转基因小鼠模型和转基因猪的大量基础研究工作，取得多项创新性研究成果。在临床研究工作中，马腾骧教授深入开展了膀胱癌早期尿液肿瘤细胞与分子诊断方法、膀胱癌复发的分子免疫机制、肿瘤耐药机制、细胞生物免疫治疗，以及膀胱癌术后预防与治疗用新型基因重组BCG疫苗的研制等方面的研究，始终把解决临床重大疾病的防治作为不断探索研究重大科学课题的目标。马腾骧教授共发表学术论文130余篇，出版《现代泌尿外科学》《人工肾》等专著10余部，获国家科学技术进步奖二等奖等多项奖励。

马腾骧教授是一位医学教育家，他一直致力于人才培养与医学教育。他从20世纪50年代开始从事泌尿外科专业医师的培养工作。从1973年开始，他共举办了35期全国专业"医师进修班"，1982年后，马腾骧教授受卫生部委托共举办全国泌尿外科医师培训班24期，为我国各地医院泌尿外科和血液透析培养了400余位专科医师，他们后来都成了各大医院泌尿外科和血液透析领域的科主任、学科带头人或学术骨干。20世纪70年代末，马腾骧教授将工作重心转移到研究生培养教育工作中。他创建了天津泌尿外科研究所，搭建了泌尿外科高层次人才培养基地，在研究生教育中，他注入了教育的新理念、新目标、新思路，创新了教学方法，提出了"精于临床重实践，服务病人德为先"的教育理念，为学科和全国各地医院培养了一批高层次人才和学科学术带头人，共培养博士研究生25人、硕士研究生24人。马腾骧教授是首批北京大学泌尿外科学院专家委员会成员之一，在实施全国"泌尿外科将才工程"中，为培养我国新一代泌尿外科学科带头人或领军人才倾注了大量心血，为中国泌尿外科事业的腾飞与发展做出了重要贡献，曾获得"全国优秀教师"等荣誉称号。

马腾骧教授是天津医科大学第二医院的创建者之一，也是天津市泌尿外科研究所、泌尿外科学科的创始人、学科带头人。在他的带领下，一个只有 5 名医生的泌尿外科专业组被建设成为国家"211 工程"重点建设学科、教育部和卫生部全国双重点一流学科；一间简陋的实验室，逐渐成为拥有 4500 平方米专用场所的省部级泌尿外科基础医学重点实验室；学科在全国同专业领域排行榜中始终处于前 10 名的位置，2015 年在全国同专业领域科技影响力评选中排名第一。泌尿外科国家重点学科带动了天津医科大学第二医院学科群的建设发展，形成了医院的特色优势。泌尿外科学科在国内核心竞争力的提高，也提升了医院在国内的科技影响力和知名度，形成了天津医科大学第二医院的品牌资源。同时，引领、带动了天津市泌尿外科的发展，成为天津市泌尿外科临床研究中心、天津市泌尿外科国际联合研究中心。学科的科学研究、人才培养、创新团队建设、科研成果、学术交流促进了国内泌尿外科事业的发展，提升了其在国际的科技影响力。

马腾骧教授是一位优秀的共产党员，5 次被评为天津市劳动模范和先进教育工作者。他为人谦和，生活简朴，学识渊博，医技精湛，思维敏锐，创新开拓，学术成果卓著。他治学严谨，诲人不倦，甘为人梯，培育了众多泌尿外科英才，展示了做人、做事、做学问的大家风范。

编　者

序 一

天津医科大学第二医院、天津市泌尿外科研究所的领导和我商讨举办马腾骧教授学术研讨会的活动，我提议还是先编辑出版一部总结、探讨马腾骧教授学术思想和教育理念的书为好。他们欣然接受，十分重视，党委专门研究讨论，决定出版《马腾骧教授学术与教育思想》一书。出书的本意是介绍他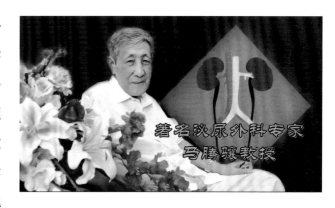
的学术思想、无私奉献的精神、高尚的品德，在实践探索中不断创新所取得的成果，并在泌尿外科学科中得以传承和发展；以使学科笃行致远，取得更大成绩；使医院的广大医务工作者了解这些老专家、老教授在医院建设发展中所做出的突出贡献，学习他们的先进事迹，发扬他们的光荣传统，继承他们的事业，不断促进医院的发展。马腾骧教授等一批老专家、老教授以极大的革命热情投身祖国社会主义建设中，献身于祖国的医学事业，为国家卫生事业付出了极大的心血、取得了突出的成绩，是医学界的一笔宝贵财富。

马腾骧教授 1948 年年底到天津中央医院（现天津医科大学总医院）实习，我早他一年，1947 年 7 月到天津中央医院实习，两人都在外科工作。后来马腾骧教授做了泌尿外科工作，我们共同工作了 10 余年。1977 年我离开南开医院，回到天津医学院任副院长、院长。所以我十分了解他，也对他创建研究所、建设学科、培养人才等各项工作给予了大力支持，他所做的这几个方面的工作也给我留下了深刻的印象。

（1）马腾骧教授在医疗实践中不断探索、勇于创新。他在国内最早将人工肾血液透析治疗应用于临床，建立了国内第一个大型血液透析中心，建立了国内第一个碎石中心，开展肾移植工作，带领学科开展异种肾脏移植基础研究，建立肿瘤免疫生物治疗中心，做了大量开创性的工作。

（2）创建天津市泌尿外科研究所。我知道，建立一个科研基地是一件十分不容易的事情，涉及方方面面的工作，而且事事都要亲力亲为，没有坚定的信心、顽强的毅力和艰苦创业的精神是做不到的。马腾骧教授付出了极大的心血,建立了泌尿外科研究所。他在研究所的建设中,研究方向明确,定位准确,将临床和基础研究相结合,开展了多学科、多专业的科学研究。"膀胱移行上皮癌诊断治疗及应用基础研究"2000年获国家科学技术进步奖二等奖。天津市泌尿外科研究所是天津市及全国同专业领域建设发展得最好的研究所之一。

(3)泌尿外科建设成为国家重点学科是一件十分不容易的事情。泌尿外科学科是一个三级学科,而国家重点学科多数都是二级学科或一级学科,三级学科没有相关学科资源共享的条件,有着"小马拉大车"的意味。马腾骧教授在艰难的条件下,将学科建设成为天津市"重中之重"学科、国家重点学科、卫生部国家临床重点专科建设学科、国家"211工程"重点建设学科。学科在全国同专业领域科技影响力排名一直居于前10位。

(4)学科建设的关键是学科带头人。马腾骧教授作为所长、学科带头人,他有着高尚的人生理想,热爱并投身到学科建设中,具有不断实践探索、不断创新的勇气。他立足学科前沿,具有广阔的视野。他具有大局思想、团结协作的精神和认真踏实的作风。他能够引领学科、凝聚力量,使学科砥砺前行。马腾骧教授很好地解决了学科接班人的问题,使学科得以健康发展。

(5)马腾骧教授在研究生教育中,注入了新的教育理念,制定了分层次培养的目标,创新了教学方法,为学科培养了一支结构合理的人才梯队。他采取了"送出去,请进来"的方法,和国内外知名大学、科研机构联合培养研究生、博士后,为学科培养了领军人才和高端复合型人才,成为学科建设的有力支撑。马腾骧教授受聘为北京大学泌尿外科学院专家委员会委员,在实施"泌尿外科将才工程"中做出了突出贡献。他受原卫生部委托举办多期泌尿外科医师培训班,为国家培养高水平泌尿外科专业医生400余人。

怀念马教授,我们要进一步巩固拓展泌尿外科的已有成就,进一步提高学术水平,不断提高人才培养水平,出人才、出成果,为泌尿外科的新发展做出更大的贡献。

中国工程院资深院士
国医大师
原天津医学院院长
2020年6月6日

序　二

　　马腾骧教授是我国著名的泌尿外科专家和教育家。在他从事泌尿外科 60 多年的医学教研生涯中，马老做人、做事、做学问，始终是我学习和尊敬的老师。他热爱泌尿外科事业，关爱患者，把解除患者的痛苦，保障人民健康作为自己一生追求的目标和责任。60 多年来，马老在临床实践与科研探索中锲而不舍、孜孜不倦，以敏锐的临床科研思维能力，解决了许多临床疑难问题，在泌尿外科领域做出了许多开创性研究，颇有学术建树。20 世纪 50 年代初，马老开创了腹膜透析和回旋形人工肾的研究与实践，挽救了众多急性肾功能衰竭患者的生命，推动了我国人工肾血液透析工作的深入开展。60 年代，马老在临床实践探索中率先开展了"局灶性肾结核保留肾单位手术""肠管在尿流改道中的应用""肾血管性高血压诊疗新方法"，为我国泌尿外科事业在这些领域的发展做出了重要贡献。

　　马腾骧老师作为一名教授，一生致力于医学教育。他创建了天津市泌尿外科研究所，打造了高层次人才培养基地。在举办原卫生部委托全国泌尿外科医师进修班和担任北京大学"将才工程"指导教师期间，马老为培养我国泌尿外科高层次领军人才倾注了大量心血，做出了突出贡献。在研究生培养过程中，马老注重培养研究生"精于临床重实践，服务病人德为先"的教育理念，培养了一批精于临床、乐于科研的泌尿外科高层次人才。

　　由牛远杰教授、韩瑞发教授、徐勇教授组织编写的《马腾骧教授学术与教育思想》一书的出版，将激励新一代泌尿外科医生努力学习马腾骧教授务实创新的探索精神、高尚的医德医风、严谨的科学态度、团结协作和甘为人梯的大家风范。

郭应禄

中国工程院院士

北京大学泌尿外科研究所名誉所长

2020 年 5 月 4 日

传承发展马老实践探索精神

在纪念我国著名泌尿外科专家、医学教育家马腾骧教授学术研讨会召开之际，吴咸中院士提议，先由天津医科大学党委和第二医院领导组织编写《马腾骧教授学术与教育思想》一书，以展现马腾骧教授 60 多年来在临床实践、科研探索、学科建设、人才培养等方面取得的丰硕成果和学术思想精髓。

我对马老的印象始于大学时期。那时马腾骧老师已是天津医科大学的知名教授、国内著名的泌尿外科专家、天津市泌尿外科研究所首任所长和泌尿外科学科创始人。我对这位德高望重的学界前辈心中感到无比的崇敬。后来，我到医科大学工作，负责大学医院和"211 工程"重点学科建设，与马老有了更多的接触交流和更深的了解。

马腾骧老师是一位临床科学家，在临床医疗与解决重大疾病的实践探索中，始终用哲学理论指导医疗实践与研究，强调"实践孕育着探索，探索必须依赖于实践"的哲学理念，精辟论述了实践是认识疾病的基础，从探索中揭示疾病的本质和规律，提出新的理论和新的诊疗方法。

20 世纪 50 年代初，急性肾衰因缺乏有效的治疗手段，患者往往因此失去宝贵的生命。马老通过不断探索与实践，率先在国内将腹膜透析和人工肾透析应用于急性肾衰抢救，挽救了来自全国各地众多急性肾衰患者的生命，推动了我国人工肾透析治疗急性肾衰工作的开展。60 年代，马老在临床实践探索中创建了"局灶性肾结核保留肾单位手术""肾血管性高血压诊疗新方法""肠管在尿流改道中的应用"，为我国泌尿外科事业在这些领域的发展做出了重要贡献。80 年代，马老通过不断探索与实践，建立了我国第一个大型血液透析中心，以满足日益增长的慢性肾衰患者血液透析治疗的需求，提高了慢性肾衰患者的生活质量和长期生存率，为我国慢性肾衰规范化血液透析治疗的开展做出了标志性贡献。

马老是一位医学教育家，一生致力于人才培养与医学教育方面的探索与实践。早在 1953 年，马老就开始从事培训进修医师工作，20 世纪 70—80 年代，受卫生部委托举办了数期全国泌尿外科医师培训班，为全国各医院培养了 400 余位泌尿外科专科人才。马老注重研究生培养和教育工作，提出"精于临床重实践，服务病人德为先"的教育理念。培养了一批精于临床、勤于科研的泌尿外科高层次人才。90 年代初，马老在担任北京大学"将才工程"培训学院指导教师期间，为培养我国泌尿外科高层次领军人才倾注了大量心血，做出了突出贡献。

马老是一名优秀的共产党员，忠诚于党的教育事业，5 次获得天津市劳动模范和教育部先进工作者荣誉称号。在学科建设和选择学科带头人等重大问题上，如实、公正地向党组织介绍每一个学生的优势与特点，提供给党组织选择任用。在学科接班人确定之后，马老真诚地从学科发展大局出发，给予他们极大的支持和帮助，体现了一个老共产党员的责任与胸怀，为学科可持续发展做出了贡献。我们希望全体医护人员在医、教、研 3 个领域认真学习，传承与发展马腾骧教授"勇于探索实践，务实创新"的奋斗精神，续写天津医科大学第二医院及泌尿外科学科新的辉煌，以寄托我们对马老的追思与怀念！

天津医科大学党委书记
2020 年 6 月 6 日

感悟与传承大师风范

　　吴咸中院士提议整理出版马腾骧教授学术思想专辑，我欣然受命撰文以表敬意与思念。我在医科大学工作期间初识马腾骧教授，印象中是一位敢为人先的学者，在泌尿外科领域建树颇多。20世纪50年代，马腾骧教授在国内率先开展腹膜透析和人工肾治疗急性肾功能衰竭的临床与研究；70年代，创建天津市泌尿外科研究所，搭建高层次专业人才培养平台；80年代，建成国内首个大型血液透析中心，显著提高慢性肾功能衰竭患者的生活质量与长期生存率。

　　2014年，我到医大二院工作后与马老有了更多的接触和交流，更深切地感受到马老心中始终想着患者的医者风范。他经常谈及的话题是如何改善医疗条件，让更多患者得到及时救治，展现了一位老专家、老党员深厚的为民情怀。2019年，每次探望被沉疴困扰的马老时，在简短的交谈中深深领悟到一位渊博智者深邃的思想，他时刻惦记着专业发展方向如何适应社会的需求和国家建设的需要，谆谆教导，历历在目。

　　回顾马腾骧教授60多年实践探索的学术历程，一个鲜明的特点就是始终关注患者的需要和青年专业人员的培养与发展。对病患的感同身受和对后来人的悉心培养不仅是泌尿学科发展的根基所在，也是马腾骧教授留给我们的宝贵思想财富，必当传承发扬。每念及此，深感责任重大，时刻鞭策我们奋进。

天津医科大学第二医院党委书记

2020 年 5 月 22 日

一位医生心目中的马老

马腾骧教授是我国著名的泌尿外科专家，天津医科大学第二医院主要创始人之一，天津医科大学第二医院泌尿外科学科、天津市泌尿外科研究所创始人。马老是一位在泌尿外科领域不断探索实践、务实创新的学科带头人，是一位极为关注天津医科大学第二医院建设与发展的著名泌尿外科医生。作为一名临床科学家，马老在科学研究工作中始终坚持实践探索、务实创新、科研紧密结合临床。他始终把解除泌尿外科患者的痛苦、提高患者的生存质量、保障人民的健康事业作为自己一生的责任与服务目标。

在不同时期，马老在泌尿外科领域做出了许多开创性的研究工作，为天津医科大学第二医院泌尿外科学科建设，为中国泌尿外科事业的发展做出了重大贡献。马老是一位教育家，"精于临床重实践，服务病人德为先"是马老培养研究生和青年医师成长与成才的教育理念。马老为人谦和、生活简朴、学识渊博、医技精湛、医德高尚，是一位深受医护人员尊敬的著名泌尿外科专家和教育家。

2019年3月28日，我崇敬的马腾骧教授离开了我们，心中悲痛不已。忆马老，滴滴往事，历历在目。缅怀之情，跃然纸上，以表达我对马老的思念。

一、平易近人的长者

1977年我初到二院，当时用的信笺和处方上写的是天津医学院附属医院分院。马老就是1972年携带泌尿外科团队来组建二院大外科的。医院初建时条件十分简陋，在后院西侧还有天津警备区残留的一片稻田。门诊、住院楼是沿用河北省医院20世纪60年代建的一幢老楼，除此之外就是散在的一些平房了，但地面空间面积很大。由于医院刚组建，年轻人占了很大比例，自然是活泼好动的，时常在院内踢足球或架起网子打排球，一时各科之间的比赛场面很火爆。当时已大名鼎鼎的马老（时年51岁）在一次练习时来到我们年轻人中间，笑眯眯地指着我说："王大夫，你不是在医学院当过男排队长吗？我站3号位（二传位）来传球，你站4号位（主攻位）

来扣球，练一练好比赛。"大家谁也没想到马老能和年轻人一起玩排球，心里自然很高兴。马老虽然在场上不大跑动，但传球动作很标准，也很到位，看得出老人家是有排球技术功底的。初次近距离接触马老感觉到他非常和蔼可亲。此后42年来，作为晚辈医生在与马老大事小情的交往中，深深感到马老确实是一位平易近人的慈祥长者。

二、博学多才的学者

作为一名外科专家，马老以其精准的诊断、娴熟出众的手术技巧，被同道及后辈广为传赞。但肾脏疾病的血液净化技术，大多是内科专家主攻的方向，外科专家鲜有染指。马老却与众不同，在20世纪50年代晚期即"跨界"，研制出我国早期的人工透析机用于临床，挽救和延长了不少患者的生命，也提高了患者的生存质量。80年代初建成我国当时屈指可数的大型血液透析中心。1982年，又与我的恩师石毓澍教授共同主编了《临床肾脏病学》一书，提高了临床医生对肾脏病的认识，促进了我国肾脏病临床的发展。时光荏苒，一晃40年过去了，此书的基本知识和基本理论仍对临床医生有很大的参考价值，该书除了兼备内外科肾脏知识外，还专门有一章节介绍了中医对肾脏的认识，可见编者知识之宽博、涉猎之广泛。

天津市泌尿外科研究所系马老于1979年亲自建立起来的，作为一个临床研究所，涵盖了临床、诊断、治疗诸多方面的研究是不足为怪的，但研究所还包涵了内科的激素干细胞等生物治疗、生物工程技术及医学摄影室等，这在国内的临床研究所是不多见的。我有幸拜会过国内肾脏病内科顶级专家，南京的黎磊石院士、北京的王海燕教授，并聆听了他们的教诲。在请教过程中，他们均谈起马腾骧教授，对其学术水平称赞有加。虽说从解剖生理学方面来讲这是一个系统，但毕竟内外有别，术业有专攻，能得到肾脏病内科专家的首肯，可见马老是大家公认的博才多学的教授。

三、竭心敬业的师者

马老是泌尿外科专业博士生导师，老人家早期的研究生大多为我的学长、学弟。我们生长在同一时代，共同语言多，学术交往频繁，他们对马老学术和为人评价甚高。我在任院长期间，受医大领导的委托，向马老请教泌尿专业的发展和人才培养事宜，老人家首先从"团结一心搞事业，要善于与他人合作"谈起，反复强调这是一个很重要的条件。现代医学不是一个人可以搞好的，需要一个齐心合力的团队才能干成一件事或几件事，失去这点很难干成事或最终一事无成。他还风趣地说："与自然界一样，一花独放不是春，万紫千红才是春。咱们没有万千百也得有十朵花吧。"医教研工作医疗是主体，看不好病谈不上有好的教学和研究，而后马老又详尽地叙说了从传统手术慢慢向腹腔镜、微创介入手术过渡，进而做到传统与介入手术相互补充的艰难历程，在这点上年轻人起到了很关键的作用。只有不断挖掘、调动、发挥年轻人的积极性，学科才能不断前进。谈到人员安排，老人家详尽分析了学生们的各自特点：孙光教授整体外科基本功扎实，讲课教学为所长，适合负责临床工作；韩瑞发、徐勇、牛远杰3位教授有较长时间的国外进修培养经历，既可以开创临床新技术还可以利用国外的资源开拓新的研究领域，他们之间还有一定的年龄跨度，适宜担当负责研究所的工作。天津市泌尿外科研究所40年来的发展壮大，除马老担任首任所长以外，还经历了三代所长的传承与发展，泌尿外科学科已经建成国内一流学科，这无不倾注了马老的全部心血。

在马老病重期间，在病痛稍微缓解之时他仍对我说："现在泌尿肿瘤发病率高，提醒年轻人别光拿手术刀，别忘了还有基因这把刀呀！"别忘了放下手术刀是一个外科医生的最高境界。马老作为研究生导师，为了培养学科可持续发展的人才团队呕心沥血、诲人不倦。他治学严谨、以德为先。他杏林垂范、桃李天下，培养了众多泌尿外科英才。马老把一生的光和热献给了泌尿外科学科建设、发展与人才培养，献给了他热爱的泌尿外科事业。马老虽去，但风范长存。尊敬的马老我们怀念您……

天津医科大学第二医院原院长

2020 年 6 月 22 日

前　言

当我们今天回顾与总结我们尊敬的老师马腾骧教授的学术与教育思想并编写成书时，我们真诚地感谢我国著名中西医结合学家、国医大师吴咸中院士，北京大学泌尿外科研究所名誉所长、著名泌尿外科专家郭应禄院士，天津医科大学党委书记姚智教授，对编写《马腾骧教授学术与教育思想》给予的支持和指导，并为本书作序。

《马腾骧教授学术与教育思想》一书系统辑录了马腾骧教授 60 多年来在科室建设与学科发展方面的思路与足迹。本书的编写出版是为了传承与践行马腾骧教授在人才培养、学科建设与发展等方面的科学理念、实践探索与务实创新的思想精髓，以此激励后学秉志前行。

全书共设 9 篇。第一篇记述了马腾骧教授人生历程与实践探索 60 年足迹。记录了科室建设与学科发展思路与足迹，创建科研基地，建设一流学科，感悟马老人才培养与学科建设理念，重点论述了马腾骧教授"精于临床重实践，勇于探索勤科研，创新发展青胜蓝，服务病人德为先"的人才培养教育与学科建设理念，以及传承发展——写好现代泌尿外科学和一个医生心目中的马老。第二篇为实践孕育着探索，探索必须依赖实践。第三篇为务实创新——探索异种移植肾的相关基础研究。第四篇为从矛盾的普遍性探索肾疾病诊疗方法的特殊性。第五篇为从肠管在尿流改道中的应用到膀胱癌防治研究与实践。第六篇为关注男性健康，加强前列腺疾病基础与临床研究。第七篇为临床相关研究与实践。第八篇收录了马腾骧教授博士研究生的学位论文摘要。全书第二至第八篇共精选了马腾骧教授在不同时期的创新性学术论著和述评 130 余篇，展现了马腾骧教授在临床医疗实践与科研探索中的学术成果和务实创新精神。第九篇主要精选马腾骧教授部分学生感悟、感念、感恩老师的培养与教育，护士心中的马老和照片里马老的故事，高度概括了马老做人、做事、做学问的大家风范。

本书从多角度叙述了马腾骧教授在人才培养与建设一流学科方面的理念与思想精髓，是一部富含启迪性的学术与人文教育专著。

需要说明的是，由于学生们才疏学浅，尚不能精准展现马腾骧老师的实践探索、务实创新、人才培养、学科建设理念和学术思想精髓。不妥之处，尚望前辈和同道们批评指正。

牛遠傑

天津医科大学第二医院院长

天津市泌尿外科研究所所长

2020 年 3 月 16 日

目　录

第三篇　务实创新——探索异种移植肾的相关基础研究

第四篇　从矛盾的普遍性探索肾疾病诊疗方法的特殊性

第五篇　从肠管在尿流改道中的应用到膀胱癌防治研究与实践

第六篇　关注男性健康，加强前列腺疾病基础与临床研究

第七篇　临床相关研究与实践

第八篇　马腾骧教授博士研究生学位论文摘要

第九篇　成才之路——感念马老的培养教育

第一篇
马腾骧教授人生历程与实践探索 60 年足迹

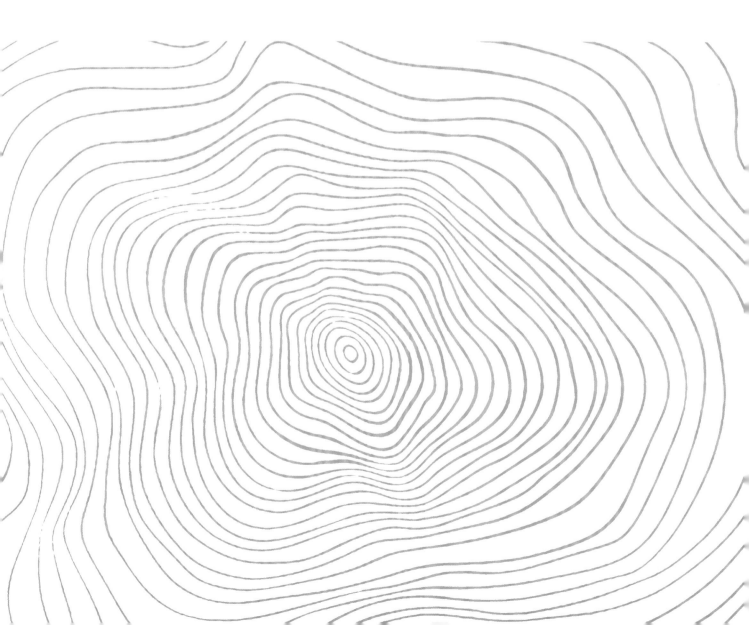

马腾骧教授的人生历程与从医之路

一、少年时期

1926 年 7 月 29 日马腾骧教授出生在辽宁省辽阳市，他的家庭虽不算富庶，但也是一个书香之家，父亲和母亲都受过良好教育。父亲是当地初小和高小的校长，共育有六个子女——四儿二女，马腾骧排行老末。在那个经济落后的年代，有一定条件的家庭对教育还是很重视。从小生长在父母都是教书先生的家庭，马腾骧受到新旧两种教育方式的影响。马腾骧的父亲受到的多是传统的儒家思想教育和"天道酬勤""业精于勤，荒于嬉""一分耕耘，一分收获"等鼓励求知的教育，这对马腾骧影响很大。另外，新式课本加进了具有现代思想的新式教育，这提高了孩子们的学习兴趣和欲望，使他们从小养成了勤奋好学的习惯。马腾骧少年时期受到了家人潜移默化的影响，他虽然排行老末，但从不甘示弱，学习上争强好胜，从小学习成绩在班里总是名列前茅。马腾骧教授每每回忆童年时常提起，平日里兄弟姐妹都在勤学苦读。虽然生活有些平淡乏味，但每年快到春节的时候，他的家里都要杀一头猪，兄弟姐妹换上新衣，点燃烟花鞭炮，这是他们一年中最快乐的美好时光。

二、求学之路

民国教育整体落后，民国时期文盲率达 80% 以上。"冰火两重天"的民国教育，给了人们很多困惑。那时的知识分子待遇高，地位也高。当时能够上大学的学生家庭多处于中上阶层。马家的经济条件只能维持几个子女的基本教育，不能供养他们上高等学校或出国留学。马腾骧和哥哥姐姐唯有靠自身的努力奋斗，才能改变自己未来的人生之路。马腾骧的家训——"厚基、博学"才能够自强不息，才能够志存高远——是他们一生中自强不息、奋发学习的动力，是他们最大的精神财富。正是依靠勤奋好学的精神和追求远大理想的抱负，马家的孩子们学习成绩都非常优秀，都是当时学生中的尖子生。在考大学选择专业时，除了大姐选择了化学系，其他孩子都选择了医学，都以出色的成绩考取了当时北方著名的盛京医科大学（又称小河沿医科大学），后称辽宁医学院。他们报考医学专业也和当时中国的时代背景有关。当时中国的工业发展比较落后，作为国家根基的理工科的发展前景黯淡。当时文科人才多在国内发展，这得益于我国文化的博大精深，而理工科学生还需要花很多钱到国外深造和找工作，但我们国家的很多理工科人才、国之栋梁在新中国成立后都回国发展、报效报国，创造了很多奇迹。

20世纪初期西医逐渐进入中国，我国开始开办医院，由于缺乏医生、护士，湘雅、齐鲁、华西、协和和盛京相继创办了各自的医科大学。30—40年代西医快速发展，当时成熟医生的待遇很丰厚，在社会上是非常受尊重的，这也是马腾骧和哥哥姐姐报考医学专业的原因之一。医学专业包含很多生物、化学等西方科技发展的精髓内容，对成绩的要求非常严格，马腾骧和哥哥姐姐由于聪明、学习勤奋、刻苦钻研，学习成绩都非常优异。晚年马老提起当年在盛京医科大学时成绩门门班级第一，仍然感到很骄傲。当时还有一段插曲，就是马腾骧和二哥马德赞、三哥马孔阜同在一个班里学习，小河沿医科大学的校长看到马家的兄弟个个勤奋好学、品学兼优，就要将自己的两个女儿许配给马家的两个小儿子，结果三哥娶了校长的女儿，而马腾骧认为自己还很年轻，尚未立业，不想过早谈婚论嫁，于是婉言谢绝了这门婚事，励志要在医学上做一番大事业。

三、求职立业

马腾骧的父母除了在教育上严格要求孩子们，在未来的求职和立业上也要求孩子们要立德、立志。非淡泊无以明志，非宁静无以致远，志不立，天下无可成之事。经过六年在医科大学的寒窗苦读，马腾骧和哥哥姐姐都以优异的学习成绩毕业了。随后，他们各自离家求职，奔向自己的前程，大姐马德龄在北京某学校教化学，二姐马三艾在北京最早的妇产科医院（原道济医院）任妇产科主任，后成了妇产科专家，大哥马千里在北京某医院是外科专家，二哥马德赞在南京鼓楼医院任职，后成为心内科专家，三哥马孔阜和三嫂在浙江省中医院一起成立了心肺功能实验室、超声科和浙江省超声会诊中心。马孔阜主任等首先对"左心室三维计算机重建"进行了探索研究，荣获浙江省科学技术进步奖一等奖，为浙江省超声医学会首任主任委员，成为心肺呼吸功能科专家。马腾骧1948年毕业于盛京医科大学，1949年只身一人来到天津求职，由于优异的学习成绩和受到的广泛好评，被当时天津中央医院（现天津医科大学总医院）外科录用。他离家时只带走一份记录大学时优秀成绩的毕业文凭和"书生自古不清贫"的精神遗产，身无分文，从此开始了"未曾清贫难成人，不经打击老天真"的独立生活。由于初次离家独立生活，他倍感艰辛、孤独，此时二姐和三哥经常给予他关心和呵护。在医院工作的吴恩惠、焦书竹都是马腾骧大学的同班同学，同学之间也常有些交流。1948年在美国芝加哥大学进修泌尿外科的虞颂庭教授回国并主持天津中央医院外科工作（担任大外科主任兼泌尿外科主任），逐渐建立各个外科专业组，先后建立胸外科、骨外科、泌尿外科、麻醉科等，以后又建立小儿外科，但仍以普外科为主，每个专业组都有一名专业主治医师收治专业范围内的患者。当时在医院工作的外科住院医师开始需要到各专科轮转三年，而且都是24小时随叫随到。作为住院医师的马腾骧在骨科轮转时因为能够吃苦耐劳和勤奋好学，深受当时骨科主治医师刘润田的喜爱，于是想把他留在骨科。马腾骧也非常喜欢骨科，但是虞颂庭主任早就看出马腾骧是一个可造之才，坚持将他留在了泌尿外科，从此泌尿外科成为马腾骧一生为之拼搏奋斗的事业（图1，图2）。

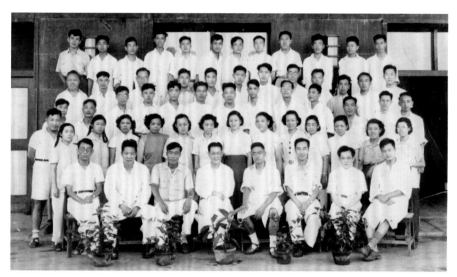

图1　1955年马腾骧在当时的天津中央医院做住院医师时大外科医生的合影（第二排左一为马腾骧）

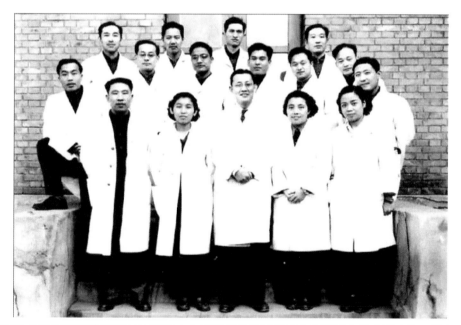

图2　20世纪50年代初马腾骧在当时的天津中央医院做住院医师时大外科医生的合影（第二排右一为马腾骧）

马腾骧诚信做人，言语不多，做人低调，但心里蕴藏着鸿鹄之志和远大抱负，他坚信"天行健，君子以自强不息"的道理。年轻的时候，白天他勤奋好学、吃苦耐劳，晚上因为家里没有能静下心来读书的环境，他就去医院膀胱镜室学习，每晚都是十二点以后才回家，正所谓"三更灯火五更鸡，正是男儿读书时"，那时家人已经睡了一觉，发现他刚回家。他年轻时夜以继日地刻苦学习，积累了广博精深的学识，又基于他在泌尿外科事业方面的志向，这才成就了日后他事业上的成功与辉煌。

1951年天津医学院成立，随后天津中央医院改为天津医学院附属医院，虞颂庭教授仍任大外科主任，泌尿专业组主治医师为丁厚发和马腾骧。此时，泌尿外科已初具规模。

50年代马腾骧教授在天津医学院附属医院从事泌尿外科的专业工作后，在泌尿外科领域做出了卓越的贡献。他于1959年在国内首次将人工肾用于临床抢救急性肾功能衰竭患者获得成功，从此以后，他每年都要到外地会诊，抢救急性肾功能衰竭的患者，足迹遍布大半个中国，从而成为国内人工肾进入临床实用阶段的标志，可以称马腾骧教授是"中国人工肾之父"。1960年他编写了国内第一部《膀胱镜诊断学》，1962年出版了国内第一部《人工肾》专著（图3，图4）。

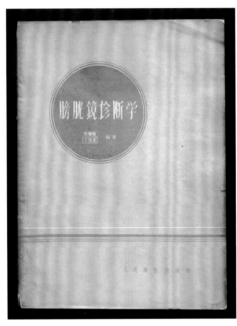
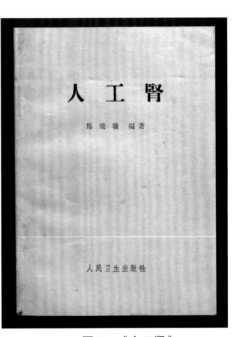

图3 《膀胱镜诊断学》　　　　　　　　图4 《人工肾》

20世纪60年代初，马腾骧开展了天津市第一例同种异体肾移植术，成为国内最早开展肾移植手术的专家之一。1962年马腾骧在笔记里分析并强调了透析在肾移植术后发生急性排异和急性肾衰时的保障和支撑作用，以及透析器小型化可携带的研究发展方向。

基于马腾骧主治医师在泌尿外科基础与临床研究方面的突出成就，1962年（当时36岁）他晋升为副教授，1978年恢复职称后首批晋升为教授。

1973年天津医学院附属医院要在原河北省总医院院址上建立分院（现天津医科大学第二医院），马腾骧教授自总医院调入该分院，白手起家，艰苦创业。当时外科分为普外和泌尿两个组，马腾骧教授任大外科主任，兼泌尿外科主任，定期在两个组查房，泌尿外科设床位48张。从此马腾骧开启的泌尿外科事业进入了快速发展的历史阶段。图5至图7为马腾骧教授当时的部分合影。

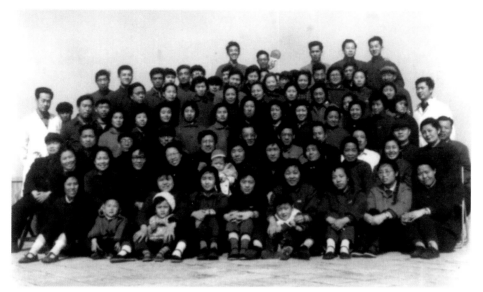

图 5　1973 年筹建天津医学院附属医院分院时大外科医生的合影（第三排中间为马腾骧、虞颂庭）

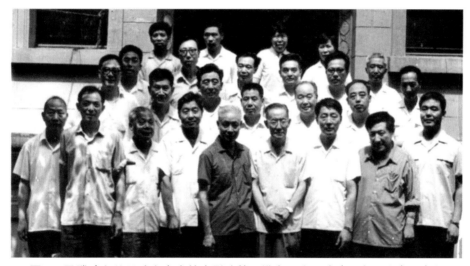

图 6　马腾骧和总医院老专家的合影（第一排右二为马腾骧、右四为虞颂庭）

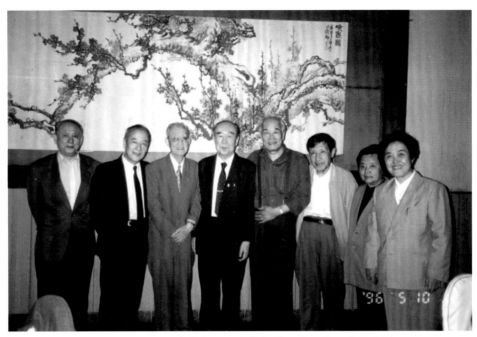

图 7　1996 年马腾骧在总医院的大学同学和虞颂庭的合影
（右三为马腾骧、右二为焦书竹、右五为吴咸中、左一为吴恩惠、左三为虞颂庭）

马腾骧教授在年轻时除了刻苦读书和进行繁忙的临床外科工作外，还非常喜欢运动。每天午饭后都能在总医院工会里看到马腾骧教授身穿背心打乒乓球，他反应敏捷，球技很高。他不仅获得过天津医科大学乒乓球比赛冠军，还经常代表天津医科大学到天津总工会比赛。那时马腾骧虽然身材不高且偏胖，但行走的速度几乎是其他人的一倍，经常可以看到他匆匆忙忙、行走如风的身影。他打篮球时身高不占优势，但中距离投篮很准。记得有一次年轻人在一起打排球时，当时还是大外科主任的马腾骧看了一会儿，也要上场展示一下。他上场发球时提前告知对方注意后排底线，结果排球的落点果然砸在底线上，大家一起鼓掌欢呼，不能不佩服马腾骧凡事做到最好的精神。他健硕的身体也为日后事业的发展打下了基础。

四、伉俪情深

1951 年马腾骧和同在外科手术室的护士陈家凤结为伉俪，婚礼在当时总医院四楼的礼堂里举行，婚礼朴实简单，介绍人是吴恩惠。实际上俩人在共同追求事业的过程中已相爱很久。陈家凤 1948 年毕业于高级护理学校，学期四年半，毕业后曾在现在的中国人民解放军联勤保障部队第九八三医院手术室工作了一年，1949 年到天津中央医院手术室工作。由于受过良好的护理学教育，又刻苦学习，当时她是一名业务熟练、心灵手巧、反应能力很强的优秀手术室护士。所以每当医院聘请吴英恺、金显宅、方先之等高级专家来院做手术时，都点名让陈家凤上台做器械护士配合他们。陈家凤每当回忆起当年这些大师们的手术时，总是赞不绝口。她说，因为吴英恺做手术时要观摩手术的医生太多，所以不得不限制很多医生进入手术室；金显宅做乳腺手术时精细到几乎不用止血钳；方先之做手术也是精益求精，既要做到手术完美，还要考虑日后功能的恢复。陈家凤相貌楚楚动人，每当总医院的老人们提起陈家凤护士长时就是两个字——"漂亮"（图 8，图 9）。

马腾骧被陈家凤的美貌、睿智所打动，他的性格是想做的事情就一定要做成，所以他对爱情执着地追求。由于两家经济条件一般，在浪漫的追求中没有过多的物质表达，陈家凤说马腾骧唯一的追求方式就是经常借给她一些业务书，然后借换书的机会和她聊聊天。实际上，陈家凤也被马腾骧的学识、聪明、诚信和老实所打动，他们自然而然地成了彼此的唯一。在 70 年的漫漫余生中，他们在风雨中相互执手，在平淡中偕老一生（图 10 至图 13）。

陈家凤后来在总医院担任门急诊护士长，1973 年在创建分院时随马腾骧教授自总医院一起

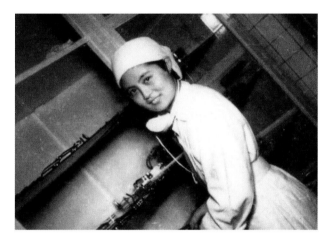

图 8　1949 年陈家凤在天津中央医院手术室的工作照

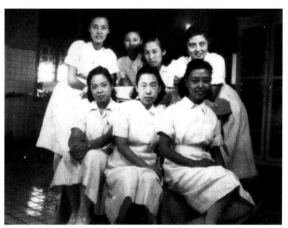

图 9　1949 年陈家凤在天津中央医院手术室的合影
（第二排右一为陈家凤）

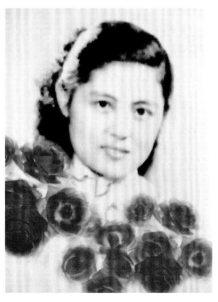

图 10　青年时的陈家凤女士

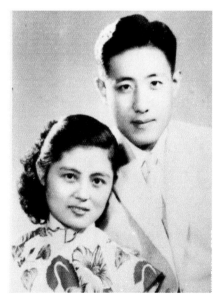

图 11　马腾骧和夫人陈家凤的结婚纪念照

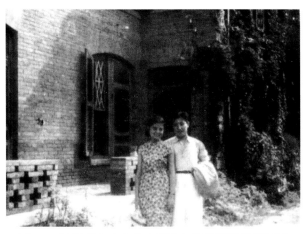
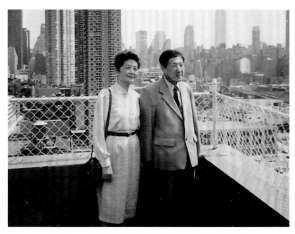

图 12　马腾骧和夫人陈家凤在天津医学院附属医院　　　图 13　马腾骧和夫人陈家凤的合影

调入该医院，开始在医政科护理部工作，以后又和吴盛文、任连忠等一批老护士长一起创建了护理部，担任护理部主任。陈家凤平时刻苦学习业务知识，从心电图到各种药物的药理和使用，她都做了详细的读书笔记和学习记录。她长期从事护士和护士长工作，技术熟练，业务精通，在护理部的管理工作方面非常出色（图 14）。

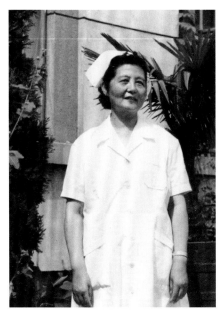
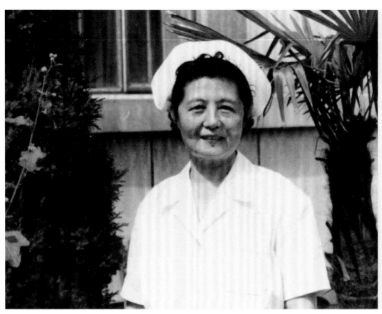

a　　　　　　　　　　　　　　　　　　b
图 14　陈家凤主任在天津医科大学第二医院护理部

　　马腾骧教授之所以能够安心忙于事业，是因为家里有一个贤内助，陈家凤几乎承担了所有的家务。晚年马腾骧主任多病缠身，陈家凤倾尽全力，不顾自己也是耄耋老人，亲自辛勤照顾，她坚持"相偎知冷热，陪伴共惜真。结发为夫妻，恩爱两不疑"。两人一生相濡以沫，一起携手奋斗在那激情燃烧的岁月里，他们为了共同热爱的事业执手幸福相伴 70 载，无怨无悔，他们无愧于曾经的人生志向与青春年华。

五、大医精诚

马腾骧教授作为我国著名的泌尿外科专家，在新中国成长的 70 多年里，坚持自己的信念，兢兢业业奋斗一生，我们找不到恰当的语言来全面表述和概括马腾骧教授在泌尿外科领域里所做出的方方面面的卓越贡献。我只想浅谈一点点自己所了解的，马腾骧教授医术精湛，可以称为"医道乃至精至微""博极医源，精勤不倦"。

新中国成立初期，人民生活条件比较艰苦，有许多患泌尿系统结核的患者。1955 年马腾骧、虞颂庭开始对部分肾结核（结核性狭窄发生于肾盏或漏斗部）患者实行肾部分切除术或病灶清除术，取得了保留器官的理想疗效。1950 年 Bricker 成功地实施了回肠膀胱术，1956 年虞颂庭和马腾骧完成了国内第一例"膀胱全切 + 回肠膀胱术（Bricker 式手术）"，1957 年马腾骧、虞颂庭就已经对挛缩的结核膀胱实行了扩大术（当时称为肠膀胱成形术），认为片状肠管（即肠管去管化）是较好的一种形式，即取肠段沿对系膜缘剪开成片状，以后将膀胱切开，二者黏膜对黏膜成片状吻合。由于膀胱容量增大，症状改善迅速，效果甚佳。以后又开展的"肠管在泌尿外科领域中的应用（包括结肠膀胱、膀胱扩大、肠代输尿管、游离肠管修补尿道上裂膀胱外翻等）"在国内处于领先水平。

现代泌尿外科可控膀胱和原位膀胱中应用肠管去管化是必要的前提，而当时已经认识到肠管去管化在膀胱扩大术中的重大意义。

记得有一名近 60 岁的女性输尿管结石患者，患者自述 50 年前自己 9 岁的时候由于患有泌尿系统畸形，一侧肾脏已经没有功能，好的一侧肾脏由于输尿管畸形导致肾脏积水、肾功能不全。当时如果做一个肾造瘘手术，既能缓解病情、挽救患者生命，又简单、安全，但马腾骧教授考虑到患者是一个 9 岁的小女孩，如果做一个简单的肾造瘘手术，患者术后的生活质量会很差，所以最后选择了一个既辛苦又难度极高的手术，即肠代全段输尿管的手术。该手术的优点是术后患者能够一直不带造瘘管，和健康人一样生活。当时马腾骧教授"肠管在泌尿外科领域中的应用"的手术技术已经达到"至精至微"、炉火纯青的水平。当时该手术无论是在国内还是在国外都具有高难度，处于领先水平，即使是在 50 年后今天的机器人手术时代，也仍旧是被保留下来的传统的、经典的、高难度的手术。

1977 年马腾骧教授任大外科主任的时候，在外科阳光室（当时是医院交班和讲课的地方）给全体外科医生讲了肠管在尿路转流手术中的应用。马腾骧教授的讲解深入浅出、思路清晰、妙语连珠、妙趣横生，画的手术图惟妙惟肖。

他的课引人入胜，通俗易懂，让人印象非常深刻，这种结合丰富临床经验的精彩的课让人终生难忘。

1964 年马腾骧教授等采用血管重建治疗肾血管性高血压取得良好疗效，该方法在国内被广泛推广应用。1976年马腾骧、董克权、王文成在国内开展了治疗肾血管性高血压的自体肾移植术，并在国内较早开展了选择性肾动脉造影和肾动脉栓塞手术。

1977年天津医科大学第二医院广泛开展了同种异体肾移植术，同时开展了胸导管引流术以减轻机体对移植肾的排斥反应，用自由水清除率来评估移植肾的功能。为了提高移植的成功率，使用直升机转送肾源，或将患者带到外地去做移植手术，这些方法对当时肾移植工作的开展起到了重要的作用。作为一名泌尿外科专家，马腾骧教授在泌尿外科手术方面已经达到"至精至微"、炉火纯青的水平，泌尿外科手术技术已处于全国领先地位，马腾骧教授在全国的学术地位表明他的学术水平已得到全国同行的认可。当时55岁的马腾骧教授已经到了事业的鼎盛时期。当时他说的一句话，至今令人难忘——"作为一名外科医生，能够早放下手术刀，说明他已经达到外科医生的最高境界"，那时候我们都没能理解这句话的含义。马腾骧教授从著名外科医生的角度清醒地意识到，时代在发展，传统的手术必定会被未来的高科技所替代。马腾骧教授并没有满足于以往所取得的那些成就，而是有着更高的目标和更远大的设想，那就是"青年兴则国家兴，青年强则国家强"。他下决心要建立一个集医、教、研为一体的人才培养基地，这样学科才会有更新、更快的发展，因为人才培养是学科可持续发展的根本保证。马腾骧教授为了提高年轻医师的学术水平和能力、开拓年轻医师的视野，经常带领年轻医师和他的研究生参加各种学术会议。呕心沥血培养年轻一代，使他们能够快速成长，充分体现了马腾骧教授"大医精诚"的高尚品德（图15）。

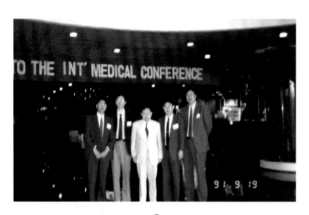

a

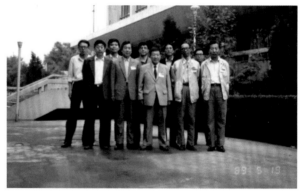

b

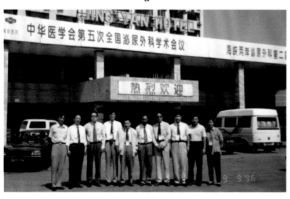

c

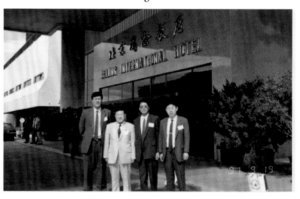

d

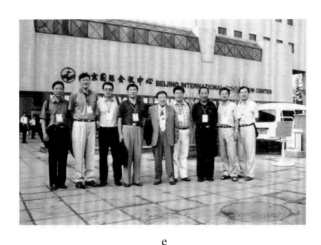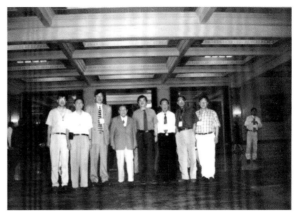

e　　　　　　　　　　　　　　　　　f

图 15　马腾骧教授带领年轻医师和他的研究生参加全国学术会议

六、迎来科学的春天，与时俱进、开拓创新

20 世纪 60—70 年代这一时期，由于国内特殊的历史原因，泌尿外科医学事业的发展受到了很大的影响，但国内泌尿外科医生仍然勤勤恳恳地工作，做了大量的临床工作，为后来泌尿外科的快速发展奠定了一定的基础。1978 年 3 月 18—31 日，中共中央、国务院在北京隆重召开了全国科学大会。马腾骧教授凭借他多年的知识积累和对政治的关注，敏锐地洞察到这是我国科学史上空前的盛会，会上提出"科学技术是第一生产力"和"知识分子是工人阶级的一部分"，标志着我国科技工作经过"十年动乱"后终于迎来了"科学的春天"。那真是一个"科学的春天"，年轻人对知识"如饥似渴"，正是这一代人的勤奋学习和奋发图强，才使中国发展为一个世界强国。如何能够把握"科学的春天"这一历史性的机遇，是在马腾骧教授内心里已经压抑了十几年的事情，大量的读书笔记记录了在那段时间里马腾骧教授始终没有放弃对科学知识的学习和经验的积累。我们所有在马腾骧教授身边工作的医生都能感受到，对于他来说没有任何事情是永远完不成的，只要是想干的事情就一定要干成、一定要干好。正是基于这种强烈的创新精神、创新意识和与时俱进、开拓创新的坚强决心，他才及时把握和抓住机遇、审时度势，推动学科的创新发展。在全国科学大会召开之后，马腾骧教授立即召开了全科的大会，强调在邓小平提出的"科学技术是第一生产力"的理论指引下，要放心、大胆地学技术，要与时俱进、开拓创新，他还布置了科室今后的工作计划和发展方向，提出了以下几方面工作。①在继续搞好临床工作的同时，筹备建立天津市泌尿外科研究所。因为当时天津市的泌尿外科临床工作已处于国内的领先水平，但都局限在开放性手术方面，科技发展不平衡使它处于"瓶颈"期，例如，肾移植的肾源和抗排异药物的问题，使这项工作的开展遇到一些困难。由于影像诊断技术的落后，我们很多开放性手术的名称都是"开腹探查"。马腾骧教授凭借他多年的知识积累，准确把握时代脉搏，在大胆探索中寻求发展，始终站在时代的前列。②在建立泌尿外科研究所的同时，除了建立满足临床需求的

实验室外，还要建立国内最大的透析中心。③建立人工器官的研究基地，包括透析器的研制基地和人工膀胱的研制基地，另外他还大胆地设想了筹建异种器官动物的培养基地。④引进一台二维B型超声诊断仪，它可以诊断我们体内1～2厘米的肿物。当时在会场的所有人都像听天书一样，因为当时大家的知识都停留在A超示波的概念上，想象不出B超二维图像是个什么样子，更想象不到未来B超会为医学影像诊断带来一项伟大的变革。

1979年经天津市政府批准，马腾骧教授创建了天津市泌尿外科研究所，并使其成为当时国内最大的泌尿外科学科的科研、教学和医疗基地。泌尿外科研究所的建立标志着泌尿外科由单一临床泌尿外科发展到有主要研究方向，以医、教、研基地为依托的泌尿外科（图16）。学科带头人将学科基础研究与临床医学研究有机结合起来，使基础研究与临床医学相互促进，共同发展。在研究室的设置上，学科为广大医生、科研人员和学生建立了阅览室，当时的阅览室可以说拥有世界上最全的泌尿外科原版专业杂志，虞颂庭教授晚年每周都要坚持半天到泌尿外科研究所阅览室来看原版杂志。马腾骧教授注重新兴学科、边缘学科与泌尿外科学科间的相互交叉、渗透，形成了有利于泌尿外科学科发展基础研究的新格局。学科为适应当今高新技术的发展，推动了国内泌尿外科学科的发展，总结和宣传学科的成就，创建了211工程成果博览馆和人工肾博览馆（图17）。泌尿外科学科的建立和成就的取得，使得国内最著名的泌尿外科专家和同行多次来天津市泌尿外科研究所参观和指导工作（图18）。天津医学院的领导非常关心学科的发展，在建所两周年时，吴咸中院士和天津医学院朱宪彝校长来泌尿外科研究所参观和指导工作，朱宪彝校长非常感慨，对于天津市泌尿外科研究所这两年的工作给予了高度评价和赞赏，最后讲到"老马是个能人"。朱宪彝校长阅人才无数，老校长这样的评价是对马腾骧教授工作成绩的最佳奖励（图19）。

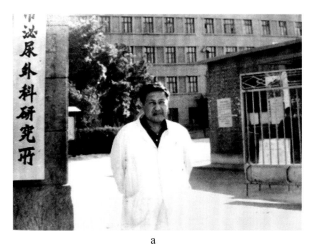
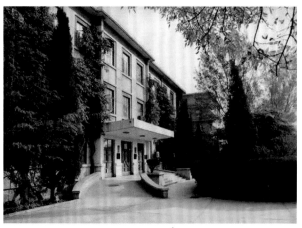

a   b

图16 马腾骧教授在天津市泌尿外科研究所挂牌时留影

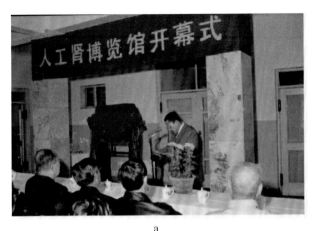
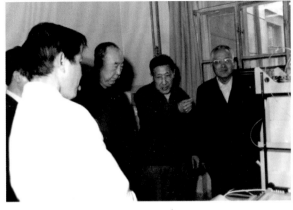

a　　　　　　　　　　　　　　　　　　　b

图 17　在泌研所人工肾博览馆开幕式上所长马腾骧教授致辞，吴咸中校长出席并参观博览馆和实验室

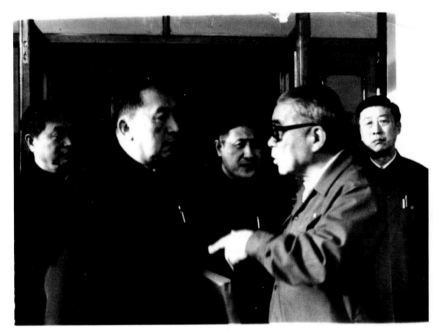

图 18　著名泌尿外科专家吴阶平院士和施锡恩教授来天津市泌尿外科研究所参观、指导工作

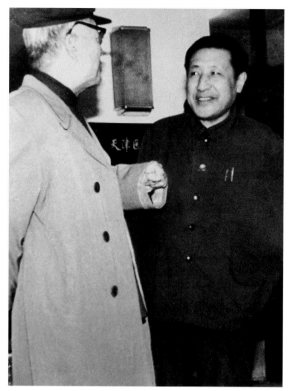

图 19　朱宪彝校长到天津市泌尿外科研究所参观、指导工作

七、泌尿外科超声室的建立

1979 年马腾骧引进第一台阿洛卡 120 型手动复合型超声仪，由田峰和王文成开展临床诊疗工作，该设备在泌尿外科的应用立刻产生了轰动效应，特别是该设备在泌尿外科肿瘤诊断中的应用，以及直肠内超声诊断前列腺疾病的应用，当时报刊上发表了很多相关文章，在全国超声领域内产生了很大的影响，首次在我国开启了腔内超声诊断在泌尿外科应用的新篇章。1981 年史启铎硕士研究生毕业后，在泌尿外科做了一年科住院工作，由于身体原因于 1982 年调到泌尿外科超声室工作，这时又引进了东芝 SAL-50A 和 ALOKA SSD-503B 超声断层诊断仪，这两台超声机器的引进使泌尿外科超声诊断进入了新的历史发展时期。《经直肠线阵探头扫查在前列腺疾病诊断中的应用和经尿道（膀胱内）超声扫查对膀胱肿瘤分期诊断的临床意义》《超声在多囊肾遗传学分析中的作用》《超声在肾上腺疾病诊断中的作用》《超声对阴囊疾病的诊断》等很多文章在《中华泌尿外科杂志》《中华肾脏病杂志》上相继发表，立即使天津市泌尿外科研究所的超声诊疗工作在国内泌尿外科领域和超声医学界处于领先的地位。1982 年顾汉卿研究员和泌尿超声室首次在国内研制了医用超声耦合剂，改变了以往只使用进口耦合剂的被动局面，并取得了科研成果鉴定（图 20）。1982 年天津市泌尿外科研究所在国内第一次举办了泌尿超声诊断的医师学习班（图 21）。

1988 年《中华泌尿外科杂志》在无锡市举办了一次研讨会，在会上我做了一篇题为《超声在引导前列腺活检对前列腺结节疾病的诊断作用》的报告，当时受到参会专家们的普遍好评，认为这是由以往对于前列腺结节的指诊检查过渡到影像学和病理学金标准的历史变革，会后《中华泌尿外科杂志》追着约稿。当时我感觉很骄傲，但是这些工作的开展都源于马腾骧教授对于科技发展和医学发展历史节点敏锐的洞察力，他每次都能够高瞻远瞩，做出正确决策。

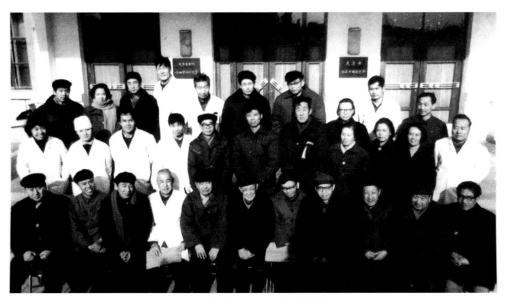

图 20　超声耦合剂科研成果鉴定会

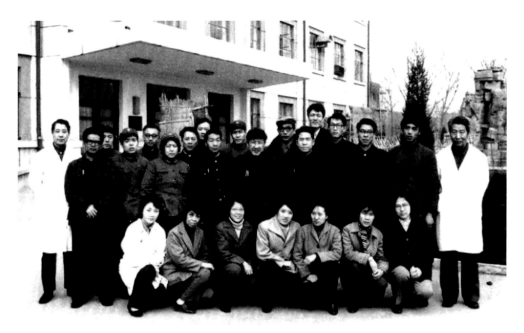

图 21　泌尿超声诊断的医师学习班

八、尿石症治疗中心的发展历程

1989 年马腾骧教授率先在国内引进了国际上最先进的体外冲击波碎石机并成立了碎石中心（图 22，图 23），1993 年经天津市卫生局正式批准为"天津市尿石症治疗中心"，当时是国内唯一的专门治疗尿石症的专科治疗中心，也是在国内较早开展体外冲击波碎石，同时开展输尿管镜碎石和经皮肾镜碎石等微创治疗的专科治疗中心。

马腾骧教授长期以来非常重视对于尿石症的研究，其在尿石症领域的成就来源于早年的勤奋学习和对知识的积累，这才有了日后的厚积薄发，有了一个国内一流的尿石症治疗中心。这些我们能在马腾骧教授早年的读书笔记里看到。在近半个世纪后的今天，我们读到这些有关尿石症的笔记时都感觉它像教科书。

80 年代以前对于尿石症的治疗都是以外科手术取石为主，而马腾骧对于尿石症的研究重点早就转到了结石成因和结石代谢上，每当查房医生汇报尿石症病例时，都会被马腾骧问到在钙磷代谢方面做了哪些检查。70 年代末张祖诏较早在国内开展了利用肌电图在中药排石汤对于输尿管蠕动频率的动物实验，并在 1980 年天津召开的第十届全国外科会议泌尿外科学组会上发言，引起了广泛关注。80 年代马腾骧教授的硕士和博士生研究课题有很多是有关尿石症的研究，如高伯生和白铁男博士发表了有关尿石症研究的文章，白铁男博士还参编了《尿石症》一书，当时在国内的尿石症研究领域里有一定的影响力。1985 年 10 月，第二届全国泌尿外科学术会议在成都召开。会议收到有关尿路结石论文 128 篇，其中关于流行病学的有 8 篇，上尿路与下尿路结石比为 6：1，对我国尿路结石发病情况及预防方法提供了有益资料。这次会议结束后，马腾骧带领科内参会的全体医生转道武汉，专门参观了武汉同济医院泌尿外科的尿石症基础实验室。1987 年马腾骧教授又最早在国内引进了输尿管硬镜和软镜、输尿管镜电切镜，还有经皮肾镜和超声碎石设备（图 24）。1987 年天津医学院第二附属医院开展经皮通道肾镜碎石术治疗获得成功，并派送陈烈医生到日本学习了一年腔镜微创治疗技术。由于当时经腔镜内碎石的设备还不完善，碎石效果不佳，输尿管镜和经皮肾镜技术虽已开展，但上尿路结石腔镜内碎石治疗开展不多，影响了经腔镜上尿路微创碎石治疗的开展，还仅限于膀胱结石的液电碎石治疗。

在 1989 年碎石中心成立以后，体外碎石成为治疗尿路结石的主要手段，由于该碎石机是单超声定位的，所以委派了当时已有丰富泌尿外科超声诊疗技术的史启铎副主任医师和张祖诏副主任负责碎石中心工作。碎石中心除了能够治疗肾结石、输尿管结石和膀胱结石外，还可以原位治疗尿道结石。有些工作当时都达到了国内外的领先水平，例如，预先置管后成功粉碎 160 例肾鹿角型结石，3 个月的无石率可以达到 86%，而无一例有肾损害并发症发生。有一例鹿角型结石患者，经多次体外碎石，结石排净后随访了 28 年，目前患肾无结石发生，患肾大小、形态、血流和功能都正常。

输尿管结石原位碎石，而且全段输尿管碎石没有治疗盲区，治疗 3 个月无石率可以达到 95%。1991 年在北京国际饭店召开的北京第一届国际泌尿外科会议上史启铎用英文做发言，当时国际同行展开了热烈的讨论，多数同行都在质疑如何能做到采用超声定位无盲区输尿管原位碎石，因为在国外当时用体外碎石治疗输尿管结石都是先将结石逆行推回肾内再做碎石，目前天津市尿石症治疗中心输尿管结石超声定位原位碎石的这项技术仍旧处于国际领先水平。

1992 年马腾骧教授阅读了大量国内外文献，写出了《上尿路结石症的治疗进展》一书，广泛介绍了上尿路结石内腔镜微创治疗的进展和最新的研究动态，并与当时在国内外较早开展此项工作的吴开俊教授和国外同行进行了广泛的交流，为天津市泌尿外科研究所日后尿路结石微创治疗的工作打下了坚实的基础，铺平了道路（图 25，图 26）。

1993 年尿石症治疗中心引进了瑞士 EMS 气压弹道碎石机，利用在 1987 年引进的输尿管镜和经皮肾镜首次在天津市广泛开展了输尿管镜和经皮肾镜碎石的治疗。

1998 年经市规划局批准在泌尿外科研究所旁筹建了 800 平方米的尿石症治疗中心，同时建立了泌尿外科彩超室。后由于医院新楼建设，尿石症治疗中心和泌尿外科彩超室迁至新楼。

自 1989 年创建碎石中心和 1993 年在国内较早广泛开展输尿管镜和经皮肾镜以来，在治疗尿结石患者的数量和治疗效果方面都在国内处于领先水平。中华医学会泌尿外科学分会泌尿系结石学组成立大会暨泌尿系结石及新技术、新业务学术会议于 2005 年 9 月 16—18 日在广西北海市召开，史启铎当选为全国泌尿系结石学组委员，期限为 2005—2015 年。

2015 年以后由刘春雨主任主持尿石症治疗中心的工作，目前尿石症治疗中心由专业彩超诊疗团队、体外震波碎石团队和腔内微创手术团队组成，并成为泌尿外科学科的尿石症亚专业诊疗组（图 27），现拥有先进的 4D 彩超成像系统、电磁式双定位体外冲击波碎石机、超声弹道碎石机、钬激光碎石机、经皮肾镜、输尿管硬镜和软镜，以及高清监视系统等设备；已开展斜仰卧位双镜联合碎石、SMP、UMP、可视穿刺和无管化经皮肾等多项新技术。能够完成各种疑难复杂病例的诊治工作，如鹿角结石、320 斤以上超体重和各种脊柱畸形经皮肾手术、输尿管软镜内切开引流治疗肾窦囊肿及尿源性脓毒血症致多脏器功能障碍患者的治疗等；每年完成 ESWL5000 余例、腔镜手术 2000 余例，开展了慢性损伤疾病在草酸钙肾结石发病中的作用及潜在机制研究、上尿路结石并发感染的风险预测及相关干预措施的研究、泌尿系结石溶石治疗和预防的药物研究；承担国际级课题 1 项、省部级课题 3 项、局级课题 4 项、天津医科大学第二医院重点实验室课题 2 项，发表论文 80 余篇，其中 SCI 收录论文 20 余篇，培养研究生 32 名。

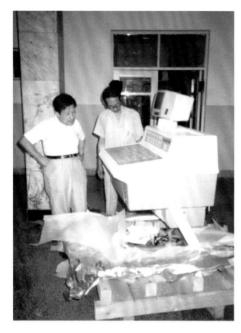

图22 1989年马腾骧教授由德国引进了
国际上最先进的国内第一台压电式
体外冲击波碎石机

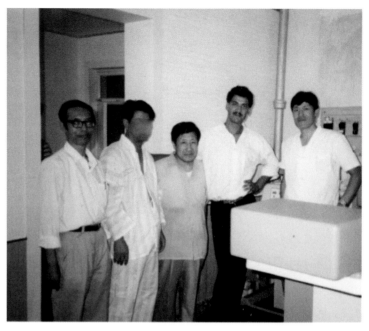

图23 马腾骧教授与采用碎石机成功治疗的首例结石患者留影

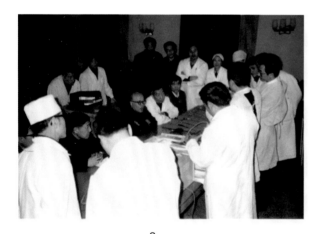

a

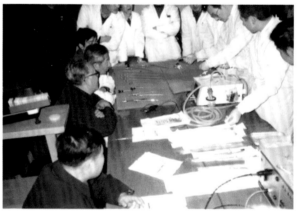

b

图24 1987年在泌研所演示输尿管镜和经皮肾镜操作应用

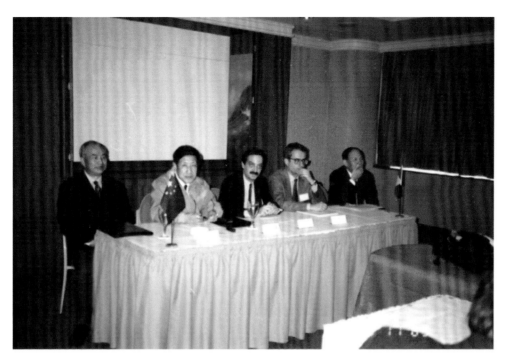

图 25　在国际泌尿外科会议上顾方六（左一）、马腾骧（左二）、吴开俊（右一）等主持会议并发言

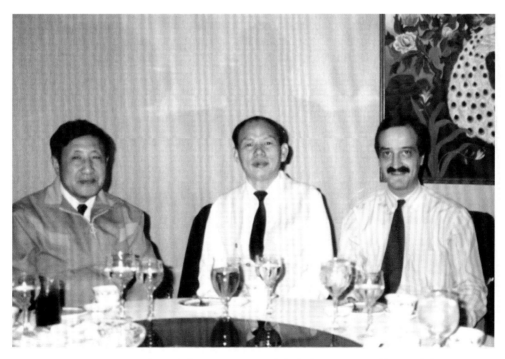

图 26　1989 年马腾骧、吴开俊和国外专家交流尿石症腔镜微创治疗

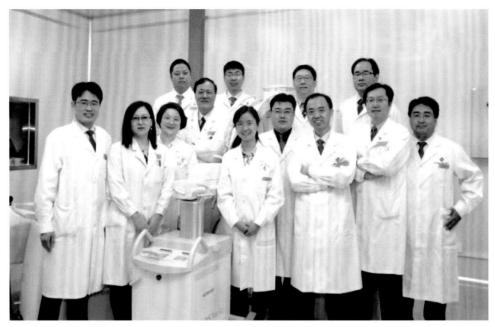

图 27　尿石症治疗中心 / 尿石症亚专业诊疗组

九、海纳百川，广聚贤才

"致天下之治者在人才，成天下之才者在教化。"马腾骧教授十分重视人才的培养，认识到科技的发展靠的是人才，人能尽其才则百事兴。1978 年受卫生部委托，举办了 24 期全国泌尿外科高级医师进修班，一共为全国十几个省市培养 298 名泌尿外科人才（图 28）。此外，马腾骧教授受聘于北京医科大学泌尿外科培训班专家委员会，为培养我国新一代泌尿外科学科带头人做出了突出贡献。马腾骧教授深知学科发展关键在人才培养，正所谓"功以才成，业由才广""十年树木，百年树人"。马腾骧教授深知办好教育才是人才培养的根本，我作为 1978 年马腾骧教授的首届硕士生对此感触非常深刻。1978—1985 年创建泌尿外科学科硕士、博士点以来，泌尿外科学科先后培养了研究生 500 余名，其中博士研究生 200 余名（图 29）。

马腾骧教授每一年都是以最多的名额招收硕士生和博士生，对每个研究生都付出了许多的时间、汗水和精力。每个人的能力不同、特长不同，马腾骧教授在引进、培养和选拔人才方面都是"不拘一格"。只要你有想法和要求，马腾骧教授都会给你创造条件，给你施展才能的空间和环境。马腾骧教授是一个循循善诱的导师，即使某件事你做错了，他也从来不会批评你、斥责你，而是引导你、启发你。举一个简单的例子，马腾骧教授非常爱惜所有的设备，有一次到实验室检查工作，看到设备上有一些灰尘，也不讲话，只是掀起自己白大衣的衣角擦了一下，其他人看到此景就会自觉地爱惜和保养设备。马腾骧教授不仅会耐心地指导学生们的学术论文，而且每次参加各种学术会议时都会尽可能带领学生们参加，一是让大家在会议上宣传自己工作的成绩，二是让大家放开眼界，马腾骧教授一直站在培养有独立想象力和创造力的人才高度。一代代的学科带头人所取得的成就，说明了马腾骧教授鼓励实践探索与创新思维教育的成果。

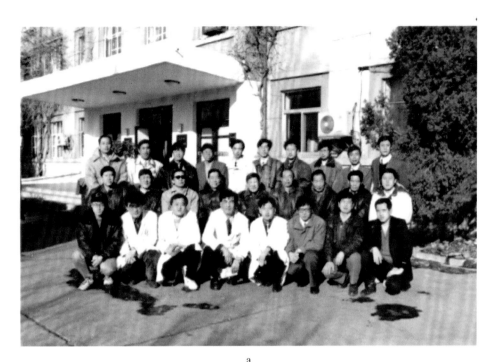

a

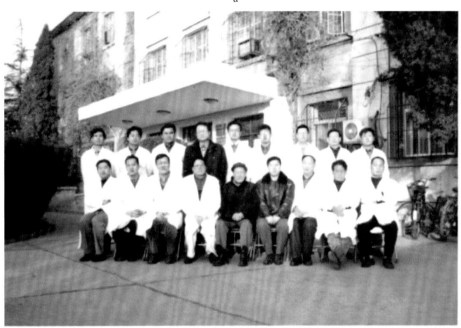

b

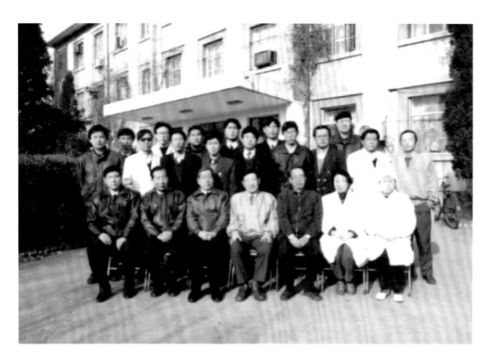

c

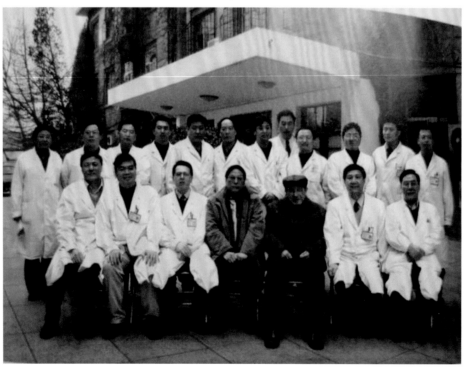

d

图 28　受卫生部委托举办全国泌尿外科高级医师进修班

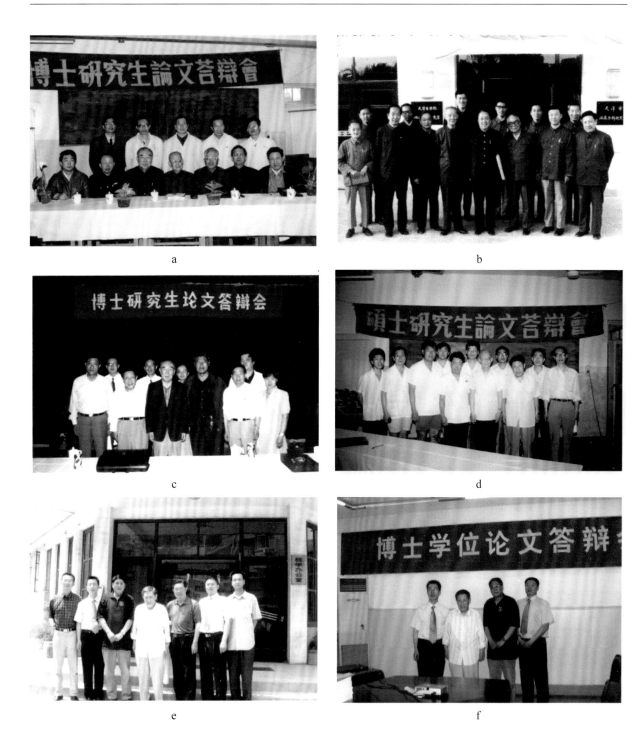

图 29　马腾骧教授在部分答辩会上的合影

（其中，图 a 为马腾骧教授和第一届博士研究生论文答辩会委员合影，图 b 为马腾骧教授和第二届博士研究生论文答辩会委员合影）

十、传承发展

1979 年，吴阶平、马永江、马腾骧、谢桐、吴永安、顾方六 6 人加入国际泌尿外科学会，吴阶平作为国家代表首次参加国际泌尿外科学术交流。

马腾骧教授为了扩大学科的影响力，利用各种参加全国学术会议的机会发言，介绍、宣传天津市泌尿外科学科的工作和成就，提高了天津医科大学第二医院泌尿学科在全国的知名度和学术影响力（图30）。

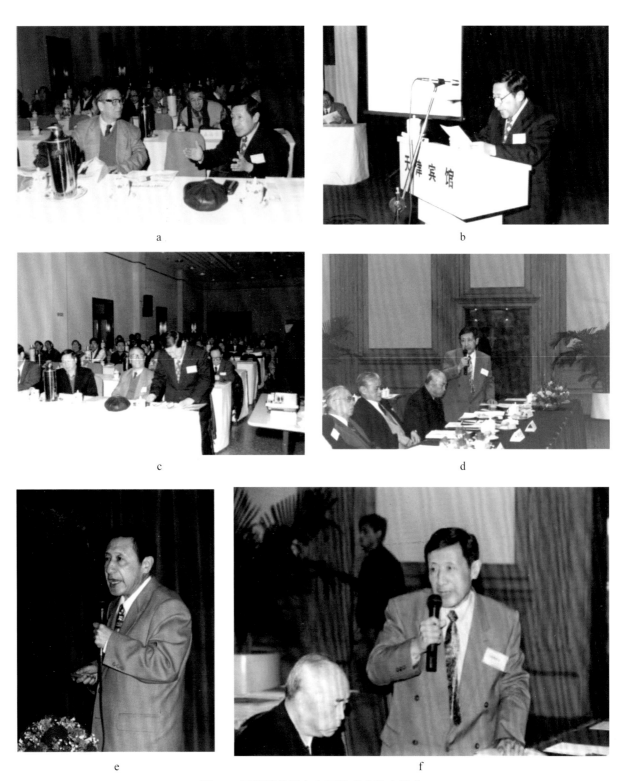

图30　马腾骧教授在全国学术会议上发言

　　1981 年中华医学会泌尿外科学分会成立，马腾骧教授任第一届委员，第二届常委，第三、第四、第五届副主任委员（图 31 至图 33）。马腾骧教授受聘于北京医科大学泌尿外科培训班专家委员会，为培养我国新一代泌尿外科学科带头人做出了突出贡献，他在泌尿外科领域做出的卓越贡献和学术影响力，受到了国内泌尿外科同行和学术界的认可（图 34，图 35）。

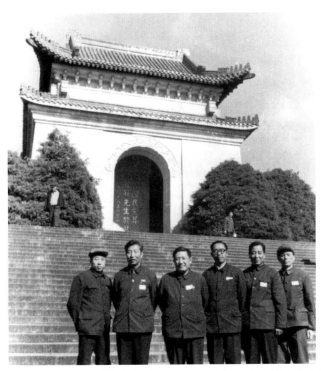

图 31　1981 年中华医学会泌尿外科学分会成立，第一届全国泌尿外科学术会议在南京召开，马腾骧教授带领科里医生参加会议（左三为马腾骧教授）

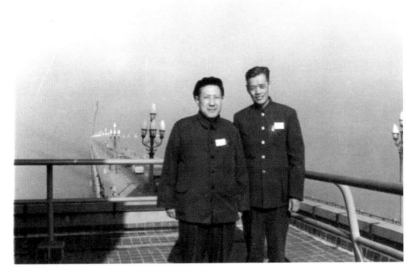

图 32　马腾骧教授和周志耀主任合影

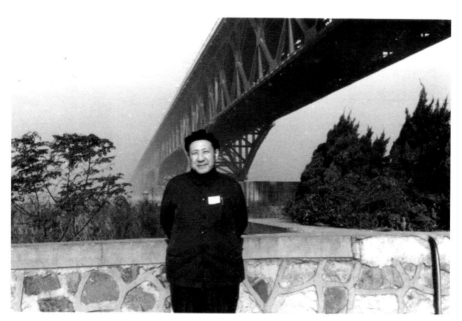

图 33　1981 年马腾骧教授在南京

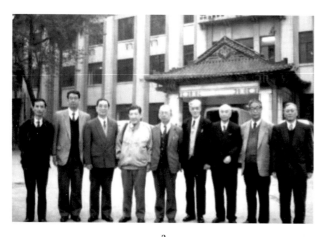

a

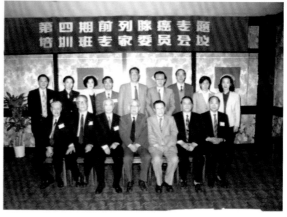

b

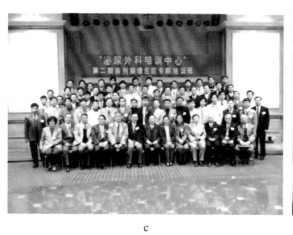

c

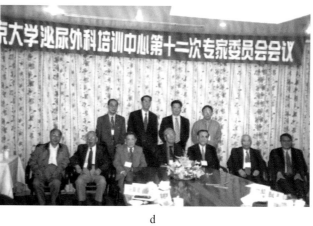

d

图 34　马腾骧教授受聘于北京医科大学泌尿外科培训班专家委员会

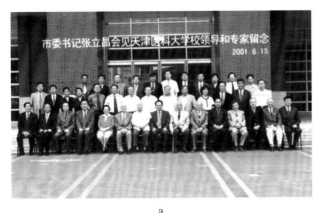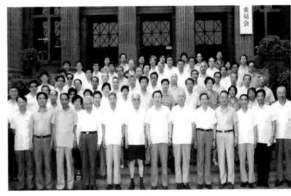

a　　　　　　　　　　　　　　　　b

图 35　天津市政府领导多次会见有突出贡献和学术成就的医学专家

　　基于马腾骧教授在泌尿外科领域所取得的突出成就，他于 1994 年荣获全国第一届吴阶平 – 保罗·杨森医学药学奖一等奖，于 2001 年荣获国家科学技术进步奖二等奖。马腾骧教授是国际泌尿外科学会会员、国际人工器官学会会员；曾担任天津医学会泌尿外科学分会第二届副主任委员，第三、第四届主任委员；曾担任《中华泌尿外科杂志》第三、第四、第五届副主编、《中华外科杂志》等多种杂志编委；曾任中国生物医学工程学会人工器官分会主任委员、《透析与人工器官》杂志主编（图 36）。

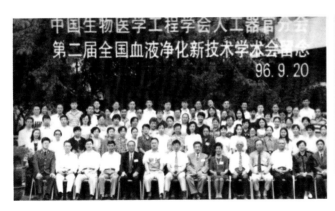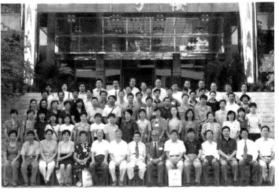

a　　　　　　　　　　　　　　　　b

图 36　马腾骧教授曾任中国生物医学工程学会人工器官分会主任委员

　　"江山代有才人出，传承发展有英才"，我们的泌尿外科学科在新的学科带头人的带领下正在快速发展，砥砺前行，再创辉煌。马腾骧教授十分重视人才的培养，"半亩方塘长流水，呕心沥血育新苗，春播桃李三千圃，秋来硕果满神州"。马腾骧教授呕心沥血几十年，培养出许许多多的学术人才，有很多学生已成为全国各地医院的主任、研究所所长，以及院长、校长等领军人物，"令公桃李满天下，何用堂前更种花"。

　　天津市泌尿外科研究所泌尿学科已经发展到第四代学科带头人，每一代学科带头人在科研、教学、医疗和人才培养方面都创造了新的成就，特别是在学科发展、国际学术交流方面做出了突出的贡献，祝愿我们泌尿外科学科的未来更加辉煌。（图 37 至图 40）

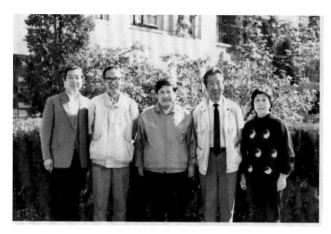

图 37　马腾骧教授与泌尿外科学科主要创建者合影

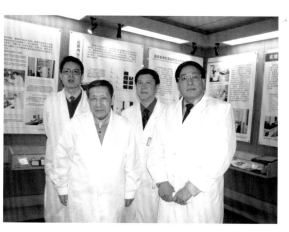

图 38　名誉所长马腾骧教授与新一代所长、副所长合影

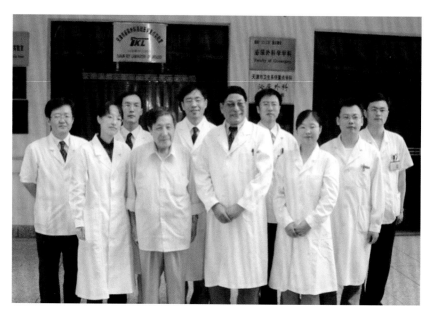

图 39　名誉所长马腾骧教授与"十一五"学科高层次青年人才合影

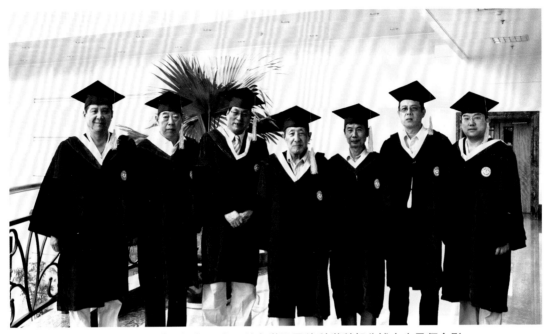

图 40　马腾骧教授与天津医科大学泌尿外科学科部分博士生导师合影

十一、恩师难忘

弹指一挥间，似水流年，我和恩师相伴四十三载，往事难忘。千言万语，道不尽我对恩师的思念。人已仙逝，光影留存，音容笑貌依旧在。"明师之恩，诚过于天地，重于父母多矣"，师恩难忘。

马腾骧教授一生中对工作充满激情，勤勤恳恳、任劳任怨、大公无私；对同事不存欺心、平易近人、谦虚谨慎、和蔼可亲；在事业方面敢说敢做，为了泌尿外科学科的建设鞠躬尽瘁、无怨无悔。

马腾骧教授博学睿智，英风大略。恩师教诲不倦、治学态度严谨、知识涵养深厚，学生只恨此生悟不透恩师当年的高瞻远瞩与远见卓识。"仰之弥高，钻之弥坚"，对于老师的学问与道德，我抬头仰望，越望越觉得高；我努力钻研，越钻研越觉得不可穷尽。老师善于一步一步地诱导我们，用各种典籍来丰富我们的知识，又用以身作则来约束我们的言行。苍白的语言无法表述恩师宽广如海的胸怀和博大精深的知识，在此只能表达对恩师崇高的敬意。文至此，心未止，常思念，唯恩师永在心间。

史启铎

实践·探索 60 年的足迹
——对几件有意义往事的回忆

一、引　言

　　"实践"从字面上讲就是实行、履行，从动态上讲就是去做事，就是去认识世界、改造世界，也就是改造自然、改造社会的有意识活动。实践出真知，实践是检验真理的唯一标准。

　　我们要去做事，就要把事情做好，就要认真，就要勤勤恳恳、全心全意。我们要去认识世界、客观环境或客观存在，就要去实践，实际上就是实践、认识（提高）、再实践、再认识的过程。如此循环不已，不断提高，不断升华，不断进步。

　　探索的目的是访寻答案，解决疑问，特别是人生道路上或自然界的奥秘。

　　在很多情况下实践与探索在动态上（行动上）是有机联系在一起的，实践中存在着探索，例如，在实践活动中，有时是有迹可寻的（如行动指南、某些规定、别人的实践经验、自然规律等），但有的时候就需要在实践中去发现问题、解决问题。这个发现的问题可能是已经存在的，过去没有发现，也可能是在实践中新出现的、新产生的。这些问题解决了，就有新的认识、新的提升、新的进步，然后新的实践又开始启动。此外，我们在实践中还要学会主动去发现新的问题并加以解决，这样才能冲破束缚和陈规旧律，才能创新。这就说明实践中蕴含着探索，探索必须依赖实践。

　　这就是说，寻求新事物、发现新问题、改造客观世界，必须通过实践去完成，否则只是空想，只是纸上谈兵。

　　人类的社会实践、科学实践（包括医疗、教学、培干等）全是实践活动，改革、创新必须通过实践来完成。实践应当有正确的理论指导才能避免盲目性，实践必须有明确的目标才能有的放矢。我 60 年的医疗、教学、科研等工作就是在这个指导思想（如思想方法、工作方法等）的引导下进行的，路正在走，还要走下去。

　　这里有个建议，希望同道们（特别是相对年轻的同道们）在医疗、教学、科研工作实践中用一定的时间去读读毛主席的《实践论》和《矛盾论》，学习马克思主义哲学。通过学哲学、用哲学，你们能从中获得很大的益处。

二、医疗实践，永不止步——对几件有意义往事的回忆

新中国成立初期，在临床工作中经常会遇到由各种不同病因引起的急性肾功能衰竭，对当时抢救的效果并不满意，因此，在 50 年代初我们开展了腹膜透析治疗，并经过多方改进建立了间断定期持续透析的方法，取得了治疗上的进步，但不适用于某些严重的病例。在 1958 年我们引进了国内第一台（上海同时也引进了一台）回旋型人工肾（透析机），因为没有完整的使用资料（那时供应商不提供完整的使用说明书），同时国内也没有经验可借鉴，且当时能得到的国外资料也很少，所以如何能够在临床上安全、有效地发挥透析机的治疗作用是一个主要的问题。经过研究我们采用了几个措施。①进行动物试验。我们按照机器附带的组装图多次操作，成功组装了透析状态的人工肾，并进行了多次（5 次以上）透析过程操作演练，取得了动物试验的成功。②尽可能地查找参考文献，以资借鉴。③多次讨论、研究从动物试验取得的经验，以助临床应用。④初步建立了透析治疗的操作规程，确定了使用时血流动力学平衡的措施。因为这是一个很重要的操作问题，回旋型人工肾的透析系统与现在使用的空管人工肾不同，是用约长 50 米、宽 2 厘米的赛洛芬纸管，面积约 2.2 平方米（也就是透析面积）以上，透析时血液流经管内，呈扁片状，透析液在管外，透析时必须用预充液体（经过我们的实践，用血液预充才安全）。其用量约为 1100 毫升，同时在透析过程中透析纸管内，出入量稍有不平衡（特别是入路血流快，出路血流慢），其容积膨胀（纸管可扩张）将会严重影响机体（被治疗的患者）内血液的动力平衡。

经过严密的准备，1959 年人工肾透析治疗在临床上取得成功，此后在临床实践中取得了较好的效果。介绍这些经过似乎很烦琐，但能说明通过科学的实践能够解决很多困难，甚至是没有遇到过的困难。

人工肾临床使用也遇到了一些挫折。我们在国内开展得虽然较早（据当时能看到的资料显示，我国比发达国家落后不到 10 年[①]），但慢性透析（现在临床上已广泛应用）在 70 年代初期国内才有小规模开展，也主要用于肾移植的准备工作上。直到 1980 年我们在几年准备的基础上建立了有 24 台透析机的大型透析中心后，才标志着我国人工透析治疗走上常规发展的道路。

1992 年，为了展示我国人工肾发展的过程，我们筹建了人工肾展览馆，尽可能地收集了我国在这个发展阶段中主要使用的各种类型人工肾的代表型机器，并展示了透析系统（透析器）的发展过程（从扁管状回旋型、蟠管型、密闭蟠管型、Kill 平板型、积层型到现在广泛应用的空心纤维型等），有一定的参考价值。

我们建立大型血液净化中心也是在解决了很多技术上的难题后才成功的，也是在实践和探索的过程中完成的。

在 50 年代末，我们在临床上遇到一些严重的高血压患者，发病期短、发展快、血压高、年纪较轻，很像继发性高血压，但又很难确定病因（当时对肾上腺疾病，包括嗜铬细胞瘤引起的高

[①]　在世界发达国家中，人工肾正式用于临床是在 1951 年以后，根据当时能查到的文献记载，日本在 1956 年才有有关的报道。

血压已有初步的认识及诊断手段）。他们多数没有肾实质疾病的临床表现，如何解决这个问题，经过仔细研究、查找文献，同时结合这些患者多数在腹部检查时可以听到血管性杂音，考虑可能有肾血管狭窄引起高血压的可能性，要明确诊断必须要做同位素（现在称核素）肾图、肾血管造影检查等，当时根本没有建立有关激素（如肾素、血管加压素、醛固酮等）测定的技术水平。

为了进行上述两项必须做的检查，我们采用了以下办法。

（1）肾图检查。当时用于同位素临床诊断的手段相对缺乏，在这项检查上就缺少 I-131 标记的标记物，也没有自动连续扫描设备。首先须解决 I-131 标记物，经过多次试验（与当时天津市药检所合作，标记工作是他们完成的），成功标记好了当时作为排泄性肾盂造影用的 I-131 碘锐特，其次试用定点扫描仪测定单位时间内（标记物静脉注射后）到达肾区标记物的含量，如此得出不同时间标记物排泄含量的点连线图。这样成功地完成了肾图检查，其结果与现在做的肾图有相似的诊断价值。我们在 1963 年发表的有关论文可能是国内有关肾图测定最早的文章。

（2）肾动脉造影检查。以当时（50 年代中期）的设备条件，要完成这项工作也是一个难题。一是缺少经皮股动脉穿刺插管的穿刺设备，虽然 Seldinger 在 1953 年就建立了经皮股动脉穿刺插管做肾血管造影的技术，但在国外也是在 50 年代末才逐渐推广，并有了专用设备，在当时我们很难得到这种专门设备。二是高压（压力）注射器（把显影剂快速注入腹主动脉中才能有效地进入肾动脉显影）问题。为了解决上述问题，我们自己制作一个经皮股动脉穿刺针，是用当时仅能找到的静脉血浆输入成套装备中的针头，一种较粗的针头，针孔可纳入 5 号的心导管，但针头较短，无法手持操作。因此，我们又焊上一个手柄，才能勉强操作。快速注射器则由放射科用一种压力注射器代用。

这样我们与放射科合作解决了肾动脉造影的问题。因为在做造影时穿刺，插管由泌尿外科医生来解决，所以我们在操作技术上又做了很多的改进，终于获得造影成功。我们发表的论文，在国内也是较早的。

诊断上的主要问题解决了，临床上明确诊断的病例逐渐增多。我们在诊断、治疗中又发现了病例中年轻人较多，病因以大动脉炎引起的肾动脉，甚至同时有主动脉狭窄为主，这不同于国外由动脉硬化斑块导致肾动脉狭窄的病例多的特点，所以在治疗上和国外也有很大不同。

肾血管性高血压的诊断、治疗工作，在我国实际上是从 50 年代末期开始的，在 1963 年全国第六届外科学术会议上首次出现有关论文。

实践和探索的进一步发展就是求先（争胜、争先、先人一步）、创新，即事事争先、自主创新，这对某一事物，甚至整个社会的发展有着积极的作用。

新中国成立初期百废待兴，进行社会主义建设要求多、快、好、省（现在的要求是又好、又快），医学领域（包括泌尿外科）也急待发展，要快速赶超世界先进水平，更好地去保障人民卫生事业的快速发展，更好地为社会主义社会建设服务。所以让我们的事业更好、更快地发展，也是重要任务。

鉴于过去多种输尿管转流手术的缺点颇多（主要是输尿管皮肤造瘘、输尿管乙状结肠移植造瘘术），并发症多，远期效果不佳，我们在虞松庭教授的主导下，于 1956 年开展了回肠膀胱术（当时称输尿管末端回肠、皮肤造瘘术，在 1963 年沈阳第一届全国泌尿外科学术会议上定名为回肠膀胱术，就是 Bricker 手术）。这是国内首例。经过了几年的经验积累，它在各个方面（如功能、效果、并发症等）均优于以往的方法，因此得到了行业认可，总结的论文在国际会议上被宣读，特邀在《中华医学杂志（外文版）》和苏联《泌尿外科杂志》上刊出。

在该手术中采用了经过多次动物试验获得成功的、我们自己设计的改良乳头法输尿管肠管吻合术式，其优点是术式简单，局部不产生狭窄，并有抗反流反压力作用，这一改进大大缩短了手术的时间，每例手术约缩短 30 分钟以上。

此后我们又开展了自体肠管在泌尿外科领域中应用的研究（包括基础理论与临床应用、手术术式等研究），这些经验（请参阅我们发表的有关论文）丰富了泌尿外科临床上治疗的手段，对促进学科发展有积极作用。

我们的回肠膀胱术仅比手术首创者 Bricker 晚 2 ~ 6 年（Bricker 于 1950 年完成第一例手术，1954 年才公开发表了关于 106 例手术经验的论文）。我们在原术式的基础上还有自己创建的方法。

50 年代，泌尿系统结核症的患者较多，发现时病情多处于晚期，因此，需要做病肾切除的病例较多，但随着社会的发展，卫生保健事业逐渐进步、人民生活水平逐渐提高，早期患者逐渐增多，肾结核灶性病变的病例增多。随着抗结核药物的使用、医疗技术水平的提高，保留器官（或保留肾单位）的手术治疗变得可能与必要。当时存在着一种相对保守的治疗守则，就是涉及结核病的手术，术后伤口不易愈合，而结核灶性病变可能因手术而演变成血源播散。这样禁忌较多，如何冲破这些束缚，把肾结核部分肾切、病灶清除等保存器官的治疗手段（手术做辅助治疗）做好，给患者带来更好的效果是重要的课题。

我们在严格掌握适应证、手术操作的一些原则及技巧、术前和术后的用药、预防手术并发症和后遗症上做了充分的准备，并详尽地研究了有关文献及有关经验，制订了我们的治疗方案，终于在 1955 年获得初步成功，提供了一定病型（病理改变）早期肾结核患者新的治疗方法，补充了国内的空白，丰富了治疗手段。

三、开拓新思路，培养教育人

从 1953 年我开始培植专业进修医师，这也是国家建设的需要，因当时全国开展泌尿外科专业的医院较少，而这方面的人才又十分重要。

这个工作在当时是新的挑战，过去基本没有经验可循，而培训的时间又短（半年或一年举办一期）、培训的质量要求又高（要求培训后一般能够在泌尿专科方面有独立工作的水平）。如何能很好地达到要求，这是一个新的课题。

当时我们本着"在游泳中学会游泳"和"教学相长（互相学习）、共同提高"的精神来做这项工作。

当时进修医师多半均有一定的外科专业水平及临床经验，有一定的理论基础，但缺乏泌尿外科专业的临床经验，因此，我们决定一起由实践（投入到实际工作中去）开始，让他们直接参与临床工作，直接接诊患者（门诊、病房），共同负责诊断、治疗工作（一般就是直接管患者）。虽然我们分工不同（我做主治医师工作，他们做住院医师工作），对于诊断、治疗工作，多由我来做决定，但多数时间我们是一起讨论、制订稳妥的治疗方案。例如，进行手术治疗时，根据每个进修医师的不同情况，让他们做一定次数常规手术的第一助手，然后由他们来主刀，我来做第一助手（亲手把关，保证手术质量及患者安全）。在理论学习方面，指定一些专著（包括泌尿外科有关教科书、专著及文献）要他们重点、深入地读，定期完成阅读，并且要结合接诊的患者来读，有条件的还要总结病例，写文章，从而进一步提高水平，并且要求他们定期做读书报告。教师组（本院的专科医师）还定期做专题讲座。多年来，先后约有300名以上的医师经过培训，分散在全国多个省市级（少数县级）医院，均能保质地完成他们的工作。

近20年来对卫生部委托的"部办班"学员的培训，也是坚持贯彻理论与实践相结合的原则。

现在培训进修医师的模式在全国可能大同小异，这是经过长期实践积累、经验交流（也包括他们培训完回原位后也有培训新的专科医师的任务）、不断改进来实现的，但在新中国成立初期开始培训进修医师时却无章可循，是不断实践和探索、不断改进，从而一步一步走过来的。

近30年来我的工作重点之一就是培养研究生，我投入了半生的精力。1978年我招收了第一批硕士研究生，如何培养合格的研究生，这是一个新的重要的问题。

当时的指导思想是对于硕士研究生的培养，应当理论联系实际，启发他们的独立思考能力、实际操作能力、综合分析能力，使他们在实践中发扬探索、创新的精神，把对研究生的培养作为一次严格的科研培训过程，使他们对如何正确地去进行科学研究有一定的认识。

时间的分配为进行医疗实践一年，即参加实际的医疗工作；进行科研工作两年。选题的原则有两个，一是研究生本人喜欢的课题要多联系临床实际；二是本学科（本单位）科研主攻课题的一个部分，在广泛收集文献后确定主攻方向，不能重复别人的研究，要在广泛研究的基础上有提高，有创新。实施过程中主要的实验要自己亲手操作，要科学、认真、准确地去做。数据要真实，要独立思考、分析结果，要多提出问题，要有逻辑地找答案、做结论，撰写的论文要有一定的水平。

在这个过程中，导师要做主要的辅导工作，解决一些思想方法和工作方法问题，要帮助解决过程中出现的困难，有些问题不能解决时，要帮助他们求教于有经验的人，这样才能完成培训工作。

我从1985年开始培养博士研究生，如何能培养出合格的博士研究生，这又是一个要求更高的新问题。

对博士生的要求和硕士生的区别在于要有更高的水平，要有先进、新颖的选题，一般多是主攻重点课题有一定难度的部分，这样能够解决两个问题，一是能够有较多的辅导教师（主攻重点课题的参与人员较多，甚或有课题主要负责人，他们可以参加导师组）；二是博士生完成的课题（科研成果）能够补充重点科研课题的一个部分，有创新，成果有较高水平。

学制上因为博士生主要是"科研型"，所以临床实践为半年期。要培养研究生的综合分析写作能力，要求他们每三个月写一篇文献综述，一定是与课题有关的文献，他们在培养期间也要有论文发表。

以上所述，是我们培养研究生的主要原则与措施，并不是所有的教学规划、教学大纲或全部教学内容。

我这 30 年来培养的研究生在他们以后的工作中均取得了很好的成绩，在工作岗位上均能很好地发挥作用。

我们学科现在层次分明、梯队结构合理的技术骨干队伍中，80% 以上是我们自己培养的研究生，包括主要的学术带头人，其他分散在国内其他单位，包括在国外毕业的一部分学员也全都在重要的工作岗位上发挥着积极作用。

四、创建科学研究基地，打造科学研究平台

创建科学研究基地、打造科学研究平台也是近 30 年来我主要的工作之一。创建科研基地、打造科研平台应当说是带有战略意义的措施，要使英雄（或更多英雄）有用武之地，必须有好的战场，科研要很多同道来参加，要发挥群体智慧，还要有一定的条件。一个人的能力是有限的，只有更多的同道来参加，科研才能更快地发展。有了基地，有了技术平台，才能培养更多的有用的专业人才，才能创造出新的成果，才能有益于我国特色社会主义建设事业的发展。

70 年代初，为了进一步推动科研事业的发展，我们就有建立专业（泌尿外科）研究所的想法，也做了一些准备工作。1978 年全国科学大会的召开，加快了我们的前进步伐，坚定了我们的信心。①做了较多的准备工作。首先要统一有关人士（特别是领导层）的思想，因为泌尿外科是三级学科，是否需要建立专业研究机构、必要性如何、当时的条件是否成熟、发展前途如何等问题需要探讨。我们除了提供这些问题的有关资料外，还做了一些实际工作，如启动科研课题的研究、在可能的条件下建立一些可供做研究的场所和小规模的初级实验室等、购置一些常用的科研设备等，这些工作得到了各级领导的认可与支持。②多方筹措经费与设置各项具体条件。③引进人才，加强科研技术队伍建设。

1979 年 3 月天津市政府批准成立了天津市泌尿外科研究所，于 1980 年建成研究所专用科研楼。以后逐渐发展建立了以研究所为基础的天津医科大学泌尿外科重点学科，1996 年成为天津医科大学"211 工程"重点建设学科，2000 年后被批准为教育部国家重点学科，之后又加速发展，先后成为天津市"重中之重"学科、天津市高等学校和天津市医药卫生系统重点学科等。

现在学科已成为天津市重点的科研、教学、培干的基地，成为能满足一般要求的科研平台，它有较多完整的实验室，有能满足重点研究的实验仪器与设备，有研究的主攻方向，有有价值的科研成果，培养了大量的专业人才（如大量的硕士研究生、博士研究生）。

对以上几件往事的回忆，说明开展新工作、开拓新领域、创建新事物是要走艰辛道路的，创业难，创新更难，只有努力拼搏、勇往直前、不畏困难、不怕失败，实实在在地去干，才能有所

成就。这60年里我们做成的事情不多，对于我国特色社会主义事业取得的成就来说微不足道。60年的实践和探索路是漫长的，但又稍纵即逝。总结起来，60年来我只是做了三件事：①基本上完成了自己应当承担的医、教、研任务；②培养了一批能完成他们自己任务的进修医师、合格的研究生和一些自己学科的技术骨干；③建立了一个能够基本符合要求的科研平台，即天津市泌尿外科研究所、天津医科大学泌尿外科重点学科。

在完成这三项工作的过程中，有中国共产党的领导，有领导的支持，有很多相关同志一起付出辛勤劳动，这些工作集中了很多人的智慧，是众志成城的结果。路还要走下去，新任务、新挑战还在面前，因此，我们要在新形势下认真学习毛泽东思想、邓小平理论、"三个代表"重要思想，深入贯彻落实科学发展观，深刻学习领会习近平新时代中国特色社会主义思想，使得我们的工作又好又快地发展。

马腾骧

2007年10月

关于科室建设、学科发展的思路与足迹

在当代中国泌尿外科的发展历程中出现了一个"乌鸦变凤凰"的奇迹，即一个一穷二白、区区 5 人的小小泌尿科经过 40 余年的拼搏创业脱颖而出，成为全国泌尿专业排名前 10 的知名学科。这就是我国著名泌尿外科专家马腾骧教授率领的天津医科大学第二医院泌尿学科团队创造的学科发展奇迹。

众所周知，一个医学临床学科的成长发展、由弱变强、走向辉煌，绝非易事。它需要许多必备条件，也就是传统文化中讲的"天时、地利、人和"。例如，适合学科快速发展的政治、经济条件（社会大环境）；充足的床位、先进的设备、领先的科研基地（硬件）；科学严谨的学科管理理念和制度（软件）；具有高水平科研能力和医疗技术的人才梯队（队伍）；尤为重要的是具有远见卓识、雄才大略和高度凝聚力的德才兼备、文武双全的学科带头人（队长）。这些条件都很重要，缺一不可。孰轻孰重呢？"政治路线确定之后，干部就是决定因素"，硬件再好，没有高水平的人才应用它，也只是一堆摆设，所以，在决定学科发展的诸多因素中，人才是最为重要的，而杰出的领军人物则更是"重中之重"。

天津医科大学第二医院的泌尿学科就是在杰出的领军人物马腾骧教授率领团队披荆斩棘、顽强奋斗、创新发展 40 余年之后，才成为国家"211 工程"首批重点建设学科，国家教育部、卫生部双重点一流学科，专科排名连续 10 年保持在全国前 10 名的知名学科。目前，学科已经拥有 4 个医学中心（碎石中心、血透中心、盆底中心、生物治疗中心），216 张开放床位，一支高素质、高水平的医疗创新团队，以及一个 4500 平方米现代化高层次人才培养基地——天津市泌尿外科研究所。

回顾学科艰难曲折的发展历程，再放眼今日学科之辉煌，谁能想象得到 1973 年天津医学院附属医院分院建院之初泌尿科只有 5 名医生和一套膀胱镜。在那思想束缚、一穷二白的困难年代，是学科的奠基人、创始人、掌舵人马腾骧教授胸怀大略、运筹帷幄、白手起家、拼搏进取、不畏流言、不计褒贬、专心致志、创业发展，开创了一条"建科、建所、建队伍，把学科做大、做强"的创业奋斗之路，是马腾骧教授率领他的团队历经 40 余年艰苦奋斗、砥砺前行，创造出今日的学科辉煌。

马腾骧教授为了创建学科，呕心沥血、奋斗终生，倾毕生之力成功做好了"建科、建所、建队伍、做大学科影响力"四件大事。他将百折不挠、持之以恒的不懈奋斗化为一座座铭记着学科辉煌业绩的丰碑，永远矗立在学科成长与创新发展的艰难曲折历程之中。"俏也不争春，只把春来报，待到山花烂漫时，它在丛中笑"，这诗句就是马腾骧教授奋斗生涯的真实写照。

一、泌尿外科的发展历程

天津医科大学第二医院泌尿外科的发展历程就是马腾骧教授倾毕生之力创建学科、成功做好"建科、建所、建队伍、做大学科影响力"的奋斗历程。

天津医科大学第二医院是 1973 年在原河北省医院的院址上创建的，当时称为天津医学院附属医院分院，1974 年更名为天津医学院第二附属医院，1994 年再更名为天津医科大学第二医院。开院之初，全院职工仅 300 余人，科室也不齐全，大外科中只有两个组，即外科 I 组（普通外科）和外科 II 组（泌尿外科）。

1973 年建院时，马腾骧教授带领 4 名医生、2 名技术员从总医院调入该分院，任大外科主任，兼外科 II 组主任（1973—1998 年）。当时泌尿外科共有 5 名医生、48 张床位，唯一的专科设备就是一套 20 世纪 40 年代美国制造的老式膀胱镜及其检查床。人员不足、设备匮乏、资金短缺、科研设施空白，要想把如此一穷二白的小科室创建成一个先进、强大的专业学科简直就是天方夜谭。然而马腾骧教授不是"听天由命"，也不是"等、靠、要"，而是白手起家、不惧万难、脚踏实地、百折不挠，走上了一条艰难、坎坷的创业奋斗之路。

历史变革之际往往是事业发展的重大转折点或加速点，往往会造就出许多历史大潮的"弄潮儿"。面对重大变革，人们会有不同的认识和对策。然而，机会只是给有准备的人的礼物；无准备者即使面对再多的机会，也是望而不知、尚叹命薄，或是知而难得、擦肩而过。

1977 年国家恢复了高考，转年又恢复了招收研究生。当人们仍在争论对错之时，马腾骧教授已经敏锐地觉察到"天时"的到来。他深知机不可失，时不再来，于是他抓住机遇，顺势而为，在第一时间登上了时代变革的快车，开启了学科高素质人才团队的创建之路。

1978 年国家召开了全国科学大会，迎来了科学的春天。马腾骧教授又顺应"天时"，于1979 年创建了天津市泌尿外科研究所，并担任首任所长。研究所的成立，为临床医学与基础研究互补互动、创新发展奠定了基础，为泌尿外科的学科创建及"医、教、研"的腾飞插上了翅膀。

1979 年国家迈开了改革开放的历史性脚步，对外开放成为基本国策。马腾骧教授再次精准地抓住了"天时"，他千辛万苦、四处奔波，跑外汇、跑指标、跑设备……，终于在 1980 年建立了当时国内第一个大型血液透析中心（拥有 24 台进口血透机），于 1989 年建立了天津市首家体外碎石中心（拥有国内第一台德国 WOLF 体外冲击波碎石机）。同时，他抓住对外开放的时机，鼓励自己的学生出国留学，他们学成归来后，组建了一流的专业团队。

1990 年张祖诏、王文成、董克权被任命为科室副主任，赵敬琴被任命为科室护士长，形成了第一代的科室领导班子；1994 年孙光被增补为科室副主任（当时是天津市百名跨世纪学术带头人育才工程培养对象）。

在此期间，泌尿外科医生逐渐增至 20 多人，床位增至 66 张，并逐渐构建了"一个普泌病房和两个临床中心（血液透析中心和碎石中心）"的科室总体格局。普通泌尿外科病房分为 3 个病组，分别由张祖诏、王文成、董克权任组长；血液透析中心先由张璐仁负责，后由留德归来的马腾骧教授的学生姜埃利负责；碎石中心由史启铎负责。

临床上引进了当时最先进的血液透析设备、体外碎石机、肾镜和输尿管镜及相关碎石设备、电切镜、尿道镜、腹腔镜、B 型超声诊断仪、YAG 激光治疗仪，建成了当时国内第一个大型血液透析中心、体外碎石例数最多的泌尿碎石中心，并在国内率先建立了独立的泌尿系统肿瘤生物治疗中心。在全面开展各种泌尿外科开放性手术的基础上，1978 年 1 月在天津率先开展了同种异体肾移植手术，还在国内率先开展了胸导管淋巴引流术，较早开展了淋巴管造影术、肾动脉造影术及栓塞术、自体肾移植术、下尿路的电切手术、尿道冷刀内切开术、初级腹腔镜手术，以及阴茎动脉血流测定、阴茎背神经传导速度测定、阴茎海绵体造影等男科学工作。在泌尿系统肿瘤（重点是膀胱肿瘤）、肾脏替代、前列腺疾病、泌尿外科临床 4 个主要研究方向上形成了课题研究体系，逐渐形成学科的特色和优势，并取得突出研究成果。

1998 年马腾骧主任及全体副主任因年龄原因卸任科室行政职务。马腾骧教授依然担任天津市泌尿外科研究所所长和泌尿外科的学科带头人，负责学科的全面领导工作。孙光接任为第二任泌尿科主任（1998—2016 年），姚庆祥、白铁男、姜埃利、史启铎、徐勇、韩瑞发、吴长利、刘春雨、牛远杰、赵耀瑞、张志宏先后担任过泌尿科副主任。

这一时期，泌尿外科医生陆续增至 30 多人（新增医生均为本科室培养或从外地引进的优秀博士毕业生）；病房床位增至 82 张，2004 年搬入新外科综合楼后病房床位增至 160 张。病房从 1 个综合病区扩增至 5 个专业病区，其中 3 个普通泌尿外科病区（A 区、B 区、C 区）分别由孙光、徐勇、韩瑞发任病区主任，尿石微创治疗病区由史启铎任病区主任，血液净化中心和肾脏移植病区由姜埃利任病区主任。2010 年医院重新调整各科室床位，为泌尿外科再增 1 个普通泌尿外科病区（D 区），由牛远杰任病区主任。至此，泌尿外科已有 6 个病区，床位数达 216 张。在这一时期，临床上引进了等离子电切系统、上下尿路可曲性腔镜及直硬性腔镜、钬激光及两微米激光手术系统、先进的腹腔镜系统及其止血设备、激光及超声碎石设备、男科多功能检测设备、手术显微镜、精囊镜等先进设备；更换了 2 台德国最先进的压电式体外冲击波碎石机和 70 多台国际一流的血液净化设备；拥有了独立的 B 超检查室、腔镜检查室、腔镜手术室、男科检查室、尿动力学检查室、碎石中心、血液净化中心、肿瘤生物治疗中心；开展了一些高难度或新的开放性手术，如腔静脉瘤栓切除术、根治性膀胱切除术及可控回结肠膀胱术、原位新膀胱术、前列腺癌根治术、经直肠修补难治性直肠尿道瘘、女性压力性尿失禁吊带术、盆底器官脱垂修复术、口腔黏膜尿道修补术、后尿道狭窄的开放及腔内手术；同时科内普及了各种微创性腔镜手术，包括肾镜、输尿管镜、膀胱镜、尿道镜、精囊镜、多孔及单孔腹腔镜的绝大部分手术，目前科室微创性腔镜手术已占手术总量的 80%～90%。科室初步形成了泌尿系结石、泌尿系肿瘤、女性盆底疾病及尿控、前列腺增生、男科学及尿道修复及血液净化等亚专业。

2016 年 12 月孙光教授卸任科主任，学科带头人牛远杰所长临时代管泌尿科行政工作，直至 2019 年刘春雨接任成为第三任泌尿科主任（2019 年至今）。泌尿科病房调整为 5 个病区的总体格局：4 个普通泌尿外科病区（A 区、B 区、C 区、D 区）分别由胡海龙、权昌益、刘春雨、张志宏任病区主任，尿石微创治疗病区并入 C 区由刘春雨兼任主任，血液净化中心和肾脏移植病区仍由姜埃利任主任。

随着科室的发展，临床上引进了最新型第四代达芬奇手术机器人；改革了科室分配激励制度；推动了科室亚专业划分工作并落实到学术带头人；按照天津市卫健委的要求牵头成立了天津市盆底功能障碍诊治中心，开展了骶神经刺激仪植入术、全息影像（MR）技术辅助下的骶神经调控术、人工括约肌植入术、阴部神经电针治疗及盆底磁治疗；从北京引进了男科学首席专家辛钟诚教授，开展了阴茎假体植入术、阴茎增粗延长术。2018 年泌尿学科被批准为天津市泌尿外科临床医学研究中心，获得专项资金 2000 余万元，建立了以泌尿系统肿瘤为重点的生物样本库、专病信息数据库、人工智能随访平台，开展了医疗 3D 打印与人工智能研发工作。

2019 年泌尿外科的医师团队共 32 人（其中有博士学位的 28 人、有高级职称的 23 人）、护理团队共 66 人。主要医疗指标已达到门诊人数 17.8 万人次、住院人数 8867 人、手术人数 7519 人，占全院手术总数的 45%。

二、培养学科高素质、高水平的人才团队

1979 年，经天津市政府批准，马腾骧教授创建了天津市泌尿外科研究所，并使其成为泌尿外科学科的科研、教学、医疗和高层次人才培养基地。泌尿外科研究所的建立标志着泌尿外科由临床型向临床与基础研究结合型发展。其主要研究方向包括临床新技术应用、泌尿系统肿瘤、前列腺疾病和性激素与疾病 4 个基础与临床研究方向，每个方向的学术带头人以医、教、研为依托，形成学科的特色与方向。学科的建设与发展人才是关键，能否培养与创建一支团结、善创新、能战斗、拆不散、打不烂的人才团队，是学科发展中最重要的事情，也是最困难的事情。打铁先要自身硬！这对团队创建者的要求非常高：志向高远、睿智过人、德才兼备、以身作则、招贤纳士、慧眼识人、公正无私、凝聚各方。马腾骧教授恰恰就是具备这些优秀品质的统帅之才，从而能够顺利建立起自己的优秀团队。

（一）快速组建医师团队

1973 年建院时，马腾骧教授手下仅有 4 名医生。要想创建起一个强大的学科，必须要有一支高水平的人才队伍。人才匮乏是马腾骧教授面临的第一个难题。1978 年国家恢复了研究生培养制度，睿智过人的马腾骧教授敏锐地抓住了这个机遇。作为国家首批研究生导师，马腾骧教授连续 5 年每年招收 3 名硕士研究生（常规每人每年招收 1 名研究生），随后逐渐放缓。1985 年成为博士生导师后，他又开始积极招收博士研究生。早期毕业的研究生大部分被留在科内工作，

就这样马腾骧教授快速组建起一支 20 余人的有朝气、有干劲、有知识、有素质的年轻化的人才队伍，开启了科室向学科发展的关键一步（图 1）。

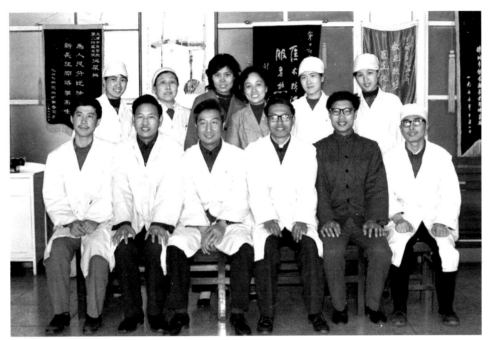

图 1　建科初期泌尿外科部分医护人员与研究生合影

（二）快速提升人才团队的素质和专业水平

　　队伍有了，如何快速成长、担当重任呢？青年创新人才队伍的团队素质与培训是马腾骧教授面临的第二个难题。如何快速提升青年医师科学素质与临床专业技能是学科建设与发展面临的重大挑战。马腾骧教授采用了双管齐下、两条腿走路的策略。一方面立足科内，自力更生。马腾骧教授诲人不倦、言传身教，同时放手使用，大力提拔，精心打造出一批有影响的专家，如王文成、董克权、张祖诏、姚庆祥、孙光、史启铎、王广友、高伯生、张璐仁、魏士津、周光达、于文惠等，建立起一支技术精湛的高水平医生队伍。另一方面立足国外，洋为中用。马腾骧教授鼓励、协助科内的年轻医生出国留学，巧妙利用国外的先进设备和优势条件，快速培养他们的科研思维能力和实验室技术，弥补了国内的短板；同时提倡来去自由，学成归来者委以重任。1985 年至今先后有 30 余人赴美国、英国、德国、澳大利亚、日本、荷兰、新西兰、加拿大等国学习，近 20 余人回科服务，如陈烈、方平、姜埃利、王建民、徐勇、韩瑞发、牛远杰、赵耀瑞、汤洋、乔宝民、刘晓强、王旭、刘利维、王勇、王一、杨阔、刘春雨、胡海龙等，成为学科团队中具有创新活力的新鲜血液。海归人员不仅带回了先进的科学技术和成熟的管理理念，也搭建了学科对外交流及年轻医生出国深造的畅通渠道；同时也涌现出一些懂管理、擅科研的管理型人才，崭露头角、释放才华，成为学科接班的二梯队成员。

就这样，马腾骧教授运用自身学科建设理念、大智慧、人格魅力和巨大的凝聚力，成功建立起泌尿学科强大的人才团队。目前，学科团队已拥有医护人员 238 人（61 人具有博士学位），其中专职教师及研究人员 98 人、博士生导师 19 人、硕士生导师 21 人、有正高级职称的 26 人、有副高级职称的 23 人、国务院特贴专家 5 人、长江学者 2 人、国家"万人计划"1 人、国家科技部"中青年科技创新领军人才"1 人、国家卫健委"突出贡献中青年专家"1 人、天津市授衔专家 3 人、天津市特聘教授 2 人……，已经形成了一个结构合理、方向明确、掌握本学科前沿高新技术、创新能力极强、可持续发展的多学科、多专业人才群体。

（三）培养学科接班人是学科可持续发展的关键

马腾骧教授在建立团队的同时，也在学科内部搭建起一个人尽其才、公平竞争的自我展示平台。在平台上他放手使用、大胆提拔团队成员，培养骨干、打造精英，并用他的伯乐慧眼，默默物色学科的接班人。在逐渐发展、日益强大的学科成长历程中，先后形成了三代学科带头人及其领导层。

第一代学科带头人是学科的奠基人、创始人、掌舵人马腾骧教授（1973—2005 年）。他白手起家、建科建所，成为首任科主任和所长（注：所长为正处级，与院长同级别）。他率领科室副主任王文成、董克权、张祖诏、孙光组成了第一代学科领导层（图 2）。

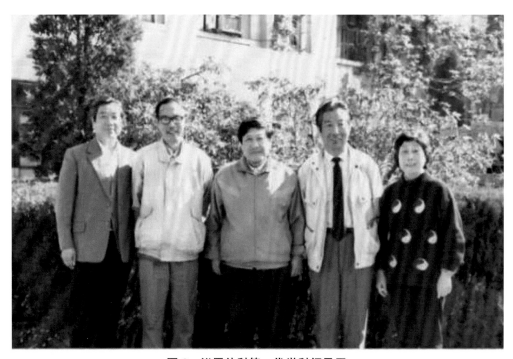

图 2　泌尿外科第一代学科领导层

第二代学科带头人由马腾骧教授的两位学生、留美归来的韩瑞发教授（2005—2010 年）和徐勇教授（2010—2015 年）先后担任，同时首次组建了学科领导核心小组。2005 年 79 岁高龄的马腾骧教授卸任天津市泌尿外科研究所所长，改任名誉所长（2005—2019 年）。韩瑞发教授接任，成为第二任天津市泌尿外科研究所所长。作为学科带头人，他与两位副所长（即时任副院长的徐勇教授和时任科主任的孙光教授）共同组成了学科领导核心小组，成为第二代学科领导层。2010 年徐勇教授为第三任天津市泌尿外科研究所所长，成为学科带头人，学科领导核心小组成员不变。同年吴长利教授和牛远杰教授被任命为天津市泌尿外科研究所副所长，亦成为学科领导核心小组成员（图 3）。

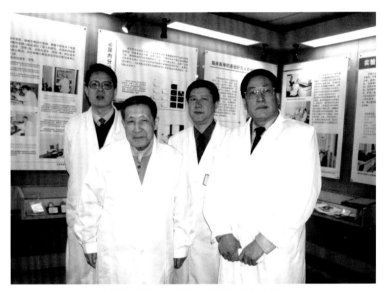

图 3　泌尿外科第二代学科领导层

第三代学科带头人牛远杰教授（现任医院院长）也是留美归来的马腾骧教授的学生（图 4）。2016 年他接替徐勇教授为代理所长（2017 年被正式任命为第四任天津市泌尿外科研究所所长），成为学科带头人。由于老的学科领导核心小组成员陆续退休、调离或卸任，学科重新组成了领导核心小组。核心组组长为所长牛远杰教授，成员包括 4 个病区的主任刘春雨、胡海龙、权昌益、张志宏，泌尿外科支部书记郭战军（兼任医院人事科科长），泌尿学科总支书记杨阔（兼任医院中心实验室副主任），以及天津市泌尿外科研究所办公室副主任韩荣，形成了泌尿学科的第三代领导层。

由于马腾骧教授的慧眼挑选、精心培养，第二代、第三代的学科带头人都能够率先垂范、拼搏进取、团结奋斗、创新发展，从而保持了学科团队的持续稳定、壮大发展，保持了学科事业的蒸蒸日上、砥砺前行。

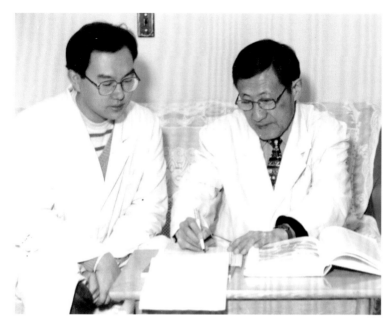

图 4　第三代学科带头人牛远杰博士与导师合影

在泌尿学科的发展过程中，医院一直给予全方位的鼎力支持；同时学科也不断地向医院输送着优秀人才，为医院的发展做出了重要贡献。马腾骧、徐勇、牛远杰先后担任过医大二院的院长，马腾骧、徐勇、吴长利（现任天津医科大学中新生态城医院院长）、牛远杰先后担任过医大二院的副院长，李宝成担任过医大二院的党委副书记，孙光担任过医院纪检委员，郭战军担任过医院医务部部长、人事科科长，杨阔担任过医院科研科副科长、中心实验室副主任。在互帮互助中，学科与医院始终是共命运、共成长、共发展、共辉煌。

三、做大做强学科影响力和竞争力

马腾骧教授绝非"小富即安、夜郎自大"之人，而是"放眼全国、胸怀天下"之士。他一直高度重视学科在天津、在全国的专业影响力和社会影响力。通过持之以恒的不懈奋斗，学科不但成长为天津泌尿专业的龙头学科，而且成长为全国泌尿专业排名前 10 的知名学科。

（1）马腾骧教授在学科建设与发展历程中展现了他的大智慧和做大、做强学科的发展理念。他把一个弱小无名的泌尿科打造成为兵强将广、设备精良、规模宏大的国家级双重点著名学科，成为天津市泌尿外科专业中公认的龙头单位，成为天津市老百姓口口相传的"泌尿专科医院"，在天津市及中国北方地区形成了强大的社会影响力。

（2）马腾骧教授通过承办全国泌尿外科医师进修班完成天津市对口支边、技术援助任务及大力培养研究生等方式，迅速传播、扩大了天津医大二院泌尿学科的全国专业影响力。1973 年开始举办泌尿外科医师进修班，每期学习一年，共 9 期；1982 年受卫生部委托改为举办全国泌尿外科医师进修班，每期学习一年，共 24 期，先后为全国十几个省市培养高层次专科医师 400

余人。毕业后许多学员成为科室主任，部分成为院长、省市泌尿专业学会的负责人。此外，还举办了各类短期学习班 20 余期，培训学员 500 余人；学科先后完成了天津对口援疆、援甘、支援雄安新区任务，先后派出 20 余人，传授技术，培训人员，提升了对口医院的专业素质；1978 年至今，学科已经培养了博士研究生 203 名、硕士研究生 519 名、博士后 6 名。今天，许多优秀学生已成长为全国各地的专业科室骨干、科主任、院长、医科大学校长、泌尿专业学会主委和副主委，形成了"桃李满天下、盛名广流传"的大好局面，提升了学科在国内同专业领域中的学术影响力。

（3）马腾骧教授通过自己及团队成员在各个泌尿外科专业学术团体中担任重要职务，积极发挥领导作用，积极组织、参与各种学术交流活动，积极举办国际、国内学术会议，积极开展讲学、培训工作，扩大了天津医大二院泌尿学科的全国专业影响力。马腾骧教授曾受聘于北京医科大学泌尿外科培训班专家委员会，为培养我国新一代泌尿学科带头人做出了突出贡献；马腾骧教授曾担任中华医学会泌尿外科学分会副主任委员、中国生物工程学会人工器官分会主任委员，《中华泌尿外科杂志》副主编、《透析与人工器官》主编等。学科团队的领导成员中韩瑞发教授曾任中国中西医结合学会泌尿外科专业委员会主任委员，徐勇教授曾任中国医师协会泌尿外科学分会副会长，孙光教授曾任中华医学会泌尿外科专业委员会副主任委员，牛远杰教授曾任中国医促会泌尿生殖分会副主任委员；团队成员在国家级学会中任职的有 56 人，在省级学会中任职的有 61 人，担任各种中文专业期刊编委的有 52 人；学科与美国、加拿大、瑞典的 7 所大学和国内 4 所大学及中科院共同开展了科研合作、学术交流、联合培养研究生。学科举办了国际学术会议 8 次、全国学术会议 27 次、地方学术会议 48 次。

（4）马腾骧教授通过著书立说、发表学术论文、承担科研项目、申请科研奖项，扩大了天津医大二院泌尿学科的全国专业影响力。学科先后主编专著 74 部，发表高水平学术论文 1660 篇、SCI 论文 314 篇；先后承担科研项目 200 余项，其中国家级项目 61 项、省部级项目 109 项；获得国家科学技术进步奖一等奖和二等奖各 1 项，获得省部级奖项 27 项，获得国家发明专利 9 项、国家实用新型专利 17 项。

40 多年来，在马腾骧教授的率领下，天津医大二院泌尿学科团结奋斗、拼搏创新、勇攀高峰、步步登高。学科于 1973 年建立泌尿科，1983 年成为天津医科大学首批重点学科，1993 年成为天津市首批重点学科，1996 年成为首批国家"211 工程"重点建设学科，2002 年成为教育部国家重点学科，2012 年成为卫生部国家临床重点专科，现已连续 10 年成为全国泌尿专业排名前 10 的知名学科。学科在发展的历程中，一步一个脚印，踏石留痕，砥砺前行，已具有举足轻重的地位，已成为推动我国泌尿外科事业发展的一支重要力量（图 5，图 6）。

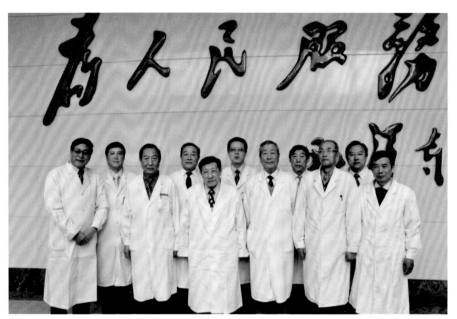

图 5　国家重点学科医、教、研老中青学术带头人合影

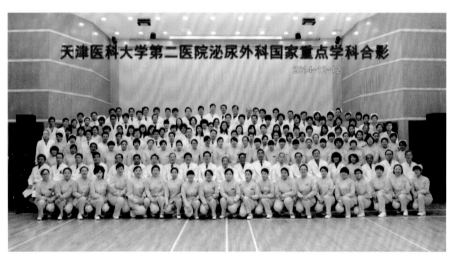

图 6　天津医科大学第二医院泌尿外科国家重点学科全体合影

孙光

创建科研基地　建设一流学科

一、创建泌尿外科研究所

1978 年全国科学大会的胜利召开，标志着科学的春天到来了。中国科学院院长郭沫若在大会闭幕式上欢呼道："日出江花红胜火，春来江水绿如蓝。这是革命的春天，这是人民的春天，这是科学的春天！让我们张开双臂，热烈地拥抱这个春天吧！"春风催生，万物复苏，广大科技工作者积极行动起来，向祖国的科学技术现代化进军。科技的春潮在神州大地涌动，似长江之水奔流不息！

在这科学的春天里，马腾骧教授紧跟时代的步伐，以强烈的事业心和使命感，擘画着科室建设、学科发展和人才培养的蓝图，更加坚定了他创建科研基地、建设泌尿外科学科的信心。要赶超国际泌尿外科先进的科技水平，提高为患者服务的医疗技术质量，就必须创建科研基地，打造高层次人才培养平台，这样才能推动泌尿外科医疗、科研、教学事业的发展，才能把尚处于起步阶段的泌尿外科建设成为一流的国家重点学科。基地建设与学科发展的蓝图已定，马腾骧教授怀着满腔科学春天播撒的革命激情，踏上了创建天津市泌尿外科研究所的艰辛征程。

（一）不懈努力，争取批文

"十年动乱"后，百废待兴，各行各业无数的项目都在争取立项，泌尿外科学科属于临床医学中的三级学科，要想建立专业的研究机构，马腾骧教授深知通向成功之路的艰难。他废寝忘食，呕心沥血，科学地制订出创建科研基地的规划和具体实施方案，形成关于申请建立天津市泌尿外科研究所的翔实报告。要实现建立天津市泌尿外科研究所的构想，首要任务就是得到上级领导的理解和支持。盛夏中，马腾骧教授头上戴顶旧草帽，骑着一辆旧自行车，以锲而不舍的精神奔波于各级领导机关，去讲述创建科研基地的重要性、必要性和规划方案，汇报研究所建立现已具备的条件；讲述我国的医学技术水平与先进国家之间的差距，医学要发展、诊疗技术要赶超，人才培养是关键；讲述血液透析在临床应用中的重要作用和我们的优势；讲述科研基地建成后不仅会提升泌尿外科学科医、教、研的水平，而且会促进天津市泌尿外科专业人才的培养和泌尿外科事业的发展，提高在全国同专业领域中的竞争力与科技影响力。

通过马腾骧教授近一年的不断奔波与努力，终于在 1979 年 3 月，天津市政府正式批准建立天津市泌尿外科研究所（图1），1981年时任天津市市长胡启立签发了马腾骧教授的所长任命书（图2）。

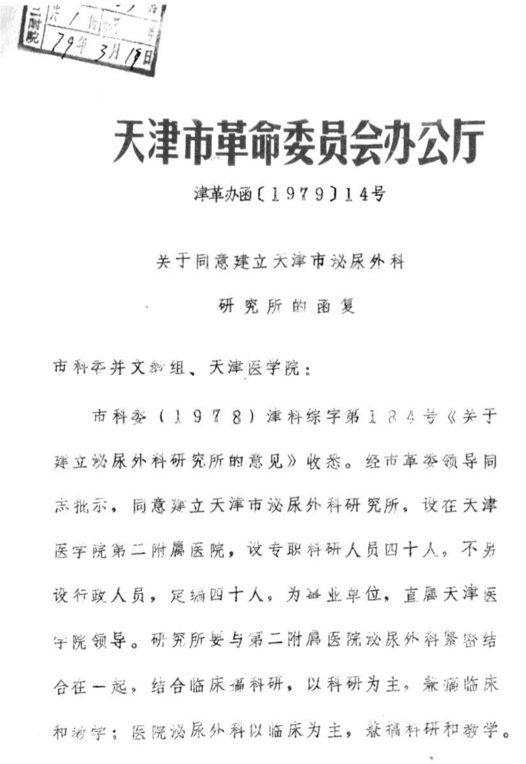

天津市革命委员会办公厅

津革办函〔1979〕14号

关于同意建立天津市泌尿外科

研究所的函复

市科委并文教组、天津医学院：

市科委（1978）津科综字第124号《关于建立泌尿外科研究所的意见》收悉。经市革委领导同志批示，同意建立天津市泌尿外科研究所，设在天津医学院第二附属医院，设专职科研人员四十人，不另设行政人员，定编四十人，为事业单位，直属天津医学院领导。研究所要与第二附属医院泌尿外科紧密结合在一起，结合临床搞科研，以科研为主，兼顾临床和教学；医院泌尿外科以临床为主，兼搞科研和教学。

图1 建所批文

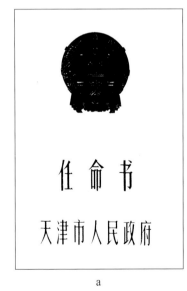

a

b

图2 马腾骧所长任命书

（二）基建立项，只争朝夕

获得建所批文后，马腾骧教授深知，这仅仅是完成建立泌尿外科研究所系统工程的第一步。要建成 4500 平方米的科研基地，完成大楼基建的立项，还有许多艰辛的路要走。50 多岁的马腾骧教授，依旧带着那顶旧草帽，骑着那辆旧自行车，又开始奔波于政府各相关部委办，跑科研楼的基建立项，申请基建经费及各项材料指标。1979 年还是计划经济的年代，不仅基建的钢筋、水泥要指标，实验台、办公桌椅还需要木材指标，就连窗帘也需要棉布指标。50 多岁的马腾骧教授干起了办事员的工作。那时，有人不理解，误认为他"不务正业"。这只是因为马腾骧教授深知办事的难度，只有他亲力亲为，这些事情才有可能办得顺利、进度快一些。马老说，时间不等人哪，做事不能等，时间就是速度，要坚持不懈、拼搏努力、只争朝夕，才能使基建工程早日立项动工、科研基地早日建成，发挥其科研、教学和人才培养的功能。

（三）设计施工，兼做监理

马腾骧教授与设计人员共同研究，提出科研基地的总体布局思路，提出下设各研究室、透析中心等的具体功能、所在位置、所需条件，使科研楼的架构设想与图纸的设计结合起来，使科研楼的设计框架充分满足规划中的需要，同时边施工、边修改，不断完善科研楼设计中的每个细节。大楼破土动工后，每天都会看到马腾骧教授出现在施工工地上。他要了解施工的进度，监督工程的质量，帮助施工队伍及时解决随时出现的问题。同时只有亲自在工地上，他才能及时发现之前设计中没有预料到的问题。当他发现患者从病房到透析中心所在位置有一段露天的行程时，立即和设计人员商量，沿途增加了一条封闭的走廊；能容纳近百人的学术报告厅，只有一个楼内出入口，为了便于通风并扩大休息空间，他们就在报告厅的北面又增建了一个长廊露台。科研大楼建成时，原本计划要拆除大门外的一个一米多高的水泥建筑，经了解是人防工程，不能拆除，他与大家商量，请来美术学院雕塑系的老师在原位置设计了一个假山大盆景，不仅解决了堵门的障碍物，还美化了环境。为了节省修建研究所中上下班必经小路的资金，马腾骧教授决定请市郊的生产大队来修，路基是人工夯实，路面是毛驴拉着石碾轧平，路两侧种植的白杨若干年后长成了参天大树，繁茂的枝叶交会成荫。这条小路也是马腾骧教授在科研基地建设、在学科发展过程中的实践探索之路，至今仍深深留在人们的记忆中。

（四）设备购置，精打细算

1981 年 10 月，天津市泌尿外科研究所科研大楼竣工。要想实现各研究室的科研功能，就需要购置大量的仪器设备。马腾骧教授对屈指可数的资金精打细算，如建立全国最大的血液透析中心需要购置 20 台国际先进的血液透析机，要 300 万美元；添置全套的生化分析仪、气相色谱仪、液相色谱仪等设备，也需要不少的外汇和人民币。马腾骧教授到市计委申请外汇，到市财政局申请人民币，到化工进出口公司等外贸部门和市物资局咨询订货。仪器设备到货后，马腾骧教授又亲自和国外工程师一起安装、调试各种仪器设备，培训相关人员（图 3）。

马腾骧教授在创业的道路上栉风沐雨，砥砺前行，筚路蓝缕，玉汝于成，只有经历过创业的人才能体会其中的艰辛。在建所两周年的汇报总结大会上，朱宪彝校长高度赞扬了泌尿外科研究所取得的成绩。朱校长风趣幽默地说道："马腾骧确实是个能人。"（图4）马腾骧教授为天津市泌尿外科学科事业的发展做出了突出的贡献。

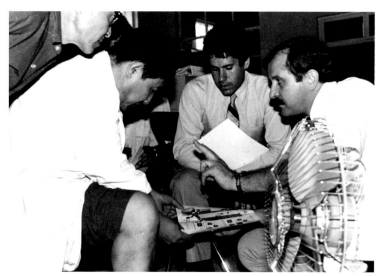

图 3　马腾骧教授与国外工程师讨论安装调试血液透析仪器设备

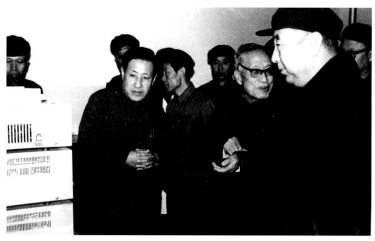

图 4　时任天津医学院校长朱宪彝（右二）、吴咸中院士（右一）来所考察指导工作

二、精心设计研究所功能与布局

马腾骧教授将泌尿外科研究所定位于以科学研究为主，形成多学科、多专业、跨学科的特色与优势。各研究室的设置、布局、功能与管理，能充分发挥多学科的综合实力和仪器设备专管共用、开放共享的平台作用，有利于科研交流合作和资源共享，有利于科研创新。马腾骧教授对泌尿外科研究所的精心设计与合理布局，为研究所未来的建设与发展奠定了坚实的基础。

　　建所初期马腾骧教授就规划设置了肿瘤免疫室、仪器分析室、生物医学工程室、计算机应用室、动物实验室、医学信息中心、医学影像室、医学科研管理办公室。学术报告厅的建立，为开展学术交流、研究生教学、部办班进修医师培训讲座提供了专用的学术交流场所。在 80 时代，天津市泌尿外科研究在医、教、研三个领域取得快速发展，部分科研成果在较短周期内达到国内先进水平，显著提升了学科的知名度和学术影响力。

　　在建所初期，马腾骧教授根据基础与临床研究、学科发展、人才培养的需求，优先建设了几个重点研究室。①肿瘤免疫实验室。这是马腾骧教授精心设计、集基础与临床研究于一体的现代化实验室，也是当时国内唯一的泌尿外科专业病理研究室。肿瘤免疫实验室在病理组织细胞学、分子病理学、病理组织标本库、肿瘤生物标本库、病理数据库等领域的建设与发展等方面取得了一系列质的飞跃。研究所在国际上首先提出"两类癌"的分类标准，创建了免疫细胞生物治疗室，使病理学研究成为基础与临床医学之间的桥梁。②仪器分析中心。高水平的科学研究离不开先进仪器分析系统，在建所初期，仪器分析中心即拥有全套生化分析仪、气相色谱仪、液相色谱仪等先进设备，为科研工作和研究生课题研究从定性到定量分析，搭建了高新技术平台。③生物医学工程室。这是国内同专业领域独有的跨专业、跨学科研究室。该研究室以医学工程学思路和手段与泌尿外科学科融合发展，从研制超声耦合剂、高通量透析器、复合型人工肾、人工肾吸附材料等基础应用研究，逐步拓展到再生医学组织工程膀胱、再生医学组织工程输尿管和再生医学组织工程化尿道等应用领域，并取得了阶段性的科研成果。④计算机应用研究室。80 年代初在国内根本买不到计算机，马腾骧教授联系九江一个军工厂购置了一台国外进口的 TRS-80 计算机，开展了"计算机辅助系统在泌尿外科的应用"课题研究，研究成果于 1984 年获得天津市科学技术进步奖；与碎石中心合作，开展"计算机专家超声诊断系统"的研究，成果应用于临床。⑤医学信息中心。在没有电子书刊的时代，马腾骧教授非常重视相关领域的科研信息和前沿科技进展，在建设初期经费十分紧张的情况下，每年都要花费近 30 万元购置多种泌尿外科原版外文期刊，使学科临床及科研人员获得泌尿外科相关科技信息的满足度在国内同专业领域居领先地位。医学信息中心的建立，促进了学科科研工作和研究生培养工作，使其能够立足于学科前沿，并取得了丰硕的创新性成果。⑥建立规范化科研管理流程和制度。马腾骧教授十分重视科研管理工作，建所初期即建立了科研管理行政办公室，设立专兼职的科研管理人员，并让他们参加卫生部科研管理研修班学习。研究所建立了从立项到结题、从成果鉴定到申报奖项的全程科研管理流程和制度，建立了完整的科技档案，搭建了科管人员与科研人员、上级科研管理部门之间的桥梁。研究所完成了天津市科委"泌尿外科重点学科点科研课题管理的研究"软课题项目，进一步提升了对重点学科建设的管理和服务水平；同时还建立了研究所的各项规章制度，明确了各级人员的职责，建立了实验室大型仪器操作规程等各项制度和办法。

　　泌尿外科研究所在医科大学和医院党委的领导下，实行所长负责制，实行所长、研究室主任二级行政管理，科研课题实行研究所、研究室、课题组三个层次管理，成立了重点实验室学术委员会（图 5），建立了有利于科研课题交流合作和跨学科综合发展的矩阵组织结构。

科研基地要有一支固定在编的基础研究科技队伍，在马腾骧教授的积极争取下，天津市政府批准研究所为事业单位，设专职科研人员 40 人，定编 40 人，这一条件十分重要。天津市泌尿外科研究所在 40 年的建设历程中之所以有着可持续发展的潜力、有后劲，能做到与时俱进，不断实践探索、务实创新，其中的重要支撑因素就是拥有一支结构合理、研究方向明确、层次高、人才相对稳定的基础研究团队和勤于科研、精于临床的两用型人才学术梯队。

谋大事者，最看重的就是格局。马腾骧教授在建所初期的精心布局为泌尿外科研究所的长远发展和研究领域的更新和可持续拓展打下了坚实的基础。如今的泌尿外科研究所有 4500 平方米的专用实验室，设有 12 个研究室、2 个国际合作研究室和 1 个与中科院合作的研究中心。实验室有专职在编科技人员 52 人、大型仪器设备 90 余台套，实验室的设备、功能、条件及专职科技人员队伍水平在国内同学科领域领先。研究所 2004 年被批准为天津市（省部级）重点实验室，2015 年被批准为天津市泌尿外科国际联合研究中心，2016 年全国同专业科技影响力排名第一。天津市泌尿外科研究所在新一代学科负责人的领导下，传承马腾骧教授建所初心，不忘学科发展使命，在实践探索、务实创新的道路上团结奋进、努力拼搏、追求卓越、精益求精，把天津市泌尿外科研究所建设成为国内同学科领域规模最大的一流实验室。

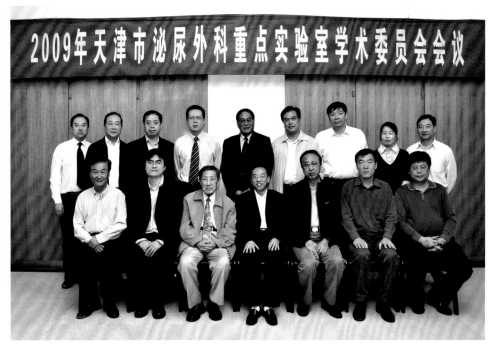

图 5　时任天津市科委副主任陈养发（前右四）、天津医科大学党委书记姚智（前右二）、时任天津医科大学第二医院院长王林（前左一）参加天津市泌尿外科重点实验室学术委员会会议并指导工作

三、创建科研基地，促进学科发展

马腾骧教授说："创建科研基地，打造科研平台，从高层次人才培养、学科建设与可持续

发展看，创建泌尿外科研究所应当说是带有战略意义的措施。"

20 世纪 50—70 年代马腾骧教授在临床医学实践探索中深深地感到，科研要有一定的物质条件，要有一个科研基地，要有一个培养高层次人才的高水准平台，科学研究才能可持续发展。70 年代初期，他在五楼手术室旁建立了只有 20 多平方米的小规模初级实验室，购置了一些常用的科研设备，用于泌尿外科临床、血液透析、肾移植的相关检测，启动了一些科研课题的研究。但这仅仅是科室建设、临床实验研究的初始阶段，要提高科研的水平、提高科研课题的层次，小规模的初级实验室对学科的发展是远远不够的。他下定决心要创建一个高水平的科研基地，开展高水平的科学研究与高层次人才的培养，如此才能促进学科的建设与发展，为学科的进一步提升、高层次创新人才的培养搭建高水平的科研平台。

1978 年 1 月 10 日，教育部发出《关于高等学校 1978 年研究生招生工作安排意见》，以解决人才断档、科研队伍青黄不接的问题。马腾骧教授招收研究生后马上想到，培养研究生需要科研基地，要培养起点高、水平高的学生，要培养顶尖人才，就要搭建高水平的科研平台，使之成为高层次人才培养的基地。

建设重点学科、重点实验室，高水平的科研基地是必备的条件。科研基地建设是重点学科建设的前提和依托，是重点学科评估体系的要素之一。一流的学科建设要有一流的科研基地作为支撑；重点实验室是科技创新的重要组成部分，是组织基础研究和应用基础研究、聚焦和培养优秀人才、开展高水平学术交流、具备先进科研装备的重点基地。马腾骧教授在创建泌尿外科研究所时就设想到要建立高水平的科研基地，要逐步将科研基地建设成为国内学科领域一流的实验室，以研究所为依托，促进重点学科的建设与发展，实现他设定的战略目标。

四、学科发展理念与基本思路

学科发展的理念，是学科发展最根本的指导思想。建所之初，马腾骧教授就提出了"实践探索"的学科发展理念。临床实践是发现问题、提出问题、寻求解决问题途径的最基本的医疗活动，是科研创新的起点和出发点。他提出在实践基础上去开展科研活动、探索自然规律，上升到理性阶段后再去指导实践，在实践中检验科研成果，用以改造世界。实践探索是一个无限反复循环的过程，医务工作者一定要注重临床实践，做到从实践中来、到实践中去。

在泌尿外科研究所的建设发展中，马腾骧教授强调，研究所的基础研究要与临床医学有机结合起来，基础的科学研究始于临床又回归于临床，要做到基础研究源于临床，科研成果又为临床诊断治疗的新发展和医学的进步服务，也就是现在提出的转化医学模式的基本内涵。

20 世纪 70 年代，新兴学科的发展方兴未艾，边缘学科层出不穷。马腾骧教授卓有远见，意识到多学科的交会点也是科研的创新点，泌尿外科与其他学科的融合体将会形成创新的科研成果，他在研究所总体布局上注重了新兴学科、边缘学科与泌尿外科学科的相互交融、相互渗透，形成了有利于本学科发展的多学科、多专业的基础研究的新格局。

为了将泌尿外科研究所建成科学研究与高层次人才培养的基地,有利于学科总体水平的发展,提高学科的综合实力,他将科研基地建成医疗、教学、科研一体化的模式,做到医、教、研相互联系、相互依存、相互促进,形成学科内在的统一体,从而共同发展。

马腾骧教授以哲学思想为指导,以世界科技发展趋势为依据,立足学科前沿,提出的"实践探索",基础研究与临床医学有机结合,多学科、多专业交叉,医、教、研一体化的理念和基本思路,对学科的建设和长远发展起着指导和定向的作用,引导着学科不断建设发展,成为国内一流学科。

五、确立学科主要研究方向

研究方向指的是研究所今后进行科学研究的主要内容,是课题深入研究的走向和趋势。主要研究方向要在诸矛盾中找出主要矛盾,形成科研的合力和体系,以实现总体规划的目标,学科定位决定着主要研究方向的确立。马腾骧教授正是出于这样的考虑,作为学科带头人,研究所在他的规划下,在科学研究中发挥已有的优势,突出科研重点,建立自身的特色。建所之初,确立了肾脏替代(包括血液净化、同异种肾脏移植、新型材料、人工器官)、泌尿系统肿瘤(特别是膀胱肿瘤)、泌尿内分泌三个主要研究方向。在这三个主要研究方向上,研究所开展了多项课题研究,形成了系列课题研究的体系,成为学科的特色和优势。项目研究中提出的新理论、新概念、新思路,引起了国内学者的关注,创新性的成果达到国内先进水平。在临床医学中,他不断地引入泌尿外科领域的新技术、新方法,并将开展的基础研究新项目的成果持续应用于临床。

主要研究方向的确立,使学科课题研究具有连续性、延展性,不至于"打一枪,换一个地方",使创新性科研成果具有集合性,形成一体,形成特色。学科获得国家科学技术进步奖二等奖,就是在主要研究方向上多项科研课题集中统一、形成特色优势体系的创新性成果(图6)。

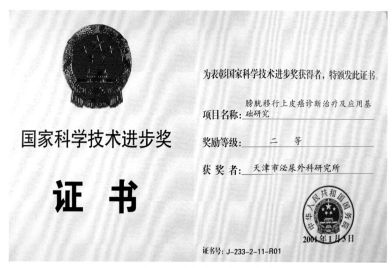

图6 国家科学技术进步奖二等奖证书

学科的主要研究方向是由学科带头人立足学科前沿，以开阔的眼界和广阔的胸怀，以学科的发展趋势和已有优势，结合临床的需求、集中集体的智慧而形成的。在学科科学研究的不断发展、不断深入中，需要及时地凝练研究方向，以适应学科发展的需要。目前学科在初始的研究方向上经过不断凝练，确立为性激素与疾病、泌尿系统肿瘤（重点是膀胱肿瘤）、老年前列腺疾病与肿瘤转化医学、生物医学工程（人工器官与生物材料）4 个主要研究方向，都处于国内外先进或领先水平。泌尿外科临床形成了 7 个亚专业及 3 个临床诊疗中心，引导临床诊治研究向着更加标准、规范、精准的方向发展。

六、加强多层次人才培养与学术梯队建设

（一）荐才为重，不拘一格用人才

马腾骧教授在总结自己行医执教 60 年的经历时，讲了他只做了三件事，其中一件就是培养了一批高水平的进修医师、高质量的研究生和高层次的学科学术骨干。在创建泌尿外科研究所和泌尿外科重点学科的过程中，他深深地认识到，人才资源是学科建设发展的第一资源，在科学飞速发展的过程中，科学研究绝不是一个人就能做好的，科研要有更多的人参加，要形成一支结构合理的高水平科研队伍，就需要自己培养和引进更多的不同层次人才。

建所初期，要使科研工作尽快正常运转起来，其中的一个重要环节就是要有学术骨干和科技人员。马腾骧教授从学科形成的新格局和实验室布局出发，不拘一格选调人才，将包括病理学、免疫学、生物医学工程学、计算机应用研究等多领域的优秀人才和南开大学生物系毕业生充实到科研关键岗位来。他们中的一些人先后成为学科不同领域的学术带头人，为学科领域的建立和拓展做出了贡献。随着学科的建设发展，在学科传承中，又不断引进海外留学归国人才和"长江学者"、"特聘教授"等高端人才，拓展了学科新的领域，提升了科研水平，部分研究领域已达到国际先进或领先水平。

（二）研究生教育，注重培育复合型人才

马腾骧教授讲，近 30 年来他的工作重点就是培养研究生，这投入了他后半生的大部分精力。"理论联系实际"是他培养研究生的指导思想。为了培养一批高水平、高层次、高质量的研究生为学科建设服务，为了学科能够早日形成一支结构合理的优秀学术团队，他在研究生教学中集中体现了层次性、融入性和启发性。

（1）研究生教学中的层次性。将硕士生定位为医疗、科研两用型人才，在时间分配上为医疗实践一年、科研工作两年。对于研究生来说，参加实际的医疗工作和科研实践，能提高其医疗实践水平，同时这又是一次严格的科研培训过程。对博士生的主要培养目标是"科研型""学术型"人才，临床实践时间为半年，科研选题要有先进性、新颖性，要有创新性成果。为了培养学

科领军人才和高层次人才，马腾骧教授采取了"请进来、送出去"的办法。在学科人才短缺的时期，他仍然鼓励、送出许多博士生、硕士生到国外去做访问学者、博士后工作，让他们开阔眼界，接受最前沿的教育，提高他们的科研水平；同时还邀请国内外专家、学者来所讲学，开展科研合作，联合培养研究生，以进一步提升学科人才的层次和水平。

（2）研究生教学中的融入性。研究生的课题除需要联系临床实际的自选课题外，其他选题都要融入学科承担的一般性课题。博士生的选题一定是学科承担的重点课题、攻关课题的重要组成部分。这样就使得研究生课题起点高、水平高，成果具有创新性。有的博士生的课题研究成果在学期间就获得了天津市科学技术进步奖。

（3）研究生教学中的启发性。马腾骧教授在教学中提出，要启发研究生的独立思考能力、实际操作能力、综合分析能力，使其在实践中发扬不断探索的精神，重点要放在启发研究生的科研思维能力、逻辑思维能力和科研创新能力上。

在人才培养中，马腾骧教授辛勤耕耘、授业解惑、奖掖后学，使其传承事业。他培养了一批高质量的研究生，这些学生全部都在国内外重要的岗位上做出优异的成绩，发挥着积极的作用。毕业后分配到国内其他单位的学生，有的担任了院长、书记，有的成为学科的学术带头人，有的在国内重要学术团体任职。马腾骧教授为本学科培养了一支由海外留学归国人才、引进人才、学术骨干组成的，结构合理、立足前沿、多学科和多专业协同创新的学术团队，其中 80% 以上是他培养的研究生。继任的三任所长、学科带头人都是他的学生，学科中的 7 名博士生导师是他的学生，学科中先后有十几人在全国二级学会中担任主任、副主任委员、常委，也都是他的学生（图7）。马腾骧教授治学严谨、诲人不倦，桃李满天下、春晖遍四方，培育出一批泌尿外科事业的英才。

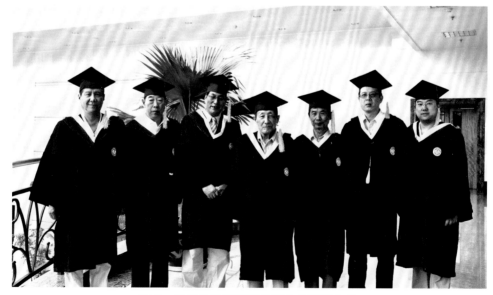

图 7　泌尿外科学科部分博士生导师合影

（三）为国家培养急需的专业人才

在 20 世纪 50 年代初期，因全国泌尿外科专业医师较少，国家医学事业又亟须培养一批泌尿外科专业的人才，马腾骧教授开始了培植专业"进修医师"的教学工作。80 年代初，他在国内首先开展了血液透析的规范化、标准化、多样化的治疗。为了推动我国人工肾—血液透析事业的发展，马腾骧教授在各级领导的支持下举办了多期临床血液透析医护进修班。80 年代初期，研究所受卫生部委托举办了多期培训国内泌尿外科医师的部办班。这些工作是新事物，无章可循，他在实践探索中总结出"在游泳中学习游泳""教学相长""理论联系实际"的教学方法，取得了良好的效果。多年来，马腾骧教授先后为全国十几个省市培养了高水平的泌尿外科医生 400 余人。他们后来都成了国内多家医院泌尿外科的主任或业务骨干，提升了国内泌尿外科的整体水平，促进了泌尿外科事业的发展。

七、实践探索，创建国内一流学科

在建立泌尿外科研究所的同时，马腾骧教授又开始了创建天津医科大学泌尿外科学科的工作。泌尿外科主要是承担医院临床医疗工作和相应的教学、科研工作的科室，而学科建设则是由包括学科研究方向（学科定位、发展层次）、学科带头人、学科梯队、科学研究、人才培养、学科基地（实验室、学科平台建设、设备等）、学科管理等在内的 7 个要素构成的，由这些要素形成了一个对学科进行评估和考核的完整体系。学科建设状态也是体现一个医院、学校在国内外发展水平的重要标志。学科建设是一项系统工程，马腾骧教授对照学科评价体系，制定学科发展规划，找出学科发展中的问题和制约学科发展的短板。其一是研究所建立初期承担的科研课题数目不多，水平亟待提高；其二是学科梯队建设要加强，办法是发挥自身已有优势，调动一切积极因素，引进急需的人才，同时努力培养自己的人才。泌尿外科学科 1984 年经天津医科大学评审成为校级重点学科，1993 年经天津市教委、天津市卫生局评审，被列入天津市重点学科，这是泌尿外科学科培育、发展的阶段。在此基础上，马腾骧教授将学科建设目标定位在冲刺国家重点学科上。1995 年，教育部启动了国家"211 工程"重点学科建设的评审工作，这对于天津医科大学、对于泌尿外科学科，都无疑是一场大考（图 8）。学校总动员，要建成"211 工程"大学。泌尿外科学科经过 15 年的努力、拼搏、积淀，在学科研究的主要方向上已形成了自身的特色和优势，已经初步形成了一支结构较为合理的学术梯队，取得了一系列的科研成果。全国最大的血透中心已由单一的血液透析发展为多项目的血液净化，建立了异种移植国内第一个转基因小鼠模型，肿瘤免疫科研项目已由细胞水平提高到了分子水平，对于临床开展的应用研究成果发表了一系列高水平的学术论文。通过专家组听取学科综合汇报、参观学科建设展室、实地考察研究所（图 9），泌尿学科赢得了"211 工程"评审专家对学科评估的较高分数，1996 年被确定为国家"211 工程"天津医科大学重点建设学科。2001 年，教育部启动了国家重点学科二期评审工作，这对于泌尿外科学科既是机会，又是一次更加严峻的考验。因为全国同专业领域的学科都是以二级学科申报国家重点学科，二级学科可以优势互补、资源共享、抱团取暖，而天津医科大学泌尿外科学科是以三级学科申报的单位。在学校的领导、国内同道的支持下，经过精心准备，2002年学科被评审为国家重点学科，成为国内学科领域中唯一以三级学科列入国家重点学科的单位。

泌尿外科学科在传承中发展，在后浪推前浪中前行。2012年被评审为卫生部国家临床重点专科建设学科。自2014年中国医学科学院版中国医院影响力专科排名榜发布以来，学科各年度排名均居全国前10，2015年学科在全国同学科领域排行榜位列榜首。复旦大学医院管理研究所的中国医院专科综合排行榜自2010年发布以来，本学科各年度排名均在前10。创业难、守业更难，泌尿外科学科在传承学科文化精神的过程中，经过几代人的团结奋斗和不懈努力，已建设成为国内一流学科。

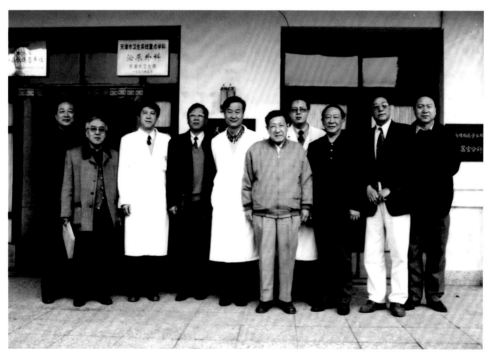

图8　时任天津市副市长俞海潮（右三）、时任天津市教委主任何致瑜（左四）、
时任天津市教委副主任张福忠（左二）来所指导"211工程"重点学科建设工作

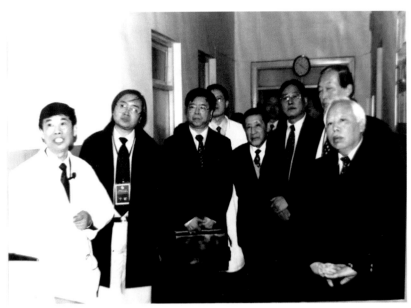

图 9　"211 工程"专家组在研究所考察学科建设

八、开展学术交流，提升学科影响力

马腾骧教授始终在不断地思考如何使学科科学研究立足前沿，开展高水平科研项目的研究；如何使学科学术思想在更广阔的空间活跃起来，而不是囿于已有的条件成为一潭死水；如何在高水平的平台上培养人才、提高他们的能力。在科研基地、学科创建初期，马腾骧教授就积极筹划和开辟了多层面、多渠道的学术交流和科研合作渠道，通过国内外、多学科、多专业的学术交流，科研信息、学术思想、不同观点得到沟通和融合，使大家开阔了视野，掌握了新知识、新动态，启迪了在学术思想和科研思维上的创新。学术交流促进了科学研究的进步与发展，促进了人才的发掘和成长，使得科研基地、学科建设做到择高处立、向宽处行。

马腾骧教授在建所初期就聘请了两位时任全国泌尿外科学分会副主委的老专家作为学科学术顾问（图 10），后续又聘请了两位中华医学会泌尿外科学分会主任委员、院士作为学科学术顾问（图 11）。在事业传承中，学科又相继聘任了"长江学者"、国家"万人计划"人才、"特聘教授"充实到学科工作中，开展国内外学术交流、联合培养人才，促进了学科的科研创新和一流人才的培养。

马腾骧教授通过邀请国内外专家、学者来所访问，举办各种形式的学术报告会，了解学科的新进展、新动态，搭建学术交流平台。建所 40 周年时，学科共举办国际学术会议 8 次、全国学术会议 27 次、地方学术会议 48 次。在学科的发展、事业的传承中，马腾骧教授十分重视实验室的对外开放和交流，为医院其他学科和医科大学相关学科培养了多名研究生，除现有的 12 个研究室、2 个国际合作研究室和 1 个联合研究中心外，研究所还建设成为天津医科大学第二医院中心实验室。

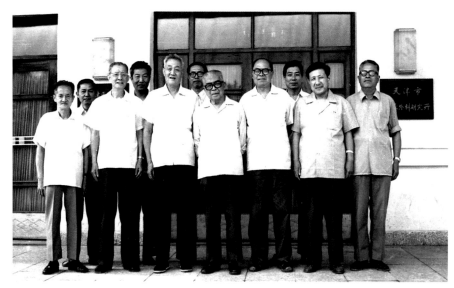

图 10　任泌尿外科学科学术顾问的复旦大学附属中山医院熊汝成教授（前左三）、
上海第二军医大学附属长海医院马永江教授（前右三）来研究所做学术报告并指导工作

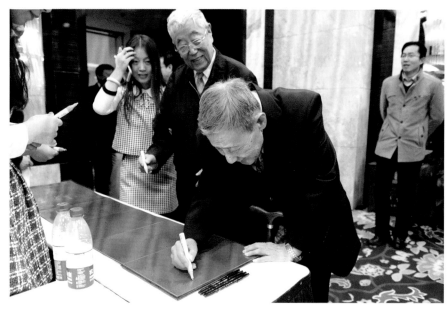

图 11　泌尿外科学科学术顾问郭应禄院士与马腾骧教授

　　马腾骧教授通过各种形式，开辟国内外学术交流的渠道，开展科研合作项目，联合培养研究生。学科现在与美国的罗彻斯特大学、艾奥瓦大学、霍普金斯大学、路易斯威尔大学、威斯康星大学，加拿大多伦多大学、瑞典卡罗林斯卡学院，以及中国的清华大学、北京大学、南开大学、天津大学、中国医学科学院等建立了科研合作、学术交流和联合培养研究生等多种方式、渠道。联合培养研究生与学术交流渠道的建立相辅相成，既提高了学科的科学研究和人才培养水平，又促进了学科与国内外相关学科的发展。学科通过开展国内外的科研合作与交流，使一些科研项目与成果达到国际先进或领先水平。

马腾骧教授充分发挥医学会学术交流、合作、提高、发展的重要平台作用。他积极鼓励与支持临床、科研人员参加地方和全国的学术会议，他本人曾在中华医学会泌尿外科学分会担任三届副主任委员，并且积极推荐、输送学科的将才参与学会工作，担任学会重要职位，承办全国学术年会，举办地方学会年会，扩大了学科在全国的科技影响力，提高了学科的学术地位。

专业杂志是学术交流的重要阵地，马腾骧教授领导创办了《透析与人工器官》杂志并任主编，充分发挥了杂志在学术交流中的作用，扩大了学科血液透析中心的学术影响力。在马腾骧教授的支持与鼓励下，学科主编和参编的学术著作有几十部。他说，著书立说不仅是一种更高层次的学术交流形式，也有效提升了泌尿外科学科在国内同专业领域的学术影响力。

九、传承发展与学科文化建设

学科文化是学科建设的精神内涵，是学科核心竞争力的文化体现。先进的学科文化可以促进学科的长远发展，促进学科的交流、融合、创新；形成学科成员共同的行为准则，凝聚学科力量，协同攻关，从而成为学科发展的源泉和进步的动力。学科创始人、奠基者的价值标准、思维模式、道德风范、治学态度、行为准则、个性特征等，都是学科文化内涵的重要元素。

马腾骧教授创建了泌尿外科研究所，是天津医科大学泌尿外科学科的创始人。在他从医执教的 69 年中，时刻以国家社会主义建设事业、国家经济建设的需要和国家医疗卫生事业的进步为自己的使命，紧跟时代发展的步伐，在从医执教中与时俱进。他以"实践探索"的哲学思想指导医疗、教学、科研工作，在事业上，他倾注了全部心血、兢兢业业、锲而不舍、不断攀登；在学术上，他高瞻远瞩、兼容并蓄、态度严谨，不断创新；在治学上，他教书育人、严格要求、甘为人梯；在人格上，他高风亮节，医德高尚。这些都奠定了学科文化的根基，营造了良好的人文环境，引导着学科的可持续发展。马腾骧教授的一言一行润物无声，培育着泌尿外科学科的文化与传承。

学科文化在师生间传承，在后任的学科带头人中得以继承、发展，在学科成员的参与中得以实践并形成学科文化新的元素，丰富着学科文化的内涵。40 年学科建设发展的积淀，形成了"团结、传承、追求卓越"的学科文化。学科以"服务病人德为先""仁心仁术""正念同心"为核心价值观；"实践探索"是学科发展的科学理念；"团结奋进"体现了学科的协作精神；"精于临床、勤于科研"是学科人才培养的教育理念；"小题大做、注重细节"展现了严谨的科研思维；"融合创新"是学科发展的动力。历任学科带头人要传承、践行学科文化，发展学科文化；新一代泌尿外科人更要传承、践行学科文化，共同积淀学科文化丰富的内涵。

"精于临床重实践，勇于探索勤科研，创新发展青胜兰，服务病人德为先"，是学科文化建设的精髓。学科文化是学科发展进步的灵魂。

李宝成、周晓冬

感悟马老人才培养与学科建设理念

一、关于人才培养与学科建设理念

在 21 世纪的今天，医院与学科建设充满着新的机遇，也面临着建设与发展的更大挑战，其竞争与发展的核心是高素质优秀青年人才的培养与储备。哪一个学科注重创新青年人才的培养，注重建设结构合理的人才梯队，它就会走向辉煌。也就是说，一个学科如果拥有杰出的领军人才和优秀的青年人才团队，那么它就能从一个弱势的学科建设成为一个优势学科。换句话说，一个优势学科如果不注重后备青年人才的培养与团队建设，那么它就会失去原有的优势地位和专业特色。

当我们回顾马腾骧老师在科室建设向学科发展的 30 多年的实践探索历程时，我们深刻地感悟到，今天学科建设与发展的辉煌成就取决于学科学术带头人的智慧和其人才培养与学科建设理念。40 年前，马老把一个只有 5 名医生组成的泌尿外科专业组，建设成为国家双一流重点学科，把一间简陋的实验室发展成为有 4500 平方米的现代化高层次人才培养基地。如今的天津市泌尿外科研究所已拥有"性激素与疾病""前列腺疾病"2 个国际合作和 11 个基础与临床研究室。一支精于临床、勤于科研、综合素质高、科研思维活跃、勇于开拓创新的优秀青年人才团队，是学科可持续发展的核心力量。

春华秋实，岁月如歌，当我们今天追思马腾骧教授在学科建设与发展 60 年的实践探索历程时，我们深刻地感悟到马老在学科建设与发展中的人才培养与学科建设理念：①人才培养为科室发展之本，出人才、聚人才为学科发展之道；②创建科研基地、打造高层次人才培养平台，确立与凝练学科基础与临床可持续发展的研究方向；③立德为上、培养人才为先、荐才为重，重点培养精于临床、勤于科研的两用创新人才是马老师人才培养与学科建设核心理念；④加强创新青年医师和亚专业领军人才综合能力的培养，以患者为中心，全面提升学科医疗和服务质量；⑤实践蕴含着探索，探索必须依赖实践，强调基础研究与临床实践紧密结合，基础研究面向实践，科研成果面向临床，在学科基础与临床研究领域形成自身的特色和学术优势；⑥学科建设与临床亚专业建设密不可分，以临床亚专业建设为依托，培育专家、学者型人才梯队是学科可持续发展的驱动力。

以当代视角回顾、研究与探讨马腾骧教授的学术与教育思想时，我们对他在学科建设与发展每一个历史进程中做出的重大贡献表示感激。如今的泌尿外科学科已经进入青年创新人才辈出的快速发展时期。一批优秀的青年创新人才在基础研究、临床实践和学科建设中脱颖而出，他们是未来泌尿外科学科可持续发展的关键人才力量。我们衷心希望新一代泌尿外科人不忘马老学科建设初心，牢记老师的人才培养与学科建设理念，在基础与临床实践探索中"传承发展、结合创新、追求卓越、精益求精"，为泌尿外科学科的发展，为中国泌尿外科事业的腾飞，在新的时代不断探索实践，做出新一代泌尿外科人应有的贡献，续写泌尿外科创新发展更加辉煌的篇章。

二、青年医师培养与成才之路的四个阶段

第一阶段：18～28 岁，要夯实基础医学知识，在临床实践中将理论与认识疾病相结合，这是一个实践、认识、再实践、再认识的成长阶段。优秀的医学生要学好各门课程，认真完成各科临床实习课程，不能偏科。在临床实习过程中把在课堂上学到的知识有机地与临床专科疾病紧密结合，练好临床诊疗基本功，培养与掌握临床思维方法和综合分析问题的能力。这一阶段是一个从理论到实践的认识过程。通过医学本科或研究生教育，不断提高独立思考、分析问题和解决问题的能力。

马老常说，写好病历是青年医师成才路上的第一步，这是培养青年医师或研究生独立分析与综合分析问题能力的实践过程。一个泌尿外科患者从住院到术后康复是一个疾病诊疗的系统工程，在临床实践中首先要仔细询问并获取患者的各种疾病信息，通过对疾病信息进行综合分析，得出对患者疾病的初步判断，然后决定应给他们做哪些化验与影像学检查、手术期应做哪些处理、对需要手术的患者术前需要做哪些准备、采用哪种手术方法能够使患者获得最佳疗效、术后依据患者手术治疗情况如何制订预防肿瘤复发的方法与随访计划。这表明疾病诊疗过程不仅能展现优秀青年医师或研究生的基本功，而且能反映出其临床科研思维能力与潜质。

第二阶段：29～38 岁，为确立基础与临床研究方向阶段。在这一阶段，研究生和从事临床实践的优秀青年医师，首先要立志成为临床医学科学家，培养自己的科学家素质，要有敏锐的科学洞察力。在做科研选题时不能跟风，要有创新意识，选择别人没有做过的科学问题；要持之以恒，不怕失败。研究生教育是培养临床高层次人才的重要平台。研究生导师的学术水平、科研思维能力、洞察科学问题的国际视野及实验环境与条件，对研究生的成长与成才都有一定的影响。

一个人有多优秀，看由谁培育；一个人有多成功，看由谁指点；一个人能走多远，看与谁同行；一个人的科学境界有多高，看站在谁的肩上。高层次优秀青年医师要培养创新思维能力，首先要学会精读本学科的专著，也要阅读国内外综述或文献，在精读文献的过程中，要学会联想悟道。在阅读的过程中要能发现未解决的科学问题，选择、确立并把握将要研究课题的前沿性、创新性和可持续研究的空间与前景。在临床实践中不仅要掌握疾病目前的诊疗情况，也要了解该疾病的历史与未来的发展趋势，从中发现尚未解决的重大科学问题。在这一时期，优秀青年医师通过博士研究生或博士后的研究训练，创新性科研思维产生了质的飞跃。博士研究生和博士后在选择要研究的选题时，一定要注意研究的课题要与自己从事的基础与临床研究方向一致，一定要注重选择临床重大疾病未知领域的科学问题，一定要考虑具有深度、可行性和可持续研究空间的科学问题，另外不能急功近利，因为在成长与成才的路上，选择比努力更重要。立志成为精于临床、

勤于科研的优秀创新型青年人才，首先要有严谨的科学态度，要有耐得住寂寞、耐得住清贫的科学家素质，要有敏锐的科学洞察力、对研究课题与方向要持之以恒，坚持不懈地研究自己感兴趣的基础或临床科学问题，这些是创新型青年人才共有的素质和品格。

第三阶段：39～48岁，为科研成果和学术论文产出高峰期。在这一时期，他们具有扎实的基础知识、活跃的创新思维、广阔的国际视野、敏锐的专业洞察力，确立了可持续发展的基础与临床研究方向，在某一重大疾病研究领域中能够承担多项国家级课题，通过长期坚持不懈、持之以恒的深入研究与探索实践，能取得多项创新性研究成果、发表高水平的学术论文并能被国内外大量引用。他们的学术水平与研究成果在国内外学术平台上能引起同专业领域的专家、学者们的关注和高度评价。在临床工作中他们医术精湛，在创新性手术开展、临床新疗法与新防治方案应用研究领域的成果能得到同行们的认可与推广；他们在学科建设、人才培养、科学研究领域将成为学科的领军人才或博士生导师。

第四阶段：49～58岁，为杰出学科带头人和临床科学家的形成阶段。马腾骧教授说，在这一阶段，"外科医生的最高境界是放下手术刀"。他说，在这一时期作为学科学术带头人，他的学术思想与学科发展理念是：①打造高层次人才培养基地，培养精于临床、勤于科研的两用创新人才团队，在实践中发现与培育科室与学科后备领军人才；②追踪国际相关领域的科技前沿信息，以敏锐的科学洞察力、开阔的国际视野，科学规划好科室和学科建设与发展的中长期目标，凝练好学科的基础与临床发展方向；③加强国内外学术交流与科技合作、搭建学术交流平台是扩大学科学术影响力的重要途径；④科研紧密结合临床，科研成果转化面向临床实践。马老说，现代医学走到今天，几乎没有把某一种肿瘤的发病率降下来，那就是治标不治本。为什么会出现这种现象？如果我们不能从科学的角度去探索疾病的病因病机，我们就没办法知道控制疾病发生、发展的有效防治方法。需要提出的是，在青年医师成长与成才的路上，多数医生忙于临床，有大量的医疗和手术工作需要完成，没有足够的时间来进行临床科学研究。只有少数精于临床、勤于科研的优秀青年医师，在临床实践中能够针对临床重大疾病未解的科学问题进行探索研究，以强烈的科研探索志趣、坚韧不拔的毅力进行攻关研究，终能取得重大的创新性科研成果，以达到改进临床诊断和有效治疗的目的。他们的科研成果和学术水平得到了国内外同行的认可，成为该领域的杰出领军人才或临床科学家。这些高素质的领军人才或临床科学家，不仅在科室建设与学科发展的历史进程中肩负着传承发展的领军重任，而且具有科学家的共同品质和特征：①强烈的事业心与敬业精神，对医院与学科发展有高度的责任感和使命感；②能引领科室和学科建设团队创新发展，发挥专业特色和优势，注重培养创新青年人才团队，传承发展学科建设与人才培养理念；③能把握本学科基础与临床相关领域研究的最新进展与重大前沿科学问题，能够把握与拓展学科基础与临床可持续的研究方向；④他们医术精湛、临床经验丰富、知识渊博，能著书立说，学术造诣颇深，其学术成果在同专业领域中具有较高的位置和影响力，他们的最高学术境界是"放下手术刀"，成为知名的专家学者。

三、注重培育人才、认知创新人才的特点

培养创新青年人才是马腾骧教授学科建设与发展的核心理念，学科科研基地是培养学科创新青年人才的孵化器，也是学科可持续发展的关键动力。

回顾天津医科大学第二医院泌尿外科学科传承发展的 40 年历程，马腾骧老师的学科建设与发展理念是"培养创新人才为先，荐才为重，用人为上"，他始终坚持"育才选仕为学科建设之本，出人才、聚人才为学科发展之道"的人才培养理念。他说，今天 30 岁左右的优秀青年医师在 10 年或 20 年后，他们中有的将成为医、教、研领域中的领军人才或学科学术带头人。哪一个学科注重培养创新青年人才，注重建设结构合理的学科人才团队，它就能可持续发展，就会在学科发展的竞争中保持领先地位，保持学科在医疗市场竞争中的特色与优势；反之，如果一个学科不注重培养充满创新思维活力的青年人才团队，那么它就会失去可持续发展的驱动力，就会从优势学科滑落到弱势学科，甚至失去在同专业领域中的核心竞争力。如果一所医院不强化重点学科建设与发展的优先策略，那么它就失去了特色学科在医疗市场中的竞争力和品牌效应。

21 世纪是一个创新的世纪，国内外都认同医院的发展与学科建设的核心问题是对创新人才的培养与竞争。在创新的世纪必须重视对创新人才的培养和发现，认知创新人才的特点是发现与培育创新人才的关键。也就是说，没有创新思维的人也不是创新人才。有鉴于此，我们在选拔、培养创新青年人才时，就需要了解与掌握他们有哪些共同的创新思维特点，才能以科学的慧眼识才，发现那些具有创新思维和创新潜能的青年人才，然后制订培训计划，有步骤、有目标地对他们进行培养。我们可以送他们到国内或国外大学进行深造，可以安排他们到关键岗位进行锻炼，更为重要的是培养他们的创新意识、激发他们的创新潜能，为他们提供展示创新才能的环境与条件。

尽管目前对创新人才还没有确切的标准，但对其基本特征有较为一致的认知：①创新青年人才必须是有理想、有抱负的人，具备拼搏精神，具有强烈的事业心、治病救人的责任感和高尚的医德品质；②要有强烈的敬业精神、扎实的基础知识、敏锐的科研思维，能够掌握学科前沿技术，要勇于开拓创新，有严谨的科学态度与学风，以及务实创新、求真知、求新知和百折不挠、持之以恒的实践探索精神；③创新人才应真正掌握临床思维方法，学好实践论、矛盾论、自然辩证法和科学思维方法；④能够在前人成果的基础上发现前人没有发现的事物和诊疗方法，在某一科学领域有新的突破、新的发现，能提出新的见解、解决新的问题、开拓新的领域；⑤创新人才应具有与他人合作的能力和团队合作精神；⑥创新人才应对祖国的文化和祖国医药学有深入认识，厚今不能薄古，结合才能创新。

四、注重培养青年医师临床科研思维方法

（一）实践蕴含着探索，探索依赖实践

马老精辟地论述了在临床医疗工作中实践是认识疾病的基础，探索是发现问题、研究问题的钥匙。从探索中获取新的认识，从寻求中揭示疾病的本质与规律，实践探索是马腾骧老师在医疗科研、学科建设与创新发展过程中的学术思想精髓。

我国人口众多，泌尿系统疾病很多。虽然临床治疗方法、病例总量和疗效与发达国家医院相比并无明显差距，但由我们自己提出并验证的临床研究报告或经典治疗方案在国外同专业领域中很少被引用。在中医药或中西医结合治疗药物领域中，我国有很多有效的经典治疗方剂和成药，但由于缺少大数据与循证医学评价的依据，几乎拿不出国际认可并符合科学要求的多中心临床研究资料与成果。究其原因：①在临床医疗实践领域中缺乏既精于临床又勤于科研的高层次人才团队；②由于泌尿外科青年医师手术工作繁重，忽视了科研工作的重要性；③缺乏明确的研究方向，不能跟踪本专业某一领域的科技前沿知识；④临床研究缺少前瞻性研究设计和随访研究；⑤学科没有建立完善的临床信息数据库和规范化的随访制度，导致临床资料积累与随访研究信息储备不足，更缺少循证医学的科学评价体系；⑥未能发挥临床科研思维方法在实践探索、务实创新性研究中的作用。

需要提出的是，临床医生每天都在一线接触患者，他们经历着每一种疾病治疗与康复的全过程。他们在临床实践中也常发现很多不知原因的现象与反应，但由于缺乏临床科研思维方法与实践探索精神，失去了许多具有潜在临床科学意义的重大研究内容。爱因斯坦指出："提出一个问题，往往比解决一个问题更重要，因为解决一个问题也许仅仅是一个数学上或实验上的技能而已，而提出新的问题、新的可能性，以新的视角发现与揭示疾病发生、发展与转归的科学依据，才能为预防和治愈疾病提出有效的治疗手段和策略。"

马老在临床实践与探索疾病的发生、发展过程中指出"实践蕴含着探索，探索必须依赖实践"，深刻揭示了基础与临床、医疗与科研的辩证统一关系。在临床医疗实践中掌握临床科研思维方法，才能在医疗实践中发现问题、在探索中认识与揭示疾病的本质和规律。

（二）直觉思维与实践认识

在临床医疗实践探索工作中，创新性研究与发现的过程是一个意识与潜意识、逻辑和非逻辑、收敛式思维与发散式思维交互的过程。在科学认识和创造性医疗实践与探索活动中，临床科研思维在沿着理性的通道进行探索。在进行疾病诊断或病因分析时，常出现逻辑上的中断，而直觉思维则是一种跳跃式思维活动，它能够架起逻辑思维中断的桥梁。这种特有的创造性认识形式，不同于惯用的逻辑思维方式，在心理学中称之为无意识认识或下意识认识，即无意识或下意识感知。必须确信，直觉思维方式并非是形而上学的经验主义，而是在经验与大量相关科学知识储存的背景下，对一种研究的事物在观察无关现象的瞬间产生的一种思维活动。这种思维活动所呈现的判

定方式叫毛估法，是对某一科学问题百思不得其解时瞬间产生的一种科学灵感，但毛估思维方法并不一定能得到准确的结论，尚需一系列的科学研究与逻辑思维分析进行验证。

直觉思维的主要特点是具有自由性、灵活性、自发性、偶然性和不可靠性等特点。运用直觉思维是在整体上对研究的问题进行把握，不专注于细节的推敲与逻辑分析。正是由于思维的无意识性，它的想象才是丰富的、发散的，使人的认知结构向外无限扩展，因而，具有反常规律的独创性。直觉思维与逻辑思维同等重要，偏离任何一方都会制约一个人思维能力的发展。从培养直觉思维的必要性来看，直觉思维还有简约性、创造性、增强自信力等特点。直觉在创新活动中有着非常积极的作用，体现在两个方面：①帮助人们迅速做出优化选择；②帮助人们做出创造性的预见。由感块导出的思维叫"直觉思维"，又称感觉思维，由忆块导出的思维叫"逻辑思维"。直觉思维是对思维对象从整体上进行考察，调动自己的全部知识、经验，通过丰富的想象做出敏锐而迅速的判断。这一过程省去了一步步逻辑分析的中间环节，而采取了"跳跃式"思维形式，在思考与解决问题的一瞬间突然闪出科学思维的火花，得出对问题的判断。

需要说明的是，直觉思维是在医疗实践过程中，创新人才长期的经验与知识积累的升华，是思维者的灵感和顿悟，是思维过程的高度简化，但它能清晰地触及事物的"本质"。直觉思维的产生不是无缘无故、毫无根基的，它是凭借人们已有的知识和经验才出现的，因此，具有广博的专业知识和丰富的临床实践经验是产生直觉思维的基础。知识渊博、经验丰富的人才能够在很难分清各种可能性的情况下做出优化抉择。直觉思维突出的特点是其洞察力及穿透力，对于具有敏锐观察力和洞察力的人，其直觉思维产生科学灵感的概率更高。尽管直觉思维在临床与基础研究中是一种重要的科研思维方式，但还要回过头来冷静地分析其客观性。直觉思维的源泉不是"机遇"，虽然它具有偶然性，但绝不是凭空臆想出来的，若缺乏扎实的临床与基础知识，没有深厚的专业实践经验，也不会瞬间产生科研思维火花。因此，直觉思维通常是在对疑难问题百思不得其解时，突然有了灵感和顿悟，并依据内在的感知迅速地对问题的答案做出判断。直觉思维在创造性思维活动的关键阶段起着极为重要的作用。例如，凯库勒在睡梦中看到一群蛇首尾衔接后，发现了苯分子环闭合的结构式；有一位航空发动机专家在新疆大漠放羊时，看到大风吹过之后一座座沙丘并没有消失或移位，而是空气席卷着沙流有规律地流动在沙丘、沙岭之间，在反复观察与思考的瞬间，他联想到飞机发动机的设计原理，这就是后来国际公认的著名沙丘铸涡原理。在跟他在同一个地方放了 40 多年羊的老大爷眼里，风沙还是风沙，沙丘还是那座沙丘。因此，直觉思维产生科学灵感是在具有丰富专业知识的情况下，在长期探索实践中一直对于重大科学问题百思不得其解时，通过瞬间产生的感知与快速联想，悟出解决某一科学难题的思路。必须指出，直觉思维产生的科学灵感通过大量的可行性、科学性验证，方可证明其是否可行、可靠。

祖国医学有着几千年的医疗实践经历，在诊疗疾病过程中积累了丰富的临床实践经验，直觉思维正是在丰厚的经验基础上产生的。在中医临床思维中，直觉思维是医者意也，就是用意以求理。理有未当，则意有未惬，医理难穷，则意有加。医者意也，是古代医家对引发创新意识思维的概括。医生在临证时，在患者的病证无规范可循或虽有规范可循但其病情又不适合的情况下就要发挥医生的悟性。在体察精奥、深思熟虑之后，突破思维定式，"由意达物"，辨证论治以理求法的创新。"医者意也"是中医经验医学的特征之一，其中蕴含着直觉思维和创造性思维的因素。直觉思维缺乏论证的依据，具有较多的理想性质，结论笼统而不够精细，故未必都是正确的，往往带有更大的或然性。必须指出，我们在肯定直觉作用的同时，也要认清直觉所提供的思路、设想或结论在实践探索过程中引向失败比引向成功的可能性要大得多。正因如此，对直觉思维的结果必须要进行科学的逻辑论证和实践检验。在中医药学研究领域，依据循证医学检验，用中医药治疗疾病才能从经验走向科学、从宏观走向微观、从直觉走向循证科学。

（三）观察思考与联想悟道

观察与思考是临床医疗实践活动中最普遍的科学思维活动，只有观察而没有思考就不可能认识疾病的本质，也不可能在临床医疗实践中找到探索研究的目标。勤于观察、精于思考是临床医疗科研思维的重要方式。如果只观察到患者的一种体征、一种变化、一种疾病的转归和临床效果，而缺乏对上述改变的深层次思考，不问为什么，就不能从普遍认识升华到特殊认识，只看到现象而看不到疾病的本质，那就会像蚂蚁只会收集，像蜘蛛只会从肚里吐丝，应像蜜蜂那样既采集花粉又加工创造，这样才能产生创新性的成果。例如，我国著名泌尿外科专家吴阶平院士在临床实践中观察到"一侧肾结核引起对侧肾积水"，经过科学的思考与研究，他揭示了"一侧肾结核引起对侧肾积水"的泌尿系统病理生理机制，提出了一侧肾结核发生、发展必然导致对侧肾脏病理生理改变。基于肾结核的病理生理过程，马腾骧教授在临床实践中发现，如果对一侧结核肾实施肾切除术，那么依据对侧肾积水的病理进展与预后，术后患者发生肾功能不全的风险性必然升高。鉴于此，马腾骧教授率先开展了肾结核部分肾切除和肾结核病灶清除的保留肾单位手术，通过大量的临床实践和再认识，证明该术式是治疗局灶性肾结核保留肾单位手术的金标准，并得到广泛的推广与应用。霍金斯医生在临床实践中治疗一例广泛骨转移的前列腺癌症晚期患者，在那个时代，该患者疼痛难忍，严重消瘦，不思饮食，精神萎靡，病入膏肓，医生也束手无策，患者和家属对患者的治疗也不抱有任何希望，然而，奇迹出现了。霍金斯医生在查房时意外发现患者有了精神，疼痛症状明显减轻了，食欲好了，体重增加了，以往痛苦的表情消失了。许多医生认为这是回光返照，但霍金斯医生却在思考着原因。他在为患者查体时发现患者的睾丸肿大了，后来通过检查证实，睾丸肿大是由癌细胞转到睾丸所致。霍金斯医生思考着为什么癌细胞转移到睾丸后，患者会逐渐好转。他意识到其与癌细胞转移到睾丸可能存在关联。后来，霍金斯做了大量基础与动物实验研究，通过不断探索与实践，他证实了睾丸产生的内分泌激素与前列腺癌的发生、发展与转归密切相关，最终科学论证了睾丸内分泌激素与前列腺疾病的因果关系，从而建立了睾丸去势和抗雄激素药物治疗前列腺疾病的新疗法，为前列腺癌的治疗提供了国际公认的有效治疗方案，创建了抗雄激素治疗前列腺癌的全新治疗理论，为此，霍金斯在1962年获得了诺贝尔生理学或医学奖。

（四）培养独立思考能力与求异思维能力

马腾骧老师非常重视培养青年医师的独立分析问题、求异思维能力、解决问题的能力与创新思维能力。在教学、查房时，他总是启发式地提出问题，先让青年医师提出对疾病的诊断、分析和处理原则。他说在临床医疗实践与探索研究中，思维的独立性是优秀青年医师必须具备的，在临床实践中要敢于对传统治疗方法和疑难疾病的认识、病因与机制提出质疑，并进行独立思考。在临床诊疗过程中对疾病的发生、发展，对各种临床异常表现和不良反应，不能只看到现象，不问为什么，要敢于科学地提出疑问，"小疑小悟，大疑大悟，不疑不悟"。没有大的疑问就不可能产生创新性科研思维与研究，这也是青年医师创新思维的重要方式。但科学疑问不是盲目猜想，它是在拥有广博专业知识的基础上产生的。一个不了解国内外该研究领域知识背景与进展的人，如何提出科学问题呢？在研究生培养与教育过程中，马老师注重培养其独立思考与求异思维能力。他说，求异思维在于研究事物之间的多样性、差异性，从普遍矛盾中认识矛盾的特殊性，特点是求异性。它是从已有的治疗模式、传统的治疗手段中独辟新径，寻找与研究新的治疗方法、探索新的治疗模式。求异思维是对传统理论或传统治疗方案的突破和创新，是创新人才的共同思维特点，也是中西医结合临床与基础研究的重要思维方式。

1985 年我考取马老师的研究生后，在选择科研选题时，我问马老师："您看我做什么课题好？"马老师说："培养研究生的目的是培养其独立思考能力，关键是求异思维能力。我不会给你选择好课题让你去做，你需要了解与认识国内外泌尿外科有哪些重大疾病的病因病机、治疗机理还不清楚，你需要精读国外综述性文献，从中找出尚需解决的重大科学问题。当你选择好课题后，你还需要进一步问自己，为什么选择这个课题，如何做这个课题，做这个课题能解决哪些科学问题。如果你能科学地回答这些问题，表明你的选题是合理的、准确的。"马老说，在设计课题时要注意以下问题：①研究课题的目的性；②研究课题的系统与层次性；③研究课题之间的相关性；④研究课题的整体性，即研究课题不是多个要素或子项目的简单总和，它们是有机组成的整体，系统的整体功能与要素或子项目之间要遵循"非加和原则"。

（五）确立研究方向，要自此思彼，持之以恒

马老师在查房时经常说，一名优秀的青年医生在进行临床医疗实践后或研究生在做科研选题时，一定要确立自己感兴趣的专业研究方向。在选择要研究的课题时，要考虑到研究方向的系统性、前沿性和可持续性发展的空间，这样才能持之以恒，不断深入探索与实践，才能做到纵向、逆向、横向扩展研究内容。在临床实践与专业研究领域中，要围绕你选择的研究方向不断积累与深入研究，坚持下去，你就能够取得丰硕的科研成果，成为某一领域的专家学者。反之，如果一名医生始终没有确立自己的基础与临床专业研究方向，就会在临床医疗实践工作中成为一名全科医生，在科研选题方面打一枪换一个地方，缺乏自此思彼连续性研究，也因缺乏相关的前期基础研究工作而不能获得资金项目的支持。

纵观马腾骧老师60年的实践探索历程，我们清晰地发现，马老师始终沿着透析与人工器官这一临床与基础研究方向不断探索实践，务实创新。在50年代初，他看到许多急性肾功能衰竭的患者因缺乏有效的治疗手段，治疗效果并不理想，于是率先在国内开展腹膜透析治疗实验与临床应用研究，建立了间断定期持续腹膜透析方法，推动了我国应用腹膜透析治疗急性肾功能衰竭工作的开展，挽救了许多急性肾衰竭患者的生命。在临床实践中马老看到有些病情严重和自身条件不适合腹膜透析的患者仍得不到有效治疗，他急患者所急，想患者所想，历经各种困难，在1958年那个困难时代，成功引进我国第一台回旋型透析机，从此推动了我国血液透析治疗急性肾功能衰竭的广泛开展。80年代，慢性肾功能衰竭的发病率逐年升高，马老看到许多等待血液透析的慢性肾功能衰竭患者的痛苦，开始研究与规划建立我国第一个大型血液净化中心，以满足日益增长的慢性血液透析患者的需求。各种质量管理制度与透析质量控制评价指标的完善，为我国慢性肾功能衰竭血液透析规范化的开展做出了重大贡献。90年代，慢性肾衰血液净化质量提高，为慢性肾功能衰竭患者选择肾移植提供了良好的术前准备，大大促进了我国肾移植工作的广泛开展。但肾源严重不足已经成为今后我国肾移植工作面临的最大挑战。马老师以开阔的研究视野，开始探索研究异种肾移植转基因猪实验研究并取得了阶段性的研究成果。从腹膜透析、回旋型血液透析、大型血液透析中心的建立到异种肾移植转基因猪的开发研究，无不体现马老师一生的研究方向与持之以恒、务实创新的实践探索精神。

受马老师的影响，我选择了"膀胱癌复发免疫分子机制与防治对策"作为自己一生研究和培养研究生的方向。我读硕士、博士，到美国哈佛大学医学研究所做博士后期间，以及我的硕士、博士和博士后研究生，一直从事野生型BCG与基因重组冻干IFNa–2b-BCG预防与治疗膀胱癌复发抗肿瘤创新药物研究，取得了国家科技部"十一五"重大创新药物专项、国家自然基金、国家博士点基金、国家教委重大项目、天津市科技发展重大攻关项目、天津市科委重大攻关项目、天津市抗癌重大专项等，获国家科学技术进步奖二等奖、天津市科学技术进步奖二等奖、天津市自然科学奖三等奖、中国抗癌协会科技二等奖、中华医学科技奖三等奖、国家发明专利4项，由人民卫生出版社出版了《膀胱癌卡介苗免疫治疗原理与实践》一书。想要说明的是，一名优秀的青年医师在进入临床与基础研究工作中时，一定要确立自己一生的研究方向，这样才能做到自此思彼，持之以恒，不断深入探索与实践，才能在泌尿外科某一领域有所收获。

（六）精于临床、勤于科研——青年医师成才之路

马老师在与研究生座谈时讲，精于临床、勤于科研是大学医院培养高学历青年医师的核心理念，也是选拔与培养学者型临床医学科学家的必然途径。在大学医院，青年医师承担着教学、科研和医疗工作，如果一名外科医生只会看病、开刀，不阅读国外文献、不跟踪本专业领域前沿科技问题，不善于观察思考、联想悟道，科研意识不强，甚至不动笔写作，也不愿参加学术交流，那么他就等于患上了"知识贫血症"。如果在医疗实践中只精于临床，不乐于科研，不重视参加同专业领域的学术交流，只能说他（她）是个好医生。如果这样的"好医生"在大学医院和国家

重点学科占的比例过大，就会影响大学医院或国家重点学科的可持续发展。换句话说，如果一名外科医生在临床医疗工作中不仅医术精湛、临床经验丰富，而且能够掌握本专业领域国际前沿知识与科学问题，创新思维活跃，科研意识强烈，在临床实践探索中坚持理论联系实际、科研紧密结合临床，能研究与解决重大疾病的科学问题，其研究成果向临床实践转化，其学术论文被国内外同专业领域认可和引用，那么他（她）就会成为知名的临床医学科学家。因此，加强精于临床、勤于科研高层次人才培养，发挥精于临床、勤于科研两用高层次人才在临床与基础研究的创新作用与活力，已成为大学医院与学科建设可持续发展的核心竞争力。我们衷心希望新一代泌尿外科人要立志成为临床医学科学家，为泌尿外科学科的可持续发展做出更大贡献。

五、精于临床重实践，服务病人德为先

21 世纪泌尿外科的发展与高质量的医疗服务将依赖医学教育、亚专科人才的培养与科学护理培训。在临床医疗工作中患者的想法正在变得越来越重要。这意味着医护工作者需要向患者提供有关疾病诊疗过程中的更多信息，允许他们选择最好的治疗服务。这表明，加强同患者的沟通联系，告知患者的疾病信息，使患者能够理解和履行自己的责任，在整个医疗与康复过程中能够主动配合，使医患关系更加和谐，是提高医疗服务质量的重要组成部分。

马腾骧老师在与研究生座谈时说，"精于临床重实践，服务病人德为先"深刻地阐明了医疗技术与医德的辩证关系。医疗是医术与医德的统一体，"德之深者，必以术造其德；术之精者，必以德固其术"，高尚的医德需要通过精湛的医术来体现，精湛的医术需要有高尚的医德来升华，二者缺一不可。古人云："学不贯今古，识不通天人，才不近仙，心不近佛者，宁耕田织布取衣食耳，断不可作医以误世！"这句话的意思是，如果医者学问不贯通古今，见识不通达贯穿天地人间的大道，才华不脱俗出众，不具有慈悲之心，这样的人，宁可去种田织布维持生计，也不可行医贻误患者的生命。

医生是一种神圣的职业，不要把医生这个职业看成是挣钱糊口、解决就业的一种渠道。医者必须天资聪颖，刻苦学习，立志穷尽生命健康之理、精进深入古今论说之人，"德不近佛者不可为医，技不近仙者不可为医"说的就是医生首先要有救死扶伤的高尚医德情操，还要具备精湛的医术。医术是医德的基础，精湛的医术是医生从业的必要条件，医生有精湛的医术才能做到救死扶伤、挽救患者的生命，才能体现医生高尚的医德情操。只有医术而没有医德的医生会成为危害社会的恶医，而只有医德，没有治病救人的精湛医术，看着患者危在旦夕，却无能力挽救其生命，这样的医生又怎么能说医德高尚呢。所以说，医生有了精湛的医术才能谈医德。

温病学家吴鞠通先生说，"天下万事，莫不成于才，莫不统于德，无才固不足以成德，无德以统才，则才为跋扈之才，实足以败，断无可成""凡为医者，当先读书，详检方书，精求药道""凡为医之道，必先正己，然后正物""正己者，谓能明理以尽求也"。品德、医术俱优的医生，本着救治患者的目的，要不断精读方书，力求精于医术，尽可能掌握全面的治疗手段，否则，即使

有良好的救人心愿，也难以达到救死扶伤的目的，反而会造成"庸医杀人"的严重后果。观今之医者，也实如此，若没有精湛的外科技术，谈何救死扶伤！但为医者当重医德，服务患者以德为先，"当自重，不当自轻；当自谦，不当自傲；当计功，不当计利；当怜贫，不当谄富"。这段话的意思是，医生应当自觉责任重大，不应看轻医生的责任；应当谦虚，不应自傲狂妄；应当考虑救人济世的功绩，不应只考虑获得的利益；应当怜悯贫寒患者，不应谄媚权贵。"必有忍，其乃有济；有容，其德乃大。医者术业既高，则同类不能无忌。识见出众，则庸庶不能无疑。疑与忌合，而诽谤指责，无所不至矣。须容之于不校，付之于无心，而但尽力于所事。间有排挤殴詈，形之辞色者，亦须以孟子三自反之法应之。彼以逆来，我以顺受。处之超然，待之有礼，勿使病家动念可也。"作为医生，只有做到忍辱，才能以高尚的道德情操去救治患者。对于优秀的青年医生而言，如果他的技术很高了，就会遭到同行的嫉妒；学识见解出众，那么一般人就会怀疑。嫉妒和怀疑结合，对医生的诽谤和指责就会无所不至。这个时候，有很高道德修养的医生就会以宽容的姿态待之，不计较这些事情，不将其过于放在心上，而是尽力做自己应该做的事情。其间有人排挤、谩骂，表现于言词和脸色上的，也应该以曾子的三自反省法来应对他们。彼以逆来，我以顺受。以超然的心态来对待这些，对待这些人仍旧彬彬有礼，并不由此伤害到患者的利益。心胸宽容，功德才大。这是大医做人、做事、做学问的高尚道德与情操。

我们要牢记马腾骧教授"精于临床重实践，服务病人德为先"的教导，深刻理解医术与医德辩证统一的关系。一名具有崇高医德、一心致力于救死扶伤的医生，不会容忍自己低下的医术，不会在前沿科技与知识更新快速发展的今天裹足不前，因为要想实现救死扶伤的崇高使命，就必须不断探索实践，对医技精益求精，结合创新，追求卓越。在临床医疗实践中，要首先表现出对患者的同情之心；要施仁术，无欲念，无希求，不管贵贱贫富、老幼美丑，对待患者如亲人一样；要以患者利益为中心，不能瞻前顾后，考虑自身的利弊得失；看到患者的烦恼，要耐心地疏导患者的精神压力，增强患者战胜疾病的信心；不避忌艰险、昼夜、寒暑、饥渴、疲劳，施仁术，救死扶伤，德艺双馨，知行合一，全心全意为患者服务，才能德高医粹。

韩瑞发

院校领导的支持是学科可持续发展的动力

1972 年天津医学院在天津市各级领导的支持下，在原河北省医院旧址建立了天津医学院附属医院分院（现天津医科大学第二医院）。1973 年天津医学院总医院选派一批以总医院为主体的在国内各专业领域有很高知名度的专家、教授，作为天津医学院附属医院分院各科室的学术带头人。在只有一栋空楼的基础上，各个科室的白手起家、创业非常艰难。在医学院和医院各级领导的支持下，内科、外科、泌尿外科、心脏科、耳鼻喉科等科室的学术带头人，以一种"夫志，气之帅也"的创业精神，带领各科室的创建者团结奋进、艰苦创业、相互支持、协同发展。各科室学术带头人以卓越的领导力、前瞻性的建科理念与智慧，经过几年的艰辛创业与发展，使天津医学院附属医院分院在泌尿外科、心脏科、内科（重点是感染性疾病）、普外科，耳鼻喉科、眼科、妇产科、儿科、放射科等各科室的建设中，形成了各科室的特色和医院综合性优势，其临床专业诊疗技术水平已具有很高的知名度和学术影响力。

在人才培养中，充分发挥各科室学术带头人和研究生导师的作用，为科室的建设和发展培养了一大批优秀的医、教、研人才，成为医院建设发展的宝贵财富，为医院各个学科的创建与发展储备了一批高水平的人才团队。医院的发展与进步、综合实力的不断提高，使天津医学院附属医院分院发展成为天津医学院第二附属医院，并跃升到天津市综合性医院专业影响力排名的前列。

在医大二院的建设与发展历程中，各级党委、院校领导是引领科室建设与学科发展的核心力量。重点学科的建设带动了医院学科群的发展，国家重点学科在医院学科建设和科研工作中起着示范和引领作用，推动了医院各科室的快速发展。实践证明，医院拥有了国家重点学科，天津市重点学科，市教委、卫生局级重点学科，医科大学重点学科，院级重点学科不同层级的学科群，以及天津市泌尿外科研究所、天津市心脏病学研究所等高层次人才培养基地，促进了大学医院医、教、研三个领域的协同发展，使医院拥有了一批优秀的学科学术带头人和人才团队，形成了医院多学科特色与综合优势，带动了医院的快速发展，提高了大学医院的核心竞争力。

马老常说，天津市泌尿外科研究所的建立、泌尿外科学科的发展，"九五""十五""十一五""211工程"国家重点学科、国家卫生部临床重点专科的建设与发展，始终得到了历届院校党委和各级领导的引领、支持与关爱（图 1 至图 12）。马老在回顾泌尿外科学科的建设与发展历程时说，学科建设是医院建设与发展的重要组成部分。学科学术带头人、学科青年创新人才的培养和建设结构合理的人才梯队是学科和医院可持续发展的关键。优秀的学科带头人能够把一个弱势科室建设成为一个优势的学科，这是学科建设的内在因素。医院是学科发展的依托和驱动力，这是学科发展的外部条件。在学科建设与发展的每一历史进程中，院校领导对国家重点学科给予了各方面的大力支持，充分展现了院校领导的大智慧和建设一流大学医院的发展战略。院校领导在人才引进、人才培养上为学科发展提供了大力支持，在学科发展的进程中不断帮助解决实际困难。特别是医大二院在新建门诊住院综合楼时，医院为了将泌尿外科重点实验室建成国内一流的实验室，优先支持与发展天津市基础医学重点实验室建设，把实验室建为 4500 平方米专用的现代化一流实验室和高层次人才培养基地，提升了学科承担国家高层次创新研究课题的能力和条件。2016年泌尿外科学科在全国同专业领域科技影响力排名第一。

长江后浪推前浪，流水后波助前波。如今的泌尿外科学科已经进入了人才辈出的快速发展时期，新一代泌尿外科学科带头人在各级党委的领导下，不忘马老学科建设初心，牢记学科发展使命，在医、教、研实践探索的路上，正念同心，精益求精，传承发展，追求卓越，为学科建设和发展做出了更大的贡献，规划着泌尿外科学科和医院发展新的蓝图，续写新的辉煌。

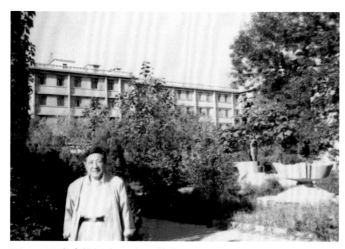

图 1　马腾骧教授在天津医学院附属医院分院原住院楼前留影

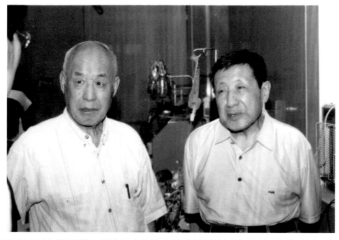

图 2　时任天津医学院第二附属医院院长石毓澍教授考察泌尿外科血液透析中心

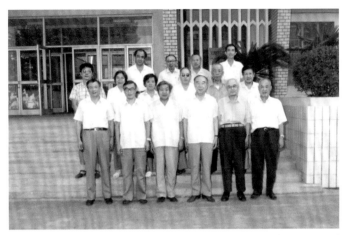

图 3　时任天津医学院书记杨青（左三）和校长吴咸中（左四）
与天津医学院第二附属医院专家合影

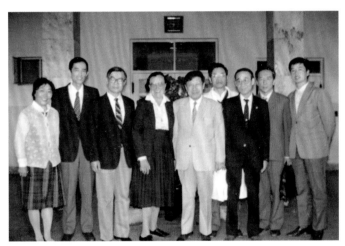

图 4　时任天津医学院书记崔以泰（左三）和天津医学院
第二附属医院部分专家合影

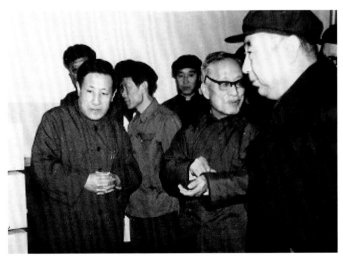

图 5　时任天津医学院校长朱宪彝（右二）和副校长吴咸中（右一）到天津市泌尿外科研究所考察指导工作

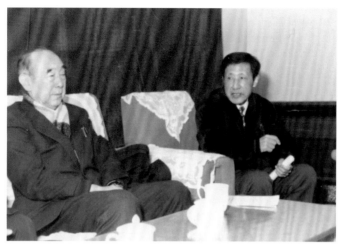

图 6　时任天津医学院校长吴咸中（左一）在天津市泌尿外科研究所调研并听取马腾骧教授的工作汇报

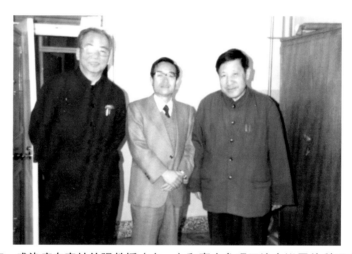

图 7　感染病专家甘幼强教授（左一）和嘉宾参观天津市泌尿外科研究所

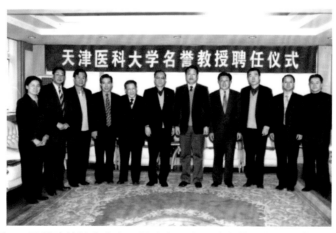

图 8　马腾骧教授出席张心湜院士天津医科大学名誉教授聘任仪式

（从左至右为科研处处长侯军茹、所长韩瑞发教授、院长王林教授、副校长张文青教授、马腾骧教授、张心湜院士、医大党委书记杨桂华教授、校长郝希山院士、副校长姚智教授、校办主任朱柏华、副校长王耀刚教授）

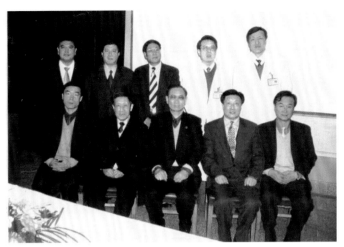

图 9　天津医科大学名誉教授张心湜院士参访天津市泌尿外科研究所
（前排从左至右为副校长姚智教授、马腾骧教授、张心湜院士、校长郝希山院士、院长王林教授）

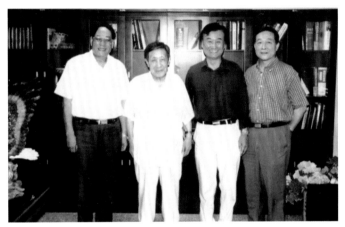

图 10　时任院长王林、所长韩瑞发和副所长李宝成向名誉
所长马腾骧教授汇报"十一五"重点学科建设项目启动事宜

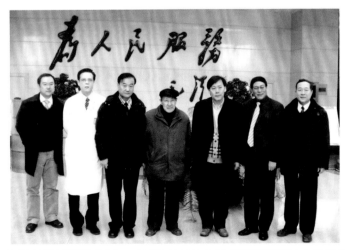

图 11　名誉所长马腾骧教授、时任院长王林会见美国罗切斯特大学张传祥教授

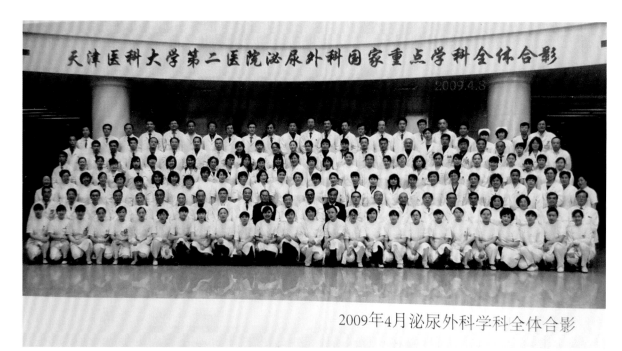

图 12　天津市泌尿外科研究所建所 30 年时名誉所长马腾骧教授、王林院长、毕光忠书记与学科全体成员合影

韩瑞发

传承发展——写好现代泌尿外科学

2016 年初春，天空晴朗，阳光明媚，人们沉浸在佳节的喜庆之中。我和牛远杰教授约定一起去看望我们尊敬的老师马腾骧教授，给马老师和陈老师拜年去。

马老师就住在天津医科大学第二医院那座 70 年代建筑的小楼里。大约在上午 10 点钟，我们轻轻地敲响了马老师家的房门。和往年一样，是陈老师给我们开的门。"陈老师过年好，我们给马老师和您拜年！""谢谢，谢谢。"陈老师高兴地说。这时马老师心情好，精神也好，正在房间里等着我们。我们穿过 8 平方米的门厅，没走几步就看见马老师满面笑容地端坐在简易沙发上，房间不大，也就有 14 平方米，几盆盛开的鲜花充满着过年的喜庆。我们说："马老师过年好，给您拜年啦！您气色很好，祝您健康长寿……"

我们坐在马老师对面的长条沙发上，看到老师气色好、心情好，我们感到幸福和快乐。牛远杰所长首先向老师简要汇报了学科和研究所的工作情况，以及在新的一年里学科与研究所建设发展的规划和工作要点，马老师频频点头，表示赞许和支持。接着马老师说："有一件事请你们要考虑，《现代泌尿外科学》已经出版近 20 年了，这 20 年来，随着泌尿外科事业和亚专业的快速发展，在基础与临床领域取得了许多新理论、新知识、新技术、新成果和新进展，特别是微创外科新技术的应用已经改变了泌尿外科传统开放手术的治疗模式。为了更好地展现当代泌尿外科基础与临床新的知识、新的治疗理念，以及新技术的应用和疾病诊疗规范化，也为了能够把国内外新理论、新技术、新进展及时进行传播，你们要担当时代赋予你们的使命，重新写好《现代泌尿外科学》，要注意传承与发展、结合与创新，要充分展示现代泌尿外科疾病诊疗的规范性，基础与临床结合的系统性、实用性、前沿性，以及中医药在泌尿外科相关疾病结合应用的创新性。你们要组织好全国知名泌尿外科专家、学者和临床亚专业优秀人才撰写团队，写出新版高水平、高质量的《现代泌尿外科学》学术著作。这不仅是你们的责任，也是体现学科传承发展、结合创新的标志。我希望在天津市泌尿外科研究所建所 40 周年之际，能够看到新版《现代泌尿外科学》的出版。"

与马老师话别后，我们思考着马老师对《现代泌尿外科学》的具体要求与希望，感悟到写好《现代泌尿外科学》责任与重大意义。我们经过近一年夜以继日的思考与伏案准备，几易其稿，终在 2016 年年底完成了《现代泌尿外科学》大纲，并向马老师做了汇报。马老师对新版《现代泌尿外科学》的总体编写思路、内容和出版单位，以及涵盖全国的 100 多名中西医泌尿外科专家、学者和优秀高层次亚专业人才的撰写团队表示满意。2018年年底，新版《现代泌尿外科学》脱稿，并送交人民卫生出版社出版。全书共设14篇93章，共350万字、1300余幅插图，扫描二维码观看精选的44个专家手术演示视频是新版《现代泌尿外科学》的创新与特色。为了传承祖国医学精粹，在肿瘤术后、前列腺疾病、尿石症、感染与炎症、性与生殖疾病、阴茎硬结症等方面增加了中西医结合辨证论治、经典方药的应用与解读。在编写结构上按器官疾病分类，在内容上强调基础与临床紧密结合、经典与进展兼容并蓄，在疾病诊断上，将超声学、影像学、分子免疫、生物化学、细菌培养和相关特殊检测与方法融入每一个疾病，便于读者认识每一种疾病、了解其诊断方法、获取临床与基础研究进展情况，前沿专业知识方面更趋于系统性、实用性、进展性和中西医结合的创新性（图1，图2）。

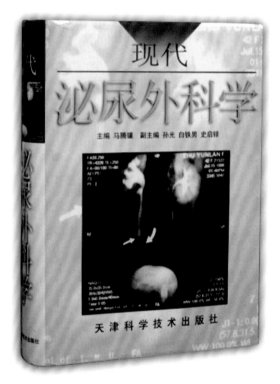
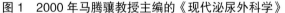

图1　2000年马腾骧教授主编的《现代泌尿外科学》

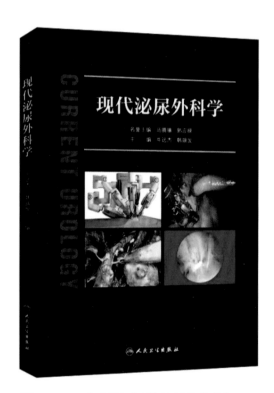

图2　2020年新版《现代泌尿外科学》

　　2019年9月，正值天津市泌尿外科研究所建所40周年之际，天津医科大学第二医院、天津市泌尿外科研究所承办的"中国中西医结合泌尿外科专业委员会第十七次全国学术年会暨天津市第三届海河国际泌尿外科高峰论坛"在天津隆重举行。在大会开幕式上，吴咸中院士、郭应禄院士追思了我国著名泌尿外科专家马腾骧教授60多年来为创建天津医科大学第二医院泌尿外科学科和天津市泌尿外科研究所、打造高层次人才培养基地、培养泌尿外科英才，以及为学科建设和可持续发展、为中国泌尿外科事业做出的重大贡献。

　　人民卫生出版社总编杜贤教授在《现代泌尿外科学》新书发布会上，高度赞扬《现代泌尿外科学》是一部展现当代中国泌尿外科新理论、新知识、新进展、新技术应用，基础与临床、中医与西医结合的高质量的学术巨著。他说："我们今天在这里发布新版《现代泌尿外科学》，应当真诚地感谢马腾骧教授生前对新版《现代泌尿外科学》的编写与出版做出的重大贡献。我们也要感谢来自全国的 100 多名泌尿外科专家、学者等为传承与发展我国泌尿外科事业、为新版《现代泌尿外科学》高水平专业学术巨著的出版付出的辛勤劳动，我们对他们表达最衷心的感谢！"

牛远杰、韩瑞发

第二篇
实践孕育着探索　探索必须依赖实践

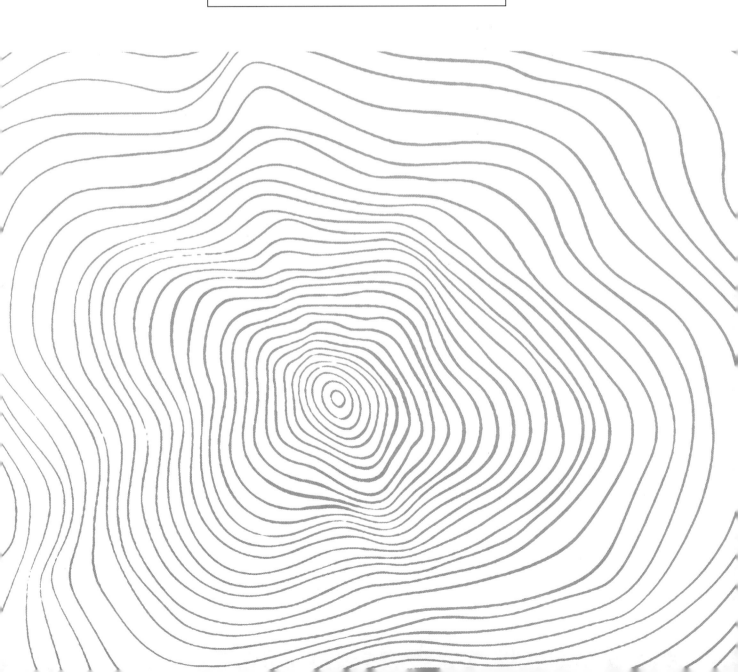

内容提要

本篇共收录马腾骧教授有关血液透析研究论著 24 篇，涵盖了急性肾功能衰竭患者血液透析治疗、血液透析患者免疫功能研究、维持性血液透析的探索几个部分。纵观这些研究论文，无不体现出马老在血液透析领域的高瞻远瞩和捕捉科研热点问题的洞察力。

血液透析（hemodialysis，HD）是最早应用于临床、以血液体外循环为特征的治疗技术，迄今已有 100 多年历史。其第一个救治的患者就是发生急性肾功能衰竭。中国 HD 的发展开始于 20 世纪 50 年代，1958 年，天津医科大学第二医院马腾骧教授用 Kolff 人工肾治疗急性肾衰竭患者，这被认为是中国首次真正应用血液透析，具有里程碑意义。在本部分的论著中，《急性肾功能衰竭的诊疗问题》对于如何鉴别急性肾功能衰竭进行了介绍，并提出结合尿液检查，肾脏 B 超和活检方法来提高诊断的准确性。在如何开始进行血液透析，即人工肾治疗时机方面，马腾骧教授结合人工肾在临床中的应用经验，在《人工肾临床使用的适应证》《急性肾机能不全的人工肾治疗》等相关论著中进行了阐述，着重强调了要根据患者症状、原发病、尿量及早开始血液透析质量，特别是移植肾排斥的早期阶段，马腾骧教授提出要尽早开始血液透析治疗，这个理念在如今已经成为急性肾损伤开始早期肾替代治疗的核心思想。在急性肾功能衰竭发生的患者中，很多源于外科疾病。针对外科疾病导致急性肾功能不全的特点，在《外科性急性肾机能不全的透析治疗》论著中，马腾骧教授首次提出人工肾与腹膜透析相结合的学术思想，为今后的组合型人工肾的治疗技术应用奠定了理论基础。除了对急性肾功能衰竭的临床观察进行总结，马腾骧教授还分析了导致急性肾功能衰竭的分子生物学机制，以《血管内皮素与急性肾功能衰竭》论著为代表，对血管内皮素在急性肾功能衰竭发生中的作用和影响进行了详尽总述，并提出血管内皮素的分泌增加是急性肾功能衰竭发生发展的重要因素的学术思想。同时，马腾骧教授还总结了甘露醇在当时对于急性肾功能衰竭中的应用经验《甘露醇对外科急性肾功能不全的预防性作用》。这篇论著中，分析了不同甘露醇剂量的应用效果，指出小剂量使用没有明显效果，而大剂量容易加重肾功能不全，特别是在急性肾功能衰竭的过程中，需要根据个体化情况，选择合适的剂量，达到保护肾功能、改善肾脏缺血的作用。现在看来，依然对于临床处理甘露醇导致的急性肾功能衰竭的治疗具有重要指导价值，是非常有意义的探索性研究。

随着人工肾救治急性肾功能衰竭患者成功率的增加，一些患者由于肾功能不能恢复而需要进行长期透析治疗。马腾骧教授敏锐地发现这一问题，并预测未来慢性透析将会逐渐普及增加。因此，他分析了慢性透析的开展经验，发表了《开展慢性血液透析的体会》，为今后我国开展维持性血液透析奠定了理论基础。文中提出广泛建立血液透析中心，开展透析工作的理念，并首次在国内提出透析患者登记的概念。而在《血液透析中心的质量管理》论著中，更是对血液透析中心的设置、人员配置、消毒隔离、水处理系统都进行了详尽的论述，堪称是我国最早有关血液透析中质量管理的开山之作。现在读来仍然有很大的参考价值。

在肾功能衰竭的患者中，往往存在免疫功能异常，包括体液免疫异常和细胞免疫异常。血液透析可以清除尿毒症患者体内的毒素，但是否可以清除异常的免疫因子机制还不清楚。这在20世纪是非常前沿的研究热点。马腾骧教授指导于文慧教授发表多篇有关T细胞功能异常在血液透析患者中的机制方面的研究，包括《维持性血液透析患者T淋巴细胞对外源性IL-2增殖反应》《维持性血液透析患者T淋巴细胞功能低下机理的探讨》《尿毒症患者外周血T淋巴细胞亚群的测定（摘要）》为代表，对T细胞功能对于维持性血液透析免疫功能的影响进行了有益的探索，提出了维持性血液透析患者T淋巴细胞本身存在功能异常的概念，单次血液透析对于T淋巴细胞转化功能无显著性提高，推测尿毒症患者血清中可能存在不能被透析清除的中大分子免疫抑制物质。在改善透析患者免疫功能方面，马腾骧教授指导于文慧教授发表了《经透析液补锌对维持性血液透析患者免疫功能的影响》和《经透析液补锌对维持性血液透析患者T细胞功能影响的观察》两篇论著，集中探索了补锌在提高维持性血液透析患者免疫功能的价值，是重要的临床探索研究，同时发现经透析液补锌是简单有效的提高免疫功能的方法。同时，马腾骧教授还探讨了不同的透析器对透析患者免疫功能的影响，以《铜仿膜透析器对T淋巴细胞功能的影响》为代表，发现铜仿膜透析器是造成透析患者T淋巴细胞免疫功能低下的重要因素，提出了复用透析器可以增加透析器生物相容性的概念，为减少透析相关并发症提供了理论基础。在其他免疫机制异常的探索中，马腾骧教授还指导陈江华教授发表了《慢性血液透析病人的多形核白细胞功能改变和透析的影响》的论著，深入探讨了维持性血液透析患者体液免疫应答机制中，透析器对补体的激活和单核巨噬细胞的活性，同时创新性提出铁负荷可能是导致单核巨噬细胞活性降低的原因，在当时铁剂应用没有普及的情况下，是非常先进的理念。

除了临床研究探索，马腾骧教授还指导研究生进行了慢性肾功能衰竭的动物模型的建立和机制探讨，以《用改良大部分肾切除法制作的慢性肾衰动物模型》和《慢性肾衰大鼠细胞免疫功能的初步研究》为代表。为建立慢性肾衰的动物模型提供了稳定高效的实验方法，同时在免疫功能机制的探索中，动物模型建立后验证了免疫功能异常的临床发现，对于临床中提高透析患者免疫功能治疗提供了重要的科研思路。

在临床科研的道路上，马腾骧教授不断探索，不断总结，就肾移植与血液透析的临床效果进行了比较，发表了《肾脏移植二年回顾与展望》，对肾移植的效果进行了充分肯定，提出只有肾移植才是治疗肾功能衰竭患者的最终方法，并在免疫药物的应用上提出了用中医药治疗，这在当时是非常先进的理念。

　　马腾骧教授在血液透析研究领域的学术成果源于实践，指导实践。培养了众多血液净化人才，是德高望重、推动血液透析及血液净化工作发展的中国血液透析之父。

王立华、姜埃利

急性肾功能衰竭的诊断问题

马腾骧　天津市泌尿外科研究所

急性肾功能衰竭的诊断任务在于：①明确诊断（包括鉴别诊断）。②早期诊断。③明确肾脏的病理状态及可能的发展规律（疾病的转归）。为了上述任务，必须全面、主动的获得某些资料并作客观的分析，然后再作出正确的结论。下述各项检查是比较重要的。

一、尿的变化

包括尿量及质的变化。尿少（每小时低于 40 mL）是重要的临床表现之一，特别是有明确的病因因素再出现少尿时，可作为诊断的指标。在某些特定的情况下，如脱水或某些消化道疾病术前禁食、禁水时，也能出现少尿，每天（24 小时）尿量可在 350 ～ 400 mL，尿比重在 1.015 ～ 1.020 左右，但不一定是肾功能衰竭，解除了这些因素后，肾功能表现是正常的。相反在非少尿急性肾功能衰竭时，肾功能已有明显障碍，但尿量可超过 1000 mL/24 h。因此少尿只是一个可供参考的指标，应连续定时观察 24 小时尿量（每小时计量 1 次），特别是病因因素解除之后，仍有少尿，则须重视。

尿少同时有尿比重或渗透压低时，尿渗透压的测定比尿比重的测定更有重要性。一般尿渗透压低于 400 mol/L 时为异常。在某些情况下，急性肾功能衰竭的早期，因治疗给予一些高溶质溶液时（如右旋醣酐），这些溶质进入尿内可使尿比重升高（有时在 1.025 以上）。

尿质的变化，如出现尿蛋白、红白细胞、管型等，在诊断上比较重要。但在肾前型少尿时，尿中可不出现上述成分，故也有鉴别诊断上的意义。

尿的化学成分测定，重点是钠、尿素及肌酐。钠含量增加（30 mEq/L 以上），尿尿素和尿肌酐排出减少，前者在 1000 mg/100 mL 尿以下，后者以肌酐排出系数为准。正常成年男性肌酐排出系数为 20 ～ 28 mg/kg，女性为 15 ～ 21 mg/kg，小儿为 10 mg/kg。

二、血液化学的测定

尿素氮、肌酐、钾、钠离子的测定，在治疗上意义较大。血液尿素氮、肌酐值的上升，说明肾脏功能减退，但这些是肾脏损害已到相当程度方始出现的，故不是早期诊断的指标。某些病情较轻的患者，可能上述二者改变尚不明显时，已进入急性肾功能衰竭的发展阶段，故二者正常，也不能否定诊断。但二者的连续测定（每天测定 1 次，连续对比观察），可以反映病情变化，指导诊断及治疗。

下列几个指标可作诊断参考：①尿、血浆渗透压比值＜ 1.1 ∶ 1。②尿、血尿素比值＜ 4。③血尿素、血肌酐比值＜ 10 ∶ 1。

三、几个在诊断上有重要意义的指数

1. 自由水清除率（C_{H_2O}）：也称净水清除率。用于早期急性肾功能衰竭的诊断比较准确。一般用以反映肾小管功能。其变化早于血尿素氮和肌酐的变化约 2 ～ 3 天。测定方法简单。计算公式为：

$$C_{H_2O} = \frac{尿道}{（1小时）} \times （1 - \frac{尿渗透压}{血渗透压}）。$$

正常值 –30 ～ –110，肾功能损害时 –30 ～ –20，肾功能严重损害时 –15 ～ 0。C_{H_2O} 是负值，越接近 0，越说明肾功能损害严重。

C_{H_2O} 的连续测定，可反映肾脏功能变化的状况，例如，体外循环下心内直视手术时（急性肾功能衰竭发病率高），连续监测 C_{H_2O} 的变化，就有实际意义。

2. 滤过钠排泄分数（FE_{Na}）：能比较准确反映肾小管功能。由 Espinel 在 20 世纪 70 年代应用于临床，作为早期诊断或鉴别诊断急性肾功能衰竭的病理状况的重要指标。他用此法，对 87 例急性肾衰的患者进行测定，结果 86 例可据此作出正确诊断。而用尿渗透压、尿钠、尿及血肌酐比等指标作出正确诊断者分别为 40/87、60/87、65/87。FE_{Na} 的测定公式为：

$$FE_{Na} = \frac{钠清除率}{肌酐清除率} = \frac{\dfrac{尿钠 \times 尿量}{血浆钠}}{\dfrac{尿肌酐 \times 尿量}{血浆肌酐}}$$

$$= \frac{尿钠 \times 血浆肌酐}{血浆钠 \times 尿肌酐}。$$

其正常值在 0.5% 以下。肾前型肾功能衰竭为 1% ～ 1.5%（或 0.6% ～ 1%），肾小管坏死为 1.5% 或 1% 以上，肾皮质坏死则更高。

我们的经验是，FE_{Na} 不正常但不超过 1.5% 者，多为肾前型肾功能衰竭；1.5% 以上，多为肾小管坏死（最高可达 41%）。饭田（1982 年）报告，对 17 例急性肾功能衰竭患者，用 FE_{Na} 作病因诊断，其结果肾前型为 2% 以下，急性肾小管坏死为 1% ～ 15%，而肾皮质坏死为 30% 以上。

Mildred Lam（1985年）提出，FE_{Na}还可监测肾脏功能之转归，整个病程中，如由高值逐渐转向低值，表示进步，此时如仍有少尿，则为血容量低所致。

FE_{Na}的测定，对急性肾功能衰竭的诊断、病理状况鉴别、监测病况转归均有重要意义。

3. 肾衰指数（RFI）：由 Miller 提出，基本上能够说明肾小管的功能状态。RFI 的测定公式为：

$$RFI = \frac{尿钠}{尿肌酐/血肌酐} = \frac{尿钠 \times 血肌酐}{尿肌酐}。$$

RFI 正常值为 1 以下。根据临床观察，急性肾小管坏死时，RFI 一般在 6 以上，而肾前型肾功能衰竭其值在 1 以下。

RFI 的测定，在诊断急性肾功能衰竭时，既可明确诊断，又能反映疾病的病理状态，故临床常用。但从概念上讲，RFI 不如 FE_{Na} 完整，因为在计算公式中，它把血浆钠浓度认为是固定的，而实际上急性肾功能衰竭时，血浆钠均偏低，并有变动。而在 FE_{Na} 计算公式中，把血浆钠浓度视为可变的，故更能说明问题。

4. 肌酐清除率：过去肌酐清除率多被利用在慢性肾功能衰竭的诊断上，基本上能够说明肾小管的功能状态。近年来有较多的作者，用于急性肾功能衰竭的诊断上，认为它的早期诊断价值与 C_{H_2O} 相似，并很少受其他因素影响，其结果则更能说明问题。它的变化，可能更早于 C_{H_2O} 的变化。缺点是必须收集 24 小时的尿量，方能保证结果准确，在时间上有其不利因素。

四、超声断层检查

超声断层检查，操作简单，无痛苦，无损害，是近年来诊断技术的重要发展。急性肾功能衰竭的超声断层检查，有特异性表现。急性肾功能衰竭（特别是肾小管坏死）时，肾脏体积增大，肾实质回声变化不大（也可能髓质回声减少），但肾窦部回声明显减少。超声对肾脏某些实质性病变出现少尿时还可作出鉴别诊断。

五、肾穿刺活检

通过穿刺取出的活体组织进行病理检查，可以明确诊断及明确病理改变的性质、部位、范围、严重程度等，并可与其他病理变化引起的急性肾功能衰竭鉴别，诸如肾实质病变（某些类型的肾炎、肾盂肾炎或肾结核引起的少尿）、梗阻性肾衰等。定期连续对比肾脏穿刺活体组织检查，能够及时反映肾脏的病理状况、发展趋势、修复情况等。

六、尿残渣透射电镜检查

由 Madal 于 1985 年提出。主要用透射电镜，观察患者尿残渣中肾小管上皮细胞的情况来确定诊断。急性肾功能衰竭（肾小管坏死）患者尿中，均有不同种类和不同程度的坏死肾小管上皮细胞，有与原发源细胞明显不同的超微结构变化，根据这些变化，可作出明确诊断。同时可以根据细胞结构变化的程度来估计预后。Madal（1985年）根据31例患者尿中细胞坏死的程度，把病情分成3类：Ⅰ类：一级性严重损害的肾小管上皮细胞。共11例，仅2例存活，且须用透析疗法来维持治疗。Ⅱ类：中度损害的肾小管上皮细胞，有的细胞线粒体正常，并可见到细胞核、溶酶体。共8例，7例存活，仅1例需间断血液透析治疗。Ⅲ类：不同程度损害的细胞，包括Ⅰ、Ⅱ两型。7例患者，6例存活，未用血液透析。

　　本方法比较简便，诊断价值也比较准确。

《中华泌尿外科杂志》1988，9（5）：316

人工肾临床使用的适应证

马腾骧　罗文权　天津医科大学附属医院泌尿外科

人工肾的临床应用，在我国已较广泛开展，也积累了一些经验，但对其使用的指征尚有不同意见。为了交流经验，作者愿就自己的实践体会，略谈一下人工肾临床使用的适应证。

一、急性肾功能不全

任何原因引起的急性肾功能不全第Ⅱ期（无尿期），皆是比较危险的阶段，患者往往因电解质紊乱或水中毒而死亡。临床上主要的治疗原则是纠正电解质紊乱及水中毒，排泄机体在代谢过程中所产生的毒性物质；平衡蛋白质代谢，供给充分的营养。人工肾的透析治疗，在解决前者问题上，目前是其他治疗方法所不能比拟的，它不仅能完成上述要求，使患者安然度过无尿期（一般2～3周），同时因纠正了上述病理生理的改变和减轻了肾脏负担，因而也能促进肾脏功能的恢复。

然而，不是所有急性肾功能不全无尿期患者，均须使用人工肾治疗，因为有较多的轻症病例皆能自行恢复。所以使用人工肾必须有一定的指征。

1.继续发展的高血钾症：高血钾是急性肾功能不全无尿期时特殊的病理生理改变，除肌肉及神经有改变外，还直接危害心脏而导致死亡。人工肾是解决高血钾症的较有效措施，临床上，一般在血钾超过6～7毫当量/升时，为使用人工肾的指征。

2.水中毒：无尿期的水中毒，是尿液不能外排或因无尿而误输入大量液体所造成，也是在无尿期死亡的重要原因之一。过多的水分潴留，会引起脑、肺、软组织水肿，使心脏负担加重（额外负担），电解质紊乱更显复杂。人工肾则是目前最好的解决办法。一般用Kolff回旋型人工肾，仅经渗透压排水法透析4小时后，可排出水分4～5磅之多，如采用有超滤装置的人工肾，则每小时可排出水分1200毫升。

3.进行性酸中毒：肾功能不全与酸中毒常于临床上合并出现，如其他方法纠正失效，且血液二氧化碳结合力低于12毫当量/升时，应进行人工肾透析治疗。

4.肺水肿：在无尿期，因水中毒或心力衰竭产生的肺水肿，利用人工肾透析皆可治愈。

5.神经系统症状：在无尿期，神经系统症状的出现，表示有复杂及危险的病理生理改变（代谢产物的蓄积、电解质平衡紊乱、脑水肿、脑炎等），应迅速抢救。利用人工肾透析治疗，效果卓著，可使昏迷患者在透析过程中清醒。

6.血液化学的改变：应注意无尿期血液非蛋白氮或尿毒氮上升的情况。一般以血液非蛋白氮超过200毫克％时为透析标准，但并非绝对者，应从发展来看。一般非蛋白氮上升较慢者（每日不超过30毫克％），表示病情缓和，虽非蛋白氮上升达200毫克％以上时再进行透析，恢复者亦可达90％以上；而非蛋白氮每日上升超过30毫克％时（严重患者），虽经透析，但恢复者仅有30％左右（Blagg，Parsons 1961）。故对病情发展迅速的严重患者（每日非蛋白氮上升超过30毫克％者），血液非蛋白氮的透析标准为120～150毫克％。

7.电解质极度紊乱，用其他方法纠正失效者。

8.病情不断趋向严重者。

选定人工肾透析治疗急性肾功能不全时，不应孤立地对待以上各项标准，须综合分析，更重要的是应当根据病情发展来决定，如患者发生急性肾功能不全，经一定时期观察和治疗（3～5日）后，病情仍趋向严重，则应考虑使用人工肾，病情发展迅速者更应早用。此外，急性肾功能不全的病因不同，采用透析治疗的态度亦有区别，如因严重损伤引起的急性肾功能不全（挤压综合征），透析治疗就应及早使用。

我们在临床上曾遇到病程发展迅速，人工肾透析治疗尚未考虑成熟患者即已死亡的病例，所以透析治疗应更积极一些。近年来文献上有倡议所谓"预防性透析"者，此亦不无道理。

透析治疗的次数，完全是根据上述原则及疾病发展情况决定。目前，在合理的改进透析径路（静脉——静脉）的基础上，多次的透析治疗，亦能保证安全。作者曾为1例严重肾功能不全患者在3日内连续进行了两次透析治疗，每次透析效果良好，并无不良影响。

二、慢性肾功能不全

慢性肾功能不全患者，虽经一次4～6小时的透析治疗后，可获得较长期的好转（为期可达6周），同时，文献上亦有建议在慢性肾功能不全时应进行人工肾透析治疗（Goldner，Danzig 1954；kolff 1958），但作者认为，如患者肾脏的病理改变无法逆转时，人工肾透析治疗亦是无益的，故应有一定的指征。

1.慢性肾脏疾患，临床上出现急性肾功能不全发作者。某些患者，肾脏的病理改变逐渐发展（未治疗或不能治疗），可能没有或仅有轻度的肾功能不全的表现，在这样的病理基础上，突然遭受对肾脏有害的刺激（例如感染等）时，可以很快就会出现肾功能不全的表现，有时发展到相当严重的程度，甚至死亡。苟无此有害刺激，单就肾脏的病理情况任其自然发展，或可延续数年至数十年不等，其中某些病例，经过适当治疗，尚有恢复的可能，如此，在出现急性肾功能不全发作阶段，进行人工肾透析治疗，确有积极意义。其透析指征可参考急性肾功能不全的指征，但二者不尽相同。

2. 未经治疗的慢性肾脏疾患，逐渐发展到肾脏功能不全阶段，临床上出现尿毒症症状者。此类患者的肾脏病理情况，如经过适当治疗，可能恢复正常或好转，但过去未经治疗，临床上尚不能掌握其发展规律，故应给予人工肾透析治疗，渡过危险期后，再施以其他治疗。

三、肝功能不全

应用人工肾透析治疗肝功能不全和肝性昏迷是近年来临床医学的新成就。由于导致肝功能不全和肝性昏迷的原因很多，故其发病机制、病理生理改变、疾病的发展和结果等皆不一致，在治疗上采取的步骤，亦应不同。

1. 肝功能不全和肝性昏迷：很多肝脏疾患诸如急性黄色肝萎缩、重症肝炎、肝硬化等，皆能发生肝性昏迷。虽然发展过程可能不同，但病理生理改变仍属一致。在肝性昏迷时，除有昏迷症状外，并有血氨含量上升、电解质平衡失调、水中毒、血中丙酮酸和 α- 酮戊二酸含量增高、呼吸性碱中毒等病象，血酚及尿蓝母的含量亦增多。

人工肾对肝性昏迷的治疗作用是：排除机体内蓄积的氨及过剩的液体及蓄积物质（丙酮酸、α-酮戊二酸、酚、尿蓝母等），调节电解质平衡紊乱，纠正碱中毒。因此人工肾治疗肝性昏迷的效果较好，往往在透析过程中，患者即可醒转，病理生理改变得以恢复，从而促进肝脏病变的恢复。

但人工肾不能代替所有的治疗方法，同时，并非是所有的肝性昏迷均需进行人工肾透析。与肾功能不全相同，人工肾对急性肝功能不全、肝昏迷的治疗效果较佳，而患者的病程发展迅速，故临床上一旦出现神经系统症状时（包括昏迷前期症状）即应使用，有时甚至需行多次透析治疗。

慢性肝功能不全、肝昏迷患者，使用人工肾的远期效果不佳（与慢性肾功能不完全相同），故使用范围应适当缩小，一般有两种情况：

（1）慢性肝脏疾患，既往未经合理治疗，来院时已发展到肝性昏迷阶段，应用人工肾并配合其他综合治疗，可能治愈。

（2）慢性肝脏疾患，虽屡经治疗，但效果不佳，逐渐发展至肝性昏迷者，使用人工肾无益，虽能暂时解决问题，但终则不治。

人工肾治疗肝性昏迷的效果是明显的（沢泽氏 1960），但在透析治疗的前后，皆应佐以其他治疗。

2. 肝肾综合征：实际上亦即急性肾功能不全的一种表现，故其透析的适应证如急性肾功能不全，但因病情更较严重，应用时的态度更宜积极些，以免措手不及。

3. 对阻塞性黄疸患者手术前准备的透析：结石或十二指肠壶腹周围癌（包括胰头癌）引起胆道梗阻，可导致复杂的病理生理改变及肝功能不全，情况严重者，如施行手术则危险很大。人工肾透析可将体内蓄积之胆红质、乳酸、氨、a- 酮戊二酸等毒物排出体外，纠正因梗阻而出现的电解质紊乱，改善患者的肝脏功能，为手术创造有利条件，并可预防手术后可能发生的肝肾综合征。

但必须指出，在此情况下使用人工肾透析时，必须慎重考虑，将人工肾给患者带来的新问题和目前状态作一比较，如此则可得出使用与否的结论，切勿贸然从事。并应同时作常规的外科术前准备。

四、药物中毒

利用人工肾透析可以治疗严重的药物中毒，但在治疗前，应当考虑下列问题（Schreiner 1958）：

1. 中毒药物的分子是否能容易地透过透析管壁，其透析或除却的速度如何？

2. 药物与组织细胞、体液的亲和度如何？如果在重要的体液（如脑脊髓液）或细胞内的浓度高，则透析效果不佳。

3. 药物在血内的时间、浓度及毒性皆有关系。

4. 机体的正常排泄机能如何？

适应范围：就中毒药物而言，适应人工肾透析者有两大类。（1）肾脏毒素：如四氯化碳、汞剂等；（2）可以透析之药物。前者包括在急性肾功能不全的治疗范围内，后者就目前所知，有苯巴比妥、巴比妥、戊巴比妥、amobarbital、司可巴比妥、二苯乙内酰脲（苯妥英钠、乙酰柳酸）、甲基柳酸、溴剂、硫代硫酸钠、氨、氯化钠、锶、放射性钙、tritium、glute thimide 及其他分子量小于 35 000 者（Schreiner，1958）。

透析治疗的必要性：不是所有的药物中毒，不论轻重，皆须使用人工肾，凡能用一般解毒方法治愈或没有严重症状者，可不必使用。每种中毒药物各有其使用人工肾的标准，但一般以其在血内浓度为标准。

（1）巴比妥类：初服者以 3.5 毫克 %，久服者以 8 毫克 % 为致死量，故透析治疗的血内浓度标准应较此量为低。

（2）柳酸盐：以 50～55 毫克 % 为透析治疗的参考标准。

（3）溴剂：一般在血内浓度超过 350 毫克 % 时，应进行透析。

其他各种药物中毒机会较少，故不赘述，可根据当时具体情况决定之。

透析治疗的时间性：除考虑上述各种因素外，服用中毒药物时间的长短与治疗效果有直接关系。中毒早期，中毒药物尚未与组织细胞结合而仅在血内浓度增高时，人工肾透析治疗效果较佳；如时间较晚，药物已与组织细胞结合，此时血内浓度较低，虽再透析，其效果亦不佳。故临床上一般以中毒后 24 小时内为有效透析时间，当然，这完全需根据药物的特性决定，有的需更早些。

作者的病例中，没有因药物中毒而进行透析治疗者，但作者认为，药物中毒的透析标准，应以临床症状和血内浓度为准则，而时间则仅供参考。

五、泌尿系统疾患术前准备的透析

某些泌尿系统疾患（特别是梗阻性疾患），来院时可能已有较重的肾功能不全表现，患者因全身情况欠佳，不能耐受手术治疗，病情继续发展，趋向死亡，此时可进行人工肾透析，待患者情况好转后，再进行手术治疗。

六、代替肾脏

长期使用人工肾代替完全丧失的功能两肾，迄今未获成功，虽然暂时能起一定的作用，但经透析后，患者的情况仍是渐趋恶化，终至死亡，故临床上无应用价值。

总之，人工肾在适宜使用的情况下，对某些疾病的治疗起着决定性的作用，但它不能完全代替所有的治疗方法，在人工肾透析的同时，还应加强其他方面的治疗，如此方能起到互相益彰的作用。

《中华外科杂志》1962，10（10）：660

急性肾机能不全的人工肾治疗

马腾骧　虞颂庭　罗文权　张振雄　天津医学院附属医院

近 10 年来，人工肾已广泛地应用于临床，主要治疗急性肾机能不全，亦可治疗肝昏迷、药物中毒及严重水肿。我院由 1959 年开始，对 11 例不同病因的急性肾机能不全患者（不包括慢性肾机能不全而急性发作及因其他疾病而用人工肾透析治疗的病例）进行 14 次人工肾透析治疗，疗效颇佳。本文讨论人工肾在急性肾机能不全治疗过程中所起的作用及透析治疗的适应证。

人工肾在急性肾机能不全治疗过程中所起的作用

不论急性肾机能不全的原因为何，病理改变大多数是可以恢复的。但在疾病发展的过程中，患者每因新陈代谢产物蓄积及电解质平衡紊乱或水中毒而死亡。人工肾透析治疗的目的在于使患者渡过此危险时期，有以下两种作用。

一、调节机体的平衡紊乱

使患者能安全度过无尿期。急性肾机能不全疾病发展的第二期为无尿期，可致死亡。人工肾能排出体内蓄积的新陈代谢产物及过剩的水分，并能调节电解质平衡，故能保证生命安全。

（一）新陈代谢产物的排泄　凡能透过半透过膜的体内积蓄的新陈代谢产物，皆能经人工肾迅速排出。

1.非蛋白氮、尿素氮的廓清或排泄　肾机能不全时，体内非蛋白氮大量蓄积，设计较好的人工肾的尿素廓清率为每分钟 180 ～ 300 毫升，是正常肾脏机能的 2 ～ 3 倍。经一次 4 小时透析治疗，可以排除尿素氮 45 ～ 125 克。凡经过一次人工肾的透析治疗后，血中非蛋白氮的含量立即恢复正常。有 1 例患者血液在进入人工肾透析装置以前，其非蛋白氮是 123 毫克 %，而血液引出人工肾后，非蛋白氮下降为 37 毫克 %，这样的效果是显著的。但由于患者体内蓄积了大量的非蛋白氮，故一次 4 小时的透析治疗后，血液非蛋白氮含量仅可下降 50% ～ 60%，而 6 小时的透析可以使其下降到正常水平。

我们的 11 例患者经 14 次人工肾透析后，血液非蛋白氮含量有不同程度的下降（图 1）。透析 4 小时排出的非蛋白氮总量最少为 41 克，最多为 78 克，一般均在 50 ～ 65 克。由血液含量下降的幅度看，也在48%～63%，合乎治疗要求。

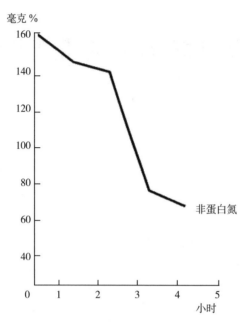

图1　某例患者人工肾透析过程中血液非蛋白氮改变的情况

　　根据作者等的经验，在透析开始的最初两小时内，血液非蛋白氮含量下降的速度比较快，排出量也大，但随时间的进行，下降速度逐渐减慢，排除量亦减少，这与血液及透析液之间非蛋白氮差别的绝对值有关。

　　由于人工肾透析的尿素（非蛋白氮）廓清率较高，故一般血液非蛋白氮含量不超过200毫克%的患者经4小时的透析治疗即可。

　　2. 氨的廓清或排泄　急性肾机能不全的患者，机体内大量非蛋白氮蓄积，由于肠道细菌的分解作用，故产生较多的氨，因之血氨增高，出现神经系统症状。应用人工肾可以排除过剩的氨，减轻症状或中毒。在著者的病例中，未曾对血氨的改变进行详细观察，仅1例患者（急性肝，肾机能不全）在透析治疗前的血氨是112微克%，经3小时的透析后，下降为72微克%。而释泽氏（1960）的急性肝昏迷病例经4小时的透析，血氨由630微克%降至160微克%。可见人工肾排除血氨的作用也是明显的。

　　3. 其他代谢产物　由于病变而蓄积在体内的废物，凡能通过人工肾透析膜的，皆可由人工肾将其排除，如尿酸、游离的氨基酸、酚及肌酸酐等。

　　（二）电解质平衡调节的作用　人工肾的电解质平衡调节作用是通过血液与透析液之间电解质互换来完成的，是自动调节的过程，取决于两侧（血液与透析液）同种电解质含量的差别，亦即含量高侧向低侧移动，直到平衡为止。故根据患者血液电解质含量的高低，调节透析液内的电解质含量即可。

　　急性肾机能不全时，人工肾对电解质的调节作用不但是两侧的综合平衡，亦纠正体内液体潴留，故同时有排泄及补充的作用。不论改变多么严重的血液，经一次人工肾透析装置后，立即恢复正常。

1. 钾离子的平衡调节　我组病例皆有不同程度的血钾增高现象，用一般疗法，每在 2～3 天之内即达严重水平（7.6～9.2 毫当量 / 立升），经人工肾透析治疗后，皆恢复到满意的水平（图 2）。

在人工肾透析过程中，血钾逐渐恢复，但心电图的表现与血清钾的数值每不一致。一患者在透析前，血钾在 9 毫当量 / 立升以上，心电图也有明量的高血钾表现，透析治疗两小时后，血清钾含量仍在 7 毫当量 / 立升以上，但心电图已恢复正常，其原因如何，尚待进一步探索。

急性肾机能不全的患者常有严重的高血钾，可因心脏并发症而死亡，人工肾透析是降低高血钾的最有效措施。

2. 纳、氯离子的调节　我组病例的血清钠、氯离子也是低的，经过人工肾透析治疗后，肾恢复正常或接近正常（图 3）。

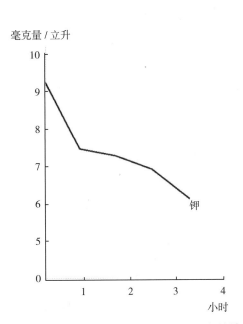

图 2　某例患者人工肾透析过程中血钾改变的情况

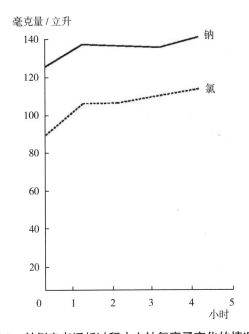

图 3　某例患者透析过程中血钠氯离子变化的情况

急性肾机能不全时，血清氯、钠离子降低，如用一般的检查方法，有时不能说明真实情况，因为氯、钠离子进入组织液，使血清数值偏低。不了解组织间隙中是否有过量的蓄积，在考虑是否需要补充时，就无可靠的根据，而在人工肾透析时，血液与透析液钠离子是自动调节的，同时人工肾透析排出水分，促使水肿消失，解决了水肿的问题。钠离子进入血液，钠离子的真正数值就表现出来，如仍缺乏，透析液内的钠离子乃进入血液；反之，钠离子由血液进入透析液中，直到平衡为止。透析液量甚大，透析液内钠离子的含量与正常血浆接近，故平衡的结果十分接近正常。

3. 其他离子的调节　很多其他电解质（钙、镁、磷酸盐等）亦失常，在人工肾透析后，皆能恢复正常。其规律与前二者相同。

我组 11 例患者透析后血液电解质皆恢复正常，效果是满意的。

（三）水分的代谢　在急性肾机能不全发展过程中（无尿期），一方面液体不能外排，另一方面代谢产生的水分蓄积而使水分过剩，不但增加血容量，增加心脏负担，影响电解质平衡，又使重要器官（脑、肺等）及组织间隙水肿，增加疾病的复杂性和危险，往往可致死亡。

人工肾透析，由于应用高渗葡萄糖溶液，可以大量排出体内过剩的水分，病人可有下列数种表现。

1. 口渴　透析后非蛋白氮大量排出，患者口渴（血液非蛋白氮高时，血液的渗透压高，此时能口渴。非蛋白氮被排除后，不应再有口渴），这可能是透析过程中较多的葡萄糖进入体内，而使血糖增高的结果。但血糖不高的患者也感到口渴。这是由于大量液体排出。我组病例在透析后皆感口渴而要求大量地饮水。

2. 体重减轻　人工肾透析后，患者体重皆减轻，根据 Kolff（1956）的观察，使用人工肾透析治疗 4 小时后，患者体重可减轻 2 公斤，系水分排出的结果。

3. 水肿消退　在人工肾透析过程中，首先是睑或髁关节附近的水肿消退，皮肤出现皱纹，以后颈部的水肿亦逐渐消退，因水肿而不显的两侧下颌角又渐出现。某例挤压综合征患者的左下肢受伤，经透析治疗两小时后，其膝关节上 3 厘米处周径减少 2 厘米。在透析过程中，由于透析液的渗透压高于血液，大量的液体由血液排向透析液，使血液的渗透压增高（一方面也有葡萄糖进入血液），组织间液遂进入血液，最后因透析液的渗透压高，复排至透析液中，结果为水肿消退。根据 Humberger 的观察，经 4 小时透析治疗，由于渗透压不同排出体外的水分约 1200～2500 毫升。如果增加透析液中葡萄糖的含量，液体的排出量可能更多。

在水分代谢的过程中，也有电解质尤其钠离子的移动，这有利于电解质的调节。

（四）酸碱平衡的调节　人工肾调节酸碱平衡的机制有三：

1. 血液内蓄积的新陈代谢产物排出体外，使血液内的含量恢复正常。

2. 重碳酸盐由透析液进入血液，增加血液的碱储量。

3. 电解质的紊乱得到调节。许多作者皆认为肾脏机能不全的酸中毒经透析治疗后，可以恢复。但根据著者的经验，效果并不十分满意，所有的病例经 4 小时的透析后，血液二氧化碳结合力虽已有所改善，但仍常在 18～20 毫克当量/立升，原因尚待查考。

（五）症状的改善　人工肾对急性肾机能不全患者症状的改善亦极显著。分述如下。

1. 神经系统症状　我组患者有严重神经系统症状者 7 例，其中完全昏迷者 3 例，呈昏睡状态者（刺激重时，意识有轻微反应）4 例，人工肾透析治疗后，皆恢复正常。3 例完全昏迷的患者在透析治疗两小时后才苏醒，先呻吟躁动，以后神智逐渐清晰而安静，能回答问题，有记忆力。

轻微的神经系统症状如头痛、头晕、精神症状等在透析后亦完全恢复。

2. 消化系统症状　如恶心、呕吐、食欲不振、厌食、腹痛、腹胀及腹泻等症状在使用人工肾治疗后，亦完全消失。本组病例中有严重消化系统症状者 8 例，透析后症状消失，食欲增进。

3.其他症状　循环及呼吸等系统的症状在使用人工肾后，皆减轻或消失。Humberger（1959）说："甚至在人工肾使用的过程中，安静的精神愉快代替了尿毒症患者的忧郁不安或昏倦欲睡；肌肉震颤停止，恶心及呕吐减轻，食欲恢复。"

人工肾改善症状的机制迄今尚不明了，不能单纯用血液化学或电解质改变来解释。它并非是某种或几种电解质恢复正常的结果，而是与机体多方面失常的恢复有关。

当肾脏机能尚在未恢复的阶段，一次透析治疗每不能解决问题。必要时须进行多次，才能保证患者安全度过无尿期，如肾脏机能始终不能恢复，人工肾亦不能挽救其生命。

二、人工肾纠正了机体的病理生理改变，减轻肾脏的负担，使肾脏机能易于恢复。理论虽如此，但在临床上，尚没有足够的证据。

人工肾的治疗效果不能由死亡率来衡量。本组 11 例患者在透析后恢复者 5 例，死亡者 6 例。死亡病例中，有两例已由无尿期恢复，后因腹膜炎及休克而死亡。1 例无尿期患者经两次透析后，生命延长，3 周后，终因肾脏机能不能恢复而死亡。1 例死于支气管扩张及大咯血。另两例的病情发展迅速，分别在透析后 24 和 56 小时死于中枢神经系统衰竭。以上病例，皆因特殊的原因而死亡，而每次透析的结果皆很满意。总之，人工肾有良好的治疗作用。其治疗效果取决于患者肾脏的病变是否可以恢复。人工肾不能长期使用。操作亦比较复杂，尚待改进。

急性肾机能不全人工肾透析治疗的适应证

很多作者对急性肾机能不全使用人工肾的问题的意见不一致。一般地说人工肾适应于急性肾机能不全的无尿期。关于其使用条件及使用期，作者等的意见如下。

一、我们已讨论过，要根据病理生理改变程度来决定标准：

（一）继续发展的高血钾症（超过 7 毫克当量 / 立升）。

（二）水中毒。

（三）进行性酸中毒，血液二氧化碳结合力低于 12 毫克当量 / 立升。

（四）肺水肿。

（五）神经系统症状。

（六）血液非蛋白氮超过 200 毫克 %。

（七）电解质极度紊乱。

以上的标准应当根据疾病的发展情况。如这些病理生理改变，可能发展到上述的严重程度，应早作准备。

二、选择时机以发挥最大的治疗作用。对病情如详细分析和观察，便能预测疾病的发展情况和利尿期开始的日期（两周或三周）。据此选择时机，进行人工肾透析治疗，既能消除患者的危急状态，又有利于恢复。

1 例女性患者，37 岁，由于错配输血而产生急性肾机能不全。而经过了 3 天的观察，预计两周后（由发病日起）可进入利尿期，故在发病后第 10 天进行人工肾透析，病情得以改善，以后，病情虽又发展，但 5 天后进入利尿期（发病后 15 天），病人逐渐恢复。此例患者如过早地进行透析治疗，在利尿开始之先，可能需要另一次人工肾治疗。如推迟透析，可能无法挽救生命。在第 10 天进行一次透析，解决了治疗的关键问题。另 1 例患者有挤压综合征，伤势较重，病情发展迅速，血钾高。我们估计利尿期可能于第二周末开始，因病情变化迅速，遂决定作 3 天透析一次的准备。在入院后第 1、4、8 天，分别地进行了 3 次人工肾透析。患者在第三次透析后两天（发病后 12 天），尿量开始增多，两天后进入利尿期，又经 3 天，病况好转，这是采取多次定期透析治疗的典型病例。

三、积极进行早期透析。急性肾机能不全患者的病情变化皆较迅速，往往须用人工肾治疗，并应早作准备。一般应观察 3 天，如病情不见好转，且日趋严重，可考虑作透析治疗。在利尿期出现之前，应再作好 2 ～ 3 天透析一次的准备，以求患者度过危险期。

四、预防性透析　系指病情尚未进入严重阶段时即进行透析治疗。既是治疗又能预防疾病发展到严重程度。

唯应根据具体情况，避免过早的或不必要的透析治疗。血液非蛋白氮含量及其每日的变化足可作为使用透析治疗的参考。据 Parson 及 Blagg 的观察，急性肾机能不全患者每日血液非蛋白氮上升速度如少于 30 毫克 %，当到 200 毫克 % 时再进行透析，恢复率可达 90%。如每日非蛋白氮上升速度超过 30 毫克 %，虽早日透析，死亡率亦高达 70%，对此应早作预防性透析。他们的标准是，患者血液非蛋白氮每日上升速度如超过 30 毫克 %，当其达 120 ～ 150 毫克 % 时，即应透析，以后再次透析仍须根据此标准。我们认为，血液非蛋白氮虽未上升到上述水平，如出现其他透析条件（肺水肿、高血钾等）时，亦应早日透析。

结　论

一、用人工肾治疗急性肾机能不全，能有效地排除体内蓄积的新陈代谢产物及过剩的水分，调节电解质平衡及纠正酸中毒；同时，由于肾脏负担的减轻，有利于肾脏机能之恢复。

二、应当根据病人的情况，一定的临床准则，并应选择适宜的时机，积极地早期使用人工肾治疗。

三、本文报道我院 11 例经 14 次人工肾透析治疗的经验。

参考文献

[1] 马腾骧等：人工肾临床使用的适应症，中华外科杂志，10（10）：660，1962.

[2] 马腾骧：人工肾，人民卫生出版社，1962.

[3] Humberger, J. etal.：人工肾的临床应用，人民保健，1（2）：188，1959.

[4] Pierce, J. M.: On the removal of body water by the artificial kidney. J. of Urol., 80：170. 1958.

[5] Blagg，C. R.: Earlier dialysis and anabolic steroid in acute renal failure.Ann. Heart，J.，61: 287.1961.

[6] Parson，F. M.: Optimum time for dialysis in acute reversible renal failure. Lancet，1: 129，1961.

《天津医药杂志》1964，6（5）：387-391

外科性急性肾机能不全的透析治疗

马腾骧　张振雄　天津医学院附属医院外科

外科手术后虽然我们在各方面采取了措施，但因患者来院时的条件不同，急性肾机能不全（也包括严重创伤、感染、输血反应或出血休克的病例）仍不断发生。本文根据进行过透析治疗的患者（表1）[*]，进一步探讨透析术在治疗上起的作用和具体使用的问题。

表1　病例摘要

序号	姓名	性别	年龄	原诊断与发病（肾机能不全）原因	透析疗法	治疗过程与结果	附注
1	苏×	女	37	胆道蛔虫，胆道手术探查，错配输血	人工肾	治愈	
2	杨×	女	40	化脓性腹膜炎，肠坏死，肠切除术后	人工肾	治愈	
3	××	男	26	严重挤压综合征，多发骨折，休克	腹膜透析（5次）	治愈	
4	李×	男	51	胆石症，胆道感染，外科手术后（肝肾综合征）	腹膜透析（3次）	治愈	
5	赵×	女	39	胎盘早期剥离大出血，出血性休克	腹膜透析（6次）+人工肾	治愈	
6	李×	男	41	支气管扩张大咯血，错配输血[*]	人工肾	人工肾透析治疗过程中大咯血死亡	少（无）尿期死亡
7	李×	男	54	化脓性胆囊炎胆石，外科手术后（肝肾综合征）	人工肾+腹膜透析	肾机能不全发展死亡	同上
8	呼×	男	24	独肾结核手术探查后	人工肾	同上	同上
9	侯×	女	26	双侧肾动脉狭窄，腹主动脉狭窄，外科术后	腹膜透析	同上	同上

[*] 本文不包括未经透析治疗的外科性肾机能不全或透析治疗的非外科性急性肾机能不全的患者。

续表

序号	姓名	性别	年龄	原诊断与发病 （肾机能不全）原因	透析疗法	治疗过程与结果	附注
10	宋×	女	47	化脓性周身感染，内毒素性休克	腹膜透析（2次）	内毒素性休克循环衰竭死亡	同上
11	鞠×	男	46	双侧肾动脉狭窄，外科手术血管造桥术后一个月行肾动脉造影时发生肾机能不全	人工肾	肾机能不全发展而死亡	同上
12	董×	男	24	严重挤压综合征	人工肾（3次）	第三次人工肾后6天高血钾死亡，为利尿期第5天，每日尿量1000毫升以上	利尿期死亡
13	田×	女	33	剖腹取子，盆腔感染，错配输血*	人工肾	透析后3天，死于高血钾，斯时已进入利尿期第二天，该日24小时尿量1200毫升	同上
14	陈×	男	46	消化性渡场穿孔，化脓性腹膜炎，中毒性休克，外科手术后	人工肾	利尿期第6天，死于腹腔残存感染肠麻醉	同上
15	高×	男	6	肾脏Wilm's瘤外科手术后，输血反应（非错配）	腹膜透析＋人工肾	利尿期16天，死于无抑制性出血，脑出血	同上

* 错配输血者3例，皆为县级医院治疗时发生的。

透析方法

本组病例发病原因不同，病情不同，所使用的透析方法和治疗效果也不一致，但主要的方法是两种。

一、人工肾：基本上是Kolff回旋型（Humberger改良型），透析系统是赛璐芬（Cellophane）扁纸管，透析面积24 000平方厘米，透析径路为静脉到静脉，透析时血流速度是150～300毫升/分，透析液加温到38℃或39℃。所用的透析液配方（Humberger）如下：

氯化钙	0.30克
氯化钠	6.60克
碳酸氢钠	2.25克
氯化钾	0.30克
氯化镁	0.10克
葡萄糖	2～4克
水	加到1000毫克

每次透析的时间是 4 ~ 6 小时。

透析效果是比较突出的，无论新陈代谢产物蓄积的排泄作用、电解质平衡调节作用、水的代谢及症状的改善，均能达到满意的水平[1]。

二、腹膜透析：使用的方法是单管多次间断透析法。患者平卧，腹部常规消毒，在局部麻醉下，用腹腔穿孔器在脐与耻骨联合中点、中线偏左或经右腹直肌穿孔，后由穿孔器之中心送入内径 3 ~ 4 毫米，质地较软塑料管一根，管端（约在 10 厘米的距离内）有 50 个以上的小孔，导管送入腹腔不宜过长，一般 20 ~ 30 厘米，其方向多向膀胱后直肠前膀胱直肠隐窝处，拔出穿孔器，固定导管。

由导管将腹腔内的液体完全放净，管末端接一个三通接头，接头之两端，一接悬挂之输液瓶，一接地瓶（图 1），然后夹住通地瓶的管子，由输液瓶向腹腔内注入透析液 1000 ~ 2000 毫升，使其在 5 ~ 10 分钟内灌入。注入之液体在腹腔内停留 1 ~ 2 小时，再开放通地瓶之管，使透析液流出，流净为止，一般约需 10 分钟。以后按上述操作重复透析，以透析完 10 000 毫升透析液为一次治疗，约需 12 小时。透析完毕则将导管拔出，下次再作时可再穿孔按管，其位置与第一次者相对或在其上、下附近均可。此种方法穿孔较少、损伤轻，故可作多次重复透析，一般 12 小时后即可重复第二次治疗，但根据需要一次也可以连续透析 24 或 36 小时（20 000 ~ 30 000 毫升透析液）。此种方法简单易行，不需特殊设备，对患者的损伤也小，故可推广。我们在多次实践过程中（包括具体患者进行多次透析者），也没有遇到引流不畅或发生腹膜炎的病例。

透析时所用的透析液与人工肾略有不同。

氯化钠	6.60 克
碳酸氢钠	2.25 克
氯化钾	0.30 克
氯化镁	0.10 克
氯化钙	0.30 克
抗菌素	适量*
肝素	2.00 毫克
葡萄糖	15 ~ 80 克（根据水肿情况决定）
水	1000 毫升

---

* 如用青霉素、链霉素时，青霉素每 1000 毫升中 10 000 单位，链霉素每 1000 毫升中 0.1 ~ 0.2 克。如用四环素则每 1000 毫升中含 12.5 ~ 125 毫克。

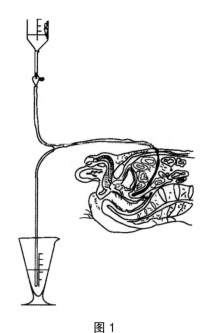

图1

透析效果也是比较满意的，透析一次（10 000 毫升透析液）可以排出非蛋白氮 8 ～ 12 克，个别病例可达 15 克。电解质平衡调节的作用也比较好，一次 12 小时的透析，电解质基本上可以恢复正常。水的排泄作用也是突出的，其决定于透析液内葡萄糖的含量，一般 10 000 毫升的透析液，可以携带出水分 500 ～ 2000 毫升。至于酸中毒的纠正、症状的改善等，透析后皆有比较明显的反应。

总的来说，人工肾一次透析（4 ～ 6 小时），约等于连续腹膜透析 24 ～ 48 小时。因此其虽不如人工肾的透析效果，但有操作简便、损伤小、短期内即能重复的特点，故更可作多次的预防性透析。

死亡率与治疗的关系

我组病例死亡率较高，为 66.6%，一方面说明外科性肾机能不全的严重性，但它并不能反映真正的死亡率，因本组未包括轻型的不需透析治疗即已恢复的外科性急性肾机能不全的病例在内，而一般需进行透析治疗的病例，全是比较严重的，故其死亡率不代表全面的情况。

虽然如此，从我们的死亡病例来看，疗效还有进一步提高的可能，这是应当尽量争取的，现分几方面进行讨论。

一、少尿期或无尿期死亡的病例。我组 10 例死亡的病例中，无（少）尿期死亡的较多，6 例，分析其死因多与肾机能不全本身疾病发展严重、迅速有关，虽经透析治疗，但仍不能逆转，卒致死亡。这部分患者如能早期采用预防性透析，其疗效可能提高一些，但其恢复与否还是决定于肾脏的病理改变，故潜力不大，这里不作重点讨论。

二、利尿期死亡的病例。我组死于利尿期的病例共 4 例，其中两例（病例 12、13，见表 1）似与透析疗法运用不及时有关。两例患者均在利尿期开始死亡，死亡的原因与高血钾有关，两例患者过去均作过多次的人工肾透析治疗，效果满意，透析后血钾均恢复正常，但透析后又复上升，逐渐达到严重程度。但考虑到已达利尿期，尿量增多（24 小时在 1000 毫升以上），高血钾的问题可能自行解决，且因已作过几次的人工肾透析，再作也有技术上的问题，在紧密观察及一般对症治疗中，突然死亡，如果能及时地配合腹腔透析（一次或多次），可能治愈。

病例 12：患者董××，男性，24 岁，左下肢严重挤压综合征，随后出现少尿，急性肾机能不全，情况发展严重，特别是高血钾症。故分别于发病后第 3 天、第 7 天、第 10 天进行了人工肾透析 3 次，每次透析均取得了预期的结果，非蛋白氮下降，水、电解质调节平衡，症状改善，第 12 天进入利尿期。利尿期后第 5 天（该日尿量是 1500 毫升以上），突然发生循环衰竭而死亡，该日血钾在 9 ～ 10 毫克当量 / 立升。

本例如能及时地采用腹膜透析，降低血钾或可能有救治的可能 *。

另两例死亡病例，与透析治疗的运用关系不大，一例在利尿期死于术后腹腔残存感染、肠麻痹，另例利尿期延长到 16 天，肾功已逐渐恢复，但出现无控制性皮下、黏膜下等出血，最后因脑出血而死亡。

根据以上分析，如果透析疗法运用得当，利尿期的死亡率可以大为降低，故合理地使用透析疗法，将是今后讨论的重点问题。

合理使用透析疗法

透析疗法不是急性肾机能不全唯一的治疗方法，所以强调透析治疗而忽略了其他治疗是不正确的，但它确系有效的方法，在关键性时刻起着很大的作用，故应充分地加以掌握。过去我们对人工肾使用的适应证曾作过讨论[1-2]，但其毕竟比较复杂，要求一定条件，多次重复也比较困难，虽安全、可靠，但在使用上受到了一定的限制。腹膜透析，方法比较简单，并可多次重复，但其疗效较差，有时又不能满足治疗上的要求，故两者应配合使用。

从死亡病例的分析看，两者配合使用的意义也很大。有一些病例，特别是早期透析不使病变发展到十分严重程度，疗效肯定可以提高，这就需要多次使用腹膜透析。在利尿期死亡的病例中，如能适当地在人工肾透析后佐以腹膜腔透析，可能防止死亡。

一般可以根据下述的原则，在不同情况下，有选择地使用透析疗法。

一、疾病发展和缓，病肾恢复较早，单独使用腹膜透析或人工肾，均能取得较好的疗效。

在这种情况下使用腹膜透析时，应当尽量提早，并且可以重复多次进行，直到利尿期危急情况度过为止，一定不能像使用人工肾那样直待患者病理生理改变达到一定程度时[2]方始使用，

---

* 该时著者们对腹膜透析基本上还是没有经验的，认识上、技术操作上还存在着一定的问题，故尚未广泛地用于临床。

因该时腹膜透析往往不能扭转危局，疾病继续发展，往往招致死亡。

使用人工肾时，在这种轻型病患者则可根据一定的原则[2]，掌握一定时机，争取一次成功。

二、腹膜透析与人工肾透析的联合应用，一般有两种情况：

（一）疾病开始就用腹膜透析，每日或隔日一次（10 000 毫升透析液），这样可以把疾病的病理生理改变限制在最低水平，甚或不发展，机体不受危害，减少并发症。甚至患者每日可以下床活动，食欲也不受影响，病变较轻者，很快进入利尿期而恢复。在病变比较严重的病例，腹膜腔透析过程中，由于病变仍不断向严重发展，故可辅佐以人工肾透析，这样就能使患者安然度过危险期，这是一种比较积极的方法，具体使用上也有两种情况：

1.腹膜透析（一次或数次）加人工肾。

2.腹膜透析（一次或多次）加人工肾加腹膜透析（一次或多次）。

此种方法，值得采用，疗效亦佳。

病例 5：患者赵 ×，女性，39 岁，转入我院前 5 天因流产出血过多（估计 1000 毫升以上）而休克，立即送入某医院经抢救恢复，以后发生尿少、肾机能不全，每日尿量不超过 50 毫升，周身浮肿，血压高（165/100 毫米汞柱），神志逐渐昏沉。转来我院时（发病后 5 日），血非蛋白氮 107.3 毫克％，血钾 5.6 毫克当量/立升，血钠 118 毫克当量/立升，血氯化物 86 毫克当量/立升，血浆蛋白 4.2 克％。立即进行腹膜透析，两日内共作两次（每次 10 000 毫升透析液），患者水肿明显好转，神志也较清晰，血非蛋白氮下降为 79 毫克％，血钾为 5.1 毫克当量/立升，血钠 135 毫克当量/立升，血氯化物 96 毫克当量/立升，有很大的好转，但尿量仍少，每日仍不超过 80 毫升。因腹胀严重，发生肠麻痹，不能再进行腹膜透析，故两天后（入院后第 5 天，发病后第 10 天）情况更加严重，水肿加重，神志进入半昏迷状态，血非蛋白氮上升到 160 毫克％，血钾超过 7 毫克当量/立升以上，其他电解质改变不多，乃进行人工肾透析，共透析 4 小时，非蛋白氮下降为 72.5 毫克％，血钾为 5.1 毫克当量/立升，高血钾心电图恢复正常，排出多量液体，水肿消失，中心静脉压下降，神志清晰，腹胀消失，排出多量大便，肠蠕动恢复。

以后 4 天内连续进行了 4 次腹膜腔透析（每天一次，每次 10 000 毫升透析液），过程良好，水肿未再增加，神志清晰，每日进食。血非蛋白氮维持在 100～140 毫克％，血电解质基本也正常。

入院后第 10 日，发病后第 15 日，进入利尿期，以后逐渐恢复，又 5 天，发病 21 日后，即第四周开始，患者进入恢复期。

这一病例的治疗过程充分说明人工肾、腹膜透析配合使用的优越性，疗效亦佳。

本病例如不能应用人工肾透析，在腹胀不能进行腹膜透析时，就有死亡的可能。而在人工肾透析之后，如不能应用腹膜透析维持，在利尿期开始之前，肯定又会出现危急状态，如非蛋白氮等蓄积，电解质、水分紊乱等，甚或死亡，故二者配合使用是有价值的。

（二）患者来院较晚，肾机能不全的病理生理改变已达十分严重阶段，此时应先应用人工肾，以后再辅以腹膜透析，这样也能收到良好的治疗效果。

三、腹膜透析的禁忌证问题。一般是没有禁忌证的，甚至腹部做过手术的亦可应用。我组病例至少有 4 例过去分别作过胆囊探查、腹部肾切除及肾血管手术，最长者手术后 6 日作腹膜透析，并未引起不良反应。有全腹膜炎者亦非透析禁忌，但应用时应慎重考虑。

透析疗法在外科肾机能不全的治疗上起的作用很大，特别是预防性透析或腹膜透析与人工肾配合使用，效果更好，但欲进一步发挥透析疗法的作用，应当明确几个问题：

（一）对具体患者疾病发展的规律，病理生理改变的变化或病程的估计应当初步掌握。

（二）对透析疗法在具体患者所能取得的疗效作出初步的估计。

（三）对透析疗法的作用规律应当熟知。

（四）应当熟练地掌握透析方法，并熟知所能引起的并发症的处理，这样才能发挥这一疗法的积极作用。

参考文献

[1] 马腾骧等：急性肾机能不全的透析治疗，中华外科杂志 1964 年增刊。

[2] 马腾骏等：人工肾临床使用的适应症，中华外科杂志 10：660，1962。

《泌尿外科内部通讯》1965，1（3）：1

血管内皮细胞素与急性肾功能衰竭

马腾骧

急性肾功能衰竭发病、修复的机理研究近年来集中在氧自由基方面血管活性物质的作用机理，其中研究比较多的是血管内皮细胞素；病理改变修复过程中的生长因子问题；其他集中在氧自由基、血管内皮素、生长因子等方面。现着重阐述血管活性物质中的血管内皮细胞素在发病中的作用机理。

血管内皮细胞素（endotheline，ET-1）是血管收缩的活性因子，其作用机理与其他血管收缩性活性物质相似，这些收缩物质与肾血管平滑肌细胞膜表面存在的特异性受体结合产生作用。通过三磷酸鸟嘌呤（guanosine triphosphate，GTP）结合蛋白 G，使脂酶（phospholipase，PL）C 激活，使二磷酸磷脂酰肌醇（phosphoinositide 4,5-biphosphate PIP_2）分解（氢化），产生三磷酸肌醇（inositole-1,4,5-triphosphate，IP_3）及二酰基甘油（diacylylgcerol，DG 或 DAG）。IP_3 及 DG 作为第二信使，使肌细胞内的内质网释放 Ca^{2+} 及游离出蛋白激酶（C- 激酶）并使之激活。此时受体激活继续引起 Na^+ 离子过膜透过性加强，除极后，电位依赖性 Ca^{2+} 通道（VDC）或不伴有电位变化的受体活性 Ca^{2+} 通道（ROC）开放，Ca^{2+} 离子流入细胞内。由于细胞内 Ca^{2+} 动员，细胞外 Ca^{2+} 流入，血管平滑肌细胞内 Ca^{2+} 浓度上升 $[Ca^{2+}]i$，Ca-Ca 调节蛋白含量增多（CaM），CaM 依赖性轻链肌蛋白激酶（MICK）激活，由于轻链肌蛋白（MLC）磷酸化，引起肌动蛋白（actomyosine）的相互作用，乃引起肌肉收缩（图 1A、B）。

推论 C- 激酶激活可能与持续性肌收缩有关（作用慢，维持时间长或有其他的生理作用）。

引起的这些 Ca^{2+} 离子的变化，也能同时出现在肾脏的肾血管细胞，正常的情况下，起一定的功能调节作用，过量时，将引起细胞坏死，出现病理改变。

首先 ET-1，1988 年由日本学者报道，以后研究者日多，最初 ET-1 是由猪大动脉内皮细胞培养上清液中分离出来的一种物质。是含有 21 个氨基酸的肽类物质，有强烈的血管收缩作用。由于遗传因子结构的不同，还有 ET-2，ET-3，可由其 mRNA 鉴别，现在重点研究的是 ET-1。

血管收缩物质
[α1 血管加压素Ⅱ，精胺酸血管加压素（AYP），ET-1，TXA2,5- 羟色胺]

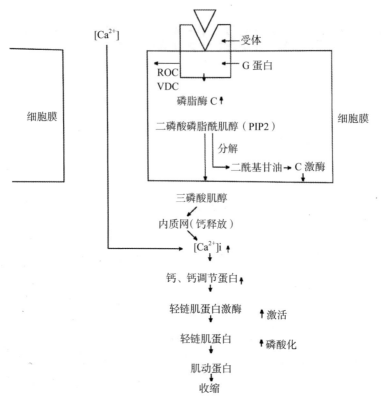

图 1A　血管收缩物质作用机理

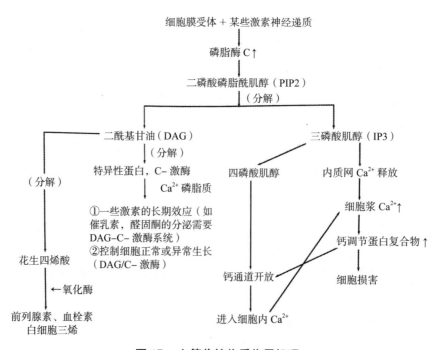

图 1B　血管收缩物质作用机理

一、ET-1 的作用

1. 对冠状动脉直接的影响：犬冠状动脉直接注入 ET-1 1～30 pmol/kg 体重，可出现长期持续性冠脉血流量低下，血管收缩（如果用 ET-1 10 pmol/kg 以上，冠脉血流低下 30 分钟以上），同时伴有血压降低，左室收缩压、左室 dp/dt 也低下，但左室扩张终期压上升。心电图上（30 pmol/kg）ST 段上升。冠状动脉造影，血流明显停滞。这种血管收缩作用对动脉、静脉、摘出的动脉均不例外，特别是脑动脉、冠状动脉、肾动脉（输入动脉）的亲和力更强。

2. 升压作用：给 ET-1 在短暂的降压后，血压明显上升，且作用较久，心跳数也减少。如给 ET-1 的单克降抗体，这种升压作用消失。基本血压及心跳数也无改变。这种升压作用，也是血管收缩的结果。

3. 对肾脏的作用：（1）强力的血管平滑肌作用：主要作用到肾血管，因此肾小球滤过率、肾流量均降低。少尿，周身血容量扩张，心房肽分泌增加，以对抗 ET-1 的作用。（2）肾小球系膜细胞收缩，滤过系数（kf）减低，也与肾小球滤过率减低有关。（3）对肾小管的作用：目前还有很多不明之处。一般肾髓质内层集合管内氧消耗量减少，抑制 Na^+、K^+ ATPase 泵的活性。在集合管处，由于有抗利尿激素的刺激，cAMP 产生增多，对 ET-1 有抑制作用。在肾小管细胞，使细胞内 Ca^{2+} 增多，故能促使细胞坏死的发展。（4）ET-1 可使尿钠减低，有时尿也可增加，能够刺激前列腺素，血管内皮源舒张因子（EDRF）的分泌，心房肽（ANP）分泌增多，同时减少肾素的释放。也有抑制抗利尿激素使肾小管细胞 cAMP 上升的作用。ET-1 对肾脏的作用机制是比较复杂的，主要引起输入小动脉收缩，肾小球滤过率下降，平均血压上升，但肾小球滤过分数和 FE_{Na} 改变并不明显。肾血流量也有改变，有时可降低 50% 以上，有时影响出球动脉及肾小管。

二、ET-1 分泌抑制因子

（1）钙离子拮抗剂：如异博定，Verapamil 等。（2）Captopril：可减低 ET-1 对肾脏的作用。（3）肾素系统。（4）ANP 对抗 ET-1 对肾脏的作用。（5）环孢素。（6）抗利尿激素（ADH）→ cAMP →抑制。

三、ET-1 分泌促进因子

（1）阿司匹林：使 ET-1 的作用增强。单独向肾动脉内注入 ET-1，肾内游离的 PGE_2 和 PGI_2 增加，这是阿司匹林抑制环氧化酶的作用所致。（2）凝血酶及生长因子（TGF-β）：特别在肾小管细胞，肾小管系膜细胞培养时，加上述因子，产生的 ET-1 量可成倍增加，也说明 ET-1 不完全来自内皮细胞。（3）环氧化酶（cycloxygenase）阻断剂。

四、ET-1 与急性肾功能衰竭

ET-1 参与肾血管、肾循环的功能调节，对缺血性急性肾功能衰竭的发生、发展起重要作用。但其详细的调节机制，目前还不十分清楚。

（1）ET-1 有强烈的血管收缩作用，影响肾血流量及肾小球滤过率，参与肾循环动态变化，影响肾脏功能。（2）急性肾功能衰竭时，血中 ET-1 含量增加。（3）肾缺血时，肾内输入抗 ET-1 抗体，明显改善已降低了的肾小球滤过率，它可以调节肾血管张力。（4）ET-1 直接作用于肾小管细胞，使其 Na^+、K^+ ATPase 泵失活，影响细胞代谢功能。（5）ET-1 使肾小管内 $[Ca^{2+}]i$ 增高，加速细胞的坏死。（6）动物实验中，水蛭素可以预防用 ET-1 产生的急性肾衰竭的发生。静脉输入 ET-1 可增加血浆的 PGI^2、PGE_2 及 TXB_2 的水平，产生一个高凝状态，第八因子活性上升，纤维素单体、抗凝血酶 III 的效应也上升，缩短部分凝血酶时间，同时有蛋白尿、血清肾素活性上升。肌酐清除率、尿量、尿 pH 均下降，给水蛭素组，这些改变均减轻。

ET-1 所产生的高凝状态，共结果纤维素形成，又导致 ET-1 的分泌增加，血管收缩调节的 ET-1 及抗凝集的血管扩张剂（如 EDRF、PGI_2 等）之间的平衡遭到破坏，因而产生急性肾衰。水蛭素可以改善这个平衡失调。

缺血对肾脏血液动力学产生影响，使 ET-1 的分泌增加，实验证明，肾内血流相对的应力处于低水平（应力减低），ET-1 使 mRNA 在 2～4 小时后增加数倍，这说明 ET-1 的分泌增加，可能是促进急性肾衰竭发生、发展的重要因素（图 2）。

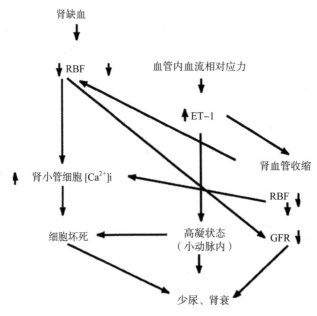

图 2　缺血对肾脏血液动力学的影响

《中华泌尿外科杂志》1995，16（1）：57

移植肾的急性肾功能衰竭

马腾骧　王健民　天津市泌尿外科研究所　天津医学院第二附属医院

同种异体肾移植术后，移植肾发生急性肾功能衰竭的不多，但有其临床特点。我组 18 例 19 次同种异体肾移植（简称肾移植）中发生急性肾功能衰竭的有 3 例，均经及时地处理而恢复。今就其病因、诊断、鉴别诊断等问题，作如下的探讨。

病例报告

例 1：女，34 岁。1980 年 11 月 18 日因慢性肾小球肾炎、尿毒症入院。经定期血液透析病情稳定，于 1981 年 5 月 8 日，接受尸体肾移植。该肾热缺血时间在 6 分钟之内，冷缺血时间 2 小时。移植前每日尿量 500 ～ 600 mL，血肌酐 9.4 mg/dL，血尿素氮 60 mg/dL。移植当天排出尿量 1495 mL（移植肾血管吻合开放循环后即有尿排出）。术后第 1 天尿量 1725 mL/24 h，第 2 天下降为 780 mL/24 h，以后逐日下降，第 5 天为 554 mL/24 h。从第 6 天到第 14 天，尿量在 1040 ～ 1034 mL/24 h。此间多次测定自由水清除率为 -0.36 ～ +8.3，滤过钠排泄分数（FE_{Na}）为 5% ～ 41.7%，血肌酐、尿素氮皆增高，且有波动（因一直用定期血液透析维持）。自术后第 15 天起尿量开始增多，术后第 28 天，尿量达 2810 mL/24 h，停止血液透析。术后第 29 天尿量为 2365 mL/24 h，自由水清除率为 -27，FE_{Na} 为 2.4%，此后逐渐恢复，病情逐渐稳定，病人肾功能在正常范围内。于术后 15 个月出院。

患者曾于术后第 6 天，发生肾包膜破裂出血，手术探查发现移植肾有 4 处小裂口长 2 ～ 4 cm，深达肾皮质浅层，用明胶海棉压迫止血，结果满意，术时作了肾活检。

例 2：男，22 岁。因慢性肾小球肾炎、尿毒症经过一个比较长的血液透析准备后，于 1982 年 8 月 7 日下午行尸肾移植术。供肾热缺血 15 分钟，因一部分分枝肾动脉经肾脏冷灌洗不理想，致冷缺血时间达 3 小时。移植前血尿素氮 40 ～ 50 mg/dL 出，血肌酐 6 ～ 7 mg/dL。移植肾当天尿量为 2795 mL。以后尿量逐渐减少，第 1 天为 167 mL/24 h，以后 15 天内尿量一直波动在 1040 ～ 1968 mL/24 h。此间血尿素氮在 100 mg/L 以上，肌酐 4 ～ 8 mg/dL。多次测定自由水清除率为 -9.7 ～ +9.8，FE_{Na} 为 1.5% ～ 8.5%。因患者同时有胸导管引流且维持一定的尿量，故未行血液透析。术后 17 天，尿量为 2410 mL/24 h。此后逐日好转。术后第 24 天，尿量 2000 mL/24 h 以上，血尿素氮为 39 mg/dL，血肌酐 1.4 mg/dL，自由水清除率 –32，FE_{Na} 1.02%，患者进入恢复期。现患者术后近 3 个月，肾功能良好。

患者于术后第 9 天出现肾包膜破裂、出血，手术探查发现肾脏有多处裂口，深达肾皮质浅层，明胶海棉压迫止血，过程顺利。

例 3：男，25 岁。因慢性肾小球肾炎、尿毒症入院。经过血液透析准备，于 1982 年 8 月 7 日行尸体肾移植。肾热缺血时间 15 分，冷缺血时间 7 小时。术中移植肾开放肾循环后即有尿液分泌。移植当天尿量 1670 mL（下年 9 时完成移植手术到翌晨 7 时共 10 小时），术后第 1 天尿量 2319 mL/24 h，第 2 天尿量 1069 mL/24 h，由第 3 天起尿量明减少至 735 mL/24 h，第 4 天 345 mL/24 h。开始血液透析，每 2～3 天 1 次，每次 7 小时。以后 12 天内尿量为 0～380 mL/24 h。术后 17 天开始利尿，当天尿量为 1064 mL/24 h。以后尿量逐渐增加，至术后 21 天时，尿量为 2000 mL/24 h，此后进入恢复期。

少尿期开始时血尿素氮 103 mg/dL，肌酐 6.5 mg/dL，自由水清除率 –2.4，FE_{Na} 8.86%。术后 28 天，尿量 2800 mL/24 h 血尿素氮 10 mg/dL，肌酐 2.24 mg/dL，自由水清除率 –32，FE_{Na} 2.1%。

本病例术后 16 天发生肾包膜破裂、肾周出血，多数小裂伤深达肾皮质浅层。作了清创、明胶海棉压迫止血、引流手术，术后经过顺利。现在为术后 2.5 月，肾功能正常，一般情况尚好。

病因分析

3 例中，其中 2 例有移植肾热缺血时间较长、冷灌注不理想、冷缺血时间较长等可能的病因存在，但未找到别的更明确的病因。3 例均没有出现手术过程中（特别是移植肾开放循环后）的低血压，也没有使用药物不当、药物过敏或体液电解质平衡紊乱等情况发生，所以，要明确病因，必须从以下几个方面进行分析。

一、潜在因素

根据津川（日本）的研究（活体供肾），移植肾在移植后，即使没有任何病因干扰，在短期或长期存活过程中，其肾功能只能达到原来功能的 75%，这种长期稳定固定在一定水平上的（原肾的 75%）肾功能，是能维持受者长期存活的。但一旦出现病因因素，其代偿机能远不如健肾完整，故容易发病。而尸肾移植，肾功能受损的情况可能更为严重。

移植肾的基本状态与移植后发生急性肾功能不全有直接关系：肾移植过程中，可能存在着一些使移植肾功能受损的因素，改变其基本状态，使之对外来打击（或意外负担）的敏感性加强，而在平时不致发生肾功能衰竭的情况下而发生了肾功能衰竭。

二、热缺血时间的影响

移植肾热缺血时间直接影响供肾质量。热缺血时间以 15 分钟以内为佳，超过 30 分钟，则有可能产生因缺血而造成的肾脏病理变化。热缺血时间越短，则肾脏的质量越高，发生急性肾功能衰竭的机会越少。

本组 3 例中，有 2 例热缺血时间为 15 分钟，比我们过去的移植肾的热缺血时间稍长，特别其中 1 例合并冷灌注不充分（有异位肾动脉），另 1 例合并有冷缺血时间过长（7 小时），这可能是发生急性肾功能不全的重要原因。

三、冷灌注及冷缺血时间的影响

尸肾取下后用 4℃的冷灌注液（Collins 液）充分灌注，要求一定的灌注压力（80mmHg 以上）。主要洗净肾血管内的残存血液或其他物质，以免形成小的栓子；另外起到彻底降温，保护组织细胞以免退行性变，以延长器官生存能力的作用。因此，灌注充分与否是很关键的问题。但有时可能由于血管分支的异常或有异位动脉，仅灌注主要的肾动脉可能有部分区域达不到上述目的，局部温度较高，对缺血的耐受性低下。且因灌注不充分而有栓子形成，乃引起组织细胞的退行性变化或坏死，临床上乃出现急性肾功能衰竭。灌注压力低，也是灌注不充分的重要原因之一。本组例 2 即有灌注不充分的发病因素。

供肾冷灌注充分后，还须在低温环境下保存一定时间（取肾到肾移植）。亦即把该供肾完全包埋在冰屑或冰块中，放入保温容器，中间还须不断补充新冰屑（或块），一定把局部温度控制在 4℃以下，这样可以保存 2 小时而无影响。根据我们的经验，保存超过 2 小时的肾脏，乃逐渐出现坏变。本组例 3 移植肾冷保存（冷缺血）7 小时以上，虽然用了第二军医大学的 HC-A 冷保存液（即高渗枸橼酸腺嘌呤液，据报告可保存肾脏 30 小时以上，移植后仍能恢复正常肾功能），但终因时间过长，临床上出现了急性肾功能衰竭。冷保存肾（冷缺血）要达到质量要求，则保存的温度一定要控制在 4℃，否则虽时间限未超过，但保存质量仍不高（半埋或未埋在冰屑中或中途冰屑融化未及时补充），温度较高，肾脏组织细胞受损，移植后仍能产生急性肾功能衰竭。

四、其他因素

手术过程中，很多因素均能引起急性肾功能衰竭。对移植肾来说，很多也是致病的因素，但没有什么特异性，故不作赘述。

总之，移植肾急性肾功能衰竭的发生，是离体肾（取肾）到移植手术完成过程中，缺血及移植肾对缺血的耐受问题。其过程涉及的问题较多，环节也多，无论在哪个环节处置不当（包括处理质量上的要求），将会对肾脏造成严重损害，如本组例 1，移植的整个过程并不能找出明确的病因，但临床上却出现了急性肾功能衰竭，所以在移植过程中每个环节处理上，均要注意质量上的要求。否则容易导致急性肾功能衰竭发生。

诊断与鉴别诊断

移植肾发生急性肾功能衰竭的诊断及它与急性排斥反应的鉴别诊断均十分重要，因为它们在临床治疗和预后上均不相同。本组 3 例均及时地作出了正确诊断，并采取了合理的措施，最后皆取得了较满意的结果。我们认为，解决这个问题的重点包括以下几个方面。

一、发病过程的分析

移植肾急性肾功能衰竭的发生多半是开始时可能出现利尿现象，特别是过度利尿的患者，更应当引起警惕。利尿现象一般维持 12 ～ 24 小时，以后逐渐出现少尿，乃进入少尿期。这一过程，可能与肾脏的病理改变是一致的。因缺血造成的肾脏改变初起仅是肾小管上皮细胞的混浊、肿胀，而细胞坏死，小管萎陷的出现可能稍晚些。因此早期可有利尿现象（肾小球尚能维持一定量的滤过，而肾小管回吸收功能受损），待肾小管上皮细胞坏死，小管萎陷或阻塞，则出现少尿。急性排斥的过程则稍异：如为超急排斥，则不出现利尿现象，开放移植肾的循环后，立即出现无尿或少尿；如为急性排斥，一般不致发生在移植后的过早期，因此二者在发病过程上有明显的不同。当然也有少数病例，二者在发病过程上差别不大，则应根据以下各点，逐步解决。

二、自由水清除率的测定

近年来临床上常用的自由水清除率测定的方法对说明肾功能早期变化有意义。一般比血尿素氮、肌酐升高早 1 ～ 2 天，作为肾功能监测的指标很有价值。但在鉴别肾功能变化是由急性肾功能衰竭还是急性排斥所引起的则没有明显意义。因其能早期说明肾功能变化，并提示有以上二者发生之可能时，可促使临床工作者早期全面检查和分析，有助于早期诊断。测定自由水清除率的公式是：

$$自由水清除率 = 1\ 小时尿量 \times \left(1 - \frac{尿渗透压}{血渗透压}\right)。$$

正常值为 –30（负值），其负值越大，肾功能越好。反之其值越接近 0，越说明肾功能差。

三、滤过钠排泄分数（FE_{Na}）的应用

已经临床实践证实，急性肾功能衰竭时，FE_{Na} 有说明肾脏病理变化性质的意义。

FE$_{Na}$可由下列公式求得：

$$FE_{Na} = \frac{钠清除率}{肌酐清除率} = \frac{\dfrac{尿钠 \times 尿量}{血浆钠}}{\dfrac{尿肌酐 \times 尿量}{血浆肌酐}} = \frac{尿钠 \times 血浆肌酐}{血浆钠 \times 尿肌酐}。$$

其结果一般以%表示，正常值为0.5%以下，肾前型肾功能衰竭为1%～1.5%（或1%～0.6%），肾实质型肾功能衰竭为1.5%（或1%以上）以上。

根据上述原则（标准），饭野（1982）对17例急性肾功能衰竭的患者用FE$_{Na}$作了病因诊断。其结果肾前型为2%以下，急性肾小管坏死为1%～15%.而肾皮质坏死者为30%以上。

本组3例患者都作了FE$_{Na}$测定，均在15%以上，并有更明显增高为41%者，符合上述标准。我们同时对3例肾移植患者，在其发生急性排斥反应时，进行了FE$_{Na}$测定，其结果最高也没有超过1.5%以上者。特别值得一提的是其中1例经激素冲击疗法排斥反应被抑制之后，其FE$_{Na}$由开始时的1.16%下降为0.95%。本组病例虽不多，但可充分说明问题。因为移植肾发生的急性肾功能衰竭，其病变主要是肾小管坏死。故其FE$_{Na}$为1.5%以上；而急性排斥反应，其早期主要是肾血管痉挛，细胞浸润，其病变近似肾前型急性肾功能衰竭，故其FE$_{Na}$值均在1.5%以下。目前的结论是：FE$_{Na}$1.5%以上多为肾小管坏死（急性肾衰），FE$_{Na}$1.5%以下多为急性排斥反应。

四、超声断层检查

特别是B型实时电子线阵扫描型仪器检查更有意义。根据Barrientos（1981）的经验：超声断层检查时急性肾衰与急性排斥反应有明显不同，前者肾体积增大，肾实质回声变化不大，但肾窦部回声明显减少；而急性排斥反应时，肾实质增厚，肾窦回声增加。这是因为急性排斥时，肾窦部有充血，炎性细胞浸润及静脉血栓形成，有时可见脂肪坏死，因此改变了组织密度，影响了声学阻抗，使肾窦部回声增加。本组2例患者作了此项检查.并对过去的急性排斥患者作的超声检查作了回顾，基本符合上述描述。超声断层检查很简便、易行，对患者无伤害，在鉴别上很有价值，值得推广。

五、移植肾穿刺活检

此法在确定诊断上很有价值，并因移植肾位置较浅，穿刺比较简单，成功率也高，并且很少发生并发症。此操作在超声断层诊断仪监视下进行则更好。本组例1、例2均作了移植肾穿刺活检，并且明确了诊断。特别在疾病的早期，急性肾功能衰竭与急性排斥在病理学上的区别还是很容易作出的。急性肾功能衰竭时，连续定期的肾穿刺活检，有指导治疗、说明预后的作用。

总之，在诊断和鉴别诊断中，我们强调发病过程、FE_{Na}测定、移植肾超声断层检查和穿刺活检的实践意义。它们简单易行，无过多伤害，诊断价值高。当然还有其他一些方法，诸如核素闪烁照相、肾动脉造影等，但一般均较烦琐。

几个有关问题

一、治疗

移植肾发生的急性肾功能衰竭，其治疗原则同一般的急性肾功能衰竭。但血液透析应早且有计划地进行，一定要把由急性肾功能衰竭引起的病理生理改变控制在比较低的水平，严防各种并发症的发生。免疫抑制药物的应用不应停止，但要减量使用。究竟用药多少为合理，目前还没有统一的意见。我们认为少尿期的用量以减量一半或给1/3的常规量较为适宜，但这个问题还有待进一步研究。移植肾发生的急性肾功能衰竭因病因因素解决得早且彻底（以肾的离体缺血为主，新的循环建立之后，问题就解决了），所以肾脏的损害多不严重，故恢复的机会较多，预后也较理想。我组3例的治疗过程，能说明这个问题，但不能因此而忽视急性肾功能衰竭的治疗。

二、肾包膜破裂

出血问题：本组3例皆出现了肾包膜破裂、出血，肾周血肿。这是急性肾功能衰竭发病的病因呢？还是发病后肾脏病变发展的结果？根据我组病例发生的情况和结果，考虑其发生是肾脏病理变化发展的结果。理由是：（1）出血均发生在急性肾功能衰竭发病后的不同时期内。（2）肾破裂均在肾包膜及肾皮质浅层，分析与肾脏增大、肾内张力增加而包膜剥离（手术时减压）不够彻底，起不到减张作用有关。而肾脏内张力增加是肾脏发生急性肾功能衰竭病理变化发展所致。（3）发生破裂出血的时间有先后，可能与破裂出血发生后肾脏局部病理变化有关。如果肾周围粘连少，破裂、出血后血块凝结较差，则很快出现出血的表现，其发现的时间则早。而肾周围有粘连，破裂出血后血块凝结好，开始出血的表现则不明显。多在患者有一些比较大的活动后，凝结的血块不牢固的粘连又撕脱乃出现出血的表现，这样发生的时间就较晚。我组病例虽经清创、止血效果尚满意，但能说明一个问题，即移植手术时肾包膜剥脱、减压是重要的一环。否则在肾脏出现病理变化时，将会出现同样的并发症，将增加治疗上的困难。

《中华器官移植杂志》1983，4（2）：58

血液透析中心的质量管理

马腾骧　天津市泌尿外科研究所　天津医学院第二附属医院泌尿外科

大型血液透析室透析床位（同时进行透析治疗的人数）超过 20 张（或 20 人）以上，称血液透析中心。透析中心中因同时进行透析治疗的人数较多，故质量管理要求高，否则除不能达到治疗目的外，还能引起多数人同时发生的并发症，故极重要。

我所（院）由 1981 年 10 月建立了具有透析床位 22 张（同时可进行 22 人透析治疗）的透析中心，在不到半年的时间里，共进行 730 人次的透析治疗（我们开展血液透析治疗以来的总透析例数为 2445 人次），对质量管理有以下的体会。

一、设立血液透析中心的必要性

血液透析主要的治疗对象是各种病因所引起的不可逆性的肾功能衰竭，而其中主要的是慢性肾小球肾炎尿毒症。根据国外资料，每 100 万人口，每年须进行透析治疗者约为 100 ～ 150 人。而这些患者中，年龄在 20 ～ 40 岁间者为绝大多数。就治疗的生存率而言，慢性透析的 5 年生存率高达 70% ～ 80%，其中约有一半的患者，还可以恢复不同程度的劳动。所以有很大的治疗上的意义。

我国没有明确的统计数字，但不会低于国外的统计。就天津市来讲，有近 700 万人口，每年须进行透析治疗的患者为 700 ～ 1050 人。根据透析治疗的能力而言，我们的透析中心，按每例每周透析 3 次，每次 6 ～ 7 小时，每周工作 6 天计算，最大的透析能力是 44 人。如按每例每周透析 2 次，每次 8 小时计算，也仅能满足 66 人的透析要求。如果要满足天津市所有须透析治疗患者的要求，像这样的透析中心，至少有 8 ～ 10 个，而目前仅有此 1 个，是远远不能满足实际需要的。

另一方面，血液透析这几年有很大的发展，主要表现在透析方法的改进和透析设备的研制。诸如碳酸氢钠透析液和高钠透析液透析法的开发，血液滤过，血浆分离的临床应用等。给血液透析带来了很大的进步，使用范围一再扩大。在仪器设备方面，特别是小型化、便携化的研究，也取得了可喜的进步。在基础方面，如高效膜的研制、尿毒症毒素特别是中分子物质的阐明，均给血液透析治疗的方便化和提高生存率，减少并发症带来了新的面貌。而这些研究的成功、发展，除了有大量的实验室工作外，一个规模较大的透析中心，是完成这些临床研究的不可缺少的基地。

我国有关血液透析的科研工作正在蓬勃发展，作为科研基地，这样的血液透析中心的建立，也有重要意义。因此，无论从临床治疗需要或科研需要，这种大规模的血液透析中心，在国内有条件的城市或医疗中心，应当普遍建立。

二、透析中心的质量管理

根据上述要求，为了保证医疗及科研质量，对透析中心某些重要环节的质量管理要求要高。

（一）透析液用水及透析液供给装置：透析液用水的水质如何，直接关系到慢性透析的远期效果。除已被大家注意的细菌（包括内、外毒素）、致热原、某些电解质（硬水综合征，以钙、镁离子为主）等外，近年来对水中存在的微量元素，如铝、铁、铜、锌、铅、锶、锰等，逐渐引起注意。透析液内铝含量过多，可以引起透析性脑病或透析性痴呆。铅可引起神经障碍，铁可引起呕吐并可蓄积在肝内。而铜则可引起变性血红蛋白症、白细胞增多或化学性肝炎。锌过多则可招致溶血亢进、呕吐、贫血等并发症。而锶、锰、镉、铅等因与蛋白有较高的亲和性，所以很容易透过透析膜而进入血内，最终在组织、器官中沉积，造成不良影响。因此对这些微量元素，应当在透析液的用水中，规定其容许浓度（表1），否则在长期透析过程中，产生种种并发症，而影响透析效果。

由于近年来透析性脑病发病较多，所以在这里再强调一下透析液用水中的铝含量问题。通常情况下，透析液用水的铝含量要求为 10～16 PPB 以下，如果超过 52～288 PPB，则易引起透析性脑病或透析性痴呆。尿毒症患者，由于肠管吸收的铝不能由肾脏排出，而在体内有蓄积的倾向，特别是脑组织，透析时又因透析液用水内铝含量高而又有更多的铝进入体内，更易发病。还有几种有关的特殊情况，透析液内的铝含量更高：如有用氢氧化铝，活性炭作透析液净化剂进行透析液再循环而进行透析治疗者（TM101 型人工肾）；又如因水的硬度高，加硫酸铝急速沉淀软化时，透析液用水内铝含量更高，更易发病。

表 1　透析液用水水质要求浓度含有物质

含有物质	容许浓度（mg/L）
钙	10
镁	6
钠、钾	10
氟化物	0.2

续表

含有物质	容许浓度（mg/L）
氯胺（chloramine）	0.1
铁、锰、铜、钡、锌（各为）	0.1
砷、铬	0.05
铅、银	0.05
镉、硒	0.01
汞	0.002
铝	20 PPB 以下
佛尔马林	10
残留环氧乙烷	25（透析器消毒用）
硫酸盐	100
致热源	无
混悬物粒子	5μ
氯	0.5

　　由于上述原因，作为透析液的用水，必须经过严格的处理，除掉各种的有害物质（包括微量元素），才能保证透析治疗的长期安全进行。特别是在血液透析中心，同时进行多人透析时，不仅要求水的质高，而且要保证足够的量，如在同时进行 20 人透析，则透析液用水的要求量至少为 10 000 mL/ 分，量既大，又要求长时间的连续供应，故一定须有特殊的水处理装置。

　　我透析中心透析液用水的处理过程如图 1 所示。自来水（又称原水）首先进入贮水罐（容量200 L），原水在此沉淀，加温（20 ～ 25℃）然后经过两组过滤器初步过滤，再进入除锰、铁装置，此后水经一组水泵（压力 2 ～ 2.8 kg/cm²）、三组过滤器进入硬水软化装置。此装置一般为钠型阳离子交换树脂（Amberite）柱，除掉钙和镁。水再进入活性炭过滤装置，除掉水中的氟、氯胺，有机物和致热原。水再经两组过滤器去掉一些混悬的粒状物后乃进入反渗析装置。这是一组处理水的关键装置，在此水内溶质 95% 以上均被除掉（表 2），变成水质较高的纯水。在此处两个问题很重要，一是温度，如果水温为 5℃，仅有 50% 的溶质被去掉，水温为 25℃，则95% ～ 100% 的溶质可被去掉（包括细菌和致热原）。另一个重要的问题是进入反渗析装置的水一定是经过上述处理的水，否则（直接原水进入）将会大大降低水质和水量并易引起反渗析装置的故障，甚至导致停止工作。经过反渗析处理的水再贮入一塑料制水罐，其容量为 100 L，然后再由水泵泵入透析液供给装置，在此用比例泵将水与浓缩药液自动配成透析液，然后输送到床旁监获器进行透析治疗。水泵入透析液供给装置时泵的压力要求 2 ～ 3 kg/cm²，泵入之前还要经过紫外线灯灭菌装置。

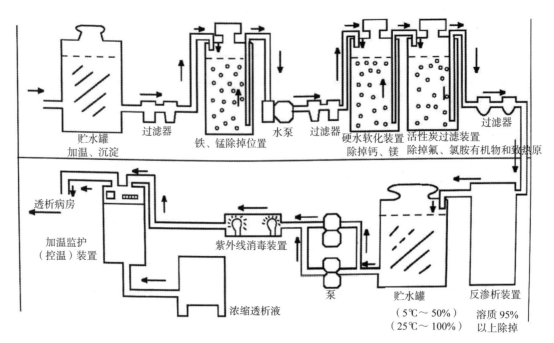

图 1　水处理模式图

上述的一系列水处理装置中，有些需定期处理、还原。其处理还原期一般根据用水量决定，一般情况下，硬水软化装置与活性炭过滤装置每周 1～2 次，反渗析装置每周清洗、消毒 1 次，除锰、铁装置一年一次。

透析液供给装置是透析中心的关键装置。因为是集中供应透析液，量较大，每分钟至少供应 10 000 mL 以上配制好的透析液，所以本身要有比例泵，一般水与浓缩药液之比为 34：1，如果需要作碳酸氢钠透析液时，还须有三液（水、浓缩透析液，浓缩碳酸氢钠液）混合泵，也须定比例配制。

表 2　反渗析装置对阳、阴离子的除去率

阳离子	除去率（%）	阴离子	除去率（%）
钠	94～96	氯	94～95
钙	96～98	重碳酸盐	95～96
镁	96～98	硫酸	99
钾	94～96	硝酸	93～96
铁	98～99	氟	94～96
锰	98～99	硅酸（SiO_2）	95～97
铝	99	磷酸	99

阳离子	除去率（%）	阴离子	除去率（%）
铵	88 ～ 95	溴	94 ～ 96
铜、锌	98 ～ 99	硼酸	35 ～ 70
银	94 ～ 96	铬酸	90 ～ 93
汞	96 ～ 98	氰氢酸	90 ～ 95
镉　Sr	96 ～ 99	亚硫酸	99
		氰化铁络离子	99

　　透析液供给装置还须有透析液浓度监护及加温，加温监护（控温）装置，保证连续不断的供应固定浓度、固定温度的透析液，如果上述浓度、温度在透析过程中出现异常时，则自动报警、停泵，停止供应透析液，以保证透析治疗的安全进行。

　　（二）床旁监护与中心监护：床旁监护仪是配制好的透析液进入治疗过程（进入透析器，进行透析作用）中重要的控制，监护系统。控制进入透析器的透析液流量（有流量表、流量调节纽），温度（可调加温系统、温度显示系统），流量在 200 ～ 600 mL/ 分，温度在 37 ～ 40 ℃，并可根据需要调节。根据使用的透析器不同，还须有压力控制与显示系统。如用负压型透析器（平板或空管透析器），则在透析液的回路上（透析液出透析器回监护仪的流路上）用能控制压力大小的负压泵，其负压显示为 0 ～ –50 mmHg。透析液回路上还应有漏血监护。监护仪上还应有血路管压力监护，最好有血路管动脉及静脉两侧的分别压力监护，这在用空管透析器或可弃型平板透析器时有用。肝素泵、血泵如能装配在床旁监护仪上最好，但单独使用者也可。

　　上述各项监护是自动进行的（最初设定可控范围），如果出现异常，除报警外，整个监护仪停止工作。

　　床旁监护仪每个透析床旁有一台，是保证安全透析的重要设备。因透析器的不同，对其要求也不同，但最好是通用型的（亦即平板、蟠管、空管等透析器均能使用者）。如果进一步要求，床旁监护仪亦应有水超滤设定、控制及监护装置，这对掌握透析时脱水、电解质平衡有用，同时也为应用"血液滤过"治疗所必需。

　　床旁监护仪与中心监护仪（详后）有电子线路上的连接，床旁监护仪发现故障报警，中心监护仪也报警，并显示报警的床位。

　　中心监护是指在透析室中心护士站的监护报警装置，这是十分重要的设备，可以补充巡回护士工作上的空白，床旁监护仪与中心监护报警装置有电子线路连接，二者可同时显示报警床位，有利于保证随时排除故障安全透析。

　　中心监护装置还与中心透析液供给装置、终末浓度监护装置有电子线路上的连接。能够显示整个透析液供应流程中透析液的浓度、温度，不正常就报警。该装置还有正常透析、不正常透析、不安全透析的显示及报警，这样一位护士坐在中心监护装置前，就可以知道所有的透析进程中大部分的情况，据此指挥巡回护士，及时、准确地排除故障，保证透析治疗的安全进行。

（三）消毒，隔离、控制感染：感染是慢性透析死亡重要原因之一，除了患者本身的原因（免疫能力低下、低营养状态、贫血、尿毒症本身病理生理变化造成的影响等）为主外，还有一些消毒、隔离、交互感染等问题。透析中心同时进行透析治疗的患者较多，情况则更复杂，其中较重要者是：

1. 传染性肝炎。乙型肝炎为主，多与透析时血路上的交互感染或输血有关。在透析工作中乙型肝炎无论在病人与病人之间，医护患之间感染率均较高。一般发病率在 3% ~ 5%，高者可达 10%，有时甚至可高达 20%。大型的透析中心，消毒、隔离尤较困难。我们采取了以下的措施。

（1）患者开始透析之前，一定要作"澳抗"或 HB_SAg 测定，阳性者均进行隔离透析*。慢性透析过程中，定期检查患者"肝功能""澳抗"或 HB_SAg 检查，一旦发现异常，也进行隔离透析。有明显肝炎表现者，尽可能不予透析，必须时也应隔离透析。我透析中心设有隔离透析室，所用透析液供给装置，床旁监护仪等均为独立设施，与总透析室分开。其用品、用具，也按隔离要求，这样可严格控制交互感染。

（2）血管路，透析器专病人专用：所有的透析病人均要掌握这个原则（不论是隔离透析或非隔离透析）。因为目前各方面的条件限制，这些用品还不能使用可弃型者（用一次即废掉），均须再使用或多次重复使用，如果不坚持这个原则，将有可能造成病人与病人之间的交互感染，即使再使用的处理方法措施比较有效，也要掌握这个原则。

（3）严格消毒，隔离制度：诸如患者使用的用品、用具、衣服、被褥、分泌物处理，均按肝炎的隔离的要求。血管道的接通、输血、输液等均需严格执行消毒，隔离的规定（例如接通血管时要戴无菌手套，每作一个病人，均换一次手套，手套处理也按消毒隔离的要求）。比较合理的是病人血液污染物的可弃型化。但考虑到经济上的问题，目前尚难做到。

透析液供给装置，床旁监护仪均作到用完 1 次消毒 1 次，我们主要用次氯酸钠（1% 溶液）结合高温（85 ~ 90 ℃）进行消毒。

（4）对工作人员的要求：经常对工作人员进行"肝功能""澳抗"或 HBsAg 检查，发现可疑者即停止其透析工作。工作人员工作时，除上述消毒，隔离制度须严格执行外，在操作上（特别是接血路管抽血、输血、穿刺损伤等），患者分泌物、血液污染物，用完的透析器、血路管的处理上，更应注意。

进入透析室工作的要求，完全同手术室。病人家属不准进入透析室，如有特殊需要时，进入的要求完全与工作人员同，并不允许其在透析室内较长期逗留。

由于严格了消毒、隔离制度，透析用品专用化、可弃化、血液污染品的处理合理化等，大大地减少了血液透析中心肝炎的发生率，我透析中心也不例外，在 2445 人次（包括以前的透析室透析病例）的透析中，仅 1 例发生了输血性乙型肝炎，特别是近 4 年来没有发生过肝炎。

---

* 在隔离透析室进行血液透析。

再值得推荐的是"乙型肝炎免疫球蛋白"的应用。如果发现有肝炎传播的可能性时，如被抗原阳性者穿刺针刺伤，有皮肤、黏膜感染侵入可能时，立即注射上述球蛋白 1000 ～ 2000 U，则能起到很好的预防作用。

2. 结核病。透析病人结核病的发病近年有所增加，主要是肺结核、淋巴腺结核或胸膜结核。这与病人的机体基本状态有关。长期尿毒症病人，机体免疫能力低下，加以贫血、营养不良，更有利于结核病的发展、传播，因此对结核病的预防也应给以重视。主要是加强消毒、隔离制度，改善病人的基本状态，合理的使用抗结核药物。其原则同一般结核病的防治。

此外透析用动、静脉瘘，很易发生感染，外瘘瘘管、伤口，内瘘穿刺部，一旦发生感染，均能发展成菌血症或败血症，因此重视外瘘接血路、内瘘穿刺的无菌技术是十分重要的。

（四）透析室及器械消毒：透析室是进行血液透析的重要处所，患者在此停留时间也较长。其中并要进行多程序的无菌操作。同时病人比较多，情况也多复杂，交互感染的机会也多，因此透析室本身的消毒也很重要，一般以手术室的消毒、灭菌为标准即可。每天工作完毕后，应用 3% 佛尔马林溶液空中喷雾，然后关闭门窗 12 ～ 40 小时，可以明显减少空气中的菌落。紫外线灯照射消毒，特别是透析床及被服比较有效。

血液透析使用的器械、用具，如果被血液污染，应先清洗，然后用 2% 戊二醛浸泡 12 小时，再用无菌水洗净再用。如为金属器械，水洗后用手术室常用的混合消毒液或 0.1% 洗必泰液浸泡 12 小时后再用。如果血液污染了床、墙壁，也用 2% 戊二醛的湿纱布清擦之。

工作人员有接触病人血液可能性的各种操作，应当戴无菌手套，操作毕手套处理同手术室。如在这基础上仍污染工作人员的皮肤时，先用流动水洗净，然后用 0.1% 洗必泰液洗净。透析室严格控制外人进入，进出要求与一般手术室相同。

透析液供给装置或床旁监护仪的消毒：经常有有关它们被细菌污染而引起透析并发症或仪器出现障碍的报道，故应经常进行消毒。一般每次透析后即进行消毒，用 1% ～ 5% 次氯酸钠溶液或 85 ～ 90 ℃的热水消毒。开动仪器上的消毒工作档，自动吸入药液或热水消毒（机内循环流动）。如用药液消毒，消毒后还须用无菌净水清洗。如果得不到上述消毒液，则可用 5% 佛尔马林溶液消毒，并把它充填在仪器内（循环管路内），下次使用时再用无菌净水洗净即可。

透析器及血液管路的消毒，由于可弃性制品的使用，消毒已不成问题。因为这些制品在出厂时已消毒完善，使用时注意无菌技术，取出即可使用。但是有的病人，有发烧、恶心、嗜酸细胞增多、哮喘等过敏性发作，经过分析、研究，可能是消毒物质残留所致，主要是环氧乙烷或佛尔马林，所以在消毒方法上近来强调用 γ 线照射或蒸汽消毒，以减少过敏性反应。

国内平板（Kiil）透析器使用者较多。空管透析器也强调多次使用，因此就存在着再使用消毒问题。

（1）再使用者必须是专人专用，无论是平板透析器、空管透析器、血路管等均是如此。

（2）我们再使用的操作规程是：返血后充分冲洗，用盐酸胃蛋白酶浸泡、冲洗，用温碱水（40℃）洗涤、浸泡，清水洗净，用 5% 佛尔马林洗涤、浸泡，再使用时用无菌清水洗净即可。

我们的空管透析器最长有再使用 11 次的经验，而血路管平均再使用 20 次以上，没有热原反应，没有感染，不影响透析效果。

（3）平板透析器（Kiil 型）使用时先铺纸，后消毒。先用 5% 佛尔马林溶液浸泡 12 小时（今天消毒，第二天使用），如果急用，冲洗、浸泡 1 小时即可。然后用无菌生理盐水（注射用）充分冲洗，直到残存佛尔马林测试[*]显示阴性为止。最后连接动静脉瘘管（血路管与透析器同时消毒、清洗）或穿刺内瘘接管，进行透析治疗。

（4）上述的消毒用 5% 佛尔马林也可以用 1% 次氯酸钠液代替，操作情况同前。

《天津医药》1983，11（2）：120

---

[*] 残余佛尔马林测试方法：用 5 滴被测试液放入试管。再加 10 滴蒸馏水稀释，再放入 1 片试剂（试剂片：含有硫酸铜 1 份，氢氧化钠 12 份，碳酸钠 4 份，枸橼酸 15 份），不要摇动试管，约 15 秒反应即达完全，此时轻摇试管，混合均匀，再与专用比色纸比色，即显示出其残余量。

甘露醇对外科性急性肾功能不全的预防作用

马腾骧　虞颂庭　天津医学院附属医院外科

甘露醇作为渗透性利尿剂临床应用已久，但是突出的作用还是在近年预防外科性急性肾功能不全上显示出来[1-4]。我科近半年来对 19 例不同情况的外科手术患者（附表），为了预防其发生急性肾功能不全，使用了甘露醇计 20 次，效果尚好，兹就应用范围和使用方法介绍如下。

附表　本组 19 例 20 次的甘露醇使用情况

临床应用情况	例次
较大的选择性手术（或创伤）有可能发生肾功能不全者	8
未并发低血压者	3
并发低血压者	5
化脓性感染　内毒素性休克	4
化脓性腹膜炎　中毒性休克＋外科手术	4
手术后输尿管梗阻	1
外科性急性肾功能不全	3
共计	19 例 （20 次）

根据本组应用的经验，认为甘露醇可在下列几方面使用。

一、较大的选择性手术（或严重创伤），术时或术后（伤后）尿少（每小时尿量不超过 10 毫升）或无尿，有可能发生急性肾功能不全者。本组 8 例，经输甘露醇后，尿量立即增加，除 1 例外余者术后均未发生急性肾功能不全，一般有两种情况。

（1）手术后（或创伤后）单纯尿少或无尿，不并发有低血压、休克者。本组共 3 例，2 例使用甘露醇后恢复，1 例无效。

例 1：患者男性，36 岁，创伤后 3 小时来院。患者工作时被粮食囤倒压伤，同时被埋入粮食内，经急救抢出，当时昏迷，呼吸停止，经抢救后呼吸恢复，但神智仍不清醒而送来本院。入院时检查：躁动不安，神志不清，全身检查未见异常，血压正常，无骨折或明显软组织损伤，诊断为脑震荡，挤压综合征，经一般处理后发现患者尿量极少，在伤后 6 小时由静脉快速输入 20% 甘露醇 100 毫升，很快即有尿液排出，1 小时内排尿 300 毫升，以后尿液正常，肾功能正常，不久痊愈出院。

无效的 1 例是肾动脉狭窄高血压患者，行血管搭桥术后发生肾功能不全，术时未输甘露醇，术后 72 小时始输 20% 溶液 75 毫升，无效，以后持续无尿，最终死亡。

（2）手术或创伤时尿少或无尿，同时并发严重低血压者。本组有 5 例。此类患者，情况更为严重，除手术或创伤影响肾脏的因素外，并合并有严重低血压，故产生急性肾功能不全的可能性很大，及时的输入甘露醇后，取得较好效果，本组 5 例，均作了较大的外科手术，术时尿少或无尿，并有低血压（一般收缩压均在 70 毫米汞柱以下），持续时间 20 分钟至 6 小时，经输给甘露醇后，皆未发生急性肾功能不全。

例 2：患者女性，57 岁，因膀胱癌第一期作输尿管皮肤造瘘，恢复尚佳，肾功能正常，第二期作膀胱全切除时发生严重出血，血压下降至 70 左右，间或有波动到 80 以上时。此患者手术开始时，即出现无尿，手术进行到 3 小时切除膀胱时，发生较大出血，旋即血压下降至上述水平，经多次输血未见好转，继续无尿，低血压达 6 小时，此时采取了有效的止血措施，并由静脉快速输入 20% 甘露醇 200 毫升，血压即开始回升，达 80 时，两侧输尿管即有大量尿液涌出，此后不久血压恢复正常，尿液也多，在 2 小时内，排尿量约 1000 毫升，恢复期内每日尿量正常，肾功能检查正常。

本病例如未注射甘露醇，则术后定会发生急性肾功能不全。

甘露醇在本组 8 例中，肯定起有益的作用，仅 1 例因输入时间较晚（72 小时后）而失败，故此类患者确是使用甘露醇较好的适应证，但时间应早（12 小时内），否则无效。

二、化脓性感染，内毒素性休克、血压下降的同时有尿少或无尿者。此种情况可能出现在手术后，但亦可能与手术无关。本组 4 例[*]，2 例发生于手术后，2 例未作手术，后者感染灶主要在肝胆系统，前者多与泌尿系统感染有关，4 例均及时输给甘露醇，3 例有效，1 例无效死亡。

例 3：患者女性，35 岁，患结核性膀胱挛缩，肾盂积水，但术前肾功能正常。经准备后作乙状结肠膀胱扩大术，输尿管移植术，手术过程顺利，但术后第 1 天突然高烧，血压下降（维持在 90/60 左右），尿少（10 小时尿量仅 150 毫升），当即诊断为肾盂肾炎，内毒素性休克，立即给抗菌素，并输入 20% 甘露醇 100 毫升，随后 1 小时尿量增加达 60 毫升，并逐渐增多，12 小时尿量达 1200 毫升（血压仍在 90/60 左右），此后每日尿量正常，虽肾功能稍差，血液非蛋白氮在 69 毫克％ 左右，但无其他肾功能不全症状，3 天后感染控制，10 天后肾功能恢复正常。

无效的 1 例是胰岛细胞瘤，手术后 3 日发生内毒素性休克，尿少，经抢救并输入甘露醇，无

---

[*] 4 例中有 1 例进行 2 次甘露醇治疗。第 1 次化脓性胆囊炎，内毒素性休克，无尿，甘露醇＋抗菌素治疗痊愈。半月后又有 1 次相似的发作，经及时施行手术并应用甘露醇，最后痊愈出院，故将第 2 次治疗归纳入第三类（作手术）。

效，甫一日即死亡，故尚不能说明甘露醇的效果。

此类患者甘露醇使用的效果也较突出，但须指出内毒素休克即或血压下降尚未达到影响肾脏功能的程度，仅内毒素本身对肾脏也有直接的影响，能引发急性肾功能不全，故不能把这类患者单纯看作是低血压的影响。

三、化脓性腹膜炎，中毒性休克低血压，有尿少或无尿，同时须行手术抢救者 *。此类患者发生急性肾功能不全的可能性很大，机制也较复杂，在中毒性休克低血压的基础上，又有外科手术、麻醉等因素存在，故更易发生，但输给甘露醇后，也取得良好效果。本组 4 例均作了手术及采取了甘露醇预防的措施，4 例中 1 例恢复，3 例死亡，死亡期长短不等，但用甘露醇后，尿量增多，直至死亡时，肾机能尚称健全。

例 4：患者女性，60 岁，患肠穿孔，腹膜炎，中毒性休克，低血压，术前无尿，经急症准备后作肠切除及引流，术时一直低血压，无尿，手术结束时给 20% 甘露醇 100 毫升，半小时内即排尿 200 毫升，以后每日尿量正常，患者术前血内非蛋白氮为 90 毫克 %，术后仍维持原水平，并微有下降，术后 3 天，中毒性休克未能逆转，卒至死亡，尿量一直正常。

四、手术后输尿管梗阻无尿，使用甘露醇无效，但有鉴别意义。外科手术后（特别是盆腔手术），往往发生无尿或少尿，其可能性有二，手术后急性肾功能不全或输尿管梗阻（部分或完全），在鉴别上有一定困难，平时以观察一定时间后的变化作参考，但往往延误治疗时机，如在术后发现无尿时立即输入足量的甘露醇后，如有尿液排出，乃机能性肾功能不全（如继续发展则成器质性），同时也达到了预防其发展的作用，如系输尿管梗阻（手术结扎或切断），则无尿液排出，本组仅有 1 例此类患者，但能说明一定问题。

例 5：患者男性，61 岁，患复发性膀胱癌，施行全膀胱切除及乙状结肠膀胱术，术时无明显低血压，术前肾功能尚佳（患过肾盂肾炎，近期尚有急性发作），但探查肾脏时，确有肾硬化的改变，术时、术后尿量很少，术后 1、6、26 小时，分别输入 20% 甘露醇 100 毫升 3 次，均无效果，因此判断为输尿管梗阻，立即进行探查，证实诊断（输尿管肠吻合口处狭窄），作了输尿管皮肤移植，术后尿量增多，每日 2000 毫升左右，肾功能恢复，但不久因败血症死亡。

从上例能看出甘露醇在治疗及鉴别方面所起的作用，虽然病例不多，但其价值应予以肯定。

五、外科性急性肾功能不全的发展阶段（少尿期、利尿早期），使用甘露醇无效，甚至使用不当有害，本组 3 例使用甘露醇分别为 1 ～ 3 次剂量，均无作用。

例 6：患者女性，40 岁，因肠穿孔、化脓性腹膜炎、中毒性休克于某院行剖腹探查，肠切除手术，并行抗休克、感染的治疗，术后发生急性肾功能不全，尿少，血非蛋白氮逐日上升，进入昏迷状态，第 4 天转来我院，第 5 天行人工肾透析，第 9 天进入利尿期，以后逐渐恢复，在第 6 天时（少尿期，每日尿量 100 ～ 300 毫升），第 9、10 天时（利尿期，每日尿量 1000 毫升以上）分别输入 20% 甘露醇 100 毫升，并无效果。

---

* 二、三类的主要差别在于三类患者在有中毒性休克、低血压的同时，还须施行外科手术。

急性肾功能不全发生后，肾脏已有器质性病变者，甘露醇输入后并无作用，故以不输为宜。使用甘露醇时应注意以下几个问题。

一、使用方法：一般有两种，一种是快速一次注入，另一种是徐缓滴入的方法。我们认为前法较好，即用20%～25%的甘露醇溶液100～200毫升（成人量），由静脉注入，速度应快些，整个剂量在5分钟内输入，如无效果，但有适应证时，半小时或1小时后再重复一次剂量，这样既便于使用，又利于观察效果，且不致因用量过多而发生副作用。另一种方法[1]是将甘露醇作成5%的溶液，以每分钟10毫升的速度，由静脉内滴入，直至出现尿液为止，显然这种方法在使用无效时，容易过量。

二、剂量问题：剂量过大时可能发生副作用（特别是急性肾功能不全已进入少尿期），剂量过小时其治疗作用又不能有效地发挥。

例7：患者男性，58岁，因右侧股骨粗隆间骨折入院。患者除平素有高血压（200/150）外，无其他不适，因治疗上的需要，经过一定的准备，在乙醚全身麻醉下行右侧闭孔神经切断术，手术过程顺利，但发生低血压[（210/150～120/90）约110分钟，术后12小时内无尿，当即给20%甘露醇100毫升快速注入静脉，无明显效果，于15小时又重复一次剂量，第二次给药后，立即排出浓茶色尿液300毫升，尿常规检查：蛋白（±），糖（++），显微镜下有多量红细胞及少许白细胞（术前肾功能测定，尿常规检查均正常）]。以后在6小时内又排出尿液1000毫升以上，此后每日尿量正常，肾功能检查正常，尿常规检查也渐转正常。

通过上例可以看出甘露醇用量不足，发挥的作用不大，适使用足量时，效果才显示出来。至于最合适的用量如何，目前意见尚未一致。Moore[4]的一次剂量为10%溶液1000～2000毫升，用25%溶液为250毫升，其他著者[1-3]与此相似，而Parry[5]则认为应根据体重计算，其数字为0.3～0.5克/公斤体重。

我们的习惯用法是：

（1）成人每次用量为20%甘露醇100～200毫升。

（2）使用时先输入第一次剂量20%溶液100毫升，如无效并认为是合适的适应证时，再在半小时或1小时内重复一次上述剂量，如第一次剂量给予后已有明显效果，则第二次可免。

（3）在适应证合适时，也可一次输入20%甘露醇200毫升，但可能浪费药品，不如两次用药经济。

三、用药时间非常重要，同一情况给予的时间合适，就能发挥作用，时间较晚，不但效果不明显，且能产生一定的副作用。任何病因引起的外科性急性肾功能不全，开始阶段（病因因素作用到机体后），肾脏的改变仅是机能性的，病因因素消失，肾脏机能随之恢复，不遗有后患，如病因因素继续作用，肾脏病变则由机能性发展到器质性，临床上将这个开始阶段称为反应期，按时间计算，在病因因素作用到机体后的12～24小时之内，甘露醇的预防作用，在反应期效果最大，一旦进入器质性阶段（无尿期），则失去其作用，故利用其预防发病时，应在手术后的12小时以内输入，否则效果不佳。

甘露醇在少（无）尿期并无作用，这已由本文第 5 组病例得到证实；相反的在少（无）尿期过多或无限制的使用甘露醇，反而招致危害。缘在急性肾功能不全的少（无）尿期，患者已有水分过剩在体内潴留的趋势，心脏负担因之加大，此时甘露醇输入后不能外排，其增加血容量的作用虽然较短，但心脏负担更加增大，甚至发生心力衰竭、肺水肿等，故原则上以不使用为宜。

急性肾功能不全的利尿期使用甘露醇虽然无害，但亦无明显好处，本文例 6 即有力的证明。缘利尿早期，肾曲管机能不全，几乎等于肾小球滤过的尿液，完全不被再吸收而排出，故此甘露醇的利尿作用失去。

总之，甘露醇使用的时间十分重要，一般在反应期有效，故应在手术后的 12 小时以内输入，否则效果不佳。

甘露醇使用时药量、方法和给药时间，直接关系到使用的效果，故考虑使用的适应证时，应将这些因素考虑在内。

此外，甘露醇对患者的血压，中心静脉压均有一定影响，这可能与改善了循环状态有关，我们观察的病例较少，尚难作用结论。

根据以上的资料，可以说明甘露醇确有强力的利尿作用和肾脏缺血时的保护性作用，因此对预防外科性急性肾机能不全，起着良好的作用，但使用的时间、药量、方法等，均有直接关系，故应一并考虑在内，这样才能发挥更大的作用。

参考文献

[1] Barry，K. G.，et al. Mannitolization；I. the prevention and therapy of oliguria associated with cross clamping of the abdominal aorta，Surgery 50: 335，1961.

[2] Nosowsky，E. E. and Kautman，J. J.: The protective action of mannitol in renal artery occlusion，J. Urol. 89:295，1963.

[3] Lilien. M. O.，et al.: The mechanism of mannitol diuresis，Surg.，Gynec.& Obst. 117: 221，1963.

[4] Moore F. D.，et al.: Tris buffer，mannitol and low viscous dextran，Surg. Clin. North America 43: 557，1963.

[5] Parry，W. H.，et al. Experimental studies of acute renal failure；I. the protective effects of mannitol，J. Urol. 89:1，1963.

《中华外科杂志》1965，13（1）：25

胸腺肽对维持性血液透析患者
T 淋巴细胞功能的影响

于文慧　马腾骧　王文成　张璐仁

【摘要】　观察维持性血液透析（MHD）患者应用胸腺肽治疗前后 T 淋巴细胞功能的变化。结果显示：MHD 患者 T 淋巴细胞转化功能下降，经胸腺肽治疗后，MHD 患者的 T 淋巴细胞转化功能显著提高，且胸腺肽体外孵育对治疗前 MHD 患者 T 淋巴细胞转化功能的影响与治疗后 MHD 患者的 T 淋巴细胞转化功能显著相关。提示胸腺素缺乏或活性不足是导致 MHD 患者细胞免疫功能低下的原因之一，胸腺肽可提高 MHD 患者的 T 淋巴细胞转化功能。

【关键词】　血液透析；T 淋巴细胞转化功能；胸腺肽

各种胸腺激素在细胞免疫动员及调节 T 细胞分化方面起着重要作用，它们的生理功能表现在：具有连续诱导 T 细胞分化、发育的各个阶段，维持机体的免疫平衡状态，放大并增强成熟 T 细胞对抗原或其他刺激物的反应。目前，胸腺激素已广泛用于抗感染、抗肿瘤的辅助治疗，免疫缺陷治疗等[1, 2]，而胸腺激素对维持性血液透析（MHD）患者的免疫功能影响如何尚不清楚，我们观察了应用胸腺肽后 MHD 患者 T 淋巴细胞功能的变化，报告如下。

材料和方法

一、检测对象及分组

1. 透析组：MHD 患者 12 例，男 9 例，女 3 例。年龄 31 ～ 65 岁，平均 44.1 岁。慢性肾衰尿毒症病因：慢性肾小球肾炎 10 例，多囊肾 1 例，糖尿病性肾病 1 例，平均血液透析时间 4 个月。透析时间安排：每次透析 5 小时，每周透析 2 ～ 3 次。透析条件：血流量 200 mL/min，透析液流量 500 mL/min，用醋酸盐缓冲透析液，实验期间均使用铜仿膜空心纤维透析器。

2. 对照组：本院健康工作人员及健康志愿者 15 例，男 10 例，女 5 例。年龄 30 ～ 55 岁，平均 43.5 岁。

二、给药方法

透析组患者胸腺肽用法：每次 8 mg 肌肉注射，每周 3 次，连续用药 2 个月，其中 6 例患者在连续用药 2 个月后又每隔两周肌肉注射一次（8 mg），巩固治疗 4 个月。

三、实验方法

1. ^{3}H-TdR 淋转试验：采用 PHA 刺激淋巴细胞转化试验测定 T 淋巴细胞功能。每份标本设 3 个重复管及一个空白对照管，每管加入肝素抗凝血 0.2 mL，PHA100 μg（空白管不加 PHA），37 ℃下孵育 72 小时，培养终止前 16 小时每管加入 ^{3}H-TdR1 μ Ci。培养终止后，用滤膜法收集样品，烘干后加入闪烁液中，以 β 液闪计数仪测定每分钟脉冲数（cpm）结果以刺激指数（SI）表示：

$$SI = \frac{实验管平均 cpm 数}{对照管平均 cpm 数}。$$

2. 胸腺肽体外孵育对 T 淋巴细胞转化功能的影响：方法同 ^{3}H-TdR 淋转试验，但在加 PHA 时，根据预实验结果同时加胸腺肽（终浓度为 40 μg/mL）。

结　果

一、MHD 患者用胸腺肽治疗前、后 T 淋巴细胞转化功能的变化

透析组用胸腺肽治疗前外周血 T 淋巴细胞刺激指数为 165.38 ± 60.15，显著低于正常对照组（253.90 ± 84.39，$P < 0.05$）。透析组用胸腺肽连续治疗 2 个月后外周血 T 淋巴细胞刺激指数为 222.02 ± 46.92，比治疗前明显提高（$P < 0.005$），透析组用胸腺肽连续治疗两个月后其外周血 T 淋巴细胞刺激指数与正常对照组比较无显著性差异（$P > 0.05$）。

透析组中 6 例用胸腺肽巩固治疗 4 个月的患者，外周血 T 淋巴细胞刺激指数与巩固治疗前比较无显著性差异（$P > 0.05$）。

二、MHD 患者治疗前胸腺肽体外孵育对 T 淋巴细胞转化功能的影响与胸腺肽治疗后 T 淋巴细胞转化功能的相关性分析

MHD 患者治疗前胸腺肽体外孵育对 T 淋巴细胞转化功能的影响与体内注射胸腺肽治疗后 MHD 患者的 T 淋巴细胞转化功能呈高度正相关关系（$r = 0.745$，$P < 0.01$）。

本实验研究用胸腺肽连续治疗两个月，并对其中 6 例患者又进行了 4 个月的巩固治疗，治疗期间仅一例病人患感冒，但症状较轻，其他患者均无感染发生。未发现不良反应。

讨　论

大量研究表明，胸腺肽在体外实验中能显著提高 MHD 患者外周血 T 淋巴细胞的转化功能 [3~5]，但尚未见将胸腺肽用于 MHD 患者治疗的报道。本组结果显示，用胸腺肽治疗前 MHD 患者的 T 淋巴细胞转化功能明显低于正常对照组（$P < 0.05$），与大多数学者的研究结果一致。本组结果亦显示 MHD 患者经胸腺肽治疗后，其 T 淋巴细胞转化功能较治疗前明显提高 $P < 0.005$），且用胸腺肽治疗后其 T 淋巴细胞转化功能与正常对照组比较无显著性差异（$P > 0.05$），说明胸腺肽可明显改善 MHD 患者低下的 T 淋巴细胞转化功能。

每个淋巴细胞表面约有 1000 个相同的受体，这些受体能与抗原特异性结合。受体的存在使 T 淋巴细胞具有"识别"抗原的能力。在正常情况下，一经对抗原识别，T 淋巴细胞便由静止状态转化为活跃的母细胞。转化后的细胞不断分裂和成熟，数量成倍增加，产生相同特异性的淋巴细胞，在胸腺依赖区内大量增生繁殖，最后产生两类细胞：少量记忆细胞和大量效应细胞。T 细胞经致敏并转化成效应细胞后，离开胸腺依赖区，经血流到病灶附近，穿出血管壁，集中在靶细胞的周围，发生免疫效应 [6]。由此可见，MHD 患者 T 淋巴细胞转化功能的提高对抗感染、抗肿瘤具有十分重要的作用。

本组有两例 MHD 患者存在 T 淋巴细胞转化功能低下，经胸腺肽治疗后其 T 淋巴细胞转化功能虽有一定的提高，但仍未达到正常水平，胸腺肽治疗效果不显著，这可能由于 MHD 患者免疫功能低下是众多因素影响的结果，因此需进一步从多方面探索 MHD 患者免疫功能低下的原因。

透析组中 6 例患者用胸腺肽巩固治疗 4 个月后，其 T 淋巴细胞转化功能与巩固治疗前比较（即与连续用胸腺肽治疗两个月后比较）无显著性差异（$P > 0.05$），说明每两周一次的巩固治疗能将 MHD 患者的 T 淋巴细胞转化功能维持在正常水平。

本研究结果还表明：胸腺肽体外孵育对治疗前 MHD 患者 T 淋巴细胞转化功能的影响与治疗后 MHD 患者的 T 淋巴细胞转化功能显著相关，从而提示胸腺素缺乏或活性不足是导致 MHD 患者细胞免疫功能低下的原因之一，为临床应用胸腺肽改善 MHD 患者的细胞免疫功能提供了实验依据。

参考文献

[1] Businco L，Rubaltelli F F，Paganelli R，et al. Results in two infants with the Digeorge syndrome-effects of long-term TP5. Clin Immunol Immunopathol，1986，39：220.

[2] 王学曾，张鸿逵，韩玉美，等 . 老年人免疫功能和猪胸腺素与维生素 E 对免疫功能影响的研究 . 中华老年医学杂志，1986，5：169.

[3] Abiko T，Sekino H. Synthesis of a thymosin β_4-like peptide，deacety 1–thymosin $\beta_4{}^{xen}$，and its restorative effect on depressed lymphocyte blastogenic response to phytohemagglutinin（PHA）in

uremic patients. Chem Pharm Bull，1989，37：2467.

[4] Abiko T，Sekion H. Synthesis of human thymopoietin（hTP）and examination of its immunological effect on the impaired blastogenic response of T-lymphocytes of uremic patients. Chem Pharm Bull，1988，36：2506.

[5] Abiko T，Sekino H. Synthesis of deacetyl-thymosin β_7 and examination of its immunological effect on the blastogenic response of T-lymphocytes of a uremic patient with cell-mediated immunodeficieny. Chem Pharm Bull，1988，36：700.

[6] 倪启开.胸腺免疫机能的形态学基础.蚌埠医学院学报，1981，6：141.

《中华泌尿外科杂志》1995，16（5）：305

维持性血液透析患者 T 淋巴细胞
对外源性 IL-2 的增殖反应

于文慧　马腾骧　王文成　畅继武

【摘要】　报告 18 例维持性血液透析（MHD）患者 T 淋巴细胞对外源性白细胞介素 -2（IL-2）的增殖反应。结果显示：MHD 患者 T 淋巴细胞对外源性 IL-2 的增殖反应较正常对照组明显下降（$P < 0.001$）。与单次血透前比较，单次血透后 MHD 患者的 T 淋巴细胞对外源性 IL-2 的增殖反应虽有明显提高（$P < 0.05$），但仍显著低于正常对照组（$P < 0.01$）。

【关键词】　肾功能衰竭；慢性；血液透析；免疫

许多研究表明维持性血液透析（MHD）患者感染和恶性肿瘤的发病率增高是由于其 T 淋巴细胞功能下降所致[1-2]，但引起 T 淋巴细胞功能下降的机制尚不十分清楚。我们观察了 18 例 MHD 患者 T 淋巴细胞对外源性白细胞介素 -2（IL-2）增殖反应能力的变化，以进一步探讨引起 MHD 患者细胞免疫功能低下的原因，为临床纠正 MHD 患者免疫功能异常提供依据。报告如下。

材料与方法

一、检测对象及分组

透析组：MHD 患者 18 例。男 12 例，女 6 例。年龄 28 ～ 62 岁，平均 46.5 岁。慢性肾衰尿毒症病因：慢性肾小球肾炎 14 例、多囊肾 2 例、慢性肾盂肾炎 1 例、高血压肾动脉硬化 1 例。平均血透时间为 26 个月。透析安排：每次透析 5 小时，每周透析 2 ～ 3 次。透析条件：血流量 200 mL/min，透析液流量 500 mL/min，用醋酸盐缓冲透析液，实验期间均使用铜仿膜空心纤维透析器。

对照组：15 例，为本院健康工作人员及健康志愿者。男 10 例，女 5 例。年龄 30 ～ 55 岁，平均 43.5 岁。

二、T 淋巴细胞对外源性 IL-2 增殖反应的测定

外周血单个核细胞悬液的制备：用 Hanks 液将全血稀释（血：Hanks = 1 ： 2）混匀。按血与淋巴细胞分离液 3 ： 1 比例将血加入淋巴细胞分离液上，界面必须清晰。离心后吸出单个核细胞层，用 Hanks 液洗 2 次。

T 淋巴细胞对外源性 IL-2 增殖反应的测定：将人外周血单个核细胞悬于 10% FCS RPMI-1640 完全培养基中，调细胞密度为 1×10^6/mL，加入 24 孔板中，加 2 ～ 3 孔，每孔 1 mL，加入 PHA，使终浓度达 50 μg/mL，置 37℃、5%CO$_2$ 饱和湿度培养箱中培养 48 小时，然后离心沉淀细胞，弃上清，沉淀细胞用 RPM-1640 洗涤 3 次，以去除表面吸附的 IL-2，用以测定 T 淋巴细胞对外源性 IL-2 的增殖反应。用 10% FCS RPMI-1640 调经 PHA 活化的 T 淋巴细胞的密度为 2×10^6/mL，在 96 孔板中每孔加入 100 μL 细胞悬液和 100 μL IL-2（含 500U），设 3 个平行孔。经在 37℃、5%CO$_2$ 饱和湿度培养箱中培养 24 小时后，每孔加入 0.5 μCi^{3}H-TdR 继续培养 18 小时，用多头细胞收集仪收获于 49 型玻璃纤维滤纸上，烘干后放入闪烁液中，用液闪仪测定脉冲数，结果以 cpm 值表示。

结　果

一、MHD 患者 T 淋巴细胞对外源性 IL-2 的增殖反应

MHD 患者单次血透前 T 淋巴细胞对外源性 IL-2 的增殖活性为 33 088.87 ± 8595.25 cpm，正常对照组 T 淋巴细胞对外源性 IL-2 的增殖活性为 56 377.78 ± 17 716.77 cpm，MHD 患者的 T 淋巴细胞对外源性 IL-2 的增殖活性显著低于正常对照组（$P < 0.001$）。

二、MHD 患者单次血透前、后 T 淋巴细胞对外源性 IL-2 增殖活性的变化

单次血透后 MHD 患者 T 淋巴细胞对外源性 IL-2 的增殖活性为 40 248.52 ± 16 105.56 cpm，较单次血透前 MHD 患者 T 淋巴细胞对外源性 IL-2 的增殖活性明显增高，但仍显著低于对照组（$P < 0.01$）。

讨　论

IL-2 是 T 淋巴细胞受抗原或有丝分裂原激活后产生的一种具有多种免疫增强活性的细胞因子。IL-2 与细胞间的相互作用是通过经抗原或有丝分裂原活化的 T 淋巴细胞膜上的白细胞介素 -2 受体（IL-2R）来实现的。T 淋巴细胞是细胞免疫反应中极为重要的细胞，而在 T 淋巴细胞激活、

增殖分化及发挥免疫效应的过程中，IL-2 和细胞膜上的 IL-2R 的相互作用起着十分关键的作用[3]。因此研究 MHD 患者 T 淋巴细胞对外源性 IL-2 的增殖反应对阐明 MHD 患者 T 淋巴细胞功能下降的机制具有十分重要的意义。

许多研究业已证实，MHD 患者外周血 T 淋巴细胞在分裂原的作用下产生 IL-2 的能力下降[4-5]，从而提示 MHD 患者 T 淋巴细胞产生 IL-2 能力下降是 T 淋巴细胞功能低下的重要原因之一，但 MHD 患者 T 淋巴细胞对外源性 IL-2 的增殖反应情况如何尚不清楚，国内尚未见报道。本实验结果表明，与正常对照组比较，MHD 患者单次血透前外周血 T 淋巴细胞对外源性 IL-2 的增殖活性明显降低，提示 MHD 患者 T 淋巴细胞对外源性 IL-2 增殖反应低下亦是其 T 淋巴细胞转化功能下降的重要原因之一。此外本实验结果还显示，与单次血透前比较，血透组单次血透后 T 淋巴细胞对外源性 IL-2 的增殖反应虽有明显增高（$P > 0.05$），但仍显著低于正常对照组 T 淋巴细胞对外源性 IL-2 的反应（$P < 0.01$），说明单次血透不能将 MHD 患者 T 淋巴细胞对外源性 IL-2 的增殖反应提高到正常。

已有研究表明，IL-2R 是由 2 条肽链（α、β）构成的，细胞膜上 IL-2R 存在着 3 种类型：低亲和力的 IL-2R$_\alpha$（即 Tac 抗原）、中度亲和力的 IL-2R$_\beta$ 以及由 α、β 共同构成的高亲和力的 IL-2R，IL-2 只有与高亲和力受体结合才能介导 T 细胞效应[6]，可见 MHD 患者 T 淋巴细胞对外源性 IL-2 增殖反应降低与其 T 淋巴细胞表达高亲和力 IL-2R 能力缺陷有密切关系。Zaoui 等[7]在用 ^{125}I-IL-2 研究 MHD 患者的高亲和力 IL-2R 的表达情况时也发现其明显下降，认为这是由于使用新铜仿膜透析器透析的结果。

在 T 细胞激活过程中 IL-2R 的表达受多种因素的影响，引起 MHD 患者 T 淋巴细胞对外源性 IL-2 增殖反应下降的原因可能与下列因素有关[4, 5, 8-10]：（1）外周血单核细胞产生白细胞介素 -1（IL-1）减少。IL-1 在免疫反应中参与抗原或有丝分裂原对 T 淋巴细胞的激活并诱发 T 淋巴细胞产生 IL-2 及表达 IL-2R。Matthias 等证实，血透患者的单核细胞产生 IL-1 的水平低于正常人。外周血单核细胞一方面可分泌 IL-1 刺激辅助性 T 细胞产生 IL-2；另一方面可通过分泌前列腺素 E-2 等激活抑制性 T 细胞，分泌抑制因子以抑制产生 IL-2，有人认为 MHD 患者激活单核细胞的抑制作用超过了促进作用。（2）IL-2 活性水平下降。IL-2 是 T 细胞分化增殖所必需的调控因子，近年来许多研究资料表明 MHD 患者 T 淋巴细胞产生 IL-2 的能力下降。（3）IL-2R 在细胞膜上的分布变异，即低亲和力 IL-2R 明显增多，虽有正常的 IL-2 浓度，但其刺激 T 细胞增殖的作用明显减弱。（4）T 细胞膜上高亲和力 IL-2R 的结构异常，不能与 IL-2 正常结合。（5）IL-2 与 IL-2R 能正常结合，但结合后随之发生明显缺陷的一系列生理生化改变。

参考文献

[1] Wakbayashi Y，Sugimoto M，Ishiyama T，et al. Studies on T-cell colony formation in chronic renal failure（CRF）patients. Clin Nephrol，1989，32: 270.

[2] Lee B W，Yap H K，Tan M，et al. Cell-mediated immunity in patients on hemodialysis:

relationship with hepatitis B carrier status. Am J Nephrol，1991，11：98.

[3] Malkovsky M，Sondel P M，Strober W，et al. The interleukins in acquired disease. Clin Exp Immunol，1988，74：151.

[4] 板垣信生，迁野正隆，寺下泰成，他 . 末期慢性肾不全患者のT细胞エロニへと Interleukin-2 产生能 . 日肾志，1998，74：151.

[5] 于文慧，马腾骧，张璐仁，等 . 尿毒症患者淋巴细胞产生 IL-2 的能力及 IL-2R 表达的初步探讨 . 天津医药，1994，22：3.

[6] 朱迅，田志刚，杨贵贞 . 白细胞介素 2 受体（IL-2R）：双链结构及其生物功能 . 国外医学 分子生物学分册，1989，11：122.

[7] Zaoui P，Green W，Hakim R M. Hemodialysis with cuprophane membrane modulates interleukin-2 receptor expression. Kidney Int，1991，39：1020.

[8] Blumenstein M，Schmidt B，Ward R A，et al. Altered interleukin-1 prodution in patients undergoing hemodialysis. Nephron，1988，50：277.

[9] Dinarello C A. Interleukin-1. ReV Infect Dis，1984，6：5.

[10] Chandy K G，Pahl M，Vasziri N D，et al. Acute effects of dialysis on T lymphocytes in patients with end-stage renal disease. J Clin Lab Immun，1985，17：119.

《中华泌尿外科杂志》1995，16（6）：363

血液透析患者血清中分子物质
与末梢神经障碍的实验研究

魏世津　马腾骧　王文成

天津市泌尿外科研究所　天津医学院第二附属医院泌尿外科

为了探讨长期血液透析（简称血透）患者经过治疗前、后血清中分子物质（MMS）的情况及 MMS 对脊神经节细胞有何影响，作者进行了以下两部分的实验研究。

材料与方法

一、血清 MMS 的分离和提取

1. 正常人血清取自 17 份正常人清晨空腹静脉全血 5 mL，离心后留取血清 3 mL。

2. 尿毒症患者血清取自 12 例长期血透患者，共 38 份（血透前、后各 19 份）。由透析器管路取全血 5 mL，离心后留取血清 3 mL。透析前空腹，结束前 2 小时禁食。

3. 透析器为 Meltic Kiil 型，铜仿膜，膜面积 1 m²，醋酸盐透析液，血流量 200 mL/min，透析液流量 500 mL/min，透析时间 12 ～ 18 小时 / 周。

4. 标准物材料：兰葡聚糖 2000、Vit B$_{12}$、β– 腺嘌呤二核苷酸钠（β-NADPH）、肌酐、尿素和尿酸。

5. 血清 MMS 分离提取的主要程序见图 1。

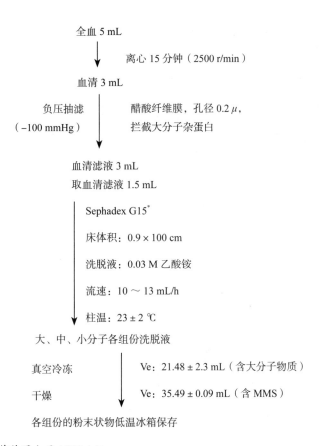

全血 5 mL

离心 15 分钟（2500 r/min）

血清 3 mL

负压抽滤　　　醋酸纤维膜，孔径 0.2 μ，
（-100 mmHg）　拦截大分子杂蛋白

血清滤液 3 mL
取血清滤液 1.5 mL

Sephadex G15*

床体积：0.9 × 100 cm

洗脱液：0.03 M 乙酸铵

流速：10 ～ 13 mL/h

柱温：23 ± 2 ℃

大、中、小分子各组份洗脱液

真空冷冻　　　Ve：21.48 ± 2.3 mL（含大分子物质）

干燥　　　　　Ve：35.49 ± 0.09 mL（含 MMS）

各组份的粉末状物低温冰箱保存

* Sephadex G15 工作范围小于 1500 dalton。

图 1　血清 MMS 分离提取步骤示意图

二、血透患者血清 MMS 对离体鸡胚脊神经节细胞作用的观察

1. 选 13 日胚龄的纯种来享鸡胚脊神经节，采用单层静止培养法，培养液为 10% 小牛血清 199 培养液。

2. 实验分为 5 组，即 MMS、大分子提取物、尿素、肌酐、对照组（只加培养液），浓度范围 50 ～ 200 mg/dL。

3. 在 Olympus 倒置相差显微镜下观察细胞形态变化，记数培养 72 小时后脱落细胞台盼兰着色率及镜下细胞退化变性的百分率。

结　果

一、共分析了 55 份血清标本，结果如下：

1. 本实验使用 Sephadex G15 凝胶层析柱分离血清及标准物效果符合基本要求。用不同分子量（MW）的标准物层析，出峰的洗脱容积（V_e）、分配系数（Kav）与 MW 的对数（log MW）的关系见表 1。其中因尿酸的极性作用使其在柱内滞留影响其层析效果，见图 2。

表1　标准物 V_e 与 log MW 的关系

标准物	MW（dalton）	log MW	Ve（ml）	Kav
兰葡聚糖 2000	2×10^6	6.3010	24.4	0.1308
Vit B_{12}	1355	3.1320	35.9	0.3859
NADPH	833	2.9208	39.0	0.4546
肌酐	113	2.0535	42.9	0.5411
尿素	60	1.7785	50.0	0.6986
尿酸	168	2.2255	84.4	1.4615

注：外水体积（V_o）均为 18.5 mL，总床体积（V_t）均为 63.59 mL，Kav =（V_e-V_o）/（V_t-V_o）。

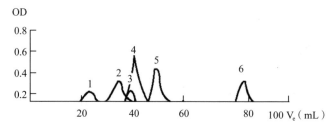

1. 兰葡聚糖 2000　2.Vit B_{12}　3.NADPH　4. 肌酐　5. 尿素　6. 尿酸

图2　标准物层析图

2. 测定了同一份血清标本滤液各组分在 206、225、260、280 nm 处的光密度值。发现 206、225 nm 有 6 个吸收波峰，其中第 2 号峰（表 2）相当于 MMS 所在。

表2　患者血清各洗脱容积与 Kav 关系

峰号	V_e（mL）$\overline{X} \pm SD$	Kav
1	21.48 ± 2.31	0.0661
2	35.49 ± 0.90	0.3768
3 ~ 4	42.13 ± 1.74	0.5241
5	54.26 ± 5.73	0.7931
6	79.97 ± 4.01	1.3633

注：V_o 均为 18.5 mL，V_t 均为 63.59 mL。

3. 血透患者血清第 2 号峰，不能被铜仿膜有效的清除，见图 3 至图 5。

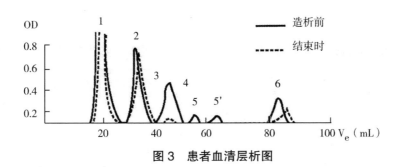

图3　患者血清层析图

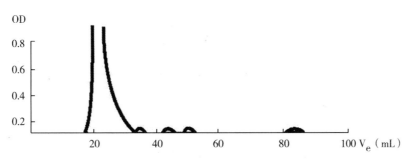

图4　正常人血清层析图

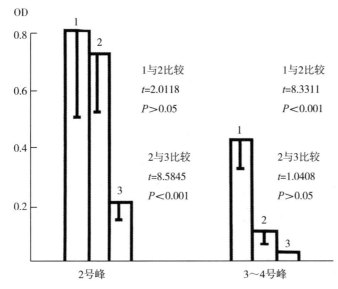

1.血透前　2.血透后　3.正常人

图5　血清2~4号峰光密度值比较（$\bar{X}$±SD）

二、进行13份尿毒症血清MMS毒性实验，结果如下：

1.患者血清MMS浓度为200 mg/dL（MMS在培养液中的浓度）时，使脱落细胞中的脊神经节细胞台盼兰着色率升高（$P < 0.05$）；150 mg/dL时使培养中的脊神经节细胞退化变性率明显升高（$P < 0.05$），浓度升高毒性作用增强（$P < 0.01$），相同浓度的MMS对纤维母细胞发

育影响不显著；50～100 mg/dL 对上述两种细胞发育影响不显著（$P > 0.05$），见表 3。

表 3　血透患者血清 MMS 的浓度（mg/dL）对脊神经节细胞退化变性率（均值，$\bar{x}$）的影响

MMS 浓度	n	$\bar{X}$（%）	不同 MMS 浓度间 P 值			
			200	150	100	50
对照组	13	27.15	< 0.01	< 0.05	> 0.05	> 0.05
200	13	54.38		> 0.05	< 0.01	< 0.01
150	13	41.38			> 0.05	< 0.01
100	13	40.23				< 0.01
50	12	24.33				

注：原始数据经反正弦函数变换后，进行 F 检验及 Q 检验。

2. 血透患者血清大分子提取物对脊神经节细胞发育影响不显著（$P > 0.05$）。

3. 尿素 200 mg/dL 使培养中的两种细胞退化变性率都升高（脊神经节细胞：$P < 0.01$；纤维母细胞：$P < 0.01$）。100 mg/dL 以下的尿素浓度对细胞发育影响不显著（$P > 0.05$）；肌酐 20 mg/dL 以下浓度对上述两种细胞发育影响不显著（$P > 0.05$）。

讨　论

1. 本实验测得血透患者血清 MMS 一定浓度可使离体培养的鸡胚脊神经节细胞退化变性率明显升高，并从形态学上发现浓度在 150～200 mg/dL 时使细胞浆内颗粒增多，空泡形成，包膜不光滑，晕光消失，突起有变短或弯曲。上述事实可以说明该物质的一定浓度与末梢神经障碍的临床症状有一定关系[1]，铜仿膜不能将其有效清除，而患者血液经透析超滤后浓缩，血内 MMS 浓度相对升高。因此我们可以理解为什么血透患者所发生的感觉障碍、肌肉萎缩或瘫痪（不安腿综合征）会在透析后出现或加重，有的甚至经久不愈。神经纤维的传导是由 Na^+、K^+ 离子在细胞膜内外浓度梯度的平衡维持恒定的。若细胞变性，膜内外离子失去平衡，不能发生连续去极化，将会使传导中断或"短路"，患者就会发生运动或感觉功能的丧失或异常。因此，有效地清除 MMS 毒素是进入舒适性透析的关键。

2. 通过对 55 份血清标本的分析结果表明，应用凝胶层析色谱分析法可以将长期血透患者血清分出 6 个不同分子量组分，重复性强，出峰部位稳定，特别是 MMS（相当于 Vit B_{12}）的出峰顺序及在某些条件下的出峰部位与国外一些学者报道相似[2-3]。实验证明，应用凝胶层析分离血清的方法可靠、简便，可以用来监测各种透析疗法对血清 MMS 的清除效果。

3. 正常的鸡胚脊神经节细胞胞体轮廓清晰，突起清楚，内部结构完好，早期呈不规则形，成

熟的为圆形或橄榄球形，且立体感强，胞体周围有一圈晕光。核较大，圆形，核内有细腻的颗粒，核仁 1～2 个。培养最初 4～8 小时内细胞及突起开始伸展，24 小时内突起漫延，互相攀搭。突起一般可见单极、假单极或双极。细胞体一般 20μ 左右，早期 10μ 左右。本文选用鸡胚进行实验，来源丰富，个体差异小，便于大量使用及重复实验。

参考文献

[1] Kumegawa M，et al. Effects of intermediated-sized molecular components in uremic sera on nerve tissue in vitro. Brain Research 1980；198（1）：234.

[2] 中川成之辅 . 关于中分子量假说の考察 . 最新医学 1978；33（9）：1720.

[3] Ringoir SMG，et al. Inhibition of phagocytosis by a middle molecular fraction from ultrafiltrate. Clin Nephrol 1980；13（3）：109.

《中华器官移植杂志》1986，7（4）：175

慢性血液透析病人的多形核白细胞功能改变和透析的影响

陈江华　马腾骧　韩玉植　王　锦　隋志芳　天津市泌尿外科研究所

【摘要】　本文观察了 14 例慢性维持性血液透析和 8 例未透析终末期尿毒症病人的中性多形核白细胞趋化性、吞噬和细胞内杀菌功能，并综合分析透析患者多形核白细胞功能障碍的可能相关因素和铜仿膜透析器的透析影响。

前　言

尿毒症病人易感性增高已为人们所熟知。透析疗法虽然可以改善和纠正尿毒症病人的某些临床症状，延长生命，但感染仍是慢性维持性血液透析（CHD）病人的最常见死亡原因之一，约占本病死亡人数的 35%[1]。多形核白细胞（PMN）在机体的抗感染和炎症反应中起着重要的作用。PMN 防御功能的发挥有赖于细胞的正常趋化性、吞噬和细胞内有效杀菌，其功能障碍与感染的发生有密切的联系。本文检测了 CHD 病人的 PMN 趋化性、吞噬和细胞内杀菌功能，并综合分析其功能障碍的可能相关因素。目的在于进一步探讨 CHD 病人 PMN 防御功能的变化特点和透析的影响，以期阐明 CHD 病人感染率增高的机理。

材料和方法

一、研究对象：CHD 患者 14 例，男 11 例，女 3 例，平均年龄 40 岁。接受透析时间至少在一个月以上，平均 36 个月，其中透析时间 ≤ 1 年 5 例，> 1 年 9 例。原发肾脏疾病是多发性囊性肾病 1 例，慢性肾小球肾炎 13 例。在实验期间均使用铜仿膜空心纤维透析器（Nephross™，Holland），透析器不复用。为了比较尿毒症病人在接受透析治疗前的 PMN 功能状态，我们同时观察了 8 例未透析尿毒症病人，男 3 例，女 5 例，平均年龄 41 岁，均为等待透析治疗的慢性终末期尿毒症病人。原发肾脏病为慢性间质性肾炎 1 例，慢性肾小球肾炎 7 例。正常对照组 15 例，男 11 例，女 4 例，平均年龄 38 岁。实验对象在实验前至少两周以上无明显感染，体温正常，不接受抗生素、免疫抑制剂、输血或免疫接种治疗。

　　二、检测项目：每一例均检测 PMN 趋化、吞噬和杀菌功能，同时测定血清 β_2- 微球蛋白（β_2-MG）、铁蛋白、C_3 和肌肝、尿素氮及钙、磷。CHD 患者在透析前后测定以上各项指标，其中 8 例病人连续观察一个月。

　　三、PMN 趋化性测定：采用琼脂糖玻片法[2]，用自然沉降法分离白细胞。健康人血清经 -30℃冷冻后作为趋化因子，趋化性强弱以趋化指数表示。

　　四、PMN 噬和细胞内杀菌功能测定：根据 AL- Hadithy 等介绍的全血法[3]略加改进。同时计算 PMN 吞噬百分率、吞噬指数和杀菌百分率，实验结果以双份计数的均值表示。

　　五、血清铁蛋白、β_2- 微球蛋白（β_2-MG）和 C_3 测定：血清铁蛋白和 β_2-MG 测定采用放射免疫分析法，药盒由中国原子能科学研究院提供。血清 C_3 测定采用琼脂单向免疫扩散法。

　　六、统计学处理：本文对各组观察值间的显著性差异采用了 t 检验；利用单因素相关分析来判断两观察值之间的关系；采用国产 Aple-Ⅱ 微型计算机进行多元逐步回归分析，筛选出可能影响 PMN 功能的主要因素。

结　果

　　一、PMN 趋化性、吞噬和细胞内杀菌功能测定结果：见表 1 和图 1。

表 1　CHD 与未透析尿毒症病人 PMN 趋化性、吞噬和杀菌功能（$\bar{X}$±SD）

研究对象	例数	趋化指数	吞噬率（%）	吞噬指数	杀菌率（%）
对照组	15	5.73±1.06	75.81±8.2	1.22±0.21	64.06±8.24
未透析组	8	3.88±0.88#	74.53±10.15	1.17±0.27	58.14±7.23▲
透析组	14	4.23±0.63#	64.75±10.83*	0.99±0.19*	65.09±4.9
（透析≤1年组）	5	4.25±0.44*	77.0±5.39	1.2±0.14	63.57±3.65
（透析＞1年组）	9	4.21±0.75*	57.94±5.49#	0.89±0.1#	65.94±5.48

　　△为实验组与对照组 t 检验结果，▲为未透析组与透析组 t 检验结果。△或▲ $P<0.05$；* $P<0.01$；# $P<0.001$。

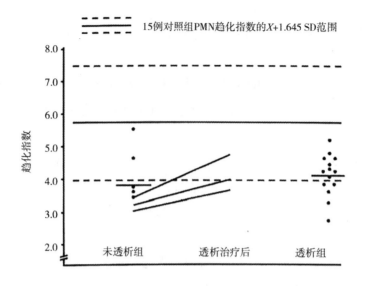

图 1　14 例 CHD 和 8 例未透析病人的 PMN 趋化指数

二、尿毒症患者的各项实验室测定指标：见表 2。

由图 1 可见，虽然两组尿毒症病人的 PMN 趋化的平均值均显著低于对照组，但透析组有 9 例其趋化指数在对照组的 95% 下限内，占 64.28%，非透析组趋化指数在对照组 95% 下限内者仅 2 例，占 25%，其中 3 例患者经 1～2 个月的透析治疗，趋化指数均有所提高，2 例恢复至对照组的正常范围内。

由表 2 可见，除血清 β_2-MG 各组间有显著性差异外，其他实验室指标各组间无显著性差异。

表 2　CHD 与未透析尿毒症病人主要实验室指标（$\bar{X} \pm SD$）

研究对象	例数	血清 β_2-MG[1]（μg/mL）	血清铁蛋白[2]（ng/mL）	血清 C_3（mg/dL）	血清尿素氮（mg/dL）	血清肌酐（mg/dL）	血清钙（mg/dL）	血清磷（mg/dL）
未透析组	8	27.04 ± 9.58	153.37	69 ± 26.19	73.11 ± 26.74	8.77 ± 3.54	7.3 ± 1.59	5.64 ± 2.15
透析组	14	68.54 ± 26.98	124.03	73.29 ± 21.14	60.18 ± 11.71	9.06 ± 2.6	7.97 ± 1.32	6.5 ± 2.45
（透析≤1 年组）	5	49.2 ± 29.47	190.37	74.2 ± 20.75	60.54 ± 14.88	8.6 ± 2.37	8.09 ± 0.57	7.18 ± 2.6
（透析>1 年组）	9	79.29 ± 19.62	97.62	72.78 ± 22.49	59.99 ± 10.59	9.32 ± 2.82	7.91 ± 1.63	6.13 ± 2.41

注：1. t 检验结果，血清 β_2-MG 各组之间有显著性差异。透析组—未透析组，$P < 0.001$；透析≤1 年组—透析>1 年组，$P < 0.05$；其他各组之间无显著性差异。

2. 为几何均值。

三、CID 病人 PMN 功能与各因素的相关性分析：

透析患者的 PMN 趋化指数降低与病人年龄、透析时间和血清 β_2-MG、铁蛋白、C_3、尿素氮、肌肝及钙、磷均无显著性相关关系存在。PMN 吞噬功能与透析时间和血清 β_2-MG 具有显著的负相关关系，见图 2、图 3，但与病人的年龄和血清铁蛋白、C_3、尿素氮、肌肝、钙、磷无显著的单因素相关性存在。

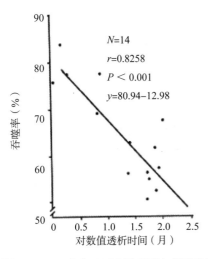

图 2 CHD 病人 PMN 吞噬率与透析时间的关系

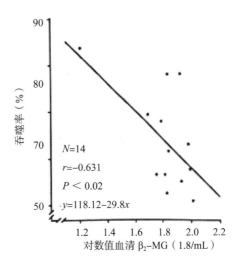

图 3 CHD 病人 PMN 吞噬率与血清 β_2-MG 的关系

经多元逐步回归分析（在 $F = 2.5$ 的水准上，对 14 个变量进行筛选），透析患者的 PMN 吞噬功能与血清 C_3、β_2-MG 和透析时间有显著的相关性（$R = 0.9462$，$\alpha < 0.05$），见表 3。在多元逐步回归方程筛选中，自变量选入回归方程中的顺序（即自变量 X 对因变量 Y 的回归贡献大小）依次为透析时间、血清 C_3 和 β_2-MG。

表 3 PMN 吞噬指数与其他多元逐步回归分析结果

逐步回归最佳方程	复相关系数	进入方程因子▲	偏相关系数	F 值
$y=0.4603-0.4351X_{11}$	0.9462	X_{11}	0.6704	7.2796
$y=0.4603-0.2029X_{13}$		X_{13}	−0.4855	2.7728
$y=0.4603-0.1175X_{14}$		X_{14}	−0.68	17.9277

▲ X_{11}—血清 C_{13}；X_{13}—血清 β_2-MG；X_{14}—透析时间。

四、铜仿膜透析器透析对 CHD 病人 PMN 功能的影响：

在多元逐步回归分析中，我们发现影响 PMN 吞噬功能的因素以透析时间最为密切，为进一步评价透析技术可能对 PMN 功能的影响，我们观察了铜仿膜透析器透析对 PMN 功能的影响，见表 4、表 5。

表 4　单次铜仿膜透析前后病人的 PMN 功能变化（$\bar{X} \pm SD$）

项目	例次	透析前	透析后	P 值
趋化指数	19	4.34 ± 0.59	3.91 ± 0.63	＜ 0.002
吞噬率（%）	20	65.68 ± 14.07	59.5 ± 13.02	＜ 0.005
吞噬指数	20	1.03 ± 0.29	0.92 ± 0.25	＜ 0.005
杀菌率（%）	20	64.21 ± 5.31	70.19 ± 7.44	＜ 0.005

表 5　连续铜仿膜透析器透析一个月病人的 PMN 功能变化（$\bar{X} \pm SD$）

项目	例次	透析前	透析后	P 值
趋化指数	8	4.33 ± 0.75	3.40 ± 0.45	＜ 0.005
吞噬率（%）	6	78.67 ± 13.6	60.0 ± 13.55	＜ 0.01
吞噬指数	6	1.36 ± 0.35	0.88 ± 0.24	＜ 0.01
杀菌率（%）	6	61.0 ± 4.88	65.48 ± 5.57	＞ 0.05

讨　论

本文研究结果表明，透析和未透析尿毒症患者的 PMN 趋化性均低下。已知未透析尿毒症患者的血清能抑制正常人的 PMN 趋化性[4] 或存在趋化因子抑制物[5]。但是，对于 CHD 患者的 PMN 趋化性改变的认识尚不十分清楚。我们对两组患者的 PMN 趋化指数与正常对照组进行了比较，PMN 趋化性受损者示透析患者占 75%，透析患者占 36%，而且 3 例未透析患者经 1～2 个月的透析治疗，趋化指数都有所提高，其中 2 例恢复至对照组的正常范围内。这些结果提示血透早期对尿毒症患者低下的 PMN 趋化功能有所改善，我们的结果与 Baum 报道的一致，透析治疗的早期（3 周至 3 个月）能改善或纠正患者低下的 PMN 趋化功能[6]。最近发现，透析病人血清中的中分子可透析成分（峰 Ⅱ，分子量约 1345）抑制 PMN 趋化功能[7]，提示血透改善 PMN 趋化性可能与趋化抑制物质的去除有关。但血透对患者的 PMN 趋化性低下不能完全纠正，或透析治疗本身也影响 PMN 趋化功能，因患者的 PMN 趋化指数仍低于正常，且 3 例趋化指数最低者（分别为 3.37、3.93 和 2.84）其透析时间均较长（分别为 3 年、5 年和 8 年），在透析影响的研究中证实了这一点 CHD 和未透析尿毒症患者的 PMN 随机运动功能正常（资料未列出）。PMN 运动功能障碍主要表现为趋化性受损。

目前对于 CHD 患者 PMN 吞噬功能改变的认识仍没有取得统一。过去文献中报道检测 PMN 吞噬功能的方法都采用细胞分离技术，而且许多作者很少考虑到实验对象接受透析的时间和透析器的应用情况，我们在实验中采用了全血法测定 PMN 吞噬和细胞内杀菌功能，避免了因分离技术可能影响白细胞功能的人为因素。研究结果发现，未透析患者的 PMN 吞噬功能是正常的，透析患者 PMN 吞噬功能降低，其功能损害与透析时间具有显著的相关性，透析不到 1 年的病人其 PMN 吞噬功能正常，此后随着透析时间的延长其吞噬功能损害，这表明长期的透析治疗可能影响患者的 PMN 功能。值得注意的是 Lundin[8] 和 Bradly[1] 等报道的两组临床病例的长期存活分析发现，CHD 患者的感染死亡率在 1 年后显著增加，而且随透析时间的延长，感染死亡增加，并成为透析病人的主要死亡原因，这与我们的实验结果具有一致性。透析患者的 PMN 细胞内杀菌功能正常，未透析者其功能低下，由于病例数较少，统计学上与对照组无显著差异（$P < 0.1$），但显著低于透析组（$P < 0.02$）。未透析尿毒症患者的 PMN 细胞内杀菌功能损害，与肾功能损害程度、电解质紊乱、血清钙、磷、β_2-MG、铁蛋白及 C_3 水平无显著的相关性存在。

透析对白细胞动力学的影响早已被认识，表现为透析早期的白细胞下降，主要是 PMN 和单核细胞减少。透析引起的白细胞下降的关键因素是透析膜对补体的激活，产生具有生物活性的补体成分 C_{3a} 和 C_{5a}，C_{5a} 是粒细胞的一个强力趋化因子。透析期间补系统的激活，不仅影响粒细胞动力学，而且损害其功能。CHD 患者补体系统的反复激活，使 C_{5a} 持续产生，其透析前血浆水平增高。患者的 PMN 长期暴露于高水平的 C_{5a} 环境中，改变了细胞表面 C_{5a} 受体的可用性，细胞特异性受体减少，出现低调现象，使 PMN 的趋化反应性降低[2]。透析期间颗粒细胞被补体激活后，同时出现呼吸爆发，细胞内毒性氧基产生和释放溶酶体酶，这些基质的产生和酶的释放是吞噬细胞杀灭被吞噬微生物的主要基础。但持续产生也增强了对细胞的自身毒性，使细胞膜非特异性脂质过氧化而损害线粒体、溶酶体和细胞壁[11]。释放的溶酶体酶如弹性硬蛋白酶和组织蛋白酶 G 也是趋化因子抑制物，这种趋化因子抑制物一般出现在血透时间 > 3 个月的病人血清中[12]。透析患者 PMN 长期的膜氧化代谢激活和溶酶体脱颗粒，使细胞功能衰竭，导致慢性的 PMN 趋化和吞噬功能障碍。由于氧化代谢的长期激活和静止期氧基产生的增加，其细胞内杀菌功能表现为正常。

透析引起的补体系统激活与透析膜的性质有密切的关系。纤维膜的生物相容性较差，膜的多糖类成分能显著激活补体系统，其中以铜仿膜对补体的激活最为显著和快速[13]。铜仿膜透析器由于制作成本低，仍在临床广泛使用。我们用铜仿膜透析器观察透析对 PMN 功能的影响，发现单次透析后，患者的 PMN 趋化性和吞噬功能明显损害，但细胞内杀菌功能提高，这与透析期间 PMN 的氧化代谢激活有关。连续透析一个月的患者其 PMN 趋化、吞噬功能均显著下降，所有患者的趋化指数都降低到对照组的正常范围以下，实验结果证实了透析治疗对 PMN 功能的影响。在多元逐步回归分析中，也发现 PMN 吞噬功能与血清 C_3 水平一致。在透析膜引起的补体旁路激活途径，血清 C_3 不稳定硫酯簇能与膜表面的亲核区以共价的形式附着，并在 C_3 转换酶的作用下裂解成 C_{3a} 和 C_{5a}[14]，因此，CHD 患者的血清 C_3 水平与 PMN 吞噬功能的相关性进一步说明透析膜补体激活在 PMN 功能障碍中的作用。

近年来认识到，β_2-MG 是一种尿毒症毒素，是引起透析性淀粉样变的前质蛋白[15]。在透析性淀粉样变的病人中，发现其细胞免疫功能低于未发生淀粉样变者。我们发现 CHD 患者的 PMN 吞噬功能与血清 β_2-MG 有显著性负相关关系存在，而且，血清 β_2-MG 与透析时间亦显著相关（$r = 0.69, P < 0.01$）。在多元逐步回归分析中，PMN 吞噬功能与血清 β_2-MG 仍有显著性回归意义。我们在连续重复使用铜仿膜透析器的观察中也发现，患者 PMN 吞噬率的提高与血清 β_2-MG 的下降具有明显的相关性（$r = -0.69, P < 0.05$），即 PMN 吞噬功能的改善与血清 β_2-MG 下降程度一致。但我们的实验结果不能排除两者的关系是透析膜共同影响的结果。

文献报道输血依赖的 CHD 病人有发生铁过负荷的危险，血清铁蛋白在 1000 ng/mL 以上时，铁通过催化 Haber-Weiss 反应，促进吞噬细胞毒性氧基的过度产生，损害 PMN 的吞噬功能，临床上与感染的发生率有明显的关系[16]。我们检测的 CHD 患者除一例外，血清铁蛋白均在 1000 ng/mL 以下，平均为 124 ng/mL，血清铁蛋白与 PMN 吞噬功能无显著平行关系。一例血清铁蛋白为 1451 ng/mL 者（该例资料未包括在 CHD 患者组），其 PMN 吞噬功能严重损害，吞噬率为 41.5%，吞噬指数为 0.57，但趋化功能正常。该例患者接受血透的时间是 3 个月，在血透开始前曾接受 CAPD 治疗 4 个月。在 7 个月的透析治疗期间共输血 2550 mL（平均 364 mL/ 月），未服任何铁制剂。结合文献资料，作者认为铁过负荷可能损害 PMN 的吞噬功能，但是，在 CHD 病人中铁负荷过度的发生率并不高。

致　谢

本文承蒙天津医学院免疫教研组田恩江老师对本实验有关方面的指导，在实验过程中，得到天津医学院第二附属医院透析中心全体工作人员的大力帮助，在此一并表示衷心的感谢。

参考文献

[1] Bradley J R et al：Long-term survival in haemodialysis patients. Lancet 1987；1（8528）：295-296.

[2] 张克坚：琼脂糖法白细胞趋化实验，中国医科大学学报 1984；13（4）：70-72.

[3] AL-Hadithy HA et al：A rapid whole blood technique for assessment of neutrophil phagocytosis and killing. Clin Lab Haemat 1981；3：85-88.

[4] 王淑芬等：CAPD 与未透析尿毒症患者中性粒细胞趋化性的观察，中华肾脏病杂志 1987；3（5）：251-253.

[5] Siriwatratananonta P et al：Defective chemotaxis in uremia. J Lab Clin Med 1978；92（3）：402-407.

[6] Baum J et al：Chemotaxis of the polymorphonuclear leukocyte and delayed hypersensitivity in uremia. Kidney Int 1975；7：147–153.

[7] Farinelli A et al：Effect on leukocyte locomotion and superoxide production by uremic toxins and polyamines. Int J Artif organs 1987；10（1）：37–40.

[8] Lundin AP et al：Maintenance hemodialysis：survival beyond the first decade. JAMA 1980；244（1）：38–40.

[9] Henderson LW and Chenoweth D：Biocompatibility of artificial organs：an overview. Blood Purif 1987；5：100–111.

[10] Lewis SL et al：C_{5a} receptor modulation on neutrophils and monocytes from chronic hemodialysis and peritoneal dialysis patients. Clin Nephrol 1986；26（1）：37–44.

[11] Canavese C et al：Oxygen free radicals in nephrology. Int J Artif Organs 1987；10（6）：379–389.

[12] Goldblum SE et al：Serum inhibitor of C_5 fragment-mediated polymorphonuclear leukocyte chemotaxis associated with chronic hemodialysis. J Clin Invest 1979；64：255–264.

[13] Bingel M et al：Comparative study of C_{5a} plasma levels with different hemodialysis membranes using an enzyme-linked immunosorbent assay. Nephron 1989；51：320–324.

[14] Chenoweth DE：Complement activation produced by biomaterials. Artif Organs 1988；12（6）：502–504.

[15] 陈江华，马腾骧等：长期血液透析与淀粉样变，国外医学 泌尿系统分册 1988；8（1）：3–6.

[16] Waterlot Y et al：Impaired phagocytic activity of neutrophils in patients receiving haemodialysis：the critical role of iron overload. Br Med J 1985；291：501–504.

《透析与人工器官杂志》1990，1（1）：32

血液透析患者微量元素锌与免疫功能的相关性研究

于文慧　马腾骧　天津医学院第二附属医院

陈　璋　杨希峰　汤美华　中国医学科学院血液学研究所

就微量元素而言，锌对免疫的作用最为重要，几乎所有免疫应答的正常进行都依赖于适当的锌含量。有研究表明：慢性肾衰尿毒症维持性血液透析（CHD）患者的血清锌降低，其淋巴细胞对有丝分裂原刺激的应答减弱[1-2]，但 CHD 患者血清锌下降是否与其细胞免疫功能下降存在相关性尚不清楚。测定了 CHD 患者的血清锌水平和某些免疫指标，并作了相关性分析，旨在为弄清 CHD 患者免疫功能低下的机理提供理论依据。

材料与方法

一、实验对象及分组

透析组 14 例，男 11 例，女 3 例，平均年龄 38（27～47）岁。接受血透治疗至少在 3 个月以上。每周透析 2～3 次。使用醋酸盐透析液。实验期间均使用铜仿膜空心纤维透析器（Model 12·11，Travenol）。未透析组 11 例，为等待透析治疗的慢性终末期尿毒症患者，男 5 例，女 6 例，平均年龄 34（24～61）岁。正常对照组 15 例，男 9 例，女 6 例，平均年龄 39（28～59）岁。

实验对象接受实验前至少 3 周以上不输血，2 周以上无感染、发热症状，未接受抗生素、影响免疫系统的药物或免疫接种等治疗。

二、实验方法

1. 外周血单个核细胞（PBMC）的分离：用 Ficoll–Hypaque 淋巴细胞分离液常规分离 PBMC。

2. 外周血 T 细胞亚群的检测：采用间接免疫荧光法[3]。单抗 CD_3、CD_2、CD_8 和 R_2 MIgFITC 均由中国医科院血液学研究所提供。

3. IL-2 的产生及活性测定：用完全培养基将 PBMC 调至 1×10^6/mL，加入 PHA，终浓度为 100μg/mL，37℃、5%CO_2 孵育箱中培养 48 小时，离心取上清，即为粗制 IL-2，过滤除菌，-40℃ 保存待测活性。IL-2 依赖株为 MTH 细胞株，用 ^{3}H-TdR 掺入法、液闪计数仪计数标本中的 cpm 值，按下式计算 MTH 细胞增殖指数（GI）：

$$GI= \frac{\text{加 IL-2 孔的 cpm 均值}}{\text{1640 对照孔的 cpm 均值}}。$$

4. ^{3}H-TdR 淋转试验：采用 PHA 刺激淋巴细胞转化试验。每份标本设 3 个重复管及一个空白对照管，每管加入肝素抗凝血 0.2 mL，PHA100 μg（空白管不加 PHA，结果取 3 个复管的平均值减去空白对照管的测定值）。37℃下孵育 72 小时，培养终止前 16 小时每管加入 ^{3}H-TdR1 μci，培养终止后，用滤膜法收集样品，烘干后加入闪烁液中，以 β 液闪计数仪测定每分钟脉冲数（min^{-1}），再换成 10^6 小淋巴细胞的脉冲数，结果以淋巴细胞 ^{3}H-TdR 掺入值表示。

5. 血清锌的测定：血清样品采用直接稀释法，用原子吸收分光光度计测定。

结　果

一、免疫指标的变化

由附表可见未透析组、透析组尿毒症患者的 CD_3^+、CD_4^+ 细胞百分数、CD_4/CD_8 比值，外周血淋巴细胞 ^{3}H-TdR 掺入值及 IL-2 的活性水平均显著低于正常对照组。透析组的 CD_4^+ 细胞百分数、外周血淋巴细胞 ^{3}H-TdR 掺入值及 IL-2 的活性水平均显著高于未透析组。

附表　对照组、未透析组及透析组免疫指标及血清锌比较（$\bar{x} \pm s$）

		对照组 $n=15$	未透析组 $n=11$	透析组 $n=14$	P_1	P_2	P_3
T 细胞亚群	CD_3（%）	54.24 ± 6.00	45.15 ± 9.14	47.29 ± 7.70	<0.01	<0.05	<0.01
	CD_4（%）	39.70 ± 4.62	29.02 ± 5.46	34.45 ± 6.87	<0.001	<0.05	<0.01
	CD_8（%）	24.84 ± 3.25	27.78 ± 8.80	26.91 ± 4.22	>0.05	>0.05	>0.05
	CD_4/CD_8	1.63 ± 0.30	1.10 ± 0.26	1.29 ± 0.24	<0.001	<0.005	>0.05
淋巴细胞 ^{3}H-TdR 掺入值（min^{-1}）		$80\,880 \pm 11\,814$	$31\,584 \pm 15\,747$	$61\,239 \pm 18\,920$	<0.001	<0.005	<0.001
IL-2 活性水平（GI）		7.05 ± 1.70	2.10 ± 0.46	5.71 ± 1.66	<0.001	<0.05	<0.001
血清锌 μg/dL		103.32 ± 12.50	78.11 ± 6.21	90.17 ± 13.29	<0.001	<0.05	<0.05

注：P_1、P_2 分别为未透析组、透析组与对照组比较，P_3 为透析组与未透析组比较。

二、血清锌的测定结果

透析组、未透析组的血清锌水平均显著低于对照组，未透析组的血清锌水平又显著低于透析组。

三、CHD 患者血清锌与 T 细胞亚群、淋巴细胞 ^{3}H-TdR 掺入值和 IL-2 活性水平的相关性分析

CHD 患者的 CD_3^+、CD_4^+ 细胞百分率和 Cn_4/CD_8 比值与血清锌有显著的正相关关系（相关系数分别为 $r = 0.464$，$P < 0.05$；$r = 0.746$，$P < 0.005$ 和 $r = 0.487$，$P < 005$）；淋巴细胞 ^{3}H-TdR 掺入值、IL-2 活性水平与血清锌亦存在显著的正相关关系（相关系数分别为 $r = 0.705$，$P < 0.005$ 和 $r = 0.731$，$P < 0.005$）。

讨　论

自 1955 年 Hume 等人意外发现尿毒症患者对移植排斥反应减弱之后，尿毒症患者免疫功能低下的问题便引起了许多学者的关注，但研究结果不尽相同。本研究结果表明：尿毒症患者存在较严重的免疫功能低下和免疫调节紊乱，表现为 T 细胞亚群紊乱，淋巴细胞转化功能低下和外周血淋巴细胞分泌 IL-2 的能力下降。CHD 患者上述指标虽显著高于未透析组尿毒症患者，但仍显著低于对照组，提示目前的血液透析技术尚不能将尿毒症患者的免疫功能提高至正常水平。

已有研究表明 CHD 患者免疫功能低下与其体内大、中、小分子毒素物质的蓄积、营养物质缺乏和维生素缺乏有关 [4]，但 CHD 患者缺锌是否与其免疫功能低下有关仍不清楚。本实验结果显示透析组与未透析组的血清锌均明显低于正常对照组，且 CHD 患者的 CD_3^+、CD_4^+ 细胞百分数、CD_4/CD_8 比值、淋巴细胞 ^{3}H-TdR 掺入值和 IL-2 活性水平与血清锌均存在显著的正相关关系，提示缺锌也是 CHD 患者免疫调节功能紊乱、细胞免疫功能低下的重要原因之一。

锌对免疫调节的机制尚不清楚，根据大量实验研究结果，推测可能与下列因素有关：（1）锌是多种金属酶的组成成分，参加几乎所有的代谢过程，淋巴细胞特别是 T 淋巴细胞对机体锌缺乏敏感 [5]，缺锌可使核酸合成中的关键酶——胸腺嘧啶脱氧核苷激酶、脱氧核糖核酸酶等锌依赖酶活性不足，从而导致细胞复制障碍，淋巴细胞对有丝分裂原的增殖反应降低。体外实验证明，在介质和血清中去锌后，淋巴细胞在体外对有丝分裂原刺激的应答降低 40% ～ 60% [6]。（2）缺锌使人淋巴细胞产生淋巴因子降低 [7]，有报道在培养基中加适量浓度的锌，可使 PHA 诱导的淋巴细胞产生 IL-2 的产量增高 [8]。新近研究又发现缺锌大鼠外周血的 T_H。细胞降低，并影响激活后 T 细胞 IL-2R 的表达，这说明缺锌是通过对辅助性 T 细胞来影响免疫反应的 [9]。（3）缺锌削弱了锌对生物膜的稳定作用，因为锌能与细胞膜磷脂部分中的磷酸根和蛋白质中巯基结合，构成

牢固的复合物，从而减少细胞膜脂类过氧化反应。

参考文献

[1] Hosokawa S，Nishitani H，Umemura K，et al. Serum and corpuscular nickel and zinc in chronic hemodialysis patients. Nephron，1987，45：151.

[2] Fournier G，Corvazier M，Man N K. Skin test sensitivity in zinc-deficient patients on hemo- and peritoneal dialysis. Artif Organs，1989，13：296.

[3] 张源慧，陈群芳，杨希峰，等 . 慢性原发性血小板减少性紫癜患者的 T 淋巴细胞亚群 . 中华血液学杂志，1987，8：79.

[4] 于文慧，马腾骧，张璐仁 . 尿毒症和慢性血液透析病人的细胞免疫损害、国外医学泌尿系统分册，1991，11：22.

[5] Nash L，Iwata T，Fernandes G，et al. Effect of zinc deficiency on autologous rosette-forming cells. Cell Immunol，1979，48：238.

[6] Dowd P S，Heatley R V. The influence of undernutrition on immunity. Clin Set，1984，66：241.

[7] 张天锡 . 人体锌代谢与疾病 . 微量元素，1989，1：1.

[8] 邱香果，潘菊芬 . 锌对人白细胞介素 2 产量的影响 . 天津医药，1991，7：416.

[9] 徐文玉 . 营养素与免疫和癌 . 上海免疫学杂志，1989，9（3）：181.

《中华肾脏病杂志》1994，10（6）：352

维持性血液透析患者 T 淋巴细胞
功能低下机理的探讨

于文慧　马腾骧　张璐仁　天津医科大学第二医院

畅继武　天津泌尿外科研究所

近年来大量研究表明，尿毒症和维持性血液透析（MHD）患者的 T 淋巴细胞功能下降（Am J Nephrol，1991）然而引起 MHD 患者 T 淋巴细胞功能低下的原因相当复杂，尚不十分清楚。为了进一步提高对 MHD 患者 T 淋巴细胞转化功能低下机理的认识以及为临床上改善 MHD 患者 T 淋巴细胞转化功能提供实验与理论依据，作者研究了 MHD 患者血浆对正常 T 淋巴细胞转化功能的影响和在正常血浆中 MHD 患者 T 淋巴细胞转化功能的变化。

一、对象和方法

1.对象：透析组 MHD 患者 18 例。男 12 例，女 6 例，年龄 28～62 岁，平均 46.5 岁。病因为：慢性肾小球肾炎 14 例、多囊肾 2 例、慢性肾盂肾炎 1 例、高血压肾动脉硬化 1 例。平均血透时间为 26 个月。以上患者每周透析 2～3 次。实验期间均使用铜仿膜空心纤维透析器。对照组 15 例，为健康志愿者。男 10 例，女 5 例，年龄 30～50 岁，平均 43.5 岁。

2.方法：T 淋巴细胞转化功能的测定：用 Hanks 液将全血稀释、混匀。用淋巴细胞分离液分离出单个核细胞。然后用 RPMI–1640 调整细胞密度为 $2 \times 10^6/mL$。

将细胞悬液加入 96 孔板中，设 3 个平行孔，每孔 0.1 mL 细胞悬液，加入 PHA，终浓度为 50 μg/mL（并设 3 个不加 PHA 的对照孔），然后每孔加 30 μL 正常对照组血浆或血透组单次血透前、后血浆，使每孔最终体积为 200 μL。置 37 ℃、5%CO_2 饱和湿度培养箱中培养 72 小时。培养终止前 16 小时加入 ^{3}H-TdR18.5 kBq/ 孔。培养结束后，用多头细胞收集仪收获于 49 型玻璃纤维滤纸上，烘干后放入闪烁液中，用液闪仪计数，结果以 1 min（曾用 cpm）值表示。

二、结果

1. 不同组混合血浆对正常对照组 T 淋巴细胞转化功能的影响：正常对照组 T 淋巴细胞在血透组单次血透前血浆存在下的 T 淋巴细胞转化功能为 26 281 ± 10 499/min，明显低于在正常血浆存在下的 T 淋巴细胞转化功能（50 866 ± 12 197/min，$P < 0.001$）。正常对照组 T 淋巴细胞在血透组单次血透后血浆存在下的 T 淋巴细胞转化功能为 33 319 ± 11 317/min，明显高于在血透组单次血透前血浆存在下的 T 淋巴细胞转化功能（26 281 ± 10 499/min，$P < 0.05$），但仍显著低于在正常血浆存在下的 T 淋巴细胞转化功能（$P < 0.001$）。

2. 不同组 T 淋巴细胞在正常对照组混合血浆中 T 淋巴细胞转化功能的变化：在正常血浆中，血透组单次血透前的 T 淋巴细胞转化功能为 31 220 ± 11 279/min，明显低于正常对照组的 T 淋巴细胞转化功能（50 866 ± 12 197/min，$P < 0.001$）。在正常血浆中，血透组单次血透后的 T 淋巴细胞转化功能（35 089 ± 13 078/min）比血透组单次血透前的 T 淋巴细胞转化功能有增高趋势，但差异无统计学意义（$P > 0.05$）。

3. 用正常血浆代替 MHD 患者自体血浆时 MHD 患者的 T 淋巴细胞转化功能变化情况：血透组单次血透前 T 淋巴细胞在自体血浆中的 T 淋巴细胞转化功能为 19 755 ± 4275/min，用正常血浆代替 MHD 患者单次血透前自体血浆后，MHD 患者的 T 淋巴细胞转化功能（30 760 ± 6303/min）明显增加（$P < 0.001$）。

三、讨 论

1. T 淋巴细胞转化功能是反映机体细胞免疫功能状态的可靠指标，许多临床研究表明 MHD 患者存在 T 淋巴细胞转化功能低下。然而 MHD 患者 T 淋巴细胞功能低下的原因是否由于其血液中某些代谢产物作用的结果，目前尚存在争议。本实验结果显示 MHD 患者单次血透前混合血浆明显抑制正常人的 T 淋巴细胞转化功能，用正常血浆代替 MHD 患者单次血透前的自体血浆后，MHD 患者单次血透前的 T 淋巴细胞转化功能明显增加，说明 MHD 患者血浆中存在抑制 T 淋巴细胞转化的物质。同时我们的研究发现，正常 T 淋巴细胞在单次血透后血浆中的 T 淋巴细胞转化功能比单次透析前有明显提高（$P < 0.05$），表明单次血透后血浆能明显减轻对 T 淋巴细胞转化功能的抑制作用，从而提示 MHD 患者血浆中的免疫抑制物质是可以通过血液透析部分清除的，单次血透能部分纠正 MHD 患者的 T 淋巴细胞转化功能低下，但到下次血透前，由于尿毒症毒素再次蓄积，MHD 患者的免疫功能又恢复到单次血透前水平。此外本实验结果还显示，单次血透后血浆对正常人的 T 淋巴细胞转化功能仍有一定的抑制作用，提示 MHD 患者血液中除存在中、小分子的免疫抑制因子外，尚存在血透不能清除的大分子免疫抑制物质。

2. 本实验结果还显示，在正常混合血浆中，血透组单次血透前 MHD 患者的 T 淋巴细胞转化功能显著低于正常对照组的 T 淋巴细胞转化功能，说明 MHD 患者免疫应答的降低不仅仅是因为尿毒症毒素所致，而且其 T 淋巴细胞本身也存在异常。另外在正常血浆中，与血透组单次血透前比较，单次血透后 MHD 患者的 T 淋巴细胞转化功能无显著性提高，提示单次血液透析无明显改善 MHD 患者 T 淋巴细胞本身代谢异常的作用。

《中华医学杂志》1995，75（10）：630

血液透析患者应用含锌透析液的探讨

于文慧　马腾骧　张璐仁　天津医科大学第二医院

胡月华　瞿德佩　天津医科大学总医院

有研究资料提示维持性血液透析（MHD）患者血清锌降低并由此引起一系列病理改变及味觉障碍、食欲下降、性功能减退、免疫功能下降等临床症状[1-3]。因此改善 MHD 患者的缺锌状态十分重要。我们试图通过经透析液补锌，为纠正 MHD 患者的低锌状态提供依据。

材料与方法

一、实验对象及分组

1. 透析组：MHD 患者 14 例。男 12 例，女 2 例，年龄 33～62 岁，平均 44.6 岁。原发病 1 例为神经性膀胱梗阻性肾病，余 13 例均为慢性肾小球肾炎。平均接受血透时间为 6 个月。透析安排：每次透析 5 小时，每周透析 2～3 次，使用醋酸盐透析液。实验期间均使用铜仿膜空心纤维透析器（Nephross TM Boxtel，Holland）。

2. 对照组：15 例，均为健康的本院工作人员及志愿者。男 10 例，女 5 例，年龄 30～55 岁，平均 43.5 岁。

二、补锌方法　按照 Rawer[4] 的补锌剂量，本实验透析液锌浓度为 400 μg/L。透析用水为反渗水，锌含量为 0。MHD 患者接受含锌透析液治疗 8 周。

三、血清锌的测定　抽取样品的注射器、试管均经严格去离子化程序处理。于上午 7—9 时自肘静脉抽取空腹血 3 mL，放入带盖玻璃试管中，待血液自然凝固后，离心，2000 r/min，20′，然后直接取 0.3 mL 血清放入聚乙烯小瓶内，置 −40 ℃冰箱内保存待测。

血清样品采用直接稀释法：0.3 mL 血清加 6% 正丁醇 1.5 mL 混匀，用原子吸收分光光度计测定。

结　果

一、正常人血清锌为 16.35 ± 19 μmol/L，MHD 患者用含锌透析液治疗前血清锌为

13.66 ± 1.56 μmol/L，显著低于正常对照组（$P < 0.001$）。

二、MHD 患者用含锌透析液治疗后血清锌为 17.08 ± 1.56 μmol/L，较治疗前明显升高（$P < 0.001$），而与正常对照组比较无显著性差异（$P > 0.05$）。

我们应用含锌透析液治疗 8 周，未发现任何不良反应。

讨　论

本组 MHD 患者补锌治疗前血清锌显著低于正常对照组（$P < 0.001$，与 Hosokawa 等的报道相符[1, 2]。

冯菡芳等[5]发现，尿毒症患者口服硫酸锌后，多数患者有消化道反应，且血清锌水平较补锌前无显著性升高，他们认为这可能与尿毒症患者肠道吸收锌障碍有关。因此尿毒症患者宜在肠道外补锌。本组 MHD 患者通过经透析液补锌治疗 8 周后，其血清锌较补锌治疗前明显提高，提示经透析液补锌，是提高 MHD 患者血清锌水平的一种简单而有效的途径。

锌作为一种微量元素，尽管它的缺乏会带来一系列的临床症状，但应注意适量补锌，超常量或长时间补锌是较危险的[6]。我们认为在同时存在缺锌临床症状和血清锌浓度低的情况下，以小剂量、间歇补锌治疗为宜，根据血清锌浓度和缺锌临床症状的改善情况确定补锌治疗时间的长短，以避免副作用发生。

参考文献

[1] Hosokawa S，Nishitani H，Umemura K，et al. Relationship between HD anaemia and copper and zinc. Int Urol Nephrol，1985，17: 365.

[2] Muirhead N，Kertesz A，Flanagan P R，et al. Zinc metabolism in patients on maintenance hemodialysis. Am J Nephrol，1986，6: 422.

[3] Gayova E，Kron I，Horska M，et al. Zinc，copper and aminoacids in patients with chronic renal failure. Nephrol Dial Transplant，1990，5: 292.

[4] Rawer P. Willems W R，Breidenbach T H，et al. Seroconversion rate，hepatitis B vaccination，hemodialysis and zinc supplementation. Kidney Int，1987，32: 149.

[5] 冯菡芳，程威英，马济民，等 . 肾功能不全患者补充锌制剂后微量元素变化 . 中华肾脏病杂志，1987，3：306.

[6] 周华康 . 正确对待缺锌和补锌问题 . 中华医学杂志，1992，72：387.

《中华肾脏病杂志》1995，1（5）：281

经透析液补锌对维持性血液透析患者免疫功能的影响

于文慧　马腾骧　李秋玲　张璐仁　天津医科大学第二医院

翟德佩　胡月华　天津医科大学总医院

我们观察了经透析液补锌治疗前、后维持性血液透析（MHD）患者的血清锌水平，外周血 T 淋巴细胞亚群和免疫球蛋白的变化，旨在为纠正 MHD 患者免疫功能低下提供实验依据。

一、资料与方法

1. 对象及分组：MHD 患者 14 例。男 12 例，女 2 例，年龄 33 ～ 62 岁，平均 44.6 岁。原发病 1 例为神经性膀胱梗阻性肾病，余 13 例均为慢性肾小球肾炎。平均血透时间为 6 个月。透析安排：每次透析 5 小时，每周透析 2 ～ 3 次。使用醋酸盐透析液。实验期间均使用铜仿膜空心纤维透析器。对照组为本院健康工作人员 15 例。男 10 例，女 5 例，年龄 30 ～ 55 岁，平均 43.5 岁。

2. 补锌方法：按照 Rawer[1] 的补锌剂量，本实验透析液锌浓度为 400 μg/L。透析用水为反渗水，锌含量为 0。MHD 患者接受含锌透析液治疗 8 周。

3. 实验方法：（1）外周血 T 淋巴细胞亚群的检测采用间接免疫荧光法[2]。（2）血清免疫球蛋白 IgG、IgM、IgA 的测定采用速率散射光比浊法。（3）血清锌用原子吸收分光光度计测定。

二、结　果

1. 用含锌透析液治疗前、后的血清锌水平：透析组治疗前血清锌为 13.65 ± 1.56 μmol/L，显著低于正常对照组（16.34 ± 1.90 μmol/L，$P < 0.001$）。透析组用含锌透析液透析 8 周后血清锌为 17.07 ± 1.56 μmol/L，较治疗前明显升高（$P < 0.001$）。透析组治疗后血清锌与正常对照组比较差异无显著性（$P > 0.05$）。

2. 用含锌透析液治疗前、后 T 淋巴细胞总数及 T 细胞亚群的变化：透析组治疗前 CD_3^+、

CD_4^+ 细胞百分率及 CD_4/CD_8 比值均显著低于正常对照组（$P < 0.005$，$P < 0.01$，$P < 0.005$），CD_8^+ 细胞百分率与正常对照组比较差异无显著性（$P > 0.05$）。透析组用含锌透析液透析 8 周后 CD_3^+、CD_4^+ 细胞百分率及 CD_4/CD_8 比值均较治疗前显著升高（$P < 0.001$，$P < 0.001$，$P < 0.005$），CD_8^+ 细胞百分率与治疗前比较无明显变化（$P > 0.05$）。透析组用含锌透析液治疗 8 周后 CD_3^+、CD_3^+ 细胞百分率及 CD_4/CD_8 比值均达到正常水平，见表 1。

3. 用含锌透析液治疗前、后血清免疫球蛋白的变化：透析组治疗前血清免疫球蛋白 IgG、IgA、IgM 含量分别为 14.33 ± 3.34 g/L，2.31 ± 0.83 g/L，1.45 ± 1.08 g/L，与正常对照组 IgG（16.38 ± 3.54 g/L）、IgA（2.22 ± 0.63 g/L）、IgM（1.71 ± 0.35 g/L）比较差异均无显著性（P 均 > 0.05）。透析组用含锌透析液治疗后血清免疫球蛋白 IgG、IgA、IgM 含量分别为 16.17 ± 3.86 g/L，2.27 ± 0.91 g/L，1.52 ± 0.92 g/L，与治疗前比较 IgG 有显著上升（$P < 0.005$），但 IgA、IgM 无显著性变化（$P > 0.05$）。透析组补锌治疗后血清免疫球蛋白 IgC、IgA、IgM 与正常对照组比较差异均无显著性（P 均 > 0.05）。

三、讨 论

本组 MHD 患者补锌治疗前血清锌显著低于正常对照组，提示 MHD 患者存在血清锌水平低下，与 Hosokawa 等的报道相符[3, 4]。

表 1 对照组与透析组补锌治疗前后 T 淋巴细胞总数及其 T 亚群（%）测定（$\bar{x} \pm s$）

组别		CD_3^+	CD_4^+	CD_8^+	CD_4/CD_8
对照组（15 例）		57.59 ± 7.06	42.97 ± 6.95	25.78 ± 2.78	1.68 ± 0.29
透析组	治疗前（14 例）	49.06 ± 5.99	35.91 ± 5.44	27.58 ± 3.28	1.32 ± 0.23
	治疗后（14 例）	54.61 ± 6.88	39.63 ± 4.98	26.06 ± 1.82	1.52 ± 0.16
P 值[1]		< 0.005	< 0.01	> 0.05	< 0.005
P 值[2]		> 0.05	> 0.05	> 0.05	> 0.05
P 值[3]		< 0.001	< 0.001	> 0.05	< 0.005

注：P 值[1]、P 值[2] 分别为透析组补锌治疗前、后与正常对照组比较；P 值[3] 为透析组补锌治疗前与补锌治疗后比较。

采用不同的给药途径在提高 MHD 患者血清锌的效果上不同。有研究表明慢性肾功能衰竭患者口服补锌后，血清锌水平无显著性上升[5]。本研究中 MHD 患者通过透析液补锌 8 周后，其血清锌水平显著上升且未发现任何不良反应，表明经透析液补锌是提高 MHD 患者血清锌水平的一种简单而有效的途径。

本研究结果还显示：与正常对照组比较，补锌治疗前 MHD 患者的 CD_3^+、CD_4^+ 细胞百分率

和 CD_4/CD_8 比值均明显下降，表明 MHD 患者存在免疫调节紊乱。MHD 患者通过透析液补锌治疗后 CD_3^+、CD_4^+ 细胞百分率较治疗前明显提高，虽然 CD_8^+ 细胞百分率无明显变化，但由于 CD_4^+ 细胞百分率明显升高，从而使 CD_8^+ 细胞百分率相对下降、CD_4/CD_8 比值有显著上升，并且有 2 例 MHD 患者由治疗前 CD_4/CD_8 比值倒置恢复至正常，提示锌可能对 MHD 患者的辅助性 T 细胞与抑制性 T 细胞之间的平衡有调节作用。

本研究结果亦显示 MHD 患者经透析液补锌后 IgG 有明显上升趋势，这可能是由于补锌治疗后 T_H 细胞数量增加，T_H 细胞生成释放的白细胞介素 –2（IL–2）、IL–4、IL–6 等细胞因子使 B 细胞活性增强，IgG 生成释放增多所致。

参考文献

[1] Rawer P，Willems W R，Breidenbach T，et al. Seroconversion rate，hepatitis B vaccination，hemodialysis and zinc supplementation. Kidney Int，1987，（Suppl 1）22：149.

[2] 张源慧、陈群芳、杨希峰，等. 慢性原发性血小板减少性紫癜患者的 T 淋巴细胞亚群. 中华血液学杂志，1987，8：79.

[3] Hosokawa S，Nishitani H，Umemura K，et al. Relationship between haemodialysis anaemia and copper and zinc. Int Urol Nephrol，1985，17：365.

[4] Muirhead N，Kertesz A，Flanagan P R，et al. Zinc Metabolism in patients on maintenance hemodialysis. Am J Nephrol，1986，6：422.

[5] 冯菡芳、程威英、马济民，等. 肾功能不全患者补充锌制剂后微量元素变化. 中华肾脏病杂志，1987，3：306.

《中华内科杂志》1997，36（1）：44

经透析液补锌对维持性血液透析患者
T 细胞功能影响的观察

于文慧　马腾骧　张洺仁　天津医科大学第二医院

胡月华　翟德佩　天津医科大学总医院

【摘要】　本文观察了经透析液补锌后维持性血液透析（MHD）患者血清锌和 T 淋巴细胞转化功能的变化。结果显示：MHD 患者补锌治疗前存在血清锌降低，T 淋巴细胞转化功能下降。经透析液补锌治疗 8 周后，MHD 患者的血清锌水平和 T 淋巴细胞转化功能均有显著提高。提示：经透析液补锌是提高 MHD 患者免疫功能简单而有效的治疗手段之一。

【关键词】　慢性肾功能衰竭；血液透析；T 淋巴细胞转化功能；锌

大量研究表明锌是维护机体正常免疫功能以及保持宿主防御机制完整性所必需的物质，特别是在调节淋巴细胞的功能方面发挥着非常重要的作用，锌缺乏可引起广泛的免疫功能损害。维持性血液透析（MHD）患者血清锌降低，T 淋巴细胞功能下降[1, 2]，因此研究补充锌元素对 MHD 患者免疫功能的影响将有助于阐明 MHD 患者免疫功能低下的机理，并对指导临床治疗有重要意义。本文经透析液补锌观察了补锌治疗前、后 MHD 患者的血清值及 T 淋巴细胞功能的变化，初步探讨了微量元素锌对 MHD 患者 T 淋巴细胞功能的影响。

材料与方法

一、实验对象及分组

1.透析组：维持性血液透析患者 14 例。男 12 例，女 2 例，年龄 33～62 岁，平均 44.6 岁。原发病除 1 例为神经性膀胱梗阻性肾病外，其余 13 例均为慢性肾小球肾炎。平均血透时间为 6 个月。透析安排：每次透析 5 h，每周透析 2～3 次。使用醋酸盐缓冲透析液。实验期间均使用铜仿膜空心纤维透析器（Nephross™ cuprophan hollow fiber dialyzer, Organ Teknika B. V. Boxtel holland）。

2. 对照组：15 例，为本院健康工作人员及健康志愿者。男 10 例，女 5 例，年龄 30 ～ 55 岁，平均 43.5 岁。

二、补锌方法

按照 Rawer[3] 的补锌剂量，本实验透析液 Zn^{2+} 浓度为 400 μg/L。透析用水为反渗水，测定反渗水锌含量为 0。维持性血液透析患者接受含锌透析液治疗 8 周。

三、实验方法

1. ^{3}H-TdR 淋转试验：采用 PHA 刺激淋巴细胞转化试验。每份标本设三个重复管及一个空白对照管，每管加入肝素抗凝血 0.2 mL，PHA 100 μg（空白管不加 PHA），37 ℃下孵育 72 h，培养终止前 16 h 每管加入 ^{3}H-TdR 1 μCi。培养终止后，用滤膜法收集样品，烘干后加入闪烁液中，以 β 液闪计数仪测定每分钟脉冲数（cpm），结果以刺激指数（SI）表示：

$$SI = \frac{实验管平均 cpm 数}{对照管平均 cpm 数}。$$

2. 血清锌的测定：抽取样品的注射器、试管均经严格去离子程序处理。

血清样品采用直接稀释法：0.3 m/L 血清加 6% 正丁醇 1.5 mL 混匀，用原子吸收分光光度计测定。

结　果

一、用含锌透析液治疗前、后 MHD 患者的血清锌水平

透析组用含锌透析液治疗前血清锌为 89.26 ± 10.18 μg/dL，显著低于正常对照组（106.84 ± 12.43 μg/dL，$P < 0.001$）。透析组用含锌透析液透析 8 周后血清锌为 111.66 ± 10.22 μg/dL，较治疗前明显升高（$P < 0.001$）。透析组用含锌透析液治疗后血清锌与正常对照组比较无显著性差异（$P > 0.05$）。

二、用含锌透析液治疗前、后 MHD 患者 T 淋巴细胞转化功能的变化

透析组用含锌透析液治疗前外周血 T 淋巴细胞转化功能显著低于正常对照组（$P < 0.005$）。透析组用含锌透析液透析 8 周后外周血 T 淋巴细胞转化功能较治疗前明显提高（$P < 0.001$）。

透析组治疗后外周血 T 淋巴细胞转化功能虽仍低于正常对照组，但经统计学处理无显著性差异（$P < 0.05$），见图 1。

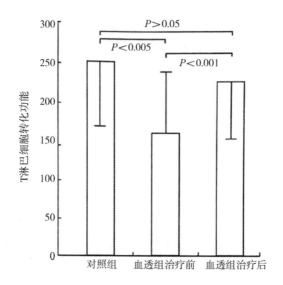

图 1　对照组、透析组补锌治疗前、后 T 淋巴细胞转化功能的变化

本研究应用含锌透析液治疗 8 周，未发现任何不良反应。

讨　论

众所周知 MHD 患者感染和恶性肿瘤的发病率增高，细胞免疫功能低下，感染和恶性肿瘤严重威胁 MHD 患者的长期生存，因此研究如何提高 MHD 患者的免疫功能极为重要。T 淋巴细胞是机体细胞免疫和免疫调节的重要成分，其功能的发挥在抗感染和抗肿瘤过程中起着重要作用，本实验结果表明补锌治疗前 MHD 患者的 T 淋巴细胞转化功能比正常对照组显著降低（$P < 0.005$），进一步证明 MHD 患者存在细胞免疫功能低下。

许多学者探讨了 MHD 患者 T 淋巴细胞转化功能下降的原因，有研究表明 MHD 患者的血清锌比正常对照组明显降低，而且 MHD 患者的血清锌与 T 淋巴细胞转化功能呈正相关关系，提示缺锌可能是 MHD 患者 T 淋巴细胞转化功能下降的原因之一 [2]，本研究也表明 MHD 患者存在血清锌降低。

就微量元素而言，锌对免疫的作用最为重要，它是多种金属酶的组成成分，参加几乎所有的代谢过程，且淋巴细胞特别是 T 淋巴细胞对机体锌缺乏敏感 [4]。缺锌可使核酸合成中的关键酶——胸腺嘧啶脱氧核苷激酶、脱氧核糖核酸酶等锌依赖酶活性不足，从而导致细胞复制障碍，淋巴细胞对有丝分裂原的增殖反应降低。体外实验证明，在介质和血清中去锌后，淋巴细胞在体外对有丝分裂原刺激的应答降低 40%～60% [5]，缺锌病例适当补锌后，细胞免疫功能可获得改善 [5-7]。

本组实验结果表明，与正常对照组比较，MHD 患者补锌前的 T 淋巴细胞转化功能明显降低，MHD 患者经透析液补锌后，T 淋巴细胞转化功能较补锌前明显上升（$P < 0.001$），不但提示缺锌可能是 MHD 患者细胞免疫功能低下的原因之一，同时也表明经透析液补锌可提高 MHD 患者的细胞免疫功能，为临床补充锌元素，增强 MHD 患者的免疫功能提供了依据。

值得指出的是本组 MHD 患者中有 3 例在血清锌升高至正常水平后，其 T 淋巴细胞转化功能低下仍无明显改善，这可能是锌以外的其他因素在抑制 MHD 患者的免疫功能方面起了主导作用。

冯菡芳等报道[8]：尿毒症患者口服硫酸锌后多数患者有恶心、呕吐等消化道反应，且血清锌水平较补锌前无显著性升高，他们认为这可能与尿毒症患者肠道吸收锌障碍有关。本组 MHD 患者经透析液补锌，患者的血清锌水平显著升高，提示经透析液补锌是简单而有效的治疗手段。

有资料提示过量补锌可损伤淋巴细胞和中性粒细胞功能[9]，因此尽管锌较其他重金属元素的毒性相对较小，但超常量或长期补锌仍然是危险的。我们认为在同时存在缺锌临床症状和血清锌浓度降低的情况下，以小剂量、间歇补锌治疗为宜。

小结：MHD 患者存在血清锌水平低下、T 淋巴细胞转化功能下降，经透析液补锌可提高 MHD 患者的细胞免疫功能。

参考文献

[1] Hosokawa S，et al. Int Urol Nephrol，1985，17（4）：365.

[2] 于文慧，等 . 天津医药，1992，4: 22.

[3] Rawer P，et al. Kidney Int，1987，32: s149.

[4] Nash L，et al. Cell Immunol，1979，48: 238.

[5] Dowd P S，Heatley R V. Clin Sci，1984，66: 241.

[6] Duchateau J，et al. Am J Med，1981，70: 1001.

[7] Pekarek R S，et al. Am J Clin Nutr，1979，32: 1466.

[8] 冯菡芳，等 . 中华肾脏病杂志，1987，3（6）：306.

[9] 陈荣华，等 . 中华医学杂志，1992，72（7）：391.

《中国实验临床免疫学杂志》1996，8（3）：15

用改良大部分肾切除法制作的慢性肾衰动物模型

于文慧　王广有　马腾骧　陆志强　天津医科大学第二医院泌尿科

【摘要】　采用 Wistar 大鼠，根据 Platt 和 Ormrod 的手术方式加以改良，行 6/7 大部分肾脏切除术制成慢性肾衰大鼠模型。实验结果表明，该慢性肾衰大鼠模型稳定可靠，并且具有手术方法相对简单、术中出血少、模型重复性好、制模时间短和模型动物存活率高等优点。

【关键词】　慢性肾功能衰竭；动物模型

慢性肾功能衰竭（CRF）尿毒症患者体内代谢异常，临床上常伴有各种并发症，但其发病机理有的至今尚未明了，为了在避免各种影响因素的基础上探讨各种代谢异常及并发症的发病机理，建立一种简单、可靠、标准化的 CRF 动物模型是非常重要的。我们根据 Platt[1] 和 Ormrod[2] 的手术方式加以改良，行 6/7 大部分肾脏切除术制作 CRF 大鼠模型获得成功，报道如下。

材料与方法

一、实验动物与分组

Wistar 纯种大白鼠、雄性，月龄 3.5 个月左右，体重 210 ～ 250 g，由天津药物研究院实验动物研究室提供，适应性喂养一周后，按体重随机分为三组：1. 正常对照组 12 只。2. 模拟手术组 9 只。3. CRF 组 14 只。实验期间各组动物饲料摄入量、进水量（自来水）不限。

二、模型制作方法

CRF 模型制作根据 Platt 和 Ormrod 报道的肾大部分切除术法加以改良，切除大白鼠约 6/7 的肾组织。具体造型过程：腹腔注射麻醉动物后，取腹卧位，固定四肢，背部手术区常规备皮、消毒、铺巾、行左背部（以肋脊角为标志）斜切口、充分暴露左侧肾脏，分离肾周脂肪囊，迅速结扎切除左肾上下极，立即以明胶海绵压迫止血，复位肾脏，缝合各层组织。一周后进行第二次手术，切除右侧肾脏。手术时特别注意防止损伤肾上腺。

模拟手术组采取同样步骤，麻醉、背部斜切口暴露肾脏、牵拉肾脏，但不作肾切除术。

正常对照组大鼠不做任何处理。

三、检测项目

CRF 大鼠分别于第一次手术前 1 天（简称：术前）、第二次手术后（简称：术后）第 2、4、6 周测体重、血红蛋白、血尿素氮和血肌酐；尿液检查包括尿渗透压和尿量，用代谢笼留 24 小时尿，留尿过程中禁食水。术后第 6 周测血渗透压，正常对照组和模拟手术组于相应时间内同样做上述指标测定。

结　果

一、存活率和体重的变化

对分为 3 组的 35 只大鼠进行了为期 6 周的存活率评价，发现正常对照组和模拟手术组大鼠的存活率为 100%，CRF 组大鼠有一只在术后第 5 周因尿毒症死亡，存活率为 92.86%。与正常对照组和模拟手术组大鼠体重比较，CRF 组大鼠在整个研究期间显示体重增长明显迟缓。

二、血红蛋白的动态变化

术前各组间的血红蛋白比较无显著性差异（P 均 > 0.05）。术后第 2 周时 CRF 组大鼠的血红蛋白较正常对照组和模拟手术组明显下降（$P < 0.001$，$P < 0.005$），以后 CRF 组大鼠的血红蛋白仍呈进行性下降，到术后第 6 周时，CRF 组大鼠的血红蛋白平均值仅为正常对照组的 62%。

三、血尿素氮、肌酐的动态变化

模拟手术组和 CRF 组大鼠手术前血尿素氮与正常对照组比较无显著性差异（P 均 > 0.05）。术后第 2 周时 CRF 组大鼠的血尿素氮明显高于模拟手术组和正常对照组（P 均 < 0.001），以后 CRF 组大鼠血尿素氮仍持续增长，到术后第 4 周时其平均值达 72.67 ± 16.95 mg/dL，为正常对照组的 4.37 倍，从术后第 4 周到术后第 6 周 CRF 组大鼠的血尿素氮一直稳定维持在明显增高的水平。对第 5 周死亡的 CRF 大鼠，在其死亡前二天进行了血尿素氮、血肌酐测定，其血尿素氮为 100 mg/dL，血肌酐为 3.08 mg/dL。

CHF 组大鼠血肌酐的变化与血尿素氮的变化趋势基本一致。

在各相应期，正常对照组和模拟手术组的血肌酐和血尿素氮无显著性变化。

四、血、尿渗透压的变化

术后第 6 周时 CRF 组大鼠血渗透压为 296.76 ± 23.17 mosm/kg，明显高于正常对照组（279.31 ± 19.20 mosm/kg）和模拟手术组（277.13 ± 20.06 mosm/kg）（P 均 < 0.05）。

与正常对照组和模拟手术组比较，在术后第 2 周时 CRF 组大鼠的尿渗透压已显著下降（$P < 0.05$，$P < 0.001$），并且以后 CRF 组大鼠尿渗透压一直维持在较低水平。正常对照组和模拟手术组大鼠随着鼠龄的增长，其尿渗透压似乎有上升趋势，但经统计学处理无显著性差异。在术后第 6 周时，CRF 组大鼠的尿渗透压平均值仅为正常对照组的 52.38%。

五、24 小时尿量的动态变化

在术后第 2 周时，CRF 组大鼠的 24 小时尿量比正常对照组和模拟手术组明显增多（P 均 < 0.05），以后 CRF 组大鼠的 24 小时尿量仍进行性增加。在术后第 6 周时，CRF 组大鼠的 24 小时尿量比正常对照组和模拟手术组显著增多（P 均 < 0.01），CRF 组大鼠 24 小时尿量的平均值为正常对照组的 3.16 倍。第 5 周死亡的大鼠在死亡前数日由多尿转变为少尿，最后发展为无尿。

讨 论

回顾文献，建立 CRF 动物模型的方法有：1. 大部分肾切除法；2. 改良的大部分肾切除法；3. 肾动脉结扎加肾切除法；4. 冷冻手术加肾切除法；5. 右肾透热法加左肾全部切除法；6. 一侧肾表面电凝加另一侧肾切除法；7. 用腺嘌呤制作的 CRF 动物模型。之所以建立 CRF 动物模型的方法很多，皆因每种方法都有各自的长处与不足。利用上述方法 1 ～ 6 建立的动物模型均需做两次手术，有一定难度。其中第 1 种方法虽是最早建立的方法，但由于 CRF 的模型稳定，应用得最为广泛。利用方法 7 建立的模型虽然不用手术方式，建立模型的方法简单，但要考虑到引起肾衰的药物增加了研究的影响因素。方法 4、5、7 由于报道时间较晚，目前尚未见他人采用。故利用 CRF 模型进行科研时，要根据实验目的，采用适当的方法建立模型，才能使研究结果更有说服力。

采用大部分肾切除建立 CRF 模型的关键在于手术切除肾组织的多少，切除过多，受试动物大多处于急性肾功能衰竭，切除过少，模型制备周期又太长，Platt 等[1]建立的大部分肾脏切除术 CRF 模型（第 1 种方法）虽较简单，但肾组织切除相对较少，因此形成 CRF 模型的时间较长，Ormrod 等[2]建立的 CRF 模型（第 2 种方法）虽然形成 CRF 的时间短，但又有保留肾脏的创面大、易出血、动物死亡率较高的缺点。我们建立的 CRF 模型具有切除肾组织相对较多，而肾脏创面又较 Ormrod 建立的模型大为减少的优点。为尽量避免手术切除肾组织的多少不可能完全一致的误差，我们采用了通过预试验、熟练掌握手术技巧，并由同一人担当第一术者的措施。

实验结果表明，本研究采用的改良大部分肾切除法，在第二次手术后 4 周时血尿素氮即可升高至正常对照组的 4.37 倍，血肌酐升高也有相同趋势，并伴有尿渗透压明显降低、严重贫血等，与 CRF 患者的实验室表现极为相似，而且在术后第 6 周处死 CRF 大鼠时，可见血渗透压升高，并且上述指标基本保持不变，说明所建立的 CRF 模型是稳定、可靠的。

参考文献

[1] Platt R，Roscoe M H，Smnith F W，et al. Experimental renal failure. Clin Sci，1952，11：217.

[2] Ormrod D，Miltter T. Experimental uremia description of a model producing varying degrees of stable uremia. Nephron，1980，26: 249.

《中华实验外科杂志》1995，12（4）：235

肾脏移植二年回顾与展望

马腾骧　天津市泌尿外科研究所　天津医学院第二附属医院泌尿外科

【**Abstract**】　During the last 2 years，we have performed 10 cases of renal allograft， three of whom are surviving and one has survived more than 2 years with normal renal function.

The tissue matching has relation to the outcome of renal transplantation. The graft survival rate can be increased by detection of early rejection and taking corresponding measures.

In addition to some ordinary methods，we found that free water clearance test and B-Scan Sonotomography are valuable in detection of early rejection.

The infection of transplanted kidney was comparatiely specific and should be differentiated from acute rejection，and both conditions should be considered in treatment.

Look forward to the future， there are three important problems:

1. Comfirm the value of renal transplantation and heighten our confidence of carrying out the work.

2. Probe new immunosuppression therapy， it is hopeful about the method of combining traditional with western medicine.

3. Solve the problem of kidney source.

If these problems can be solved， our work will surely be pushed forward.

两年来我们共作同种异体肾移植 10 例，现存活 3 例：1 例生存已两年（1979 年 12 月），肾功能正常；1 例于肾移植后 1 年 2 个月自动出院，移植肾有功能，每日尿量 2500 毫升，患者可自由活动；另 1 例已近 6 个月，肾功能基本正常；其他各例均在不同时期死亡。虽然结果不够满意，但取得了一些经验。

一、组织配型，直接影响移植的结果。我们现在能作的组织配型方法除 ABO 血型配合外，还有"淋巴细胞毒性试验"及"混合淋巴细胞培养"，从移植生存率来看，这两种方法似有一定价值。

淋巴细胞毒性试验，24 小时内即可得出初步结果，可作为选择供肾组织配型的首选方法，本文 10 例，均作了此项检查，存活的 3 例，检查结果均在正常范围内（死亡淋巴细胞不超过

15%），超过这个范围的均在较短时间发生了超急或急性排斥，最后导致移植失败。

混合淋巴细胞培养须 7 天方能有结果，就目前情况，由选肾到作肾移植之间的时间均较短，这种检查往往于肾移植后方能得到结果，故仅可作为参考方法，但结果比较准确，故临床上仍应争取作此检查。

HL-A 配型目前天津地区尚未开展，但从理论与实践上看，优点较多，价值肯定。

二、早期发现移植后的排斥反应，早期处理，争取取得较好的结果。近年来很多作者提出了多种方法，但我们认为我们目前采用的方法，具有简单、无损伤及早期诊断的优点。

（一）自由水清除率的测定：可较早期地说明肾髓质曲管功能的变化，简单易行，结果较准确。自由水清除率的计算公式是：

$$自由水清除率 = 尿量（1小时）\left(1 - \frac{尿渗透压}{血清渗透压}\right)。$$

正常值为 –30 ～ –110，其值越接近 0，越说明肾脏功能不佳。一般 –25 ～ –30 表示肾功已有变化，–20 ～ –25 表示肾功轻度损害，–15 ～ 0 表示肾功严重损害。

肾移植后每天或每周 3 次测定患者的自由水清除率，有早期发现肾功能受损，有出现排斥反应的可能性，其变化一般比血肌酐值上升早出现 1 ～ 3 天，一旦发现异常，如无其他因素，就可能是早期的排斥反应。本文 1 例术后不同时期出现 5 次排斥反应，每次自由水清除率的变化均较血肌酐值上升早 1 ～ 2 天（图 1）。应用激素冲击治疗，均取得了满意效果。

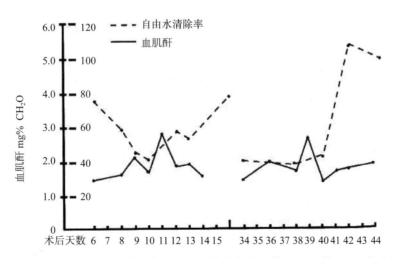

图 1　出现急性排斥反应时，自由水清除率与血肌酐的变化术后第 9 天，第 34 天发生急性排斥的变化

（二）超声断层检查：对移植肾作超声断层检查，可准确地测定或观察移植肾的大小、肾实质情况、血管及血流状态、有无肾周围积液或淋巴囊肿、尿路梗阻以及肾盂状态等，对早期发现排斥现象、合并症之有无十分有用，宜列为术后常规检查，并可作连续对比检查。超声断层控制

下作肾脏穿刺活检，有助于发现排斥反应、了解肾脏病理变化、估计预后及发展，比一般者操作准确、合并症少，并可较准确地选定穿刺部位。

自由水清除率及超声断层检查二者常规配合使用，将更有利于发现早期排斥反应。例如肾脏增大（超声证实）同时有自由水清除率减低可能是早期排斥，肾脏不大，有自由水清除率降低者多为急性肾功能衰竭或其他肾实质病变（如炎症等）。同时配合临床其他观察，诊断可更为准确。

三、感染与排斥反应：感染与排斥是肾移植失败的主要原因，本文着重探讨移植肾本身感染（尿路感染）与排斥反应问题，可互为因果，可同时出现或互相促进加重发展。例如移植肾的感染，可诱发排斥反应，可加重排斥反应的病理变化，在治疗上延长排斥反应的病程，改变排斥反应的表现。抑制排斥反应的措施，可使机体免疫能力降低，使感染易于发生或难于控制。若不控制排斥反应，仅重点控制感染，则排斥反应往往导致移植失败。本组1例肾移植术后3周出现急性排斥反应，同时有移植肾脏感染，治疗上重点以控制排斥反应为主，控制感染不利，虽排斥反应得到控制，终因感染致移植肾功能明显受损，长期不能恢复。

又1例患者，术后73天出现急性排斥反应，同时有移植肾脏感染，经给予有效的抗菌素的同时，采用大剂量"琥珀氢考"连续冲击治疗4天，给药总量7000毫克，排斥反应基本控制，但感染发展，6天后又出现急性排斥反应，又连续5天用"琥珀氢考"静脉给药冲击，用药总量达9000毫克，同时加大抗菌素用量，此后感染与排斥反应均获控制，病情稳定，肾功能恢复正常。

展望今后的工作，据我们有限的经验，提出以下几个问题。

一、目前治疗慢性肾功能衰竭比较公认的方法为肾移植和慢性血液透析。其治疗的5年生存率相近，但后者比较复杂，需每周2～3次重复透析，并需严格的内科治疗配合，患者基本状态尚难维持到较理想水平。而肾移植一旦成功，一般患者病况发展比较理想，常可能恢复工作。故我们认为：只要肾移植的适应证择严格、得当，不失为值得推荐的一种治疗方法。

二、开辟免疫抑制疗法的新途径。近10年来由于免疫抑制疗法的进步，使肾脏移植得到很大的发展，"硫唑嘌呤""肾上腺皮质激素""抗淋巴血清（球蛋白）"已成为免疫抑制疗法的主要手段，但它也存在着比较明显的缺点，在抑制免疫反应的同时，机体抗感染的能力也受到抑制。故开辟免疫抑制疗法的新途径是进一步提高移植成功率的重要问题。

中医中药的应用，就是新的途径之一。上海在肾移植后使用中医中药已积累了一定经验，值得重视和进一步研究。中医的"活血化瘀"治则，在这方面很有前途。北京中医研究院用益母草、当归、赤芍、桃仁、红花、大黄、甘草组方，以盐水凝集试验、溶血空斑试验作指标，动物试验证明上述组方有明显的免疫抑制作用。日本学者报道，当归、桃仁水提物有明显的抑制抗体生成的作用。其作用强度生药100毫克/（千克体重·天）相当于"硫唑嘌呤"5～10毫克/（千克体重·天）。其他很多报道，均肯定了这一作用。作者们也作了临床观察，但时间较短，还不能作肯定结论。这一新的途径，应进一步加以探索，初步观察到"活血化瘀"中药，在抑制机体免疫能力的同时，并不影响机体的抗病（包括抗感染）能力，其机制有待进一步探讨。

以上仅能说明开辟新的免疫抑制疗法的前途是广阔的，应当多方探索，不断创新，才能进一步提高肾脏移植的水平。

三、肾源问题：十分重要，因为肾脏移植的意义已被肯定，不解决肾源（供肾）问题，就不能进一步开展工作。肾脏移植的知识有待普及，宣传工作，尤应大力开辟家属供肾途径。这是我国目前这项工作上的薄弱环节。本文10例中，仅一例是亲属供肾，比例较小。而这一途径又是今后开展工作、解决肾源的重要途径。亲属供肾可在组织配型上较严格地加以选择，供肾质好，整体移植工作可以加强计划性，主动，同时移植成功率也高。亲属供肾中兄弟姊妹较双亲组织配型更近似。

意外伤亡供肾：意外伤亡无法再挽回其生命时，应动员其家属提供移植用脏器（包括肾脏），除加强宣传外，宜在法律上加以肯定，以使更多的患者有机会获救。这样的供肾，采用保存肾脏的方法，可在72小时内，仍保证移植成活，因此有足够时间作组织配型，加以选择，故须加强地区间的协作，成立"肾库"，保证多方需要。

异种移植：即将动物的肾脏移植给人类，目前还在研究阶段，虽有个别的不成功的临床实践报道，但距实际临床应用还有很大距离，还待加强研究。

肾脏移植在我国、我市已取得一定的经验，但还存在一些问题有待进一步研究，上面谈的仅是我们的一些看法，供同道们参考。

《天津医药》1980，8（7）：387

开展慢性血液透析的体会

马腾骧　魏世津　天津市泌尿外科研究所　天津医学院第二附属医院泌尿外科

我们于 1981 年起正式成立有 24 张透析床位的血液透析中心，开展了大规模的慢性血液透析治疗，到 1986 年 8 月，治疗人数已达 10 305 人次，已有存活 7 年 [*] 以上的病例。本文就我们的一些经验、体会，谈谈对这项工作进一步开展的认识。

一、广泛建立血液透析中心，开展慢性透析工作

国内慢性透析治疗工作开展得不够普遍，较多的血液透析室仅进行肾移植的辅助透析或急性肾功能衰竭的血液透析治疗。到 1985 年年末，大型的血液透析中心（20 张透析床位以上）全国仅有 3 个左右，具有人工肾的医疗单位，不超过 300 个，人工肾的台数不超过 1500 台，积累的治疗病人数，也不超过 5000 人，这远远不能满足客观治疗的需要。在国外，到 1984 年年末，日本透析治疗病人已超过 60 000 人；美国、欧洲均已超过 50 000 人。以日本 1984 年的人数估算，国内需要治疗的病人至少 30 万人（况且每年增加，为 100 ～ 150 人 /100 万正常人口），所以慢性透析工作，在国内有待进一步开展，况且慢性透析工作的治疗意义已被肯定，进行定期透析治疗的绝大多数患者可以长期维持生命（日本生存 10 年以上的病例已超过 5163 人，我国的这类病人也在逐渐增多），生活自理，行动自由（70% 以上的病人可进行门诊透析），有一部分条件较好的病人，还可恢复轻工作。所以国内须大力开展血液透析治疗，多建立大型的血液透析中心，以便集中管理、治疗病人，取得较好的疗效。

二、提高血液透析的治疗质量，作到无症状透析，患者生活自理，甚至恢复工作

为了达到上述目的，提高质量，应当注意以下的几个问题。

（一）透析用水净化问题　透析用水的质量，对透析效果有直接影响。常用的自来水中，存

---

[*] 我们从 1975 年开展了慢性血液透析。

在某些物质和多种微量元素，影响透析效果，且可导致多种并发症。例如铝离子过多，可以产生铝离子脑病或骨病。透析病人造成铝离子在体内蓄积过多的原因很多，透析用水铝离子浓度较高也是重要原因之一。我们对透析用水净化的办法是自来水经过滤进入除铁锰装置，再经滤过进入阳离子交换树脂柱，除掉一些阳离子，再入活性炭滤过罐，清除有机物或氯胺等，然后再经过过滤进入反渗析装置，在此95%以上的离子、微量元素等均可被除掉，然后经过紫外线消毒，再与浓缩药液配成合用的透析用液。

（二）高钠透析液及碳酸氢钠透析液的使用问题　高钠透析是指把透析液中钠离子提高到145 m-Eq/L以上进行透析治疗而言。透析过程中细胞外液渗透压高于细胞内液（仍低于透析液），故排水在细胞外液及细胞内液之间同时进行，它可以增加细胞内除水量及溶质的排除，从而起到细胞清洗的作用，并可预防透析过程中的血压降低，细胞代谢功能障碍，预防发生失衡综合征。传统的醋酸盐透析液长期透析，可以造成低血压与心肌抑制，并对患者脂蛋白代谢、血氧有影响，多发生低氧血症。如果以碳酸氢钠代替透析液中的醋酸盐，就可预防上述问题发生，达到无症状透析的目的。

（三）血液滤过　血液滤过是模拟肾小球滤过的一种血液净化方法。血液经过高效滤过膜制的滤过器（不用透析液），利用滤过压力将血液中水分大量超滤滤出，并将一些蓄积的代谢产物：电解质，小、中分子毒素滤出（大分子物质如蛋白不能滤过），其清除能力就小分子物质而言，略低于血液透析法；就中分子物质而言，高于透析法2～3倍。血液滤过每次均须滤过大量液体，一般均以后补充法补充。

血液滤过的优点是：①发生失衡综合征少；②患者心血管情况稳定，低血压发生少，高血压容易控制，排水快，水潴留恢复快，心脏负担小，高脂血症易得到改善；③有效地排除中分子物质，末梢神经病变得到控制，减少其他有关的并发症（如腕管综合征）；④有效地除掉蓄积的甲状旁腺素，减少发生继发甲状旁腺亢进或贫血。

根据血液滤过的有效性，目前临床上又开展了一些新的治疗方法，诸如序贯滤过透析、联合透析滤过、不输液血液透析滤过、推（push）及拉（pull）过滤法等。用这些方法，能够提高疗效，缩短治疗时间。

（四）透析抗凝问题　血液透析最常用的抗凝剂是肝素，它与血中的抗凝血酶Ⅲ结合，发挥抗凝作用，但长期使用肝素，可能发生以下的并发症。

1.出血可发生在消化道、皮肤、黏膜下、关节腔、心包、胸腔、腹腔及颅内等处，重者可致死。目前还没有一种好的用量监护方法。

2.对脂质代谢有影响，如三酸甘油脂血症，血中极低密度脂蛋白增加，低密度脂蛋白和胆固醇减少。肝素注射后还可引起"肝素后脂溶活性（post heparin lipolytic activity）"的加强，血中游离脂肪酸上升，易引起心血管方面的并发症。

3.对骨骼易引起骨营养不良、纤维性骨炎、骨质疏松等，故易骨折。此外维生素D_3的活性受抑制。肝素与钙离子结合性高，骨脱钙，易发生继发性甲状旁腺亢进。

4.变态反应。

5.其他副作用如对血小板的凝集有影响，对促肾上腺皮质激素、肾上腺激素有抑制作用。还有抑制细胞增殖作用、蛋白合成阻碍作用、组织呼吸促进作用。

这些并发症的出现，多会影响透析治疗的效果及产生某些症状或影响，故恰当地使用其他抗凝剂或抗凝方法实为必要。

1.合成蛋白分解酶阻断剂：代表是"Foy"（gabexate mesilate）及"Fut175"。它以对血液凝固系统各种酶的活性阻断作用达到抗凝作用。半衰期短，二者分别为2分钟及8分钟，故用在动脉血路中抗凝，经过透析器，静脉回流时作用近消失。

2.合成抗凝血酶药：最近的产品是"MD805"，它与凝血酶结合，抑制形成纤维素，因而达到抗凝作用。半衰期20~30分钟，用量是12~48 μg/h。

3.抗血小板药物：①前列腺素制剂，常用的有前列腺素 I_2，但有较强的血管扩张、血压下降作用，故临床上应用有困难，半衰期10分钟，制剂易失活。近来多用前列腺素 D_2，上述副作用不显著，但多与肝素合用，减少其用量。②口服抗血小板制剂，主要有"Ticlopidine"。本品激活血小板的腺苷酸环化酶，根据血小板内环磷腺苷的浓度增高而发挥血小板功能的抑制作用。因半衰期长很少单独使用。

4.无钙离子透析：钙离子是重要的凝血因子之一，如果除掉钙离子，对血小板系和血液凝固系同时起抑制作用，因而防止了凝血。方法是由血路管动脉侧注入拘橼酸钠，钙离子因之而非离子化，同时，用不含钙的透析液，就能防止凝血，是一种局部抗凝法，但易引起低血钙，故须由血路管静脉侧补充钙离子，因此监护血钙浓度极为重要。

5.无抗凝剂透析：用特制的膜作的透析器，利用膜构成材料疏水性、亲水性的不均质构成的关系起抗凝作用。用于临床的有 EVA（ethylenevinyl alcohol copolymer）膜作成透析器，效果较好，可避免使用抗凝剂产生的多种并发症。

（五）近年来被重视的两种并发症的预防问题　长期血液透析除了过去受重视的心血管并发症、脑病及骨病等外，近年来，因长期存活的病例增多，又发现两种值得重视的并发症。

1.肾脏囊性病变：长期透析的患者，肾脏可出现多发的囊性病变（约40%）。这种并发症发生的原因还不清楚，但其中有一部分合并发生肾癌（约1.5%）。当然早期发现（定期作超声、CT 检查），有癌肿患者，必要时须行病肾切除。我们的患者中已发现有囊性肾病的发生。

2.腕管综合征（Carpal Tunnel Synclrome）或合并淀粉样变骨关节病：长期透析患者发生腕、指部腱鞘炎，弹簧指及骨关节，滑囊淀粉样变形成。过去认为其发病是前臂水肿（血瘘侧）压迫正中神经所致。水肿多与患侧静脉压增高有关。近日研究认为，其发病可能与 β_2- 微球蛋白在体内蓄积有关，淀粉样变的局部组化分析证明是 β_2- 微球蛋白沉淀。

β_2- 微球蛋白很难被一般透析方法清除，因其分子量为 11 800，故长期在体内蓄积。应用高效透析膜（PMMA、PHN、EVA 等）进行高效滤过或透析有预防作用。

三、大力开展非卧床连续腹膜透析（CAPD）和连续动静脉血液滤过（CAVH）

近年来推广使用的 CAPD 在治疗慢性肾功能衰竭方面取得了很大的进展。它有方法简单、不要特殊设备、操作容易、患者能自己管理、基本在家庭中施行、患者能自由活动、治疗效果好、工作恢复率高及费用低廉等优点，而易被患者接受。就其治疗效果而言，因其为连续持续透析，症状改善持久，对小分子物质的作用接近常规血液透析，对中分子物质则优于常规血液透析，故可防止血透产生的某些并发症。缺点是易发生腹膜炎及蛋白丢失。前者可在改进无菌技术及改良透析管的基础上得到改善，而后者可用补充的方法来调节平衡。近来改进的透析管有支柱盘状导管（Colum disc peritoneal catheter）、Gore-Tex 导管、绒毛导管及 Tenekhoff 卷曲导管等，均取得了较好的效果。

CAVH 是一种比较新的、简便的血液滤过方法。由动脉（穿刺插管）将血引出体外，经过特制的滤过器（血液净化装置），再由静脉返流，不用血泵靠动脉压力即能完成体外循环，靠动静脉压差即能进行血液滤过，不用监护装置，故十分简便。本法一次治疗可持续 2 ~ 7 天，一般 24 小时可滤过液体 12 L，作一般静脉补充即可。其清除率以肌酐为例，如血肌酐为 6 mg/100 mL 时，其清除率 8 ~ 10 mL/min。本法一般常用于急性肾功能衰竭、体内液体潴留（特别引起心血管、肺并发症时）或多脏器衰竭时，近来有人把它用于慢性透析，也取得了一定的疗效，这符合人工肾小型化的发展方向。

四、加强有关血液透析的研究工作

（一）基础理论研究　主要应集中在人工肾的传递工程、流体动力学方面，新型膜材料的探索及吸附型人工肾固定化酶的应用方面，为人工肾小型化、植入化奠定理论基础。

（二）透析膜（净化膜）的研究　主要是高效和身体透应性的研究，这方面近来已有很大的进展，如 PMMA·PAN·EVA 等新型高分子合成膜的开发，但临床上仍需要更高效、生物反应更少、血液相容性更好的膜材料出现。这样才能提高疗效，缩小透析器体积，真正作到植入化。

（三）植入型人工肾的开发　长期、高效植入型人工肾的研究，制成真正的人造器官，是当前最主要的课题，也是人类的理想。目前，虽有一些初步的设计，如用血液滤过器植入动物体内进行长期血液滤过，口服补液，滤过液引流入动物结肠，实验动物最长生存期为 90 小时，但这仅是良好的开端，距离临床应用尚远，有待进一步研究。

《临床泌尿外科杂志》1987，2（1）：66-68

铜仿膜透析器对 T 淋巴细胞功能的影响

于文慧　马腾骧　张璐仁　血透室全体医护人员　天津医学院第二附属医院

许多研究证明维持性血液透析（CHD）患者的免疫功能低下，但关于透析技术和透析膜本身是否影响 CHD 患者的免疫功能尚不清楚。我们观察了铜仿膜透析器对 CHD 患者 T 淋巴细胞功能的影响，旨在探索 CHD 患者免疫功能低下的机理，为评价透析器膜的生物相容性以及透析器的选用和改进提供参考依据。

材料与方法

一、实验对象：CHD 患者 14 例，其中男 11 例，女 3 例，年龄 27～47 岁。实验期间根据实验要求使用新用（初用透析器）和复用铜仿膜空心纤维透析器（Capillary Flow Dialyzer, model 12.11, Travenol USA）。同时随机选择 7 例病人，进行了连续使用新用或复用透析器的观察。病人先使用新透析器连续透析一个月，然后再连续一个月使用复用透析器（每支透析器复用 1～2 次）。

实验对象实验期间不接受输血，未接受抗生素、影响免疫系统的药物等治疗。

二、检测项目及方法：

1. ^{3}H-TdR 淋转试验：采用 PHA 刺激淋巴细胞转化试验[1]。

2. 外周血 IL-2 的制备及活性测定：调外周血单个核细胞密度为 1×10^6/mL，加入 PHA（终浓度 100 μg/mL），培养 48 小时后，离心取上清液，即为粗制白细胞介素 –2（IL-2），过滤除菌，–40℃保存，待测活性。IL-2 依赖株为 MTH 细胞株，用 ^{3}H-TdR 掺入法、液闪计数仪计数标本中的 cpm 值，按下式计算 MTH 细胞增殖指数（Growth index，GI）：

$$GI = \frac{\text{加 IL–2 孔的 cpm 均值}}{\text{1640 对照孔的 cpm 均值}}。$$

三、透析器尿素氮、肌酐清除率的测定方法：见参考文献 [2]。

结　果

一、单次使用新透析器透析前、后 T 淋巴细胞功能的变化：如表 1 所示，单次使用新铜仿膜透析器后，病人的 T 淋巴细胞 ^{3}H-TdR 掺入值和淋巴细胞产生 IL-2 的活性水平均有显著性下降。

表 1　单次使用新透析器透析前、后淋巴细胞转化功能和淋巴细胞产生 IL-2 活性水平的变化（$\bar{x} \pm s$）（$n = 14$）

项目	透析前	透析后	P 值
淋巴细胞转化功能 （百万淋巴细胞 cpm/mL）	61 239 ± 18 920	57 736 ± 17 335	＜ 0.05
IL-2 活性水平（GI）	5.71 ± 1.66	4.45 ± 2.37	＜ 0.05

二、单次使用复用透析器透析前、后 T 淋巴细胞功能的变化：单次使用复用透析器透析前、后淋巴细胞产生 IL-2 的活性水平无显著性差异。

三、连续使用新透析器透析对淋巴细胞功能的影响（表 2）：7 例透析病人经连续一个月使用新透析器透析后，T 淋巴细胞 ^{3}H-TdR 掺入值和淋巴细胞产生 IL-2 的活性水平均有显著性下降。

表 2　连续使用新透析器透析一个月淋巴细胞转化功能和淋巴细胞产生 IL-2 活性水平的变化（$\bar{x} \pm s$）（$n=14$）

项目	透析前	透析后	P 值
淋巴细胞转化功能 （百万淋巴细胞 cpm/mL）	70 082 ± 20 297	63 415 ± 17 812	＜ 0.05
IL-2 活性水平（GI）	6.26 ± 1.70	4.87 ± 1.96	＜ 0.005

四、连续使用复用透析器对淋巴细胞功能的影响（表 3）：7 例透析病人经连续使用新透析器透析一个月后，又连续使用复用透析器透析一个月，其 T 淋巴细胞 ^{3}H-TdR 掺入值显著上升，IL-2 活性水平无显著性变化。

表 3　连续使用复用透析器一个月淋巴细胞转化功能和淋巴细胞产生 IL-2 活性水平的变化（$\bar{x} \pm s$）（$n=17$）

项目	透析前	透析后	P 值
淋巴细胞转化功能 （百万淋巴细胞 cpm/mL）	63 415 ± 17 812	73 379 ± 20 309	＜ 0.001
IL-2 活性水平（GI）	4.87 ± 1.96	4.54 ± 2.57	＞ 0.05

五、新用和复用铜仿膜透析器的尿素氮、肌酐清除率（表4）：与新铜仿膜透析器比较，复用铜仿膜透析器的尿素氮和肌酐清除率均无显著性下降（$P > 0.05$）。

表4　新用和复用透析器的尿素氮和肌酐清除率（mL/min）（$\bar{x} \pm s$）（n=11）

项目	新透析器	复用透析器	P值
尿素氮清除率	155.48	150.06	> 0.05
肌酐清除率	121.08 ± 8.72	117.00 ± 10.84	> 0.05

六、连续使用新和复用铜仿膜透析器透析期间病人的尿素氮、肌酐的变化（表5）：连续使用新和复用透析器透析一个月前后，病人的血尿素氮和血肌酐均无显著性变化（$P > 0.05$）。

表5　连续使用新和复用透析器透析一个月病人的血尿素氮和肌酐的变化（mg/dL）（$\bar{x} \pm s$）（n=7）

项目	新透析器		复用透析器	
	前	后	前	后
尿素	62.89 ± 13.87	54.11 ± 8.25	54.11 ± 8.25	51.06 ± 8.77
肌酐	7.66 ± 1.32	8.48 ± 1.24	8.48 ± 1.24	8.48 ± 1.22

注：各组透析前后均无显著性差异。

讨　论

1960年Mito等人在动物实验中发现体外循环期间，血液与人工器官接触后白细胞下降[3, 4]。我们的结果显示：单次使用新透析器后，患者的淋巴细胞转化功能明显受损；T淋巴细胞产生IL-2的活性水平明显下降。

许多研究证明铜仿膜透析器重复使用后膜的生物相容性明显提高[5-7]。然而复用铜仿膜透析器是否能改善淋巴细胞转化功能和提高淋巴细胞产生IL-2的活性水平仍不清楚，也未见有这方面的报道。本研究证实，复用铜仿膜透析器非但不损害淋巴细胞转化功能，反而在连续使用后，淋巴细胞转化功能上升。在单次或连续使用复用透析器后，淋巴细胞产生IL-2的活性水平无明显变化，而单次或连续使用新铜仿膜透析器后IL-2活性水平明显下降。

此外本实验结果还显示：与新透析器比较，复用透析器的尿素氮和肌酐清除率无明显下降。连续使用新或复用透析器透析一个月后，患者的血肌酐和血尿素氮也无显著性变化。

本实验结果表明：1.铜仿膜透析器的非生物相容性是T淋巴细胞功能下降的原因之一，与新铜仿膜透析器比较，复用铜仿膜透析器的生物相容性有改善，可提高患者的T淋巴细胞功能。2.复用铜仿膜透析器不影响透析效果。3.寻找一种透析效率高、对免疫功能无影响的高生物相容性透析膜是十分重要的。

参考文献

[1] 于文慧，马腾骧，张璐仁，等. 尿毒症患者 T 淋巴细胞功能的变化. 天津医药，1992，4：220.

[2] 于宗周. 现代血液净化疗法. 第一版. 湖北：湖北科学技术出版社，1986：24.

[3] Kaplow L S，Goffinet J A. Profound neutropenia during the early phase of hemodialysis. JAMA，1986，203：1135.

[4] 中林公正，长沢俊彦，高桥裕子，他. Cuprophane 膜ユイルによる血液透析时の白血数，その百分率リニパ球 subpopulation の変动とその成因について考察. 肾と透析，1979，7：117.

[5] Pollak V E，charoenpanich R，Robson M，et al. Dialyzer membranes；Syndromes associated with first use and effects of multiple use. Kidney Int，1988，33（suppl 24）：s49.

[6] Chenoweth D E，cheung A K，Ward D M，et al. Anaphytoxin formation during hemodialysis: comparision of new and reused dialyzers. Kidney Int，1983，24：77.

[7] Jacob A L，Gavellas G，Zarco R，et al. Leukopenia，hypoxia and complement function with different hemodialysis membranes. Kidney Int，1980，18：505.

《中华肾脏病杂志》1994，10（2）：94

尿毒症患者外周血T淋巴细胞亚群的测定（摘要）

于文慧　马腾骧　张璐仁　韩玉植　王　锦

我们采用单克隆抗体（McAb）测定尿毒症患者外周血T淋巴细胞及其亚群，观察透析技术对T细胞及其亚群的影响，试图为改善尿毒症患者的免疫功能提供参考依据。

材料和方法

（1）实验对象及分组：透析组14例，平均年龄34岁，接受血透时间至少三个月以上。终末期尿毒症尚未接受透析治疗的未透析组11例，平均年龄34岁。正常对照组15例，平均年龄39岁。透析组常规透析均采用铜仿膜空心纤维透析器，每次透析5小时，血流量200 mL/min，使用醋酸盐缓冲透析液。透析组于血透开始时动脉端血路取血，未透析组及对照组清晨静脉取血。

（2）检测方法：用间接免疫荧光法检测外周血T淋巴细胞亚群。血尿素氮测定用二乙酰一肟法，血肌酐测定用碱性苦味酸法。

结　果

（1）外周血T淋巴细胞亚群的变化：由表1可见。未透析组、透析组的CD_3^+、CD_4^+细胞百分数及CD_4/CD_8比值均显著低于正常对照组，CD_8^+细胞百分数无明显改变。透析组CD_4^+细胞百分数明显高于未透析组（$P < 0.05$）。（2）各组血尿素氮、血肌酐测定结果：血尿素氮正常对照组为3.45 ± 1.43 mmol/L（9.65 ± 4.01 mg/dL），未透析组和透析组分别为24.7 ± 6.50 mmol/L（69.32 ± 19.82 mg/dL）、22.10 ± 6.70 mmol/L（61.93 ± 18.82 mg/dL），后二组均显著高于对照组（$P < 0.001$），未透析组与透析组比较，血尿素氮无显著性差异（$P > 0.05$）。血肌酐对照组为92.80 ± 15.00 μmol/L（1.05 ± 0.17 mg/dL），未透析组和透析组分别为721.30 ± 290.80 μmol/L（8.16 ± 3.29 mg/dL）、723.10 ± 151.20 μmol/L（8.18 ± 1.71 mg/dL），后二组与对照组比较有显著性差异（$P < 0.001$），未透析组与透析组比较，血肌酐无显著性差异（$P > 0.05$）。因为透析组均在每次常规透析开始时取血，故血尿素氮和血肌酐与未透析组比较无显著性差异。（3）单次透析前后对 T 淋巴细胞亚群的影响：由表 2 可见，单次透析后较透析前 CD_3^+、CD_4^+ 细胞百分率、CD_4/CD_8 比值均有显著性升高。

表 1　对照组、未透析组及透析组 T 淋巴细胞总数及亚群（%）的测定（$\bar{x} \pm s$）

	对照组（$n = 15$）	未透析组（$n = 11$）	透析组（$n = 14$）	P_1	P_2	P_3
CD_3^+	54.24 ± 6.00	45.15 ± 9.14	47.29 ± 7.70	< 0.01	< 0.05	> 0.05
CD_4^+	39.70 ± 4.62	29.02 ± 5.64	34.45 ± 6.87	< 0.001	< 0.05	< 0.05
CD_8^+	24.87 ± 3.25	27.78 ± 8.80	26.91 ± 4.22	> 0.05	> 0.05	> 0.05
CD_4^+/CD_8^+	1.63 ± 0.30	1.10 ± 0.26	1.29 ± 0.24	< 0.001	< 0.005	> 0.05

注：1. P_1、P_2 分别为未透析组、透析组与正常对照组比较。

　　2. P_3 为透析组与未透析组比较。

表 2　单次透析前后 T 淋巴细胞总数及其亚群（%）的测定（$\bar{x} \pm s$）（$n = 14$）

	透析前	透析后	P
CD_3^+	47.29 ± 7.70	51.86 ± 7.81	< 0.05
CD_4^+	34.45 ± 6.87	37.32 ± 7.43	< 0.05
CD_8^+	26.91 ± 4.22	26.06 ± 3.53	> 0.05
CD_4^+/CD_8^+	1.29 ± 0.24	1.42 ± 0.19	< 0.002

讨　论

机体免疫调节的主要细胞是 T_H 与 T_S 两种功能不同的 T 淋巴细胞亚群，从细胞水平讲，辅助性 T 细胞和抑制性 T 细胞之间的相互诱导和相互制约所形成的 T 细胞网络对于调控免疫反应和维持免疫自稳具有重要作用。因此我们认为，尿毒症患者的 T 细胞亚群紊乱可能是其细胞免疫功能降低的原因之一。

本实验还提示透析可清除某些免疫抑制因子，使慢性血透患者的 T 细胞亚群紊乱得到一定的改善。

《中华泌尿外科杂志》1993，14（2）：149

慢性肾衰大鼠细胞免疫功能的初步研究

于文慧 马腾骧 王广有

天津医科大学第二医院

【摘要】 采用慢性肾衰大鼠模型，观察其细胞免疫功能的变化。结果显示：慢性肾衰组大鼠的胸腺绝对重量和相对重量均明显低于正常对照组和模拟手术组，慢性肾衰组大鼠的 T 淋巴细胞转化功能亦显著低于正常对照组和模拟手术组。提示尿毒症本身可导致 T 淋巴细胞数量减少和功能低下，慢性肾衰患者应加强合理的免疫调节治疗。

【关键词】 肾衰竭，慢性；动物，实验；鼠科；免疫，细胞

感染是慢性肾衰血液透析和非血液透析病人的重要死因之一[1]，然而慢性肾衰患者对感染易感性增高的原因尚不十分清楚，我们排除各种临床影响因素，采用慢性肾衰大鼠模型观察了慢性肾衰大鼠的细胞免疫功能，报告如下。

材料和方法

一、实验动物与分组

Wistar 纯种雄性大白鼠，月龄 3.5 个月左右，体重 210～250 g，由天津药物研究院实验动物研究室提供，适应性喂养一周，按体重随机分为三组：正常对照组（12 只），模拟手术组（9只），慢性肾衰组（14 只）。实验期间各组动物进食进水量不限。

二、模型制作方法

慢性肾衰模型制作根据 Platt 报告的肾大部分切除术法加以改良，切除大白鼠约 6/7 的肾组织。用 3% 戊巴比妥钠腹腔注射麻醉，左背部斜切口，暴露左侧肾脏，分离肾周脂肪囊，结扎切除左肾上下极，明胶海绵压迫止血，缝合各层组织。一周后进行第二次手术，切除右侧肾脏。手术时应注意防止损伤肾上腺。模拟手术组采取同样步骤，但不切除肾脏。正常对照组大鼠不做任何处理。

三、检测项目

慢性肾衰大鼠分别于第一次手术前 1 天，第二次手术后第 2、4、6 周测体重及检测血尿素氮和血肌酐。于术后第 6 周经心脏取血测 T 淋巴细胞转化功能，并测定胸腺指数。

1. 血尿素氮、肌酐的测定：采用二乙酰一肟法测定血尿素氮，碱性苦味酸法测定血肌酐。

2. 胸腺重量的测定：处死动物后立即取出胸腺，用 1/10 000 天平称胸腺湿重。结果分别以胸腺绝对重量和胸腺相对重量表示：

$$胸腺相对重量（\%）= \frac{胸腺重（g）}{体重（g）} \times 100\%。$$

3. T 淋巴细胞转化功能的测定：采用微量全血法[2]，致有丝分裂原为刀豆素 A（Sigma 产品）终浓度为 5 μg/mL。结果以刺激指数（SI）表示：

$$SI = \frac{实验管平均 cpm 数}{对照管平均 cpm 数}。$$

结　果

一、存活率和体重的变化

对三组 35 只大鼠进行了为期 6 周的存活率评价，正常对照组和模拟手术组大鼠的存活率为 100%，慢性肾衰组大鼠 1 只在术后第 5 周因尿毒症死亡，存活率为 92.86%。

与正常对照组和模拟手术组大鼠体重比较，术后第 1 周时慢性肾衰组大鼠体重增长明显缓慢，与术后第 2 周比较，术后第 3 周时体重几乎无增长。而在术后第 3 周时，模拟手术组大鼠体重与正常对照组大鼠体重基本相似。慢性肾衰组大鼠在整个研究期间显示体重增长明显退缓（图 1）。

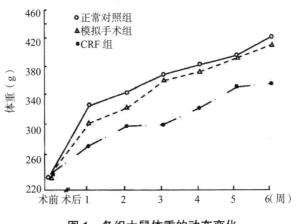

图 1　各组大鼠体重的动态变化

二、血尿素氮、肌酐的动态变化

模拟手术组和慢性肾衰组大鼠术前血尿素氮与正常对照组比较无显著性差异。术后第 2 周时慢性肾衰组血尿素氮明显高于模拟手术组和正常对照组（P 均 < 0.001），以后慢性肾衰组血尿素氮仍持续增长，到术后第 4 周时平均值达 25.94 ± 6.05 mmol/L，为正常对照组平均值的 4.37 倍，从术后第 4 周到术后第 6 周慢性肾衰组血尿素氮维持在明显增高的水平。第 5 周死亡的慢性肾衰大鼠，死前二天其血尿素氮为 35.70 mmol/L，血肌酐为 272.27 μmol/L。

慢性肾衰组血肌酐变化与血尿素氮变化的趋势基本一致（图 2、图 3）。

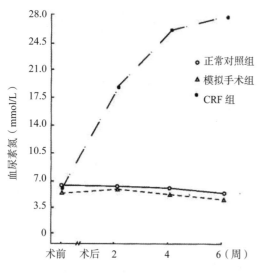

图 2　各组大鼠血尿素氮的动态变化

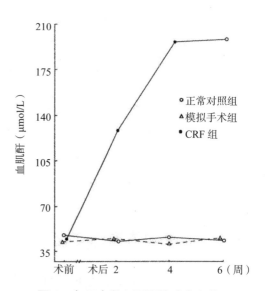

图 3　各组大鼠血肌酐的动态变化

三、胸腺重量的变化（表 1）

表 1　术后第 6 周三组大鼠胸腺绝对重量与相对重量比较（$\bar{x} \pm s$）

	正常对照组（$n=12$）	模拟手术组（$n=9$）	慢性肾衰组（$n=14$）	P^1	P^2	P^3
胸腺绝对重量（mg）	519.51 ± 124.52	498.08 ± 71.16	386.16 ± 141.31	> 0.05	< 0.05	< 0.05
胸腺相对重量（%）	0.13 ± 0.03	0.13 ± 0.02	0.10 ± 0.03	> 0.05	< 0.05	< 0.05

注：P^1、P^2 分别为模拟手术组、慢性肾衰组与正常对照组比较；P^3 为慢性肾衰组与模拟手术组比较。

四、T 淋巴细胞转化功能的测定

慢性肾衰组大鼠外周血 T 淋巴细胞 SI 为 46.67 ± 10.54，显著低于正常对照组（72.53 ± 13.37，$P < 0.001$）。模拟手术组大鼠外周血 T 淋巴细胞 SI（70.81 ± 13.68）与正常对照组比较无显著

性差异（$P > 0.05$）。

讨　论

Wilson[3] 发现尿毒症患者的胸腺萎缩，组织切片显示淋巴细胞减少，脂肪组织增多，可见囊性变，而死于急性创伤的同年龄对照组的胸腺结构正常。Dosa 等[4] 的研究结果显示：慢性肾衰组大鼠有明显的胸腺萎缩，胸腺的绝对重量明显低于正常对照组和模拟手术组。本实验结果与 Dosa 等的研究结果一致，而且胸腺的相对重量也明显低于正常对照组和模拟手术组（P 均 < 0.05）。

胸腺是各种胸腺依赖淋巴细胞（T 淋巴细胞）分化、发育的场所，是维持机体正常免疫功能的重要器官。如果胸腺发育不良，则来自骨髓的多能干细胞不能在胸腺内发育、分化为成熟的 T 淋巴细胞，使胸腺内及外周血中 T 淋巴细胞数减少，导致细胞免疫功能缺陷[5]。由此可见尿毒症患者胸腺萎缩与其细胞免疫功能低下有重要关系。关于慢性肾衰所致胸腺萎缩的原因尚不清楚，有文献报道尿毒症大鼠的血尿素氮与胸腺重量之间有负相关关系[4]。

细胞免疫反应主要是指致敏宿主体内 T 细胞与特异性抗原接触后，由活化的 T 细胞启动的免疫反应，因此了解慢性肾衰大鼠的 T 淋巴细胞增殖功能对阐明其细胞免疫功能状况非常重要。许多学者对慢性肾衰血液透析和非血液透析患者的 T 淋巴细胞转化功能进行了研究，但研究结果报道不一。多数人认为慢性肾衰血液透析和非血液透析患者的 T 淋巴细胞转化功能减弱，但也有人报道其为正常[6-8]。这可能是由于实验对象的原发病不同，且慢性肾衰患者受输血、药物、透析治疗等诸多因素的影响。本实验排除临床上各种影响因素，采用 ^{3}H-TdR 微量全血法测定了慢性肾衰大鼠的 T 淋巴细胞转化功能。结果发现，与正常对照组和模拟手术组比较，慢性肾衰组 T 淋巴细胞转化功能明显降低（P 均 < 0.001），而正常对照组和模拟手术组之间无显著性差异，表明慢性肾衰大鼠存在 T 淋巴细胞功能低下。

近年研究表明，T 淋巴细胞不仅在细胞介导的免疫，而且在抗体的产生和宿主抗感染等方面均发挥重要作用，T 细胞数量减少及功能下降均能导致宿主免疫功能不全，增加宿主对感染的易感性。本研究显示慢性肾衰大鼠胸腺萎缩、T 淋巴细胞转化功能下降，进一步证实慢性肾衰大鼠存在细胞免疫功能缺陷，间接表明细胞免疫缺陷是慢性肾衰透析与非透析患者感染率增高的重要原因。提示慢性肾衰患者应加强合理的免疫调整治疗，提高其细胞免疫功能，这对防治感染和延长维持性血液透析患者的生存期将具有重要意义。

参考文献

[1] Nelsn J，Ormrod D J，Miller T E. Host immune status in uremia. VI. Leucocytic response to bacterial infection in chronic renal failure. Nephron，1985，39：21.

[2] 于文慧，马腾骧，张璐仁，等 . 尿毒症患者 T 淋巴细胞功能的变化 . 天津医药，1992，20：220.

[3] Wilson W E C. Suppression of immunologic responsiveness in uremia. Ann Intern Med，1965，62: 1.

[4] Doss S，Philips T M，Abraham A，et al. Thymic functions in uremic rats: evidence for thymosin α_1 deficiency. Nephron，1985，39: 365.

[5] 王天保. 临床免疫生物学. 西安：陕西科学技术出版社，1984，13.

[6] Hosking C S，Atkins R C，Scott D F，et al. Immune and phagocytic functions in patients on maintenance dialysis and posttransplantation. Clin Nephrol，1976，6: 501.

[7] Newberry W M. Defective cellular immunity in renal failure: depression of reactivity of lymphocytes to phytohemagglutinin by renal failure serum. J Clin Invest，1971，50: 1262.

[8] Kasakura S，Lowenstein L. The effect of uremic blood on mixed leukocyte reactions and on cultures of leukocytes with phytohemagglutinin. Transplantation，1967，5: 283.

《中华泌尿外科杂志》1995，16（9）：523

Reduced Glutathione（GSH）and Erythrocyte Deformability of Hemodialysis Patients

Liu Junsheng，Ma Tengxiang，Gu Hanqin

（Tianjin Institute of Urological Surgery）

【Abstract】 In order to investigate the effect of hemodialysis on reduced glutathione（GSH）and filtration index（IF）erythrocytes of hemodialysis patients，we studied 16 hemodialysis patients about these two parameters above. The two parameters（GSH &IF）of hemodialysis patients are significantly more abnormal than those of normal controls. Non-reused cuprophan dialyzer has a very bad influence to GSH and IF of patients' erythrocytes during the hemodialysis-procedure，especially during the first 30 min. After reused，the cuprophan dialyzer can improve the GSH and IF of patients' erythrocytes.

Introduction

Anemia in chronic renal failure is a common manifestation. The mechanism of anemia in chronic renal failure are chiefly those of the failure of erythropoit in production，the inhibitors of erythropoisis，and the hemolysis[1]. The major factors of hemolysis are those of the red blood cell membrane abnormal，and the reduced life span of erythrocyte.

Hemorheological disturbance are often associated with chronic renal failure[2]. Decreased deformability of erythrocyte is the major manifestation. Normal deformability of erythrocyte depends on the normal structure and function of red blood cell membrane. It has been evidenced that the red blood cell membrane are abnormal in chronic renal failure [3]. The lipid peroxidation is the major disturbance in the red blood cell membrane of chroni crenal failure patients[4]. Lipid peroxidation of the cell membrane may damage the cell in many aspects. Membrane lipid peroxidation of red blood cell is due to the activated oxygen. GSH is the major scavenger against activated oxygen in red blood cell[5]. Therefore, we have the interest to study the affection of hemodialysis to erythrocyte deformability and GSH of hemodialysis patients.

Patients and Methods

We have studied 16 hemodialysis patients about their GSH and IF of erythrocytes. Normal controls are 32 volunteers. During the experiment we used the Nephross^{TM} cuprophan hollow fiber dialyzer.

1）Patients：

（1）Dialgzer non-reused group: 10 patients，8 male，2 female，mean age 40.6 years old.

（2）Dialyzer reused group: 6 patients，5 male，1 female，mean age 41 years old.

2）Normal controls: 32 volunteers，20 male，12 female，mean age 41 years old.

3）Methods: The blood samples were taken from the arterial line at 0 min，30 min，and 300 min，in hemodialysis patients. The blood samples were taken from the cubital vein in normal controls. All blood samples were collected in heparin tubes.

（1）GSH: GSH was measured by the method of spectrophotometry[6] at 520 nm on a UV-240 ultraviolet spectrophotometer.

（2）RBC IF: RBC IF was measured by the method of Reid and Domandy [7].

4）Statistics: Statistical analysis was performed by the matched T-test.

Results

Hemodialysis affects the GSH and IF of erythrocytes significantly. In dialgzer non-reused group，the GSH was decreased significantly during the hemodialysis procedure. The RBC IF was increased significantly after hemodialysis. In dialyzer reused group，the GSH was increased significantly，and the RBC IF was decrease signifcantly，during and after hemodialysis（Fig. 1–Fig. 3）. Reused dialyzer has a remarkable improvement than non-reused dialgzer on GSH and RBC IF（Fig 4，Fig. 5）

Discussion

Plasma factor that inhibits red cell hexose monophosphate（HMP）shunt metabolism and there by shortens red cell survival has been found to accumulate in uremic patients[8]. HMP shunt metabolism is very important in red blood cell. This metabolic pathway，through its production of NADPH，functions to protect the red cell contents from oxidative denaturation. In uremic patients，the G6PD is

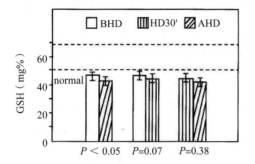

Fig. 1　GSH of hemodialysis patients （new dialyzer） during HD-Procedure

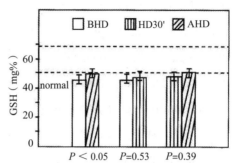

Fig. 2　GSH of hemodialysis patients （reused dialyzer） during HD-Procedure

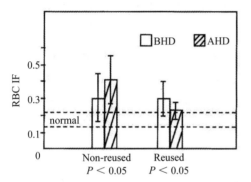

Fig. 3　RBC IF of hemodialysis patients

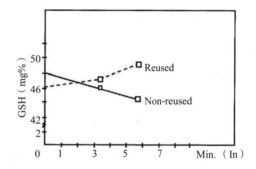

Fig. 4　Difference between new and reused dialyzer on reduced giutathione

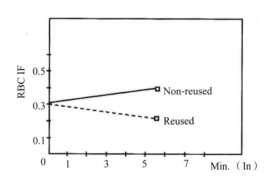

Fig. 5　Difference between new and reused dialyzer on RBC IF

deficient，as with the NADPH deficiency，the production of GSH is also deficient. Our study shows that GSH of erythrocyte in uremic patients is significantly decreased than that of normal controls. As the factors which inhibits the red cell HMP shunt metabolism stays in the plasma，through clearing out the inhibitors in plasma by hemodialysis，hemodialysis may improve the abnormal metabolism of erythrocyte of uremic patients. That is to say the level of GSH may be increased. The study shows that in dialyzer non-reused group，GSH decreased significantly at the end of hemodialysis. This may be due to the bad biocompatibility of dialyzer when it was used for the first time. It has been reported that PMN were activated during hemodialysis[9]. Activated PMN can produce activated oxygen which can lead the red blood cell membrane to lipid peroxidation very easily[10]. Lipid peroxidants is a very strong oxidants which can make the GSH into GSSG. This is the reason why GSH decreased so significantly at the end of hemodialysis when the cuprophan dialyzer was used for the first time.

There are many reports that reusing dialyzer can improve the biocompatibility of cuprophan dialyzer[11, 12]. Our study agree with the previous reports. In cuprophan dialyzer reused group，GSH increased significantly at the end of hemodialysis. Reused dialyzer can avoid the production of activated oxygen produced by activated PMN，meanwhile，hemodialysis can clear out the inhibitors which inhibits the red cell HMP shunt metabolism. So，GSH was increased after hemodialysis in hemodialysis patients.

Hemorhological disturbance are often associated with chronic renal failure. Decreased erythrocyte deformability is the major manifestation. It is due to the membrane lipid peroxidation of red blood cell. Lipid peroxidation of the cell membrane may damage the cell in many aspects. GSH is the major scavenger against activated oxygen in red blood cell. The low level of GSH in uremic patients would make the red cell be damaged more easily by activated oxygen. The inhibitors inhibiting the production of GSH were in the plasma in uremic patients. After the treatment of hemodialysis，RBC IF should be improved. Our study documents that reused dialyzer can improve the RBC IF sigificantly through hemodialysis. Non-reused dialyzer can not improve the RBC IF of uremic patients. This is due to the bad biocompatibility when the cuprophan dialyzer was used for the first time. In accordance with our experiment，we can explain why some authors say hemodialysis can improve RBC IF but some say not [2].

Conclusion

From the results of our experiment，we can conclude that:

1. In chronic renal failure patients，GSH and IF of erythrocyte are significantly abnormal. This would shorten the survival of erythrocyte and lead to hemolysis.

2. Non-reused cuprophan dialyzer not only can not improve the GSH and RBC IF，but also have a remarkable bad influence to them. These are due to the activated PMN during the hemodialysis.

3. Reused cuprophan dialyzer can improve the GSH and RBC IF significantly. That's because of the good biocompatibility of reused cuprophan dialyzer.

4. Reusing cuprophan dialyzer can improve its biocompatibility. It's very important to chronic renal failure patients with anemia.

References

[1] Hocking W G，et al. Hematologic abnormalities in patients with renal disease. Hematol /Oncol. Clinics North America，1（2）：229-260，June 1987.

[2] 刘俊生，马腾骧，顾汉卿. 血透病人的血液流变学国外医学生物医学工程分册 12（5）：266-269，1989.

[3] Caimi G，et al. Macro and microrheological determinates in CRF. Clin. Hemorheol，8: 433-437，1988.

[4] Giardini O，et al. Evidence of red cell membrane lipid peroxidation in hemodialysis patients. Nephron，36：235-237，1983.

[5] Costagliola C，et al. Anemia and chronic renal failure. Nephron，52: 11-14，1989.

[6] 福州部队总医院：《临床医学检验》P86.

[7] Gregorio C，et al. Clin. Hemorheol，8: 433-437，1988.

[8] Yawata Y，et al. Abnormal red cell metabolism causing hemolysis in uremia. Ann Intern. Med.，79: 362-367，1973.

[9] Dumler F，et al. Membrane biocompatibility. Int J. Art. Organs，8（5）：257-262，1985.

[10] Lewis S L，et al. Neutrophil and monocyte alterations in chronic dialysis patients. Am. J. Kidney Dis.，9（5）：381-395，1987.

[11] Vanherweghm J L, et al. Clinical significance of blood-device interaction in hemodialysis. Int. J. Ant. Organs.，10（4）：219-232，1987.

[12] Charoenpanich R，et al. Effect of first and subsquent use of hemodialyzers on patients well-being，Art. Organs.，11（2）：123-127，1987.

《透析与人工器官》，1990，1（2）：20

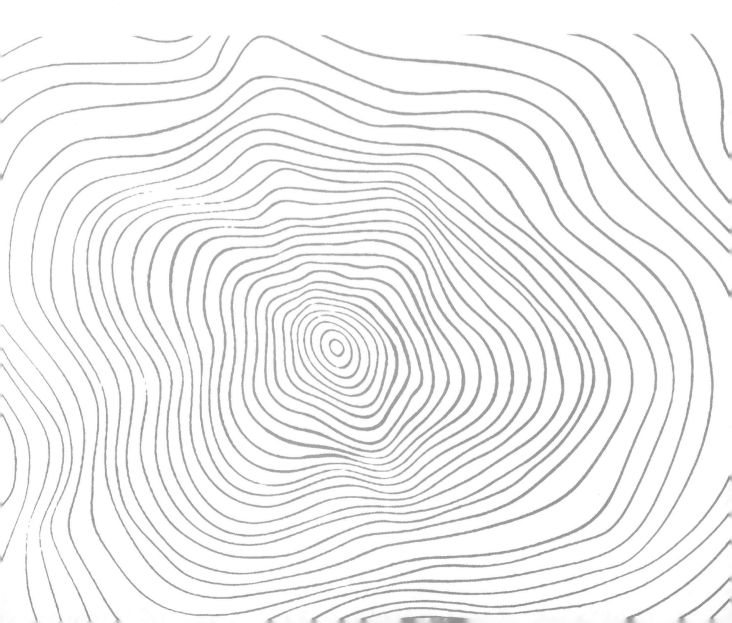

第三篇

务实创新——探索异种移植肾的相关基础研究

内容提要

20世纪80年代，随着同种异体肾移植工作的迅猛发展，移植肾供求矛盾日益加剧，移植肾源不足不仅严重影响了肾移植工作的开展，也是未来肾移植工作面临的最大挑战。马腾骧教授以敏锐的洞察力和科研思维能力，意识到研究探索异种器官移植对解决移植领域器官供求矛盾的是一种有效途径，并在这一领域开展了系统的研究与探索。

在非灵长类动物到人的远源异种器官移植中，不可避免地要发生超急性排斥反应（HAR），其发生的主要机制涉及异种器官天然抗体（XNA）、补体及血管内皮细胞（EC）三者间的免疫排斥作用。人血清中存在的 XNA 可与异种器官血管 EC 膜上的 α-1，3Gal 抗原相结合，通过经典途径激活补体，进而导致被移植的器官发生 HAR，补体也可以不依赖于抗原-抗体的结合而经替代途径激活，其中人血清中补体激活是 HAR 发生的中心环节。

近年来，由于对异种器官移植研究不断深入，已经有确切的策略可以阻止（或弱化）异种移植器官的主要排斥反应-HAR。补体调节蛋白（CRP）为一类广泛存在于动物血清和多数细胞表面的糖蛋白，具有控制补体的作用。然而，异种器官移植血管 EC 膜上的 CRP 由于具有种特异性，不能抑制补体的激活，这是导致人体对异种器官发生 HAR 的重要原因。将编码人 CRP 基因导入动物体内建立相应基因的转基因动物，使动物的血管 EC 表面表达人 CRP 是抑制补体激活和控制 HAR 发生的有效途径。表达人 CRP 的转基因动物已经建立，并且已证明这些转基因动物器官被移植后可以（至少是部分地）耐受人天然抗体-异种抗原结合激活补体后的损伤，生存时间明显优于对照组。然而，在建立转人 CFP 转基因动物过程中，许多转人 CRP 转基因动物出现畸变、不育或其他疾患，有的甚至是死亡，这些事件影响了转基因鼠的建立、遗传等工作。其发生原因，除由于人 CRP 随机整合引发插入突变、缺失突变等因素外，由于大多数采用组织非特异性启动子，造成了人 CRP 在异种动物体内广泛表达也是一个重要因素。有研究表明，许多正常状态下，不表达人 CRP 的一些生理环境，由于人 CRP 的表达而造成这些生理环境不稳定，进而可引发一系列病理过程。

有鉴于此，作为国内较早开展同种异体肾移植的马腾骧教授，通过对免疫学、细胞生物学及病理生理学等相关学科发展，尤其是分子生物学及遗传工程技术进展的深入研究，提出对人 CRP 的表达范围应有所限制，在保证其有效抵抗 HAR 的同时，应努力避免不必要的广泛表达。异种供体血管 EC 是受体免疫系统攻击的首要靶器官，对异种供体进行遗传修饰的目标应主要针对其血管内皮细胞。将人 CRP 表达限定在供体血管 EC，即可实现抵抗 HAR 的目的，又尽量避免干扰供体动物的生理环境，从而有利于供体动物健康存活。这些构想彰显马老在学术方面远见卓识、敢为人先的大家风范。经过近 6 年的艰辛工作，通过与国外异种移植领域院校、国内中科院遗传发育所和动物所通力合作，马老团队成功构建了异种器官移植用血管内皮细胞组织特异性表达人 DAF、CD59 转基因小鼠，工作涉及血管特异性表达目的基因的构建、受精卵显微注射及胚胎移植等极为复杂的技术，为异种器官移植领域做出了突出贡献。

张志宏

异种器官移植用血管内皮细胞特异表达人 DAF 重组基因载体的构建

张　泽　马腾骧　姚旭东　李胜芝　王广有

天津医科大学　第二医院泌尿外科　天津市泌尿外科研究所

【摘要】　PCR 插入法将人 ICAM-2 启动子、人 DAF-intron 1 和 DAFcDNA 克隆到 pGEM-7zf 质粒中，进行序列测定及分析。成功构建异种器官移植用血管内皮细胞特异表达人 DAF 重组基因，提供了人 DAF 重组基因用于转基因动物的研究。

【关键词】　人细胞粘附因子 -2 启动子；衰变加速因子第一内含子；衰变加速因子 cDNA；血管内皮细胞

Construction of Recombinant Human Decay Accelerating Factor for Endothelial-specific Expression in Xenotransplantation

Zhang Ze，Ma Tengxiang，Yao Xudong

Li Shengzhi，Wang Guangyou

（Department of Urology，the Second Affiliated Hospital of Tianjin Medical University，Tianjin Institute of Urological Surgery，Tianjin 300211，China）

【Abstract】　ICAM-2 promoter fragment and DAF-intron 1 fragment were produced by using PCR technique.These fragments and DAF cDNA were cloned into pGEM-7Zf plasmid and sequenced. Thus a recombinant human decay accelerating factor gene was constructed for high level endothelial-specific expression. The DAF recombinant gene provides a recombinant human DAF gene for further research of transgenic animals inxenotransplantation.

【Keywords】　ICAM-2 promotor: DAF-intron-1: DAFcDNA；endothelial cell

异种器官移植超急排斥反应（HAR）是由补体介导的体液免疫反应，发生的部位为血管内皮细胞表面。补体调节蛋白（complement regulatory protein，CRP）为一类广泛存在于动物血清和多数细胞表面的糖蛋白，具有控制补体活性的作用[1]。然而异种器官血管内皮细胞膜上的 CRP 由于具有种特异性，不能抑制人补体的激活，这是导致人体对异种器官发生超急性排斥反应的主要原因。将编码人类 CRP 的基因导入动物体内建立相应基因的转基因动物[2]，使动物的血管内皮细胞表面表达人类的 CRP，是抑制补体激活和控制 HAR 发生的有效途径[3-4]。其中，衰变加速因子（decay accelerating factor，DAF）具有抑制补体通过经典或替代两条途径激活的作用[5]，是目前研究应用最多的一种 CRF[6-7]。构建能在血管内皮细胞特异表达人 DAF 重组基因，为以后建立转人 DAF 基因动物奠定了基础。

1　材料和方法

1）实验菌株、质粒

PGEM-7Zf 质粒购自华美生物公司，*E. coli* JM109 购自日本 TaKaRa 生物公司，PSFFV-DAF 质粒为美国华盛顿大学医学院内科研究室 Kathy Lisezewski 教授提供，该质粒包含全长人 DAFcDNA，长度为 1.86 kb[①]。其下游为 SV40 Splice/ PolyA（0.915 kb）。

2）培养基

LB 培养基：1% 胰蛋白胨，0.5% 酵母粉，0.5% 氯化钠：LBA 培养基：LB 培养基；1.5%～1.8% 琼脂。

3）试剂

限制性内切酶，Taq 酶，连接酶等购自日本 TaKaRa 生物公司。其余试剂均为分析纯级。

4）实验仪器

PCR 仪为 PERKIN ELMER 产品，高速冷冻离心机 J2-HS 为 Beckman 产品。

5）DNA 常规操作按《分子克隆实验指南》进行[9]。

6）PCR 扩增人细胞粘附因子 -2（the intercellular adhesion molecule 2，ICAM-2）启动子片段和人 DAF 第一个内含子（intron-1）片段。

根据基因库已报道的人 ICAM-2 启动子和人 DAF intron-1 序列分别设计了两对引物。人 ICAM-2 启动子引物序列：

---

① 　1 kb=1 × 10³ bp。

P1 5′ GCTCTAGACATGACTCCAACAATG 3′

P2 5′ GAGGTACCTTCTCTGGCAGTCTC 3′

人 DAF intron-1 启动子引物序列：

P3 5′ CGAGGTACCTGACTTACTGCAACT 3′

P4 5′ GGACCTACTCAGGGTGGTAAATGT3′

为了便于克隆，在 P1 的 5′ 端加有 *Xba*I 酶切位点，在 P2、P3 的 5′ 端加有 *Kpn*I 酶切位点。人 ICAM-2 启动子片段扩增参数：预变性 94℃ 5 min；后续循环 94℃ 1 min，55℃ 1 min，72℃ 1 min；末轮循环 72℃ 10 min，共进行 30 轮循环。人 DAF intron-1 片段扩增参数：预变性 94℃ 5 min；后续循环 94℃ 1 min，55℃ 1 min，76℃ 1 min，末轮循环 72℃ 10 min，共进行 30 轮循环。反应体系中每 50 μL 中加入 1 μL 的 Taq 酶。

7）PCR 产物的纯化

尽量吸尽 PCR 管内上层的石蜡油，弃去，加入等体积的酚-氯仿抽提 1 次，再用氯仿抽提 1 次，吸取上清加入等体积的异丙醇，-20℃ 30 min，以 1200 r/min 离心 10 min，75% 冷乙醇洗 1 次，干燥后加一定体积的无菌去离子水溶解沉淀。

8）DNA 序列测定

将重组子 pGEMf-7Z5-DAF 纯化后，送日本 TaKaRa 生物公司测定碱基序列，并与基因库基因序列进行比较和序列分析。

2　结果

2.1　人 ICAM-2 启动子，人 DAF-intron-1 片段的 PCR 扩增

PCR 经 30 轮循环后的两条扩增产物在琼脂糖电泳上的结果如图 1 所示 . 由图 1 可见：两条 PCR 产物大小分别为 400 bp，1000 bp 左右。

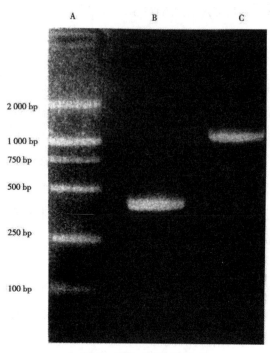

A. Marker: DL−2000 Marker

B. ICAM−2 启动子片段约 400 bp

C. DAF− Intron−1 片段约 1000 bp

图 1　ICAM−2 启动子片段，DAF− intron−1 片段 PCR 产物

Fig. 1　PCR products of ICAM−2 promoter fragment and DAF-intron−1 fragment

注：ICAM−2（the human intercellular adhesion molecule−2）人细胞粘附因子 −2；DAF（human decay accelerating factor）人衰变加速因子。

2.2　pGEM−7Zf-DAF 的构建（图 2）

将人 ICAM−2 启动子用 *Xba*I /*Kpn* I 双酶切后切胶回收，此 DNA 片段成为 Insert DNA1，大小约为 400 bp。将 pGEM−7Zf 用 *Xba*I /*Kpn* I 双酶切后切胶回收，此 DNA 片段成为 Vector-DNA1. *E. coli* JM109 中提取质粒，酶切鉴定，此质称为将 Insert DNA1 和 Vector-DNA1 连接后转化到 pGEM−7Zf-ICAM−2 Promotor。将人 DAF-intron−1 片段用 *Kpn* I /*Hind* Ⅱ I 酶切后切胶回收，此 DNA 片段成为 Insert DNA 2，大小约为 800 bp. 将 pGEM−7Zf-ICAM−2 Promotor 用 *Kpn*I / *Hind* Ⅱ I 酶切后切胶回收，此 DNA 片段成为 Vector DNA2，将 Insert DNA2 和 Vector-DNA2 连接后转化到 *E. Coli* JM 09 中提取质粒，酶切鉴定后，用 *Bam*H Ⅰ /*Hind* Ⅲ双酶切后切胶回收，此 DNA 片段成为 Vector-DNA3. 将 PSFFV-DAF 质粒先后分别用 *Bam*H Ⅰ，*Hind* Ⅲ酶切，切胶回收 2.5 kb 左右的 DNA 片段，片段称为 Insert DNA 3，和 Vector-DNA3 连接后转化到 *E. coli* JM109 中提取质粒，经酶切鉴定，证实为目的重组质粒。构建过程如图 2 所示，琼脂糖电泳上的结果如图 3 所示，将其命名为 pGEM−7Zf-DAF。

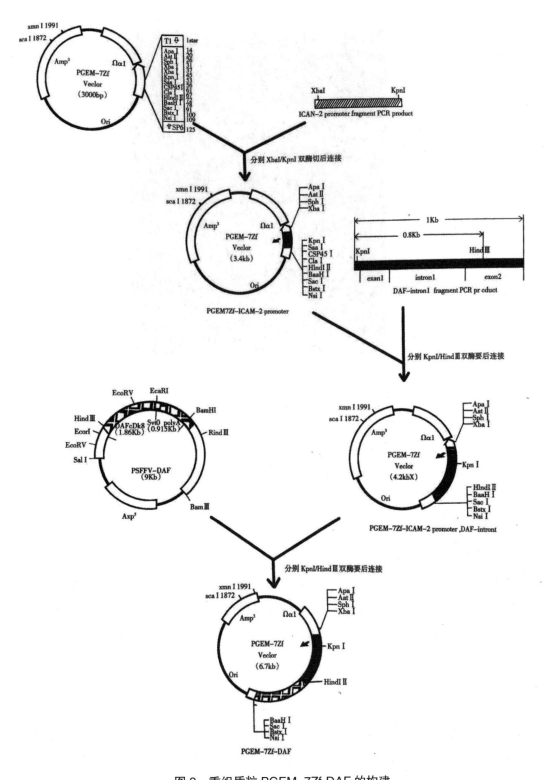

图 2　重组质粒 PGEM–7Zf-DAF 的构建

Fig. 2　Construction of recombinant PGEM–7Zf-DAF plasmid

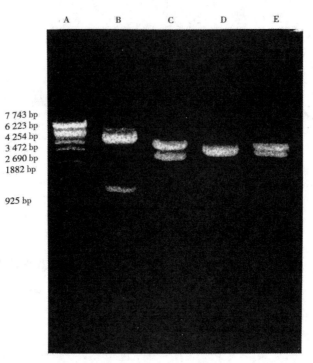

A. Marker: λ-EcoT14 I digest

B. *Xba* I / *Hind* Ⅲ（1.2 kb，5.7 kb）

C. *Hind* I / *Bam* H I（2.5 kb，4.2 kb）

D. *Kpn* I / *Bam* H I（3.3 kb，3.4 kb）

E. *Xba* I / *Bam* H I（3.0 kb，3.7 kb）

图 3　重组质粒 pGEM–7Zf-DAF 酶切鉴定结果

Fig. 3　Identification of recombinant pGEM–7Zf-DAF plasmid by enzyme digestion

2.3　重组 DAF 基因片段的碱基序列测定

测序结果和设计一致。DAF-intron–1 的插入未改变 DAF cDNA 的外显子结构、由于两对引物设计合理，PCR 片段扩增过程较顺利，摸索反应条件时反复 5 次，以后重复性很好. 连接反应为定向克隆，均一次成功。从设计到完成时间为 1999 年 12 月至 2000 年 4 月。

3　讨论

器官血管内皮细胞是补体激活的部位，CRP 在血管内皮细胞的表达水平是决定异种器官存活时间的关键因素之一. 为达到 DAF 在血管内皮细胞高表达的目的，选用人 ICAM–2 启动子[10–11]，人 ICAM–2 启动子能使转基因在器官内皮细胞高表达[12]。另外，将人 DAF 基因的第一个内含子 intron–1）插入 DAF cDNA 第一个外显子和第二个外显子之间[13–14] 大量实验证明，基因的第一个内含子可增强基因的表达[7–8]。含有以上两个元件的重组 DAF 基因能使 DA 基因在转基因动物器官血管内皮细胞高表达，可抑制异种器官移植的超级排斥反应。

参考文献

[1] BROOIM ANS R A，VAN WIERINGEN P A VAN ES L A，et al. Relative roles of decay-accelerating factor，membrane cofactor protein，and CD59 in the protection of human endothelial cells against complement-mediated lysis[J]. Eur J Immunol，1992，22（12）：3135–3140.

[2] 王剑鹏，马腾骧，王广有，等. 人 DAF 基因在转基因小鼠中的遗传与表达 [J]. 生命科学研究（WANG J P，MA T X，WANG G Y，et al. Integration and expression of human decay accelerating factor gene in transgenic mice[J]. Life Science Research），2000，4（4）：321.

[3] FODOR W L，WILLIAMS B L，MATIS L A，et al. Expression of a functional human complement inhibitorin a transgenic pig as a model for the prevention of xenogeneic hyperacute organ rejection [J]. Proc Natl Acad Sci U S A，1994，91（23）：11153–11157.

[4] MCCURRY K R，KOOYMAN D L，ALVARADO C G，et al. Human complement regulatoryproteins protect swine-to-primate cardiac xenografts from humoral injury[J].Nat Med，1995，1（5）：423–427.

[5] COYNE K E，HALL S E，THOMPSON S，et al. Mapping of epitopes，glycosylation sites，and complement regulatory domains in human decay accelerating factor [J]. J Immunol，1992，149（9）：2906–2913.

[6] DALM ASSO A P，VERCELLOTTI G M，PLATT J L，et al. Inhibition of complement-mediated endothelial cell cytotoxicity by decay-accelerating factor. Potential for prevention of xenograft hyperacute rejection[J]. Transplantation，1991，52（3）：530–533.

[7] ROSENGARD A M，CARY N R，LANGFORD G A，et al. Tissue expression of human complement inhibitor，decay-accelerating factor，intransgenie pigs. A potential approach for preventing xenograft rejection[J]. Transplantation，1995，59（9）：1325–1333.

[8] COZZIE，LAN GFORD G A. RICHARDS A，et al. Expression of human decay accelerating factor in transgenic pigs[J]. Transplant Proc，1994，26（3）：1402–1403.

[9] 萨姆布鲁克 J. 分子克隆实验指南 [M]. 北京：科学出版社（SAMBROOK J. Molecular Cloning：A Laboratory Manual[M]. Beijing Science Press），1993.

[10] ZHANG R，MIN W，SESSA W C. Functional analysis of the human endothelial nitric oxide synthase Promover. Spl and GATA factors are necessary for basal transcription in endothelial cells[J]. J Biol Chem，1995，270（25）：15320–15326.

[11] De FOU GEROLLES A R，STACKERS A，SCHWARTING R，et al. Characterization of ICAM −2 and evidence for a third counter-receptor for LFA-1[J].（Exp Med，1991，174（1）：253–267.

[12] COWAN P J，SHINKEL T A，WITORT E J，et al. Targeting gene expression to endothelial cells in transgenic mice using the human intercellular adh esion molecule 2 promoter[J]. Transplantation. 1996，62（2）：155–160.

[13] POST T W，ARCEM A，LISZEW SKIM K，et al. Structure of the gene for human complement protein decay accelerating factor[J]. J Immunol，1990，144（2）：740–744.

[14] MEDOF M E，LUBLIN D M，HOLERS V M，et al. Cloning and ch aracterization of cDN As encoding the complete sequence of decay–accelerating factor of human complement[J]. Proc Natl Acad Sci USA，1987，84（7）：2007–2011.

《生命科学研究》2001，5（2）：137–140，145

异种器官移植用血管内皮细胞特异表达人CD59重组基因的构建

张 泽 李胜芝 张 玥 马腾骧 王广有

天津医科大学 第二医院泌尿外科 天津市泌尿外科研究所

【摘要】 PCR插入法将人细胞间粘附分子（ICAM-2）启动子、人CD59- enhancer克隆到 human CD59cDNA-pcDNA3 表达质粒中，进行序列测定及分析。成功地构建了异种器官移植用血管内皮细胞特异表达人CD59重组基因. 提供了CD59重组基因用于转基因动物的研究。

【关键词】 人细胞间粘附分子-2启动子；CD59增强子；CD59cDNA；血管内皮细胞

Construction of Recombinant Human CD59 Gene for Endothelial-specific Expression in Genotransplantation

Zhang Ze, Li Shengzhi, Zhang Yue, Ma Tengxiang, Wang Guangyou

（Department of Urology, the Second Affiliated Hospital of Tianjin Medical University, Tianjin Institute of Urology）

【Abstract】 Intercellular adhesion molecule 2（ICAM-2）promoter fragment and CD59-enhancer fragment were produced using PCR technique. These fragments were then cloned into human CD59 cDNA-pcDNA3 plasmid and sequenced. A CD59 recombinant gene for high level endothelial-specific expression was constructed successfully, which provided a recombinant human CD59 gene for research of transgenic animals in genotransplantation.

【Keywords】 ICAM-2 promotor；CD59-enhancer；CD59cDNA；endothelial cell

补体调节蛋白（Complement Regulatory Protein，CRP）为一类广泛存在于动物血清和多数细胞表面的糖蛋白，具有控制补体活性的作用[1]。将编码人类 CRP 的基因导入动物体内建立相应基因的转基因动物，使动物的血管内皮细胞表面表达人类的 CRP，是抑制补体激活和控制异种器官移植超急排斥反应（HAR）发生的有效途径[2-3]。继成功构建能在血管内皮细胞特异表达人 DAF 重组基因后[4]，又构建 CD59 重组基因。CD59 也称膜反应性溶解抑制物（MIRL），它可阻碍 C7、C8 与 C5b-6 复合物结合，从而抑制攻膜复合体（MAC）形成，也是目前研究应用最多的一种 CRP[5-6]。为以后建立联合转人 CRP 基因动物奠定了基础。

1 材料和方法

1.1 实验菌株、质粒

E. coli JM109 购自日本 TaKaRa 生物公司。CD59 cDNA-pcDNA3 质粒为美国 Yale 大学提供，该质粒包含全长人 CD59cDNA，长度为 476 bp，其下游为 BGH PolyA。

1.2 培养基

LB 培养基：1% 胰蛋白胨，0.5% 酵母粉，0.5% 氯化钠。LBA 培养基：LB 培养基，1.5% ～ 1.8% 琼脂。

1.3 试剂

限制性内切酶，Taq 酶，连接酶等购自日本 TaKaRa 生物公司，其余试剂均为分析纯级。

1.4 实验仪器

PCR 仪为 PERKIN ELMER 产品。高速冷冻离心机 J2-HS 为 Beckman 产品。

1.5 DNA 常规操作

按文献 [7] 进行。

1.6 PCR 扩增人细胞粘附因子 -2（the intercellular adhesion molecule 2，ICAM-2）启动子片段和人 CD59 增强子（enhancer）片段

根据基因库已报道的人 ICAM-2 启动子和人 CD59 enhancer 序列分别设计了两对引物。人 ICAM-2 启动子引物序列：

P1 5′ATTCGCGAGGCATGACTCCAACAATGC3′

P2 5′TGCAAGCTTATCTCTGGCAGTCTCCACG3′

人 CD59 enhancer 引物序列:

P3 5′CGAGATCTAGCAGGCTGTAGGTTTCAGAG3′

P4 5′ATCGCGACTCCCAACTCCAATCCTACATC 3′

为了便于克隆,在 P1 的 5′ 端加有 Bgl Ⅱ 酶切位点,在 P2、P3 的 5′ 端加有 Nru Ⅰ 酶切位点,P4 的 5′ 端加有 Hind Ⅲ 酶切位点。人 ICAM-2 启动子片段扩增参数:预变性 94℃ 3 min;后续循环 94℃ 30 s,60℃ 30 s,72℃ 1 min: 末轮循环 72℃ 10 min,共进行 30 轮循环。人 CD59 enhance 片段扩增参数:预变性 94℃ 3 min;后续循环 94℃ 30 s,61℃ 30 s,76℃ 1 min,末轮循环 72℃ 10 min,共进行 30 轮循环。反应体系中每 50 μL 中加入 1 μL 的 Taq 酶。变性 94℃ 5 min;后续循环 94℃ 1 min,55℃ 1 min,76℃ 1 min,末轮循环 72℃ 10 min,共进行 30 轮循环。反应体系中每 50 μL 中加入 1 μL 的 Taq 酶。

1.7 目的片段和质粒的连接及转化

将目的片段和质粒分别酶切、纯化后,加在 25 μL 的连接反应体系中,摩尔比约为 5∶1,16℃,在 T4 连接酶催化下反应 20 h。取 10 μL 反应液,加入 60 μL 的 Competent Cell 中,在冰中放置 30 min,42℃培养 45 s,冰中放置 1～2 min,取 LB 培养基 940 μL 加入菌体中,37℃振荡 1 h(160～225r/min)适量涂平板,37℃放置一夜。

1.8 DNA 序列测定

将重组子纯化后,送日本 TaKaRa 生物公司测定碱基序列,并与基因库基因序列进行比较和序列分析。

2 结果

2.1 人 ICAM-2 启动子,人 CD59 enhancer 片段的 PCR 扩增

PCR 经 30 轮循环后的两条扩增产物在琼脂糖电泳上的结果如图 1 所示。由图 1 可见:两条 PCR 产物大小分别为 400 bp,500 bp 左右。

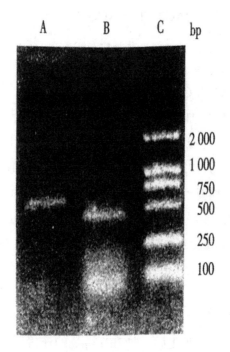

A: CD59 enhancer 片段约 500 bp

B: ICAM-2 启动子片段约 400 bp

C: Marker:DL-2000 Marker

图 1　ICAM-2 启动子片段，CD59 enhancer 片段的 PCR 产物

Fig. 1　PCR products of ICAM-2 promoter fragment and CD59 enhancer fragment

2.2　人 CD59 目的重组质粒的构建

将人 CD59 chancer 片段用 Bgl Ⅱ /Nru Ⅰ 酶切后切胶回收，此 DNA 片段成为 Insert DNA1，大小约为 500 bp。将 human CD59cDNA-pcDNA3 用 Bgl Ⅱ /Nru Ⅰ 酶切后切胶回收，此 DNA 片段称为 Vector-DNA1 将 Insert DNA1 和 Vector-DNA1 连接后转化到 *E. coli* JM09 中提取质粒，酶切鉴定。琼脂糖电泳上的结果如图 2 所示。此质粒称为 human CD59cDNA- pcDNA- enhancer。将人 ICAM-2 启动子用 Nru/Hind Ⅱ 双酶切后切胶回收，此 DNA 片段称为 Insert DNA2，大小约为 400 bp。将 human CD59cDNA-pcDNA3-enhancer 用 Nru Ⅰ /Hind Ⅲ 双酶切后切胶回收，此 DNA 片段称为 Vector DNA2，将 Insert DNA2 和 Vecor-DNA2 连接后转化到 *E. coli* JMI09 中提取质粒，酶切鉴定，证实为人 CD59 目的重组质粒。琼脂糖电泳上的结果如图 3 所示。其中含有 CD59 chancer 和 ICAM-2 启动子两个真核细胞表达调控元件。

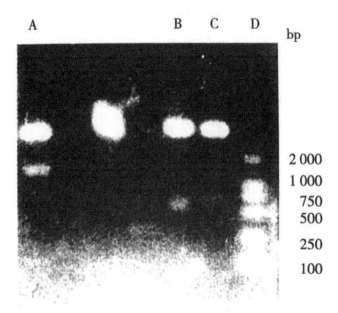

A: Bgl Ⅱ /Hind Ⅲ（1.2kb，5.0kb）

B: EcoR Ⅰ（476 bp，5.7 kb）

C: Hind Ⅲ /Xba Ⅰ（576 bp，5.6 kb）

D：Marker：DL−2000 Marker

图 2　重组质粒 CD59cDN-pcDNA− enhancer 酶切鉴定结果

Fig. 2　Identification of recombinant CD59cDNA-pcDNA-enhancer plasmid by enzyme digestion

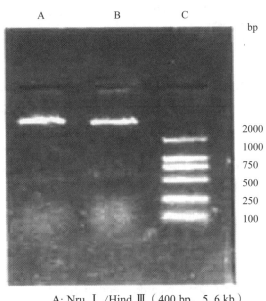

A: Nru Ⅰ /Hind Ⅲ（400 bp，5.6 kb）

B: Bgl Ⅱ /Hind Ⅲ（600 bp，5.4 kb）

C: Marker: DL −2000 Marker

图 3　CD59 目的重组质粒（CD59cDNA-A-pcDNA-enhancer-ICAM−2 promoter）酶切鉴定结果

Fig. 3　Identification of recombinant CD59cDNA-pcDNA-enhancer-ICAM−2 promoter plasmid by enzyme digestion

2.3 重组 CD59 基因片段的碱基序列测定

测序结果和设计一致。CD59 chancer 1 位于 ICAM-2 启动子的上游，保证其增强表达的作用

注：由于两对引物设计合理，PCR 片段扩增过程较顺利，摸索反应条件时反复 2 次，以后重复性很好。连接反应为定向克隆，均一次成功. 从设计到完成时间为 2001-05 到 2001-06。

3 讨论

器官血管内皮细胞是补体激活的部位，CRP 在血管内皮细胞的表达水平是决定异种器官存活时间的关键因素之一。为达到 CD59 在血管内皮细胞高表达的目的，选用人 ICAM-2 启动子，人 ICAM-2 启动子能使转基因在器官内皮细胞高表达[8-9]。另外将人 CD59 基因的增强子（enhancer）正方向插入 ICAM-2 启动子之前[10]。含有以上两个元件的重组人 CD59 基因能使 CD59 基因在转基因动物器官血管内皮细胞高表达。成功构建 CD59 和 DAF 重组基因，建立联合转人 CD59、DAF 基因动物，更有效地克服异种器官移植的超级排斥反应。

参考文献

[1] BROVIMANS R A，VAN WIERINGEN P A，VAN ES L A，et al. Relative roles of decay-accelerating factor，membrane cofactor protein，and CD59 in the protection of human endothelial cells against complementmediated lysis [J]. Eur J Immunol，1992，22（12）：3135-3140.

[2] FODOR W L，WILLIAMS B L，MATIS L A，et al. Exprission of a functional human complement inhibitor in transgenic pig as a model for the prevention of xenogenic hyperacute organ rejection [J]. Proc Natl Acad Sci USA，1994，91（23）：11153-11157.

[3] MCCURRY K R，KOOYMAN D L，ALVARADO C G，et al. Human complement regulatory proteins protect swine-to-primate cardiac xenografts from humoral injury [J]. Nat Med，1995，1（5）：423-427.

[4] 张泽，马腾骧，姚旭东，等 . 异种器官移植用血管内皮细胞特异表达人 DAF 重组基因载体的构建 [J]. 生命科学研究（ZHANG Z，MA T X，YAO X D，et al. Construction of recombinant human decay accelerating factor for endothelial-specific expression in xenotransplantation [J]. Life Science Research，2001，5（2）：137-140.

[5] DIAMOND L E，MCCURRY K R，MARTIN M J，et al. Characterization of transgenic pigs expressing functionally active human CD59 on cardiac endothelium[J]. Transplantation，1996，61（8）：1241-1249.

[6] KROSHUS T J，BOLMAN R M Ⅲ，DALMASSO A P，et al. Expression of human CD59 in transgenic pig organs enhances organ survival in an ex vivo xenogeneic perfusion model [J].

Transplantation，1996，61（10）：1513-1521.

[7] 萨姆布鲁克 J. 分子克隆实验指南 [M]. 北京：科学出版社（SAMBROOK J. Molecular Cloning:A Laboratory Manual [M]. Beijing: Science Press），1993.

[8] De GOUGEROLLES A R，STACKER S A，SCHWARTING R，et al. Characterization of ICAM-2 and evidence for a third counter-receptor for LFA-1 [J]. J Exp Med，1991，174（1）：253-267.

[9] COWAN PJ，SHINKEL T A，WITORT E J，et al. Targeting gene expression to endothelial cells in transgenic mice using the human intercellular adhesion molecule 2 promoter [J]. Transplantation，1996，62（2）：155-160.

[10] TONE M，DIAMOND L E，WALSH L A，et al. High level transcription of the complement regulatory protein CD59 requires an enhancer located in intron1[J]. J Bio Chem，1999，274（2）：710-716.

《生命科学研究》2001，5（4）：336-338

异种移植转基因用含粘附分子 -2 启动子的人 CD59 重组基因的构建

姚旭东　马腾骧　吴志安　李胜芝　李志欣　王广有

天津医科大学天津市泌尿外科研究所

【摘要】　目的：构建含人粘附分子 -2（ICAM-2）启动子的人补体调节蛋白 CD59 重组基因，并将其用于异种器官移植转基因。方法：利用 PCR 方法从人血基因组扩增得到 ICAM-2 启动子、CD59 基因的第一内含子片段，经电泳分离、切胶回收纯化得到上述片段，分别双酶、单酶切这两条片段，纯化回收备用；双酶切 pcDNA3-CD59 真核表达载体，经电泳分离、切胶回收纯化得到不含病毒启动子、含筛选基因 Neo 的一段 pcDNA3-CD59cDNA 作为载体序列；ICAM-2 启动子片段先与载体进行定向克隆连接反应后转化细菌，阳性转化菌质粒抽提及酶切鉴定，得到 pcDNA3-ICAM2-CD59 质粒；再单酶切此质粒，纯化该载体与 CD59 第一内含子片段连接，转化细菌、抽提质粒，用脂质体将该质粒转染猪血管内皮细胞，流式细胞仪检测 CD59 蛋白表达。结果：得到 pcDNA3- Enhancer-ICAM2-CD59 质粒，以 EcoR I 消化此重组质粒，产生 5.5 及 0.5 kb 两片段；以 Hind III 消化重组质粒，得到 5.45 及 0.55kb 两片段，以 Kpn I /Hind III 双酶切质粒时，出现 5.0、0.55、0.4 kb 3 条片段，对插入子分别进行测序，上述结果完全符合设计要求及正确序列。流式细胞仪检测重组基因表达阳性。结论：含人 ICAM-2 启动子的 CD59 重组基因表达载体获得成功，该重组基因构建成功为转基因应用奠定了基础。

【关键词】　启动子；重组；遗传；转基因

Construction of Recombinant Human CD59 Using ICAM-2 Promoter for Endothelial-specific Expression in Xenotrsplantion

Yao Xudong, Ma Tengxiang, Wu Zhihong, Li Shengzhi, Li Zhixin, Wang Guangyou

（Tianjin Institute of Urology Surgery, Tianjin Medical University）

【Abstract】　Objective：To construct a recombinant human CD59 gene containing intercellular adhesion molecule-2 promoter for high level endothelial-specific expression in xenotransplantation. Methods：ICAM-2 promotor fragment and CD59-intron 1 fragment were produced by PCR from the human blood genome, and then clone these fragments into a pcDNA3-CD59 eukaryotic expression vector which was followed by digestion with the specific restricted endonuclease（for example: EcoRⅠ, HindⅢ）. The ICAM-2 promoter and CD59-intron 1 fragments were identified by PCR, and sequencing. The recombinant was then transfected into pig aorta endothelial cells with Lipofection, and the expression was measured by flow cytometer. Results: Products of the sequences measured were in accord with the frames of the gene bank. The expression of the protein of this recombint was positive. Conclusion: The CD59 recombinant gene is constructed successfully, providing a basis for transgenic research.

【Keywords】　promoter；recombination；genetics；transgenes

CD59 是一种相对分子质量为 2000 的补体调节糖蛋白（CRP），可以抑制补体级联反应的终末阶段，即膜攻击复合物（MAC）形成阶段[1]。血管内皮细胞是异种移植供体器官与宿主免疫防御反应的主要屏障，通过转基因技术在猪的血管内皮细胞中表达人的 CD59 基因，并使其稳定整合及表达，从而抑制超急性排斥反应[2]是目前研究的策略之一。然而，也许是内皮细胞内在的异质性，在整个成年供体动物血管树中，特异高表达的转（人）基因很难达到。人 ICAM-2 启动子能够在所有血管内皮细胞稳定表达，并有研究表明[3]，其启动转录的人衰变加速因子基因在转基因鼠血管内皮细胞有稳定高表达。为此本实验利用 PCR 和基因重组的方法，将人 ICAM-2 启动子基因片段、CD59 第一内含子起增强子的作用的 DNA 片段插入到 CD59cDNA 上游，成功地构建了 CD59 基因的真核表达载体，为建立转基因动物的研究奠定了基础。

材料和方法

实验菌株、质粒、细胞　感受态 DH5α 购自北京博大泰克生物基因有限公司，pcDNA3-CD59cDNA 质粒为美国耶鲁大学医学院分子生物学室赠送，该质粒有 AMP、NEO 抗药基因，CD59cDNA，SV40PloyA 以及多克隆位点，CD59cDNA 有外显子 1.2.3.4，长度为 476 bp，其 ATG 位于第二外显子上。猪血管内皮细胞为我室建立、培养。

培养基、试剂　LB 培养基：1% 胰蛋白胨、0.5% 酵母粉、0.5% 氯化钠，限制性内切酶、Taq、连接酶购自日本宝生物公司，人血基因组试剂盒、质粒提取试剂盒、DNA 胶回收试剂盒、DNA 回收试剂盒、PCR 试剂盒为北京博大泰克生物基因有限公司产品，脂质体为美国 Gibco 公司产品。

实验仪器　PCR 仪为美国 Eppdorf 公司产品，流式细胞仪为美国 BD 公司产品。

ICAM-2 启动子 DNA 片段、CD59 第一内含子片段的获得　根据基因库已报道的人 ICAM-2 启动子和人 CD59 第一内含子序列分别设计了两对引物。ICAM-2 启动子引物序列：P1: 5′-GCG GATCCAAG-CTTCATGACTCCAACAATG-3′；P2:5′-GCGGATCC-GGTACCTTCTCTGGCACTCACGG-3′。CD59 增强子片段引物序列：P3: 5′-GATCAAGCTTTAGCAGGC-TGTAGGTTTCAGAG-3′；P4:5′-GATCAAGCTTATCAGACCAAAGGGGTGACTC-3′。为了便于克隆，在 P1、P2 的 5′端分别加有 BamH Ⅰ、Hind Ⅲ、BamH Ⅰ、Kpn Ⅰ 的酶切位点，在 P3、P4 的 5′端加有 Hind Ⅲ 的酶切位点。

抽取志愿者抗凝血 100 μL，按提取人血基因组试剂盒说明操作，得到人血基因组 DNA。电泳鉴定，以其为模板，对上述两片段进行 PCR 扩增，两片段扩增参数：预变性 95℃ 5 min；后续循环 94℃ 1 min，55℃ 1 min，72℃ 1 min，共进行 30 轮循环。反应体系 50 μL。取 3～5 μL PCR 产物及 BD2000 Marker 电泳鉴定，然后取大量 PCR 产物电泳，切胶回收。

pcDNA3-CD59cDNA 载体的改建　原 pcDNA3-CD59cDNA 表达载体中，CD59cDNA 上游为 CMV 启动子，为达到设计目的，根据 pcDNA3 的酶切位点，用 Bgl Ⅱ、kpn Ⅰ 双酶切之，产物电泳，切胶回收无 CMV 启动子的剩余片段，此片段含 AMP、NEO 抗药基因，CD59cDNA、SV40PloyA 以及多克隆位点作为载体 1。

插入子与载体连接、转化、筛选　将回收 ICAM-2 启动子 DNA 片段行 BamH Ⅰ、Kpn Ⅰ 双酶切，CD59 第一内含子片段用 Hind Ⅲ 酶切，酶切产物过柱回收，分别称为插入子 1（片段大小 400 bp）和插入子 2（片段大小 550 bp）。插入子 1 与载体 1 在 T4 连接酶作用后，转化于 Cacl2 处理过的 DH5α 菌中，筛选转化菌、抽提质粒、酶切鉴定、得到重组质粒 1: pcDNA3-ICAM2-CD59；酶切该质粒，产物电泳，切胶回收得到载体 2，插入子 2 与载体 2 在 T4 连接酶作用后，转化感受态 DH5α 菌中，筛选转化菌、抽提质粒、酶切鉴定、得到重组质粒 2: pcDNA3-Enhancer-ICAM2-CD59。

酶切、PCR 法、测序鉴定重组质粒 2　根据酶切图谱，将重组质粒 2 用 EcoR I、Hind III、Hind III /kpn I 酶切，电泳产物与设计比较。根据 CD59 增强子的主要序列[4]设计引物：P5:5′–GATCAAGCTTTA-GCAGGCTGTAGGTTTCAGAG-3′；P6:5′–GATCAAG-CTTATTCTATTCTCCAGAGCCCACAG-3′。ICAM-2 启动子引物序列同上，用重组质粒 2 为模板，两片段扩增参数：预变性 95℃ 5 min；后续循环 94℃ 1 min，55℃ 1 min，72℃ 1 min，共进行 30 轮循环。反应体系 50 μL。取 3 ～ 5 μL PCR 产物及 BD2000 Marker 电泳鉴定。又将重组质粒 2 送北京赛百胜公司测序，将结果与基因库文献比较。

重组体转染内皮细胞、流式细胞仪检测瞬时表达　将纯化后的重组体质粒 2g 与脂质体 Lipofection 20 μL 混合，转染于生长状态良好、80% 融合的猪血管内皮细胞 2 ～ 3 × 10^6/mL。48 ～ 72 h 后，受试细胞消化，与 FITC 直标的鼠抗人 IgG 孵育 30 min，PBS 洗后上流式细胞仪。以正常人血细胞为阳性对照，未转染猪血管内皮细胞为阴性对照。

结　果

人 ICAM-2 启动子、人 CD59 第一内含子片段的 PCR 扩增　PCR 扩增产物在琼脂糖电泳上的结果显示：两条 PCR 产物 ICAM-2 启动子大小为 400 bp，人 CD59 第一内含子为 800 bp 左右（图 1）。

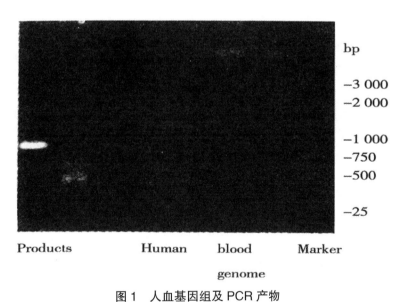

图 1　人血基因组及 PCR 产物

Fig. 1　Human Blood genome and PCR products

质粒 1、质粒 2 的合成及鉴定　提取质粒 1，Hind III /Kpn I 双酶切鉴定，证实为 ICAM-2 启动子与载体 1 的重组质粒（图 2）；提取质粒 2，Hind III 单酶，Hind III /Kpn I 双酶，EcoR I

单酶切鉴定，证实为 CD59 增强子与载体 2 的重组质粒（pcDNA3– Enhancer-ICAM2–CD59）（图 3）。

PCR 法、测序鉴定重组质粒 2 结果　人 CD59 增强子主要作用片段 PCR 扩增产物大小为 420 bp，ICAM–2 启动子 PCR 扩产物大小为 400 bp（图 4），与设计一致。测序鉴定重组质粒 2 中两片段结果与基因文库 CD59 intron–1、ICAM–2 启动子序列对照一致。

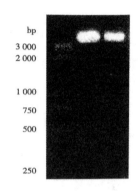

图 2　合成质粒 1 酶切图谱

Fig. 2　Digested this recombinant plasmid 1 with the special restricted endonuclease

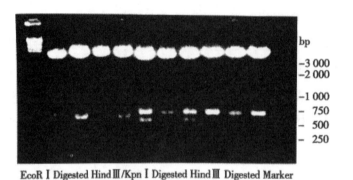

图 3　合成质粒 2 酶切图谱

Fig. 3　Digested this recombinant plasmid 2 with the special restricted endonuclease

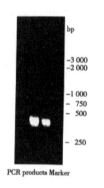

图 4　CD59 重组基因 PCR 产物

Fig. 4　PCR products of CD59 recombinant gene

CD59 蛋白表达情况　正常猪血管内皮细胞不表达人 DAF 基因，阳性率为 0.09%，以人红细胞为阳性对照可见 CD59 蛋白表达，阳性率 95.72%，荧光强度是 24.52；经转染了人重组 CD59 基因的猪血管内皮细胞阳性率表达 65.48%，荧光强度是 20.12，可以看到重组体外源基因能在血管内皮细胞内有较高表达（图 5）。

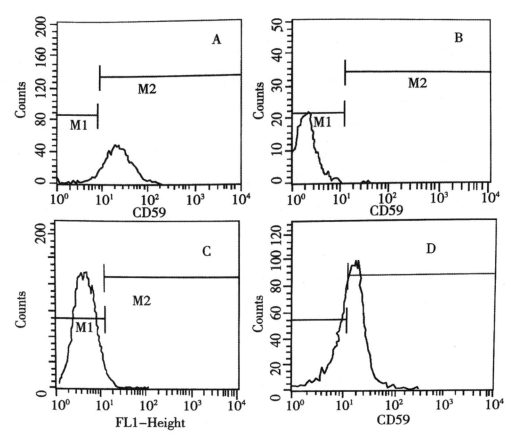

A：human erythrocyte

B：the endothelial cell of no-transg-eneic porcine

C：the control antibody expression in the endothelial cell of transgeneic porcine

D：the endothelial cell of transgeneic porcine

图 5　CD59 蛋白表达

Fig. 5　The expression of CD59 protein

讨　论

异种器官移植是解决供体器官严重短缺的一种途径，超急性排斥反应（HAR）是人体异种器官移植的最主要障碍，补体系统的激活被认为在其中起着关键的作用。补体调节蛋白（CRP）具有控制补体活性的作用。然而异种器官血管内皮细胞膜上的 CRP 具有种属特异性，不能抑制人补体的激活。将编码人类 CRP 的基因导入动物体内建立相应基因的转基因动物，使动物的血管内皮细胞表面表达人类的 CRP，是抑制激活和控制 HAR 发生的有效途径[2]。

除了使目的基因在转基因器官组织稳定表达，表达基因的限制性——即在一定的组织内（如血管内皮）表达也是非常重要的，因为转基因的普遍表达可能与正常生理不一致或对宿主有致命损害[5]。因此，目前较多的转基因动物防止排斥反应策略中，将基因表达主要调控元件——启动子局限于内皮细胞特异表达的启动子中，如 E 和 P 备选素、血小板内皮细胞粘附分子、血管内皮细胞生长因子受体（VEGFR）系列[7]、ICAM-2 等基因启动子。基因调控理论认为[4, 6]，控制组织特异性表达的真核细胞基因启动子元件，常位于该基因 5′- 侧翼区；公认的在内皮细胞和巨核细胞表达的基因常有一些共同调控元件，这些元件包括 GATA 的结合位点和转录子的 ETS 家族结合位点。人细胞间粘附因子 2（ICAM-2）基因启动子包括 2 个 GATA、3 个 ETS、一个 SPI。一个 CACCC，具备特异表达的元件。ICAM-2 在内皮细胞有特异的高表达，在单核细胞、淋巴细胞、血小板、巨细胞有低度表达，但在非内皮细胞上不表达[4]。

以往的转 CD59 基因鼠，尽管微小基因中含有一个 4.6 k 侧翼区的人 CD59 启动子，但 CD59 mRNA 表达水平相较于人类 CD59 表达仍较低，表明 CD59 基因高表达需要其他（如增强子）转录调控元件。为了探明 CD59 的转录调节，剑桥大学用不同水平表达 CD9 的三种细胞系研究，研究表明[3]CD59 增强子片段位于第一内含子、外显子 2 的 5′ 端上游 −1150 至 −888 之间，并用此增强子插人 CD59cDNA，建立的转基因鼠表明该增强子提高了 CD59 的表达。本课题设计增强子序列就依据于此。

在本实验中，pcDNA3-CD59cDNA 为真核表达载体，CD59cDNA 上游含有 CMV 启动子，而我们则想用人 ICAM-2 启动子代替它，因此，我们要用合适的酶切位点将该载体的 CMV 切除，将人 ICAM-2 启动子、CD59 基因的一段内含子克隆到改建后的真核表达载体 pcDNA3-CD59cDNA 中。上述两段分子的 PCR 扩增是必要条件，根据资料摸索 PCR 条件，成功地达到了目的。ICAM-2 启动子与载体分子重组时，我们起先使用非定向克隆，转化菌虽易于生长，但容易出现自连及鉴定繁琐的后续实验，后来改用定向克隆的[8]方法，在杜绝污染及反应物精确的前提下，转化菌虽少，但几乎均为阳性，而且减少了鉴定方向的麻烦。建立转基因鼠或猪后续工作较多，因此该实验的成功显然非常重要，我们用酶切、PCR 及测序方法鉴定连接产物与设计要求符合，为以后检测重组基因在猪血管内皮细胞表达，建立转基因猪抑制超急性排斥反应的研究打下了良好基础。

参考文献

[1] Brovimans R A, Wieringen P A M, Van Es L A, et al. Relative roles of decay-accelerating factor, membrane cofactor, and CD59 in the protection of human endothelial cells against complement mediated lysis. Eur J Immunol, 1992, 22: 3135-3140.

[2] Tom E M, Arnt E F. Xenotransplantion: how to overcome the complent obstacle? Mol Immunol, 1999, 36: 269-276.

[3] Cowan P J. Hinkel T A, Witort E J, er al. Targeting gene expression to endothelial cells in transgenic mice using the human intercellular adhesion molecule 2 promoter. Transplantation, 1996, 62: 155-160.

[4] Tone M, Diamond L E, Walsh L A. High level transcription of the complement regulatory

protein CD59requires an enhancer located in intron 1. J Biol Chem，1999，274: 710–716.

[5] He Z，She R，Sumitran-Holgersson S，et al. The in vitro activity and specificity of human endothelial cell-specific promoters in porcine cells. Xenotransplantation，2001，8: 202–212.

[6] Zhang R，Min W，Sessa WC. Function anaylsis of the human endothelial nitric oxide synthase promoter-sp1 and GATA factors are necessary for basal transcription in endothelial cells. J Biol Chem，1995. 270: 15320–15326.

[7] Pan J，Xia L，McEver R P. Comparison of promoter for the murine and human P-selection genes suggests species specific and conserved mechanisms for transcriptional regulation in endothelial cells. J Biol Chem，1998，273: 10058–10067.

[8] 金冬雁，黎孟枫 . 分子克隆实验指南 .2 版 . 北京：北京科学出版社，1993：432–451.

《中国医学科学院学报》2002，24（6）：588–591

逆转录病毒载体介导白细胞介素 −10 基因转染对移植物保护作用

陈家存　　马腾骧　　畅继武

【摘要】　　目的：研究逆转录病毒载体介导白细胞介素（IL）基因转染对移植物的保护作用。方法：一步法从磷脂多糖（LPS）刺激培养的脾细胞中提取细胞总 RNA，逆转录 − 聚合酶链反应（RT-PCR）克隆出 IL−10 的 cDNA。将 IL−10 cDNA 插入 pLNCX 载体进行制备，用 PA317 细胞包装 pLNCX-IL10 重组体，测定病毒滴度。建立大鼠异位心脏移植模型，心脏移植前通过冠状动脉灌注 5×10^5 CFU 的病毒原液转染移植心脏。观察移植心脏的存活时间，半定量 RT-PCR 法检测移植心脏 IL−10 的转录水平，ELISA 法检测 IL−10 的表达水平。结果：基因转染的移植心脏平均存活时间明显延长（33.0 比 8.5，$P < 0.01$）；RT-PCR 在对照组未发现 IL−10 转录，而基因转染组 4 只移植心脏均有高水平 IL−10 转录；基因转染后 7 d IL−10 的表达明显增加（316.8 比 31.5，$P < 0.05$），移植心脏输出静脉血 IL−10 高于外周静脉（316.8 比 1762，$P < 0.05$）。结论：通过冠状动脉灌注荷 IL−10 基因的逆转录病毒载体能够实现 IL−10 基因转染，延长移植物的存活。

【关键词】　　白细胞介素 −10；基因转染；移植；心脏

【Abstract】　　Objective: To study the protective effects of IL−10 gene transfer mediated by retroviral vectors on allografts. Methods: Total cellular RNA was extracted from splenocytes stimulated with LPS and IL−10 cDNA was amplified by RT-PCR with the specific primers. The IL−10 cDNA was inserted into pLNCX vectors and recombinant pLNCX-IL10 vectors were prepared. Under the induction of liposomes，recombinant pLNCX-IL10 vectors were introduced into PA317 packaging cells and were selected by G418. The retrovirus titers were determined by NIH3T3 cells. A model of rat heterotopic heart transplantation was established and 5×10^5 CFU of recombinant vectors per heart were infused into donor heart via intra-aorta coronary perfusion. The survival time of grafted hearts was determined by daily palpation. The transcript levels of IL−10 mRNA in transplanted hearts were evaluated using semiquantitative RT-PCR and the expression levels of IL−10 were assessed by ELISA. Results: IL−10 gene transfer prolonged the survival time of grafted hearts from 8.5 d to 33.0 d（$P < 0.01$）. The transcript levels of IL-10 mRNA and its expression in gene transferred hearts were increased. At day 7 following gene transfer, serum IL-10 drained from gene transferred hearts was higher than that in peripheral vein（316.8 vs 176.2）. Conclnsion: IL-10 gene transter mediated by retroviral vectors via aorta-coronaryperfusion could prolong the survival of grafted hearts.

【Keywords】 Interleukin-10；Gene transfection；Transplantation；Heart

我们克隆了大鼠白细胞介素 -10（IL-10）cDNA 的全长序列，并探讨用逆转录病毒载体介导其基因转染对移植物的保护作用，现报道如下。

材料与方法

1. 大鼠 IL-10 cDNA 的克隆和序列测定：无菌条件下切取 SD 大鼠的脾脏，放入培养皿中，用抽吸吹打的方法收集脾细胞；将脾细胞转入细胞培养瓶中，加入磷脂多糖（LPS，20 g/L）刺激培养 4 h；离心收集脾细胞，抽提细胞总 RNA；用特异性上游引物 5'-GC-TAAGCTTATGCCTGGCTCAGCACTGCT-3'（-8 ～ 21 bp），下游引物 5'- TCTCTGGATCCGATTTAGAA-C-3'597 ～ 576 bp），以细胞总 RNA 为模板，进行逆转录 - 聚合酶链反应（RT-PCR），克隆出 IL-10 cDNA；用 DNA 自动测序仪测定克隆的 IL-10 cDNA 序列。

2. pLNCX-IL10 重组体的构建和制备：将测序正确的 IL-10 cDNA 经限制性内切酶 Hind Ⅲ 和 Hpal Ⅰ 双酶切后，插入 pLNCX 载体。用 pLNCX-IL10 重组体转化 DH5α 大肠杆菌进行扩增，提取纯化重组质粒。

3. 病毒质粒的包装和病毒滴度的测定：用脂质体法将重组 pLNCX 载体和空白 pLNCX 载体导人 PA317 包装细胞，完全培养基培养 72 h，按 400 mg/L 并逐渐提高浓度加入 G418 进行加压筛选，10 d 左右形成抗性克隆后，挑选满意的克隆转入 6 孔培养皿中培养，待细胞融合 90% 左右收集培养液上清，用 8 μm 的滤器过滤后冻存备用。同时取部分原液按 10^4 倍稀释，感染 NIH 细胞（感染液中加 Polybrene 8 mg/L）感染 3 h 后换液，继续培养 72 h 后用 800 mg/L 的 G418 培养液培养 14 d。存活的抗性细胞克隆数乘以病毒原液的稀释倍数为重组病毒滴度，单位为 CFU/mL（集落形成单位 /mL）。

4. 动物模型的建立和实验分组：大鼠异位心脏移植模型的建立用改良 Lindsey 氏法。实验分成 3 组：（1）对照组：心脏移植前经冠状动脉灌注林格氏液 1 mL；（2）空白病毒载体组：心脏移植前经冠状动脉灌注含 5×10^5 CFU/mL 空白病毒原液的林格氏液 1 mL；（3）基因转染组：心脏移植前经冠状动脉灌注 5×10^5 CFU/mL 重组病毒原液的林格氏液 1 mL。

5. 转染效果的观察：（1）移植心脏的存活时间：每日触摸移植动物的腹部，观察移植心脏的搏动情况，心脏搏动停止为排异时间，单位为天。（2）移植心脏 IL-10 转录水平的观察：移植后 3 d 分别取对照组和重组载体组移植心脏 3 只，提取细胞总 RNA，用引物 5' -GCTGGA

GTGCATATGAGCAAAGGCC-3 及 5'-AT-GCCGTCGACTTAAATTTTTCATTTTGAG-3'，通过 RT-PCR 法定量扩增移植心脏 IL-10 mRNA，为了增加实验的可对比性特设计了扩增大鼠看家基因 [甘油醛 3- 磷酸脱氢酶（GAPDH）] 的引物 5'-CATACA- CAAGATGGTGAAGG-3' 及 5'- GCAAATCTTGAGG- GAGTTGTC-3'，同时扩增 GAPDH，并比较两者的转录水平，进行定量分析。

（3）移植心脏 IL-10 表达水平的监测：用酶联免疫法检测移植心脏上、下腔静脉 IL-10 的水平，观察移植心脏回流处静脉血与周围静脉血 IL-10 的变化。

6. 统计学方法：计量资料用均值 ± 标准差（$\bar{x} \pm s$）表示。

结　果

1. 基因转染后移植心脏存活时间延长：对照组移植心脏平均存活（8.5±15）d；空白病毒载体组心脏平均存活（8.6±1.7）d，与对照组相比差异无显著性（$P=0.611$）；基因转染组移植心脏平均存活达（33.0±2.1）d，与对照组、空白载体组相比差异有非常显著性（$P < 0.01$）。

2. 基因转染后移植心脏 IL-10 转录水平增加：对照组及空白病毒载体组 4 只移植心脏 IL-10 和 GAPDH mRNA 反转录 PCR 显示，移植心脏无 IL-10 的转录，而看家基因 GAPDH 的转录正常。基因转染组 4 只移植心脏 IL-10 和 GAPDH mRNA 反转录 PCR 显示，IL-10 转录水平明显增加，与 GAPDH 的比值分别为 2.53、1.68、1.53 和 2.59，平均为 2.08。

3. 基因转染后 IL-10 蛋白水平的变化：移植心脏上、下腔静脉血清 IL-10 测定结果显示，对照组移植后第 3 天上、下腔静脉血清 IL-10 分别为 31.5±8.7 和 30.6±74；pLNCX-IL10 转染组移植后 3 天和 7 天移植心脏上、下腔静脉血清 IL-10 水平明显升高，分别为 183.8±47.2、170.5±34.9 和 316.8±83.4、176.2±54.3，与对照组相比差异均有显著性（$P < 0.05$）；移植后 7 d 移植心脏上、下腔静脉血清 IL-10 差异具显著性（$P < 0.05$）。

讨　论

本实验结果表明，通过冠状动脉灌注逆转录病毒载体介导 IL-10 基因的转染能够延长移植心脏的存活，由对照组平均 8.5 d 延长至 330 d，差异具有显著性（$P < 0.05$）。这一结果不仅支持 Chapman 等的发现，即通过冠状动脉灌注能够实现心肌细胞和冠状动脉壁的基因转染，而且也证明 IL-10 具有免疫抑制作用，能够延长移植物的存活。本实验从转录和表达水平研究证明，转染后第 3 天 IL-10 即有较高表达，第 7 天能达到很高的水平，移植心脏输出静脉血 IL-10 水平是对照组的 10 倍（316.8 比 31.5）。这一结果表明，转染基因在移植心脏短时间内即得到高效表达，对预防和控制急性排异反应产生作用。

此外，比较移植后第 7 天移植心脏输出和外周静脉血 IL-10 的水平发现，输出静脉血 IL-10

明显高于周围静脉（316.8 比 176.2，$P < 0.05$）。因此，对移植物直接进行基因转染有可能实现局部免疫抑制。通过转录和表达动态分析表明，用逆转录病毒载体介导 IL-10 基因转染转录和表达的时间持续近 3 周，如此长的表达时间对器官移植后的免疫抑制尚显短暂，但明显长于腺相关病毒介导的转染。如能开发出表达时间更长的载体或利用新的手段使转染基因的表达时间更长，用抑制性细胞因子基因转染来替代移植术后免疫抑制剂的应用是有前途的。

参考文献

[1] Chapman GD，Lim CS Gammon RS，et al. Gene transfer into coronary arteries of intact animals with a percutaneous balloon catheter. Circ Res，1992，71: 27-33.

《中华实验外科杂志》2003，20（12）：1127

异种移植血管内皮细胞组织特异性表达人 CD59 转基因小鼠的建立

张志宏　马腾骧　王广有　张　月　李胜芝　李光三　刘思金　劳为德

【摘要】　目的：建立用于异种移植研究血管内皮细胞组织特异性表达人 CD59 转基因小鼠。方法：采用受精卵显微注射技术，将含有人 ICAM-2 启动子、人 CD59 基因第 1 个内含子、人 CD59 cDNA、BGH poly A 终止信号的外源基因导入小鼠受精卵的原核中，选取注射后仍健康的受精卵移植入假孕母鼠的输卵管中待分娩。聚合酶链反应（PCR）及 Southern blot 确定外源基因整合阳性转基因小鼠。流式细胞术用于外源基因蛋白质水平表达检测。免疫组织化学方法观察人 CD59 在转基因小鼠心脏、肝脏、肾脏等器官表达分布情况。结果：产仔 130 只，9 只外源基因整合阳性，整合率 6%（9/130）。6 只获得蛋白质水平表达，蛋白质水平表达强度为人 CD59 在人白细胞表达强度的 80% 至 95%，转基因效率 5%（6/130）。免疫组织化学检测显示人 CD59 在转基因小鼠心脏、肝脏、肾脏组织有较强表达，且表达限于血管内皮细胞。结论：成功地建立了用于异种移植研究血管内皮细胞组织特异性表达人 CD59 转基因小鼠。

【关键词】　异种移植；排斥反应；补体调节蛋白；CD59；内皮细胞；转基因

【Abstract】　Objective: To construct transgenic mice tissue-specifically expressing hCD59 on the vascular endothelium for xenotransplantation. Methods: Transgenic mice were generated by microinjection of a hCD59-minigene under the control of the human intercellular adhesion molecule-2 （ICAM-2）promoter. PCR analysis and Southern blot analysis of genomic DNA were performed to examine the presence of the transgene in the genome of the offspring, and the expression was detected by flow cytometry respectively. Immunohistochemical assay was performed to detect the distribution of hCD59 on the tissues from the transgenic mice. Results: After microinjection of gene, 9 of 130 mice born were shown to be transgenic. Human CD59 gene was expressed on the surface of leucocytes in 6 of the 9 hCD59-integrated mice. The expression levels of 6 founders ranged from 80% to 95% of that on human leucocytes. Human CD59 was strongly expressed on the vascular endothelium of heart, kidney and liver, with little or no positive staining observed on non-endothelial cells. Conclusion: The introduced hCD59 gene has been integrated and specifically expressed on the vascular endothelium of transgenic mice.

【Keywords】 Xenotransplantation；Rejection；Complement regulatory protein； CD59 Endothelium cell；Gene transfer

　　为克服由于人的补体调节蛋白（CRP）在转基因动物体内广泛表达给宿主动物带来的不利影响，我们实验室构建了包含有血管内皮细胞组织特异性调控元件及人 CD59 基因序列的外源基因，采用受精卵显微注射及胚胎移植方法，建立血管内皮细胞组织特异性表达人 CD59 转基因小鼠，为进一步检测其抗超急性排斥反应（HAR）能力提供动物模型。

材料和方法

　　1. 材料：（1）质粒：包含有外源基因的重组质粒由本实验室构建，人 CD59 cDNA 序列由美国耶鲁大学惠赠。（2）小鼠：昆明种小白鼠由中国科学院遗传与发育生物学研究所实验动物中心提供。（3）生物酶及其他试剂：各种限制性内切酶、RNA 酶、蛋白酶 K、预杂交液、杂交液、DNA 随机引物标记试剂盒及 PCR 试剂盒均为 Promega 公司产品；DNA 回收纯化试剂盒为 Omega 公司产品；小鼠抗人 IgG（FITC 标记）、小鼠抗人 CD59 单克隆抗体（FITC 标记）购于美国 BD 公司；PicTure^{TM} 两步法试剂盒（通用型）、DAB 试剂盒购自北京中山生物工程公司；兔抗人 CD59 抗体（免疫组织化学一抗）为美国 Santa Cruz Biotechnology 公司产品；α-^{32}P-dCTP 购自北京亚辉生物工程公司。其他生化试剂购自 Sigma 公司。除非特别说明，所有试剂均为分析纯。（4）聚合酶链反应（PCR）引物：使用 Oligo 5.0 PCR 引物设计软件，根据人 ICAM-2 基因启动子的序列设计：上游引物：5′-CTTCATGACTCCAA-CATC-3′；下游引物：5′- CCTTCTCTGGCACT- CACGG-3′，产物 330 bp。PCR 引物合成由上海申友公司完成。（5）PCR 反应仪：Eppendorf 公司产品。显微注射仪：Leiz 公司产品。流式细胞仪：BD 公司产品。

　　2. 方法：（1）注射用外源基因的制备：使用限制性内切酶 Bgl Ⅱ 及 Sma Ⅰ 酶切质粒，回收纯化 2.2 kb 的 DNA 片段，依次包括人 ICAM-2 启动子序列，人 CD59 基因第 1 个内含子，人 CD59 cDNA 及 BGH polyA 终止信号。（2）受精卵的显微注射及胚胎移植：4 ～ 6 周龄雌鼠经超排卵后分别与正常雄鼠交配，制备超排卵小鼠。同时以自然发情的正常雌鼠与结扎输精管的不育雄鼠合笼交配，以准备假孕母鼠。实验日，从超排卵小鼠输卵管收集受精卵。选择原核清晰的受精卵，向雄原核中注入前述外源基因溶液（5 mg/L），注射量约 1 ～ 2 pl。将注射后仍健康的受精卵移植入假孕母鼠的输卵管中，缝合切口，待分娩。（3）原代（G$_0$ 代）小鼠基因组 DNA 的提取：将 1 月龄 G$_0$ 代小鼠尾部组织剪碎后加等量 DNA 提取缓冲液（0.1 mol/L EDTA，50 mmol/ L Tris·HCl（pH 8.0），5 g/L SDS，蛋白酶 K 100 mg/L）。45℃消化 20 h。酚／氯仿抽提，乙醇沉淀 DNA 后，溶于适量的 TE（pH 8.0）中。（4）外源基因整合于 G₀ 代小鼠基因组 DNA 的筛选：取 G₀ 代小鼠基因组 DNA 作为模板，同种普通小鼠基因组 DNA 及注射用外源基因分别作为阴性、阳性对照，以根据人 ICAM-2 基因启动子的序列设计的引物进行 PCR 反应。反应条件：预变性 95℃ 10 min。后续循环：94℃变性 40 s，51℃复性 40 s，72℃延伸 40 s，30 个循环；72℃延伸 10 min。扩增产物在含 EB 的 0.8% 琼脂糖凝胶上电泳，紫外凝胶成像系统观察结果。（5）G₀ 代小鼠基因组 DNA 的 Southern blot：取 PCR 阳性 G₀ 代小鼠基因组 DNA 20 μg，同种普通小鼠基因组 DNA 及注射用外源基因分别作为阴性、阳性对照，以内切酶 EcoR I 充分消化，电泳后转移至尼龙膜。DNA 杂交：以人 CD59 cDNA（476 bp）为探针，按照 "DNA 随机引物标记试剂盒" 所述方法以 α-³²P-dCTP 标记探针。杂交过程参照有关方法略作修改[1]。（6）转基因小鼠白细胞表面人 CD59 表达的检测：内眦静脉抽取基因组 DNA Southern blot 阳性小鼠 300 μL，0.9%NH₄Cl 裂解红细胞，提取白细胞，同种普通小鼠及正常人白细胞分别作为阴性和阳性对照，用 PBS（含 1% 胎牛血清）洗 3 次后，以小鼠抗人 IgG（FITC 标记）作为阴性标记，常温下与 FITC 标记小鼠抗人 CD59 单克隆抗体孵育 30 min 后，磷酸盐缓冲液（PBS，含 1% 胎牛血清）洗 2 次，将细胞重悬浮后行流式细胞检测。（7）人 CD59 在转基因小鼠心脏、肝脏、肾脏组织的表达分布：采用上述组织冰冻切片，厚度 4 μm，应用 PicTure™ 两步法，步骤按试剂盒说明书。工作浓度 1：150。DAB 染色。每批实验均设立阳性和阴性对照。阳性信号是黄色一棕褐色颗粒状，定位于细胞膜。

结　果

1. 对 75 只小鼠进行超排卵，共得到受精卵 2000 余枚。选取原核清晰的受精卵 1550 枚用于显微注射。1100 枚受精卵注射后仍健康，将它们分别移植入 45 只假孕母鼠的输卵管中，其中 26 只受孕，足月后共产生 G₀ 代鼠 130 只，12%（130/1100）的注射受精卵发育成小鼠。

2. 对 130 只 G₀ 代小鼠用 PCR 方法行初步筛选，有 23 只小鼠样品出现特异条带。对这 23 只小鼠基因组 DNA 进行 Southern 印迹杂交分析，其中 9 只出现所需的强度不同的 476 bp 杂交带，表明这些 G₀ 代小鼠基因组 DNA 中整合有所导入的外源基因，整合率为 7%（9/130）。使用流式细胞术对这 9 只小鼠进行蛋白质水平表达检测发现 6 只白细胞膜表面人 CD59 表达阳性，表达强度为人 CD59 基因在人白细胞表达强度的 80% 至 95%，提示建立了转人 CD59 基因转基因小鼠，转基因率 5%（6/130）。

3. 转基因小鼠心脏、肝脏、肾脏免疫组织化学检测显示人 CD59 在上述器官组织切片上有较高表达，且表达限于血管内皮细胞，说明成功建立了血管内皮细胞组织特异性表达人 CD59 转基因小鼠。

讨　论

在非灵长类动物到人的异种器官移植中，不可避免地要发生 HAR。将编码人 CRP 的基因导入动物体内，建立相应的转基因动物，使其表达人 CRP 是抑制补体激活进而控制 HAR 的有效方法，转人 CRP 的转基因动物已经建立，并证实有较好的抗 HAR 能力[2]。

在建立转人 CRP 转基因动物的过程中，许多转人 CRP 转基因动物出现畸变、不育或其他疾患，有的甚至死亡。这些事件影响了转基因鼠的建立、传代等许多工作。分析其发生原因，除由于人 CRP 随机整合引发插入突变、缺失突变等因素外，由于大多采用组织非特异性启动子，造成了人 CRP 在异种供体动物体内广泛表达，也是一个重要因素。有研究表明许多正常状态下不表达人 CRP 的一些生理环境由于人 CRP 的表达而出现不稳定的情况，有些可引发一系列病理过程[3]。

近来有学者提出对人 CRP 的表达范围应有所限制，在保证其有效抵抗 HAR 的同时，应努力避免其不必要的广泛表达[4]。由于异种供体血管内皮细胞是受体免疫系统攻击的首要靶器官，对异种供体进行遗传修饰的目标应主要针对其血管内皮细胞，将人 CRP 表达限定在供体血管内皮细胞，既可实现抵抗超急排斥的目的，又尽量避免了干扰供体动物的生理环境，从而有利于供体动物健康存活[3]。为此本实验通过显微注射的方法，建立了血管内皮细胞特异性表达人 CD59 转基因鼠，为探讨此策略的科学性提供动物模型。研究显示膜攻击复合物（MAC）的形成是 HAR 发生的关键，CD59 具有抑制补体通过经典或替代两条途径激活的作用，是抑制 MAC 形成并保护正常细胞免遭补体溶解的最重要因子，是异种移植领域抗 HAR 研究应用较多的一种 CRP[5]，本实验从 CRP 家族中挑选其建立转基因鼠。

基因表达调控研究已经阐明外源基因组织特异性表达主要取决于外源基因的启动子[6]，ICAM-2 基因启动子是血管内皮细胞内组织特异性启动子，实验证明它能够催化异源基因在多数器官组织的血管内皮细胞表面获得稳定、特异、高效的表达[7]，本实验为实现人 CD59 特异性表达，选择其作为外源基因的启动子。

研究表明 ICAM-2 启动子限定外源基因的表达范围在血管内皮细胞和白细胞，且两者表达强度基本一致[7]，这给本实验的检测工作提供了方便，通过检测人 CD59 在小鼠白细胞上的表达强度可了解其在血管内皮细胞上的表达情况，所以本实验先行流式细胞术进行 G_0 代小鼠白细胞膜表面人 CD59 表达的检测。

人 CRP 抵御超急排斥反应作用水平与其表达强度呈正相关[8]，选择能赋予人 CRP 高效表达的调控元件（即选择高活性的调控元件），是本实验构建外源基因时考虑的另一重要内容。Peter 等[9]详细分析了人的 ICAM-2 基因启动子与小鼠的 ICAM-2 基因启动子结构，发现两者序列高度保守，并证实了鼠的血管内皮细胞中有人血管内皮细胞组织特异性启动子所需的各种转录因子，在鼠和人间组织特异性调控是没有种属特异性的，且与鼠的 ICAM-2 基因启动子比较，人的 ICAM-2 基因启动子可使外源基因获得更理想的高效表达。故本实验选用人的 ICAM-2 基因启动子作为外源基因启动子。

近来对人 CD59 基因调控序列的研究显示它的第一个内含子与其高效表达有密切关系，实际上起增强子作用[10]，为提高人 CD59 表达，本实验将人的 CD59 的第一个内含子插入到外源基因中。通过上述两种策略，本实验获得了人 CD59 理想的表达，成功建立了血管内皮细胞组织特异性表达人 CD59 转基因鼠动物模型，为深入研究其抗 HAR 能力奠定了基础。

参考文献

[1] J. 萨姆布鲁克，主编分子克隆实验指南黄培堂，译第 3 版，北京：科学出版社，2002：492-499.

[2] Cozzi E，Masroor S，Soin B，et al. Progress in xenotranslpantation. Clin Nephrol，2000，53: 13-18.

[3] Cowan PJ，Hinkel TA，Fisicaro N，et al. Targeting gene expression to endothelium in transgenic animals；acomparison of the human ICAM-2，PECAM-1 and endoglin promoters. Xenotranslpantation，2003，10: 223-231.

[4] He Z，She R，Sumitran-holgersson S，et al. The in vitro activity and specificity of human endothelial cell-specific promoters in porcine cells. Xenotransplantation，2001，8: 202-212.

[5] Kroshus TJ，Bolman RM，Dalmasso AP，et al. Expression of human CD59 in transgenic pig organs enhancesorgan survival in an ex vivo xenogeneic perfusion model. Transplantation，1996，61: 1513.

[6] 张志宏 . 异种移植领域转基因动物补体调节蛋白高效特异性表达研究进展 . 国外医学泌尿系统分册，2003，23:162-165.

[7] Cowan PJ，Hinkel TA，Aminian A，et al. High-level co-expression of complement regulators on vascularendothelium in transgenic mice: CD55 and CD59 provide greater protective from human complement-mediateoiniury than CD59 alone. Xenotransplantation，1998，5: 184-190.

[8] Peter J，Cowan PJ，Christine A，et al. High-level endothelial expression of human CD59 prolongs heartunction in ex vivo model of xenograft rejection. Transplantation，1998，65: 826-829.

[9] Peter J，Cowan PJ，Trixie A，et al. Targeting gene expression to endothelial cells in transgenic mice usinghuman intercellular adhesion molecule 2 promoter. Transplantation，1996. 62: 155-160.

[10] Somerville CA，Kyriazis AG，Mckenzie A，et al. Functional expression of human CD59 in transgenic mice Transplantation，1994，58: 1430-1436.

《中华实验外科杂志》2005，22（12）：1578

^{32}磷标记供体白细胞静脉注射预处理对兔同种皮肤移植存活的延长作用

刘长年　马腾骧　王梓清　张　欣　李玉芝　刘耀晨

排斥反应是机体的一种特异性免疫应答。对某种抗原的免疫应答并不是体内所有的淋巴细胞都参与，而只是少数能对该抗原起反应的细胞系（克隆）增殖的结果。只要去除体内对某移植抗原有辨认及反应能力的少数克隆，就能使剩余的淋巴细胞不发动对移植物的排斥反应。

1968 年 Ada 等首创了放射标记抗原自杀技术 [1]。他们使用 ^{125}碘标记鞭毛素抗原与正常 CBA/C^{57} 小鼠脾淋巴细胞在体外反应，然后将这些反应过的脾细胞注入经 X 线亚致死量照射过的同系小鼠体内该鼠其后丧失了对鞭毛抗原的反应能力，而对其他无关抗原的应答未受影响。

在 Ada 实验的启发下，我们使用放射性核素 ^{32}磷标记供体抗原细胞静脉注射内照射预处理受体，以期特异性杀伤宿主抗原反应细胞，诱导其后对同一供体移植物的耐受性。

材料和方法

实验动物：选用兔异体皮肤移植作为实验模型。体重 2～3.5 kg 的杂交兔，共 50 只，兔龄 4～6 月。

实验分组：共分 5 组，每组 10 只兔。

第 1 组：空白对照组。移植前后无任何处理。

第 2 组：常规免疫抑制剂组。自移植当日起，每日口服硫唑嘌呤 3 mg/kg，同时术后头 3 天肌注氢化可的松琥珀酸钠，剂量分别为每天 50、40、30 mg/kg，以后改为口服强的松每天 2 mg/kg

第 3 组：^{32}磷标记供体白细胞预处理组。移植前 2 周，经兔耳静脉注入标记的供体白细胞。

第 4 组：单纯供体白细胞预处理组。移植前 2 周经兔耳静脉注入与第 3 组同剂量的供体白细胞。

第 5 组：单纯 ^{32}磷预处理组。移植前 2 周，经兔耳静脉注入与第 3 组相同剂量的 ^{32}磷。

供体抗原白细胞的提取和标记：经兔心脏取血 20 mL，加肝素（50 μ/mL）抗凝。用聚蔗糖—泛影葡胺分层液梯度离心分离法，可提取白细胞数平均为 63×10^7，台盼兰染色检查细胞存活率达95%以上。每份供体白细胞中加入稀释后的磷—磷酸氢二钠200 μc，37℃温箱中孵育2小时，取出后用Hanks液洗2次。分别测量洗液和细胞悬液的放射性强度，计算实际标记率。以上在无菌条件下进行。

异体皮肤移植：移植术在预处理后14天进行。按预处理的特异方式交换移植。所有的皮肤移植都为同性间移植。戌巴比妥钠（35 mg/kg）经兔耳静脉麻醉。皮片为直径4 cm的椭圆形全厚皮片。术后每天观察移植皮片的存活情况，第10天拆除敷料。皮肤颜色改变超过整个皮片面积的1/2作为判断皮片坏死的标准。

血液学检查：分别于 [32] 磷标记供体白细胞预处理前2周及移植后2周，作受体兔外周血白细胞总数、单个核细胞（指淋巴细胞与单核细胞两种成分）和多形核粒细胞计数检查。

单向混合淋巴细胞培养（MLC）：分别于 [32] 磷标记供体白细胞预处理前2周和移植后2周，检查供受体间MLC，受体自身培养及与无关第三者的MLC。单向MLC基本参照Bach的方法 [2]。每张涂片计数500个淋巴细胞。

$$\text{淋巴细胞转化率（\%）} = \frac{\text{已转化的淋巴细胞数}}{\text{已转化淋巴细胞数} + \text{未转化淋巴细胞数}}$$

移植皮片活检：于移植术后第7天和第10天，每组取2只兔的移植皮片作组织学检查。

结　果

受体预处理及移植皮片存活期：第3组兔接受的供体白细胞数平均为 63×10^7，接受的 [32] 磷标记量平均为67.9 μc，皮片存活期平均为18.9天，详见表1。

表1　[32] 磷标记供体白细胞预处理及移植皮片存活期

兔号	性别	体重（kg）	WBC（$\times 10^7$）	[32] 磷标记量（μc）	皮片存活期（天）
33	雌	2.5	4.5	61.0	13
34	雌	2.5	6.8	98.2	26
35	雄	2.5	5.5	32.4	12
36	雄	2.5	6.4	75.4	18
37	雄	2.5	7.2	80.0	23
38	雄	2.5	5.8	58.0	18
39	雄	3.5	6.0	64.8	19

续表

兔号	性别	体重（kg）	WBC（×10⁷）	^{32}磷标记量（μc）	皮片存活期（天）
40	雄	3.0	7.0	60.4	21
41	雌	3.5	6.5	82.0	20
42	雌	3.0	7.0	67.2	19
平均			6.3	67.9	18.9

　　单纯供体白细胞预处理（第4组）的情况及移植皮片存活期（表2）。该组兔接受的供体白细胞数平均为 6.2×10^7。第5组兔接受单纯 ^{32}磷的剂量约为 70 μc。

　　各组实验兔移植皮片的存活时间（表3）。从表3可看出：第2组和第3组移植物的平均存活期分别为20.1天和18.9天，都明显地高于第1组（空白对照组）的平均存活期（10天）。但第2组有3只兔术后死于感染，而第3组术后无1只死亡，说明常规免疫抑制剂的副作用大。单纯供体白细胞预处理组和单纯 ^{32}磷预处理组的移植物存活期均未见延长，分别平均为10.1天和11.5天。

表2　单纯供体白细胞预处理及移植皮片存活期

兔号	性别	体重（kg）	WBC（x10⁷）	皮片存活期（天）
21	雌	3.0	6.5	10
22	雌	3.0	5.5	8
23	雄	2.5	6.0	8
24	雄	2.5	6.6	10
25	雌	2.5	7.5	9
26	雌	2.5	5.5	15
29	雄	2.5	7.6	7
30	雄	2.5	5.6	12
31	雄	3.0	4.5	16
32	雄	3.0	6.2	6
平均			6.2	10.1

表3　各组移植皮片的存活时间（每组10只）

组别	皮肤存活期（天）	$\bar{X} \pm SD$
1	8，9，6，10，9，10，13，10，9，16	10.0 ± 2.75
2	29*，14，24，18$^\triangle$，16$^\triangle$，22，21，26，17，14	20.1 ± 5.15

续表

组别	皮肤存活期（天）	$\bar{X} \pm SD$
3	13，26，12，18，23，18，19，21，20，19	18.9 ± 4.17
4	10，8，8，10，9，15，7，12，16，6	10.1 ± 3.31
5	9，10，17，9，10，8，21，12，10，9	11.5 ± 4.20

*：该兔死于感染，死亡时皮片存活尚好。

△：该两只兔为补做，原两只兔分别于术后6、7天死于感染。

血液学检查结果：第3组兔在 ^{32} 磷标记供体白细胞预处理前后的外周血白细胞变化见（图1）。从图1看出白细胞总数未发生明显的变化，预处理前后分别为6800/mm^3 和6700/mm^3。但单个核细胞明显减少，预处理前后分别为4300/mm^3 和3700/mlm^3（$P < 0.05$），而多形核粒细胞增多，分别为2500/mm^3 和3000/mm^3（$P < 0.05$）。

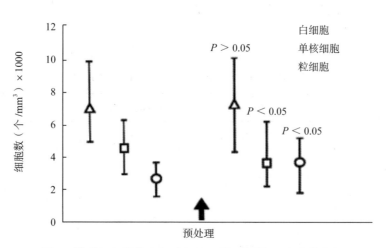

图1　^{32} 磷标记供体白细胞预处理前后受体血液学的变化

混合淋巴细胞培养：第3组兔 ^{32} 磷标记供体白细胞预处理前后的 MLC 结果（图2）。本组各兔自身对照培养的淋巴细胞转化率都未超过5%，而所有与供体或与无关第三者的 MIC 转化率都超过了5%。33号和35号兔与供体的 MLC 转化率，预处理后与预处理前相比出现了明显升高，分别由9%、13%升至38%、35%。值得注意的是该两只兔的移植物存活期在本组中最短，分别为12天和13天。本组其他各兔与供体的 MLC 转化率都未明显升高。除36号和40号兔与无关第三者的 MIC 转化率在预处理后出现明显降低外（分别由12%、20%降至8%、14%），其余兔无论其淋巴细胞自身培养还是与无关第三者 MLC 的转化率都无明显的降低。

移植物组织学检查：移植物的组织学检查结果与皮片存活期呈现了明显的相关关系。^{32} 磷标记供体白细胞预处理组及常规免疫抑制剂组，术后第7天和第10天的组织切片几乎看不到明显的淋巴细胞或粒细胞浸润，皮肤结构基本正常（图3和图4）。而空白对照组、单纯供体白细胞预处理或单纯磷预处理组，术后第7天和第10天的皮片组织切片，都表现了明显的淋巴细胞及粒细胞浸润等组织学排斥证据（图5、6、7）。

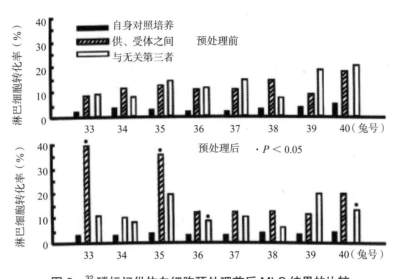

图2　^{32}磷标记供体白细胞预处理前后MLC结果的比较

讨　论

经淋巴管或静脉注射放射性核素内照射，一直为器官移植实验中的一种免疫抑制手段。使用的放射性核素主要是胶体^{198}金、^{32}磷–磷酸铬及碘。实验结果都肯定了放射性核素内照射，能使受体淋巴细胞减少，吞噬功能及抗体合成能力下降；但对异体移植物存活的作用尚有争议。Szabo用^{181}碘或^{111}银经淋巴管注射预处理兔，使其异体皮肤移植物存活期获得延长[3]，Wheeler用^{198}金经淋巴管注人入行联合脾切除术，使受体血和淋巴结中的淋巴细胞明显减少，移植肾存活期延长[4]。Milo用^{181}碘标记颗粒抗原（烟草病毒）静脉注射预处理，使小鼠外周血淋巴细胞明显减少，抗体合成抑制，异体皮肤移植存活延长[5]。与上述的结果不同，Chiba等用^{32}碘淋巴内注射预处理狗，仅看到受体抗体合成能力严重受损，外周血淋巴细胞明显减少，但对异体心脏移植存活期无效[6]。Toussaint等人用^{32}磷淋巴注射预处理，同样看到了狗的抗体合成能力下降，而未延长肾移植的存活期[7]。

上述的放射性核素内照射，都是应用非特异性杀伤受体淋巴细胞的效应，以达到免疫抑制效果。将放射性核素标记在供体抗原细胞上进行内照射预处理受体，作为特异性免疫抑制手段，用于同种异体器官移植的抗排斥治疗，至今还未见报道。本实验结果表明，^{32}磷标记供体白细胞静脉注射预处理受体，其延长兔同种异体皮肤移植存活的效果，可以与常规免疫抑制剂相媲美，而无后者严重的副作用。

单独供体白细胞预处理组的移植物存活期未获明显延长，说明仅单次小剂量供体抗原预处理，对其后的移植物存活无益。

单独 ^{32} 磷预处理组的移植物存活也未获得延长，该结果与 Chiba 和 Toussaint 等的结果一致 [6, 7] 但本实验中使用的 ^{32} 磷剂量比他们的小得多。

^{32} 磷标记供体白细胞预处理后与预处理前相比，受体白细胞总数未发生明显的变化，但淋巴细胞明显减少，多形核粒细胞则增多。这再次证明 ^{32} 磷内照射，可选择性地杀伤淋巴细胞。然而单独 ^{32} 磷预处理组虽然接受了与第 3 组相同剂量的 ^{32} 磷，但其移植物存活期未获延长。这表明单纯淋巴细胞减少不是耐受移植物的决定因素。胸导管引流的结果也支持这个结论 [8]。

Oppenheim 等的结果表明 [9]，发生移植物排斥时，供受体间的 MLC 转化率明显升高。本实验中 ^{32} 磷标记供体白细胞预处理前后相比，多数供受体间的 MC 转化率未明显升高，这说明受体针对供体抗原的反应克隆受到了相对的抑制。例外的两只兔（33 号和 35 号）预处理后与供体的 MLC 转化率明显升高，值得注意的是，该两只兔在预处理时，接受了较低剂量的放射性核素标记抗原（分别为 60.1 μc 和 32.4 μc），而且它们的移植皮片存活期亦最短。本组除两只兔（36 号和 40 号）与无关第三者的 MC 转化率在预处理后出现较明显降低外，其他各兔无论自身淋巴细胞培养或与无关第三者的 MLC 转化率都未明显降低，这表明受体对其他无关抗原的应答能力未因预处理而受到损害。

总之，本实验的结果表明，放射性核素标记供体抗原细胞预处理受体，能使其后来自同一供体的移植物存活期延长。这可能是受体针对供体抗原的反应细胞受到特异性照射杀伤所致。尽管我们的实验结果未超过常规免疫抑制剂组，这可能是我们的实验条件对受体的特异性抗原反应克隆杀伤得不够彻底。作为一种移植免疫中抗排斥研究的新途径，我们的结果仍然是令人鼓舞的。本实验在抗原剂量、^{32} 磷标记量及免疫预处理注射途径等方面未做更多的对照研究。显然，进一步研究这些问题，对提高异体移植物存活期有着重要意义。

致谢：本实验工作曾得到中国科学院原子能研究所同位素标记室田桂英同志的协助。

参考文献

[1] Ada GL，et al. Specific inactivation of antigen-reactive cell with ^{125} I labelled anigen. Nature 1969（222）:1291.

[2] Bach FH，et al. One-way stimulation in mixed leukocyte cultures. Science，1966（153）: 545.

[3] Szabo G，et al. Prolongation of homograft survival by local intralymphatic radioisotope injections. Experientia，1968（24）: 70.

[4] Wheeler J R，et al. Selective lymphopenia by use of intralmnphatic ^{198}Au and splenctomy: Immunosuppressive action on rejection renal homografts. Brit Med J. 1965（2）: 339.

[5] Milo M W. Allograft survival following antibody suppression with raidoiodinelabe-iled antigen. Transplantation，1967（5）: 1198.

[6] Chiba C，et ai. The selective irradiation of canine lymphnodes by means of in tralymphatic injection of ^{32}P. Transplantatlon. 1987（5）：232.

[7] Toussaint C，et al. Irnrnune responses after intralymphatic injection of ^{32} P-chromium phosphate inthe dogs. Europ Surg Res，1969（1）：37.

[8] Megregor D D，Gowans J J. Survival of homografts of skin in rats depleted of lymphocytes by chronic drainage from the thoracic duct. Lancet.1964，（1）：629.

[9] Oppenneim J J，et al. The effect of skin homogroff rejection on recipient and donor mixed leucocytes culture. J Exp Med.1965，（122）：651.

《中华器官移植杂志》1984，5（2）：54

建立血管内皮细胞组织特异性表达人衰变加速因子的转基因小鼠

张志宏　马腾骧　王广有　张　月　李胜芝　李光三　刘思金　劳为德

【摘要】　目的：为了研究异种移植，建立血管内皮细胞组织特异性表达人衰变加速因子（DAF）的转基因小鼠。方法：采用受精卵显微注射技术，将含有人内皮细胞粘附分子 –2（ICAM–2）基因启动子、人 DAF cDNA（插有人 DAF 基因第一个内含子）、SV40 splice/poly A 的外源基因导入小鼠受精卵的原核中；选取注射后仍健康的受精卵移植入假孕母鼠的输卵管中待分娩。聚合酶链（PCR）技术及 Southern 印迹杂交法确定外源基因整合阳性转基因小鼠。RT-PCR 方法和流式细胞术分别用于外源基因 mRNA 及蛋白质水平表达的检测。免疫组织化学方法观察人 DAF 在转基因小鼠心脏、肝脏、肾脏等器官的表达分布。采用 Langendorff 心脏灌流装置，用 200 g/L 的稀释人血清灌注转基因小鼠离体心脏，检测其抗超急性排斥反应能力。结果：共产仔鼠 133 只，21 只整合有外源基因，整合率 16%（21/133）。8 只实现 mRNA 及蛋白质水平表达，蛋白质水平表达强度为人 DAF 基因在人白细胞表达强度的 70% 至 95%，转基因效率 6%（8/133）。免疫组织化学法显示人 DAF 在转基因小鼠器官组织切片上有较强表达，且表达限于血管内皮细胞。与普通鼠对比，转基因小鼠离体心脏存活时间明显延长，且 60 min 灌注期间内做功仍维持在最大值 20% 以上。结论：成功地建立了血管内皮细胞组织特异性表达人 DAF 的转基因小鼠。这种小鼠有一定的抗超急性排斥反应能力。

【关键词】　移植；异种；移植物排斥；转基因；小鼠

【Abstract】　Objective: To construct transgenic mice tissue-specifically expressing human decayaccelerating factor（DAF）on the vascular endothelium for xenotransplantation. Methods: Transgenic miceexpressing hDAF were generated by microinjectionof a hDAF-minigene under the control of the human intercellular adhesion moleculele–2（ICAM–2）promoter. PCR analysis and Southern blot analysis of genomic DNA were used to examine the presence of the transgene in the genome of the offspring，and thene expression was detected by RT-PCR and flow cytometry respectively. Immunohistochemical assay was performed to detect the distribution of hDAF on the tissues from these transgenic mice. An ex vivo perfusion model was used to compare hearts from these hDAF mice with wild-type hearts. Results: After microinjection of gene，21 of 133 mice born were shown to be transgenic. Human DAF gene was expressed on the surface of leucocytes in 8 of the 21 hDAF-integrated mice. Expression levels of 8 founders ranged from 70% to 95% of that on human leucocytes. Human DAF were strongly expressed on the vascular endothelium of heart，kidney and liver，with little or no positive staining observed on non-endothelial cells. These endothelial-specific hDAF hearts displayed prolonged survivalcompared to wild-tye hearts during perfusion with 20% human plasma and maintained approximately 20% maximum work. Conclusions: The introduced hDAF gene has been specifically expressed on the vascular endothelium of transgenic mice. The hDAF tissue-specifically expressed on vascular endothelium could enhance xenograft survival.

【Keywords】 Transplantation；Heterologous；Graft rejection；Transgenes；Mice

随着免疫学、细胞生物学、分子生物学及基因工程技术的发展，我们可以更科学有效地克服异种移植过程中发生的超急性排斥反应（HAR）。为尽量减少由于人的补体调节蛋白（CRP）在转基因动物体内广泛表达给供者带来的不利影响，本实验室在建立广泛组织表达人衰变加速因子（DAF）转基因小鼠基础上[1]，构建了含有血管内皮细胞组织特异性调控元件及人 DAF 基因的外源基因，采用受精卵显微注射及胚胎移植方法，建立血管内皮细胞组织特异性表达人 DAF 的转基因小鼠，并检测其抗超急性排斥反应能力。

材料与方法

一、材料

1. 质粒：包含有外源基因的重组质粒由本实验室构建（图 1），人 DAF cDNA 序列由美国华盛顿大学 Kathy Lisezewski 教授赠送。

2. 动物：昆明种小白鼠由中国科学院遗传与发育生物学研究所实验动物中心提供。

3. 生物酶及其他试剂：各种限制性内切酶、RNA 酶、蛋白酶 K、预杂交液、杂交液、DNA 随机引物标记试剂盒、聚合酶链反应（PCR）试剂盒、血液 RNA 提取试剂盒及逆转录试剂盒（Oromega 公司）；DNA 回收纯化试剂盒（Omega 公司）；小鼠抗人 1g G（PE 标记）、小鼠抗人 DAF 单克隆抗体（PE 标记）购于美同 BD 公司；PicTure™ 两步法试剂盒通用型）、DAB 试剂盒（北京中山生物工程公司）：免疫组织化学一抗：兔抗人 DAF 抗体、兔抗人 IgM 抗体（美国 Santa Cruz Biotechnology 公司）；人的血清、心脏灌注液分别由中国协和医科大学阜外心血管病医院血库和麻醉研究室提供；α-32P-dCTP（北京亚辉生物工程公司）。除非特别说明，所有试剂均为分析纯。

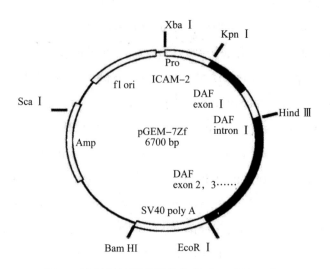

图1　注射用外源基因片段的重组质粒图谱

注：Xba I/BamH I 酶切，获 3.7 kb 片段，依次包括人 ICAM-2 启动子序列、人 DAF cDNA（插有人 DAF 基因第一个内含子）、SV40 splice/poly A。

4.PCR 引物：使用 Oigo 5.0 PCR 引物设计软件，根据人 ICAM-2 基因启动子的序列设计：上游引物：5'-CTTCATGACTCCAACAATG-3'；下游引物：5'-CCTTCTCTGGCACTCACGG-3'。产物 330 bp。根据人 DAF cDNA 的序列设计：上游引物：5'-TGCTGCTGCTGGTGCTGT-3'；下游引物：5'-GGTGTGGTGGTTTTTGTGGTG-3'。产物 907 bp。内参照根据小鼠磷酸甘油醛脱氢酶（GAP-DH）基因设计：上游引物：5'-GGTGGACCTGAC-CTGCCGTCTAGA-3'；下游引物：5'-TCTC-CTIGGAGGCCATGTCCG-3'。产物 280 bp。PCR 引物合成均由上海申友公司完成。

5.PCR 反应仪：Eppendorf 公司产品。显微注射仪：Leiz 公司产品。流式细胞仪：BD 公司产品。体外离体心脏灌注装置：中国协和医科大学卓外心血管病医院麻醉研究室改进的 Langendorff 装置。多道生理记录仪：AD 公司产品。

二、方法

1.注射用外源基因的制备：限制性内切酶 Xba I 及 Bam HI 酶切质粒，回收纯化 3.7 kb 的 DNA 片段，依次包括人内皮细胞粘附分子 -2（ICAM-2）基因启动子序列，人 DAF cDNA（插有人 DAF 基因第一个内含子）及 SV40 splice/poly A（图1）。

2.受精卵的显微注射及胚胎移植：4～6 周龄雌性小鼠经超排卵后分别与正常雄鼠交配，制备超排卵小鼠。同时以自然发情的正常雌鼠与结扎输精管的不育雄鼠合笼交配，以准备假孕母鼠。实验日，从超排卵小鼠的输卵管中收集受精卵。选择原核清晰的受精卵，向雄原核中注入前述外源基因溶液 65 μg/mL），注射量约 1～2 pL。将注射后仍健康的受精卵移植入假孕母鼠的输卵管中，缝合切口，待分娩。

3. G_0 代（原代）转基因小鼠基因组 DNA 的提取：将 1 月龄 G_0 代小鼠尾部组织剪碎后加等量 DNA 提取缓冲液 [含 0.1 mol/L EDTA，50 mmol/L Tri·HCl（pH 8.0），5 g/L SDS，蛋白酶 K100 mg/L]，45℃消化 20 h。酚 / 氯仿抽提，乙醇沉淀 DNA 后，溶于适量 TE（pH 8.0）中。

4. 外源基因整合于 G_0 代小鼠基因组 DNA 的筛选：取 G_0 代小鼠基因组 DNA 作为模板，同种普通小鼠基因组 DNA 及注射用外源基因分别作为阴性、阳性对照，以根据人 ICAM-2 基因启动子的序列设计的引物进行 PCR 反应。反应条件：预变性 95℃ 10 min；后续循环：94℃变性 40 s，51℃复性 40 s，72℃延伸 40 s，30 个循环；72℃延伸 10 min。扩增产物用 8 g/L 的琼脂糖凝胶电泳检测。

5. G_0 代小鼠基因组 DNA 的 Southern 印迹杂交：取 PCR 阳性 G_0 代小鼠基因组 DNA 20 μg，同种普通小鼠基因组 DNA 及注射用外源基因分别作为阴性、阳性对照，以内切酶 EcoR I/Hind III 充分消化，电泳后转移至尼龙膜。DNA 杂交：以 DAF cDNA（1600 bp）为探针，按照"DNA 随机引物标记试剂盒"所述方法以 α-32P-dCTP 标记探针。杂交过程参照有关方法略作修改 [2]。

6. G_0 代小鼠人 DAF mRNA 水平表达的检测：内眦静脉抽取基因组 DNA Southern 印迹杂交阳性小鼠血 300 μL，同种普通小鼠血作为阴性对照，9 g/L NH_4Cl 裂解红细胞，提取白细胞，按照"血液 RNA 提取试剂盒"所述方法获取总 RNA。以总 RNA 为模板，按照"逆转录试剂盒"所述方法逆转录合成 cDNA。以反转录获得的单链 cDNA 为模板，以根据人 DAF cDNA 序列设计的引物进行 PCR 反应。反应条件：预变性 95℃ 5 min；后续循环：94℃加热变性 40 s，51℃退火 4 s，72℃延伸 40 s，共进行 30 个循环。最后一轮循环 72℃延伸 5 min。以注射用基因片段作为阳性对照，内参照使用 GAPDH，GAPDH 引物在 PCR 反应的第 5 个循环时加入，用 8 g/L 的琼脂糖凝胶电泳检测。

7. G_0 代小鼠白细胞膜表面人 DAF 表达的检测：同前述方法提取 RT-PCR 阳性 G_0 代小鼠白细胞，同种普通小鼠及正常人白细胞分别作为阴性和阳性对照，用 PBS（含 10 g/L 胎牛血清）洗 3 次后，以小鼠抗人 IgG（PE 标记）作为阴性标记，常温下与 PE 标记小鼠抗人 DAF 单克隆抗体孵育 30 min 后，PBS（含 10 g/L 胎牛血清）洗 2 次，将细胞重悬浮后行流式细胞术检测。

8. 人 DAF 在转基因小鼠心脏、肝脏、肾脏组织中的表达分布：采用上述组织冰冻切片，厚度 4 μm，应用 PicTure™ 两步法，步骤参照试剂盒说明书进行。工作浓度 1 : 150。DAB 染色。每批实验均设立阳性和阴性对照。阳性信号是黄色→棕褐色颗粒状，定位于细胞膜中。

9. 转基因小鼠抗 HAR 能力的检测：从血管内皮细胞组织特异性表达人 DAF 转基因小鼠及鼠龄相仿的同种普通小鼠体内迅速取出心脏，将其浸泡于 4℃的灌注液中。30 s 内将心脏通过主动脉套于改进的 Langendorff 心脏灌流装置上。开启灌注液，对心脏进行逆向灌流。剪去左心耳，将一与多道生理记录仪相连的自制乳胶球囊经左心房插入左心室测压。灌注压力维持在 100 ~ 110 mm H_2O。灌注液条件设置：温度 37℃，氧饱和度 95%，二氧化碳饱和度 5%。让心脏稳定跳动 10 min 后，开始间隔 10 min 记录以下参数：心率；左心室收缩压；左心室舒张末压；

左心室收缩压减左心室舒张末压的差值暨左心室获得压。30 min 后将灌流液定量为 80 mL，加肝素 800 U，30 min 内缓慢向灌注液中加入血清 20 mL。将心率与左心室获得压的乘积作为心脏左心室收缩功能的指标，以灌注前稳定跳动时该值为基值（100%），记录灌注后不同时间该值变化（灌注后不同时间心脏左心室收缩功能／基值 × 100%）。免疫组织化学方法检测心肌组织中人 IgM 沉积，方法同上。阳性信号是黄色→棕褐色颗粒状，定位于血管壁和组织间隙。

10. 实验数据以均数 ± 标准差表示，使用 SPSS 10.0 软件包进行 t 检验，$P < 0.05$ 表示差异有统计学意义。

结　果

1. 对 77 只小鼠进行超排卵，共得到受精卵 2000 余枚。选取原核清晰的受精卵 1560 枚用于显微注射。1120 枚受精卵注射后仍健康，将它们分别移植入 48 只假孕母鼠的输卵管中，其中 28 只受孕，足月后共产生 G_0 代仔鼠 133 只。12%（133/1120）的注射受精卵发育成小鼠。

2. 对 133 只 G_0 代小鼠用 PCR 技术初步筛选，52 只小鼠样品出现特异条带。进而对出现特异条带的小鼠基因组 DNA 进行 Southern 印迹杂交分析，其中 21 只出现所需的强度不同的 1.6 kb 杂交带，显示这些 G_0 代小鼠基因组 DNA 中整合有所导入的外源基因，整合率为 16%（21/133）。使用 RT-PCR 方法对这 21 只鼠进行 mRNA 水平表达检测，发现 8 只出现所需的 907 bp 条带。随后对上述 8 只转录水平表达阳性的 G_0 代小鼠白细胞行流式细胞术检测，白细胞膜表面人 DAF 表达均阳性，表达强度为人 DAF 基因在人白细胞表达强度的 70% 至 95%，说明获得了转入 DAF 基因转基因小鼠。

3. 转基因小鼠心脏、肝脏、肾脏免疫组织化学检测显示，人 DAF 在上述器官组织切片上有较强表达，且表达限于血管内皮细胞，表明成功建立了血管内皮细胞组织特异性表达人 DAF 的转基因小鼠。

4. 采用灌注液灌注转基因小鼠和普通小鼠心脏，两组心脏做功差异无统计学意义（$P > 0.05$；用 200 g/L 的稀释人血清灌注后，普通小鼠组心脏做功急剧下降，15 min 时只为最大值 20%，接近 40 min 时心脏停止搏动。转基因组心脏做功也在下降，但在 60 min 灌注期间做功仍维持在最大值 20% 以上，灌注过程 10 ～ 60 min 期间普通小鼠组与转基因组心脏做功比较，差异有统计学意义（$P < 0.05$）。结果显示血管内皮细胞组织特异性表达人 DAF 赋予转基因小鼠一定的抗 HAR 能力。

5. 人 IgM 在转基因组心肌组织间、血管管壁仅有少量沉积，普通小鼠组大量沉积，显示普通小鼠心脏遭受较为强烈的超急排斥反应损伤。

讨 论

在建立转人CRP转基因动物的过程中，许多转人CRP转基因动物出现畸变、不育或其他疾患，有的甚至死亡。本实验室在建立广泛组织表达人DAF转基因鼠的过程中，上述情况就曾出现过[1]。这些事件影响了转基因鼠的建立、传代等许多工作。分析其发生原因，除由于人CRP随机整合引发插入突变、缺失突变等因素外，人CRP的广泛表达也是一个重要因素。有研究表明，由于采用组织非特异性启动子，造成了人CRP在异种动物体内广泛表达，许多正常状态下不表达人CRP的一些生理环境由于人CRP的表达而出现不稳定，从而引发一系列病理过程[3]。近来有学者指出，对人CRP的表达范围应有所限制，在保证其有效抵抗HAR的同时，应努力避免其不必要的广泛表达[4]。由于异种供者血管内皮细胞是受者免疫系统攻击的首要靶器官，对异种供者进行遗传修饰的目标应主要针对其血管内皮细胞，将人CRP表达限定在供者血管内皮细胞，既可实现抵抗HAR的目的，又尽量避免干扰供者动物的生理环境，从而有利于供者动物的健康存活[4]。DAF主要表现为加速两条补体激活途径C3和C5转化酶的衰变，阻止两条途径C3和C5转化酶的装配，是CRP家族中的重要成员[5]。本实验选择它建立了特异性表达人DAF的转基因鼠，8只G_0代转基因鼠均健康存活，均有生育能力，而且与普通小鼠对比，其离体心脏灌注显示，抗超急性排斥反应能力明显增强。本研究结果表明，将人CRP表达限定在供者血管内皮细胞是可行的策略。

组织特异性启动子决定目的基因特异性表达，外源基因在特定组织表达主要受特异性启动子的调控，呈现一定的时间顺序和空间顺序[6]。本研究对转基因小鼠的心脏、肝脏、肾脏免疫组织化学检测显示，人DAF在上述器官组织切片上表达限于血管内皮细胞，表明实现了人DAF在转基因鼠血管内皮组织中的特异性表达。研究显示ICAM-2启动子限定外源基因的表达范围在血管内皮细胞和白细胞，且二者表达强度基本一致[7]，这给本实验检测工作提供了方便，可通过检测人DAF基因在小鼠白细胞上的表达强度，间接了解其在血管内皮细胞上的表达情况，所以本实验先行流式细胞术进行G_0代小鼠白细胞膜表面人DAF表达的检测。

人CRP抵御HAR作用与其表达强度呈正相关[8]，选择能赋予人CRP高效表达的调控元件（即选择高活性的调控元件），是本实验构建外源基因时考虑的另一重要内容。Peter等[8]详细分析了人的ICAM-2基因启动子与小鼠的ICAM-2基因启动子结构，发现二者序列高度保守，并证实了人的ICAM-2启动子可驱动外源基因在小鼠血管内皮细胞组织特异性表达，且与鼠的ICAM-2基因启动子比较，选用人的ICAM-2基因启动子可使外源基因获得更高效的表达，故本实验选用人的ICAM-2基因启动子作为外源基因启动子。近来对人DAF基因调控序列的研究显示它的第一个内含子与其高效表达有密切关系，实际上起增强子作用[8]，为提高人DAF表达，本实验将人的DAF的第一个内含子插入到外源基因中。本实验表明将CRP表达限定在供者血管内皮细胞是可行的策略。

参考文献

[1] 王剑鹏，马腾骧，王广有，等.携带人衰变加速因子基因转基因小鼠的建立.中华器官移植杂志，2000，21：322-324.

[2] J.萨姆布鲁克.分子克隆实验指南.黄培堂，等译，第3版，北京：科学出版社，2002，492-499.

[3] Cowan PJ，Shinkel TA，Fisicaro N，et al. Targeting gene expression to endothelium in transgecomparison of the human ICAM-2，PECAM-L and endoglin promoters. Xenotranslpantation，2003，10: 223-231.

[4] He Z，She R，Sumitran-holgersson S，et al. The in vitro activiry and specificity of human endothelialcell-specific promoters in porcine cells. Xenotransplantation，2001，8: 202-212.

[5] 朱帆.膜表面补体调节因子.国外医学·分子生物学分册，1998，20：154-158.

[6] 张志宏.异种移植领域转基因动物补体调节蛋白高效特异性表达研究进展.国外医学·泌尿系统分册，2003，23：162-165.

[7] Cowan PJ，Hinkel TA. Aminian A，et al. High-level co-expression of complement regulators on vascularendothelium in transgenic mice: CD65 and CD59 provide greater protection from human complement-mediated Injury than DAF alone. Xenotransplantation，1998，5: 184-190.

[8] Peter J，Cowan，Christine A，et al. High-level endothelial expression of human DAF prolongs heart function In ex vivo model of xenograft rejection. Transplantation，1998，65: 826-829.

《中华器官移植杂志》2005，26（6）：356

人 DAF 基因在转基因小鼠中的遗传与表达

王剑鹏　马腾骧　王广有　沈　玉　李光三　于建康

【摘要】　为研究人 DAF 基因在小鼠体内遗传与表达的规律，从质粒 pSFFV-DAF 分离出一段包含人 DAF 基因的 DNA 片段，采用受精卵显微注射法建立转人 DAF 基因小鼠，提取出生小鼠的染色体 DNA，经 Dot-blot 与 Southern-blot 杂交相结合确定首建转基因小鼠，并经 Dot-blot 杂交研究人 DAF 基因在转基因小鼠体内的遗传特征，Northern 杂交确定其表达情况。小鼠受精卵经基因导入后，共生出 24 只小鼠，其中 4 只被确定为首建转基因小鼠，整合率为 15%。在首建转基因小鼠两两交配生出的 FI 代小鼠中分别有 70% 和 75% 继续携带人 DAF 基因，首建转基因小鼠中有 1 只小鼠在 RNA 水平表达了人 DAF 基因。可见，人 DAF 基因整合入小鼠基因组中，并能够稳定遗传及表达。

【关键词】　衰变加速因子；转基因小鼠；异种器官移植

【Abstract】　To study the regulation of integration and expression for hDAF gene in transgenic mice，a DNA fragment contains hDAF gene from pSFFV-DAF was isolated and then injected into the fertilized eggs of mice using pronucleus microinjection approach. When new born mice are 4 weeks old，the genomic DNA was isolated from their tail. Dotblot and Southern-blot hybridization were performed to identify the founder transgenic mice. Dot-blot hybridization was used to analyse intergration of hDAF gene in the offspring from founder mice，and Northern-blot hybridization was used to test expression of hDAF gene in transgenic mice. 24 mice were born after microinjection. Four of them were ascertained as transgenic mice for hDAF gene，and the intergration frequency was 17%. There are respectively 70% and 75% of offspring mice from founder mice were integrated with hDAF gene. hDAF gene can be expressed at RNA level in kidney of 1 transgenic mouse. It shows hDAF gene integrated into genomic DNA of mice，and can be heredited and expressed in transgenic mice.

【Keywords】　Decay accelerating factor；Transgenic mice；Xentransplantation

超急性排斥反应是进行异种器官移植时最先遇到和最主要的障碍，器官受体体液中补体反应的激活是导致超急性排斥反应的关键因素[1]。将人类的衰变加速因子（Decay Accelerating Factor，DAP）基因导入动物体内以建立相应的转基因动物，则可控制超急性排斥反应的发生[2]。

材料和方法

1.1 实验动物与试剂

选用远交系的昆明种小白鼠，表达质粒 pSFV-DAF 为美国华盛顿大学医学院 Kathy Lisezewski 教授赠送（图 1）。内切酶均为美国 Promega 公司产品。

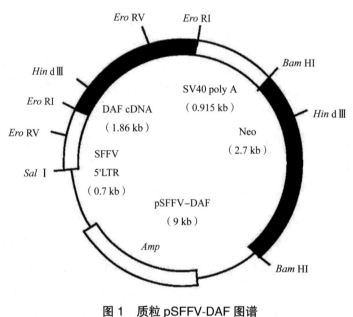

图 1 质粒 pSFFV-DAF 图谱
Fig.1 The Map for pSFFV-DAF

1.2 转 DAF 基因小鼠的制备

1.2.1 注射用外源基因的分离与纯化

以限制性内切酶 *Sal* I 和 *Bam* HI 酶切质粒 pSFV-DAF。经电泳分离并回收、纯化一段约 3.4 kb 的 DNA 片段，依次含有作为启动子的 Spleen Focus-Forming 病毒（SFFV）的 5′ LTR 序列，人 DAF cDNA（1.86 kb）及 SV40 splice/poly A（图 1）。

1.2.2 小鼠受精卵的基因导入

由超排卵小鼠输卵管中收集受精卵。选择原核清晰的受精卵，以原核显微注射的方法将前述基因溶液注射入雄原核中，注射量约 1～2 pL。将注射后仍健康的受精卵移植入假孕母鼠的输卵管中，待其妊娠并分娩[3]。

1.3　人 DAF 基因在小鼠基因组中的整合

蛋白酶 K（Sigma）消化法提取显微注射后出生小鼠尾部组织的基因组 DNA。首先，以 Do-blot 印渍杂交进行初步筛选：分别取 20 μg 实验小鼠 DNA，等量普通小鼠 DNA（阴性对照）及 5 ng 注射基因片段（阳性对照），变性后在点膜仪上点样于尼龙膜以 DAF cDNA 为探针，按照 DNA 随机引物标记试剂盒（Promega）所述方法以 α-^{32}P-dCTP 标记，杂交过程参照[4]有关方法略做修改。Southern-blot 印渍杂交：取实验小鼠 DNA 20 μg，等量普通小鼠 DNA（阴性对照）及 2 ng 质粒 PSFFV-DAF（阳性对照），以内切酶 Eco RI 充分消化，过夜电泳后转膜[4]。同前述杂交。

1.4　人 DAF 基因在转基因小鼠中的遗传

首建转 DAF 基因小鼠两两交配。提取出生小鼠尾部组织的基因组 DNA，同前述行 Dot-blot 杂交。

1.5　人 DAF 基因在转基因小鼠体内的表达

取 0.5 g 小鼠肾脏组织，加 Trizol 溶液（Promega）后匀浆，经抽提并沉淀得到细胞总 RNA。经 RNA 甲醛变性凝胶电泳后转移到尼龙膜上，以 DAF cDNA 为探针进行 Northern-blot 杂交[4]。

结　果

2.1　转 DAF 基因小鼠的制备结果

对 41 只小鼠进行超排卵，共得到受精卵 900 余枚，选取原核清晰的受精卵 683 枚用于注射。500 枚注射后仍存活，将它们分别移植入 24 只假孕母鼠的输卵管中，其中 5 只受孕，足月后共产生子鼠 24 只。4.8% 的注射受精卵发育成小鼠，经过 4 周后死亡 1 只，存活 23 只。

2.2　人 DAF 基因在小鼠体内的整合情况

Dot-blot 杂交初步筛选结果为：23 只小鼠中 4 个样品出现清晰的杂交斑点（图 2）。

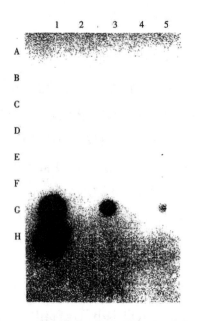

图 2 　DAF 转基因小鼠的 Dot-blot 杂交结果

Fig.2 　Dot-blot hybridization for transgenic mice for human DAF

A-1、B-1: 普通小鼠基因组 DNA，各 20 μg（阴性对照）；G-1、H-1: 包含人 DAF cDNA 的显微注射用 DNA 片段，G-1 为 5 ng，H-1 为 15 ng（阳性对照）；A-3 至 G-5 为 23 只实验小鼠的基因组 DNA，各 20 μg，其中 E-3、G-3、F-5、G-5 为杂交阳性样品。所用探针为人 DAF cDNA。

A-1 B-1: genomic DNA from normal mice，20 μg for each（negative control）；G-1，H-1: the microinjected DNA fragment containing human DAF cDNA，5 ng at G-1，15 ng at H-1（positive control）；A-3 to G-5: genomic DNA from 23 test mice，20 μg for each. E-3，G-3，F-5，G-5 is positive sample. The probe was human DAF cDNA.

进一步对这 4 个样品进行 Southern-blot 杂交：这 4 只小鼠的 DNA 样品均在预期位置出现强度不同的杂交条带（图 3）。

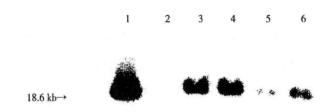

18.6 kb→

图 3 　以 pSFFV-DAF 建立的转基因小鼠 Southern-blot 杂交

Fig.3 　The Southern-blot hybridization of transgenic mice produced by pSFFV-DAF

1. 质粒 pSFV-DAF 经限制性内切酶 Eco RI 消化，经电泳可分离出 1.86 kb 的人 DAF cDNA 序列（阳性对照）；2. 普通小鼠的基因组 DNA 经限制性内切酶 Eco RI 消化（阴性对照）：3 ～ 6. Dot-blot 杂交阳性的 4 只小鼠的基因组 DNA 经限制性内切酶 Eco RI 消化，探针为人 DAF cDNA。

1. the PSFFV-DAF digested by endonuclease Eco RI，1.86 kb human DAF cDNA was separated by electrophoresis（positive control）；2. genomic DNA from normal mice digested by endonuclease Eco RI（negative control）：3 ～ 6. genomic DNA from 4 mice having be positive in Dot-blot hybridization digested by endonuclease Eco RI. The probe was human DAF cDNA

表明人 DAF 基因整合入这些小鼠的基因组中，整合率为 17%（4/23）。

2.3　人 DAF 基因在转基因小鼠中的遗传情况

前述 4 只首建转基因小鼠恰为两雄两雌，将其分为 A，B 两组两两交配。A 组出生 F1 代小鼠 10 只，Dol-blot 杂交结果显示：7 只出现阳性杂交斑点（图 4），阳性率为 70%（7/10）。B 组出生 F1 代小鼠 8 只，Do-bo 杂交结果显示：6 只出现阳性杂交斑点（图 5），阳性率为 75%（6/8）。

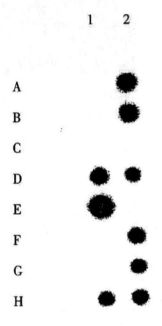

图 4　传代鼠的 Dot-Blot 杂交结果（A 组）

Fig.4　Dot-blot Hybridization for F1 Mice（A group）

A-1、B-1：普通小鼠基因组 DNA，各 20 μg，（阴性对照）；D-1、E-1：包含人 DAF cDNA I 的显微注射用 DNA 片段，D-1 为 1 ng，E-1 为 5 ng（阳性对照）；G-1 至 H-2 为 A 组 10 只 F1 代小鼠的基因组 DNA，各 20 μg，其中 H-1、A-2、B-2、D-2、F-2、G-2、H-2 为杂交阳性样品。所用探针为人 DAE cDNA。

A-1，B-1: genomic DNA from normal mice，20 μg for each（negative control）；D-1，E-1: themicroinjected DNA fragment containing human DAF cDNA，1 ng at D-1，5 ng at E-1（positive control）；G-1 to H-2: genomic DNA from 10 F1 mice in group A，20 μg for each H-1，A-2，B-2，D-2，F-2，G-2，H-2 are positive sample. The probe was human DAF cDNA.

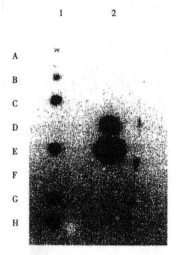

图 5　传代鼠的 Dot-blot 杂交结果（B 组）

Fig.5　Dot-blot Hybridization for F1 Mice（B group）

A−2、B−2:普通小鼠基因组 DNA，各 20 μg（阴性对照）；D−2、E−2:包含人 DAF cDNA 的显微注射用 DNA 片段，D−2 为 1 ng，E−2 为 5 ng（阳性对照）；A−1 至 H−1 为 B 组 8 只 F1 代小鼠的基因组 DNA，各 20 μg，其中 A−1、B−1、C−1、E−1、G−1、H−1 为杂交阳性样品。所用探针为人 DAF cDNA。

A−2，B−2: genomic DNA from normal mice，20 μg for each（negative control）；D−2，E−2: the microinjected DNA fragment containing human DAF cDNA，1 ng at D−2，5 ng at E−2（positive control）；A−1 to H−1: genomic DNA from 8 F1 mice in group B，20 μg for each. A−1，B−1，C−1，E−1 G−1，H−1 are positive sample. The probe was human DAF cDNA.

2.4　人 DAF 基因在转基因小鼠体内的表达情况

对 4 只首建转基因小鼠的肾脏总 RNA 的 Northern-blot 杂交显示：其中 1 只转基因小鼠的样品中出现阳性杂交条带（图 6），表明人 DAF 基因在该小鼠体内实现 RNA 水平的表达。

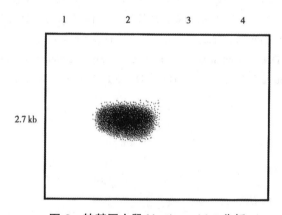

图 6　转基因小鼠 Northern-blot 分析

Fig.6 Northern-blot hybridization for transgenice mice

1～4: 为 4 只首建转基因小鼠的肾脏总 RNA。第 2 泳道出现清晰的杂交条带，大小约 2.7 kb.

1～4: total kidney RNA fom 4 found transgenic mice. A clear band is showed at lane 2 and is about 2.7 kb.

讨　论

DAF 存在于除自然杀伤细胞以外几乎所有血细胞表面及血清中，具有阻止 C3 及 C5 转化酶的装配并加速其衰变的作用，可以抑制补体经经典和替代两条途径激活[5]。DAF 具有种特异性，只能抑制自体或亲缘关系较近物种的补体反应，不能抑制亲缘关系较远物种补体的激活。这是导致远源动物间器官移植出现超急性排斥反应的根本原因。因此，通过建立人 DAF 基因的转基因动物，使动物体内表达人类的 DAF 基因则有可能控制超急性排斥反应[6]。

受精卵的显微注射法是目前建立转基因哺乳动物的主要方法，在已建立成功的转基因动物中绝大多数都是采用这种方法。以显微注射法导入的外源 DNA 片段常以许多亚单位首尾相连的形式形成多拷贝的串连物，以随机的非同源重组形式整合到宿主染色体上[7]。

由于 Southern-blo 杂交可以确定外源基因是否整合入宿主基因组中，故其结果可作为转基因实验结论。在样品较多时可以采用 PCR 或 Dot-blot 杂交进行初步筛选。本研究中经 Dot-blot 杂交初步确定 23 只小鼠中 4 只杂交阳性。以内切酶 *Eco* RI 酶切这 4 个样品，由于该酶可以由注射的 DNA 片段中分离出 1.86 kb 的 DAF cDNA，当以 DAF cDNA 为探针进行 Southern 杂交时，这些样品均出现了 1.86 kb 的杂交条带，确认成功得到 4 只首建转入 DAF 基因小鼠。

外源基因能否随转基因动物的传代而遗传及能否在转基因动物体内表达是评价转基因实验结果的主要指标。对于影响外源基因遗传特性的因素主要有：（1）插入突变导致转基因动物不育；（2）性嵌合现象；（3）外源基因的"丢失"，稳定整合的外源基因与宿主体内的正常基因一样也将依据孟德尔遗传规律遗传到下一代。本研究中，在转基因小鼠间两两交配的传代过程中，两个实验组的子代小鼠中分别有 70% 和 75% 的阳性鼠，表明所导入的人 DAF 基因在小鼠体内实现了遗传。根据孟德尔遗传规律推测，所导入的目的基因在这些小鼠的染色体上可能为单位点整合。

外源基因在转基因动物体内的表达具有非常复杂的调控机制。用于建立转基因动物的外源 DNA 应至少具有以下几个基本结构：适当的启动子片段（本实验中所使用的为 SFFV 5′ LTR）；完整的结构基因序列（本实验为全序列人 DAF cDNA）及末端终止信号（本实验为 SV40 splice/ poly A）。另外，一般认为如果不是使用全基因组序列作为目的基因，最好在以上结构中至少有一个内含子序列。本实验 SV40 splice/ poly A 片段中包含了 SV40 部分的内含子，为结构基因的表达提供了拼接信号。除此之外，外源基因的表达还要受多种因素的影响。其中最重要的是其表达存在着所谓"位置效应"[8]。除少数基因外，绝大多数外源基因的表达强烈地受着其在宿主染色体上整合位点的影响，由于 DNA 的随机性整合，使得具有同样结构的外源基因因其整合位点的不同而表现出完全不同的活性特征。本研究中，经 Northern 杂交证实在 4 只首建转基因小鼠中，1 只小鼠在 RNA 水平表达了人 DAF 基因。结论：本研究采用受精卵显微注射的方法成功地建立转人 DAF 基因小鼠，并证实所使用的基因片段能够在小鼠体内表达并随小鼠的传代而遗传。

参考文献

[1] DALMASSO A P，VERCELLOTTI G M，FISCHEL R J，et al. Mechanism of C activation in the HAR of porcine organs transplanted into primate recipients [J]. Am J Pathol，1992，140（12）：1157–1164.

[2] MULDER L C F，MORA M，CICCOPIEDI E，et al. Mice transgenic for human CD46 and CD55 are protected from human complement attack [J]. Transplant Proc，1995，27（6）：333–335.

[3] BRINSTER R L，CHEN H Y，TRUMBAUER M E，et al. Factors affecting the effiency of introducing foreign DNA into mice by microinjection eggs[J]. Proc Nat Acad Sci USA，1985，82（8）：4436–4442.

[4] 萨姆布鲁克 J 分子克隆实验指南 [M]. 北京：科学出版社（SAMBROOK J. Molecular cloning a laboratory manual [M]. Beijing: Science Press），1996：495–560.

[5] KOIKE C，LSOBE K，NAKASHIMA I，et al. How can human DAF and HRF20 prevent HAR in transgenicmice [J]. Transplant proc，1996，28（4）：599–600.

[6] YEATMAN M，DAGGETT C W，PARKER W，et al. Complement-mediated pulmonary xenograft injury: studies in swine-to-primate orthotopic single lung transplant models [J]. Transplantation，1998，65（11）：1084–1093.

[7] 胡以平 . 转基因小鼠——生命科学研究的新体系 [J]. 自然杂志（HU Yi-ping. Transgenic mice-newsystem of life science research [J]. Journal of Nature），1998，13（1）：28–35.

[8] MCKIGHT R A，SHAMAY A，SANKARAN L，et al. Matrix-attachment region can impart position-independent regulation of a tissue-specific gene in transgenic mice [J]. Proc Nat Acad Sci USA，1992，8（10）：6943–6947.

《生命科学研究》2000，4（4）：321

携带人衰变加速因子基因转基因小鼠的建立

王剑鹏　马腾骧　王广有　李光三　王为先　沈　玉　于建康

【摘要】　目的：通过建立转人衰变加速因子（DAF 基因小鼠），为研究异种器官移植的超急性排斥反应提供有效的研究手段。方法：采用受精卵显微注射技术，将人 DAF 基因导入小白鼠受精卵的原核中。Do-blot 及 Southern-blot 杂交确定阳性转基因小鼠。以 Northern 杂交法检测人 DAF 基因的表达情况。结果：基因注射后共生出小鼠 24 只，4 只为转基因小鼠，人 DAF 基因在其中 1 只小鼠体内得到表达。结论：所导入的人 DAF 基因在小鼠的基因组中实现整合及表达。

【关键词】　移植；异种；衰变加速因子；小鼠；转基因

【Abstract】　Objective: To develop transgenic mice carrying human decay accelerating factor （DAF）to provide an effective method for the study on xenogeneic hyperacute organ rejection. Methods: A DNA fragment was isolated from plasmid，pSFFV-DAF，consisting of SFFV 5' LTR as the promoter，hDAF cDNA and SV40 splice/poly A. Then the fragment was microinjected into male pronucleus of fertilized eggs of the Kunming mice. The genomic DNA was isolated from the tail of the newbown mice with 4-week old. -Dot blot and Southern-blot hybridization methods were applied to identify the founder transgenic mice. Total RNA was isolated from kidney of transgenic mice，the Northern-blot hybridization was used to detect the expression of hDAF gene in the transgenic mice. Results: After microinjection of the gene，a total of 500 live fertilized eggs were obtained and were implanted into the oviducts of 24 pseudopregnant female mice. Human DAF gene was expression in one of the 4 transgenic mice. Conclusion: The introduced hDAF gene has been integrated and expressed in those mice genome.

【Keywords】　Transplantation；Heterologous；Decay accelerating factor；Mouse；Transgenic

补体反应的激活是导致异种器官移植发生超急性排斥反应的决定性因素[1]。衰变加速因子（DAF）具有阻止 C3 及 C5 转化酶的装配，并加速其衰变的作用，可以抑制补体经典及替代两条途径激活[2]。将人类DAF基因导入动物体内以建立相应的转基因动物，则可控制超急性排斥反应的发生[3]。

材料与方法

一、材料

1. 质粒：质粒 pSFFV-DAF 由美国华盛顿大学 kathy Lisezewski 教授赠送（图1）。

2. 小鼠：昆明种小白鼠由中国科学院发育生物学研究所实验动物中心提供。

3. 限制性内切酶及其他试剂：各种限制性内切酶、RNA酶和蛋白酶K均为Promega公司的产品；α-32P-dCTP购自北京亚辉生物工程公司。其他生化试剂购自Sigma公司。

4. Do-Blot仪：Bio-RAD公司产品。显微注射仪：Leitz公司产品。

5. DNA随机引物标记试剂盒：Promega公司产品。

二、方法

1. 注射用外源基因片段的制备：限制性内切酶 Sal I 及 Bam HI 酶解质粒 pSFFV-DAF，回收 3.4 kbp 的 DNA 片段，依次包含 SFFV 5' LTR 序列，人 DAF cDNA 及 SV40 splice/ poly A（图1）。

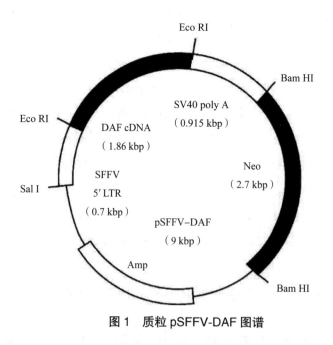

图1 质粒 pSFFV-DAF 图谱

2. 受精卵的显微注射及胚胎移植：4～6周龄雌鼠经超排卵后分别与正常雄鼠交配，制备超排卵小鼠。同时以自然发情的正常雌鼠与结扎输精管的不育雄鼠合笼交配，以准备假孕母鼠。实验日，由超排卵小鼠收集受精卵。选择原核清晰的受精卵，向雄原核中注入前述基因溶液，注射量约 1～2 pL，将注射后仍健康的受精卵移植入假孕母鼠的输卵管中。

3. 小鼠基因组 DNA 的提取：将小鼠尾部组织剪碎后加等量 DNA 提取缓冲液 0.1 mol/L EDTA，50 mmol/L Tis-HCl（pH 8.0），质量浓度为 5 g/L 的 SDS，加入蛋白酶 K 至终浓度为 100 mg/L。45℃消化 20 h。酚／氯仿抽提，乙醇沉淀 DNA。溶于适量 TE（pH 8.0）中。

4. 小鼠基因组 DNA 的 Dot-blot：取每只实验小鼠 DNA20 μg、等量普通小鼠 DNA（阴性对照及 5 ng 注射用基因片段（阳性对照），分别加入等体积的 0.8 mol/L NAOH 混匀后室温下变性 10 min，再加入 2 倍体积预冷的 2 mol/L NH₄Ac 混匀。在 Dot-blot 仪上点样于尼龙膜。

5. 小鼠基因组 DNA 的 Southern-blot：取实验小鼠 DNA 20 μg，等量普通鼠 DNA（阴性对照），2 ng 质粒 pSFFV-DAF（阳性对照），以内切酶 Eco RI 充分消化，电泳后转移至尼龙膜[4]。

6. DNA 杂交：以 DAF cDNA 为探针，按照"DNA 随机引物标记试剂盒"所述方法以 α-32P-dCTP 标记探针。杂交过程参照[4]有关方法略作修改。

7. 小鼠 RNA 的 Northern-blot 杂交：取 0.5 g 小鼠肾脏组织，加 Trizol 溶液后匀浆，经抽提并沉淀得到细胞总 RNA。经 RNA 甲醛变性凝胶电泳后转移到尼龙膜上，以 DAF CDNA 为探针行 Northern-blot 杂交[4]。

结　果

对 41 只小鼠进行超排卵，共得到受精卵 900 余枚。选取原核清晰的受精卵 683 枚用于显微注射。500 枚注射后仍健康，将它们分别移植入 24 只假孕母鼠的输卵管中，其中 5 只受孕，足月后共产生子鼠 24 只。4.8% 的注射受精卵发育成小鼠。4 周时死亡 1 只，存活 23 只。

对这 23 只小鼠行 Dot-lot 杂交，结果发现：5、7、22、23 号样品出现阳性斑点（图 2）。进而进行 Southern-blot 杂交分析，结果发现：这 4 只小鼠均出现所需的强度不同的 1.86 kbp 杂交带（图 3）。表明这些小鼠的基因组中包含有所导入的基因片段，整合率为 17%（4/23）。

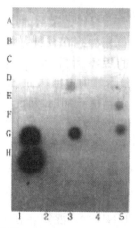

图2　转基因小鼠的 Dot-blot 杂交结果

注：A-1、B-1：阴性对照；G-1、H-1：阳性以照；E-3、G-3、P-5、G-5 为杂交阳性样品。

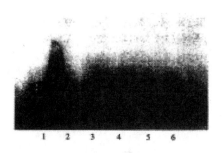

图3　小鼠基因组 DNA Southern-blot 杂交结果

注：第1泳道：人 DAF cDNA 片段（阳性对照）；第2泳道：普通小鼠基因组 DNA（阴性对照）；第3～6泳道：阳性转基因鼠的基因组 DNA。

Northern blot 杂交显示：在 4 只转基因小鼠的样品中，有 1 只出现阳性杂交条带（图 4）。表明人 DAF 基因在该小鼠体内实现 RNA 水平的表达。

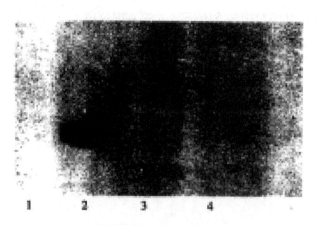

图4　转基因小鼠 Northern-blot 分析

讨　论

　　DAF 为存在于除自然杀伤细胞以外几乎所有血细胞表面及血清中的糖蛋白，具有抑制补体经典及替代两条激活途径的作用。DAF 具有种属特异性，它只能控制自身补体的激活，而对亲缘关系较远的物种则无此作用，这是导致在异种器官移植时出现超急性排斥反应的根本因素。实验证明，转染了人 DAF 基因的小鼠血管内皮细胞，能抑制人补体反应的激活，当与人类血清共同培养时，存活时间明显延长[5]。应用转基因技术将人类的 DAF 基因导入动物体内，以建立相应基因的转基因动物，实现了在基因水平对动物的改造。本研究通过建立转人 DAF 基因小鼠，研究了其在哺乳动物体内整合与表达的一般规律，为从根本上解决异种器官移植的超急性排斥反应开辟了良好的前景。

　　在建立转基因动物的几种常用方法中，受精卵显微注射法是生产转基因动物的最常用方法。迄今为止，所建立成功的转基因哺乳动物中绝大多数都是采用这种方法，微注射导入的外源基因常是以多拷贝、头尾相连的顺向串联体形式随机整合于基因组中某一位点[6]，未整合的外源基因则是由核酸酶降解破坏[7]。这种随机整合的方式可能导致转基因动物胚胎期死亡、肢体畸形及不育等，使得注射后的受精卵的发育率往往较低，且难以控制。一般认为有约 10% 的受精卵能够发育为子代小鼠。本实验中发育率为 4.8%，略低于此水平。

　　对外源基因整合的检测方法常用的有 PCR 法、Dot-blot 及 Southern-blot 杂交等方法，PCR 法有一定的假阴性率，而 Dot-blot 杂交有一定的假阳性率，但由于这两种方法相对简单，故多用于对小鼠进行初步筛选，而对筛选阳性的样品需再次进行 Southern-blot 杂交，并以 Southern-blot 杂交的结果作为结论。本实验中首先采用 Dot-blot 法对出生的小鼠进行初步筛选，结果显示 4 只小鼠杂交阳性。进一步以 Eco RI 酶切这 4 个小鼠的基因组 DNA，电泳后进行 Southern-blot 杂交分析，理论上说应切下一段长 1.86 kbp 的人 DAF cDNA 片段，并能与探针杂交。实验结果显示这 4 个样品均出现了清晰的 1.86 kbp 左右的杂交带，表明在这 4 个小鼠的基因组中整合上了所导入的人 DAF 基因。

　　外源基因在转基因动物体内的表达具有非常复杂的调控机制。用于建立转基因动物的外源 DNA 应具有以下几个基本结构：适当的启动子片段、完整的结构基因序列、末端终止信号、内含子序列等。由于 DNA 的随机性整合，其表达存在着所谓的"位置效应"[8]，使得具有同样结构的外源基因因其整合位点的不同而表现出完全不同的活性特征。因此，只有少量的转基因动物体内能够表达外源基因。本研究中，经 Northern 杂交证实在 4 只首建转基因小鼠中，1 只小鼠在 RNA 水平表达了人 DAF 基因。

参考文献

[1] Johnston P S，Wang M W，Lim S M，et al. Discordant xenograft rejection in an antibody-

free model. Transplantation，1992，54: 573–576.

[2] Medof M E，Kinoshita T，Nussenzweig V.Inhibition of complement activation on the surface of cells after incorporation of decay-accelerating factor（DAF）into their membranes. J Exp Med，1984，160: 1558–1578.

[3] Yeatman M，Daggett C W，Parker W，et al. Complement-mediated pulmonary xenograft injury: studies inswine-to-primate orthotopic single lung transplant models. Transplantation，1998，65: 1084–1093.

[4] J. 萨姆布鲁克 . 分子克隆实验指南 . 金东雁，梨孟枫译 . 第 2 版，北京：科学出版社，1996.

[5] Charreau B Cassard A，Tesson L，et al. Protection of rat endothelial cells from primate complement-medi-ated lysis by expression ofhuman CD59 and/or decay-accelerating factor. Transplantation，1994，58：1222–1229.

[6] Palmiter R D，Brinster R L，Hammer R E，et al. Dramatic growth of mice that develop from eggs microinjected with metallothionein-growth hormone fusion genes. Nature，300: 611–615.

[7] Hammer R E，Pursel V G，Rexroad C E，et al. Production of transgenic rabbits，sheep and pigs by microinjection. Nature，1985，315: 680–683.

[8] Mcknight R A，Shamay A，Sankaran L，et al. Matrix-attachment region can impart position-independent regulation of a tissue-specific genein transgenic mice. Proc Nat Acad Sci USA，1992，89: 6932–6947.

《中华器官移植杂志》2000，21（6）：322

使用人粘附分子 −2 启动子的衰变加速因子重组基因表达载体的构建及意义

姚旭东　马腾骧　张　泽　李志欣　李胜芝　张　明　王广有

【摘要】　目的：构建含人粘附分子 −2（ICAM−2）启动子的人衰变因子（DAF）重组基因的真核细胞表达载体，运用于转基因动物克服异种器官排斥的研究。方法：双酶切本室已构建质粒 pGEM-7Zf-DAF，得到含人 ICAM−2 启动子及 DAF cDNA 序列的插入片段（3.7 kb）；双酶切 pcDNA3 真核表达载体，得到不含病毒启动子、含筛选基因 Neo 的一段 DNA 作为载体序列（4.4 kb）；两段 DNA 进行连接反应后转化细菌；阳性转化菌落质粒抽提及酶切鉴定。根据人的 ICAM−2 启动子、DAF cDNA 序列，设计引物进行 PCR 特异扩增检验。结果：特异性 3 组酶切重组表达载体，产生符合设计的相应条带；PCR 扩增出特异的 318 bp 及 1.7 kb 的 DNA 片段，符合设计要求。结论：含人 ICAM−2 启动子的 DAF 重组基因表达载体获得成功。

【关键词】　异种器官移植；ICAM−2 启动子；衰变加速因子；基因重组；表达载体

【Abstract】　Objective: To construct an eukaryotic expression vector of the recombinant human decay accelerating factor gene containing the ICAM−2 promoter in xenotransplantation. Methods: Cutting the pGEM-7Zf-DAF plasmid with restriction endonucleases，and obtaining the recombinant human DAF gene whichcontaining ICAM−2 promotor fragment. In the same way，obtaining the pcDNA3 vector fragment. Above two DNAfragments performed recombinant reaction and the production was transformed into reception germs. The plasmidsick-uped from positive transformed germs were identified by the restriction endonucleases and PCR. Results: Obtaining special fragments by different restriction endonucleases. Further，amplifing and obtaining 318 bp and 1.7kb special DNA fragments from the positive plasmid by PCR. These results accord with completely thedemands of the designs. Conclusion: The eukaryorotic expression vectors of the recombinant DAF gene were consructed

【Keywords】　Xenotransplantation；ICAM−2 promotor；DAF cDNA: Gene recombinant；Expression vector

补体系统的激活在异种移植超急排斥反应中起着关键作用。通过转基因的方法在猪的组织细胞（尤其是血管内皮细胞）上表达人的补体调节蛋白是目前抑制超急性排斥反应的常用方法[1]。然而，也许是内皮细胞内在的异质性，在整个成年供体动物血管树中，特异高表达的转（人）基因很难达到。人 ICAM-2 启动子能够在所有血管内皮细胞稳定表达[2]。为此，我室构建了含人 ICAM-2 启动子的人 DAF cDNA 序列的重组基因，拟行转猪基因用。为检验此重组基因的表达活性，我们建立其真核细胞表达载体，拟在体外猪血管内皮细胞水平进行检测。

1 材料与方法

1.1 材料

1.1.1 菌株和质粒　大肠杆菌 DH5α 为本研究室提供；质粒 PGEM-7Zf-DAF 为本室构建（DAF 基因 cDNA 由美国华盛顿大学 Lisezwski 教授赠送），其中 DAF cDNA 基因上游为 390 bp 大小的 ICAM-2 启动子，DAF 基因第一外显子后为 800 bp 的第一内含子、下游含 SV40 Poly A，DAF 重组基因全长 3.7 kb（图 1）；真核表达载体 pcDNA3 购于 Gene 公司，酶切图谱如下（图 2）。

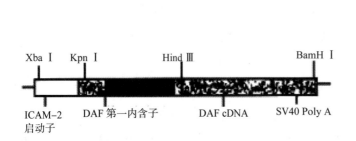

图 1　DAF 重组基因序列及酶切位点

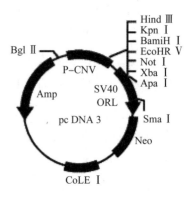

图 2　酶切图谱

1.1.2　培养基　LB 培养基: 1% 胰蛋白胨, 0.5% 酵母粉, 0.5% 氯化钠。LBA 培养基: LB 培养基, 1.5% ～ 1.8% 琼脂。

1.1.3　试剂和实验仪器　限制性内切酶、连接酶等购自日本 Takara 生物公司。PCR 反应试剂盒是美国 Promega 公司产品。其余试剂均为分析纯级。高速冷冻离心机 J2-HS 为美国 Beckman 产品。

1.1.4　DNA 快速纯化回收试剂盒购于北京博大生物公司。

1.1.5　DNA 常规操作按《分子生物学常用实验方法》进行[3]。

1.2　方法

1.2.1　大肠杆菌感受态的制备　按照实验方法[3] 所述，取冻存的大肠杆菌 DH5α，经复苏、培养，挑取单个菌落、扩增及 CaCl₂ 处理，制备成感受态细胞，–70℃保存待用。

1.2.2　质粒的限制性内切酶消化及 DNA 片段的获得　以限制性内切酶 Xba I 与 BgI Ⅱ 双酶切质粒 pcDNA3，将酶切产物电泳，成为两线性 DNA 片段，选取 4.4 kb 片段切胶作为体序列；将 pGEM–7Zf-DAF 以 Xba I/ BamH I 双酶切，得到包括人 ICAM–2 启动子、DAF cDNA 较大片段（3.7 kb），作为插入 DNA；遵照 "DNA 快速纯化回收试剂盒" 的要求，回收胶并纯化所需的 DNA 片段。

1.2.3　DNA 的连接及细菌的转化　将纯化的载体片段及插入片段以 1∶6 的比率、10 μL 体系，T4 连接酶进行连接反应，反应产物转化感受态菌 DH₅ₐ。

1.2.4　DNA 连接产物的细菌转化鉴定方法　为了证明载体片段及插入片段是否酶解完全、片段回收的纯度和是否出现载体自连接及其他非特异连接现象，用回收的载体序列、插入片段分别进行连接反应及细菌转化，以此作为阴性对照；为了证实细菌转化实验是否正常，以 pcDNA 3 质粒同时进行细菌转化实验，作为阳性对照。

1.2.5　PCR 法进一步鉴定转化质粒　使用 Oigo 5.0 PCR 引物设计软件，根据人 ICAM–2 启动子序列，设计引物序列：5′-CATGACTCCAACAATG-3′、5′-GGCCCAGAATCCCTAG-3′ 产物 318 bp；根据 DAF cDNA 序列，设计引物序列 5′-TGCTGCTGCTGGTG CTGI–3′，5′-GGT GTGGTGGTTTTTGTGCTC-3；产物 1.7 kp。以阳性质粒抽提物作为模板，按如下条件进行 PCR 反应：混合 5 μL 模板溶液，5 μL 10×PCR 反应缓冲液，4 μL dNTP（各 2.5 mM），4 μL 引物（25 mM），27 μLd dh₂O。94℃变性 5 min，加入 Tag 酶 1 μL，94℃ 1 min、56℃ 40 min、72℃ 1 min，共 30 循环。

2　结果

2.1　DNA 连接产物的细菌转化结果　实验结果显示，在实验组的培养皿中，生长 28 个菌落，阴性对照的培养皿中，无细菌生长；pcDNA3 质粒转化的细菌培养后，可见菌落布满整个培养皿。

2.2　阳性转化菌落筛选和重组质粒的限制性内切酶分析　随机挑选 10 个菌落以质粒小量制备法提取质粒，按设计要求，重组质粒大小约 8.1 kb，将 10 份提取质粒与 pGEM–7Zf-DAF，pcDNA3 质粒同时电泳，除 1 份显示不清楚外，9 份标本均在 Marker 提示的 8.1 kb 处。9 份标本中又选取 2 份 DNA 条带清晰均一 DNA 进行酶切，以 Sma I/Xba I 消化重组质粒，产生 7.0 kb 及 1.1 kb 两片段，以 Sma I/Kpn I 消化重组质粒，得到 6.6 kb 及 1.5 kb 两片段，以 Sma I/Hind Ⅲ 双酶切质粒时，出现 5.7 kb、2.4 kb 两条带，完全符合设计要求（图 3）。

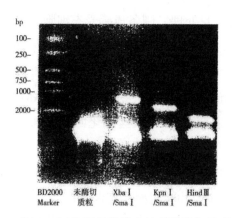

图 3　DAF 重组基因表达载体酶切图谱

2.3　PCR 结果扩增得到 ICAM–2 启动子 318 bp 和 DAFI 1.7 kp 的 DNA 片段，符合设计要求（图 4）。

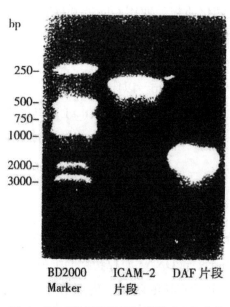

图 4　DAF 重组基因表达载体 PCR 产物

讨　论

异种器官移植最主要的障碍是超急排斥反应，受体体液中补体反应的激活是导致超急排异发生的决定性因素。衰变加速因子（DAF）是一种存在于除自然杀伤细胞以外几乎所有血细胞表面及血清中的糖蛋白，是补体调节因子（CRFs）之一，具有阻止补体 C3 及 C5 转化酶的装配并加速其衰变的作用，可以抑制补体经典及替代两条途径激活。DAF 具有种属特异性，它只能控制自身补体的激活而对亲缘关系较远物种无此作用，这是导致异种器官移植时出现超急排斥反应的根本因素。实验证明，转染了人 DAF 基因的小鼠血管内皮细胞，能抑制人补体反应的激活，当与人类血清共同培养时存活时间明显延长[4]。以其建立转基因动物实验中，最关键的问题是使所导入的人 DAF 基因在动物体内高效、稳定地表达。为达到 CRFs 在血管内皮细胞高表达的目的，选用人 ICAM-2 启动子的实验已有报道[2, 5, 6]。

本实验是将我室已构建在原核质粒上的含人 ICAM-2 启动子的 DAF 重组基因克隆到真核表达载体上，目的是使重组的基因在动物（猪或鼠）血管内皮中有高效表达。通常真核表达载体结构中均具备自己的强启动子，如：pcCDNA3 中的巨细胞病毒启动子，如果按常规在多克隆位点将基因重组体插入到载体上，则我们自行设计的人 ICAM-2 启动子将受到载体本身启动子的影响，基因转染真核细胞，检测表达情况的实验将受到设计不合理的影响。为摆脱载体自身启动子的影响，我们认真分析了 pcDNA3 载体的所有酶切位点，选择了与 BamH Ⅰ 匹配粘性末端的 Bgl Ⅱ 酶切位点，这样的处理，既消除了设计不合理的顾虑，又达到了基因重组定向克隆的优势，使实验顺利成功。

本实验将血管内皮细胞高效特异表达的 ICAM-2 启动子及下游表达序列人 DAF cDNA 重组到真核表达载体 pcDNA3 中，由于表达基因重组是涉及转基因动物的基础，因而我们在酶切正确的前提下又行 PCR 定性检测，两种方法均证实 DAF 基因重组没有改变调控基因及表达基因的框架顺序。检测 ICAM-2 启动子是否具有内皮细胞特异性，是我们下一步在体外转染猪血管内皮细胞并检测人 DAF 表达活性的主要工作。

参考文献

[1] Bach F H, Robson S C, Winkler H, et al. Barriers to xenotransplaneion[J]. Nature Med, 1995, 1: 869.

[2] Cowan P J, Hinkel T A, Witort E J, et al. Targeting gene expression to endothelial cells in transgenic mice using the human intercellular adhesion molecule 2 promoter[J]. Transplantation, 1996, 62: 155.

[3] 姜泊，张亚历，周殿元. 分子生物学常用实验方法 [M]. 人民军医出版社，1996，3-22.

[4] Charreau B, Cassard A, Tesson L, et al. Protection of rat endthelial cells from primate complement-mediated lysis by expression of human CD59 and/or decay-accelerating factor [J]. Transplantion, 1994, 58:1222.

[5] Zhang R, Min W, Sessa W C. Function analysis of the human endothelial nitric o xide synthasepromoter-SP1 and GATA factors are necessary for basal transcription in endothelial cells [J] Biol Chem 1995, 270:15320.

[6] Gougerolles A R, Stacker S A, Schwarting R. Characterization of ICAM-2 and evid ence for a third counterreceptor for LFA-1[J]. J Exp Med, 1991, 17:4253.

《天津医科大学学报》2001，7（4）：472

大鼠白细胞介素 10（IL-10）CDNA 的克隆及在大肠杆菌中的表达

陈家存　畅继武　马腾骧

【摘要】　目的：克隆大鼠白细胞介素 10（IL-10）cDNA 的全长序列，并使其在大肠杆菌中表达，为其分子生物学利用奠定基础。方法：无菌条件下切取大鼠的脾脏，收获脾细胞，用 LPS 刺激培养 4 h；提取细胞的总 RNA，用 RT-PCR 技术克隆 IL-10 cDNA 的全长序列；经测序后将 IL-10 cDNA 插入表达载体 pJW2 转染 DH$_{5\alpha}$ 细胞后进行热诱导表达并对表达蛋白进行测定。结果：脾细胞经 LPS 刺激后 IL-10 转录水平增加，从提取的 RNA 易反转录并扩增出期望的 PCR 产物，测序结果表明得到的 IL-10 cDNA 序列与基因库报告的序列完全一致。将其插入表达载体 pJW2 后经热诱导顺利表达出蛋白分子量与文献报道一致。Western-blot 分析表明表达的条带可与小鼠抗大鼠 IL-10 抗体特异性结合。结论：大鼠的 IL-10 cDNA 全长序列被成功克隆，克隆序列能够在大肠杆菌中表达。

【关键词】　白细胞介素 -10；cDNA；克隆；表达；大肠杆菌

【Abstract】 Objective: To clone the full length of rat interleukin-10 cDNA and make it express in E. coli. Methods: The rat spleen was removed and spleenocytes were harvested under sterilizing condition. Cultured underthe stimulation of LPS for 4 hours，the spleenocytes were collected and were used for extraction of total RNA. The cDNA of rat IL-10 was cloned from RNA by RT-PCR and subcloned into pJW2 vectors. By transferring E.coli DH$_{5\alpha}$, recombinant pJW2-IL（encoding IL-10）vectors were prepared for identification and sequensing，and itsexpression was carried out under heat induction. Results: The transcription of IL-10 in spleenocytes stimulated by LPS was increased and the expected band was readily produced by RT-PCR. It was confirmed that the sequence of rat IL-19 cDNA cloned was identical to that reported in Genbank by gene sequensing. SDS-PAGE analysis showed that the recombinant pJW2 IL-10 vectors could express a 18.6 kD protein which accounted for about 20% of the total cellular protein. Western blot analysis showed that anti-IL-10 specifically bound to the 18.6

kD band of expression product. Conclusion: The full-length sequence of rat IL–10 cDNA is successfully cloned and it can express in E. coli.

【Keywords】 Interleukine 10 cDNA；Cloning Expression；E. coli

白细胞介素 –10 是细胞因子网络中为数不多的一种抑制性细胞因子。研究表明，IL–10 具有多种抑制性效应[1]：（1）抑制单核细胞依赖性 Th 细胞的增生，同时抑制 TH1 细胞类淋巴因子如 IL–2、IL–1、IFN-γ、TNF-α 等的合成及活性。（2）抑制单核细胞表面 MHC Ⅱ 抗原分子 HLA-DR/DP 及 DQ 的表达，降低抗原提呈细胞的抗原提呈能力，阻断抗原特异性的单核、巨噬细胞因子的产生，诸如 IL–2、IL–6、IL–8、GM-CSF 及 TNF-α 等。（3）通过抑制 FN-γ 的产生抑制 NK 细胞的活性。以上这些作用与器官移植后所期望的免疫抑制状态非常相近。为了进行相关研究，我们克隆了大鼠 IL–10 的全长序列，并在大肠杆菌中得到表达，报告如下。

材料与方法

1.1 动物及试剂 所选动物为 SD 大鼠，由徐州医学院实验动物中心提供。主要试剂及工具酶：AMV 逆转录酶、Taq DNA 聚合酶和 dNTPs 购自 Promega，Tfl DNA 聚合酶和 T4 DNA 连接酶购自 Biolabs，核酸内切酶 Bam HI、Hind Ⅲ、Nde I、Sal I、RNA 制备试剂盒及质粒抽提系统购自 Promega，琼脂糖及低熔点琼脂糖购自 Sigma；小鼠抗大鼠 IL–10 抗体（深圳晶美），其他为国产或进口分析纯试剂。克隆 IL–10 cDNA 的上游引物 5′ –GCTAAGCTTATGCCTGGCTCAGC ACTGCT–3′（–8 ～ 21 bp），下游引物为 5′ –TCTCTGGATCCGATTTAGAAG–3′（597 ～ 576 bp），引物的设计参考 Genbank（L02926）发表的序列。克隆表达引物设计参照测序结果，上游引物为 5′ –CTCGAGTGCATATG AGCAAAGGCC–3′，下游引物为′ – GTGGTTCGTCGACTTATTTT GAGTGTCAC–3′，所有引物均由 Cinco 公司合成。菌株 E. coli DH$_{5\alpha}$、JM101 及质粒 pcDNA3、pJW2 由徐州医学院赵惠仁教授惠赠。

1.2 方法

1.2.1 脾细胞的制备及细胞总 RNA 的提取 实验动物用 20% 的水合氯醛 300 mg/kg 体重作腹腔麻醉，无菌条件下完整切取脾脏，用吹打法收获脾细胞。将脾细胞收集转入细胞培养瓶中，培养液加至 10 mL，加入胎牛血清及 LPS（20 g/mL），培养 4 h。收集脾细胞，用 RNA 制备试剂盒说明抽提总 RNA。

1.2.2 IL–10 cDNA 的扩增逆转录及 PCR 反应体系：总 RNA5μL，25 mmol/L MgCl$_2$4μL，10x 逆 转 录 buffer 10 μL，10 mmol dNTPs2 μL，RNasin（40 U/μ）2 μL，50 pmol 上下游引物各 10 μL，AMV 逆转录酶 10 U，Tfl DNA 聚合酶 10 U，无 RNase 水加至 100 μL。42℃温育 60 min，然后置 95℃温育 5 min 使逆转录酶失活。随之按 95℃ 30 s，55℃ 60 s，68℃ 60 s，40 个

循环后 68℃ 7 min 进行终延伸。

1.2.3 IL-10 cDNA 的纯化、连接、制备及测序 将 PCR 产物与标准 DNA Mark 共同电泳，紫外下观察证实产物中有所期望扩增的条带后，将剩余 PCR 产物放入 1% 的低熔点胶电泳，收集期望 DNA 条带，按低熔点胶 DNA 回收常规将 DNA 纯化。分别将纯化的 PCR 产物和 pcDNA3 载体用 Bam HI 和 Hind Ⅲ 37℃双酶切 4 h。各取 4 μL 酶切产物，加 T4 DNA 连接酶及缓冲液各 1 μL，室温下连接 6 h。取 5 μL 连接产物，按常规法转染 JM 101 感受态细胞，筛选阳性克隆并行扩增培养，用质粒抽提系统纯化重组体质粒，将重组质粒及阳性克隆菌送交上海基康生物技术有限公司进行 DNA 序列测定。

1.2.4 IL-10 重组表达载体的构建、制备和表达 测序证实克隆序列正确后，用表达引物从重组质粒及阳性克隆菌中克隆所需的表达片段，用 Nde I 及 Sal I 双酶切，插入 pJW2 载体构建重组表达载体，转染 $DH_{5\alpha}$ 感受态细胞。挑选阳性克隆，接种于 LB 培养基中 30℃震荡培养过夜，次日以 1：50 稀释到同样的培养基中，继续在 30℃震荡培养至对数生长中期、培养液光密度 A600 为 0.5～0.6 时，迅速升温至 42℃继续培养 4～5 h。

1.2.5 蛋白电泳和免疫印迹 将培养物离心，收集菌体，采用 SDS-PAGE 分析表达产物（分离胶浓度为 15%，浓缩胶浓度为 5%）。再将上样样品相同的另一半凝胶蛋白电泳条带转印到醋酸纤维素膜上后，用小鼠抗大鼠 IL-10 抗体和兔抗小鼠抗体分别进行一抗和二抗反应，室温下各反应 1 h，加入 DAB 显色。

结　果

2.1 获得约 600 bp PCR 扩增产物 用本文所介绍的方法可从脾脏获得满意数量的脾细胞，经 LPS 刺激后细胞因子的转录水平增加，我们多次实验均获得高丰度的总 RNA。用合成的大鼠 IL-10 特异性引物，经 RT-PCR 扩增，获得了长度 600 bp 左右的特异条带，与预期长度一致（图 1）。

2.2 PCR 产物的酶切鉴定 回收 PCR 产物，用 Bam H 和 Hind Ⅲ 双酶切，与 pcDNA3 连接后转化 JM 101 受体菌，经氨苄青霉素抗性筛选获得阳性克隆，扩增培养后经质粒抽提获丰度满意的重组体质粒，用 Bam HI/Hind Ⅲ 切出了约 600 bp 片段（图 2），这表明我们所克隆的 DNA 片段可能是大鼠的 IL-10 基因。

2.3 大鼠 IL-10 基因序列的测定结果 经上海基康公司测序证实我们克隆的 DNA 有效长度为 605 bp，与 Goodman 等克隆的 IL-10 基因序列的开放阅读框完全一致。

2.4 表达产物的分析鉴定 用上样缓冲液裂解菌体，经 SDS-PAGE 电泳分析可观察到有一分子量 18～19 kD 的表达条带，与预期理论值（18.6 kD）一致。薄层凝胶吸光度扫描结果显示此表达蛋白占菌体总蛋白的 20%（图 3）。免疫印迹表明在 18～19 kD 水平有一特异阳性反应显色带（图 3），这表明大鼠 IL-10 在 $DH_{5\alpha}$ 工程菌中不仅获得了表达而且表现出免疫活性。

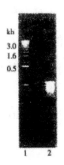

图1　反转录 PCR 产物电泳结果

Fig.1　Electrophoresis or RT-PCR product

Note:1.DNA ladder；2.product of RT-PCR.

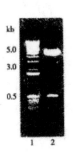

图2　重组质粒双酶切分析结果

Fig.2　Restriction enzyme digestion analysis of the recombinant plasmid

Note:1.DNA ladder；2. pJW2/ratl L.−10（Nde I and Sal I）.

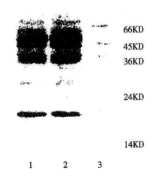

图3　表达产物 SDS-PAGE 电泳及免疫印迹结果

Fig.3　SDS-PAGE and immuno-blot analysis of rat IL−10

Note:1.and 2.induced bacteria proteins；3.protein molecular weight marker；4. immuno-blot analysis.

讨　论

白细胞介素 –10 是 1989 年 Fiorentino[2] 等首先发现的，因当初发现它有抑制多种细胞因子合成的功能，被称为细胞因子合成抑制因子（cytokine synthesis inhibitory factor，CSIF）。IL–10 是一种分子量为 18.6 kD 的糖蛋白，主要由 Th2 细胞、MΦ 和活化的 B 细胞产生。此外，Th1 细胞、Th0 细胞、角质细胞、肥大细胞等也能产生。但这些细胞在一般情况下表达的水平比较低，在某些特殊情况下或细胞受刺激后才出现高水平的表达。

Goodman[3] 等最初从培养的大鼠胸导管细胞中克隆出了 IL–10 的 cDNA，为了取材方便，我们尝试从脾细胞中进行克隆，可能因为在一般情况下脾细胞 IL–10 的转录水平较低，开始数次虽然获得了满意的 RNA，但反转录和 PCR 扩增，没有得到期望的 PCR 产物。脾细胞经 LPS 刺激后，由于 IL–10 转录水平增加，得到期望的扩增片段也比较容易，我们两次实验均获成功。

IL–10 是已知细胞因子网络中为数不多的一种抑制性细胞因子，因此，它在自身免疫性疾病、严重感染性疾病、肿瘤及移植免疫中起着相当重要的作用[4–6]。近来，有报告用人 IL–10 基因转染大鼠的心脏，然后进行异种移植，结果移植心脏存活时间明显延长。在移植免疫研究中大鼠的各种移植模型是常利用的手段，IL-10虽属一个比较保守的基因，在人、牛、犬、羊及小鼠IL-10的基因序列和氨基酸序列都有相当的同源性[7, 8]。然而，在鼠类的实验中用人类基因进行转染，其表达产物在分子结构及免疫原性上肯定存在明显的差异，因此对实验结果会产生一定的影响。我们克隆出这一细胞因子的基因序列就为以后相关的实验研究提供了靶基因，这一基因在大肠杆菌中的高效表达不仅增加了其生物利用的可靠性，而且为其在其他方面的应用如蛋白提纯、抗体的制备等奠定了基础。

参考文献

[1] Moore K W. Vieira P，Fiorentino D F，et al. Homotology of cytokine synthesis inhibitory factor（IL-10）to the Epstein Barr virus gene BCRFI [J]. Science，1976，248: 1230.

[2] Fiorentino D F，Bond M W，Mosmann T R. Two types of mouse T helper cells IV. Th2 Clones secrete α factor that inhibits cytokine production by Thl clones [J]. J Exp Med，1989，170: 2081.

[3] Goodman R E，Oblak J，Bell R G.Synthesis and characterization of rat interleukin-10（IL-10）cDNA clones from the RNA of cultured OX8-OX22 thoracic duct T cells [J]. Biochem Biophys Res Commun，1992，189: 1.

[4] Nubgyela A，Torio A，Muro M，et al. Implication of soluble and membrane HLA class I and serum IL-10 in liver graft acceptance [J]. Hum Immunol，1999，60：500.

[5] Selzman C H，Shames B D，Miller S A，et al. Therapeutic implication of interleukin-19 in surgical disease [J]. Shock，1998，10：309.

[6] Lu P，Zucker K，Fuller L et al. Cloning and expession of canine interleukin-10 [J]. J Interferon Cytokine Res，1995，15：1103.

[7] Lockhart E，Slobbe L，Droogmans L，et al. The cloning and sequencing of cervine interleukin-10 [J].DNA Seq，195，5（5）：265.

[8] Aguilar Santelises M，Gigliotti D，Osorio L M，et al. Cytokine expression in B-CLL in relation to disease progression and in vitro activation [J]. Med Oncol，1999，16（4）：289.

《中国免疫学杂志》2002，18（7）：461

血管内皮细胞组织特异性表达人CD59基因转基因小鼠传代及表达检测

张志宏　马腾骧　王广有　李胜芝　张　月

李光三　刘思金　劳为德

【摘要】　目的：探讨外源基因在转基因动物中的遗传规律。方法：将血管内皮细胞组织特异性表达人CD59基因转基因昆明种雄性小鼠，与普通昆明种雌性小鼠交配。Southern-blot杂交确定子一代外源基因整合阳性转基因小鼠。RT-PCR方法用于子一代转基因小鼠人CD59转录水平筛选。以流式细胞术检测人CD59基因在子一代转基因小鼠蛋白质水平表达。结果：产子14只。7只外源基因整合阳性，其中雄性4只，雌性3只。转录水平检测发现3只出现所需的条带。继而对上述3只转录水平阳性的F1代小鼠白细胞行流式细胞术检测，白细胞膜表面人CD59表达均为阳性。结论：转基因动物的遗传规律复杂，基因沉默可能是导致子代转基因动物不表达的重要因素。

【关键词】　转基因动物；遗传；表达；整合；调控

【Abstract】　To explore the rule of heredity in transgenic animals. Methods: Transgenic mouse tissue-specifically carrying human CD59 on the vascular endothelium was mated with ordinary one. Southern blot analysis of genomic DNA was used to assess the presence of the transgene in the genome of the offspring, and expressions at mRNA and protein levesl were measured by RT-PCR and flow cytometry respectively. Results: Southern blot analysis showed that 7 of 14 offspring were transgenic. Human CD59 gene was expressed on the surface of leucocytes in 3 of the 7 hCD59–integrated offspring. Conclusion: The rule of heredity in transgenic animals is complicated. Gene Silencing may be a primary factor that some animals don't express the transgenes.

【Keywords】　Transgenic animal；Heredity；Expression；Integration；Regulation

我们在建立血管内皮细胞组织特异性表达人CD59基因原代转基因小鼠的基础上，将转基因小鼠与普通小鼠交配产生子一代，检测人 CD59 在子一代中的整合与表达，探讨外源基因在转基因动物中的遗传规律。

材料和方法

1 材料

1.1.1 小鼠本实验室建立的血管内皮细胞组织特异性表达人 CD59 基因原代转基因昆明种小鼠 1 只，雄性，鼠龄 5 个月，白细胞膜表面人 CD59 表达强度为 80% 人 CD59 基因在人白细胞的表达强度。有繁殖能力的雌性普通昆明种小白鼠（中国科学院遗传与发育生物学研究所实验动物中心提供）。外源基因（结构见图 1）由本实验室构建。

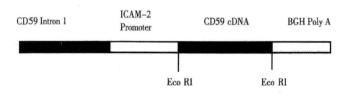

CD59 Intron 1   ICAM–2 Promoter   CD59 cDNA   BGH Poly A

Eco RI   Eco RI

图 1　注射用外源基因片段结构图

注：注射用 2.2 kb 外源基因片段，依次包括人 CD59 基因第一个内含子、ICAM–2 启动子序列、人 CD59 cDNA 及 BGH poly A。

1.1.2 生物酶及其他试剂　各种限制性内切酶、RNA 酶及蛋白酶 K、DNA 随机引物标记试剂盒、PCR 试剂盒、血液 RNA 提取试剂盒、逆转录试剂盒均为 Promega 公司产品；小鼠抗人 IgG（FITC 标记）、小鼠抗人 CD59 单克隆抗体（FITC 标记）购于美国 BD 公司；α–32P-dCTP 购自北京亚辉生物工程公司。其他生化试剂购自 Sigma 公司。除非特别说明，所有试剂均为分析纯。

1.1.3 PCR 引物　使用 O ligo 5.0 PCR 引物设计软件，根据人 CD59 cDNA 的序列设计，上游引物：5′-CTGTGGACAATCACAATGG-3′；下游引物：5′-CCGACTTAGGGATGAAGG-3′，产物 408 bp。内参照根据小鼠磷酸甘油醛脱氢酶（GAPDH）基因设计引物：上游引物：5′-CGTGGACCTGACCTGCCCTCTAGA-3′；下游引物：5′-TTACTCCTTGGAGGCCATGT′GGG-3′，产物 280 bp，PCR 引物合成均由上海申友公司完成。

1.1.4 流式细胞仪　BD 公司产品。PCR 仪：Eppendorf 公司产品。

1.2 方法

1.2.1 子一代小鼠的建立　将本实验室建立的血管内皮细胞组织特异性表达人 CD59 基因转基因昆明种原代雄性小鼠，与自然发情普通昆明种雌性小白鼠交配，待产子。

1.2.2 子一代小鼠基因组 DNA 的提取　将 1 月龄子一代小鼠尾部组织剪碎后加等量 DNA 提取缓冲液（0.1）mol/ L EDTA，50 mmol/L Tni-HCL（pH 8.0），5 g/L SDS，蛋白酶 K 100 mg/L）。45℃消化 20 h。酚 / 氯仿抽提，乙醇沉淀 DNA 后，溶于适量 T E（pH 8.0）中。

1.2.3 子一代小鼠基因组 DNA 的 Southern-blot　取子一代小鼠基因组 DNA 20 μg，用同种普通小鼠基因组 DNA 及注射用外源基因作为阴性对照和阳性对照，以内切酶 EcoR I 充分消化，电泳后转移至尼龙膜。DNA 杂交：以人 CD59 cDNA（476 bp）为探针，按照"DNA 随机引物标记试剂盒"所述方法以 α-32P-dCTP 标记探针。杂交过程参照有关方法略作修改[1]。

1.2.4 转基因小鼠人 CD59 mRNA 水平检测 –RT-PCR　内眦静脉抽取基因组 DNA Southern-blot 阳性小鼠血 300 μL，以同种普通小鼠血作为阴性对照，0.9% NH_4Cl 裂解红细胞，提取白细胞，按照"血液 RNA 提取试剂盒"所述方法获取总 RNA。以总 RNA 为模板，按照逆转录试剂盒所述方法逆转录合成 cDNA。以反转录获得的单链 cDNA 为模板，以根据人 CD59 cDNA 的序列设计的引物进行 PCR 反应。PCR 循环参数为：94℃ 2 min；94℃ 45 s，55℃ 40 s，72℃ 1 min，30个循环；72℃延伸 7 min。以注射用基因片段作为阳性对照，内参照使用 GAPDH，GAPDH 引物在 PCR 反应的第 5 个循环时加入，用 0.8% 的琼脂糖凝胶电泳检测。

1.2.5 流式细胞术进行子一代小鼠白细胞膜表面人 CD59 表达的检测　同前述方法提取 RT-PCR 阳性子一代小鼠血白细胞，同种普通小鼠及正常人白细胞作为阴性对照和阳性对照，用 PBS（含 1% 胎牛血清）洗 3 次后，以小鼠抗人 IgG（FITC 标记）作为阴性标记，常温下与 FITC 标记小鼠抗人 CD59 单克隆抗体孵育 30 min 后，PBS（含 1% 胎牛血清）洗 2 次，将细胞重悬浮后行流式细胞检测。

结　果

2.1　合笼后一个月，产仔 14 只，其中雄性 6 只，雌性 8 只。

2.2　对 14 只子一代小鼠基因组 DNA 行 Southern-blot 杂交分析，7 只（雄性 4 只，雌性 3 只）出现所需的强度不同的杂交带（图 2），表明这些子一代小鼠基因组 DNA 中整合有所导入的外源基因。使用 RT-PCR 方法对这 7 只小鼠行转录水平检测，发现 3 只出现所需的 407 bp 条带（图 3）。继而对上述 3 只转录水平阳性的子一代小鼠白细胞行流式细胞术检测，白细胞膜表面人 CD59 表达均为阳性，表达强度为（60% ~ 80%）人 CD59 基因在人白细胞的表达强度（图 4）。

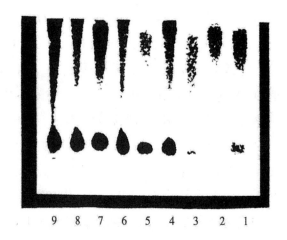

图2　子代小鼠 基因组 DNA Southern-blot 杂交结果

注：第1泳道：人 CD59 cDNA 片段（阳性对照）；第2泳道：普通小鼠基因组 DNA（阴性对照）；第3～9泳道：阳性转基因鼠的基因组 DNA。

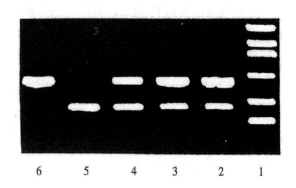

图3　RTPCR 法扩增产物在琼脂糖凝胶中电泳结果

注：第1泳道：Marker（DL 2000）；第2～4泳道：阳性转录水平转基因小鼠；第5泳道：普通小鼠（阴性对照）；第6泳道：外源基因（阳性对照）。

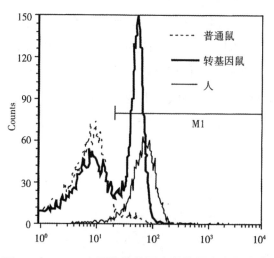

图4　人 CD59 在子代转基因小鼠外周血白细胞表达

讨　论

外源基因能否随转基因动物的传代而稳定遗传，是转基因动物研究过程中一个重要阶段，可影响转基因动物的进一步研究和实际应用。

研究表明[2]外源基因的整合因素是外源基因能否随转基因动物的传代而稳定遗传的一个重要环节。外源基因在转基因动物宿主染色体内的整合机制十分复杂，涉及遗传学、胚胎学、生物化学和细胞工程学等众多学科的研究领域。虽然目前对这种整合的机制有了一定的了解，但还有大量未知和无法控制的问题存在。转基因动物技术最主要的局限就是可控性较差，存在许多随机因素。而正是这些随机因素影响外源基因在转基因动物中的传代，因为：（1）插入突变导致转基因动物不育。外源基因在随机整合入宿主染色体的过程中，有可能插入控制生殖细胞成熟和分化的一类基因的内部或其侧翼调节序列中，使这些基因发生插入突变，丧失功能，致使转基因动物表现为不育或不孕。（2）性嵌合现象。以受精卵的显微注射法建立转基因动物的过程中，如本研究应用的血管内皮细胞组织特异性表达人 CD59 基因转基因小鼠，就是通过此方法建立的，由于外源基因是在雌、雄原核融合之前导入的，外源基因亦常在此期间整合到宿主染色体内，因此产生的转基因动物所有组织和细胞，经常都有这一外源基因，且其整合的位置和拷贝数基本上一致。有证据显示：约有 70% 的 DNA 整合发生在受精卵第一次分裂前，转基因存在于动物全身细胞，也有 30%DNA 整合在受精卵第一次分裂后，形成嵌合体，转基因只存在于动物体内的部分细胞。如果生殖细胞转基因小鼠出现转基因缺失就称之为"性嵌合"。这样的转基因动物虽然能够传代，但外源基因不能够被遗传。（3）外源基因的"丢失"。外源基因一旦整合入宿主染色体内，就要参与宿主染色体的所有遗传过程。在此过程中外源基因有可能发生"丢失"。原因还不完全清楚，可能与动物在进化过程中形成的通过 DNA 的复杂修复功能而保持其遗传性状的稳定性有关。幸运的是本实验建立的原代转基因小鼠生育力未受影响，产子 14 只，7 只外源基因整合阳性，显示至少在子一代前外源基因在建立的转基因动物链中未发生"丢失"或性嵌合。

本实验中，在转基因小鼠与普通小鼠交配的传代过程中，产生的子代小鼠中有 50% 的阳性整合鼠，表明稳定整合的外源基因与宿主体内的正常基因一样也依据孟德尔遗传规律遗传到下一代。

获得外源基因整合阳性子代小鼠并非标志传代成功，因为评价转基因动物传代是否成功的最终是指外源基因在子代宿主体内表达。外源基因在转基因动物体内的表达具有非常复杂的调控机制。建立转基因动物的外源基因获得表达必需的基本结构包括：启动子序列、增强子、目的基因结构序列及终止信号序列[3]。本实验用于建立转基因动物的外源基因包括了表达必需的几个基本结构：人 ICAM-2 启动子序列，人 CD59 基因第一个内含子，人 CD59 cDNA 及 BGH poly A，但仍有 4 只外源基因整合阳性的子代小鼠表达阴性，这表明外源基因的表达还受其他一些未知因素的影响，其中最重要的因素可能与基因沉默有关[4]，基因沉默是近几年来在转基因工作中发现的一种后生遗传现象。随着基因工程的发展，人们发现许多转入的外源基因在宿主中并不是都能正常表达，有部分转入的外源基因发生了基因沉默（gene silencing）现象。基因沉默分为两大类，第一类：位置效应，由于外源基因插入基因座（loci）两侧的 DNA 或插入特定的染色质部位对插入的基因起到了负影响所致（异染色质区）。第二类是由于多拷贝的外源基因存在于同一染色体中而诱发的一种表遗传失活现象，由于是同源或互补的序列所诱导，所以也称为同源依赖的基因沉默。针对转基因出现基因沉默的许多实验事实，已经提出了不少模型试图解释这一现象，但到目前为止，还没有一个模型能很全面地解释这一现象。现在对基因沉默的研究是国内外比较热门的一个课题，相信这方面的研究可能会更深层次地揭示基因表达调控机制，为转基因工程作理论上的指导。

参考文献

[1] J. 萨姆布鲁克 . 分子克隆实验指南 [M]. 金东雁，梨孟枫，译 . 2 版，北京：科学出版社，1996：112-114.

[2] Cozzi E，Masroor S，Soin B，et al. Progress in xenotranslpantationl [J]. Clin Nephrol.2000: 53（4）：13.

[3] 李育阳 . 基因表达技术 [M]. 1 版，北京：科学出版社，2002：159-163.

[4] Matzke M，Matzke A J M，Kooter. RNA: Guiding gene silencing [J]. Science，2001，293（10）：1080.

《天津医科大学学报》2004，10（1）：11

异种移植模型转人 α1，2 岩藻糖基转移酶基因小鼠显微注射 DNA 片段的制备

马志方　刘秉乾　张　玥　王广有　马腾骧

【摘要】　目的：制备转人 α1，2 岩藻糖基转移酶（HT）基因小鼠显微注射 DNA 片段。方法：引物两端设计酶切识别位点，聚合酶链反应（PCR）扩增 HT cDNA 全长序列，两端含有 EcoR I 和 Bam HI 酶切识序列；回收 HT cDNA 片段并与 pMD18-T 载体连接，EcoR I 和 Bam HI 双酶切纯化质粒鉴定；EcoR I 和 Bam HI 双酶切 pMD18-HT cDNA 重组质粒和 pCMV-MCS 质粒，回收 HT cDNA 片段和 pCMV-MCS 质粒片段，进而连接，转化感受态细菌，纯化质粒对其进行酶切、PCR 和测序鉴定；Pvu I 和 Not I 依次单酶切重组质粒 pCMV-MCS- HT cDNA，回收大小约 2.85 kb 片段，溶于适量显微注射用缓冲液。结果：成功构建了重组质粒 pCMV-MCS- HT cDNA，酶切回收了 2.85 kb 的显微注射 DNA 片段。结论：通过基因工程技术可以获得转人 HT 基因小鼠显微注射 DNA 片段，包含基因表达元件，可以用于显微注射法建立转人 HT 基因小鼠。

【关键词】　异种移植；α1，2 岩藻糖基转移酶；基因转移；显微注射

【Abstract】Objective: To produce microinjected DNA fragment for human 1,2-fucosyltransferase（HT）transgenic mouse. Methods: The end of primer was designed to have unique EcoR I or Bam HI site. A DNA fragment encoding the full length of HT gene was generated utilizing PCR，which included EcoR I（5′）and BamH I（3′）sequence end. The DNA was purified on gels and subcloned into pMD 18-T vector. HT cDNA was digested by EcoR I and Bam HI then was recovered and cloned into pCMV-MCS plasmid. The recombinant plasmid pCMV-MCS-HT cDNA was identified using PCR，digestion and sequence analysis. Pvu I and Not I digested recombinant plasmid respectively. The 2. 85 kb DNA fragment was recovered and lysed in microinjecteddi buffer. Results The recombinant plasmid PCMV-MCS-HT cDNA was constructed successfully. The 2.85 kb microinjected DNA fragment was digested and recovered. Conclusion：The microinjected DNA fragment forhuman HT transgenic mouse can be produced by gene engineering technique，which has elements for geneexpression，and can be used to produce transgenie mouse

【Keywords】 Xenotransplantation; α1, 2–fucosyltransferase; Transgene; Microinjection

异种抗原半乳糖 α1, 2 半乳糖（α-Gal）在异种移植免疫排斥反应的各个阶段均发挥重要作用，削减其表达可以抑制或者减轻超急性排斥反应、急性血管排斥反应，甚至细胞性异种排斥反应，所以这方向的研究是近年来异种移植研究的热点。削减 α-Gal 表达的方法有多种，其中之一就是转移人 α1, 2 岩藻糖基转移酶（HT）基因到动物体内，HT 通过与合成 α-Cal 的 α1, 3 半乳糖基转移酶竞争相同底物从而抑制其表达。通过建立动物模型可以进一步研究人 HT 基因转移对异种免疫排斥的作用和机制，本实验构建 pCMV-MCS– HT cDNA 重组质粒，质粒载体含有适合的酶切位点，可以切下载体的无关序列并保证需要序列的完整性，以获得 2.85 kb 的显微注射 DNA 片段。

材料与方法

1.1 材料

1.1.1 质粒：含 HT cDNA 序列的质粒由美国密歇根大学 Robert 教授惠赠；pMD18–T Vector 购自日本 Takara 公司；pCMV-MCS 质粒购自德国 Merck 公司。

1.1.2 实验菌株：E. coli JM109 感受态细菌，购自北京鼎国公司。

1.13 主要试剂：质粒小量快速纯化试剂盒购自北京鼎国公司；质粒中量纯化和琼脂糖凝胶电泳 DNA 片段回收试剂盒购自美国 Omega 公司；DNA 快速连接反应试剂盒购自日本 Takara 公司；显微注射用缓冲液 [Tris. HCl（pH = 7.4）10 mmol/L，乙二胺四乙酸（EDTA）0.1 mmol/L]；各种限制性内切酶、ExTaq 酶、连接酶及其缓冲液等均购自日本 Takara 公司。

1.2 方法

1.2.1 聚合酶链反应（PCR）扩增 HT cDNA 片段：根据 Gene Bank 报道的人 HT cDNA 全长序列（1098 kb）设计引物，为了便于定向克隆，在上游引物的 5′ 端加有 EcoR I 酶切位点，在下游引物的 5′ 端加有 Bam HI 酶切位点。上游引物 5′ –GAATTCATGTGCCTCCGGAGCCAT CG–3′，下游引物 5′ –GGATCCTCAAGGCTTAGCCAATGTCC–3′，产物长度为 1110 bp。按下述条件反应：预变性 94℃ 10 min，30 轮后续循环 94℃ 40s，54℃ 1 min，72℃ 90 s，末轮延伸 72℃ 10 min。PCR 产物行 0.7% 琼脂糖凝胶电泳。

1.2.2 回收 HT cDNA 片段和利用 T 载体亚克隆：使用回收试剂盒从琼脂糖凝胶回收 DNA 片段。将回收的 HT cDNA 片段和 pMD 18–T 载体按连接试剂盒说明建立连接体系。感受态细菌在冰中溶解后混含均匀，吸取 100 μL 移入 Eppendorf 管中，离心连接反应管，吸取管底部反应液 10 μL 移入上述 Epperdorf 管，冰中放置 30 min，42℃热休克 90 s。冰中放置 1 min，将 37℃预热的 Luria broth（LB）培养基 890 μL 加入菌液中，37℃振摇 90 ～ 120 min，取菌液 200 μL 均匀涂于含氨苄青霉素 / 异丙醛 -β-D- 半乳糖苷（IPTG）/5- 溴 -4 氢 -3- 吲哚 -β-D- 半乳糖苷（X-Gal）的琼脂糖培养基平板，37℃放置 20 min 后倒置。培养过夜后平板上长出蓝白菌落，挑取数个白色菌落，小量扩增并纯化质粒，用 EcoR I/Bam HI 双酶切质粒，酶切产物电泳。

1.2.3　EcoR I/Bam HI 双酶切 pMD 18-HT cDNA 和 pCMV-MCS 质粒并回收需要片段：用 EcoR I/Bam HI 分别双酶切 pMD 18-HT cDNA 和 pCMV-MCS 质粒，取酶切产物电泳，在凝胶成像仪观察酶切结果。制备宽齿的回收用琼脂糖凝胶，取剩余的酶切反应液电泳，取出凝胶在紫外分光光度仪下用锋利清洁刀迅速切下所需片段（HT cDNA 1.1 kb，pCMV-MCS 4.5 kb 并回收。

1.2.4　酶切片段连接、转化感受态细菌和转化菌落初步筛选：按 DNA 快速连接反应试剂盒说明进行，于 16℃反应 12 h，将连接产物按前述方法转化感受态细菌，从生长菌落中随机挑取 10 个单菌落，接种环分别接种至 10 mL 含氨苄的 LB 培养基中，37℃振摇 4 ～ 6 h，小量纯化质粒，EcoR/Bam HI 双酶切初步鉴定。

1.2.5　pCMV-MCS- HT CDNA 重组质粒的鉴定：（1）多酶切鉴定：根据重组质粒的酶切图谱设计多酶切反应；（2）PCR 鉴定：用前述扩增 HT cDNA 全长片段的引物按以下条件进行反应，预变性 94℃ 5 min，30 轮后续循环 94℃ 40 s，55℃ 1 min，72℃ 70 s，末轮延伸 72℃ 5 min，取反应产物电泳；（3）DNA 测序鉴定将重组质粒和其甘油菌液交 Takara 公司进行 DNA 序列测定。

1.2.6　转人 HT 基因小鼠显微注射 DNA 片段的制备：Pvu I 单酶切重组质粒，乙醇沉淀法纯化酶切产物，再用 Not I 酶切线性重组质粒，酶切产物在回收专用凝胶电泳，回收约 2.85 kb 的 DNA 片段作为显微注射片段，在最后步骤中加 30 ～ 50 μL 显微注射用缓冲液于结合柱，离心得到收集管中含所需片段的液体，在无载菌通风橱中用 0.2 μm 滤膜过滤去除含有影响显微注射的颗粒。

结　果

2.1　PCR 扩增 HT CDNA 片段并回收：取 PCR 产物电泳，在紫外分光光度仪下观察，可见大小约 1.1 kb 的 DNA 片段，如图 1 所示。从琼脂凝胶中回收 DNA 片段，双蒸水溶解，核酸定量仪定量，测 $A_{260}/A_{280} \geqslant 1.80$，可以用于连接反应。

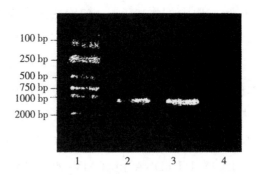

图1 PCR 扩增的 HT cDNA 片段

1：DL2000 Marker；2.3：HT eDNA 片段；4：阴性对照

2.2 T 载体亚克隆 HT cDNA 片段：平板上长出蓝白菌落后挑取数个白色单菌落，小量提取质粒，用 EcoR I/ Bam HI 双酶切质粒，酶切产物行琼脂糖凝胶电泳，可见大小约 1.1 kb 和 2.7 kb 的片段，初步说明此质粒为所需的 pMD18-HT cDNA。

2.3 EocR I/Bam HI 双酶切 pMD 18-HT cDNA 和 pCMV-MCS 质粒：取酶切产物电泳，结果见图2。

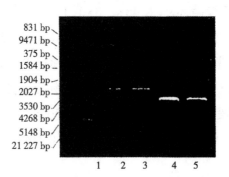

图2 EcoR I /Bam HI 双酶切 pMD18-HT cNDA 和 pCMV-MCS 结果

1：λ-EcoR I and Hind III digest Marker；2，3：pMD18-HT cDNA 酶切片段：4，5：CMV-MCS 质粒酶切片段

2.4 回收酶切片段、连接转化和菌落的初步筛选：使用试剂盒回收 DNA 片段（1.1 kb 和 4.5 kb，酶切片段连接转化和涂平板后，从生长菌落中随机挑取 10 个单菌落植菌，小量纯化质粒，再以内切酶 EcoR I/ Bam HI 双酶切，初步筛选阳性质粒并保种。

2.5 pCMV-MCS- HT cDNA 重组质粒的鉴定：（1）多酶切鉴定：据重组质粒的酶切图谱设计多酶切反应，反应产物电泳结果与设计相符；（2）PCR 鉴定：扩增出大小约 1.1 kb 的片段；（3）DNA 测序鉴定：经过比对证实，定向连接的 HT cDNA 片段与 Gene Bank 收录的 HT cDNA 全长序列吻合。

2.6 转人 HT 基因小鼠显微注射 DNA 片段的制备：用 PuvI 单酶切重组质粒，再用 Not 酶切线性重组质粒，取酶切产物在回收专用凝胶上电泳，结果见图3。

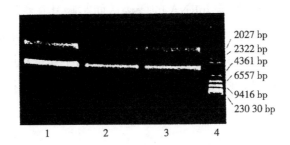

图3　Not Ⅰ 酶切线性重组质粒回收电泳结果
1，2，3：Not Ⅰ酶切线性重组质粒；4：λ-Hind Ⅲ digest Marker

讨　论

3.1　转基因动物研究的必要性

转基因动物是指基因组中稳定地整合有以实验方法导入的外源基因或者特定的 DNA 片段的动物。生产转基因动物程序复杂、成本高、周期长，但是离体培养的动物细胞研究并不能取代转基因动物的研究，主要有以下方面的原因：（1）动物细胞不等同于自由生活的细菌和酵母菌，它是复杂动物体的基本单元，因而动物细胞离体培养时有许多特性会迅速消失；（2）有些基因转入动物细胞系中与把其转入转基因动物中的行为有差别。比如有关基因内含子功能的实验，Aronow 等[1]把基因转入细胞系中，有内含子的基因表达水平和去掉内含子同一基因的表达水平差别不大，但是把基因转入小鼠之后，前者比后者的表达水平高数百倍，事实上许多基因在细胞系和在动物中的表过水平差别很大；（3）最为重要的是利用转基因动物可以研究许多复杂的生物学过程，这些过程不可能通过离体细胞来研究。

3.2　建立转基因动物的方法

在体细胞克隆技术问世之前，生产转基因动物的所有方法都涉及早期胚胎的人工操作。因为转基因的目的是让动物的所有体细胞和性细胞都带有被转移的基因，只有动物胚胎处在一个细胞阶段时，进行基因转移后才能有效地实现转基因的目的。目前主要有以下几种方法：（1）显微注射；（2）动物体细胞克隆；（3）反转录病毒载体介导的基因转移；（4）胚胎干细胞路线；（5）精子介导的基因转移。显微注射法生产转基因动物是 Gordon 等[2] 在 1980 年首先发明的，其后 Brinster 等[3] 进行了改进一直沿用到今天。使用这一方法非常可靠，重复性很好，已经生产出许多转基因动物，比如小鼠、兔、绵羊、山羊、猪和牛等，是目前最常用的方法。

3.3　表达载体的构建

显微注射 DNA 的载体选择 pCMV-MCS 穿梭质粒，除了含有 CMV 启动子、poly（A）尾等真核表达基本元件外，在多克隆位点前还带有人 β- 珠蛋白内含子，作为增强子可以增强插入基因的表达，作用机制是通过影响 mRNA 的剪接从而影响其在细胞质的丰度，并且能够增强 mRNA 在细胞质的稳定性[4]。Rikki 等[5]的实验证实 β− 珠蛋白内含子可以增强转基因的表达水平。本实验在引物两端设计酶切位点，PCR 扩增 HT cDNA 全长序列，利用 T 载体进行亚克隆，可以使获得的 DNA 序列两端带有设计的酶切位点，方便进行下一步的连接，是基因转移中可利用的一种很好的方法。

3.4　显微注射 DNA 的制备与纯化

3.4.1　显微注射 DNA 片段的获得：得到 pCMV-MCS− HT cDNA 重组质粒以后，如果采用 Pvu I/Not I 双酶切的方法，则可能由于酶切不充分使酶切产物中含有与 2.85 kb 显微注射 DNA 片段大小相近 2.75 kb 的无关片段，回收片段就可能混杂其他片段从而影响显微注射效率和转移基因的表达。本实验采用 Pvu I 和 Not I 依次单酶切重组质粒的方法有效避免了上述问题，可以获得所需的显微注射 DNA 片段。

3.4.2　显微注射 DNA 的构型、末端与载体：线状与环状 DNA 均可用于显微注射，但是实验显示线状 DNA 的整合效率比螺旋状 DNA 要高数倍，并且黏性末端的 DNA 整合效率较高[2]，这些影响因素在实验设计时充分考虑，本实验制备显微注射 DNA 均为线状 DNA，且末端均为黏性末端，质粒载体序列不影响携带基因的整合效率，但抑制转移的真核基因在转基因动物中的表达，注射前去除载体的基因，其表达水平显著高于保留载体的基因，且前者具有较好的重复性[2]。本实验在制备显微注射 DNA 时尽可能去除了载体的无关序列。

3.4.3　显微注射 DNA 的纯度：外源基因纯度对于显微注射成败至关重要[6]，本实验主要在以下几方面努力以获得纯度较高的显微注射 DNA：（1）完全除去实验中使用的酚、酒精、其他有机溶剂和酶类；（2）采用分析纯以上等级的试剂和高纯度水；（3）尽可能采用一次性容器，玻璃仪器专用；（4）使用 0.22 μm 滤膜过滤去除含有影响显微注射的颗粒。（5）使用 DNA 回收纯化试剂盒获得显微注射 DNA 片段，操作简便，所获 DNA 纯度完全符合显微注射要求。

参考文献

[1] Aronow B J，Ebert C A，Valerium，et al. Dissecting a locus control region: facilitation of enhancer-flanking sequences. Mol Cell，1995，15: 1123–1135.

[2] Gordon J W，Scangos G A，Plotkin D J，et al. Genetic transformation of mouse embryos by microinjection of purified DNA. Proc Natl Acal Sci USA，1980，77: 1250–1254.

[3] Brinster R L，Chen H Y，Trumbauer M E，et al. Factors affecting the efficiency of introducing foreign DNA into mice by microinjection eggs. Proc Natl Acal Sci USA，1985，82: 4438–4442.

[4] Michael A，Finola G，Jacky H，et al. Efficient 3′ −end formation of human β-globin mRNA

in vivo requires sequences within the last intron but occurs independently of the splicing reaction. Nucleic Acids Res，1998，26:721–729.

[5] Rikki R B，Cecelia D T，Peter P，et al. LCR-regulated transgene expression levels depend on the Oct–1 site in the AT-rich region of β-globin intron–2. Blood，2003，101: 1603–1610.

[6] Hamada T，Sasaki H，Seld R，et al. Mechanism of chromosomal integration of transgenes in microinjected mouse eggs: sequence analysis of genome-transgene and transgene-transgene junctions at two loci. Gene，1993，128:197–202.

《中国药物与临床》2004，4（12）：912

Ki-67 基因 SIRNA 表达质粒的构建、鉴定及功能研究

郑骏年　马腾骧　孙晓青　陈家存　温儒民　曹敬毅　杨文发　李　望　刘俊杰

【摘要】　目的：构建肿瘤增殖基因 Ki-67 小干扰 RNA（siRNA）表达质粒，研究其对人肾癌细胞 Ki-67 基因表达的阻抑作用，探索肾癌基因治疗新的途径。方法：设计有小发夹机构的 2 条 Ki-67 siRNA 对应模板 DNA 序列，退火处理后克隆至 pSliencer 3.1 质粒，构建重组质粒 pSliencer Ki-67。将 pSliencer-Ki-67 转染人肾癌 786-0 细胞，采用逆转录 - 聚合酶链反应（RT-PCR）、Western blot 检测 Ki-67 表达。结果：酶切及测序证实质粒 pSliencer-Ki-67 构建成功。其可显著抑制 786-0 细胞 Ki-67 mRNA、Ki-67 蛋白表达。结论：成功构建的 Ki-67 siRNA 表达质粒 psliencer-Ki-67 能抑制人肾癌 7860 细胞 Ki-67 基因表达。

【关键词】　基因表达；RNA 干扰；质粒

【Abstract】Objective：To clone the recombinant plasmid of small interfering RNA（siRNA）against Ki-67 gene and to evaluate its activity of inhibiting the Ki-67 expression in human renal carcinoma 786-0 cells. Methods：Two Ki-67 siRNA template DNA sequences were designed and synthesized. The annealed sIRNA template was inserted into pSliencer 3.1 plasmid. The recombinant plasmid（pSliencer-Ki-67 ）was transformed into JM109 strain and identified by restrictive enzyme digestion and sequence analysis. The effect of pSliencer-Ki-67 on the Ki-67 expression of human renal carcinoma 786-0 cells was detected by RT-PCR and Western blot. Results：It was confirmed by restrictive enzyme digestion and sequence analysis that the recombinant plasmid was cloned and the aim sequence was obtained. The Ki-67 expression was ihhibitedat mRNA and protein levels by the recombinant pSliencer-Ki-67. Conclusion: Ki-67 siRNA expression plasmid pSliencer-Ki-67 successfully constructed caninhibit the expression of Ki-67 gene in human renal carc inoma 786-0 cells.

【Keywords】　Gene expression；RNA interfering；Plasmid

RNA 干扰（RNAi）是近年迅速发展起来的一项基因阻断技术，它是利用与靶基因同源的小片段双链 RNA（siRNA）转染靶细胞，特异性诱导靶基因 mRNA 降解[1]。但合成的 siRNA 成本太大且作用时间短暂，使其应用受到限制。2002 年 Brummelkamp 等[2]首次报道，将 siRNAs 所对应的模板 DNA 双链序列克隆入质拉转染细胞，DNA 模板在细胞内转录成小片段发夹状 RNAs（shRNAs），这种 shRNAs 与 siRNAs 具有同样的基因封闭作用，但作用时间长达 2 个月，因此 siRNAs 表达载体技术有望成为肿瘤基因治疗的有力工具。我们构建针对肿瘤增殖基因 Ki-67 的 siRNA 表达质粒，将其转染肾癌 786-0 细胞，观察其对 786-0 细胞 Ki-67 表达的影响。

材料与方法

1. 材料：人肾癌透明细胞株 786-0 本室保存。化学合成的 Ki-67 siRNA、siRNA 转染试剂盒（siPOR™lipid）、阴性对照 siRNA（silencer™ Control siRNA#3）、空质粒 pSliencer 3.1 为美国 Ambion 公司产品。各种限制性内切酶、T4 DNA 连接酶、总 RNA 提取试剂盒、逆转录 – 聚合酶链反应（RT-PCR）试剂盒为美国 Promega 公司产品。Ki-67 一抗、二抗为 Santa Cruz 公司产品。

2. Ki-67 siRNA 的设计、合成：根据 Ki-67（Gene Bank 编号 NM002417）cDNA 364 ~ 384，483 ~ 503 位置的碱基序列，按 siRNA 设计原则，由 Ambion 公司设计、合成 1#、2#Ki-67 siRNA 两对，经 Blast Search 7 检索确认与 Ki-67 以外的人类已知基因序列无同源性。序列如下：1#siRNA 正义链 5′GGAGCCAAUAUUA-CAUAAUtt3′，反义链 5′AUUAUGUAAUAUUGCCUCCtg3′。2# siRNA 正义链 5′GGUAUGAAAAUGAAAGUCUtt3′，反义链 5′AGACUUUCAUUUUCAUACCtg3′。

3. Ki-67 siRNA 表达质粒的构建、鉴定：（1）siRNA 转录模板 DNA 链的设计：根据 1#siRNA 序列，设计总长度为 63 bp 的模板 DNA 链 2 条、，由 Invitrogen 公司合成。其顺序为 BamH I 酶切位点、19 nt 正义序列、9 nt loop 接头序列、19 nt 反义序列、RNA 聚合酶Ⅲ终止子（6 个 T）、Hind Ⅲ酶切位点。其序列为：5′GATCCGGAGGCAATATTACATAATTTCAAGAG AATTATGTAATATTGCCTCCTTTTTTGGAAA3′，3′GCCTCCGTTATAATGTATTAAAGTTCTC TTAATACATTATAACGGAGGAAAAAACCTTTTCGA5′。（2）质粒 pSliencer-Ki-67 的构建：pSliencer3.1 为线性化质粒、其 RNA 聚合酶Ⅲ启动子为人 H1 启动子，抗性标记为氨苄青霉素。将 2 条模板链褪火连接，用 T4 DNA 连接酶将其定向克隆至 pSliencer3.1 H1 启动子之后，构建成重组体质粒。将重组体转化大肠杆菌 JM 101 感受态细胞，筛选氨苄青霉素抗性克隆，命名为 pSliencer-Ki-67。（3）质粒 pSliencer-Ki-67 的鉴定：用限制性内切酶 BamH I、Hind Ⅲ将质粒 pSliencer-Ki-67 切成 2 条片段，电泳观察插入子及载体片段的分子量。pSliencer-Ki-67 序列测定由上海基康生物技术有限公司完成。

4. 细胞培养及转染：786-0 细胞于含 10%FCS 的 RPMI 1640 中常规培养 48 h。用转染试剂盒 siPOR™lipid，按说明将 Ki-67 1#、2# SIRNA 调整到终浓度为 100 nmol/L，加入培养细胞内孵育 2448 h 后，收获细胞检测 Ki-67 mRNA、蛋白表达。以生理盐水（空白对照）、脂质体、阴性对照 siRNA 作对照。pSliencer-Ki-67 终浓度为 0.125 g/L，加入培养细胞内孵育 24、48、144 h 后检测 Ki-67 mRNA、蛋白表达，另设阴性对照。每组设 3 复孔。

5. RT-PCR 检测 Ki-67 mRNA 表达：提取总 RNA，采用一步法行 RT-PCR 反应。Ki-67 引物：正义链 5′ CTTTGGGTGCGACTTGACG3′，反义链 5′ GTCGACCCCGCTCCTTTT3′。反应条件：94℃ 30 s，50℃ 30 s，68℃ 60 s 共进行 40 个循环。以 GADPH 基因作为内对照。取 PCR 产物于 1% 琼脂糖凝胶电泳，紫外照相并行扫描分析，以 Ki-67/ GADPH 表达水平行半定量分析。

6. Western blot 检测 Ki-67 蛋白表达：快速制备法提取核蛋白，经电泳、转膜后杂交，一抗为鼠抗人 Ki-67 单抗，二抗为碱性磷酸酶偶联兔抗鼠多抗，以 NBT/BCIP 显色。以图像处理仪（Gene Company）分析处理，测定吸光度（A）并计算与空白对照组比值。

7. 统计学方法：采用方差分析，SPSS 统计软件处理。

结　果

1. Ki-67 siRNA 序列的选择：siRNA 处理 24 h 后，1# siRNA 处理组 Ki-67 mRNA、蛋白水平（37.7±1.5）%、（46.4±0.9）% 均显著低于 2# siRNA 处理组（63.6±3.1）%、（77.3±2.1）%（$P < 0.01$），1#、2# siRNA 与阴性 siRNA 对照组（97.3±0.9）%、（95.3±0.9）% 比较差异均有统计学意义（$P < 0.01$，图 1）。结果表明 1# siRNA 抑制 Ki-67 表达作用更强，故以其序列设计转录模板。

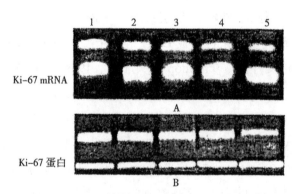

图 1　RT-PCR、Western blot 检测 786-0 细胞 Ki-67 mRNA、蛋白表达结果
1：空白对照；2：脂质体；3：阴性对照 siRNA；4：2#siRNA；5：1#siRNA

2. Ki-67 siRNA 表达质粒的鉴定：pSliencer-Ki-67 经酶切后电泳，可观察到在 4000 bp 和 100 bp 左右各有一条带，符合 pSliencer 3.1 质粒（4285 bp）及插入的 siRNA 片段（63 bp）的特征（图 2）。测序证实与设计的 siRNA 转录模板序列相同，表明 pSliencer-Ki-67 中已含有 siRNA 模板 DNA 片段。

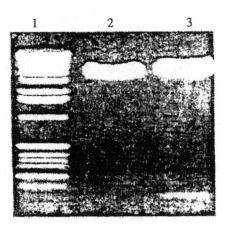

图2　pSliencer-Ki-67 质粒的限制性酶切分析
1：Marker；2：pSliencer3.1 质粒；3：pSliencer-Ki-67 质粒

3.Ki-67 siRNA 表达质粒对 Ki-67 mRNA 及蛋白表达的影响：转染 pSliencer-Ki-67 后 24 h，786-0 细胞 Ki-67 mRNA、蛋白水平（32.7±1.5）%、（41.4±0.9）% 均显著低于对照组（95.5±1.9）%、（94.3±1.2）%，表明 pSliencer-Ki-67 具有抑制 Ki-67 基因表达作用。转染 144 h 后，786-0 细胞 Ki-67 mRNA 水平、蛋白水平（35.7±1.6）%、（45.4±1.9）% 与转染后 24 h 差异无统计学意义。而合成的 1# siRNA 24 h 处理组 Ki-67 mRNA、蛋白表达水平（37.6±1.9%）、（46.4±0.9）% 显著低于 48 h 处理组（53.6±3.2）%、（58.6±3.2）%（$P < 0.01$）。表明合成的 siRNA 24 h 后抑制基因表达作用已下降，而 Ki-67 siRNA 表达质粒抑制作用更为持久。

讨　论

1998 年 Fire 等[1]研究华丽新小杆线虫时发现 RNA 干扰现象，2001 年 Elbashir 等[3]首次报道 siRNA 可特异阻抑哺乳动物细胞靶基因表达，自此该技术成为生物学研究进展最快的领域之一。由于 siRNA 基因阻抑效率比单链反义 RNA 强 100 倍[4]，且特异性更好，因此可成为基因敲除的有力工具。Wilda 等[5]将针对 BCR/ABL 基因的 siRNA 转染白血病细胞株 K562，结果显示 K562 细胞 BCR/ABL mRNA 表达显著降低，凋亡增加。最近 Filleur 等[6]报道在荷瘤小鼠体内使用针对血管内皮生长因子的 siRNA 可明显减缓移植瘤血管生成及肿瘤生长。将 siRNA 用于肿瘤基因治疗具有诱人的前景。Ki-67 基因是一细胞增殖相关基因，在脚瘤增殖各期均有表达[7]。所编码的 Ki-67 蛋白在有丝分裂期磷酸化，与染色体的浓缩及染色单体的分离有关[8]。既往我们曾证实 Ki-67 反义寡核苷酸、反义肽核酸能在体内外抑制人肾癌 786-0 细胞 Ki-67 表达，进而抑制其增殖、促进凋亡[9-11]。本研究采用 Ki-67 基因 siRNA 转染人肾癌 786-0 细胞，结果显示 Ki-67 mRNA 及蛋白表达明显受抑。与我们既往研究比较[11]，浓度为 100 nmol/L 的 siRNA 的作用与 10 μmol/L 浓度的反义 PNA 作用相仿，因此 siRNA 的效果约为反义 PNA 的 100 倍。研究结果不仅证明了 siRNA 对 Ki-67 基因表达具有强大的抑制作用，而且为设计 siRNA 表达质粒提供了基础。作用时间短暂是 siRNA 的致命缺陷，其进入细胞后容易被降解，24 h 后阻抑效果降低作用持续时间约 72 h。为克服此缺陷，人们设想出利用载体介导 siRNA 体内表达技术其原理是将 siRNA 对应的 DNA 模板插入载体中位于 RNA 聚合酶Ⅲ启动子下游、在 RNA 聚合酶Ⅲ作用下转录产生含发夹状结构的 siRNA（shRNA）[12]。据此 Brummelkamp 等 [2] 设计出针对靶基因的 siRNA 的模板 DNA，将其与质粒连接后转染细胞，结果 DNA 模板在细胞内转录形成的 shRNA 具有与 siRNA 同样的抑制靶基因表达作用，更为重要的是这种作用可持续 2 个月。本实验设计的 Ki-67 siRNA 模板序列顺序为：BamH I 酶切位点 – 正义链（19 nt）–loop 环区（TTCAAGAGA）–反义链（19 nt）–RNA 聚合酶Ⅲ终止子（TTTTT）–Hind Ⅲ酶切位点。所用载体为 pSliencer 3.1 线性化质粒，其 RNA 聚合酶Ⅲ启动子为人 H1 启动子。当 DNA 模板插入 H1 启动子下游后，在 RNA 聚合酶Ⅲ作用下转录产生含发夹状结构的 siRNA，当转录至模板上的一连串 T 时转录终止。经酶切、测序鉴定证实本实验成功构建了 Ki-67 siRNA 表达质粒 pSliencer-Ki-67，将其转染 786-0 细胞可明显抑制 Ki-67 mRNA 及蛋白表达，且持续时间超过 144 h，而化学合成的 siRNA 阻抑作用 24 h 即下降。

综上所述，我们成功构建的 Ki-67 siRNA 表达质粒能有效抑制肾癌细胞 Ki-67 基因表达，与化学合成的 siRNA 作用相仿但更为持久，提示 Ki-67 siRNA 表达质粒有望应用于肾癌基因治疗。

参考文献

[1] Fire A，Xu S，Montgomery M K，et al. Potert and sepecific genetic interference by doule-stranded RNA in caenorhabditis elegans. Nature，1998，391: 806.

[2] Brummelkamp T R，Bernards R，Agam；R. A system for stable expression of short interfering RNAs in mammalian cells. Science，2002，296: 550–553.

[3] Elbashir S M，Harborth J，Lendeckel W，et al. Duplexes of 21–nucleotide RNAs mediate RNA interference in cultured mammalian cells. Nature，2001，411: 494–498.

[4] Lipardi C，Wei Q，Paterson B M. RNAi as random degradative PCR: siRNA primer sconvert mRNAnto dsRNAs that are degraded to generate new siRNA. Cell，2001，107: 297–307.

[5] Wilda M，Fuchs U，Wossmann W，et al. Killing of leukemic cells with a BCR/ABL fusion gene by RNA interference（RNAi）. Oncogene，2002，21: 5716–5724.

[6] Filleur S，Courtin A，Ait-si-ali S，et al. SiRNA-mediated inhibition of vascular endothelial growth factor severely limits tumor resistance to antiangiogenic thrombospondin-1 and slows tumor vascularization and growth. Cancer Res，2003，63: 3919–3922.

[7] Gerdes J，Lemke H，Baisch H，et al. Cell cycle analysis of a cell proliferation-associated human nuclearantigen defined by the monoclonal antibody Ki-67. J Immunol，1984，133: 1710–1715.

[8] Endl E，Gerdes J. Posttranslational modifications of the Ki–67 protein coincide with two major checkpoints during mitosis. J Cell Physiol，2000，182: 371–380.

[9] 郑骏年，孙晓青，陈家存，等.肿瘤增殖基因 Ki–67 反义寡核苷酸对人肾癌细胞增殖及凋亡的影响.中国肿瘤生物治疗杂志，2004，24：183–186.

[10] 郑骏年，陈家存，孙晓青，等.Ki–67 反义核酸对裸鼠人肾癌细胞移植瘤生长及凋亡的影响。中华实验外科杂志，2004，21：1132–1133.

[11] 郑骏年，孙晓青，陈家存，等.^{125}I 标记 Ki–67 多肽核酸影响肾癌细胞增殖及凋亡的实验研究.中华核医学杂志，2004，24：139–141.

[12] Sui G，Soohoo C，Affarel B，et al. A DNA vector-based RNAi technology to suppress gene expressionin mammalian cell. Proc Natl Acad Sci USA，2002，99: 5515–5520.

《中华实验外科杂志》2005，22（5）：611

人α1，2岩藻糖苷转移酶基因在猪动脉内皮细胞的表达

马志方　李胜芝　刘秉乾　张　玥　王广有　马腾骧

天津市泌尿外科研究所

【摘要】　目的：通过基因工程技术使人α1，2岩藻糖苷转移酶（HT）基因在猪动脉内皮细胞（PAEC）表达，削减异种抗原α-Gal的表达。方法：构建pcDNA3-HTcDNA重组质粒，体外培养PAEC，脂质体转染法将pcDNA3-HTcDNA转染PAEC，新霉素（G418）筛选具有抗性的细胞克隆，对其用PCR检测重组质粒的整合，流式细胞术（FCM）检测转染细胞H抗原和异种抗原α-Gal的表达。分别以未转染的PAEC和人脐静脉内皮细胞（HUVEC）作为对照。结果：重组质粒转染PAEC经筛选得到抗性细胞克隆，PCR扩增出人HT基因片段，FCM检测转染细胞H抗原表达升高，α-Gal表达明显降低。结论：成功构建了pcDNA3-HTcDNA重组质粒，并使人HT基因在PAEC表达，抑制了α-Gal的合成。

【关键词】　α1，2岩藻糖苷转移酶；基因转移；内皮细胞

Transgenic Expression of Human α1，2-Fucosyltransferase（HT）in Porcine Arterial Endothelial Cells

Ma Zhifang, Li Shengzhi，Liu Bingqian，et al

（Tianjin Urological Institute）

【Abstract】Objective：To express human α1，2-fucosyltransferase（HT）in the cultured pig arterial endothelial cells（PAEC）by gene transfection Methods：pcDNA3-HTcDNA recombinant plasmid was constructed. PAEC were cultured in *vitro*. The recombinant plasmid was transfected into PAEC by lipofectinnmine mediated method. Stabletransfectants were selected using G418. The integration and expression of transgene was assayed by PCR and flow cytometry（FCM）. Normal PAEC and human umbilical vein endothelial cells（HUVEC）were control cells. Results：The transfected cells were selected by G418. The HTc DNA fragment was produced by PCR in survival cells which expressed high H antigen and lower α-Gal. Conclusion. pcDNA3–HTcDNA recombinant plasmid was constructed successfully. Human HT was expressed in PAEC，which reduced α-Gal production.

【Keywords】 α1，2–fucosyltransferase；transgene；endothelial cell

基金项目：天津市科委科技发展计划重点资助项目（043803411）。

　　器官移植是挽救器官衰竭患者的有效手段，随着供体器官短缺与需要移植患者数量增加的矛盾日益突出，异种移植成为科学家考虑解决供体短缺的途径之一。异种移植成功最大的障碍是异种免疫排斥反应，异种抗原 α-Gal 在异种移植免疫排斥反应的各个阶段均发挥重要作用，削减其表达可以抑制或者减轻超急性排斥反应、急性血管排斥反应，甚至细胞性异种排斥反应，所以这一方向的研究是近年来异种移植研究的热点。α-Gal 的合成依赖 α1，3 半乳糖苷转移酶（α1，3-GT），这种酶只存在于非灵长类哺乳动物和新世纪猴的细胞内。人 α1，2 岩藻糖苷转移酶（HT）和 α1，3-GT 作用相同的底物，即半乳糖 B1，4-*N*- 乙酰葡萄糖，但是 HT 的活性明显高于 α1，3-GT[1]。削减 α-Gal 表达的方法有多种，其中之就是转移人 HT 基因到动物体内，HT 通过与 α1，3-GT 竞争相同底物从而抑制其合成和表达。异种器官移植血流开放后最早接触异种抗原的靶细胞是移植器官的血管内皮细胞，本实验构建了 pcDNA3- HTcDNA 重组质粒，将其采用脂质体转染的方法转入到猪动脉内皮细胞（PAEC），检测 HT 整合和表达，为研究人 HT 基因转移抗异种免疫排斥的作用和机制建立细胞模型。

材料和方法

1.1　材料

1.1.1　质粒　含 HTcDNA 序列的质粒由美国密歇根大学 Robert 教授惠赠；pcDNA3 质粒购自 Invitogen 公司。

1.1.2　实验动物和菌株　体重 10 kg 的家养幼猪；E. *coli* JMIC9 感受态细菌购自鼎国公司。

1.1.3　主要试剂　质粒小量快速纯化试剂盒购自鼎国公司；质粒中量纯化试剂盒和琼脂糖凝胶电泳片段回收试剂盒购自 Omega 公司；DNA 快速连接反应、DNA 提取试剂盒和各种限制性内切酶购自 Takara 公司；M99、RPMI1640、MEM 培养基和 G418 购自 GIBCO 公司；阳离子脂质体 Lipofectamine TM200 购自 Invitrogen 公司；胎牛血清购自 Hyclone 公司；流式细胞术（FCM）

检测试剂异硫氢基荧光素标记（FITC）–UEA（检测 H 抗原），FITC-GS-IB4（检测 α-Gal），FITC-IgG₁（本底）购自 Sigma 公司。

1.2　方法

1.2.1　构建 pcDNA3–HTcDNA 重组质粒　用 Hind Ⅲ 和 Xba Ⅰ 分别双酶切惠赠质粒和 pcDNA3 质粒，酶切产物电泳，回收所需片段，按试剂盒说明连接 HTcDNA 和 pcDNA3 质粒片段，转化 JM109 感受态细菌，纯化重组质粒 pcDNA3–HTcDNA，以多酶切、PCR 和测序等方法鉴定质粒。

1.2.2　猪动脉内皮细胞原代培养　无菌条件下切取幼猪全长腹主动脉，剥除其附带组织并剪成 1 cm² 的血管片，用 D– Hanks 液反复冲洗血管片的内外壁，在一无菌培养皿内加入适量 0.25% 胰蛋白酶液，将血管片内膜面朝下铺在培养皿中，置入 37 ℃培养箱消化 15 min，加入含胎牛血清的 M199 培养液终止酶的作用，无菌刀片横竖交替轻刮血管内膜面，用含 20% 胎牛血清的 M199 培养液洗脱收集细胞，接种到培养瓶，置 37 ℃、5%CO₂ 培养箱培养，24 h 后更换新鲜的培养液，以后每 2 ～ 3 d 换 1 次，待细胞生长至融合状态后即可传代。此细胞经光镜和Ⅷ因子相关抗原免疫组化染色鉴定是内皮细胞。

1.2.3　用脂质体法将重组质粒转染猪动脉内皮细胞　采用阳离子型脂质体法转染，在 6 孔培养板每孔接种 2 mL 含 1×10^5 ～ 2×10^5 个 /mL 细胞的培养液，37℃、5%CO₂ 培养箱培养至 50% ～ 80% 细胞融合时用无血清 MEM 培养液漂洗细胞 2 次，再加入 1.5 mL 无血清 MEM 培养液，然后滴加含脂质体 –DNA 复合物的细胞转染液 0.5 mL，转染 24 h 后吸去转染液，换成含血清的 M199 培养液继续培养。72 h 后在细胞近 80% 融合时开始使用 G418 筛选，筛选压力为 200 mg/L（事先实验确定），当转染细胞大部分死亡时（需 3 ～ 5 d）更换含 150 mg/L G418 的 M199 培养液继续培养，以正常未转染的细胞作为对照，14 d 左右未转染的细胞均死亡，转染成功的细胞形成具有抗性的克隆团，待其增大后转入新瓶，传代、保种。

1.2.4　重组质粒在转染细胞的整合和 H 抗原、α-Gal 表达检测　G418 筛选 3 ～ 4 周后得到的抗性细胞克隆提取细胞 DNA，设计扩增 HTcDNA 核心序列的 PCR 引物（上游引物 5′-CCCCAACGCCTCCTCTT-3′，下游引物 5′-AATGCCCACCCACTCG-3′，扩增产物长度为 868 bp，上海生工合成，浓度为 20 μmoL/L）。按下述条件进行反应：预变性 94 ℃ 5 min；30 轮循环反应 94 ℃ 40 s，54℃ 40 s，72 ℃ 1 min；延伸 72 ℃ 5 min。PCR 产物行 0.7% 琼脂糖凝胶电泳。经过筛选的转染细胞待其生长近融合时弃去培养液，将细胞消化、悬浮并离心，用 PBS 洗涤细胞 1 次，再制成细胞悬液，每份细胞分成 3 管，分别与适量 FTC-UEA Ⅰ、FITC-CSIB4 和 FITC-IgG₁ 避光孵育 30 min，磷酸盐缓冲液（PBS）洗涤细胞 1 次，重悬细胞上流式细胞仪检测。以未转染的 PAEC 和 HUVEC 作为对照。

结 果

2.1 构建 pcDNA3– HTcDNA 重组质粒　重组质粒多酶切产物电泳结果符合设计要求，PCR 扩增出 HTcDNA 全长序列，测序结果与 Genebank 的 HTcDNA 序列比对完全一致。

2.2 重组质粒在转染细胞的整合和 H 抗原、α-Gal 表达检测　以 G418 筛选得到的抗性细胞克隆基因组 DNA 为模板行 PCR，产物电泳得到 868 bp 的片段（图 1），未转染细胞 DNA 的 PCR 结果阴性，表明重组质粒整合于转染细胞基因组。FCM 检测转染 pcDNA3–HTcDNA 的 PAEC 中 HT 合成产物 H 抗原表达增强，同时异种抗原 α-Gal 的表达明显降低，表明人 HT 基因在 PAEC 成功表达，与 α1,3–GT 竞争相同底物，合成了 H 抗原，同时减少了 α-Gal 的合成。转染 PAEC 与正常 PAEC 比较，α-Gal 的平均荧光强度由 1346.81 降至 194.44，H 抗原的平均荧光强度由 9.1 增至 215.93；α-Gal 的 M2 区由 99.98% 降至 37.18%，H 抗原的 M2 区由 13.80% 升至 78.54%（图 2）

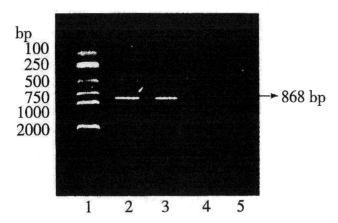

1—DL2000 Marker；2—以转染细胞基因组 DNA 为模板扩增产物；3—以重组质粒为模板扩增产物；4—以未转染细胞 DNA 为模板无特异扩增产物；5—以水为模板无特异扩增产物

图 1　转来细胞 DNA PCR 产物电泳图

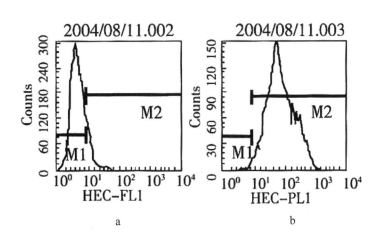

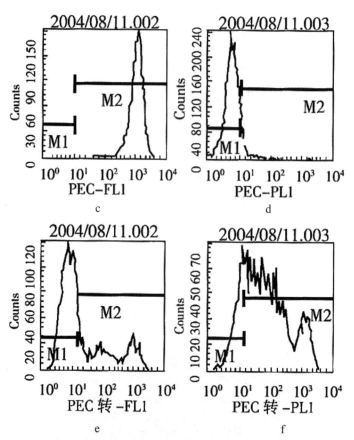

a HUVEC α-Gal 的表达　b HUVEC H 抗原的表达　c PAEC α-Gal 的表达　d PAEC H 抗原的表达　e 转染的 PAEC a-Gal 的表达　f 转染的 PAEC H 抗原的表达

图 2　FCM 检测 3 种细胞 α-Gal 和 H 抗原的表达

讨　论

本实验选用质粒 pcDNA3，其多克隆位点含有酶切位点 Hind Ⅲ和 Xba Ⅰ，在获赠质粒上 HTcDNA 序列两端外侧也有同样酶切位点，可以完整切下 HTcDNA 片段并定向克隆到 pcDNA3 质粒，使基因转移操作较简便。阳离子型脂质体法目前得到越来越广泛的应用，该方法与传统的方法，如磷酸钙法、显微注射法和电穿孔法相比具有高效、简便和容易重复等优点。Lipofectamine TM、Cellfectin 和 Transfectam TM 具有多价阳离子脂类的特性，这种形式比含有单价阳离子脂类的产品活性更高一些[2]，本实验使用新一代的 Lipofectamine TM2000，操作更简便，毒副作用更小。除了转染方法以外，转染效率还受到多种因素的影响。阳离子型脂质体转染内皮细胞的研究显示[3]，许多因素影响内皮细胞的转染效果，包括细胞培养物、培养基、DNA 纯度及浓度、脂质体类型和转染时间等，这些因素在实验中都得到充分考虑。虽然有许多筛选标记可以利用，但 G418 是通过方便的选择，它是一种氨基糖苷，通过干扰核糖体功能来阻止哺乳动物细胞蛋白质的合成，当载体携带的 neo 基因在细胞表达则可以产生 G418 的解毒作用，转染阳性的细胞得以在 G418 的压力下继续生长[4]。本实验选用的质粒载体本身包含 *neo* 基因，通过 G418 的筛选很方便地初步得到转染阳性的细胞克隆。许多实验[5-6]对转移基因整合的检测采用 PCR 或者 Southern 印迹的方法，对 mRNA 的表达采用 RT-PCR 或者 Northern 印迹的方法，而对基因表达的蛋白水平检测则采用免疫学方法，包括 Western 印迹、免疫组化、免疫荧光染色和 FCM 等方法。本实验采用 PCR 对转移的人 HT 基因在 PAEC 基因组的整合进行了检测，进而采用 FCM 对人 HT 产物 H 抗原和异种抗原 α-Gal 的表达进行检测，均获得了阳性结果，表明重组质粒转染 PAEC 获得成功，构建的人 HT 基因表达载体具有活性。在既往人 HT 基因转移的实验中分别采用了 H2kb 启动子[7]、β-actin 启动子[7-8]及人 CMV 启动子[9]，在鼠或者猪的不同种细胞中通过竞争相同底物使 α-Gal 的表达下降了 25% ～ 80%。α-Gal 的削减对减轻或抑制各阶段排斥反应均有重要意义，所以希望重组的人 HT 基因能够在 PAEC 和其他细胞广泛强烈表达，使细胞 α-Gal 表达尽量下降。本实验选用的质粒含人 CMV 启动子，FCM 的检测结果显示与对照细胞相对表达 HT 的内皮细胞 α-Gal 的表达下降＞ 80%，同时对人无免疫源性的 H 抗原表达明显增高。采用上述方法可以使人 HT 基因在猪动脉内皮细胞有效表达，并且强烈降低了异种抗原的表达，下面的工作就是进一步研究 HT 基因转移对猪内皮细胞造成的功能影响。

参考文献

[1] OSMAN N, MCKENZIE I F C, MOUHTOURIS E, et al. Switching amino-terminal cytoplasmic domains of α（1，2）fucosyltransferase and α（1，3）galactosyltransferase alters the expression of H substance and α（1，3）gal [J]. J Biol Chem, 196, 271（24）: 33105-33110.

[2] BEHR J P, DEMENEIX J P, PEREZ M, et al. Efficient gene transfer in mammalian primary endocrine cells with lipopolyamine-coated DNA[J]. Proc Natl Acad Sci, 1989, 86（7）: 6982-6985.

[3] HE Z, SHE R, SUMITRAN H S, et al. The *in vitro* activity and specificity of human endothelial cell-specific promoters in porcine cells[J]. Xenotransplantation, 2001, 8（2）: 202-204.

[4] 黄培堂. 细胞实验指南 [M]. 北京：科学出版社，2001：783。

[5] CHEN C G, SALVARIS E J, ROMANELLA M, et al. Transgenic expression of human α1, 2 fucosyltransferase（H transferase）prolongs mouse heart survival in an *ex vivo* model of xenograft rejection [J]. Transplantation, 1998, 65（7）: 832-840.

[6] CONEY S, MCKENZIE F C, PATTON K, et al. Down-regulation of Gal α（1，3）Gal expression by α1, 2-fucosyltransferasel [J]. Transplantation, 1997, 64（3）: 495-500.

《山西医科大学学报》2005，36（2）：149-151

异种移植转基因用含杂合增强子 UI 的人衰变加速因子重组基因的构建

刘秉乾　马志方　李胜芝　张　玥　王广有　马腾骧

天津市泌尿外科研究所

【摘要】　目的：构建含杂合增强子 UI 的人衰变加速因子（DAF）重组基因的表达载体，应用于转基因动物克服异种器官移植排斥反应的研究。方法：Cla I /EcoR I 双酶切质粒 pXMT2 得到 UI 增强子插入片段（0.3 kb），将其插入 pBluescript Ⅱ SK⁺ 克隆载体的相应酶切位点之间；Xba I /BamH I 双酶切质粒 pGEM-7zf-DAF，得到含人 ICAM-2 启动子及 DAF cDNA 序列的插入片段（3.7 kb），将其也插入到 pBluescript Ⅱ SK⁺ 克隆载体的相应酶切位点之间。随后转化细菌，阳性转化菌落质粒抽提及酶切鉴定。设计引物行 PCR 特异扩增检验。结果：特异性 3 组酶切重组载体均产生了符合要求的相应条带；PCR 扩增出特异的 330 bp 及 321 bp 的片断，符合设计要求。结论：含杂合增强子 UI 的人衰变加速因子（DAF）重组基因的表达载体构建成功。

【关键词】　异种器官移植；衰变加速因子；基因重组；增强子

Construction of Recombinant Human Decay Accelerating Factor gene Using UI Enhancer for High-performance Expression in Xenotransplantation

Liu Bingqian，Ma Zhifang，Li Shengzhi，Zhang Yue，Wang Guangyou，Ma Tengxiang

（Tianjin Instiuite of Urological Surgery）

【Abstract】 Objective: To construct the recombinant human decay accelerating factor gene using UI enhancer for high-performance expression in xenotransplantation. Methods: Cutting the pXM T2 and pBluescript Ⅱ SK⁺ Plasmid with Cla Ⅰ /EcoR Ⅰ restriction endonucleases，and obtaining the recombinant pBluescript Ⅱ SK⁺ plasmid which containing UI enhancer. Then cutting the pGEM–7zf-DAF and recombinant pBluescript Ⅱ SK⁺ plasmid with Xba Ⅰ /Bamh Ⅰ restriction endonucleases，and obtaining the new recombinant pBluescript Ⅱ SK⁺ plasmid which containing UI enhancer and DAF cDNA and ICAM–2 promoter. The plasmids pick-uped from positive transformed germs were identified by the restriction endonucleases and PCR. Results: Obtaining special fragments by different restriction endonucleases. Further，amplifing and obtaining 330 bp and 321 bp special fragments from the positive plasmid by PCR. These results accord with completely the demands of the designs. Conclusion: The recombinant human decay accelerating factor gene using UI enhancer for high-performance expression in xenotransplantation is constructed successfully.

【Keywords】 Xenotransplantation；Decay accelerating factor；Gene recombinant；Enhancer

　　以猪为器官供体的异种移植中，补体系统是血管内皮细胞激活进而引发超急性排斥反应（HAR）的关键因素之一，补体调节蛋白之一衰变加速因子（DAF）可以抑制补体激活的经典及替代两条途径，使异种移植供体血管内皮细胞表面表达人的 DAF，可以抑制异种器官移植时 HAR 的发生，减弱 HAR 的强度。在我室已经构建成功了含人 ICAM-2 启动子的人 DAF cDNA 序列重组基因的基础上[1]，我们构建了含杂增强子 UI 的 DAF 重组基因，进一步增强其表达，为

①　天津市科技发展项目重点资助（编号：043803411）；天津医科大学博士研究生创新基金资助
　　作者简介：刘秉乾（1976—），男，博士在读，研究方向：异种移植；马志方（1973—），男，主治医师，博士，研究方向：异种移植。

建立转人 DAF 基因猪奠定基础。

1 材料与方法

1.1 材料

1.1.1 菌株与质粒　JM109 大肠杆菌及质粒 pBlue-script Ⅱ SK⁺ 均购自日本 TaKaRa 生物公司。包含杂合增强子 UI 的 pXMT2 质粒由美国西雅图 Fred Hutclinson 癌症中心 A D Miller 教授惠赠；重组质粒 pGEM–7zf-DAF 由本室构建。

1.1.2 培养基　LB 培养基：1% 胰蛋白胨、05% 酵母粉、0.5% 氯化钠；LBA 培养基：ILB 培养基、0.5% ~ 1.8% 琼脂。

1.1.3 试剂与实验仪器　限制性内切酶、DNA 连接试剂盒、PCR 反应试剂盒、DNA 快速纯化回收试剂盒等均购自日本 TaKaRa 生物公司。其余试剂均为分析纯级。高速冷冻离心机 J2–HS 为 Beckman 产品，PCR 仪为 Eppendorf 产品。

1.2 方法

1.2.1 大肠杆菌感受态的制备　取冻存的 JM109 大肠杆菌，经复苏、培养、挑取单个菌落、扩增及 $CaCl_2$ 处理，制备成感受态细胞，–70 ℃ 保存待用。

1.2.2 质粒的限制性内切酶消化及 DNA 片段的获得　以限制性内切酶 Cla Ⅰ / EcoR Ⅰ 分别双酶切质粒 pX MT2 与 pBluescript Ⅱ SK⁺，分别回收插入片段 U1（0.3 kb）及线性的载体 pBluescript Ⅱ SK⁺ 质粒，遵照 "DNA 快速纯化回收试剂盒" 的说明回收并纯化所需的 DNA 片段。

1.2.3 DNA 的连接及细菌转化　将纯化的载体片段及插入片段以 1：6 比率、10 μL 体系进行连接反应，命名为重组质粒 Ⅰ，热转化至感受态 JM109 大肠杆菌，涂布平板，37 ℃ 过夜培养菌体。

1.2.4 DNA 序列测定　提取重组质粒 Ⅰ，送 TaKaRa 生物公司测定，分析其酶切位点。

1.2.5 DAF 重组基因的构建　以限制性内切酶 Xba Ⅰ /Barn HI 双酶切质粒 pGEM–7zf-DAF 及上述重组质粒 Ⅰ，同前述方法分别回收含人 ICAM–2 启动于及 DAF cDNA 序列的插入片段（3.7 kb）及线性的载体重组质粒 Ⅰ，进行连接反应，得到重组质粒 Ⅱ，其余步聚同前。

1.2.6 DAF 重组基因的鉴定　分别以限制性内切酶 Cla Ⅰ /EcoR Ⅰ、Xba Ⅰ / BAMH Ⅰ、Xba Ⅰ /Cla Ⅰ 双酶切重组质粒 Ⅱ，电泳产物与设计比较。根据 ICAM–2 启动子及杂合增强子 UI 序列设计两对引物。ICAM–2 启动子引物序列：上游，5'- GGG AGG ACT GGG TTA TGC-3'；下游，5'- TGG AGG GAG ATG GTG GC-3'，产物 330 bp。杂合增强子 UI 引物序列：上游，5'- AGT GCA TCC CCC GGG CTG C-3'；5'- ATG CTG AGT GATATC CCG C-3'，产物 321 bp。PCR 反应条件：预变性 95 ℃ 10 min；循环 94 ℃ 30 s，56 ℃ 30 s，72 ℃ 30 s，共 30 个循环；最后延伸 72 ℃ 10 min。

2 结果

2.1 重组质粒Ⅰ杂合增强子UI测序结果　测序结果（图1）。

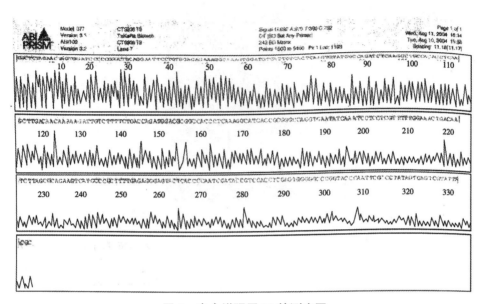

图1　杂合增强子UI的测序图

2.2 重组质粒Ⅱ的限制性酶切分析　随机挑取10个菌落以质粒小量制备法提取质粒，按设计要求，重组质粒Ⅱ大小为7.0 kb，将10份提取质粒同时电泳，除两份显示不清外，其余8份均在 Marker 提示的7.0 kb处。选取2份DNA条带清晰均一的重组质粒，以 Cla Ⅰ / EcoR Ⅰ 双酶切产生 6.7 kb 与 0.3 kb 两个片段，以 Xba Ⅰ /Bamh Ⅰ 双酶切产生 3.7 kb 与 3.3 kb 两个片段，以 Xba Ⅰ /Cla Ⅰ 双酶切产生 3.0 kb 与 4.0 kb 两个片段，完全符合要求（图2）。

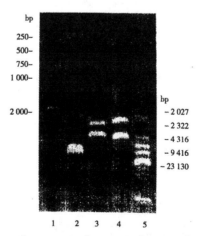

1—DL 2000 Marker；2—Cla Ⅰ /EcoR Ⅰ；3—Xba Ⅰ /BamH Ⅰ；4—Xba Ⅰ /Cla Ⅰ；5—λ-M-hind Ⅲ Marker

图2　DAF 重组基因表达载体多酶切图谱

2.3 PCR 结果　　扩增得到 ICAM-2 启动子 330 bp 和杂合增强子 UI 32 bp 的 DNA 片段，完全符合设计要求（图 3）。

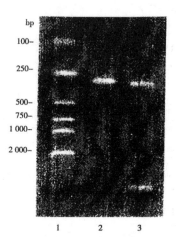

1—DL2000 Marker；2—杂合增强子 UI 片段；3—ICAM-2 片段

图 3　DAF 重组基因表达载体 PCR 产物

3　讨论

异种器官移植目前被认为是解决同种器官供体严重短缺的最有希望的途径之一，但异种移植免疫排斥反应迅速且强烈，严重阻碍了其在临床的应用[2, 3]。移植供体血管内皮细胞是补体激活的部分[4]，人补体调节蛋白 DAF 基因仅在供体血管内皮细胞表面表达，既能发挥其抗 HAR 的作用，又可对动物体内正常的生理环境干扰最小，为了达到此目的，我室已经成功构建了含人ＩCAM-2 启动子的 DAF 重组基因，其作用已得到证实[5]。

补体调节蛋白在血管内皮细胞的表达水平是决定异种移植成功与否及移植物存活时间的关键因素之一，杂合增强子 UI 可使目的基因的表达效率提高 10 倍以上[6]，本实验是在成功构建了含人ＩCAM-2 启动子的 DAF 重组基因的基础上，构建含杂合增强子 UI 的 DAF 重组基因。由于 DAF cDNA 序列含有 EcoRＩ酶切位点，因此，只能将杂合增强子 UI 插入 pBluescriptⅡSK$^+$质粒载体中，经测序分析没有发现 UI 序列含有 XbaⅠ和 BamHⅠ酶切位点，进而双酶切后将含人ＩCAM-2 启动子的 DAF 重组基因插入 pBluescriptⅡSK$^+$质粒载体中，成功构建含杂合增强子 UI 的 DAF 重组基因。

由于重组基因是进一步进行转基因动物研究的基础，因此，我们在多酶切正确的基础上又进行了取聚合酶链反应（PCR）定性检测，两种方法均证实 DAF 基因重组没有改变调控基因及表达基因的框架顺序。检测杂合增强子 UI 是否能使 DAF 基因高效表达，是我们下一步培育转基因动物并检测其内皮细胞人 DAF 基因表达活性的主要工作。

参考文献

[1] 姚旭东，马腾骧，张泽，等 . 使用人粘附分子 -2 启动子的衰变加速因子重组基因表达载体的构建及意义 [J]. 天津医科大学学报，2001，7（4）：472.

[2] Curie Ahn，Jae Young Kim，Byeong Chun Lee，et al. The past present，and future of xenotransplantation [J]. Yousei Med J，2004，45（6）：1017

[3] Madsen J C. Feasibility of xeno-transplantation [J] .Surg Clin NAM，2004（84）：289.

[4] Menoret S，Plat M，Blancho G，et al. Characterization of human CD55 and CD59 transgenic pigs and kidney xenotransplantation in the pig-to-baboon combination[J]. Transplantation，2004，77（9）：1468.

[5] 李胜芝，姚旭东，王广有，等 . 衰变加速因子基因在猪血管内皮细胞中的表达 [J]. 中华实验外科杂志，2002，19（1）：50.

[6] Ted C，Manley H，Comelia G，et al. A generic intron increases gene expression in transgenic mice[J]. Mol Cell Biol，1991，11（6）：3070.

《天津医科大学学报》2005（4）:528

第四篇
从矛盾的普遍性探索肾疾病诊疗方法的特殊性

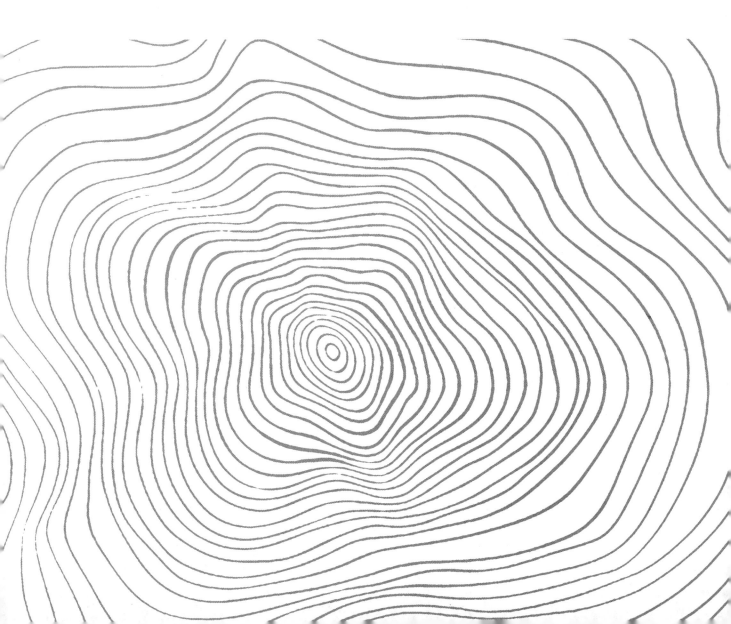

内容提要

　　本篇仅收录了马腾骧教授关于肾脏疾病诊疗方法方面的论文14篇。然而，这14篇论文不仅研究了当时的常见病（肾结核），也研究了少见病（肾血管性高血压）；不仅研究了当时的最新诊断技术（同位素肾图、肾动脉造影、肾素分泌的激发、抑制试验），也研究了最新的手术方法（保留肾脏的肾部分切除术、病灶切开术、肾动脉栓塞术）。用创新思维探索肾脏疾病诊疗方法与实践，展现马腾骧教授勤于临床思维，勇于科学探索的务实创新精神。

　　本篇中的论文大多发表于20世纪60年代初期。当时我国正处于三年自然灾害的经济困难时期，医学科研条件十分落后，科研经费极度短缺。尽管内忧外患的环境不利于科学探索工作，但马腾骧教授依然怀着"一切以病人利益为中心"之初心，在临床实践中勤奋耕耘，勇于探索，并在国内泌尿外科学界较早提出了一些创新性疾病诊疗理念。例如，保留器官的理念（见本篇"肾结核部分肾切除术""病灶切开术治疗肾结核症之观察"）；用影像学进行精准诊断的理念 [见本篇 "^{131}碘 – 碘锐特（^{131}I–Diodrast）肾放射性肾图的临床应用""肾血管性高血压诊断与治疗的进一步观察""腹主动脉 – 肾动脉造影在肾源性高血压诊断上的应用"]；用微创介入治疗减轻手术创伤的理念（见本篇"肾动脉栓塞术治疗肾癌的意义"）。

　　上述50多年前马腾骧教授从医疗实践中凝练出的科学理念是否正确呢？实践是检验真理的唯一标准。几十年来，医学发展日新月异，诊疗理念推陈出新。近10多年来，医学界相继提出了保留肾单位的手术理念、保留器官的理念、精准医学的理念、微创外科的理念。尽管马腾骧教授所提出的理念与之相距40余年，然两者的核心观点却是不谋而合、异曲同工。

　　马腾骧教授之所以能够成为泌尿外科学界勇于探索、善于创新的大师，源自于敏锐的洞察能力、创新的思维能力、敢为人先的探索能力、脚踏实地的奋斗能力。马腾骧教授既为现代泌尿外科学的理论发展做出了巨大贡献，又为后人如何走好从医济世、求索创新之路，树立了光辉榜样。

孙光

肾结核部分肾切除术

马腾骧　虞颂庭

天津医学院附属医院泌尿外科

在一定的病理情况下，用部分肾切除来治疗肾结核症的结果是比较满意的（Фрумкиин 氏，1960）。近年来，由于患者就诊早，早期肾结核症（泌尿系统结核症）确诊者日益增多，病变一般轻微。过去作为主要治疗手段的肾切除术之适应症逐渐减少（Злцгеин，氏 1956；Фрумкиин 氏，1960），而抗菌素和化学疗法的应用范围则相对地日益扩大。Nesbit 氏 1953、Lattimer 氏等（1956、1959）对早期泌尿系统结核症患者一律地长期使用药物治疗。临床上确实有不少早期患者（渗出型肾结核症）经一段药物治疗后痊愈，但是病变发展之自然趋势或药物作用后发生之局部病变纤维化或梗阻形成（肾盏、肾盂或输尿管之任何部位）的后果严重地影响药物的作用。如纤维化或梗阻发生于输尿管下端，尚可于使用药物之同时，配合以解除梗阻之手术（切开、重吻合、再移植等）。但狭窄发生于肾盏或漏斗部时，则须用手术来切除局部病变，而非药物所能解决。部分肾切除术是在这样的病理和治疗基础上发展起来的。

我院从 1955 年开始，对一定病理改变的泌尿系统结核症患者采取了同样的手术措施，到目前为止已治疗 16 名患者，最久者已观察近 7 年。

手术的适应症

选择病例进行手术治疗时，多需根据肾脏之病理情况来决定，但是其他的一些条件亦必须考虑。

一、解剖和生理学上较重要者有四点。

（一）切除后所遗留之肾脏必须超过单肾之 1/3 ～ 1/2，否则保留器官之价值不大。因人类之肾脏丧失全部（两侧）之 3/4 时，所遗留部分仍能维持机体之正常代谢。过少之组织遗留后之作用不大，故无保留价值。

（二）肾脏任何部位之区域性病变皆可由手术切除。无论切除单肾上 1/3 或上 2/3，下 1/3 或 2/3，切除 1/2 或中 1/3，所余之部分肾脏可存活且有一定机能。

本文曾于1962年1月18日天津中华医学会外科分会年会上宣读。

（三）遗留之部分肾脏必须充分之血液供给，故应熟知肾脏之解剖学，特别是肾脏血管之分布。

（四）遗留部分肾脏尿液排出系统必须完整，否则虽有充分之血液供给，亦难存活。故术时涉及肾盂或输尿管时（特别是切除肾脏1/2以上时），应重建引流尿液之手术（再吻合等）。

二、病理改变之根据：在未切除病理标本之前，很难确定病理改变的真实情况，但是根据临床的表现，基本上可于术前对病理情况做出初步估计。一般局限的一个或两个盏的窦性病变（脓肿或溃疡形成）同时有纤维变性，漏斗部狭窄或引流不畅者，均宜行部分肾切除。缘有梗阻或病变周围纤维化之病例，在药物治疗时，往往因局部之缺血状态，而致到达局部之药量极少。同时，如有脓肿形成及引流不畅，药物之作用更难发挥。手术时之发现可能与估计之病理不符合，应根据解剖、生理学或病理的条件进一步的确定。一般，如病变区域过大或输尿管有明显病变，皆宜行全肾切除。

三、临床材料之综合：在诊断确定的病例，可根据以下几点选择手术。

（一）肾盂造影的表现：可作判定病理情况之重要根据。符合于前述病理改变之患者，应行部分肾切除治疗。一般在临床上治疗常规是符合上述病变之患者，应用药物治疗2～3个月后（治疗兼术前准备），病变情况（肾盂造影表现）仍无改善（可能症状和体征消失）或有恶化者，一律行部分肾脏切除术。

（二）症状和体征：符合于上述病理改变之患者，经过了一定阶段的药物治疗（2～3个月），肾盂造影表现虽有进步或无进步，但症状体征仍明显者（综合材料），亦应考虑行部分肾脏切除术。症状和体征中较有重要参考价值者是，尿常规检查、尿结核菌检查、膀胱刺激症状、膀胱镜所见及周身状态，其中虽以尿结核菌检查较为重要，但其他亦不可忽视。

所以临床确定手术适应症时，应当根据多方面的综合材料，不能仅根据一二点做出结论。应当在治疗一个阶段以后，根据实际情况考虑下一步的治疗。

手术技术上的一些问题

有关部分肾切除术的手术技术问题，我们已作过经验介绍（马腾骧、虞颂庭，1959），但在有结核病变的肾脏上行部分切除，确有特点。

一、切除部位之选择：亦即区划切除部分之范围。我们过去介绍的几种方法可供参考，但就结核病变而言，尺度似应更严，即切除范围应较实际病变区域为大，否则切断面在病变范围之内，虽可再次将病变组织切除干净，但易造成血源播散。故在结核病变肾脏上，用一般区划病变之方法确定病变范围（切断面）之后，尽可能再扩大一些。例如，估计病变小于肾之1/3时，至少应切除1/3或1/2（一半）。超过1/2时，则应切除2/3。如此即可避免上述缺点，否则再次切除，除有上述缺点外，延长手术时间，弊害更多。

二、止血问题：在结核病变的肾脏上，行部分切除止血时，应注意两个问题。

（一）一般夹住肾蒂一定时间之止血方法似不恰当，特别是时间较长，易引起肾脏血液循环的影响，这不但影响机能之恢复，且对肾脏的伤口愈合不利，易发生并发症。故 Фрумкиин 氏（1960）推荐之指压法似较合理。我组 16 例患者中，多数是夹住肾蒂止血法，术后复查，虽然肾脏机能皆恢复，但并发症较多，这可能与止血方法有关。相反的，有两例使用的是指压止血法，虽在操作上略觉困难，但未发生术后并发症。当然，病例较少，尚难说明问题，但指压法在理论上是正确的，是应当采用的。

（二）断面止血时应多利用结扎法及肌肉片充填法。将围绕肾盂或漏斗部分布之较大的动、静脉，一一结扎。对较小的动静脉出血点，可用肌肉片压迫止血，少用缝合止血，因过多的褥式缝合止血容易造成组织缺血坏死而影响伤口愈合及产生并发症。

三、断面的处理：在一般的部分肾切除的断面处理上，我们多主张缝合三层，用细羊肠线（000 号）。但对结核症患者，过多的缝合易引起组织坏死、继发性出血或尿瘘形成。所以我们同意 Фрумкиин 氏的主张，在断面止血后，用细羊肠线缝合肾盂或肾盏，用肌肉片充填，再缝合肾脏包膜。但非经缝合而不能止血时，则缝合两层，即肾盂一层、肾实质一层（带肾包膜），间断贯穿缝合。

手术的技术操作直接关系到并发症的发生与否及后果，故当慎重从事。此外，在手术时尚可能遇到一些问题，需要妥善处理。

一、在手术探查时，有时可发现意外的病理改变，往往打乱了原拟计划如：

（一）在原来病变基础上，又发现了外质上多数的渗出型病变的"结核结节"。一般结核结节如在原拟切除之病变范围之内，问题不大，按原计划切除即可；但如超过原拟切除之范围，则应慎重考虑。一般结节之范围不广或点点散在，同时无窦性病灶时，则可不作特殊处理，在原病灶（原拟切除之病变）切除后之药物治疗过程中（一般为 6～8 个月），这些渗出型病变多可自行愈合。如结节范围广泛地密集或有可疑之窦性病灶时，应放弃原定计划而行全肾切除。

（二）输尿管病变之处理：任何较严重的广泛性输尿管结核病变皆能影响手术之后果，故在术时发现，应行全肾切除。但如发现部分狭窄改变时，应结合具体情况处理之。在原定手术的基础上，再行矫形手术（切除再吻合重新移植）。

（三）病变超出原拟切除之范围时，可酌情处理。扩大切除范围，附加病灶清除术（Cavernotomy）成全肾切除。

二、遗留病变问题：手术时固应将病变组织尽行切除，不但结果佳良，亦可减少并发症之发生，但在两种情况下，可能发生病变存留问题，当分别对待。

（一）如对切除部分计划不当，一次切除未将病变切净，立即再切除，不应遗留病变。

（二）在不得已的情况下，特别在技术条件比较困难或将病变尽行切除将损失过多的肾脏组织时，允许遗留一部分渗出型或纤维、脂肪变性的病变。这些病变在主要病灶已被切除的基础上，在手术后药物治疗的过程中，可以治愈。但不能允许遗留窦性病变，此时应将全肾切除。

手术并发症

本组病例术后并发症发生较多（10 例），但无严重者，且经治疗后皆自愈，鲜有后遗者。本组病例无死亡率亦无因发生并发症而再次切除肾脏者。

一、出血：本组 16 例患者从未发生术后近期或远期出血的并发症。仅有 1 例于术后发现术侧肾区有肿块及压痛，可能系腹后壁血肿。经保守治疗两周后消散，伤口一期愈合，未发生感染。血肿之发生可能系肾周软组织渗血所致。

出血是部分肾切除后较严重的并发症，往往因不能止血而须再行肾脏切除。其发生多与术时之技术操作有关，苟能掌握止血原则及断面处理合理，将不致发生。其发生原因有三：

（一）术时止血不佳，术后出血；

（二）断面感染，坏死组织脱落后出血（次发出血）；

（三）病变组织切除不净。

术后发生出血之时间不同，处理亦异。术后短期内出血，在采取一般之措施后仍不能止血者，应再次手术止血，失败者行肾切除。术后晚期出血，多系感染及坏死所致，除采取一般之对症治疗外，应加强引流，控制感染，如流血不止，多需行肾脏切除术。

二、伤口感染：本组病例中有 5 例发生术后伤口感染。其中 3 例短期内经引流后而自愈，其他 2 例的伤口感染发生于术后 1 个月左右，经引流后反复发作，一年后完全愈合。其发生似与肾床之引流有关，引流不够或引流管留置日久皆可发生，一旦发生，加强引流，皆能自愈。

三、尿瘘形成：本组病例中 3 例发生尿瘘，皆于术后 1 个月左右愈合，最长者 39 天。尿瘘发生之原因甚多，但主要的与原病变之遗留及断面处理有关。本组病例中，术前准备时间充分及术时断面处理满意者皆未发生尿瘘，故当引起重视。术后如发生尿瘘，需局部加强引流，内用抗痨药物，不久即可自愈。

四、病变扩散：结核病变于术后发生血源播散，是较严重的并发症，多系选择切断面不当，术时切脓腔所致。若能加强术前准备和术后治疗，手术时加倍努力，当可避免。本组无一例发生，想与上述原因有关。

五、其他：几种较少见的并发症亦当予以重视。

（一）尿道狭窄：是尿路结核症愈合过程的并发症，尿道溃疡纤维变性之结果。一般发生皆较晚，我组中发生 2 例，1 例发生于术后 1 个月，1 例发生于术后 1 年，经扩张尿道治疗后，皆自愈，但不应列为部分肾切除的并发症。

（二）肾盂肾炎：十分少见，本组病例中仅发生 1 例，系输尿管狭窄所致，于手术时发现，虽经扩张治疗，但不够彻底，因引流不畅，术后乃发生肾盂肾炎。每次发作，虽抗菌素可控制，但在随诊的 3 年内，发作 4 次之多，应引起重视。该患者最后的一次排泄性肾盂造影显示术侧肾功能正常，肾盂肾盏显影良好，但有轻度扩张的表现。

治疗结果

本组 16 例患者皆有手术后详细的随诊材料。虽日期长短不同，但结果皆满意（1 例肾盂肾炎患者之发作期除外）。即患者无临床症状，尿常规、结核菌检查（浓缩法）皆为阴性，肾盂造影术侧肾脏功能，肾盂肾盏显影皆正常，周身情况满意，且能从事一定工作（表 1）。

表 1　16 例手术后随诊结果

术后时期	例数	结果	备注
5 年以上	2	满意	其中 1 例随诊已近 7 年
3～5 年	8	满意	其中 1 例有肾盂肾炎
2～3 年	2	满意	
1/2～1 年	3	满意	1 例尿道狭窄患者有轻度尿急、尿频现象
3 个月以下	1	满意	

本组病例手术后的随诊期分别为 3 个月、6 个月、1 年、2 年、3 年，以如此类推，随诊 4 年以上者，每 2 年随诊一次。随诊时检查之内容是：症状、尿常规、尿结核菌检查（多用浓缩法），排泄性肾盂造影（少数病例作了逆行性肾盂造影），周身情况及工作情况。现将每项检查之结果报道如下：

一、症状：主要指膀胱刺激症状。几乎所有手术病例的症状皆于术后 3 个月内消失（一部分患者术前准备期已消失）。以后从未出现，对其中一部分患者也进行了膀胱镜检查，结果也是病变完全消失。所有的手术患者膀胱容量亦皆恢复正常，其他的一些术前症状在术后亦皆消失。

二、尿常规检查：本组病例除 1 例术后 3 个月尿中尚有少数脓球而于术后 6 个月消失者外，其他患者律在术后 3 个月的复查时恢复正常。以后一直表现正常（1 例肾盂肾炎患者之发作期除外）。

三、尿结核菌检查：我们一般采用三次浓缩法。在所有的病例中，术后 3 个月检查时，皆为阴性。以后的随诊检查中亦未发现转为阳性者。本组病例术前尿结核菌阳性者 12 例（75%），准备后仍为阳性者 3 例（药物治疗），但于手术后全部转为阴性。

四、肾盂造影：所有的病例在术后的不同阶段（3 个月、6 个月，1 年等）皆做了多次的排泄性肾盂造影检查，结果皆甚满意。除少数病例（2 例）术侧微呈肾盂积水表现外，余皆正常，不但功能良好，肾盂肾盏之显影亦佳。

五、一般情况及工作情况：手术后患者之体重及体力皆有不同程度的恢复和增加，一般皆于术后 3 个月后恢复半日轻工作，6 个月恢复全日工作，1 年后恢复原工作（包括重体力劳动）。患者皆能胜任，不感疲劳和体力不支，疾病基本消除。

讨　论

一、手术的评价：就手术之治愈率而言，其效果远较肾切除治疗泌尿系统结核症之远期效果为佳。但两者各有其适应症，但患者之条件各不相同，故不能对比。但就手术本身而言，在一定的适应症时，效果是非常满意的。

（一）病理方面：本组病例术前药物治疗阶段（链霉素＋异菸肼）最少3个月以上（仅1例3周者例外），最多竟达半年以上，但切除之肾脏标本皆有空洞及脓腔（两例例外）。这说明药物治疗之效果有限。例外的两例患者，一例切除标本病变处之肾盏呈虫性扩张，内有干路样结石一块，直径为0.5厘米左右，另一例病变处呈脂肪变性及纤维化。两者术前尿结核菌均为阳性，故诊断无误。此两例如长期用药估计可以治愈。我们认为个别病例的适应症选择不当，今后更应严格，不能说是药物可以完全代替手术。Ljunggren氏（1957）也提到适应症选择的问题，他提到Singer氏的经验，在45例部分肾切除的标本中（肾结核症），15例病变已愈合；8例即将愈合，而仅有22例病变是活动性的。

（二）病程观察：手术后3个月患者即可恢复工作，1年后即可恢复原工作（包括重体力劳动），大幅缩短了治疗过程，早日恢复了劳动力，符合多快好省的原则。如用药物，常需成年治疗。

（三）从结果看，将病变组织完全切除，效果准确，没有死亡率，术后并发症虽多，但严重者少，苟提高手术技术，则可更少，手术之远期效果亦佳，非其他疗法所能比拟。

总之，在一定的适应症时，部分肾切除是治疗肾结核症（泌尿系统结核症）的很好方法。

二、术前准备和术后治疗的重要意义：我们强调了在一定适应症时手术治疗之价值，但并不否认抗痨药物在术前准备和术后治疗过程中所起的重要作用。

术后用药不但可以保证手术安全（减少并发症和病变的扩散），也有治疗的作用。因由肾盂造影反映出之肾脏病理情况，有时并不与实际符合，必有一部分仅用药物即可治愈的病例。所以应术前准备或至少观察期两个月，除休息营养等外，给以抗结核药，一般是链霉素每周3次，每次1克肌肉注射，口服异菸肼，每日3次，每次100毫克。届期复查，如病变显著好转，续用药物治疗，2个月后复查，根据病情变化，决定继续用药或手术。如情况恶化，特别是符合手术适应症者，应行手术治疗。药物治疗期亦即准备期。手术前一周，药物用量加大，链霉素每日1克，异菸肼用量同前即可。

故术后药物治疗之意义颇大，因泌尿系统结核症是周身病的系统表现，至于剩余病变之控制，输尿管，膀胱结核症之恢复，术后并发症之预防等，皆须用药。一般术后一周之用量同于术前一周，一周后改为常规用量，用量同于术前准备期。使用日期则据情而定，一般是6～8个月。

结　论

　　部分肾切除治疗肾结核症（泌尿系统结核症）的结果是满意的，但须严格掌握适应症，药物的术前准备及术后治疗也是重要的。手术并不困难，但有一定原则。目前，术后并发症较多，虽严重者少，但应避免。

参考文献

[1] 马腾骧，虞颂庭．中华外科杂志，7:690，1959.

[2] 马腾骧，虞颂庭．天津医药杂志，3:306，1961.

[3] А. л фрумкин: Уролотия 4: 3，1960.

[4] Л. М. зццтеиⅲ: Уролотия 4，1956.

[5] H.G. Hanley: British J. Surg. 48: 415，1961.

[6] J.K Lattimer: Transaction of Am. Ass. of G.U. Surg. 51: 61. 1959.

[7] E. Ljunggren J. Urol. 78: 499，1957.

《天津医药》1963，5（1）：10

病灶切开术治疗肾结核症之观察

马腾骧　虞颂庭　张振雄

天津医学院附属医院泌尿外科

病灶切开术是治疗肾结核保留器官的一种手术方法，近年来已被很多临床医师所重视，认为在一定的适应情况下病灶切开术是较部分肾切除更为简便的治疗方法。

近年来由于早期肾结核患者日多，药物治疗已成为治疗的主要趋势，但在一定的病理情况下，手术治疗仍是必要的。渗出型肾结核症是以药物治疗为主，而空洞型的病变，则须施行手术。至于选用何种手术，完全应根据病变的情况、发展趋势及患者的具体情况来决定。

我院由1961年迄今，对10例肾结核患者采用了病灶切开的治疗方法，今简单地介绍有关手术一些问题的初步体会。

手术的操作方法（图1）

到目前为止，有关手术的操作方法，仍不统一。根据我们的经验，我们目前采用的方法，效果是比较满意的。

术前准备不但有助于手术安全，减少并发症，也是选择手术的一种方法。一般准备期2～3个月，每周注射链霉素两次，每次1克，每日服异菸肼3次，每次100毫克。术前一周链霉素改为每日1克而异菸肼之量同前。

手术是采用一般肾切除的麻醉（腰麻或硬膜外）及常规的腰部切口。如果病变区域在肾脏上极，则应切除第12肋骨。暴露病肾后，切勿过多剥离，以免扩散感染。由于术前肾盂造影比较明确，脓肿部分颜色既不正常，表面亦多突起，故易被发现。有时病变区域或周围有较多之粘连。

确定病变性质及脓腔大小后，先用纱布保护周围。然后用空针将脓腔内之脓液尽量吸净，此时脓腔凹陷，境界明确。沿边界将脓腔之顶尽行剪除（图1b），完全暴露脓腔之底，使引流通畅，再用刮匙将脓腔内之干酪样物质刮净。用000号羊肠线缝合脓腔之边缘止血。用链霉素粉末1克充填脓腔。腔内再留置一条细塑料管，并引出体外。依层缝合伤口。

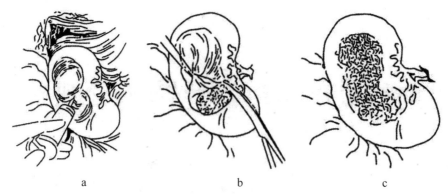

a 暴露肾脏脓腔，用空针吸净脓汁；b 脓腔之顶完全剪除；c 脓腔完全外露，边缘缝合止血

图 1　病灶切开术

术后每日由引流管注入链霉素 1 克共 7 日。此后拔出引流管。伤口皆能一期愈合。

引流管之留置十分重要，由此不但每日可以向内注药，并能起到排泄分泌物的作用，预防并发症的发生。

如探查发现肾脏病变与原估计不甚符合，应根据具体情况加以处理。

病灶切开术操作简单，脓腔之壁甚薄，术时出血很少，故无须先行阻断肾血循环。

必须着重指出，病灶切开要求引流通畅，故须将脓肿之底完全暴露（须将脓腔之顶完全剪除），否则（仅作小孔引流）潜行边过大，脓腔闭合，再度形成脓肿。且此时形成之脓肿，多有继发感染，影响后果。病灶切开后脓腔创面是通过肉芽组织形成而愈合的。

术后抗结核药物治疗是十分重要的。因为病灶切开仅仅解决了肾脏上主要的结核病变，而残存病变的治疗，则有待于药物来完成。机体任何部位的结核病变，在局部治疗之同时，也应当考虑到周身的治疗。

术后抗结核药物的治疗期是 6～8 个月。术后一周用药同术前一周，以后的用药则同术前准备之用药，仅时间加长。

手术的适应症

病灶切开术的操作虽甚简单，但手术之选择则比较困难。最适宜的情况是单独的或少数的较大脓肿形成的肾结核病变，同时存在着有较大保留价值的正常肾脏组织。手术既不似部分肾切除之损失较多正常肾组织，又能收保留大部肾脏组织之效。

在肾结核病变的发展过程中，形成脓肿的可能性有四。这些发病的过程与病灶切开的选择是密切关联着。

（一）在肾实质中，由于结核结节引流不畅，干酪样变发展而成脓肿。

（二）肾乳头部溃疡，再发展有肾盏漏斗部狭窄，引流不畅而形成脓肿。

（三）肾盂肾盏结核病变，漏斗部狭窄，在肾盏扩张的基础上，再有结核病变发展，破坏而形成的脓肿 [肾盏积脓（Pyocalyx）]。

（四）输尿管梗阻，肾内病变发展而形成的肾积脓（Pyonephrosis）。肾脏完全破坏。

不论脓肿形成的机制或部位如何，皆有引流不畅，狭窄形成，同时形成的较大的脓肿，往往因引流道完全闭塞而致药物治疗很难奏效。病灶切开后，亦因引流道闭塞（与肾盂不通连）而少形成尿瘘。

术后，脓肿完全开放，引流通畅，由于药物之周身及局部作用，往往迅速形成的肉芽组织与周围组织粘连愈合，而少有局限性脓肿长期不愈者。

肾结核病变发展的自然转归如此，在药物治疗的过程中也有类似的情况出现。链霉素的治疗作用，往往促使治愈的结核病变出现广泛的纤维变性，因此而形成狭窄，所以在肾结核的药物治疗过程中，如在肾漏斗部或其他部位（肾盂、输尿管）发生狭窄，往往使较轻的病变形成脓肿，故亦须手术治疗。

病灶切开术在临床上如何选用，则须根据以下几项决定。

（一）肾盂造影的表现：一般符合于病灶切开的肾脏病变（脓肿形成）肾盂造影表现出以下几种情况：

1.泌尿系结核患者，肾盂造影表现一个或两个肾盏的漏斗部狭窄，而相应的肾盏消失者（图2），多说明该肾盏已形成较大的脓肿，宜手术治疗（所谓封闭性病变）。

2.泌尿系结核患者，肾盂造影表现某一肾盏有轻微病变，但有明显受压迫表现时（图3），宜手术治疗，因该部肾实质已形成脓肿。

3.泌尿系结核患者，肾盂造影表现漏斗部狭窄肾盏有脓腔形成者（图4），宜手术治疗、但如肾盏完整，肾乳头部有边缘整齐之空腔形成者（图5），此系愈合之病变。此种空腔是囊肿性扩张，不应手术。

4.泌尿系结核患者，肾盂造影表现漏斗部狭窄，相应肾盏处有局部性钙化者（图6），宜手术。

5.泌尿系结核患者，肾盂造影肾实质有局限性钙化者（图7），宜手术。

6.其他肾盂造影怀疑有肾实质脓腔形成者。

根据以上标准确定手术，临床上很少有失误者。

（二）临床观察：在肾结核患者的治疗过程中，病变的演变也是多方面的，特别是较轻型的适于行保留器官手术之患者，故一般临床上诊断确定之后，皆给一个药物治疗观察期，其意义有二：

1.观察疾病之发展，转归；

2.术前准备。

故治疗观察期至少2～3个月，届期复查，根据病理改变情况（主要是肾盂造影的表现），决定进一步治疗，可能有几种情况：

1.原即拟行手术之患者，药物治疗后仍无明显改善者，应行手术治疗。

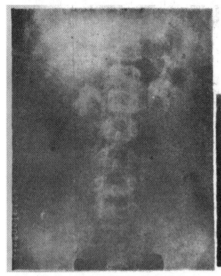

图2 （1）右肾上极脓肿

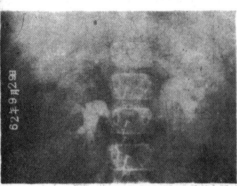

图2 （2）同上患者术后六个月的排泄性
肾盂造影

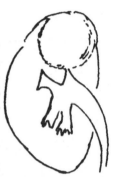

图2 （1'）脓肿
示意图

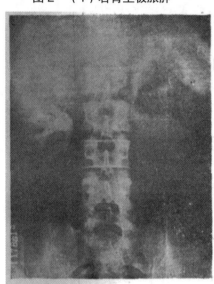

图3 （1）右肾上极脓肿
（左肾已（1）切除）

图4 （1）右肾中盏脓肿

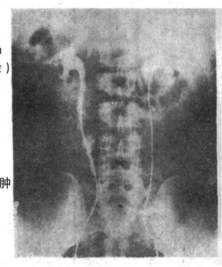

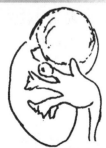

图3 （1'）脓肿示意图

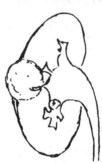

图4 （2'）脓腔示意图

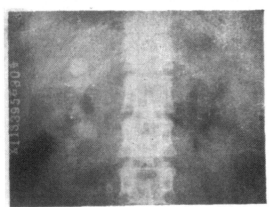

图5　右肾上盏囊肿性扩张的角度脓肿

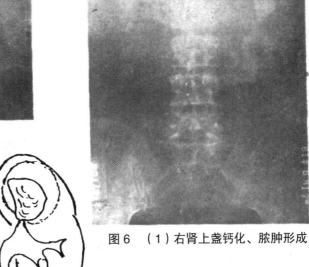

图6　（1）右肾上盏钙化、脓肿形成

图6　（1'）脓腔示意图

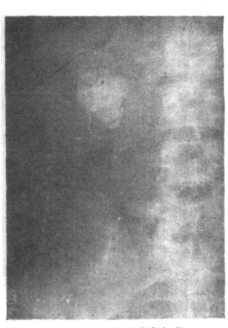

图7　（1）右下半肾钙化

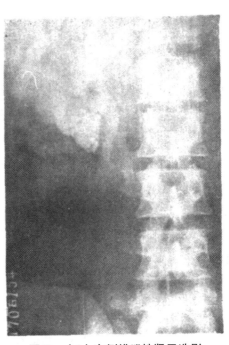

图7　（2）右侧排泄性肾盂造影
（同一病例）

2.原不适于手术之患者，药物治疗后，情况恶化而需手术治疗者，亦应手术治疗。

3.原不适于手术治疗之患者，未予治疗（患者未接受治疗）而恶化者，应手术治疗。

4.原适于或不适于手术治疗者，经药物治疗后，病变有明显好转者，则不应手术。

在临床观察的过程中，尿的表现不应作绝对根据。因在很多的病例中，由于梗阻存在形成脓肿后，往往因引流不畅而尿常规或细菌学检查一无所见，从而判断病变已愈，不必手术则是错误的。同时须行病灶切开之病例，均是在引流不畅或闭塞的基础上形成脓肿的，尿检查也多是阴性的（或发现较少）。故肾结核患者，在经过一段的药物治疗后，肾盂造影仍如前述之表现，无论尿内情况如何，应一律施行手术。

（三）具体情况：主要是结合患者的具体情况来选择手术。有几种情况：

1.特殊条件下须尽量保留肾脏组织者：如独肾（对侧肾切除，未发育或由病变已毁坏）之结核性空洞性病变，如行部分切除恐损失较多的功能组织，而所余部分很难维持机体新陈代谢之需要时，应行此种手术，尽量保留肾脏之功能组织。本组病例中即有两例。术后结果很好，随诊超过 1 年，一切均很正常。

2.预防肾机能不全发生：如独肾结核病变患者，行部分肾切除时，势必阻断肾血循环，如在正常的肾脏上，机能之恢复当无问题。如在已有病变之肾脏上，虽切除病变区域不大（不超过单肾之 1/3），短暂阻断循环，将发生肾机能不全。著者即有 1 例患者，独肾（对侧肾已切除）上极结核病变，行部分肾切除时，阻断肾血循环仅 5 分钟，术后即发生严重的肾机能不全，故当多考虑不经阻断循环行病灶切开术。

3.周身情况不佳，不能负担较大肾脏手术之肾结核患者，在适应的病理条件下，可作病灶切开术。

此外，仍有一部分患者，术时发现其病理情况不尽与术前估计相同，此时亦应根据具体情况，做最后之决定。

1.局部脓肿、脓腔较大（5 毫升以上），壁较薄（1 厘米以下），是手术最好的条件。

2.局部脓肿之腔不大（不超过 5 毫升）且壁十分肥厚者（1.5 厘米以上），则不宜作病灶切开，应作部分肾脏切除。

3.局部脓肿、脓腔与肾盂肾盏畅通者，亦应作部分肾切除，以免形成尿瘘。

4.局部脓肿，符合病灶切开要求，肾脏皮质其他处有散在的多发性的结核结节者，仍可作切开。散在的结核结节，可望由术后的药物治疗控制。

5.多数性脓肿但有足够的正常组织可被保留时，亦可作病灶切开。如无可保留组织时，可作肾脏切除。

手术的并发症及预防

病灶切开术手术简单，损伤较小，所以并发症的发生也是较少的。本组有 4 例发生不同的并发症，经处理后皆痊愈。

（一）尿瘘形成：2 例尿瘘均在手术 1 周后发生。1 例情况较重，初起每日由瘘道漏尿 500～600 毫升，以后逐渐减少，半年后始愈。另 1 例情况较轻。每日漏尿不超过 30 毫升，3 个月后自愈。究其原因，前者系在搔爬脓腔底时通入肾盂。后者则因次发感染所致，术时发现肾脏之脓腔已有继发感染，术后 7 天拔掉引流管时患者尚有低热，后因局部引流不畅，形成脓肿，向外溃破而成尿瘘。

肾脏之结核性脓肿，多系肾盏由于漏斗部狭窄或闭合，引流不畅，扩张而形成的，因此切开脓腔后，因漏斗部已闭合，不应形成尿瘘。但在漏斗部闭合不完全或因搔抓过重而致再通时，术后乃发生尿瘘。发生后如加强引流，由于漏斗部已有狭窄或闭合之趋势，终必形成肉芽组织管道而自愈。

继发感染，局部脓肿形成是发生尿瘘的另一原因。可能术前已有感染，术后局部引流不畅而形成脓肿。但感染亦可能术后因引流不畅而形成脓肿。术后留置细的塑料引流管，由此既能每日注入链霉素，又能充分引流，对尿瘘之预防，起着良好的作用。

此外，在手术时误将扩张的肾盏（Hydrocalyx，下尿路有梗阻），当作脓腔而切开，因漏斗部并无狭窄或闭合乃形成瘘道。此种尿瘘亦不易愈合，故应极力避免。

（二）伤口感染或肾脏周围脓肿形成：除两例发生尿瘘外，本组其他各例伤口均一期愈合。有两例在术后 4 个月左右，伤口又出现感染，引流后发现伤口深达肾脏，故系来自肾周围脓肿。可能有以下几种原因：

1. 术后残存感染，逐渐形成脓肿，而后向外溃破，故其发现须一定时日；

2. 手术局部有一定程度的炎症反应，术后一定时期，局部再有继发感染，形成脓肿而溃破；

3. 脓肿之顶虽已切除，但结核病变仍活动，经常有炎性分泌物蓄积，日久乃形成脓肿。

脓肿发生后，只需加强引流，无不自愈者。本组两例经引流后四周乃自愈，以后随诊 1.5～2.0 年，肾功甚佳，肾盂造影亦无异常。

术后脓肿之预防，也以加强引流为主。至少一周以上，在个别病例，可适当延长。

（三）出血问题：本组病例无一例发生术后出血。术后出血的可能有二：

1. 术时止血不彻底，由脓肿之壁层肾脏上出血，术后立即发生；

2. 继发感染，在术后相当时日后坏死组织脱落之继发出血。

为了预防出血的发生，术时应注意止血，特别在缝合肾脏之壁层时应多注意。

（四）病变扩散的问题：本组病例未发生。在一般的情况下，此种并发症发生的可能性亦不大，因术前已有充分的药物准备，同时手术操作主要是引流及脓腔内减压，所以导致病变扩散的因素不多，同时术后的治疗也比较充分，所以毋庸顾虑。

治疗效果的初步观察

本组 10 例患者，术后皆做了随诊观察，随诊检查的重点是症状、尿常规、尿结核菌检查（三次浓缩法）、肾盂造影和周身情况，并制定几项标准：

1.结果佳良，随诊检查时，患者没有症状，尿常规正常，尿结核菌阴性，肾盂造影正常。周身情况满意，并已恢复工作者；

2.结果满意，有较轻的症状，尿内偶见红血球或白血球，尿结核菌阴性，肾盂造影正常，周身情况满意，能负担一定的劳动或已恢复工作者；

以上两者皆认为系治愈之病例。

3.结果不满意，以上标准外的其他患者。

根据以上标准，把我们随诊病例的情况，简介如表 1 所示

表 1　随诊病例情况

随诊日期	病例数	结果		
		佳良	满意	不满意
2 年以上	1	1		
1.5 年以上	2	2		
1 年以上	3	1	2	
半年以上	2		2	
3 个月以上	1		1	
3 个月以内	1		1	
总计	10	4	6	

治疗结果是基本满意的，术后时间越久，结果就越好，这很可能是手术仅解决了肾脏的主要病变，而其他次要的病变（多半是渗出性的），多在主要病变已被解决的基础上，在术后药物治疗的过程中，始逐渐痊愈。

手术的评价

在一定的适应情况下，病灶切开术是一种有效的肾结核症的治疗方法，这也可在以下的几个问题上得到证实。

（一）病变性质和发展的转归：符合于手术的肾脏病变，均以形成较大的脓肿为特点，其发展之结果与治疗是密切关联的。

1.自愈的可能：自愈的可能是非常小，因为周围已有广泛纤维变性的较大的肾脏脓肿，已失

去了被吸收自愈的可能。又因排泄道受阻（肾漏斗部狭窄纤维收缩或闭合），而脓腔引流不畅，闭合的机会亦已失去，因此不能自愈。所以必须采用手术治疗的方法。

2. 脓肿长期存在：这也是一种可能性，即因机体防御机能健全，加以药物治疗，细菌失去活动能力，又因脓腔周围包绕完整之纤维组织，其虽不能吸收，但向外扩散的可能也受限，故可长期存在而不产生任何影响。这种情况是比较不稳固的，因为病变虽未发展，但并未消灭，一旦机体防御力减低，脓肿乃继续发展，故亦作适当的治疗。

3. 脓肿继续发展，病变区域不断扩大，受损之肾脏组织逐日加多，最终将完全毁坏病肾或向其他处扩散，故应早日治疗。

4. 脓肿溃破，形成肾脏周围脓肿是一种危害较大的可能性，著者虽然没有遇到这种病例，但在 Hanley（1960）的病例中，至少有 3 例发生了由脓肿溃破而形成的肾周围脓肿。因此亦应早日治疗。

所以从病变发展的后果来看，病灶切开是解决肾脏结核性脓肿的最好的手术途径。

（二）治疗结果：病灶切开术的治疗效果是比较好的，这说明手术解决了肾脏的主要的病理改变，因而患者获得了痊愈，因此手术是有一定的治疗价值。但如把手术的治疗作用认为是绝对的，那将不符合实际情况。从术后随诊材料观察，时间越久，治疗的效果也越明显，当然这与结核症是周身病的特点有关，但也说明了手术虽然解决了肾脏的主要病变，但是一些残余的病变，则有待进一步的治疗。故过分夸大手术的治疗作用亦是片面的。

当然也有个别的病例在行手术时方始发现病变已痊愈，不必手术，本组即有 1 例患者，术前诊断肾上盏结核，有脓腔形成，但手术时发现，所谓的脓腔实系"囊肿性扩张"，因此中途停止了手术，这是适应症选择的问题。

结　论

（一）病灶切开术是治疗肾脏结核症的一种手术疗法，手术操作简单，但有一定之原则性。术前准备和术后治疗，皆有其重要的临床意义。

（二）手术的适应症是根据肾盂造影的表现、临床观察和患者的具体情况而决定的。

（三）手术的并发症不多，手术的操作技术和术后加强引流，是预防并发症发生的重要措施。

（四）手术的治疗效果比较满意，所以无论从肾脏病变发展的结局或治疗结果观察，应当认为病灶切开术在一定的适应情况下，是一种有效的肾结核症的治疗方法。

参考文献

[1] 马腾骧，虞颂庭 . 肾结核肾部分切除术，天津医药杂志，5（1）：10，1963.

[2] Wrens，R G: Indiciation for extirpative Renal Operation for Tuberculosis, J. Urol., 87: 1,

1962.

[3] Ljunggren，E. I. Early diagnosis and treatment of genito-urinary Tuberculosis. British J. Urol，29: 263.1957.

[4] Hanley，H G. Conservative Surgery in Renal Tuberculosis including Renal cavernotomy. Brit. J Surg，48:415.1961.

《天津医药》1963，5（9）：561

肾切除治疗泌尿系统结核症的观察

马腾骧　虞颂庭

天津医科大学附属医院泌尿外科

自 1953 年 1 月至 1956 年 12 月，我科共有泌尿系统结核病住院患者 245 例，其中施行全肾切除者 208 例，部分肾切除者 2 例，共占全部病例的 85.7%，均经病理检查证实诊断。

本组病例均用抗痨药物辅佐治疗，在 1953 年初期，手术前后常用链霉素 2～3 周，术后继续应用异菸肼 2～3 月，1953 年下半年以后，又在手术后加用链霉素及异菸肼 3 个月，其用量为链霉素每周 2～3 次，每次 1 克；异菸肼每日 150～300 毫克，分 3 次服用。在一部分病例中，疗程延长至 4～6 个月。

在施行肾切除的 210 例中，绝大多数为单侧肾结核，肾盂造影有明显的破坏现象，双侧结核仅 5 例均是一侧较重。

肾切除后之远期结果

210 例肾切除患者中，随诊 3 年以上者 114 例，其结果是 2 例（1.7%）死亡，84 例（73.7%）情况满意，28 例（24.6%）尚有症状或其体内他处尚有活动性结核病灶，伤口窦道形成率为 4.3%（1948—1952 年组为 9%）。

在随诊的病例中，仅有两例死亡，两例中一例死于肺结核，另一例系结核病变累及对侧肾输尿管口，输尿管下端狭窄，造成肾盂积水，导致肾功能衰竭而死亡。故欲提高疗效及降低死亡率，不但须治疗泌尿系统结核，亦应清除身体内其他结核病灶，治疗各种并发症，并应加强随诊期之治疗。

生存之 112 例患者中，84 例（73.7%）的情况良好，症状消除，体力恢复，体内已无明显之结核病灶，绝大多数（75 例）已恢复工作，7 例轻工作，18 例不能劳动，另 12 例的劳动情况不明。

在有尿常规检查的 67 例中，结果阴性者 59 例，阳性者仅显微镜高倍视野下偶见少数白血球或脓细胞，共有 8 例。25 例尿结核菌检查结果均为阴性。行膀胱镜检查者 32 例，完全正常者 24 例，有斑痕形成者 5 例，有挛缩者 3 例。行排泄性肾盂造影者 32 例，完全正常者 29 例，3 例有肾盂积水。

情况不能令人满意之患者为 28 例，占随诊总病例之 24.6%（表 1）。症状多未消失，绝大多数除有严重的并发症及后遗症外，体内他处皆有不同程度的活动性的结核病灶。此亦可说明对并发病及全身治疗的重要性。这些病人中能工作者仅有 1/3 左右。

表 1　疗效不满意患者之目前情况

目前情况	例数
Ⅰ 尚有症状者	20
对侧肾盂积水	6
膀胱挛缩	2
输尿管口狭窄	2
未肯定原因	2
双侧肾结核症	4
肺结核症	1
副睾结核症	5
尿道狭窄	2
肾盂肾炎	2
Ⅱ 无症状者	8
肺结核症	6
对侧肾盂积水	1
尿道狭窄	1
总计	28

治疗结果不能令人满意的原因为：（1）在膀胱病变愈合过程中，发生膀胱挛缩及肾盂积水；（2）生殖系统结核或（3）肺结核的存在。这 3 种病变及体内他处的结核病灶皆可影响手术后或远期效果（表 2）。

表 2　影响肾结核手术后结果之因素

术后情况	膀胱结核		泌尿系统外结核病		肺结核		男生殖系结核		性别	
	较重	轻	有	无	有	无	有	无	男	女
	占比	占比	占比	占比	占比	占比	占比	占比	占比	占比
生存	59（98.3%）	26%	39（95.1%）	73（100%）	33（94.3%）	79（100%）	34（100%）	32（96[+]%）	66（98.5%）	46（97.9%）

续表

术后情况	膀胱结核		泌尿系统外结核病		肺结核		男生殖系结核		性别	
	较重	轻	有	无	有	无	有	无	男	女
	占比	占比	占比	占比	占比	占比	占比	占比	占比	占比
情况满意	39（65%）	21（80.8%）	22（53.6%）	54（74%）	16（45.7%）	60（76%）	22（64.7%）	19（57.6%）	41（61.2%）	35（74.5%）
情况不满意	20（33.3%）	5（19.2%）	17（41.5%）	19（26%）	17（48.6%）	19（24%）	12（35.3%）	13（39.4%）	25（37.3%）	11（23.4%）
死亡	1（1.7%）		2（4.9%）		2（5.7%）			1（3$^+$%）	1（1.5%）	1（2.1%）

讨　论

一、近数年来，泌尿系统结核症之治疗效果显著地提高（表3），主要原因有以下几点。

表3　1947—1952年与1953—1956年治疗效果之比较

患者情况	1947—1952年		1953—1956年	
	例数	占比	例数	占比
总例数	134		114	
死亡	36	26.8%	2	1.7%
生存	98	73.2%	112	98.3%
疗效满意	47	35.1%	84	73.7%
疗效不满意	51	38.1%	28	24.6%

（一）新中国成立后，由于公费医疗及劳保医疗制度的建立，广大劳动人民的健康得到保障，不但有病可以及时就医，且常有机会作身体检查，因而早期发现的病例增多。早期患者的病情轻，疗效亦佳。

（二）在1947—1952年，抗痨药物仅少数病人应用，且仅应用于手术前后各一周内，在恢复期不继续应用，残存的结核病变很难自愈。而在1953—1959年，术前准备充分，术后用药至少3个月以上，并可根据病情，延长药物治疗期，因而残存的病变容易消除。

二、提高治疗效果的措施：

（一）早期诊断：泌尿系统结核症的早期诊断极为重要，如在膀胱症状出现之前即能做出诊断，则治疗效果良好。但泌尿系统结核的早期诊断往往不易，著者认为在肾盂造影不能显示病变之病例中，下列检查方法有助于早期诊断。

1. 尿内结核菌之检查。是比较简单而价值较大之检查方法，尤适用于体内已有结核病灶的患者。Harris 氏（1929）发现骨、关节结核患者尿内结核菌之阳性率高达 13.8% ～ 37.0%。近年来，由于治疗进步，阳性率已降低，骨关节结核患者占 10% ～ 20%，肺结核患者占 3% ～ 4%，但在肾盂造影的 X 线片上，往往看不到破坏现象，如检查尿内结核菌，即可能做出早期诊断。尿检查法有浓缩法、培养法、动物接种法等，以后二者的阳性率最高，可酌情来用。

2. 尿常规检查。泌尿系统结核患者在未出现膀胱症状前，尿往往已不正常，主要是出现微量蛋白、红血球或脓细胞，特别是后者的意义更大，故在有其他结核病灶存在之患者，特别是尿内已有阳性发现者，应一律作尿的结核菌培养或豚鼠接种检查。1957 年，Ljunggren 氏发现，尿内能发现结核杆菌之早期病例的尿常规检查皆阳性，特别是有脓细胞，故对可疑之病例早作尿常规检查，是可以发现早期病例的。1954 年 Foss-Hauge 氏用此方法发现了 153 例泌尿系统结核患者，而其中有膀胱刺激症状者仅 9 例而已。

3. 膀胱黏膜活体组织检查。通过膀胱镜检查，不但可辨认早期之结核病变（特别是关节结核），同时取膀胱黏膜（尤其是输尿管口附近的黏膜）行活体组织检查，也可发现早期的没有临床表现的结核病变，这样即可追查肾脏有无病变，因膀胱结核绝大多数继发于肾结核。1956 年 эмωТеNН 氏曾用此方法诊断了很多例之早期泌尿系统结核患者，而未发现任何不良后果，认为是一个值得使用的方法。

4. 肾脏活体组织检查。Iverson 及 Brun 两氏于 1951 年提出的肾脏活体组织检查术，可诊断尿路造影阴性之早期肾结核。通过穿刺或切除肾脏组织之病理检查，可做出较正确的诊断，在疑难病例可考虑使用。

（二）对泌尿系统并发症的处理：在结果不满意的病例中，绝大多数皆发生轻重不等之并发症，故对并发症应适当处理，这是提高疗效的重要环节，著者认为下列 2 种并发症是重要的。

1. 对侧肾脏肾盂积水、一侧肾结核于对侧肾发生肾盂积水者颇多，在有详细记载之 104 例患者中术前有对侧肾盂积水者 24 例约占 22%、术后结果不满意且有症状之 20 例患者中有肾盂积水者达 30% 以上，均影响治疗结果。吴阶平于 1954 年及 1959 年曾阐明该并发症之重要性，并在诊断及治疗上提出了很多意见。在治疗上我们认为手术前发现对侧肾有肾盂积水时应根据其积水程度而采取不同的措施如下：

①一侧肾结核，对侧有肾盂积水，积水侧肾脏功能正常、对此类患者应先治疗结核肾，多半作肾切除于术后 1 个月、3 个月分别作肾盂造影，观察其变化，如因病肾已切除，膀胱内病变已好转，积水侧输尿管口之狭窄（多因水肿造成）已缓解，则肾盂积水可逐日好转而无须其他治疗。上述的 24 例患者中，有 6 例于肾切除后，膀胱病好转，而对侧肾盂积水完全恢复；但亦有肾切除后，膀胱病变愈合，瘢痕挛缩而更加重肾盂积水者，应进一步处理（见后）。

② 1 例肾结核，对侧有肾盂积水，积水侧功能欠佳，临床上有轻度肾功能不全表现：此类患者的肾盂积水程度较重，一般血清非蛋白氮在不超过 60 ～ 70 毫克 % 以上，虽然肾功能不

佳，但情况尚非紧急，可以进行检查，作迟缓性排泄性肾盂造影或回流造影以了解其病理情况，然后处理其积水侧肾脏，肾盂造瘘或输尿管皮肤移植，如膀胱内无活动性结核病变，亦可考虑行输尿管膀胱再吻合术，因输尿管肠移植术手术较大，术后问题复杂，故不宜施用。经过引流后，如肾盂积水好转，肾功能恢复，则可切除结核肾，待膀胱情况好转，再考虑是否恢复其原尿路。

③一侧肾结核，对侧有肾盂积水，积水侧功能不佳，临床上有严重的肾功不全表现：患者来院时，多有严重之尿毒症表现，一般血清非蛋白氮在100～150毫克％以上，甚至有神经系统症状，情况十分紧急，任何检查、等待与观察皆可耽误治疗，应当进行紧急之探查手术，主要深查两侧输尿管，如发现两侧输尿管皆有结核病变，则手术对患者无益，如一侧系结核病变，对侧因梗阻（结核病变所致）而显著扩张，则须迅速予以引流（皮肤造瘘），如抢救成功，肾功能逐渐恢复可参照②继续治疗。

对于手术后健侧肾脏发生肾盂积水者，可处理如下：

①膀胱容量在200毫升以上，膀胱病变完全愈合：可作输尿管膀胱再吻合术，往往可有满意之结果；

②膀胱容量不满意（100毫升以下），膀胱病变完全愈合：可根据输尿管下端或管口之病理情况来决定治疗。如输尿管下端无病变，积水完全系由膀胱挛缩：反流。反压力之作用而发生，仅作回肠膀胱成形术以解决膀胱的容量问题即可，否则除须作回肠膀胱成形术外，且须作输尿管再移植的手术。

③膀胱内尚有活动病变者的治疗则应与手术前发生对侧膀胱积水患者治疗之②③两项相同。

2.膀胱挛缩是广泛的膀胱结核病变。愈合的结果，我组病例在有记载膀胱容量之105例中，有8例（7.6％）能发生该症产生严重之尿频，甚至尿失禁，且为术后发生肾盂积水之主要原因（约占1/3），故治疗膀胱挛缩，亦是提高疗效之重要措施，一般治疗膀胱挛缩较好的方法是回肠膀胱成形术。

（三）紧密观察。重要的并发症常在愈合的过程中出现，所以手术后应定期检查，及时处理。特别对于膀胱挛缩或可能产生肾盂积水之患者，应于术后1个月、3个月、6个月复查，检查的重点是膀胱容量及输尿管口的情况。如膀胱容量过小，输尿管口或下端狭窄，均应采取适当之措施。

（四）其他结核病之治疗。这也是影响泌尿系统结核治疗效果之重要因素。如这些病例在治疗前即应重视，术后亦应予以适当治疗，不能置之不顾，我组治疗效果不满意之28例中，有肺结核者达7例之多，占1/4，应用一定量的抗痨药物，在随诊泌尿系统情况时，应当注意其他结核病变，方可收到良好之疗效。

结 论

到目前为止，肾切除术仍为治疗泌尿系统结核之重要疗法。由于我国卫生事业之蓬勃发展，泌尿系统结核的治疗结果满意者在 1947—1952 年占 35.1%，而在 1953-1956 年提高至 73.7%，但治疗效果尚须进一步提高。著者提出治疗上的意见。

参考文献

[1] 丁厚发等：中华外科杂志，5:715，1957.

[2] 马腾骧等：天津医药杂志，2（6）：440，1960.

[3] 吴阶平等：中华外科杂志，7:973，1959.

[4] И.МЭпШJсИН；уротогия 4: 12，1956.

[5] Einer Ljunggren: Brit，J. urol，26: 263，1957.

《天津医药》1961，3（5）：306

部分肾切除治疗肾结核症的进一步观察

马腾骧　虞颂庭　张振雄

天津医学院附属医院泌尿外科

有关部分肾切除治疗肾结核症的题，我们已作过初步经验介绍。自 1963 年 2 月底至今，手术病例已达 22 例。本文兹就手术的适应症、并发症及治疗结果等问题，进一步加以分析。

提高选择手术适应症的水平

从我组 22 例的切除标本观察，绝大多数的患者是需要行部分肾切除的。这些病例术前药物治疗 2 个月至 2 年不等，其中有 3 例切除肾脏之病理改变并不明显，但术前诊断肯定。估计长期使用抗结核药物，可能治愈。其他著者也有类似的经验（Ljunggren，1957 年引用了 Singer 的材料）。这些是适应症选择不当之故，并不能由此否定手术治疗的价值或放弃此种手术疗法，相反更应提高适应症的选择水平，著者认为提高水平应从以下几个方面着手。

（一）仔细的分析临床材料：只有仔细的分析临床材料，特别是从疾病发展或治疗过程的反应来观察，才能做出比较正确的决定。近年来由于抗结核药物的进步，确使一些病理改变不严重的肾结核患者得到治愈，但疾病发展的自然转归或药物治疗的作用，往往使病变区域或泌尿系统的某部，产生纤维组织或形成梗阻，影响了药物的作用，故须采用手术治疗。所以何者用药，何者手术，须当明确。这里重点研究手术之选择。

1. 肾脏的病理改变和肾盂造影表现的一致性，是决定手术最好的参考材料。适于行部分肾切除的肾结核症的病理改变，是局限在一个或两个肾盏的空洞型病变（脓肿或溃疡形成），同时有漏斗部狭窄或引流不畅者，但是这种病理改变，可随药物治疗而有所转移，故根据肾盂造影选择病例后，应当有一个药物治疗观察期，一般 2～3 个月，根据情况仍可延长。届期肾盂造影的表现仍无明显改善或继续恶化者，应行手术治疗。应根据肾盂造影可出现不同的表现，分别对待。

（1）狭窄的漏斗部闭合，其所引流之脓腔犹如消失，其实是局部脓肿形成或扩大的表示，应手术而不应认为是愈合的结果。

（2）原狭窄部开放，原脓腔有造影剂充盈，但边缘不整齐，造影剂深浅不一致者，仍系脓腔存在，应手术或继续药物治疗，再观察其发展。但著者意见，应多考虑手术治疗。

（3）原狭窄部开放，原脓腔有造影剂充盈，并显示边缘整齐，密度均匀者，多系愈合病变，该所谓脓腔，系囊肿性扩张（原脓腔上皮化，形成囊肿），可不必手术。

（4）原狭窄处仍如前，但脓腔处由造影剂充盈完整且边缘整齐者，亦系愈合病变，可不手术，特别是已消失的肾盏又出现时，更应慎重，而所谓狭窄，很可能由肾盏漏斗部痉挛所致。

（5）肾盂造影无明显改善或恶化者，应手术治疗之。

以上5点是较难鉴别的，应结合临床其他材料加以考虑。

2. 临床其他表现的参考价值。单独的，临床的一般表现，没有决定适应症的价值，但与病理改变或肾盂造影的表现结合时，情况就不同了。其中较重要的是，尿常规检查和尿细菌学检查（结核菌检查）。可以归纳为以下几种情况：

（1）药物治疗准备期后，复查的肾盂造影改变不明显，尿常规或尿结核菌检查仍有阳性发现者，应手术。

（2）肾盂造影显示进步，但尿中仍有阳性发现者，继续用药观察或手术治疗之。

（3）病理情况表现为本文1内之（3）（4）的情况，但尿中仍有阳性发现者，亦应手术。尿检查原为阳性，而治疗复转为阴性者，可根据肾脏的病理情况或肾盂造影处理。

（4）肾盂造影没有进步，尿液检查阴性者，仍根据肾盂造影改变决定治疗，因引流不畅，肾脏病变虽仍进行，但尿液检查可能为阴性故也。

（5）肾盂造影有明显进步，而尿液检查也转为阴性时，更说明病情好转，可据情处理。

如此选择手术条件，是与病灶切开术的手术条件有类似之处，著者认为治疗原则（保留器官，减少损伤，彻底治疗）基本上是相同的，而病灶切开术，更是补部分肾切除之不足，即脓腔过大时，部分肾切除将损失过多的组织，而病灶切开，则有保留更多组织的优点（图1），故二者之区别在于：脓腔大，壁薄时，行病灶切开，而脓腔小，壁厚匿居深处之病变，行部分肾切除。

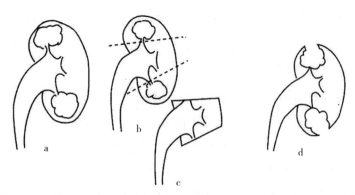

a 肾脏两极结核性空洞性病变；b 计划行部分切除之切除线；c 部分切除后所余组织过少没有保留的价值；d 如行病灶切开即可保留大部分正常组织

图 1

（二）治疗时间和患者的社会条件是一个很重要的问题。因为某一种的治疗方法，必须和患者的社会条件相结合，否则治疗效果是不会好的。

就肾结核症而言，往往需要较长的时日方能治愈。在同一的病理情况下，采用药物治疗，往往需要几年的治疗时间，效果也不一定准确，这样就需要一定的经济负担和休养条件。如果采用手术治疗，病期缩短，一般术后 3 个月就可以恢复工作，辅助的药物治疗最长 6～8 个月，而效果也是比较准确的。所以在具体患者考虑治疗时，应当把这些因素考虑在内。当然，在一般治疗适应症比较明确的情况下，采用治疗方法当无问题。但在不够明确的情况下，著者趋向于手术，这样治疗效果准确，危险性小，大部分肾脏组织可被保留，患者且可早日恢复工作，对自己，对社会主义建设，全是有好处的，没有必要为不到半个的肾脏组织，增加各方面的负担，并且最后能否保留（甚至仍需手术），尚难肯定。但在药物治疗明确有效的病例，也不能盲目的采取手术措施，所以著者认为有必要明确以下几点：

1. 初步决定适于用药物治疗的病例，即应采用药物治疗，但须定期复查，根据情况，决定下一步处理。

2. 初步决定适于药物治疗的病例，在治疗过程中，进步缓慢或病情恶化者，应手术治疗。

3. 初步决定适于药物或手术治疗的病例，药物疗效不明显，可作手术治疗。但如考虑到社会因素，亦可早期手术。

4. 适于药物治疗的病例，根据社会因素的要求，也可以早做手术，药物准备期可适当缩短（2 周至 1 个月）。

5. 适于手术治疗的病例，根据社会因素的要求，也可早做手术，仅药物准备期缩短（2 周至 1 个月）即可。

所以在考虑上述条件时，既要考虑病理改变发展之趋势，又要考虑到社会因素，如此再决定治疗，肯定是比较正确的。

减少手术并发症的措施

部分肾切除治疗肾结核症的术后并发症虽多不严重，发生后经处理亦易痊愈，但在我组病例中，其发生率亦高达 36%。其中较常见者为尿瘘形成或伤口感染。我组 22 例病中，发生术后尿瘘者 3 例，发生早期或晚期伤口感染者 5 例，经处理均先后自愈，并按期恢复工作，后果佳良。但这些并发症的发生，多少延长了治疗期，同时也增加了病人的痛苦，故有必要进一步提高。

在早期开始的一些病例并发症发生较多。1960 年至今，共有 9 例，完全没有发生术后并发症。当然病例的选择，手术前后的用药，对并发症之发生均有关。著者认为，手术的合理措施，是预防并发症的重要保证，在未发生并发症的 9 例，在技术操作上，皆有以下共同点

（一）阻断肾血循环（夹住肾蒂）时间较短，最长者不超过 25 分，而最短者 6 分。

（二）断面处理合理：止血绝大多数是采用结扎法，而其部位则多集中在肾盂及肾漏斗部之周围。断面缝合两层，减少了因缝合而致缺血及坏死的可能性。

（三）引流管拔除及时，一般多在 3 ～ 5 天，外来的继发感染，可被减少到最低限度。

（四）切除病变范围较广泛合理，绝少病变残留。

以上几点应认为是预防并发症发生的重要措施。

治疗结果的观察

本组 22 例患者，随诊期最短者两个月，最长者已达 7 年余。疗效基本上是满意的。根据随诊检查的结果，把治疗结果分成以下三类。

①结果佳良。患者没有症状，尿常规检查正常，尿结核菌阴性，肾盂造影正常，且恢复原工作者。

②结果满意。患者没有或有轻微的膀胱刺激症状，尿常规正常或偶见白血球，尿结核菌阴性，肾盂造影正常，恢复一部分或全部工作者。

③结果不满意。有结核症后遗症之患者，但无活动型结核病灶（肺或肾脏）。

根据以上标准，本组 22 例患者治疗效果，大致如图 1 所示

表 1 治疗效果

随诊期	例数	结果				备注
		佳良	满意	不满意	不明	
5 ～ 7 年	6	6				两侧已近 7 年满意 2 例：因 1 例有尿道狭窄，须定期扩张，1 例有阵发的肾盂肾炎
3 ～ 5 年	6	4	2			
1.5 ～ 3 年	5	3		1	1	
1 以上年	1		1			不满意者系有结核性膀胱挛缩，肾结核已治愈
1 年以下	4	2	2			
总计	22	15	5	1	1	

手术的治疗效果基本是满意的。所有的患者（随诊期未超过 3 个月者 1 例除外），均恢复了工作。术超过 3 年的患者 12 例，结果均满意，故须肯定疗效。而须进一步治疗仅 1 例（膀胱挛缩），况其肾结核症治疗痊愈，所需治疗者，仅须做膀胱成形术。

结　论

（一）部分肾切除治疗肾结核症的近、远期效果均是比较满意的。手术的适应症应严格掌握，且须进一步提高。

（二）术后并发症逐年减少是手术技术逐步提高的结果。实践证明，缩短阻断肾血循环时间，合理的处理断面，适当的引流，彻底的病变切除，是手术技术中最关键的问题。

（三）从治疗结果观察，部分肾切除在一定的适应条件下，是肾结核症的有效疗法之一。

参考文献

[1]　马腾骧，虞颂庭：肾结核肾部分切除术，天津医药杂志，5（1）：10，1963.

[2]　马腾骧，虞颂庭：病灶切开术治疗肾结核症之观察：待发表.

《天津医药》1963，5（9）：553

加强交流，提高肾上腺外科医疗水平；
重视科研，促进我国肾上腺外科迅速发展

马腾骧

天津市泌尿外科研究所　天津医学院第二附属医院

近年来我国学者在肾上腺外科领域中，取得了很大的进展，在国际上也占有一定地位。我国学者首次提出了儿茶酚胺症的新概念，并对肾上腺髓质增生作为单独病理存在而临床上出现儿茶酚胺症做了肯定和深入研究（吴阶平，中华泌尿外科杂志 1985；6:1. 中华医学杂志 1977；257:331）。实际上吴氏早在 1963 年的泌尿外科学组沈阳学术会议上就提出了这个问题。这一成就奠定了我国肾上腺外科在国际学术界的地位。

国内肾上腺外科还表现在开展普遍、病组大（已报道手术治疗原醛症 100 例以上的病组也有数个）、病例多、疗效好等方面，有关的临床研究工作也取得了一些进展。

本期刊出有关肾上腺外科的论文 10 篇，初步反映了我国一些地区开展这些工作的经验。自中华泌尿外科杂志创刊 12 年以来，刊出有关的论文 75 篇（论著 43 篇，个案报道 32 篇），也说明了开展的普遍性。

从本期刊出的论文中看出，对嗜铬细胞瘤的认识逐步提高，它属于 APUD 细胞瘤，除儿茶酚胺（主要是 NE）外，还能分泌多种多肽类血管活性物质。它们通过受体由三磷酸鸟嘌呤（GTP）结合蛋白（G），使磷酸酯酶（PL）C 激活，通过复杂的生物化学反应，使细胞内钙离子增加，而使血压上升，给钙离子阻断剂有很好的降压作用，但这个经验在国内仅有少数报道。此外，手术治疗前后的血液动力学变化及 ATP 的应用、α_1 受体阻断剂的应用等，给手术治疗带来了很大的安全性。在肿瘤定位上，B 超、CT、MR 已得到广泛的应用，^{131}I – 间位碘代苄胍核素扫描的诊断、治疗价值已被肯定。

肾上腺皮质增生而导致的皮质醇症，在病因学、病理学或治疗上还存在较多的问题。这类患者治疗前测定血浆 ACTH 含量，可能对疾病的鉴别、制定治疗方案是有益的。在手术治疗的方案上，刊出的论文中涉及：肾上腺大部切除（或全切）＋垂体照射、肾上腺全切除、肾上腺全切除＋部分组织种植、肾上腺全切除＋部分组织自体移植、肾上腺大部切除＋带蒂肾上腺皮下移

位术等, 均取得了一定的效果。但除了肾上腺大部切除＋垂体照射方案的病组大、观察时间长外, 其他组病例较少, 有待进一步观察。因为这些患者多数有垂体前叶嗜碱微腺瘤存在, 故治疗上不对垂体病变采取措施, 可能疗效不会满意。

国内还较早地报道了异体肾上腺移植的经验。注意到原发性醛固酮增多症可能由肾上腺皮质增生而致病的问题。

国际上肾上腺外科发展比较快, 特别在基础理论、病理生理学、分子生物学等方面。临床上新技术、新方法开展的也比较多, 而这些恰恰是我们的不足之处。

目前, 国内肾上腺外科开展上存在经验交流不够的问题, 很好的经验没有得到推广, 医疗水平提高不够快、科研工作开展的不够多（特别是基础理论研究）等。我们认为: 加强学术交流, 提高肾上腺外科的医疗水平, 重视科研工作, 对促进我国肾上腺外科迅速发展是有积极意义的。

《中华泌尿外科杂志》1991, 12（6）: 403

^{131}碘－碘锐特（^{131}I -Diodrast）肾放射图的临床应用

马腾骧[1]　郑文徽[1]　孙龙安[2]

1 天津医学院附属医院泌尿外科；2 同位素

同位素碘肾放射图（以下简称肾图）为肾机能测定方法之一，我们应用于 100 例（表 1），没有发生任何并发症或后患。患者接受的照射量仅为一般腹部 X 线平面像照射量的 1/1000，接受的碘剂亦不过是正常一次肾盂造影剂量之 1/30，排泄较快，绝少危害。

表 1　同位素碘肾放射图肾机能测定方法

肾图	例数
正常肾图	43
一侧肾切除	15
定位失败	5
肾结核症	13
肾盂积水	11
肾盂肾炎	6
肾小球肾炎	3
肾血管性高血压	4
总计	100

一、肾图的测定方法

肾图的测定方法简单，以放射性碘（^{131}I）标记化合物——^{131}碘－碘锐特（^{131}I-Diodrast），依 1 微居理（μc）/5 公斤体重的标准，给患者作静脉注射，然后用两个丙种射线（γ线）测定仪，置两肾区，连续记录单位时间内到达肾脏的 ^{131} 碘标记化合物所含射线量（脉冲 / 秒）凡半小时，后用坐标（脉冲 / 秒值为纵坐标，时间为横坐标）标出，乃为肾图（图 1）。

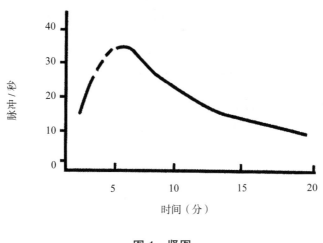

图 1　肾图

（一）^{131} 碘标记化合物—^{131} 碘 – 碘锐特的制配

在肾图测定中，^{131} 碘标记化合物的制配是很重要的，我们将同位素 ^{131} 碘用交换的方法标记在碘锐特（Diodrast）苯环的 3、5 位上，根据标记率配成注射液。

我院先后对碘锐特（Diodrast）及 Diodon 进行多次标记试验，结果证明，用一般交换法对 Diodrast 标记，能获得较为满意的结果。

1. 标记原料及器材

^{131} 碘（苏联供给的 Na^{131}I，不含有载体）、碘锐特（Diodrast）、正丁醇 [CH$_3$（CH$_2$）$_2$CH$_2$OH]、44% 氢氧化钠溶液、稀盐酸、二乙醇胺、半微量玻璃标记仪一套、*n*-butl/ 醋酸 / 蒸馏水、Whitman No1 滤纸、其他。

2. 标记方法

（1）碘锐特的制备：将 70% 碘锐特 20 毫升 / 安培或 35%30 毫升 / 安培溶液置小烧杯内，加入稀盐酸得白色沉淀，加至沉淀不再出现为止。继以过滤，并以蒸馏水洗涤，直到滤液酸碱值相当于蒸馏水时为止，然后将此沉淀收于干燥器内干燥后，研成粉末备用。

（2）标记步骤

①将碘锐特 1 克，^{131} 碘 1 毫居理，正丁醇 8 毫升，置于一小圆底烧瓶内，加水至 10 毫升。

②回流：用水浴回流，流温度应严格控制，室温为 18 ～ 20 ℃，回流时间为 2.5 ～ 3.0 小时。装置如图 2 所示。

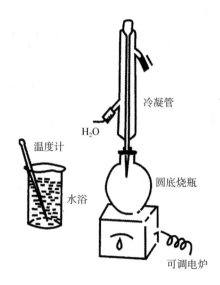

图 2　回流装置

③蒸馏：其目的是除掉正丁醇。因正丁醇沸点为 110 ～ 118 ℃，故必须利用减压装置，蒸馏时间不定。蒸馏后，于烧瓶内可得淡黄色油状物质或结晶，此即标记之 [131] 碘 – 碘锐特。装置如图 3 所示。

④取下烧瓶，加入 4% 氢氧化钠溶液 5 毫升，置热水浴上使油状物质溶解，如不能使其全溶，可再加适量氢氧化钠溶液，直至全溶，勿使其沾于瓶壁上。

⑤向内加入 10% 盐酸溶液，可得大量白色絮状沉淀，直到加入盐酸不再出现白色沉淀为止。

⑥过滤：其目的为洗去游离的 [131] 碘。用蔡氏小孔滤器、普通化学定性滤纸。将烧瓶内之溶液渐渐倾入滤器内，以免瓶内沾有较多之标记物，多次用微酸之水溶液洗涤，直至滤纸之放射性接近本底为止。装置如图 4 所示。

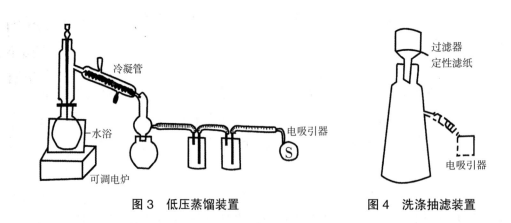

图 3　低压蒸馏装置　　　　　图 4　洗涤抽滤装置

⑦干燥：连同滤器在烤箱内干燥。

⑧干燥后，滤纸上即有片状白色针形结晶，连同滤纸用分析天平称重，然后将滤纸上的结

晶物小心取下，置于小瓶内，再称重滤纸，两次称重之差即标记物的实际重量。

⑨ 向装有标记物的小瓶内加入约 0.5 毫升的二乙醇胺及少量注射用水，使标记物完全溶解，再加入适量的注射用水，即得标记好的 ^{131} 碘 – 碘锐特注射液，该溶液 pH 值一般为 7 ～ 8。

⑩ 将制配好的溶液高压蒸气消毒后备用。

⑪ 本品曾经 Whitman No1 滤纸，在 *n*-Buyl/ 醋酸 / 水中进行层析测定，证实为层析纯。

⑫ 计算：在标记同时作一标准源（2 微居理），测其放射性为 A，取 0.2 毫升制配好的注射液，测其放射性为 B；制配好的注射液总量为 C 毫升；注射液内总放射强度，$D = \dfrac{B \times C}{A}$（微居理 μc）；注射液比放射性 $E = \dfrac{D}{C}$（微居理 μC）；标记率 $= \dfrac{D}{\text{标记时用}\,^{131}\text{I}/\text{μc 数}} \times 100\%$；同样，比放射性可用微居理（μc）毫克 ^{131} 碘 – 碘锐特来表示，因为我们知道溶液的总放射性 D，也知道溶液内所含的 ^{131} 碘 – 碘锐特的重量，故二者相除即得。

（3）注意事项

① 原料制配应当精确，不能约略估计。

② 回流时回流管（冷凝管）应和小烧瓶严密接触，切勿摇动，冷凝设备要好，以免蒸气外逸，回流时间应从到达回流温度时间开始计算。为避免加水时温度骤然下降，可设一预热烧杯，以备随时放沸水。

③ 蒸馏时各部零件接触要紧密，减压蒸馏时，不宜减压太大，蒸馏过猛可以随同正丁醇有标记物的耗损，控制减压方法有二：减少入气量；即在置于烧瓶内毛细管的上口，安一短橡皮管，以螺旋夹子调节管径，控制空气通量；减少出气量，以螺旋夹子夹住吸引器的橡皮管，可减少出气量。

④ 过滤时减压不宜过大，以免抽滤太猛而破损滤纸，造成标记物的浪费。

⑤ 干燥时应控制温度，避免将滤纸焚毁。

⑥ 各项操作应按规程小心进行，避免放射性沾染。

影响标记率的几个因素：

标记的目的主要为制出符合于临床要求的标记化合物，标记率的高低，能直接影响临床结果的准确性，据我们初步的体会，标记率高，临床结果的可靠性就大，反之则否。当然，影响临床结果的因素是很多的。

3. 主要的因素

① 原料：Diodrast 及 Diodon 的结构式相同，但标记结果截然不同，我们标记 Diodon 共 10 余次，均没有成功，为了证实 Diodon 不能作为标记原料，曾经应用两套标记仪器，在完全相同的条件下，分别标记 Diodrast 及 Diodon，结果前者标记成功，而后者失败，其原因未查出。

② ^{131} 碘的比放射：选用比放射性高的 ^{131} 碘的用量越大，则得量越多，但应适当控制比例，以免浪费同位素。

③ 回流时间：回流时间对标记率有重大的影响。我们在原料、回流温度、操作方法及步骤

均不改变的条件下，延长或缩短回流时间 1～8 小时，结果，以 2.5～3.0 小时的标记率最高。

④回流湿度：在不同季节中标记时所需的温度不同，在夏季，我们的回流温度为水浴 100 ℃，标记率尚满意，可是在冬季，如用同样温度，则得不到标记成品或其量甚微，唯有水浴温度在 106～108 ℃时，才能取得满意的结果，提高温度的办法是在水浴杯内加入氯化钙或氯化钠（食盐）。

我们的标记率最低为 0，最高为 64%。Liebster 氏发表的标记率为 70%，产量为 67%。

（二）肾图测定时应注意的问题

1. 定位问题

如定位不准，则不能测出真正的肾图曲线（图 5）。我们的 100 例肾图中，有 5 例因此失败。

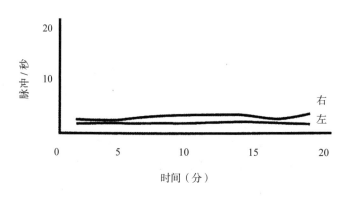

图 5　定位不佳而失败的肾图

一般在定位之前有腹部平片，根据肾脏阴影之位置放准探测仪，探测仪探头的中心点应对准肾脏之中心点，才能准确。患者应取一定之体位，以免活动或肌肉紧张。

2. ^{131}碘 – 碘锐特的剂量问题

同位素的剂量也十分重要，我们做了多次试验，以 1 微居理（μc）/5 公斤体重的剂量最为适宜。如剂量过小（1 微居理 /8 公斤体重以下），则不能测出；如剂量过大，不仅浪费，而且使记录仪连续放电而无法计数。Dollery 氏，Winter 氏及 Straffon 氏等皆有类似的经验，他们也认为最合适的剂量是 1 微居理 /（3～6）公斤体重。

3. 肝脏干扰的问题

Winter 氏（1958）、Magnuson 氏（1960）证明 ^{131}碘 – 碘锐特注入体内后，很大一部分是在肝脏中处理，肝脏远较肾脏为大，所以它的同位素吸收量也大。因此，右侧曲线总比左侧为高（图 6）这种假象有时能妨碍我们对右侧肾脏功能的估计，Nordyke 氏（1960）、Tubis 氏（1960）及 Winter 氏（1961）用马尿酸代替碘锐特，能纠正这一缺点。

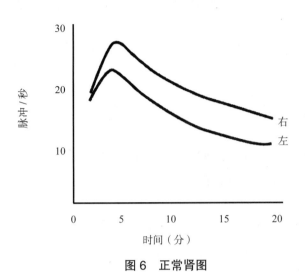

图6　正常肾图

1961 年 Abr 氏介绍了 "^{131}I – Hgpaque"，也可以避免肝脏干扰，但这种药物排泄缓慢，造成之误差远较肝脏干扰为大，故不宜使用。

由于肝脏干扰，正常肾图右侧的曲线皆较左侧为高，所差脉冲值不一致，有时使诊断困难。

一般二者相差不超过 10 脉冲 / 秒，在我们的 43 例正常肾图中，绝大多数和这个符合，但我们尚不能肯定相差超过 10 脉冲 / 秒时是否有缺血存在。

在一般情况下，掌握右侧曲线高于左侧律后，肾图有一定的价值。我们做了右侧或左侧肾切除后所余肾脏的肾图多次（15 例）（图 7），情况基本相似。在不用马尿酸代替碘锐特时，应考虑到肝脏干扰的因素，并规应加强定位的准确性。

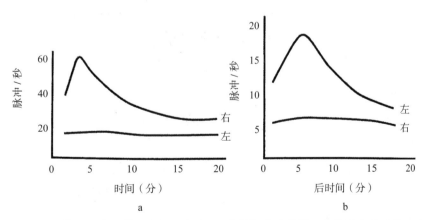

a 左肾切除后肾图，右肾图曲线正常，左侧无曲线；b 右肾切除后肾图，左肾图曲线正常，右侧无曲线，肝脏干扰情况不严重

图7　肾切除后肾图

4. 药物的影响

药物的应用有时能影响正常的肾图曲线。根据 Klapproth 氏（1962）的观察，能使肾血管收

缩或舒张的药物特别是正肾上腺素、血管加压素（Angiotensin）或组织胺（Histamine），对肾图的曲线皆有抑制作用。

肾静脉有梗阻时，也可以出现抑制性肾图曲线。

二、肾图临床应用的价值

根据肾图的表现，就能对疾病做出正确的诊断，同时也能了解肾脏的功能，对预后或治疗提供参考材料。但是，肾图尚有缺点，有待改进。

（一）正常肾图

在注射标记化合物 3～5 分钟后，很快地就出现一个高峰，为 1 段；延续 2～3 分钟后，迅速下降，为 2 段；20 分钟后，下降到开始的水平以下（图 6）。这样一个曲线能代表一定的肾脏机能。

含有 ^{131} 碘的碘锐特注入体内后，很快地由血液带到肾脏，然后由肾脏的曲管分泌排泄。开始时大部分药集中于肾脏，故出现一个曲线的高峰（1 段），可以代表肾脏的血液供给状态和曲管的分泌排泄功能。如果肾脏缺血或曲管功能减退，就不能出现曲线的高峰，相反是低峰或平峰。碘锐特进入肾曲管后，由肾盂输尿管排向膀胱，在肾脏内含量逐渐减少时，曲线的高峰乃逐渐下降，就是肾图的 2 段。如果有尿路梗阻，肾盂和输尿管的排泄功能受碍，^{131} 碘乃在肾脏内潴留，肾图曲线的高峰不但下降缓慢，相反地可上升。所以 2 段代表肾盂和输尿管的排泄机能。

在 43 例正常肾图中，皆出现了上述的曲线，没有 1 例例外。如肾脏血流量增加，1 段的高峰可能出现更早或更快。

我们为证实正常肾图的规律性，对单侧肾脏切除患者 15 例也进行了肾图测定，他们的结果也完全一致（图 7），即健侧出现正常肾图，而切除侧无碘锐特排泄，是平行的曲线，仅在右肾切除的患者，可出现微波峰（图 7b），这可能与肝脏干扰有关，但对诊断无碍。

此外，尚有 5 例患者由于定位不佳而失败（图 5）。

根据 63 例肾图曲线可以证明，肾图曲线能制定病理情况。肾图曲线的脉冲 / 秒值具有诊断的意义，但须在同一条件下对比。

（二）不正常肾图

肾脏的某些病变可影响肾脏机能，特别在累及肾血流量、曲管功能及肾盂与输尿管的排泄机能时，均能出现不正常的肾图。根据肾图的改变，就能辨别病变部位及性质，但尚不能把致病原因揭示出来，一般不正常的肾图主要有以下三类。

1. 缺血性肾图

病理性肾脏血液供给减少多见于肾脏血管梗阻性疾患，肾实质性肾脏缺血见于某些肾盂肾炎或肾结核症，二者之病因不同，病理改变亦异，所形成的缺血性肾图也不一致。

（1）梗阻性肾血管疾患所致的缺血性肾图：我组有 4 例患者经肾动脉造影，证实有肾脏血管梗阻性病变，他们皆出现了不正常的肾图（图8）。其性质与肾脏缺血状态有直接关系，较轻者出现较正常脉冲/秒值低的正常肾图曲线，这表示肾脏虽然缺血，单位时间内到达肾脏的^{131}碘－碘锐特的量虽少，但其排泄分泌的功能尚正常。肾脏功能虽受影响而不严重，滤过尿量减少，曲管回吸收作用加强，不被吸收的碘锐特浓度相对地加大，故其排泄不受影响，因而可以出现正常的肾图曲线。如病期较晚，肾脏改变严重，则能出现受累侧无功能肾的肾图曲线（图9）。

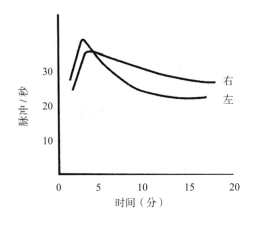
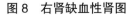
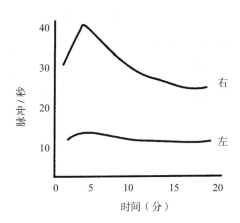

右肾图曲线波峰低于左肾。患者系右肾动
脉狭窄的高血压患者

右侧正常，左肾缺血严重，达无功能肾
的水平

图8　右肾缺血性肾图　　　　　　　**图9　缺血性肾图**

两侧肾血管阻塞性疾患所致之肾图，如不与之对比（详后），则易误认为正常肾图。

（2）肾实质病变（肾结核症、肾盂肾炎等）所致的缺血性肾图：根据病理改变的轻重程度，可能有3种情况：①病变较轻，可以出现延缓排泄，脉冲/秒值低的近似正常的肾图曲线。须对比观测，方能确定。②病变严重，可以出现无功能肾的平行的肾图曲线。③如肾脏缺血，曲管功能不全，即能出现一个逐渐上升的延缓排泄的大抛物线肾图（图10）。

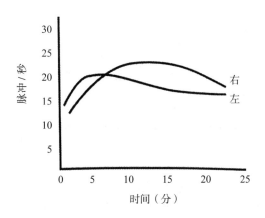

图10　肾脏缺血并有曲管功能不全的肾图，多见于肾实质病变

我们对 13 例肾结核症、6 例肾盂肾炎、3 例肾炎进展期的患者做了肾图，肾图符合上述规律者 19 例，不符合上述规律而正常者 3 例。

2. 梗阻性肾图

肾结核对侧肾盂积水患者，肾盂肾炎的一部分患者（有尿路梗阻者），皆有梗阻性肾图。其特点是 1 段之峰上升延缓，逐步上升而不下降，在规定时间内，不出现 2 段（图 11a）。这主要由于梗阻，肾脏出现一定程度的缺血，故 1 段峰上升延缓，梗阻促使 ^{131} 碘 – 碘锐特不能外排，在肾脏内潴留，故 2 段不下降，反而上升。在肾盂肾炎并发下尿路梗阻患者，肾脏改变严重，甚至出现斜行上升之曲线（图 12）。这说明肾脏缺血严重，曲管功能减退，下尿路且有梗阻。

我们对不同梗阻原因的患者做了 11 次肾图，其中无一例为例外。在解除梗阻之后，梗阻的肾图曲线就恢复为正常的肾图曲线（图 11b）。

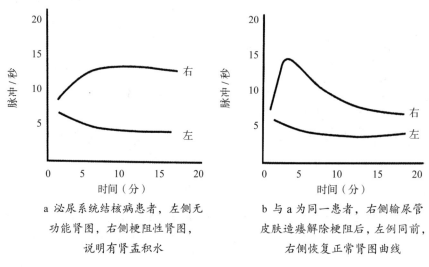

a 泌尿系统结核病患者，左侧无
功能肾图，右侧梗阻性肾图，
说明有肾盂积水

b 与 a 为同一患者，右侧输尿管
皮肤造瘘解除梗阻后，左例同前，
右侧恢复正常肾图曲线

图 11 梗阻性肾图

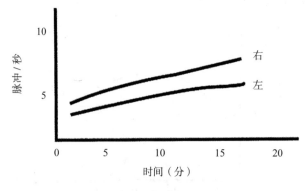

图 12 混合型肾图

（肾脏缺血严重，故曲线迟迟上升，上尿路梗阻，排泄延缓，患者系神经性膀胱并发肾盂肾炎者）

3. 混合型

尿路梗阻的患者往往并发肾脏缺血，故可出现梗阻与缺血的混合型肾图。在肾脏既有缺血又有梗阻同时存在的病理情况下，亦能出现混合型肾图。至于肾图的具体临床应用，则有以下4个方面。

（1）肾图在肾血管性高血压诊断上的价值：据不同的统计，高血压患者中约10%～20%是肾脏或肾脏血管疾患所引起。高血压患者有不正常的肾图特别是缺血性肾图时，应进行肾动脉造影检查，以肯定肾动脉是否狭窄。我们根据其他材料，对怀疑有肾血管病变的高血压病例进行肾动脉造影，共21例，而肾动脉有狭窄性病变者仅6例，出现不正常肾图者4例，此4例的肾动脉造影皆表示肾动脉有狭窄性病变。虽病例不多，已可说明肾图可作为高血压患者进行肾动脉造影之准绳。Morris 氏（1962）的病例中，有单侧肾脏病变而肾图不正常者88%，有双侧病变的阳性率达95%。Trippel 氏（1962）的100例患者肾图的阳性率也很高。Stewart 氏（1962）的阳性率较低，在没有肾动脉狭窄病变的高血压患者44例中，14例（27%）肾图是假阳性；在肾动脉狭窄的20例中，9例是单侧病变，肾图全是阳性，6例是双侧病变，阳性率是67%，而肾动脉分枝病变者5例，60% 肾图是阳性。

在高血压患者出现不正常的缺血性肾图时，单侧不正常者应与对侧对比（图8）。但双侧全出现不正常的缺血性肾图时，诊断就困难，因为不同肾图量的对比（波峰的高低）决定于标记化合物的"比放射性"这与实验室标记技术、同位素蜕变、患者的体质等因素有关，故对比困难。应在当日用同一标记化合物（^{131}碘 – 碘锐特），与同时测定的正常肾图相对比，这样尚能提供一些对于诊断可有参考价值的材料。（图13a 和图 13b 对比。）

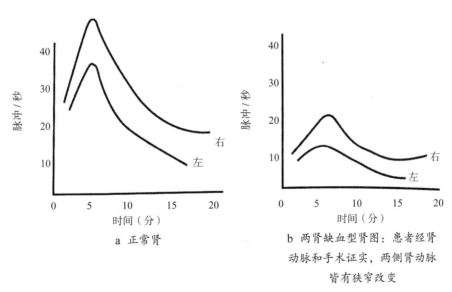

a　正常肾

b　两肾缺血型肾图：患者经肾动脉和手术证实，两侧肾动脉皆有狭窄改变

图13　两侧肾图是在同一时间，用同一标记化合物测定的故可对比

总之凡高血压患者有不正常缺血性肾图时，应作肾动脉造影检查，肾图的误诊率（特别是单侧性病变）是不高的，所以可以作为高血压患者病因检查的方法之一。

（2）泌尿系统结核症，一侧肾结核及对侧肾盂积水患者的诊断：一般统计，有一侧肾结核及对侧肾盂积水的并发率约20%，一部分患者经一般检查方法就可诊断；另有一部分患者来院时，肾机能不全，不宜进行肾盂造影检查，甚或肾盂造影检查表现为两肾无功能，这可能是一侧肾结核伴有对侧肾盂积水或两肾皆为结核病变，前者可以治疗，后者预后不佳，如作肾图检查，结核肾多出现缺血性肾图，肾盂积水则出现梗阻性肾图（图 11a），据此进行治疗，效果是满意的（图12b）。本组有一侧肾结核及对侧肾盂积水 11 例中大多数经肾盂造影或手术证实，肾图均为梗阻性，无 1 例假阳性或假阴性。

在一般情况下，在出现梗阻性肾图时，可以肯定尿路梗阻，但常须依赖其他材料或检查方法来确定病变部位或病因。

（3）实质性肾脏病变的肾图检查：实质性肾脏病变肾图的诊断意义不大，因为肾图仅能说明肾脏的病理改变情况，而不能说明病变的病因。例如，肾结核症对肾脏破坏严重，故出现的是无功能肾的肾图，即水平曲线，没有突起的高峰。病变较轻时，也可能出现缺血性的肾图，但没有特殊性。多种肾脏的实质性病变能出现同样的肾图，故诊断意义不大，但在肺结核患者，出现单侧无功能肾或缺血性肾图时，就应当考虑到肾结核症存在的可能。如在泌尿系统结核症患者，出现单侧无功能肾的肾图时，即表明受累肾病变严重，应考虑到手术切除。但肾盂造影等其他方法可以代替肾图，仅在鉴别对侧有否肾盂积水时，方有意义。肾盂肾炎或肾炎患者也能有不正常肾图，亦仅能说明肾脏的功能状态，而不能说明病理病因，故不能作为诊断的手段。虽然如此，由于肾图能说明肾脏的机能状态故对肾盂肾炎或肾炎预后或治疗能提供有益的材料，故亦应作为常规检查的方法。

（4）肾脏机能测定的价值：肾图是一种较好的、简单的肾脏机能测定的方法。它能把肾脏的某些机能状态表示出来，并可以连续观察肾脏血液供应、曲管的分泌机能，以及肾盂、输尿管的排空状态，所以说，它是一项动的肾脏机能测定的方法。

在一般肾脏机能测定的方法中，某一种检查方法仅能表现出单一项目的肾脏机能，而不能连续观察肾脏机能的活动，如肾小球滤过率的测定、曲管再吸收、肾血流量等检查方法虽能把肾脏的机能状态表现出来，对治疗和估计预后提供有益的材料，但对疾病的诊断并无帮助，肾图测定机能虽不如这些方法精确，但能作连续的、动的机能测定，有助于疾病之诊断，且其用量小，损伤轻，在肾机能不全时尚可使用，故有一定的价值。惜乎由于技术条件之限制，以及同位素半衰期之短、不易获得等缺点，肾图尚不能作为一切肾脏或其有关疾病的常规检查方法。

三、结论

1. [131]碘－碘锐特肾放射图是一种比较简单的、损害较少的肾机测定或肾脏疾病诊断的方法，但有其一定的使用范围。

2. ^{131}碘标记化合物的制配是比较复杂的，我们现在采用的方法比较满意，但标记率尚不够稳定。

3. 很多因素能影响肾图的测定，在测定时应加考虑。

4. 正常肾图曲线已基本定型。

5. 很多肾脏或其血管疾病有不正常的肾图，可以分为缺血性、梗阻性及混合型肾图。可以初步鉴别病变部位和病变性质。

参考文献

[1] Osclvartz F D: Use of Radiohippururs in Diagnosis of Unilateial Renal Disease. J of Urology.87: 249，1962.

[2] Klopproth, H. J.: Functional Significance of the Radioisotope Renogram Experimental Study. J. of Urlolgy 87:77，1962.

[3] Stewart，B. H.: Critical Appraisal of Renogram. J.A. M.A. 180: 454，1962.

[4] Liebster: J. Nature. 183: 1474，1959.

《天津医药》1963（11）：669

肾血管性高血压诊断及治疗的进一步观察

马腾骧　虞颂庭　吴咸中　张振雄

天津医学院附属医院泌尿外科

关于肾血管性高血压的诊断治疗问题，曾于另一文中介绍，本文根据 14 例的临床观察，对该问题再做进一步探讨。

病理改变与诊断治疗的关系

本组 14 例中，肾血管闭塞（狭窄）者均经肾动脉造影、手术探查及病理组织检查而证实。

（一）肾动脉闭塞性疾患

1. 肾动脉发育异常：肾动脉主枝或分枝发育异常者 7 例，其中 5 例在手术时所见肾动脉全段皆细，宽度均为正常的 1/2。显微镜下仅见内膜增厚，余无异常。肾脏变小，显微镜下为缺血萎缩，无发育异常。

未行手术的两例经肾动脉造影证实，1 例两肾动脉及腹主动脉同时狭窄，另 1 例是左肾动脉分枝有病变，其临床表现与以上 5 例相似。

上述患病侧肾脏的机能皆有一定程度的减损（排泄性肾盂造影延缓排泄或无机能）。

2. 特发性节段性狭窄：此类患者有 5 例。其中 3 例经手术证实肾动脉的近主动脉端有节段性狭窄，狭窄段长 3～5 毫米，动脉壁外观正常。因未做病理检查，故发病原因尚难肯定。

未做手术的两例亦经肾动脉造影证实。其中 1 例为双侧性病变，疑有血栓形成。上述这些病例的肾脏功能均较好，排泄性肾盂造影也正常。

3. 动脉硬化性斑块性狭窄：经手术证实的两例因动脉硬化斑块所致的肾动脉狭窄，均为双侧性病变。1 例是动脉硬化斑块向肾动脉内突出而形成梗阻（图 1）；另 1 例是多发性节段性狭窄，整段肾动脉如竹节状。肾脏经病理检查有不同程度的缺血和萎缩，排泄性肾盂造影显示肾脏功能不良。（图 2）。

本组病例虽少，但与 Poutasse 氏（1959）、Blackman 氏（1939）及 McCormack 氏（1961）的经验不同，他们的病例多为 40 岁以上的患者，以肾动脉硬化斑块所形成的狭窄为主。我们的

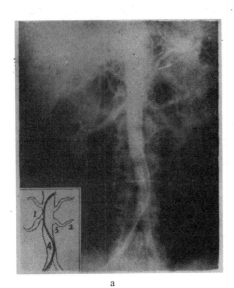
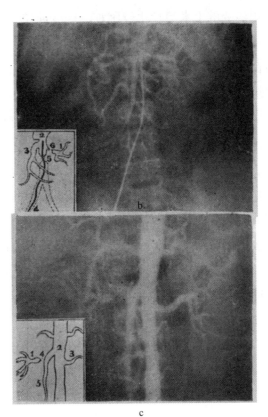

　a　肾动脉动脉硬化斑块所形成的狭窄（1—右肾动脉；2—左肾动脉；3—狭窄处；4—腹主动脉）；b　肾动脉及腹主动脉狭窄（1—左肾动脉；2—腹主动胀；3—肠系膜动脉；4—动脉造影之插管；5—腹主动脉狭窄处；6—左肾动脉狭窄处图中虚线是没有显露出来的腹主动脉和两髂总动脉）；c　右肾动脉节段性狭窄（1—右肾动脉；2—腹主动脉；3—左肾动脉；4—右肾动脉节段性狭窄；5—上肠系膜动脉）

图2

病例年龄较小，一般在 30 岁以下，尤以幼年患者为多，故作者认为，凡年轻或幼年患者发生高血压时，应多考虑是由肾血管闭塞性疾患所致。

　　（二）两侧病变：本组 5 例为两侧病变，诊断困难，主要由于两侧肾脏对排泄性肾盂造影、Howard 氏肾脏机能分别测验及放射性同位素肾图无法对比。其次由于肾功能减损较重，不能进行肾动脉造影，本组有 1 例因肾功能不佳未做肾动脉造影。双侧病变也给治疗带来了如下困难。

　　1. 两侧性病变比较多见，不应根据片面材料进行治疗。例如，某女性患者 11 岁，在某医院诊断为肾血管性高血压，排泄性肾盂造影表示右肾极度缩小（约为正常的 1/2），排泄功能迟缓，左肾正常。乃决定为右肾动脉狭窄，因右肾功能明显减损，已无保留价值，拟行肾切除术。后经我科会诊，认为两侧性病变较多见，右侧病变虽已肯定，但左侧如何，尚难估计，乃作肾动脉造影，证实两肾动脉和腹主动脉均有狭窄（图 2），如仅切除右肾，效果必将不佳。故临床上，应常考虑到两侧病变的可能性而仔细检查。

　　2. 有两侧病变时，肾功能不佳，故发展较快，后果较严重，须早日治疗方能保存一定的肾脏功能，如果病至晚期，肾功能已严重减损时再做治疗，效果必不佳。

3.两侧病变的手术治疗比较困难。病变简单时（图1）治疗虽较易，但两侧肾脏功能均有一定程度的减损，手术的刺激和循环的阻断均可使术后并发症增多。病变复杂时（图2），治疗困难，结果亦不良。所以，两侧性病变不论在诊断或治疗上均较复杂。主要的诊断方法为肾动脉造影及肾活体组织检查。

（三）分枝病变：肾动脉的分枝狭窄或迷走血管的病变诊断亦较困难。排泄性肾盂造影、Howard氏分别肾机能测定及同位素肾图等一般检查的结果往往为阴性，肾动脉造影的结果也不十分明确。此时，须将肾盂造影与肾动脉造影对照，根据肾脏的大小、畸形的有无及血管分布的情况才能做正确诊断。本组3例有分枝病变，其中两例已经手术证实，1例用显示肾脏轮廓的腹后壁空气造影及肾动脉造影对照而证实。病变可有以下几种。

1.多枝单侧肾动脉病变：肾动脉由主动脉分出时即为多枝，且较纤细。用肾动脉造影可显示分枝情况，根据肾内动脉的分布及肾脏的大小就能诊断。

2.肾动脉分枝如有狭窄性病变，由肾动脉造影即可诊断。

3.肾动脉正常，但仅能供应肾脏的大部分（上2/3或下2/3）；其余部分（1/3左右）由主动脉直接供应，此分支有狭窄时，肾动脉造影不一定能显示出来，应根据肾脏的大小（排泄性肾盂造影或腹后壁空气造影）和肾动脉分布情况来决定诊断。

（1）有病变的分枝小动脉动脉造影不显影，肾动脉主枝正常，则诊断须根据肾内血管分布（某一区没有血管）来确定（图1）。

（2）有病变的分枝小动脉动脉造影显影较细，因粗细没有一定标准，故只能根据其供应区域的大小以与正常相应区域对比才能诊断（图2）。

4.双肾分枝动脉的病变：某侧是双肾，一肾的肾动脉分布正常，另一肾动脉缺失或纤细，由肾动脉造影与肾盂造影对照，即可观察出来（图3）。

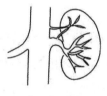

图1　肾脏上极大部分地区由分枝的小动脉（图中虚线）供应，其可能由主动脉直接分出，或由肾动脉分出，肾动脉造影有时不能显出，肾脏上极形成无血管区，肾动脉主枝显示正常

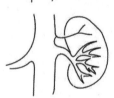

图2　肾脏上极小分枝动脉肾动脉造影时虽显影，但纤细，其供应区域血管稀少，肾动脉及其分枝显示正常

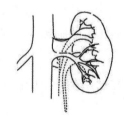

图3　左侧双肾、双肾盂，左下肾肾动脉及其分枝正常，而左上肾肾动脉纤细或不显影，该区域血管稀少

5.其他特殊的分枝狭窄：分枝病变形式很多，应详细研究肾动脉的分布、肾脏大小和肾盂造影，方能确诊。如果病变为双侧性（我们的3例分枝病变病例中，有1例是双侧性），诊断更难。

肾动脉分枝病变的治疗有时比较容易，做肾部分切除即可，但双侧病变的治疗很困难，甚至不能治疗。

某些诊断方法的估价

（一）发病历史：根据肾血管性高血压病史特点，做进一步检查。

（二）腹部听诊：大量的血液通过狭窄的肾动脉时，可发生较清楚的杂音，一般在上腹中线偏患侧肾动脉平面处可以听得，有时在腰背部亦可听得。

本组14例中，除4例未检查外，其余10例患者中7例阳性，1例可疑，2例阴性。这些杂音全在上腹部听得。它的部位与病变部符合。Moser氏（1962）报道50例腹部有杂音的患者，其中66%于最后证实有肾动脉狭窄，听诊的部位与患部相符，故腹部听诊为重要的诊断方法之一，能仔细检查，阳性率当可更高。至于杂音的性质和病变的关系，作者尚无体会，Moser氏认为高亢响亮的杂音多系血管病变所致，而低沉者多系他处传来者。

（三）尿常规检查：单纯蛋白尿是肾血管性高血压患者的一特点。本组病例尿检查阴性者6例，单纯蛋白尿者8例，所以，高血压患者出现单纯蛋白尿时，应考虑为肾血管狭窄性病变。

此类患者的蛋白尿并不严重，一般由微量至一个（＋）号。出现蛋白尿的原因不明，可能是因缺血改变了肾小球的通透性所致。

（四）同位素肾图：6例做了同位素肾图，其中5例呈缺血性肾图表现（图4）这与肾动脉造影符合（图3）。1例阴性者系分枝病变，仅左肾上分枝动脉狭窄，故肾图无改变。

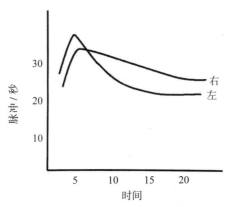

图4　右侧缺血性肾图，正常情况下右肾图曲线波峰比左侧高10脉冲／秒左右，本图不但不高，反而下降，是肾脏缺血的表现

（本病例与图3是同一病例，肾图与肾动脉造影的表现是一致的）

肾图是一种较好的诊断方法。在 Morris 氏（1962）的病例中，单侧肾血管病变肾图不正常者为 88%，双侧者为 95%。Trippel（1962）氏的病例中，肾图的阳性率也很高。

Stewart 氏（1962）报告 44 例没有肾动脉病变的高血压患者，27% 的肾图为假阳性。20 例有肾动脉狭窄，其中 9 例有单侧病变，肾图皆为阳性，6 例有双侧病变，肾图阳性者为 66%。分枝病变 5 例，阳性者为 60%。

由此可见，肾图对单侧肾动脉狭窄的诊断价值较大，对双侧或分枝病变则否，甚至假阳性，这与两侧肾图的对比有关，有单侧肾动脉病变时，左右两侧对比较易于诊断，如为双侧病变，则对比困难。分枝病变也如此，如累及的区域不大，肾图可以正常，如果较大，则不正常，但定位也有一定影响。所以凡高血压患者，出现单侧或双侧不正常缺血性肾图时，均应做肾动脉造影检查。肾图的阳性率较高（特别是单侧病变）误诊率较少，是一种比较好的方法，特别在高血压的普查中，鉴别是否为肾血管性的意义更大。

（五）分别肾功能测验：1954 年 Howard 氏提出分别肾功能测验的方法，患肾血流量减少，肾小球滤过率低，钠排出量小，尿素、肌酐的廓清率和尿的排出量也减少。此方法很有诊断价值，1961 年 Spencer 氏又提出诊断价值较高的"尿素、菊糖试验"。Howard 氏试验方法复杂，不必常规应用，遇诊断困难时，可酌情使用。

（六）排泄性肾盂造影：肾血管狭窄高血压患者的排泄性肾盂造影需与其他检查方法配合才有诊断价值。本组有 12 例做了排泄性肾盂造影，其结果可分以下几种。

1. 排泄性肾盂造影正常：两例肾盂造影正常，1 例是分枝病变，已经手术证实，另 1 例虽未行手术，但肾动脉造影显示异常。这是由于病变尚在早期，肾脏机能减损不重的缘故。1962 年 Morris 氏报道肾盂造影正常者约占 30%。1959 年 Cordonier 氏有患侧肾脏显影更为清晰的报道。

2. 肾脏轮廓缩小：由于患侧肾脏缺血萎缩，其轮廓较健侧为小。本组有肾盂造影改变者 10 例，其中肾盂造影正常，仅轮廓小者 2 例，造影不正常（排泄迟缓或无功能）及轮廓小者 5 例，后者是临床上最常见的表现。

肾脏轮廓缩小，系指长轴较健侧短 1.5 厘米以上。但 1961 年 Con Way Don 氏等观察，27% 的正常人两肾长轴相差 1 厘米以上，所以左右径的差别也应当注意。

3. 排泄迟缓或无功能：本组有 2 例排泄性肾盂造影无功能，而肾脏不缩小，大多数无功能者均萎缩，并与病变一致。我组有两例，1 例是双侧病变，手术时发现肾脏较正常为小；另 1 例不能证实有萎缩，肾动脉有先天发育异常（较正常者约细 1/2），排泄性肾盂造影表现无功能，其原因何在，尚待进一步研究。

本组另 1 例排泄性肾盂造影显示左侧双肾、双肾盂、左上肾动脉正常，左下肾动脉纤细。

肾动脉狭窄的高血压患者肾盂造影的改变不一致，主要为肾脏轮廓缩小及排泄功能改变，但亦有正常或造影更清晰的病例。

①怀疑为肾血管性高血压的患者，如排泄性肾盂造影正常，并不能否定诊断，应作进一步检查。

②排泄性肾盂造影如不正常，还应做肾动脉造影，以免治疗发生错误。

按所述，排泄性肾盂造影有助于肾血管性高血压的诊断，如排泄功能障碍伴有肾脏缩小，或与肾动脉造影配合，更有诊断价值，应列为常规检查。

（七）肾动脉造影：是诊断肾动脉狭窄不可缺少的诊断方法。本组3例未造影，其中1例诊断明确，1例年龄较小，恐造影发生危险（2例均做了肾切除，治疗结果满意。），另1例因肾功能不佳，仅根据排泄性肾盂造影及肾图做了手术探查，也证实了诊断。这3例未做肾动脉造影，即行治疗，是很危险的，因为两侧性的病变较多，有些病变部位由手术探查，不易发现（如狭窄病变累及右肾动脉主动脉分枝处），易使治疗结果不佳。作者认为，除有肾脏机能严重不全或技术困难外，在治疗之前，必须作肾动脉造影检查，但这不是唯一诊断方法，必要时应参考其他材料。

本组有1例高血压患者，在肾动脉造影时，发现右肾动脉为两支，比较细，左肾动脉正常，故诊断为右肾动脉发育异常的肾血管性高血压。但排泄性肾盂造影显示右肾同前，左肾为双肾双肾盂，该正常左肾动脉，仅供应上部的肾脏（图5），下部的肾脏缺乏血管供应，所以病变是双侧性的，并经手术证实，患肾明显缺血及萎缩。此例患者如仅按肾动脉造影治疗，效果必将不佳。

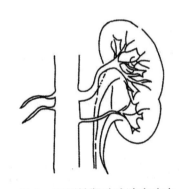

图 5　双侧性肾动脉狭窄病变

[右肾动脉为两支，并纤细，左侧双肾、双肾盂、左上肾、肾动脉及其分枝正常，左下肾肾动脉纤细，肾区血管稀少（本例病变已经手术及病理切片证实）]。

总之，作者认为每一诊断方法均有一定价值及缺点，必须多方面检查，方能做出正确诊断。在这些诊断方法中，常用的价值较大的是同位素肾图、排泄性肾盂造影和肾动脉造影。1962年Maxwell氏的32例肾动脉狭窄高血压患者中，26例有不正常的肾图，而肾图正常的6例中4例排泄性肾盂造影不正常，阴性结果者仅两例，可见诊断方法应配合使用。

治疗方法的进一步探讨

肾血管性高血压患者的治疗比较复杂。药物治疗效果不明显，仅用于无法施行手术或手术失败的病例，手术治疗方法很多，以血管再建手术为最合理想，仅在特殊情况或手术困难时，才应用肾或部分肾切除术。

（一）血管再建的手术：单侧肾血管狭窄所致的高血压患者的对侧肾脏常受到高血压的影响，也产生一定的病理改变，如病变较轻，病肾可以切除；如病程久，病变严重，则后果不良。一般患肾病变的进行皆较缓慢，仍保留一定之机能，如改善肾血循环，部分能恢复。如病变累及双侧，更应施行再建手术。

血管再建的手术方法很多，目前一般皆做血管移植（代用血管）的手术。

本组病例中，行血管再建手术者 2 例，共 3 枝肾动脉（1 例双侧病变），其中两枝做了复主动脉、肾动脉代用血管移植造桥术，另 1 枝在同一手术时间内先后做了内膜剥离术，脾肾动脉吻合术及肾、腹主动脉再吻合术。前者两枝造桥术皆成功，后者失败。

这 2 例血管再建手术，均是在降温（31～33 ℃）麻醉下做左侧正中旁腹部直切口，暴露尚佳。

1. 血管移植（造桥）术：腹主、肾动脉间可用人造血管移植做造桥术（图 6）。一般认为造桥用的代用血管与肾、腹主动脉做对端侧吻合最佳，其他任何方法（图 7）都不合理。

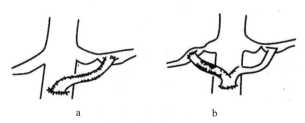

a   b

图 6　腹主动脉——肾动脉人造血管移植造桥术

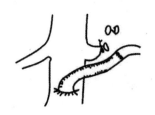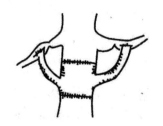

a 左肾动脉已切断，　　　　b 切除腹主动脉一段，
人造血管与肾动脉做对　　　用人造分枝血管代替，再
端吻合　　　　　　　　　与肾动脉吻合

图 7　腹主动脉、肾动脉人造血管移植

我们的造桥术是依图 6a 的方法完成的，讨论如下：

（1）造桥应先做腹主动脉侧的吻合，放开阻断循环的主动脉止血钳后，再做肾动脉侧的吻合。

（2）循环阻断以部分阻断为佳，腹主动脉用两把半圆形腹主动脉血管钳对端夹住（图 8），肾动脉则用两根橡皮尿管提起，在两根尿管之间作切口吻合（图 9），这样能预防因阻断循环，缺血时久而产生的并发症，同时不需抗凝剂。

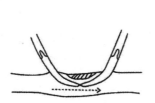

图8　腹主动脉部分阻断循环

［两主动脉血管钳之间的动脉剪除一块，然后再作吻合（人造血管移植）］

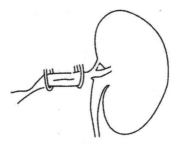

图9　肾动脉阻断循环的方法

（用两根橡皮尿管提起，中间作切口吻合）

（3）人造血管与动脉吻合时，可用细丝线连续缝合。主动脉应剪除一部分，以使吻合口扩大，再做吻合，肾动脉切开吻合即可。

我们采用上述的技术操作，术后并发症很少，吻合口通畅，缝合一层即可不漏血。

多数学者（Morris氏，1961、1962；Poutusse氏，1961）认为血管移植是治疗肾动脉狭窄的最好方法，不论单侧或双侧，甚至有主动脉狭窄并发之病例，均可用血管移植来治疗。

2. 动脉内膜切除术是一种简易的手术。著者曾作一左肾动脉内膜切除术，手术成功，但缝合肾动脉原切口时产生狭窄，不得不改用其他方法。

动脉内膜切除多用于动脉硬化斑块所致的肾动脉狭窄，手术时，为防止切开动脉缝合后发生狭窄，采取以下措施较为满意。

（1）内膜切除后加片状移植（图10）

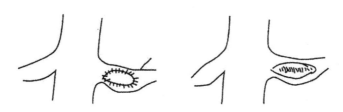

a 肾动脉狭窄处切开，行内膜切除　　　b 人造血管片状移植

图10　内膜切除加片状血管移植

（2）由主动脉切开，行肾动脉内膜切除，以后再缝合主动脉。

3. 脾肾动脉吻合：左肾动脉狭窄，可用脾肾动脉吻合术治疗。可切除狭窄，做端对端吻合，或端（脾动脉）对侧（肾动脉）吻合。此法简单，但应注意病人尤其动脉硬化者脾动脉是否正常。1例脾动脉有病变，吻合后血液供应不足，因而改用其他手术。

4. 其他：根据具体情况决定，但效果不如血管移植术。

（二）肾脏切除术：在一定的条件下，肾切除是治疗肾血管性高血压的有效方法。

本组有 4 例肾动脉先天异常，因整段动脉纤细，无法做再建的手术，乃改行肾切除术，皆有一定疗效。但需强调，不能因肾切除简单而无原则地应用，必须充分考虑对侧肾脏的情况，估计该肾由于高血压影响而产生肾硬化的程度，否则效果不佳。肾切除之适应症如下：

1. 肾血管再建手术有困难者。多枝肾动脉有狭窄者、肾动脉有多数性狭窄者、肾动脉分枝有多数狭窄者。

和狭窄性动脉病变累及整段肾动脉及其分枝者（先天发育异常，包括广泛的血栓形成侵及整段肾动脉及其分枝者）。

2. 由肉眼及活体组织检查，受累肾脏已十分萎缩，功能丧失，无恢复可能者。

3. 血管再建手术失败者。

4. 患者周身情况欠佳，或有严重的高血压心肾疾患，不能耐受较大的手术者。

（三）部分或肾段切除：由于肾动脉的分枝或副肾动脉狭窄，患肾有局限性缺血萎缩者，因该动脉较细，血管再建困难，宜行肾段或肾部分切除术。

据 Schlegel 及 Okamoto 氏（1961）观察，血液供应不足的肾脏切除一部分后，肾脏体积缩小，血液供应可相对地充足，也有治疗作用，这是肾部分切除的另一适应症。

提高疗效

经手术治疗的 9 例患者中，1 例于术后 1 个月死于造影剂过敏所致的急性肾机能不全；1 例病变严重，仅做探查术；其他 7 例术后效果满意。术后两周左右，血压即恢复或接近正常，随诊期仅 2～15 个月，时期尚短，尚难完全肯定手术效果，Poutasse（1961）的手术结果满意者占 78%，Morris 氏（1960、1962）的手术结果满意者皆在 80% 左右。

（一）影响治疗效果的原因，部分患者治疗效果不佳，其原因如下：

1. 晚期患者的对侧健肾由于长时期高血压的影响已产生肾硬化，病肾虽已治疗，但健肾病变逐渐发展，以致结果不佳。

2. 由于双侧性病变，肾功能已严重破坏，虽纠正了血管的病变，但肾脏机能已不能恢复。

3. 双侧性病变、晚期病变或病变复杂的病例已无法由手术治疗。

4. 部分病例肾血管狭窄仅是高血压的一部分原因或恶化的原因，肾血管狭窄的因素虽除去，血压亦不下降。因此疗效不佳。

5. 神经系统的因素：有的著者认为，肾动脉狭窄仅是肾血管性高血压的起始原因，主要是神经作用所致。因此，肾动脉狭窄的因素虽已去掉，但神经因素仍然存在，尚需药物治疗。

（二）早期诊断和早期治疗

1. 肾血管性高血压患者的发病率不低，占所有高血压的 10%～25%，诊断方法比较明确，治疗效果尚佳，如能早期诊断和治疗，将大幅降低患者之死亡率及恢复劳动能力。

2. 肾血管性高血压的病理生理改变复杂。在疾病的早期，恶性循环尚未建立时，如予以适当治疗，效果是满意的，否则，健侧受累，后果不良。

3. 如早期治疗，因周身和心、肾机能良好，故手术死亡率低。

4. 在早期，患侧肾脏病变较轻，当肾血循环改善后，功能较佳，效果满意。

在临床工作中，常须说服病人早日接受手术治疗。本组 5 例患者的父母不同意手术，因而失去了早期治疗的机会，以致结果不好。

参考文献

[1] 马腾骧、虞颂庭：肾血管高血压诊断治疗的初步体会，（待发表）

[2] Moser，R. J.: Abdominal murmurs an aid the diagnosis of renal artery disease in hypertension，Am. Int.Med.，56:471，1962.

[3] 马腾骧等：碘^{131}–碘锐特肾放射图的临床应用，天津医药杂志，（11）：669，1963.

[4] McCormack，L. J.: Vascular changes in hypertension，Med. Clin. of North Amer.，45: 247，1961.

[5] Poutasse，E. F.: Occlusive renal artery disease and hypertension，J. A. M. A，178: 1078，1961.

[6] Trippel，O. H.: Renovascular hypertension，Surg. Clin. of North Amer，42: 109，1962.

[7] Morris，G. C.: Renovascular hypertension，Amer J. of Cardio.，9:141，1962.

《天津医药杂志》1964，6（7）：565–571

腹主动脉－肾动脉造影在肾源性高血压病诊断上的应用

吴恩惠[1]　赵常江[1]　廉宗澄[1]　马腾骧[2]　张振雄[2]

1 天津医学院附属医院放射科；2 天津医学院附属医院外科

自 1959 年 9 月到 1963 年 7 月，我们对 36 例高血压病患者进行了腹主动脉——肾动脉造影。其中 18 例发现了肾血管狭窄或肾脏病变，18 例无异常。另有 2 例腹内肿块，其肾动脉造影无异常，故选入正常肾动脉造影组中。本文通过 38 例造影材料的分析，以提高对正常造影和肾源性高血压病的造影认识。

正常造影所见

20 例两侧造影正常，可见腹主动脉及肾动脉显影正常，并可见肾影。年龄为 19 ~ 71 岁，18 例在 39 岁以下。

一、肾动脉：19 例显影良好，分析结果见表 1。

表 1　正常肾动脉表现

		右侧	左侧	两侧比较
肾动脉起点	正常范围 常见范围	胸$_{12}$下缘～腰$_2$下缘 腰$_1$中部～腰$_2$上缘	胸$_{12}$下缘～腰$_2$下缘 腰$_1$中部～腰$_2$上缘	10 例两侧起点在同一平面； 9 例有点差别
肾动脉干长度 （厘米）	正常范围 平均值	2 ～ 7 4.4	1 ～ 4.3 3.0	15 例右侧长于左侧； 4 例两侧相等
纡曲情况 （例数）	伸直 纡曲	17 2	12 7	

续表

		右侧	左侧	两侧比较
走行方向 （例数）	向下 水平 向上	11 7 1	6 7 6	
双枝肾动脉 （例数）		3	2	两侧均为一枝 15 两侧均为两枝 1 单侧两枝 3
肾动脉干起点直径 （厘米）	单枝正常范围 双枝正常范围	0.4～0.9 0.03～0.7		12 例两侧相等，3 例左侧比 右侧大 0.1 厘米
肾内肾动脉分枝 情况		呈树枝状逐渐变细，均匀分布于肾内 直至肾皮质周边		相似

二、肾脏：19 例在肾期可清楚看到两侧肾影，密度均匀，皮质区密度高，肾盂区密度低。两侧密度相等者 18 例，1 例一侧稍高。

肾脏大小：肾影之径线和面积测量及两侧大小比较的结果见表 2。长径以最大长轴为标准，横径以垂直于长径之最大宽度为准，面积以求积仪测出。长径左侧多大于右侧，最大可差 1.9 厘米。一侧面积之正常差别较大，可达 30 平方厘米，但常见差别则在 9 平方厘米以内，两侧差别最大为 13 平方厘米，常见者则在 7 平方厘米以内。

肾脏外形：两侧肾外形均有些差别。值得提出的是 4 例在左肾外下缘有一局限性膨隆，似一肿瘤。其中 1 例因误诊为肿瘤而行探查手术。

表 2　肾影测量与两侧大小比较（成人）

	右侧		左侧		左肾大于右肾		左肾小于右肾		两肾 相等
	最小～最大	平均	最小～最大	平均	最小～最大	平均	最小～最大	平均	
长径（厘米）	10.0～13.6	11.4	10.9～13.5	12.3	0.5～1.9（16 例）	1.0	0.7～0.9（2 例）	0.8	（1 例）
横径（厘米）	5.0～7.0	5.6	4.8～6.5	5.8	0.5～1.0（8 例）	0.7	0.2～1.4（8 例）	0.5	（3 例）
面积 （平方厘米）	41.4～71.6	52.1	42.0～69.1	56.0	1.0～12.6 （14 例）	7.3	0.3～12.8 （5 例）	5.5	（0 例）

注：焦点胶片距离为 30 时。

三、肾脏循环时间：当导管尖端置于 12 胸椎体平面附近，以每秒注入 15 毫升的注射速度注入造影剂 30 毫升时，肾动脉常延续显影 3 秒左右。肾在第 2～3 秒时即可显影，逐渐变浓，于 5～7 秒时最浓，以后逐渐变淡，一般可延续 10 秒以上。两侧肾动脉及肾影之显影开始和延续时间相同。不同造影剂在肾脏循环时间上无大差别。

病理造影所见

一、血管疾患

1.肾动脉狭窄：共9例，左侧4例，右侧3例，两侧2例，1例因右肾动脉为两枝，均发育不良，故共有12枝肾动脉患病。狭窄之部位、范围和程度不同，因而表现亦多种多样。分析结果见表3。

表3　肾动脉狭窄表现

狭窄类型	列数	枝数	狭窄范围	狭窄直径	狭窄后扩张	肾动脉支细小、稀少、密度低显影晚	肾影正常	肾影密度低	肾影缩小	肾显影延迟	肾未显影	治疗情况	诊断
一致性纤细	2	4	全部	＜0.3厘米	−	+	−	+	−	−	−	1例肾切除术及探查术	肾动脉发育不良（图1）
完全性阻闭	2	2	全部		−	+	−	+	1例	−	1例	均行肾切除术	肾动脉发育不良（图2）
局限性狭窄	2	2	2.5厘米	严重	+	+	−	+	2例	+	−	1例行血管造桥术	肾动脉狭窄（图3）
肾内分支狭窄	2	2	0.4～0.5厘米	中度	−	−	+	−	−	−	−	均行肾部分切除术	先天性狭窄
限局斑块性狭窄	1	2	起始段	严重	+	+	+	−	−	−	−	一侧肾切除一侧血管造桥术	动脉硬化性（图4、图5）

2.腹主动脉-肾动脉狭窄和闭塞：5例腹主动脉均有狭窄或阻塞性病变。受累段多在肾动脉起点平面或稍上，受累范围为2.5～22.0厘米，1例狭窄上方之主动脉有扩张。狭窄程度不同，2例几乎完全阻闭；3例为中度，边沿均不整。这5例肾动脉亦均受累；3例为双侧，2例为单侧。故共8个肾之8枝动脉受累。

肾动脉病变的表现依范围和程度而异。6枝肾动脉干为完全性或几近完全性闭塞：其中两个肾的肾内动脉枝和肾未显影，另4个肾的肾内动脉枝显示细小、稀少和浓度较低，肾影均较小，其中两个明显缩小。肾盂2个显影正常，1个未显影。2枝肾动脉为起点处之局限性狭窄，均有轻微的狭窄后扩张。肾内动脉分枝细小、稀少、浓度较低，但肾影正常。5例中1例手术证明为腹主动脉-肾动脉栓塞，行腹主动脉及肾动脉血栓取出术。

3.侧枝循环：9例肾动脉狭窄中，2例有扩大纤曲之侧枝循环导入肾区，狭窄均较严重。无侧枝循环之7例，除1例狭窄较重外，余者均较轻微或为肾内动脉枝狭窄。

腹主动脉－肾动脉闭塞之 5 例除例一侧肾动脉狭窄轻微，于该侧无侧枝循环外，余者均可见两侧扩大纤曲之侧枝循环。

4.单侧肾动脉狭窄时对侧肾内小动脉的细窄现象：单侧肾动脉狭窄之对侧肾动脉干正常，但有 2 例肾内分枝之皮质动脉显示突然之变细或不充盈（图2），这 2 例肾动脉狭窄均较明显。在肾动脉一致性纤细、肾内动脉分支狭窄和肾动脉干局限性狭窄均无这种表现。两侧肾动脉狭窄者亦无这种现象。

二、肾脏病变：本组包括肾盂肾炎 3 例和多囊肾 1 例

1.肾盂肾炎：1 例为两侧，1 例为单侧，1 例为双肾之上肾发生肾盂积脓。肾动脉造影时，肾动脉干正常，但肾内动脉分枝稀少、细小。肾影不清，密度低，充盈延退，1 例有肾影缩小；上肾肾盂积脓之 1 例，肾上区血管稀少、细小，该区肾影也不清楚（图6）。

2.多囊肾。两侧肾内动脉稀少、细小并变直，右肾下极区没有血管。肾影大，出现延迟，浓度低。手术证明为多囊肾。

诊断问题

肾动脉狭窄，如造影良好，一般诊断无困难。但为了正确了解造影所见的意义，以及对治疗方法提供更多的参考资料，还需注意以下问题。

一、关于病理类型：14 例中，8 例属于发育不良，5 例可能是非特异性动脉炎的后果[1]，1 例为动脉硬化斑性狭窄。看来，发育不良在本组多见，而动脉硬化斑性狭窄较少。在造影表现上，发育不良可为一致性纤细或节段性狭窄，狭窄处轮廓比较光滑、整齐，局限性者，狭窄后扩张较明显（图1至图3）；非特异性动脉炎性狭窄，轮廓多不整，狭窄后扩张发生少，且不明显，特别是邻近之腹主动脉段也常有闭塞性病变；动脉硬化斑性狭窄，则表现为局部内突性狭窄，多在主动脉开口处发生（图4），也可表现为念珠样。造影表现与它们各自的病理变化一致。

二、多发肾动脉和肾动脉狭窄或发育不良：多发肾动脉并不少见[2-3]，本组正常的 19 例中即见 4 例。多枝肾动脉之一枝或两枝常较纤细，鉴别是正常或发育不良，比较困难，但确属重要。如果多发肾动脉之枝比较纤细、浓度低、而其分布区之肾内动脉枝细小、稀少，且该区肾显影不佳，则多系发育不良。这种情况也可见于双肾畸形中，一个肾之肾动脉发育不良。若一侧之多发肾动脉均发育不良，则肾内动脉与肾影之变化将累及全肾（图1）。值得提出的是多发肾动脉之一枝正常，另一枝病变严重，竟不显影，则可能漏诊。此时，只有依靠被该动脉供养区肾内动脉之缺如及肾显影不佳来帮助诊断。

三、肾动脉分枝狭窄：这种狭窄，行肾部分切除术常可收到疗效，因之，必须注意。肾动脉分枝常彼此交错，而狭窄后动脉分枝和肾影往往表现正常。故须对每枝动脉细致观察，以免漏诊。

四、两侧病变问题：两侧病变并不少见，手术操作比较复杂，疗效与预后亦不同于单侧者[5]，故当一侧狭窄时，必须确定对侧是否正常。明显病变，不难认出，但限局性轻度狭窄，尤其在肾

动脉之起始处，则常因与主动脉及脊椎重迭，而辨认困难（图4）。为此，有人建议照斜位象或用抵消洗片法，以使肾动脉起始段显示良好。此外，腹主动脉分枝之充盈与重迭，亦能造成一定困难。为此，有人主张进行选择性肾动脉造影。我们认为，除非特殊情况，这些办法未必经常必要。

五、侧枝循环问题：肾动脉狭窄，尤以较严重时，常有侧枝循环的形成。输尿管动脉及其吻合枝如腹主动脉的分枝常纤曲扩张，导入肾区，以辅助肾供血不足。但因吻合动脉多扩张扭曲，辨别其来源较难，当腹主动脉有闭塞时，则侧枝循环形成更为丰富，且多为双侧性。侧枝循环之建立，可以解释肾动脉严重狭窄，而肾盂仍可正常显影和输尿管压迹的形成等现象。

六、肾动脉狭窄之对侧肾内小动脉枝之突然变细（图2）：这种现象对治疗有极大的意义。对侧肾脏为了阻止过多的血液流入，而发生肾小动脉枝之痉挛收缩，使血管口径丧失比例（这种情况有如左向右分流先天性心脏病时肺小动脉之痉挛）。这种现象为尽早手术之指征，因如有肾小动脉硬化，则虽手术亦难奏效。

七、关于肾供血不足、肾萎缩和功能不良的诊断：肾供血不足可依肾内动脉之稀少、细小、显影晚和肾显影延迟、浓度低、甚至不显影来诊断（图2）。但如狭窄轻微或分枝病变，则可查不出上述变化。Cordonier曾提出过病侧肾脏显影反而较浓的报告，我们未遇到过这种情况，今后值得注意。

肾脏因供血不足而萎缩，表现为肾影缩小，确定肾影缩小并无理想标准。显然，用径线说明肾影大小，并规定一侧长径小于对侧1.5厘米即可认为有肾缩小，是不够恰当和不准确的。因为，肾影外形不整，两侧很少相同，故单一径线难于说明问题，而且正常差异和两侧差别均较大。作者等曾利用肾期，试行肾影面积之测量。虽然，用肾影面积估计肾影大小较单一径线为合理，但也受到正常差异和两侧差别较大的限制。两侧病变时，更难应用两侧对比来确定。明显缩小，不难认出，且有意义，但如正常，并无否定价值。

肾脏排泄功能可依肾盂显影情况进行判断。肾盂如不显影常代表肾明显供血不足和/或肾功能不良。但应指出，有肾动脉狭窄和肾供血不良时，甚至有肾缩小，肾盂仍可显影，说明肾脏仍有一定之排泄功能，而其供血则来自侧枝吻合动脉。肾和肾盂显影正常，多见于轻度肾血管狭窄或分枝病变，但亦可见于明显狭窄有侧枝循环形成者，故血管造影前之肾盂造影正常并不能否定诊断。当肾盂输尿管显影时，应注意有无因输尿管动脉纤曲扩张所致之输尿管压迹。因为压迹的出现对肾动脉狭窄有一定的提示意义，并为施行本造影术之有力指征，但应与输尿管扭曲表现区别。本组有2例肾盂造影看到这种压迹，并证明是扩张的输尿管动脉压迫所致。

八、同肾实质性高血压之鉴别诊断：肾实质性病变，如肾盂肾炎、多囊肾、肾炎、甚至肾结核，均可发生高血压，临床上有时亦难与肾血管性高血压区别。造影则易于鉴别。本组有4例为肾实质性高血压。肾动脉干及分枝均无狭窄，但肾内动脉均细小稀少、变直，而肾显影较淡，且皮质变薄。

九、病变情况如狭窄程度，肾供血状态同高血压程度之间及病期同病变情况之间未发现相关，

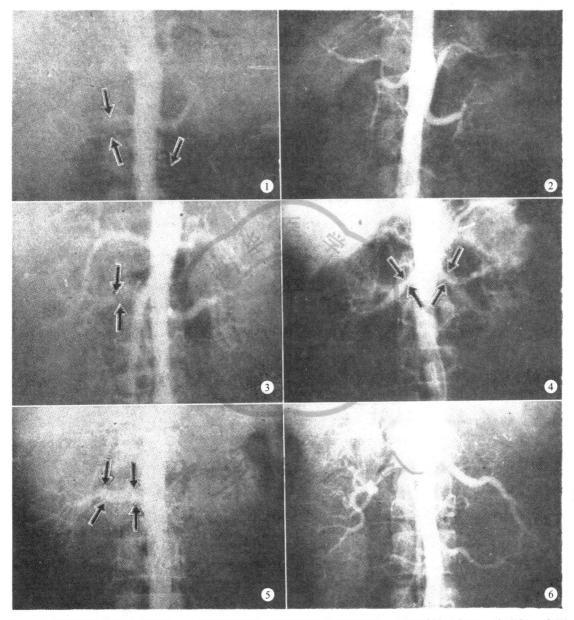

图1 右侧两枝肾动脉发育不良，左侧双肾畸形，下肾肾动脉发育不良。受累动脉均纤细、密度低，右侧
  肾内动脉稀少，肾显影不佳。左侧肾下部即下肾内几乎无血管，而下肾亦显影不佳。行左下肾切除，
  并探查右肾动脉，证实诊断

图2 右肾动脉发育不良，几近完全不显影，肾内动脉枝很少，肾显影不清。对侧肾动脉干显影正常，但
  肾内小动脉枝末端有突然细窄现象

图3 右肾动脉限局性狭窄，狄窄段未显影，狄窄后段有扩张。肾内动脉稀少，浓度低。肾显影延迟，浓度低。
  肾有缩小，面积为28平方厘米，不及健侧的1/2，但肾盂除较小外，显影正常。行血管移植造桥术

图4、5 两侧肾动脉硬化斑性狄窄，于肾动脉起始段有斑块向管腔内突入，尤以右侧明显。狄窄后扩张轻微，
  肾内动脉较细、稀少。肾显影正常，右侧与左侧面积分别为57.5和67.2平方厘米，在正常范围内。
  本例为46岁之男性，血压为180/110毫米汞柱。行左肾切除和右侧血管移植造桥术。图5为
  术后造影复查，可见右侧造桥之血管

图6 左侧双肾盂、双输尿管畸形，上肾盂积脓。左侧为两支肾动脉。上肾区血管贫乏，下部正常。行左
  肾切除术

但由于材料尚少，不足以说明问题。

适应症

一般认为肾源性高血压约占高血压病中的 10%～20%，因此，对高血压病患者在什么情况下适于进行肾动脉造影检查，就有研究的必要。根据文献材料[4, 10]和我们的体会，以下情况应当考虑施行。①高血压发病史中的特点：近期发生，无高血压家族史；高血压于短期内进入恶性阶段；幼儿、学童和青年人的高血压；腹部或腰部疼痛后之高血压；肾脏或腹部手术后之高血压。②腹部听诊发现收缩期杂音者。③肾盂造影有肾脏缩小或/和肾功能不良、肾盂显影良好，有输尿管压迹或一侧肾脏显影较浓者。④分侧肾功能试验（Howard 试验）有阳性发现者。⑤出现单侧或双侧异常同位素肾图者。

总　结

一、本文报告 38 例腹主动脉 – 肾动脉造影在肾源性高血压病之诊断经验。

二、对 20 例正常造影进行了分析。

三、肾动脉狭窄依受累部位、范围、程度和病理类型而表现不同。文内 8 例系肾动脉发育不良，5 例可能是非特异性动脉炎性狭窄，1 例为动脉硬化斑性狭窄。

四、诊断肾动脉狭窄，多不困难。但是对确定多发肾动脉中之一枝动脉发育不良、肾动脉分枝狭窄、两侧肾动脉狭窄等，以及鉴别病理类型仍需注意。

五、对肾供血不足的表现、肾影缩小和肾盂显影情况及其意义进行了讨论与评价。

六、4 例肾实质性病变表现有肾供血不足、功能不良和皮质变薄等，虽对疾病本质，并无特征，但因肾动脉无狭窄，故可借以鉴别肾血管性高血压。

七、造影对诊断肾源性高血压，无疑是一项有价值的检查方法，但还有一定的危险，因之应当严格掌握适应症。文章提出了造影在高血压病上应用的指征。

参考文献

[1] 刘丽笙等：缩窄性大动脉炎，中华内科杂志 11: 293，1963.

[2] 张殿明：国人肾动脉内外段分布的情况及与肾外形关系，内部资料.

[3] Geyer，J. R.et al.：Incidence of multiple renal arteries on aortography，report a series of 400 patents，381 of whom had arterial hypertension，J. A. M. A. 182: 120，1962.

[4] 吴英恺：血管外科的近年进展，中华医学杂志 49: 277，1963.

[5] 马腾骧等：肾血管性高血压诊断治疗的进一步观察，中华外科杂志增刊，第 263 页，

1964.

[6] 吴恩惠等：腹主动脉—肾动脉造影术及其应用，待发表.

[7] 熊汝成等：肾血管病变引起高血压的初步探讨，中华外科杂志 10: 681，1962.

[8] Лопаткин，Н.А.: Абцоминальиая аорафияи её клиническое Значение，Урология（1）：26，1962.

[9] Moser，R. J，et al.: Abdominal murmurs，an aid in the diagnoseis of renal artery disease in hypertension，Ann Intern Med. 56: 471，1962.

[10] Halpern，M，et al.: Co-arctation of the renal artery with "notching" of the ureter，Am. J. Roentgenol. 88: 159，162.

《中华外科杂志》1964，12（7）：628

实验性肾血管性高血压：抑制试验与激发试验下肾素分泌与肾素系统功能测定

王宝忠　马腾骧

天津市泌尿外科研究所　天津医学院第二附属医院泌尿外科

【提要】　本实验对 19 只 Goldblatt 高血压狗和 12 只正常狗在扩容试验与缩容试验——肾素分泌的抑制与激发试验下，多部位取血，测定 PRA 和 AT II，就高血压与正常动物体内不同部位肾素水平差别及其关系。不同功能的肾脏在各试验状态下肾素分泌的变化及两组间差异等问题作了讨论。

肾血管性高血压是常见的继发性高血压，有可能手术治愈。但当伴发严重肾实质病变时，手术治疗有时不但不能奏效，反会招致恶果。因此对肾血管性高血压病人如何进行鉴别诊断与术前疗效预测，筛选出适于手术治疗的对象，则有实际意义。20 世纪 60 年代以来应用放免技术测定肾素系统指标，为本病的诊断提供了特异性较高的新手段[9-10]。目前国内常用的方法有外周静脉血和双侧肾静脉血血浆肾素活性（PRA）测定[3, 6]，血管紧张素 II（AT II）浓度测定[8]等方法，部分尚辅以速尿激发试验等[1-2, 4, 7]。但是，作为新技术，不同作者对上述指标确切应用价值的评价矛盾较大[5, 11-15]。为此，本文仿 Goldblatt 原理进行动物实验，用丝线结扎法缩窄狗的一侧肾动脉主干，不触及对侧肾，使形成单肾型 Goldblatt 高血压模型。待高血压维持达 12 周时，连续在对照、扩容、缩容三试验状态下，分别从多部位血管取血样，用放射免疫法测定 PRA 与 AT II 浓度，观察实验动物肾素系统功能，以期达到如下目的：

1. 了解正常与肾血管高血压动物体内某些部位肾素水平特点；

2. 了解目前临床应用的各肾素系统测定指标的价值；

3. 分别对单侧肾动脉狭窄高血压狗的缺血肾、对侧健肾在抑制与激发试验下肾素分泌能力进行观察，以了解健肾肾素分泌的某些特点，为"手术疗效预测指标"探索依据。

材料与方法

本实验以狗为材料，9～23 公斤，性别不限。高血压组 19 只，对照组 12 只。血压测定经颈总动脉桥，以袖带加压法进行。实验动物在缩窄肾动脉前均连续观察正常血压2周以上。以丝线结扎法经腹进行肾动脉缩窄手术，将左肾动脉缩至原外径的1/3，不触及右肾。术后1～3天血压升高，1周后稳定于高水平。19只实验狗，14只收缩压稳定于200 mmHg左右，另5只血压较术前明显上升但有波动（狗正常血压与人近似）。

血标本的采取是在肾动脉缩窄手术后12周，麻醉状态下进行（戊巴比妥钠30毫克/公斤体重，静脉注射）。采用选择性插管法与直接穿刺法，自左右肾动脉、肾静脉、主动脉、下腔静脉（肾静脉口近心侧1.5～2.5厘米处）、股动脉、股静脉分别取血，对照、扩容、缩容三状态重复进行。血标本用成品药箱放免法测定PRA、AT Ⅱ。

1.扩容试验：对照状态取血后，生理盐水50毫升/公斤体重静脉滴注，间歇60分钟取扩容态血。

2.缩容试验：又称速尿试验。扩容状态取血后，以0.7毫克/公斤体重速尿静脉注射，间歇60分钟取血。

以上每取一次血样，立即补入体内等量生理盐水，以减少容量干扰。

结果与讨论

一、高血压与正常狗体内肾素分布

PRA测定的组内均值显示，正常狗左右肾静脉基本相等，且为体内常用检查部位的水平最高处，腔静脉次之，两侧肾动脉最低。不同部位动脉血样的测定值近似，股静脉介于腔静脉与动脉血样测定值之间。同侧肾静脉与肾动脉值之比约为1.6倍，即动脉血经肾循环后，每侧肾脏向血流中释放的肾素相当原有值的60%。

左侧肾动脉狭窄形成高血压已12周的实验狗，体内肾素分布与正常狗比较有明显差别。除健侧肾静脉PRA值低于正常组，其余各部位PRA值均高于正常狗相应部位。高血压组左右肾静脉PRA值之比，由正常时的1：1，变为接近2：1。健侧（右）肾静脉PRA值由正常时体内最高水平，变为除动脉PRA值以外的最低值（表1）。

表1　单侧肾动脉狭窄高血压狗与正常狗体内不同部位 PRA 水平（单位：ng/mL/h）

部　位	正常组					高血压组					
	N	全距	$\bar{X}$	S	$S_{\bar{X}}$	N	全距	$\bar{X}$	S	$S_{\bar{X}}$	P
左肾静脉	12	4.4～23.4	12.85	6.59	1.902	19	7.6～46.7	20.11	12.74	2.923	< 0.05
右肾静脉	12	0.9～36.3	13.04	10.52	3.037	19	2.6～29.0	11.41	8.35	1.916	> 0.05
腔静脉	12	0.1～22.9	9.88	6.45	1.862	18	2.2～35.6	13.38	9.93	2.341	> 0.05
左肾动脉	12	1.0～21.1	7.56	6.41	1.850	19	1.5～43.0	11.21	9.10	2.088	> 0.05
右肾动脉	11	2.2～20.2	8.35	6.32	1.906	19	1.5～34.1	9.59	7.65	1.755	> 0.05

续表

部　位	正常组					高血压组					
	N	全距	$\overline{X}$	S	$S_{\overline{X}}$	N	全距	$\overline{X}$	S	$S_{\overline{X}}$	P
股动脉	11	3.5～27.7	9.97	7.92	2.388	16	2.0～28.0	11.34	7.65	1.913	＞0.05
股静脉	10	2.0～16.3	7.68	5.69	1.799	18	3.3～26.8	13.01	7.39	1.742	＜0.05

结　论

结论　单纯缩窄狗的一侧肾动脉，即可产生持续高血压。和正常比，高血压动物全身各部位血浆肾素活性水平升高，唯健侧肾静脉值下降。

二、扩容试验与速尿试验

两种试验下重复对照状态部位取血，以了解：1. 正常肾，2. 高血压狗的缺血肾，3 健肾在肾素分泌功能截然不同的情况下，对各种影响肾素分泌的刺激因素之反应及程度。

结论　扩容试验与速尿试验中，各功能状态的肾脏均分别产生肾素分泌的抑制反应与激发反应。

三、单侧肾动脉狭窄高血压动物缺血肾与健侧肾两种试验下肾素分泌情况

高血压狗健侧（右肾）手术中无扰动，高血压持续 3 个月，无明显并发症，病理检查该肾无形态学异常。

（一）对照、扩容、缩容三状态下两侧肾静脉 PRA 值的变化：三状态下缺血侧均居优势，和正常狗比较，缺血侧肾静脉 PRA 明显升高而健侧反低于正常，比现象的意义有三点：

1. 意味着肾素的异常分泌，但病变局限一侧，因而两肾静脉 PRA 呈现较大差别；

2. 对侧健肾调节能力良好，因而显示肾素分泌的高度抑制；

3. 当健侧肾素分泌率低于正常肾甚至接近零的时候，有理由排除该侧潜在肾血管和肾实质有关病变的可能性，预示着一旦纠正缺血侧病变，满意的血压下降是可以期待的（习惯上将此视为疗效预测）。

（二）差数的对照（抑制值与激发值）：差数指以对照状态 PRA 值为基数，在抑制与激发试验中下降或上升的波动值。此值表示功能不同的肾脏，在同一全身性刺激因素的作用下，表现在肾素分泌调节方面的反应幅度。仅就 PRA 值而言，难以体现两侧肾脏反应差别。作为差数值的计算结果，显示健肾因反馈作用，肾素分泌虽处于受抑制状态，但作为调节能力的指标——扩容试验中的抑制值和缩容试验中的激发值以及总反应值，均达到并略高于缺血侧，PRA 测定值

方面缺血侧的优势消失。

（三）抑制率与激发率的比较：肾素分泌量明显不同的左右肾脏，对影响肾素释放的外来刺激呈现近似的反应水平，预示着健肾的调节潜力。用计算法观察反应率，缺血侧总反应率为79.06%，健侧为151.33%（即由抑制至激发状态的总反应值，为自身基础值的1.5倍以上，$P < 0.05$）。

上述资料强烈提示，单侧肾动脉狭窄继发高血压时，健侧肾脏在肾素分泌调节机能方面具有重要特殊性，因而有可能为进一步寻找有效的诊断依据和预测手术疗效提供线索（表2～表4）。

结论　肾血管性高血压动物，一侧肾脏缺血对侧正常时，正常肾脏肾素分泌的调节能力明显高于缺血肾。

表2　高血压狗缺血肾与健侧肾静脉三态下 PRA 水平比较（单位：ng/mL/h）

	缺血肾（左肾）				健侧肾（右肾）				
	N	全距	$\bar{X}$	S	$S_{\bar{X}}$	N	全距	$\bar{X}$	S	$S_{\bar{X}}$	P
对照态	19	5.7～46.7	20.11	12.74	2.92	19	2.6～29.0	11.41	8.35	1.92	< 0.05
扩容态	14	5.9～41.6	15.19	10.95	2.93	14	2.2～16.3	8.46	4.75	1.32	< 0.05
缩容态	13	10.8～58.3	28.00	14.52	4.03	13	7.4～26.0	17.75	9.35	2.59	< 0.05

表3　高血压狗缺血肾与健肾二试验中抑制值与激发值（单位：ng/mL/h）

	缺血肾（左肾）				健侧肾（右肾）				
	N	全距	$\bar{X}$	S	$S_{\bar{X}}$	N	全距	$\bar{X}$	S	$S_{\bar{X}}$	P
抑制值	14	0.3～12.4	4.31	4.09	1.13	14	2.0～20.8	4.89	6.16	1.65	> 0.05
激发值	12	1.6～19.2	6.83	6.22	1.79	13	1.4～22.9	7.46	6.83	1.89	> 0.05
总反应值	11	1.9～24.1	11.55	7.40	2.23	12	5.5～28.5	13.19	6.79	1.96	> 0.05

抑制值＝对照态 PRA－扩容态 PRA

激发值＝缩容态 PRA－对照态 PRA

表4　高血压狗的缺血肾与健侧肾二试验中肾素分泌反应程度（单位：%）

	缺血肾（左肾）				健侧肾（右肾）				
	N	全距	$\bar{X}$	S	$S_{\bar{X}}$	N	全距	$\bar{X}$	S	$S_{\bar{X}}$	P
抑制值	15	2.10～80.74	25.94	23.18	5.98	14	16.22～75.36	30.96	25.98	6.94	> 0.05
激发值	12	5.09～171.43	53.95	53.64	15.49	13	10.61～280.77	116.34	101.06	28.03	> 0.05
总反应值	11	10.92～208.93	79.06	56.40	17.01	12	28.06～291.80	151.33	95.23	27.49	< 0.05

$$抑制率 = \frac{对照态\,PRA - 扩容态\,PRA}{对照态\,PRA} \times 100\%$$

$$激发率 = \frac{缩容态\,PRA - 对照态\,PRA}{对照态\,PRA} \times 100\%$$

$$总反应率 = \frac{缩容态\,PRA - 扩容态\,PRA}{对照态\,PRA} \times 100\%$$

四、肾素系统功能测定指标

（一）外周静脉血 PRA、AT Ⅱ 测定

血标本取自股静脉，同一份血样分别以放免法作 PRA、AT Ⅱ 二项指标测定。PRA 为酶活性测定，在生理条件 37℃温浴中，经测定 AT Ⅰ 的生成速率来进行。AT Ⅱ 浓度测定是在取血试管中预加混合酶抑制剂，阻断 AT Ⅱ 的生成与分解，直接测定血浆中 AT Ⅱ 浓度。结果显示高血压组二项指标各试验状态下均高于正常组（$\bar{X} \pm S_{\bar{x}}$）。

（二）左右肾静脉 PRA 测定

正常狗两侧肾无明显差别，高血压狗缺血肾 PRA 显著高于健侧肾（表5）。

表5　两组动物三试验态下左右肾静脉 PRA 水平（单位：ng/mL/h）

取血条件	取血部位	正常组						高血压组					
		N	全距	$\bar{X}$	S	$S_{\bar{x}}$	P	N	全距	$\bar{X}$	S	$S_{\bar{x}}$	P
对照态	左肾静脉	12	4.4～23.7	12.85	6.59	1.90	>0.05	19	5.7～46.7	20.11	12.74	2.92	<0.05
	右肾静脉	12	0.9～36.3	13.04	10.52	3.04		19	2.6～29.0	11.41	8.35	1.92	
扩容态	左肾静脉	11	2.7～19.4	9.43	5.00	1.51	>0.05	14	5.9～41.6	15.19	10.95	2.93	<0.05
	右肾静脉	11	1.1～20.7	9.80	5.66	1.71		14	2.2～16.3	8.46	4.75	1.32	

续表

取血条件	取血部位	正常组						高血压组					
		N	全距	$\bar{X}$	S	$S_{\bar{X}}$	P	N	全距	$\bar{X}$	S	$S_{\bar{X}}$	P
缩容态	左肾静脉	10	$1.8 \sim 40.5$	24.47	12.79	4.04	> 0.05	13	$10.8 \sim 58.3$	28.00	14.52	4.03	< 0.05
	右肾静脉	11	$4.8 \sim 46.2$	23.66	13.90	4.19		13	$7.4 \sim 26.0$	17.75	9.35	2.59	

（三）高血压动物不同部位静脉血 PRA 比值

1. 左肾静脉与右肾静脉 PRA 比值：对照态 $P < 0.01$，扩容态 $P < 0.05$，缩容态 $P < 0.01$。

2. 左肾静脉与腔静脉 PRA 比值：三态下 $P < 0.01$。

3. 右肾静脉与腔静脉 PRA 比值：对照态 $P < 0.01$，扩容态 $P < 0.05$，缩容态 $P < 0.01$。

（四）高血压动物肾静脉与肾动脉 PRA 比值：对照态 $P < 0.01$，扩容态 $P < 0.05$，缩容态 $P < 0.01$。

（五）肾素分泌率

$$肾素分泌率 = \frac{肾静脉 PRA 值 - 肾动脉 PRA 值}{肾动脉 PRA 值} \times 100\%$$

高血压狗左右肾脏肾素分泌率结果：三态下 $P < 0.05$。

以上资料显示，肾血管性高血压的诊断中多项指标都具有重要应用价值。外周静脉血适作筛选指标，双侧肾静脉血测定可靠性较大，但和其他指标一样仍难免存在小量假阴性结果。本文强调，为取得满意的诊断与疗效，凭任何单一指标得出的判断都是欠妥当的，主张多指标联合应用。单侧肾动脉狭窄对侧肾脏正常时，健肾肾素指标在诊断与疗效预测中的价值应给予高度重视。如符合下述特点，则提示经手术治愈高血压的可能性甚大：

1. 健侧肾静脉 PRA ≤ 正常组均值；

2. 健肾静脉与腔静脉 PRA 比值 ≤ 1.0；

3. 健肾静脉与外周静脉 PRA 比值 ≤ 1.0；

4. 健肾静脉与动脉 PRA 比值接近 1.0；

5. 健侧肾素分泌率接近 0；

6. 抑制与激发试验下，健肾肾素分泌的调节能力明显高于缺血肾。

结论　肾血管性高血压的诊断中，多项肾素系统功能观察指标均具有重要价值，但不宜过分依赖某单一指标，提倡多指标综合分析。以健肾为依据的某些指标，有可能为肾血管性高血压的诊断与手术前预测疗效提供较重要参考依据。

参考文献

[1] Bailie M D，et al. Intrarenal secretion of renin in the dog Effect of furosemide. Am J Physiol 224: 425.1973.

[2] Chuang V P，et al. Effects of furosemide on renal venous plasma renin activity. Radiogy 130: 613，1979.

[3] Cunneils J C，et al. Peripheral and renal venous plasma renin a ctivity in hypertension. Ann Int Med 71: 555，1960.

[4] Davis J O，et al. Mechanisms regulating renin release. Physiol Rev 56: 1，1976.

[5] Ekestrom S，et al. Persisting hypertension after reconstruction，A follow-up study. Scand J Urol Nephrol 13: 83，1979.

[6] Ernst C B，ct al. Rcnal vcin rcnin ratios and collateral vessels in renovascular hypertension. Arch Surg 104:496，1972.

[7] Grin C E，et al. Responses to volume expension and contraction in categorized hypertension and nomotension men. Hypertension 1: 476，1979.

[8] Haber E，et al. Appliecation of a radioimmunoassay for angiotensin I to the physiologic measurement plasma renin activity in normal humen subjects. J Clin Endocr Metab 29: 1349，1969.

[9] Laragh J H，et al. The renin axis and vasoconstractor volurne analysis for understanding and treating renovascular and renal hypertension. Am J Med 58: 4，1975.

[10] Laragh J H，et al. Renin and angiotensin aldosterone system in pathogenesis and management of hypertensive vascular disease. Am J Med 52: 633，1972.

[11] Mark I S，et al. Renovascular hypertension: Does renal vein renin ratios predict operative results J Urol 115:365，1976.

[12] Melman A，et al. Improved diagnostic accuracy of renal venous renin ratios with stimulation of renin release. J Urol 117: 145，1977.

[13] Nathan P C，et al. Predictive accuracy of renal vein renin activity in surgery of renovascular hypertension. Surgery 76: 70，1976.

[14] Pasey C G K，et al. Renal vein renin ratio in diagnosis of renovascular hypertension measurement during active secretion of renin. Med J Aust1: 121，1971.

[15] Swales J D，et al. Renin measurement in detecting surgically correctable rena! hypertension. Am Heart J 94:126，1977.

《中华泌尿外科杂志》1984，5（3）：137-140

肾动脉栓塞术治疗肾癌的意义

马腾骧

天津市泌尿外科研究所　天津医学院第二附属医院泌尿外科

【提要】　近4年（1980—1984）收治了肾癌患者55例，其中23例术前作了肾动脉栓塞术，19例成功，4例失败。文中讨论了：1.肾癌肾动脉栓塞的适应症；2.栓塞失败原因；3.肾癌肾动脉栓塞的临床意义。其意义是：①可以提高肾癌切除率，但不是所有的肾癌患者均须先行肾动脉栓塞。②栓塞失败一般不应再考虑手术切除，特别已有转移灶的患者。③栓塞后的免疫学问题。④放射物质，抗癌药物微囊肾动脉栓塞的治疗作用。

过去我们曾经报道过有关的经验[1]，由于病例逐渐增多，认识也逐渐提高，今就我们现在的认识，再谈有关的几个问题。

一般资料

自1980年开始这项工作到现在（1984年12月），我科共收治诊断明确的肾癌55例，其中进行了肾动脉栓塞术者23例，成功19例，4例失败。在成功的19例中，男16例，女3例。年龄23～76岁。栓塞后行栓塞侧肾癌根治切除术者18例，仅1例因周身情况不佳，肺部有广泛肿瘤转移而未行切除手术。

肾癌肾动脉栓塞的适应症：根据我们的经验分析，肾癌的肾动脉栓塞术适应于以下几种情况。

一、减少肾癌切除手术的难度，减少手术时出血或肿瘤栓子逸出造成术时转移的机会　本组病例绝大多数是根据这个目的而进行肾动脉栓塞的，共17例。栓塞后分别在2～8天内作了肾癌切除手术。手术时发现所有栓塞的病肾均有：①肾脏及肿瘤周围有一层水肿层，剥离比较容易；②肿瘤表面怒张的静脉萎陷，剥离肿瘤时出血少；③肾动脉内有栓子，搏动轻微，肾供血量少，肾静脉空虚，结扎容易；④肿瘤均有不同程度的缩小（与术前超声断层，CT断层测量值对比），手术剥离面缩小。此外因肾脏血液循环基本被阻断，术时造成肿瘤转移的机会也减少。

由于上述原因，手术切除率高，手术时间缩短，也减少了手术的危险性。本组栓塞成功的19例，除1例因故未施行肾癌切除术外，其余18例手术切除均成功，没有手术死亡率。其中3例过去均做过肾癌探查手术，切除失败，此次在栓塞后，手术切除均获得成功。

二、肾癌大出血的术前止血　肾癌术前可能出现大出血，血尿严重，对症治疗不能止血，甚至危及生命，但又因某些情况（如周身情况不佳或病情不清时）不能立即进行手术切除治疗时，可先行病变侧的肾动脉栓塞，进行止血，待周身情况好转，病况明确后，再进行手术治疗。本组有 1 例患者，年轻，血尿 9 年，来院时血尿严重，对症治疗不能止血，血红蛋白下降到 4 克以下，乃先行肾动脉栓塞，栓塞后 24 小时止血，经过治疗情况改善，3 天后切除肾癌成功。

肾动脉栓塞作为肾癌止血用十分有效，一般 12 ～ 24 小时后即可止血，然后可进行必要的准备，可给手术切除创造有利条件。

三、肾癌姑息治疗或减状治疗的手段　理由是阻断肾癌的血液供给，造成肿瘤组织的坏死、液化或吸收，因而起到治疗、减状或延长生命的作用。坏死的肿瘤组织并有诱发机体免疫能力，促进肿瘤消退的作用。根据我们的病例，栓塞后的肾癌瘤均有不同程度的坏死，瘤体也有一定程度的缩小，但是否能起到上述作用，还有待于进一步的探讨与观察。我组仅有 1 例作了单纯的肾癌肾动脉栓塞，栓塞后肿瘤缩小，周身情况也有改善，但患者一直低烧，术后 51 天出院，免疫学上的一些检测指标改善不明显，原肺部转移灶（广泛）有加重的趋势。因病例尚少，很难作肯定的结论，初步意见是如果病人在栓塞后没有切除肿瘤的可能性时，单纯栓塞治疗的意义可能不大。

四、肾动脉栓塞不应作为肾癌切除前的常规治疗，亦即肾癌切除前不一定全作肾动脉栓塞，应掌握适应症　有些肿瘤较小，直径不超过 10 厘米，周围没有粘连，比较活动，估计手术切除困难不大者（术前作尿路造影，超声断层，CT 断层等均可做出正确估计），均可直接进行手术切除。本病组同期（1980—1984 年）共收治肾癌患者 55 例。须先行肾动脉栓塞者 23 例（19 例成功，4 例失败），占总数的 41.8%，其他作了一次性肾切除均获得成功，故肾动脉栓塞不应作为手术前的治疗常规。但亦应由前述的统计数字看出，此类患者须先行肾动脉栓塞者比例不低，实用价值很大。

过去认为选择性肾动脉造影是诊断肾癌的重要手段，在进行诊断造影的同时，可以作肾动脉栓塞，且栓塞可使切除手术简单化，合理化，又很少有合并症发生，应作为常规使用。由现在诊断的水平看，超声断层、CT 断层等无损伤性诊断手段不断发展，肾动脉造影的适应症已在缩小，故肾动脉栓塞也应有选择的应用。

五、肾癌合并泌尿系感染问题在这种情况下，适应作肾动脉栓塞的患者，亦应先控制感染，然后再作肾动脉栓塞。必须着重指出，此类患者感染性发烧应与癌症的发烧表现鉴别，否则将延误时机。

我组病例所用的栓塞剂均为明胶海绵。

栓塞失败病例的分析

本组 23 例行肾动脉栓塞的患者中，有 4 例失败。主要是经皮导管插不进肾动脉，分析失败的原因有：

（1）肿瘤过大，推挤肾门血管（包括肾动脉），使血管移位或角度改变，因而插管失败。我组失败病例中有 3 例术前由超声断层（其中 2 例同时作了 CT 断层）证实肿瘤的最长径超过 15 厘米（分别为 15 厘米、16.6 厘米、18 厘米），另 1 例肿瘤最大径虽为 12 厘米，但整个病肾（包括脚瘤）长轴为 21 厘米，均为巨大肿瘤，故插管均失败。因此术前如证实肿瘤巨大且其长径超过 15 厘米以上时，插管失败的机会就多。

（2）肾门淋巴腺及附近软组织有肿瘤转移或浸润，使肾动脉僵硬、直、肥厚或呈多弯曲状态，此时插管往往失败。本组插管失败的病例中，2 例作了肿瘤肾探查手术，发现肿瘤表面静脉怒张，易出血，肿瘤及附近淋巴结转移、浸润、固定冻结，根本无法进行手术剥离，这符合上述失败的病理情况。

（1）（2）是我组失败的主要原因。

（3）先天肾血管畸形，多分枝肾动脉者插管也往往失败。本组病例尚未证实有此种情况。此外肾动脉栓塞可能发生较少的合并症，主要是栓塞综合症（发烧、疼痛、胃肠反应、个别的血压升高），本组 19 例均发生，但不重，2～3 天后逐渐减轻，肾切除后消失。本组病例未发生肝肾功能变化、游离栓子或穿刺局部的合并症，这也充分肯定了本法临床实用的价值。

肾癌肾动脉栓塞的临床意义

肾动脉栓塞在肾癌的治疗中意义较大，带来了治疗上的一些进展，是值得推荐的一种肾癌辅助治疗方法。

一、提高肾癌的手术切除率，使过去一些不能切除的肾癌变为可以切除，带来治疗上的主动。本组病例中，至少有 3 例是先作过肾癌探查手术，切除失败，后又先行肾动脉栓塞，然后手术切除成功。其中 1 例是我们自己的病例，另 2 例第一次探查手术是在其他兄弟医院施行的。病例虽不多，但可充分说明问题。另一方面，本组栓塞成功者 19 例，除 1 例因周身情况不佳，肺有广泛转移未进行手术治疗外，其他 18 例切除肾癌均获得成功。我们认为，如果没有肾动脉栓塞术，这些病例中可能有较多的病例，单纯手术切除肯定失败，这一点应予以充分肯定。当然这些病例观察时间尚短，还不能用 3～5 年生存率来说明它的价值，但从目前初步结果来看，栓塞后切除病肾的患者，其生存率不低于单纯切除病肾的患者，况且须先行栓塞的病例，肿瘤较大，病变较广泛，浸润转移的机会也较多，这个问题我们将作进一步的观察。

二、栓塞失败的病例，同时有或没有转移灶时，均不应再进行手术探查。因手术切除成功的机会较小探查手术可能给患者带来更多的痛苦。本组 4 例栓塞失败的病例，有 2 例又进行了手术探查，结果切除失败。肿瘤表面静脉怒张，肾门、附近淋巴结转移，肾周浸润，冻结，固定，手术根本无法进行。另2例因周身情况不佳，未进行手术探查，其中1例住院期间即死亡，说明皆属于较晚期病例，手术效果也不佳。根据现有的诊断水平（肾盂造影，超声断层，CT断层），术前基本上能弄清肿瘤病变状态及浸润情况，再如栓塞失败，再手术探查的意义不大。

三、栓塞免疫学问题。文献报道[2]，肾癌肾动脉栓塞后能释放肿瘤协同抗原，增强宿主对肿瘤的反应性，因而单纯肾动脉栓塞，即有一定的免疫学上的治疗作用，如果再配合手术切除，疗效将更佳，甚至某些转移病灶在上述治疗后，也能有一定程度的消退，因此强调了栓塞的免疫学上治疗的意义。Bakke[3]证明，肾癌肾动脉栓塞24小时后，自然杀伤（NK）细胞的活性增加，48小时后更为明显，说明巨噬细胞产生干扰素（干涉病毒蛋白素），由肿瘤坏死组织激活，栓塞后肾癌坏死组织周围的细胞浸润，也以巨噬细胞为主，包括栓塞后综合症的发烧等，全说明宿主的免疫活性增加，进一步说明栓塞在免疫上的意义。以后还没有其他作者能证实他的观察，本组栓塞成功的19例中，6例作了栓塞前后免疫学指标检查（如免疫球蛋白IgM，IgG，IgA，玫瑰花环试验，淋巴细胞转化试验，皮肤迟发超敏感试验等），虽不够完整，但初步看出没有明显变化。5例有肺内转移病灶也未见消退，其中并有2例又发生了肝转移癌，虽病例尚少，尚难作肯定的结论，但还看不出栓塞在免疫学上的意义。Carmignani（1977）[2]也发现栓塞后TB淋巴细胞并不增多，说明免疫反应不明显。临床上Gottman（1983）[2]报告30例肾癌有转移的病例，栓塞＋切除没有明显效果，仅1例部分消退，3例稳定6个月。其他作者[2]也有相似的报道，故这个问题还有待进一步的观察。我们认为已有肺部转移的肾癌患者，再进行栓塞＋切除要慎重。

本组17例患者作了栓塞前后的血清乳酸脱氢酶及肌酸磷酸激酶（CPK）的检查。栓塞后2天内均有明显上升，以后逐渐下降，肾癌切除后恢复正常，此乃栓塞后有较多的坏死组织产生所致。

四、放射物质或抗肿瘤药物微囊肾动脉栓塞的治疗作用 这也是正在研究、观察、探索的一种治疗方法，我们尚未用于临床。Lang[4]用具有放射活性的物质栓塞肾动脉（栓死＋植入治疗肾癌并有转移的患者22例，取得了90%的2年生存率，60%的5年生存率的效果。同样的Kato[5]用丝裂霉素C（mitomycin C）微囊＋明胶海绵作栓塞物，33例病人中，78%肿瘤明显缩小。我们认为这种方法是有发展前途的，但有待进一步研究。

参考文献

[1] 泌尿外科研究所. 泌尿外科论文集（1），1979～1981:45.

[2] Kurth K H，et al. Embolization and subsequent nephrectomy in metastatic renal cell carcinoma，World J Urol，1984；2:122.

[3] Bakke A，et al. Augmentation of natural killer cell activity after arterial embolization of renal carcinoma. Cancer Res 1982；42: 3880.

[4] Lang E K，et al. Work in Progress: transcatheter embolization of renal cell caicinoma with radio.

《中华泌尿外科杂志》1986，7（1）：41-44

人参皂甙对肾脏代偿性生长的影响

王建民　马腾骧　王文成

天津市泌尿外科研究所　天津医学院第二附属医院泌尿外科

【摘要】　用组织培养和液闪检测 DNA 中 ^{3}H-TdR 的参入量，观察到人参皂甙有促进鼠、猴肾皮质细胞 DNA 合成，促进肾脏代偿性生长的作用。以 0.1 g/L 人参皂甙的 Eagle 氏液对猴肾传代细胞的促进作用最明显，成倍增加或减少培养基中人参皂甙的含量，未见 DNA 的合成出现相应改变，提示临床上随意增加人参的药用剂量，并不一定都能达到相应提高疗效的目的。

肾脏代偿性生长（Compensatory Renal Growth，CRG）日益受到国际关注[1-2]，并认为体内存在一种（类）蛋白质代谢的中间产物控制着肾脏的生长，并将其命名为促肾生长素（Renotropin）[3]。关于外源性物质促肾生长的作用，人们业已在整体水平上证明人参有促进哺乳动物肝[4]、肾[5]、血浆[6]、骨髓[7]等组织核酸与蛋白质的合成，但尚难排除机体因素的各种干扰，本实验采用组织培养方法，在细胞水平上直接观察人参皂甙对鼠、猴肾皮质细胞 DNA 合成的影响。

材料与方法

一、材料：Wistar 乳鼠，雄，三周龄，体重 40.0 g，新生牛血清，Eagle 氏液，人参皂甙（中国医科院药研所分析室）、^{3}H-TdRC［放射性比度 23 Ci/mol/L（23 mCi/mM），放射性浓度 1 Ci/L，放化纯度 95%］。闪烁液配方：ppo:4.0 g；popop:0.05 g；萘：120.0 g；无水乙醇 0.25 L；甲苯加至 1.25 L。该闪烁液计数效率＞ 26%，每 15 ml 闪烁液可以溶水样标本 200 µl 以上，符合均相测定要求。

二、方法

1. 鼠肾原代细胞（简称原代细胞）培养[8]：将肾皮质剪成 1 mm^3 的组织块，经胰酶消化，纱布滤过，离心，用 100 ml/L 新生牛血清的 Eagle 氏液（简称培养基）配成活细胞浓度为 3×10^6/L 的细胞悬液，分瓶培养。非洲绿猴肾 CV-1 号传代细胞（简称传代细胞）培养：系中国预防医学中心病毒所毒种室引进，我室传代保存。当原代及传代细胞贴壁长成单层时换不含血清的 Eagle 氏液，培养 24 h。使大部分细胞同步在 G_1 期，因贴壁细胞长成单层时出现接触性抑制，以原代细胞尤为敏感，细胞分裂增殖的速度大为降低，不含血清的 Eagle 氏液没有任何促细胞分裂因子的成分，故这种在接触性抑制的基础上又被"饥饿"的细胞，处于相对稳定状态，当它重新获得血清后，又可启动细胞周期从而使细胞同步化。只有在尽可能多的细胞同步到达 DNA 合成期添加 ^{3}H-TdR，方能最大限度地减少细胞本身粘附的放射性元素的干扰，以提高实验的灵敏度。

细胞同步化后，原代细胞实验组用 0.1 g/L 人参皂甙的培养基，对照组只用培养基，同时培养 18 h，再添加 ^{3}H-TdR，培养基放射性浓度为 1 mCi/L，继续培养 90 min；传代细胞，实验组分别用每升含人参皂甙 0.05 g、0.1 g、0.2 g、0.3 g、0.4 g 的培养基，对照组只用培养基，同时培养 15 h，加 ^{3}H-TdR，再培养 90 min。

2. 将培养的细胞加碱，用过氯酸沉淀 DNA，再用酸水解，取 DNA 酸溶液 200 µl，加闪烁液 12.5 ml，避光一周，用 LKB-1211 液闪仪记录标本 DPM 值。

接触同位素后换液时需持续负压吸引，不同区组间需更换吸头，每组第一例标本不计。实验数据经统计学处理。

实验结果

原代细胞生长较快，细胞悬液活细胞率 > 70%，24 h 贴壁率 > 40%，48 h 开始生长，8 天左右形成单层。^{3}H-TdR 的参入量实验组与对照组分别为 6674 ± 539DPM（M ± SE）和 5317 ± 391DPM（表 1）。前者比后者高 26%，差别显著（$P < 0.05$）。传代细胞悬液活细胞率 > 95%，24 h 贴壁率 > 90%，1 : 2 分瓶后两天长成单层，实验组 ^{3}H-TdR 参入量，最低 3041 ± 136DPM，最高 4274 ± 174DPM，对照组 1718 ± 53DPM（表 2）。实验组比对照组高 77% ~ 149%，差别高度显著（$P < 0.01$），在实验组中以 0.1 g/L 人参皂甙组的作用最明显（$P > 0.01$），其他浓度的人参皂甙组之间差别则不明显（$P > 0.05$）。

表 1　人参皂甙对鼠肾原代细胞 DNA 中 ^{3}H-TdR 参入量的影响

培养基中人参皂甙浓度	N	^{3}H 参入量 DPM（M ± SE）	$\frac{实验组 - 对照组}{对照组} \times 100\%$	结果
0.00 g/L	15	5317 ± 391	—	—
0.10 g/L	15	6674 ± 539	26	$P < 0.05$

表 2　人参皂甙对猴肾传代细胞 DNA 中 ^{3}H-TdR 参入量的影响

培养基中人参皂甙浓度	N	^{3}H 参入量 DPM（M ± SE）	$\frac{实验组 - 对照组}{对照组} \times 100\%$	结果
0.00 g/L	30	1718 ± 53	—	—

续表

培养基中 人参皂甙浓度	N	^{3}H 参入量 DPM （M ± SE）	$\dfrac{\text{实验组 - 对照组}}{\text{对照组}}$ × 100%	结果
0.05 g/L	30	3359 ± 130	96	$P < 0.01$
0.10 g/L	30	4274 ± 174	149	$P < 0.01$
0.20 g/L	30	3382 ± 152	97	$P < 0.01$
0.30 g/L	30	3359 ± 175	96	$P < 0.01$
0.40 g/L	30	3041 ± 136	77	$P < 0.01$

讨　论

现代组织培养技术自 1907 年 Harrison 等创建以来，在生物学领域中应用甚广。Ogawa 和 Nowinski 在 1958 年将其移植到 CRG 研究中来。当然对研究 CRG 的结果不应与体内细胞完全等同看待，但亦有其独特的优越性，它能在一定范围内，人为控制和改变细胞的生长环境，排除机体或其他因素的干扰，来探索和揭示细胞生长繁殖的规律。现已证明，人参的主要成分是人参皂甙，体内注射，它可促进某些哺乳动物组织的核酸和蛋白质的合成 [4-7]。本实验在培养基中添加人参皂甙后可见细胞 DNA 中 ^{3}H-TdR 的参入量明显提高，提示人参皂甙在体外有直接促进鼠、猴肾皮质细胞 DNA 合成的作用。当细胞进行有丝分裂时，DNA 的含量成倍增长，且胸腺嘧啶核苷又是 DNA 合成所独有的前身物，DNA 合成一经开始、大多都能继续进行，对外界环境的干扰具有一定的耐受力，只要条件允许，必然导致细胞的有丝分裂，使细胞的数目增加。

在含人参皂甙不同浓度的传代细胞培养中，以 0.1 g/L 的人参皂甙促进 DNA 的合成作用最明显，高于对照组 149%（$P < 0.01$），与其他浓度的实验组相比差别亦高度显著（$P < 0.01$），成倍增加或减少培养基中人参皂甙的含量，未见 ^{3}H-TdR 参入量出现相应改变，提示临床上随意增加人参的药用剂量，并不一定都能达到相应提高人参疗效的目的，相反，人参滥用综合症的国内外报道日益增多。

人参皂甙与促肾生长素在促进肾细胞 DNA 合成的作用相似，但与它的其他生物活性并不类同 [9-10]。其一，促肾生长素有明显的种属特异性，它只对本种属动物的 CRG 有促进作用，可促进肾脏 DNA、RNA、蛋白质的生物合成和增加肾脏功能 [1]。其二，它有严格的器官特异性，只能促进同种肾细胞的 DNA 合成，对其他组织器官无影响。其三，在组织培养中，它有区分不同细胞类型的特异性，只对同种原代肾细胞起作用，对传代细胞无影响。Kanetake 认为促肾生长素具有识别传代细胞长期生长在体外环境中其某些生物学特性发生微观变化的能力 [9]。而人参皂甙则具有广泛的生物活性，它即可促进大鼠、小鼠、猪、人等不同种属和品系，又可促进肝、肾、骨髓等多种组织的 DNA 合成，在本实验中既可促进原代细胞，又可促进传代细胞的 DNA 合成，提示人参皂甙与促肾生长素促进 CRG 的机理不尽相同，它对肾细胞 DNA 合成的促进作用只是其广泛的生物活性的一部分。

目前对人参皂甙促进核酸，蛋白质代谢的机理了解得还很不充分。用同位素标记发现人参皂甙主要分布在肝、肾、肾上腺等组织中 [5]。大鼠腹腔注射人参提取物，首先看到鼠肝细胞核中 RNA 聚合酶的活性增加，随后 RNA 与蛋白质的合成增加，新合成的 RNA 转移到胞浆中，使胞浆中多聚核糖核蛋白体的含量增加 [7]。放线菌素 D 和嘌呤霉素仅能抑制人参皂甙刺激蛋白的合成，但对其增加 RNA 聚合酶的活性则无影响，从而提示人参皂甙不是使该酶的合成增加，而是通过某种机制使该酶激活 [4]。Tong 认为人参皂甙能够进入活化的淋巴细胞膜内，像甾体激素那样发挥作用，从而活化代谢过程，促进细胞分裂 [11]。另外国外对服用人参提取物的鼠肝 [7]、卵泡内膜 [12] 的电镜观察发现胞浆里蛋白质合成的主要场所——粗面内质网中的与膜相连的核糖蛋白体和游离的核糖核蛋白体的含量明显增加，以后者更著，这为人参促进核酸、蛋白质代谢提供了形态学的依据。

总之，人参皂甙不仅在体内实验中促进了肾组织 RNA 和蛋白质的合成，而且在体外也能促进鼠、猴肾皮质细胞 DNA 的合成，进而导致细胞的有丝分裂，具有外源性促进 CRG 的作用，也有人认为它可使肾脏的功能得到改善 [5]，因此我们认为积极开展对人参皂甙的研究是有意义的。本实验也为其可能用于临床，促进损伤后肾组织的生长与修复，提供了一定的依据。

（鸣谢：天津医学院任中原、田宗贞；白求恩医科大学徐景达；中国医科院药研所王慕邹）

参考文献

[1] Preuss HG. Compensatory renal growth symposium: An introduction. Kidney Intl983；23: 571.

[2] Sharnes D. et al. Evidence for a humoral factor in unilaterally nephrectomized dogs stimulating renal growthin solated canine kidneys. Surgery 1976；79: 573.

[3] Austin H，et al. Humoral regulation of renal growth. Nephron 1981；27: 163.

[4] Oura H. et al. Stirnulating effect of the roots of Panax Ginseng C.A. Meyer on the incorporation of labeled precursors into rat liver RNA. Chern Pharm Bull 1971；19: 453.

[5] Nagasawa T，et al. Effect of ginseng extraction on ribonucleic acid and protein synthesis in rat kidney. Chern Pharm Bull 1977；25: 1665.

[6] Oura H，et al. Studies on the biochemical action of glnseng saponin. J Biochem 1975；77: 2057.

[7] Oura H，et al. Effect of ginseng extract on endoplasmic reticulum and ribosome. Plant Medica 1975；28: 76.

[8] Saito T，et al. Stimulation of thymidine and uridine incorporation into rat renal cortical cells in primary monolayer culture by uninephrectomized rat serum. Nephron 1983；35: 54.

[9] Kanetake H，et al. Studies on the mechanism of compensatory renal hypertro phy and

hyperplasia in a nephrectomized animal model. Invest Urol 1981；18: 326.

[10] Yamamoto N. et al. In vitro evidence from tissue cultures to prove existence of rabbit and human renotropic growth factor. Kidney Int 1983；23: 624.

[11] Tong LS，et al. Effect of ginsenoside Rgl. of Panax Ginseng on mitosis in human blood lyrnphocytes in vitro. Am J. Chin Med 1980；8: 254.

[12] Rim BM. Ultrastructural studies on the effects of Korean Panax Ginseng On the theca interna of rat ovary. Am J Chin Med 1979；7: 333.

《中华肾脏病杂志》1987，3（14）：173

^{125}I 偶联反义核酸对裸鼠肾癌移植瘤的治疗作用

郑骏年　马腾骧　孙晓青　陈家存　吴　松　李　望　刘俊杰

【摘要】　目的：^{125}I 观察偶联 Ki67 基因反义核酸（ASODNs）对裸鼠肾癌移植瘤的治疗作用。方法：合成 Ki67 基因 ASODNs，氯胺 –T 法 ^{125}I 偶联 ASODNs（^{125}I –ASODNs）。BALB/c 种系裸鼠接种人肾癌 786–0 细胞。^{125}I – ASODNs 治疗组 12 只瘤体注射 ^{125}I –ASODNs 0.1 ml（7.4 MBq/L、10 nmol），ASODNs 治疗组 12 只瘤体注射 ASODNs 0.1 mL（10 nmoL），连续 4d。治疗后第 3、6、12d 每组分别处死小鼠 4 只，取瘤组织检测肿瘤体积，免疫组化、Westemblot 技术检测 Ki67 表达，免疫组化 TUNEL 法检测细胞凋亡率。结果：^{125}I –ASODNs 组治疗后 3、6、12d 小鼠肿瘤体积分别为（51.8 ± 13.7）、（76.1 ± 22.9）、（636.9 ± 73.8）mm^3，与 ASODNs 处理组（70.3 ± 18.9）、（185.7 ± 37.7）、（868.9 ± 128.2）mm^3 比较，差异有统计学意义（$P < 0.01$）；Ki67 抗原表达率分别为（16.5 ± 2.1）、（20.8 ± 1.0）、（28.6 ± 2.4）%，ASODNs 组为（26.8 ± 2.3）、（29.2 ± 1）、（33.6 ± 2.6）%，Ki67 蛋白量比分别为（54.8 ± 2.6）、（58.6 ± 2.9）、（63.9 ± 3.5）%，与 ASODNs 组（72.6 ± 5.1）、（79.7 ± 3.4）、（85.7 ± 4.4）% 比较差异有统计学意义（$P < 0.01$）；肿瘤细胞凋亡率分别为（22.6 ± 2.0）、（24.9 ± 2.0）、（27.7 ± 2.2）%，与 ASODNs 组（15.1 ± 1.6）、（17.8 ± 1.9）、（18.3 ± 2.3）% 比较差异有统计学意义（$P < 0.01$）。结论：^{125}I– ASODNs 比 ASODNs 具有更强的抑制裸鼠肾癌移植瘤生长及促进凋亡作用。

【关键词】　肾肿瘤；反义核酸；碘放射性核素；裸鼠

Effects of ^{125}I labeled antisense oligonucleotides against Ki67 mRNA on the growth and apoptosis of implanted human renal carcinoma cells in nude mice

Zheng Junnian*, Ma Tengxiang, Sun Xiaoqing, Chen Jiacun, Wu Song, Li Wang, Liu Junjie*.
Department Of Urology, Affiliated Hospital, Xuzhou Medical College

【Abstract】 **Objective** To investigate the effects of ^{125}I labeled antisense oligonucleotides against Ki67 gene (^{125}I-ASODNs) on the growth and apoptosis of implanted human renal carcinoma (HRC) cells in nude mice. Methods ASODNs targeting Ki67 gene was synthesized and labeled with ^{125}I by Chloraseptine-T methods. Human renal carcinoma 786-0 cells were implanted subcutaneously in BALB/c nude mice to develop the implanted tumormodel of HRC. In ^{125}I-ASODNs treated group (n=12), 0.1 ml ^{125}I-ASODNs (7.4 MBq/L, 10 nmol) was directly injected into tumors in nude mice every day for 4 days. In ASODNs treated group (n=12), nude mice were treated with injection of 0.1 ml ASODNs (10 nmol) in the same way. The 12 nude mice in each group were killed at 3, 6 and 12 days, respectively, after treament. The tumor sizes were measured and tumor volumes were calculated. The Ki67 expression of the tumor was detected by immunohistochemical technique and Western blot method, respectively. The apoptosis of tumor was detected by TUNEL assay. Results At 3, 6 and 12 days safter treament, the tumor volumes in ^{125}I-ASODNs group (51.8±13.7, 76.1±22.9, 636.9±73.8 mm^3) were significantly less than those in ASODNs group (70.3±18.9, 185.7±37.7, 868.9±128.2 mm^3, $P < 0.01$). The Ki67 antigen expression rates in ^{125}I-ASODNs group (16.5±2.1.20.8±1.0, 28.6±2.4%) were significantly lower than those in ASODNs group (26.8±2.3, 29.2±1, 33.6±2.6%, $P < 0.01$). The Ki67 protein ratios in ^{125}I-ASODNs group (54.8±2.6, 58.6±2.9, 63.9±3.5%) were significantly lower than those in ASODNs group(72.6±5.1, 79.7±3.4, 85.7±4.4%, $P < 0.01$). The apoptosis rates of tumor cells in ^{125}I-ASODNs group (22.6±2.0, 24.9±2.0, 27.7±2.2%) were significantly higher than those in ASODNs group (15.1±1.6, 17.8±1.9, 18.3±2.39, $P < 0.01$). Conclusions Effects of ASODNs targeting Ki67 gene on the growth and apoptosis of implanted HRC cells in nude mice were augmented significantly when ASODNs were labeled with ^{125}I.

【Keywords】 Kidney neoplasms; Antisense oligonucleotide; Iodine radioisotopes; Nude mouse

放射性核素反义技术是近年研究出的一种新的肿瘤治疗策略，它将反义技术阻抑癌基因表达与放射性核素靶向照射有机结合，以提高治疗效果。既往研究发现，针对 Ki67 基因的 ^{125}I 偶联反义核酸（^{125}I –ASODNs）具有较强的体外抑制肾癌细胞增殖、促进凋亡作用[1]。我们采用动物实验方法，探讨 ^{125}I –ASODNs 对裸鼠肾癌细胞移植瘤的治疗作用。现报告如下。

材料与方法

一、材料

人肾癌透明细胞株 786-0 由本室保存。4 ～ 6 周龄雄性 BALB/c 品系裸鼠购自中国医学科学院实验动物研究所。Ki67 免疫组化试剂盒，Ki67 一抗、二抗，原位末端凋亡检测试剂盒购自美国 Santa Cruz 公司。^{125}I 购自中国原子能研究院，脂质体 LiPofectin AMNE 购自美国 GIBCO 公司。

二、Ki67 反义核酸合成

根据 Ki67 cDNA197 ～ 214 位置的碱基序列，设计出阻断 Ki67 基因翻译起始端的 ASODNs，序列为 5' –GCGTCTCGTGGGCCACAT–3'，经检索与其他基因序列无同源性，由北京奥科生物技术公司合成，HPLC 纯化。

三、^{125}I –ASODNs 的偶联、纯化及鉴定

^{125}I 偶联 ASODNs 由中国原子能院同位素研究所采用氯胺 –T 法完成。测定比活度为 273MBq/μg，偶联率 > 95%，放化纯度 > 95%。

四、脂质体包装

以 1 μl 脂质体包装 1 nmol 反义核酸的比例，将脂质体和 ASODNs、^{125}I-ASODNs 分别用不含血清的培养基稀释、混匀，室温放置 45 min，即可生成 ASODNs（^{125}I –ASODNs）脂质体复合物，待用。

五、肾癌移植瘤小鼠模型建立、分组及肿瘤体积测定 [2]

肾癌 786-0 细胞注入 BALB/C 裸鼠皮下，建立荷瘤裸鼠模型。将荷瘤裸鼠随机分为 4 组，每组 12 只，瘤体注射连续 4d。^{125}I-ASODNs 治疗组：^{125}I-ASODNs 0.1 ml（7.4 MBq/L，

10 mmol）。ASODNs 治疗组：ASODNs 0.1 ml（10 nmol）。Na^{125}I 治疗组：Na:^{125}I（7.4MBq/L）。对照组：0.1 ml 培养基。治疗后第 3、6、12 天处死小鼠，测量计算肿瘤体积。

六、Ki67 蛋白检测 [2]

采用 Western blot 技术。经电泳，转膜后杂交，一抗为鼠抗人 Ki67 单抗，二抗为碱性磷酸酶偶联兔抗鼠多抗，以氮蓝四唑' 5- 溴 4- 氯 3- 吲哚磷酸（NBT/BCIP）显色。结果以图像处理仪分析处理并计算与对照组比值。

七、免疫组化检测 Ki67 抗原及凋亡 [2]

瘤块固定、石蜡包埋、切片、脱蜡、过氧化氢封闭，微波修复抗原。组织切片滴加 Ki67 一抗，湿盒中过夜，加二抗，二氨基联苯胺（DAB）染色。凋亡检测采用原位末端标记（TUNEL）法。高倍镜下随机计数 5 个视野，细胞核内含棕色颗粒为阳性细胞，计算 Ki67 抗原阳性率及凋亡阳性率。

八、统计学处理

States 统计软件处理，采用成组设计 t 检验。

结　果

^{125}I-ASODNs 对裸鼠肾癌移植瘤生长、Ki67 表达、凋亡的影响结果见表 1- 表 3。

^{125}I-ASODNs、ASODNs 均可明显抑制裸鼠移植瘤生长（$P < 0.01$），^{125}I–ASODNs 较 ASODNs 抑制作用更强（$P < 0.01$）。Na^{125}I 无明显抑制作用（$P > 0.05$）。

表 1　^{125}I –ASODNs 对裸鼠肾癌移植瘤体积的影响（mm^3, x ± s）

组别	治疗后天数		
	3d	6d	12d
^{125}I –ASODNs	51.8 ± 13.7	76.1 ± 22.9	636.9 ± 73.8
ASODNs	70.3 ± 18.9	185.7 ± 37.7	868.9 ± 128.2
^{125}I-Na	108.1 ± 19.1	243.5 ± 28.9	984.8 ± 216.9
对照组	98.8 ± 14.9	375.4 ± 30.9	1135.1 ± 190.7

表 2　^{125}I –ASODNs 对裸鼠肾癌移植瘤 Ki67 表达阳性率及蛋白量比的影响（%，x±s）

组别	治疗后 3 d		治疗后 6 d		治疗后 12 d	
	Ki67 阳性率	Ki67 蛋白量比	Ki67 阳性率	Ki67 蛋白量比	Ki67 阳性率	K67 蛋白量比
^{125}I –ASODNs	16.5 ± 2.1	54.8 ± 2.6	20.8 ± 1.0	58.6 ± 2.9	28.6 ± 2.4	63.9 ± 3.5
ASODNs	26.8 ± 2.3	72.6 ± 5.1	29.2 ± 1.8	79.7 ± 3.4	33.6 ± 2.6	85.7 ± 4.4
Na^{125}I	38.5 ± 1.6	97.7 ± 2.1	37.4 ± 2.5	99.2 ± 0.5	37.4 ± 3.0	97.5 ± 2.1
对照组	42.5 ± 3.6	100.0	41.8 ± 2.1	100.0	39.1 ± 3.8	100.0

表 3　^{125}I –ASODNs 对裸鼠人肾癌移植瘤凋亡率的影响（%，x±s）

组别	治疗后天数		
	3 d	6 d	12 d
^{125}I –ASODNs	22.6 ± 2.0	24.9 ± 2.0	27.7 ± 2.2
ASODNs	15.1 ± 1.6	17.8 ± 1.9	18.3 ± 2.3
^{125}I-Na	13.7 ± 1.5	14.3 ± 2.0	14.8 ± 1.7
对照组	11.2 ± 1.6	10.8 ± 2.0	11.7 ± 1.4

^{125}I –ASODNs、ASODNs 均可明显抑制裸鼠移植瘤 Ki67 表达（$P < 0.01$），^{125}I –ASODNs 较 ASODNs 抑制作用更强（$P < 0.01$）。Na^{125}I 无明显抑制作用（$P > 0.05$）。

^{125}I –ASODNs、ASODNs 均可明显诱导裸鼠移植瘤细胞凋亡（$P < 0.01$），^{125}I –ASODNs 较 ASODNs 具有更强的促进凋亡作用（$P < 0.01$）。Na^{125}I 无明显抑制作用（$P > 0.05$）。

讨　论

肾癌恶性度极高，放疗、化疗、免疫治疗效果均不理想。近年来多项肿瘤反义治疗研究已进入临床 I 期试验，但效果并不理想。反义治疗是利用反义核酸特异抑制肿瘤致癌基因表达发挥治疗作用，但由于反义核酸在体内不断降解而肿瘤细胞不断转录 mRNA，因此反义技术难以将靶基因全部阻断。为提高反义治疗效果，1996 年 Kassis 等[3] 提出放射性核素反义治疗策略，即将放射性核素偶联反义核酸转入肿瘤细胞，反义核酸能阻抑癌基因表达，放射性核素可直接破坏靶基因，达到基因靶向治疗肿瘤的目的。这一疗法常用放射性核素 ^{125}I，其发出的 Auger 电子具有较高传能线密度，可引起靶基因 DNA 断裂，^{125}I 平均衰变 1 次可产生 1 个 DNA 断裂，因此该技术被形象地称为"分子手术刀"[4]。由于 ^{125}I 发出的 Auger 电子只能使 DNA 双链间的氢键断裂，而不破坏磷酸二酯键，因此偶联的 ASODNs 寡聚体不会受损，ASODNs 与 ^{125}I – ASODNs 的生物特性没有差异[5]。

ASODNs 降解很快是反义治疗效果不理想的原因之一，放射性核素反义治疗效果取决于与靶基因结合 ^{125}I-ASODNs 的稳定性。Sedelnikova 等[6] 报道 ^{125}I-ASODNs 在细胞内的稳定性持续至少48 h，^{125}I-ASODNs 与靶细胞 DNA 结合后将不被核酸酶降解。因此，尽管进入细胞内的 ASODNs

被很快降解，但由于与靶基因结合的 ^{125}I-ASODNs 7 稳定性较好，而正是这部分 ^{125}I-ASODNs 发挥治疗作用，因此放射性核素反义治疗效果更好。

Ki67 基因是一种细胞增殖相关基因，编码的 DNA 结合蛋白在肿瘤增殖各期均有表达。Ki67 蛋白在有丝分裂期磷酸化，与染色体浓缩及染色单体的分离有关[7]。我们曾将 ^{125}I-ASODNs 转染体外培养的肾癌细胞，发现其具有较强的抑制肾癌细胞增殖、促进凋亡作用[1]。本研究结果发现 ^{125}I-ASODNs 对裸鼠肾癌细胞移植瘤较之 ASODNs 具有更强的抑制移植瘤 Ki67 基因表达，进而抑制肿瘤生长、促进凋亡作用。

文献报道 ^{125}I-ASODNs 的放射毒性取决于与靶基因结合的 ^{125}I 剂量[5]。^{125}I-ASODNs 的放射毒性仅 ^{125}I 偶联脱氧尿嘧啶核苷（^{125}I－UdR）的 1‰，而游离 ^{125}I 绝大部分位于细胞质内，毒性更小。^{125}I-ASODNs 与靶基因特异结合后，^{125}I 发射的 Auger 电子能使靶基因断裂，由于 Auger 电子射程仅为 10 nm，因此不损伤核内其他基因。国外已进行了许多以 ^{125}I-UdR 治疗肿瘤的临床前期实验，并已应用于患者，显示出较好的安全性[8]，而 ^{125}I-ASODNs 的安全性应该更好。

综上所述，Ki67 基因放射性核素反义治疗较之反义治疗具有更好的治疗效果，同时具有较大安全性，有望给肾癌治疗带来新的突破。

参考文献

[1] 郑骏年，孙晓青，陈家存，等 . ^{125}I 偶联 Ki67 反义核酸对人肾癌细胞生长及凋亡的调控作用 . 中华实验外科杂志，2004，21:290-291.

[2] 郑骏年，孙晓青，陈家存，等 . Ki67 反义核酸对裸鼠人肾癌细胞移植瘤生长及凋亡的影响 . 中华实验外科杂志，2004，21:1132-1133.

[3] Kassis A I，Adelstein S J，Mariani G. Radiolabeled nucleoside analogs in cancer diagnosis andtheerapy. Nucl Med，1996，40:301-319.

[4] Sedelnikova O A，Luu A N，Karamychev V N，et al. Development of DNA-based radiopharna-ceuticals carrying Auger-electron emitters for antigene radiotherapy. Int J Radiat Oncol Biol Phys，2001，49: 391-396.

[5] Sedelnikova O A，Panyutin I G. Thierry AR et al Radiotoxicity of iodine-125-labeled oligodeoxyribonucleotides in manmalian cells. J Nucl Med，1998，39: 1412-1418.

[6] Sedelnikova O A，Panyutin I G，Lun A N，et al. The stability of DNA triplexes inside cells as studied by iodine-125 radio printing. J Nucl Med，1999，27: 3844-3855.

[7] End E，Gerdes J. Posttran stational modifications of the Ki-67 protein coincide with two major check points during mitosis. J Cell Physiol，2000，182: 371-380.

[8] Daghighian F，Humm J L，Macapinlac H A，et al. Pharmacohinetics and dosimetry of iodine-125-UdR in thetreatment of colorectal cancer metastatic to liver. J NuclMed，1996，37（Suppl）：29-32.

《中华泌尿外科杂志》2005，26（10）：679-682

Knockdown of Ki-67 by Small Interfering RNA Leads to Inhibition of Proliferation and Induction of Apoptosis in Human Renal Carcinoma Cells

Zheng Junnian[a, b], Ma Tengxiang[b], Cao Jingyi[a], Sun Xiaoqing[a], Chen Jiacun[a],

Li Wang[a], Wen Rumin[a], Sun Yafeng[c], Pei Dongsheng[c, *]

([a]Laboratory of Urology, Affiliated Hospital of Xuzhou Medical College;

[b]Institute of Urology, Medical University of Tianjin;

[c]Research Center for Biochemistry and Molecular Biology, Xuzhou Medical College)

【Abstract】 To investigate the effect of small-interfering RNA (siRNA) targeted against Ki-67, which is an attractive molecular target for cancer therapy, on inhibiting Ki-67 expression and cell proliferation in human renal carcinoma cells (HRCCs), siRNAs were used to inhibit the expression of Ki-67 in HRCCs. Ki-67 mRNA levels were detected by RT-PCR and in situ hybridization analysis. Ki-67 protein levels were detected by Western blot and immunocytochemistry analysis. TUNEL assay was used to measure the apoptosis of carcinoma cells. Results of RT-PCR and in situ hybridization demonstrated reduction of Ki-67 mRNA expression in Ki-67 siRNAs treating 786-0 cells. Similar reduction in Ki-67 protein measured by Western blot and immunocytochemistry was observed in cells transfected with Ki-67 siRNA. Ki-67 siRNA treatment of HRCCs resulted in specific inhibition of proliferation and increased apoptotic cell death. From these findings we conclude that inhibition of Ki-67 expression by siRNA may be a reasonable approach in renal cancer therapy.

【Keywords】 Ki-67; small-interfering RNA (siRNA); renal cell carcinoma; proliferation; apoptosis

---

* Corresponding author.

Introduction

Ki-67 is an established proliferation maker which is used extensively to estimate the proliferation fraction of tumors. Ki-67 labeling index is an independent prognostication for assessing the clinical outcome of individual patients with cancer including renal cell carcinoma（Tannapfel et al.，1996）. The Ki-67 antigen is a large nuclear protein（Schlüter et al.，1993）. The sequence of entire gene locus has been cloned（Duchrow et al.，1996）. The Ki-67 antigen is known to accumulate from G_1-phase to mitosis，where it is found at its highest content. The amount of the antigen decreases to a minimal level immediately after mitosis（Du et al.，1991）. Detailed cell cycle analysis reveals that the antigen is present in nuclei of proliferating（G_1-，S- and G_2-phases and mitosis）cells but not in nuclei of quiescent cells（G_0-phase）（Gerdes et al.，1984）.

Recently it was demonstrated that the Ki-67 protein belongs to the family of MPM-2 antigens and further that phosphorylation of the Ki-67 protein during mitosis is associated with condensation of the chromosomes and separation of sister chromatids（Endl and Gerdes，2000；MacCallum and Hall，1999）. Furthermore，a C-terminal domain of the Ki-67 protein（Kon21）is able to bind to all 3 members of the mammalian heterochromatin protein 1（HP 1）family in vitro and in vivo，suggesting a role for the Ki-67 protein in the control of higher order chromatin structure（Scholzen et al.，2002）.

Since transformation of malignant cells is frequently associated with uncontrolled cell proliferation and since proliferation is tightly associated with the Ki-67 protein labeling index，this antigen may represent a potential target for cancer therapy. Schlüter er al. reported that Ki-67 antigen-specific antisense oligonucleotides inhibit the proliferation of human multiple myeloma cell line IM-9 cells（Schlüter et al.，1993）. Kausch et al. reported antisense-mediated inhibition of Ki-67 expression led to significant inhibition of proliferation and tumor growth in vitro and in vivo（Kausch et al.，2003，2005）. We recently found antisense oligoxydeonucleotides（ASOs）and peptide nucleic acids（PNAs）targeted against Ki-67 mRNA can inhibit the proliferation and induce apoptosis by blocking Ki-67 expression of human renal carcinoma 786-0 cells（Zheng et al.，2005）.

RNA interference（RNAi）provides a new approach for suppression of gene expression. RNAi is a sequence-specific，post-transcriptional gene silencing mechanism induced in animals and plants by the introduction of double stranded RNA（dsRNA）homologous in sequence to the silenced gene（Bass，2000；Cogoni and Macino，2000；Hammond et al.，2001；Tuschl，2001）. dsRNA，a hybrid consisting of a sense and antisense strand of an endogenous mRNA，can initiate a cell response results in the sequence-specific degradation of homologous single-stranded RNA（Sharp，2001）. It is evident that two ways of inducing RNAi are available，first using long dsRNA and second using small interfering RNA（siRNA）. In mammalian cells，long dsRNA（> 30 bp）led to activation of a global, sequence unspecific response resulting in blockage of initiation of protein synthesis and mRNA degradation. siRNA, 21-ntRNA, with 2-nt 3′ overhang can mediate strong and specific suppression of gene expression (Billy et al., 2001; Harborth et al., 2001; Yang et al., 2001). Many examples (Filleur et al., 2003; Martinez et al., 2002) demonstrate the usefulness of siRNA as an effective method for inhibiting the expression of oncogenes. RNAi with siRNA opens new avenues for cancer gene therapy.

In the present study, we evaluated the inhibitory effect of siRNA directed against Ki-67 on Ki-67 expression in human renal carcinoma cells (cell line 786-0). Incubation of human renal carcinoma 786-0 cells with appropriate siRNA resulted in Ki-67 mRNA and protein reduction and apoptotic cell death. siRNA-mediated inhibition of Ki-67 expression led to significant inhibition of proliferation in vitro.

Materials and methods

siRNA preparation

The siRNAs duplexes were synthesized, purified, and annealed by Ambion Company (USA). Ki-67 siRNA targeted the region containing the 364–382 bases of Ki-67 complementary DNA (cDNA). The sequence of Ki-67 siRNA: sense sequence 5′-GGAGGCAAUAUUACAUAAUtt-3′; antisense sequence 5′-AUUAUGUAAUAUUGCCUCCtt-3′. The selected sequence was submitted to BLAST search to assure the only the selected gene was targeted. A scrambled siRNA was purchased from Ambition (silencer™ Control siRNA#3) and was used as negative control.

Cell culture and transfection

The human renal carcinoma cell line 786-0 was obtained from Shanghai Cell Institute (Shanghai, China) and cultured in RPMI-1640 medium supplemented with 10% FCS, penicillin and streptomycin. Cells were regularly passaged to maintain exponential growth. The day before transfection, cells were trypsinized, diluted with fresh medium and transferred to 24-well plates. Transfection of siRNAs was carried out using siPORT™ lipid (Ambion). siPORT lipids and siRNAs were diluted into OPTI-MEM I, respectively. Diluted siPORT lipids were mixed with diluted siRNAs and the mixture was incubated for 20 min at room temperature for complex formation. After addition of OPTI-MEM I to each well containing cells to a level of 200 μL, the entire mixture was added to the cells in one well resulting in a final concentration of 10, 50, 100 nM for the siRNAs. Cells were harvested and assayed 24 h after transfection.

RT-PCR

Analysis of Ki-67 RNA was performed by RT-PCR amplification as described (Choe et al.,

1999）. Total RNA was purified using Total RNA isolation system and RT-PCR was performed using the Access RT-PCR system （Promega）. The upstream and downstream primers were 5′-CTTTGGGTGCGACTTGACG-3′ and 5′-GTCGACCCCGCTCCTTTT-3′, respectively. Reaction parameters were 94℃ 30 s, 50℃ 30 s and 68℃ 60 s for 40 cycles. GAPDH was used as an internal control to assure the accuracy.

In situ hybridization

The in situ hybridization technique used here was a modification of the method used by Emson and Gait （1992）. Chamber slides were permeabilized with proteinase K digestion （2.5 μg/mL） followed by acetylation. Hybridization was performed overnight at 37 ℃ with a human Ki-67-biotinylated DNA probe which is a 30-mer oligonucleotide （5′-CCTGCTTGTTTGGAAGGGGTATTGAATGTG-3′）. After posthybridization washes, the signals were detected immunochemically by subsequent incubation with a streptavidin-horseradish peroxidase conjugate and developed by DAB system.

Western blot analysis

To determine Ki-67 protein levels by Western blot, cellular extracts were prepared as described（Endl and Gerdes, 2000）. Proteins were separated by electrophoresis on a 5% or 10% SDS-PAGE and then electrotransferred onto a nitrocellulose membrane, after blocked for 3 h in 3% bovine serum albumin （BSA）, membranes were incubated overnight at 4℃ with Ki-67 or β-actin primary antibody （Santa Cruz）. Membranes were then washed and incubated with alkaline phosphatase conjugated secondary antibodies in TBST for 2 h and developed using NBT/BCIP color substrate （Promega, Madison, USA）. The density of the bands on the membrane was scanned and analyzed with an image analyzer（Lab Works Software, UVP Upland, CA, USA）.

Ki-67 immunocytochemical staining

Cells were fixed with 4% paraformaldehyde onto glass coverslips. After washing with PBS, the cells were incubated with Ki-67 primary antibody for 24 h and then incubated with horseradish peroxidase-conjugated antibody for 1 h. The Ki-67–positive staining was developed by DAB. For evaluation of Ki-61–positive fractions, at least 200 cells were counted in six different regions and the mean number of cells was then determined.

Detection of apoptosis by TUNEL assay

TUNEL （TdT-mediated dUTP Nick End-labeling） assay was performed to detect and quantitate apoptotic cell death using the In situ Cell Death Detection Kit （Roche Diagnostics, USA）, as reported by Rollwagen et al. （1998）. Briefly, chamber slides were fixed with 4% paraformaldehyde for 30 min and permeabilized in 0.1% Triton-100, 0.1% sodium citrate at 4 ℃ for 2 min. The slides were incubated with TUNEL reaction mixture for 1 h at 37 ℃. After washing with PBS, the slides were incubated with peroxidase-conjugated antibody for 30 min at 37 ℃ and developed with DAB system. Under microscopy, six fields were randomly selected from every sample; then, 100 cells were randomly selected from every field. The apoptotic rate= (number of total apoptotic cells/100) × 100%.

Cellular growth curve

For evaluation of cell numbers, cells were trypsinized at the appropriate times, stained with trypan blue and counted using a hemocytometer. Each experimental condition was performed six times and the average value for each group was determined to compose the growth curve.

Statistical analysis

Values were expressed as mean ± SD and statistical analysis of the results was carried out by one-way analysis of the variance (ANOVA) followed by the Duncan's new multiple range method or Newman-keuls test. p-values < 0.05 were considered significant.

Results

Effect of siRNA treatment on Ki-67 mRNA expression

Ki-67 mRNA expression was examined by the methods of RT-PCR and in situ hybridization. As shown in Fig. 1A, cells treated with 100 nM Ki-67 siRNA exhibited significantly decreased Ki-67 mRNA content compared with 786-0 cells treated with control siRNA in the RT-PCR assay (Fig. 1A, Fig. 1B). Cultures examined by in situ hybridization also demonstrated reduction of Ki-67 mRNA expression in Ki-67 siRNAs treating 786-0 cells (Fig. 1C).

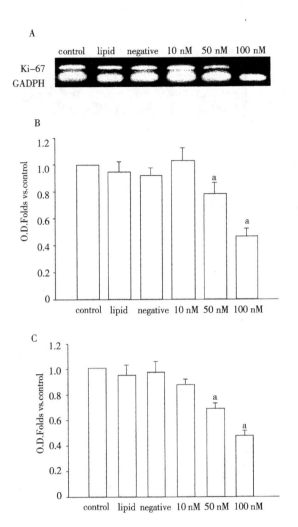

Fig. 1　Effect of siRNA on Ki-67 mRNA expression. 786-0 cells were treated as described in "Materials and methods"; cells were harvested at 24 h and Ki-67 mRNA levels were quantified by RT-PCR and in situ hybridization. （A）RT-PCR analysis of the mRNA levels of Ki-67. （B）and（@）Quantitative representation of the mRNA levels of Ki-67 with RT-PCR and in situ hybridization. Data are the mean ± SD and are expressed as folds vs. control. $^{a}P < 0.05$ vs. control（n=6）.

Effect of siRNA treatment on Ki-67 protein expression

The effect of Ki-67 siRNA on Ki-67 protein expression was evaluated by both Western blot analysis and immunocytochemistry. Significant reductions in immunodetectable Ki-67 protein were observed in lysates from cells transfected with Ki-67 siRNAs（Fig. 2A，Fig. 2B）. Similar significant reductions in the proportion of 786-0 cells manifesting immunoreactivity for Ki-67 were seen after incubated with Ki-67 siRNAs（Fig. 2C）. Collectively，these results indicate significant knockdown of Ki-67 protein expression by Ki-67 siRNA.

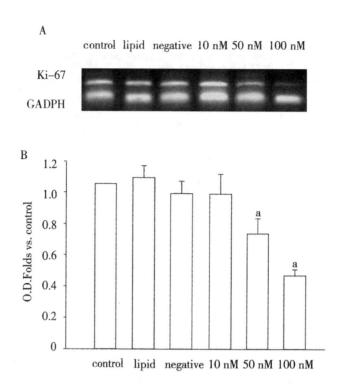

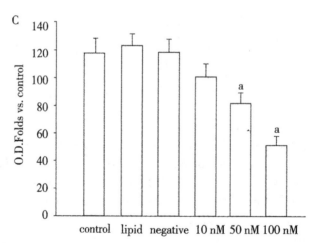

Fig. 2   Effect of siRNA on Ki-67 protein expression. 786-0 cells were treated as described in "Materials and methods"; cells were harvested at 24 h and Ki-67 protein levels were quantified by Western blot and immunocytochemistry. (A) Immunoblotting analysis of the protein levels of Ki-67 with anti-ki-67 antibody. (B) Bands corresponding to Ki-67 were scanned and the intensity was determined by optical density (O.D) measurements. Data are expressed as folds vs. control. (C) Quantitative representation of the proportion of 786-0 cells manifesting immunoreactivity for Ki-67. Data are the mean ± SD. [a]$P < 0.05$ vs. control (n=6).

Apoptotic cell death

When apoptosis of 786-0 cells was evaluated by the TUNEL technique, about 10% of cells cultured with control siRNA manifested evidence of apoptotic change after 24 h in culture. In contrast, a significantly greater proportion （approximately 42%） of 786-0 cells cultured with 100 nM Ki-67 siRNA was TUNEL positive （Fig. 3）.

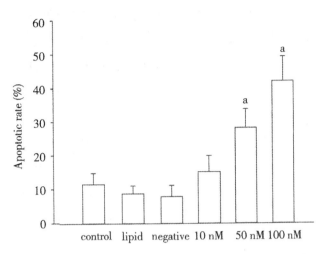

Fig. 3　Effects of siRNA on the apoptosis of 786-0 cells. 786-0 cells were treated as described in "Materials and methods" and the apoptosis rate of 786-0 cells was evaluated at 24 h by TUNEL staining assay. Quantitative representation of the proportion of 786-0 cells manifesting apoptotic changes. Data are the mean ± SD. $^{a}P < 0.05$ vs. control （$n=6$）.

Antiproliferative effects of Ki-67 siRNA treatment

Cell numbers were determined on days 1–3 following siRNAs treatment. Ki-67 siRNAs treatment resulted in a marked inhibition of cell proliferation over this 3–day period. Cell growth was not influenced significantly by treatment with control siRNA and transfection regent control. The siRNAs-induced antiproliferative effect was dose-dependent （Fig. 4）.

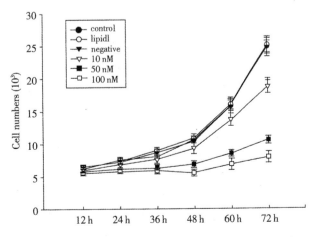

Fig. 4　Effect of siRNA on cell growth in 786-0 cells. 786-0 cells were treated as described in " Materials and methods" and then trypsinized and counted by a hemocytometer at the appropriate time.

Discussion

Renal cell carcinoma （RCC） is the most common malignant disease of the adult kidney. Approximately 30%–40% of all patients afflicted with metastasis disease at the time of diagnosis have a poor prognosis （Sokoloff et al., 1996）. The tumor is considered to be relatively resistant to radiotherapy and chemotherapy and immunotherapy （Mulders et al., 1997; Vogelzang et al., 1993）. These clinical facts suggest new therapeutic regimens must be explored in the quest to develop an effective therapy for metastatic RCC.

The Ki-67 protein is tightly regulated and depends on the proliferative status of a cell. Ki-67 remains an attractive target for cancer gene therapy because it is present in most malignant cells but undetectable in most normal cells. Thus, the differential expression of Ki-67 in normal and tumor cells suggests that Ki-67 inhibitors may have relative specificity for malignant cells. Kausch et al. （2005） reported that treatment of RCC cells with Ki-67-directed antisense oligonucleotides （ASOs） resulted in a specific inhibition of both cell growth in cell culture and tumour growth in renal cell carcinoma model mice, respectively. Immunohistochemical staining of tumour specimens showed stronger inhibition of Ki-67-positive cells in ASOs-treated tumours than in controls. Furthermore, there were about twice as many apoptotic cells after ASOs treatment. We also demonstrated ASOs and peptide nucleic acids （PNAs） targeted against Ki-67 mRNA could inhibit proliferation and induce apoptosis of human renal carcinoma cells in vitro （Zheng et al., 2005）. However, the low efficiency of ASOs and PNAs has led to the search for new generation oligonucleotides able to have high efficiency.

siRNA has many similarities to ASOs. Both act posttranscriptionally to reduce the level of target proteins. However, siRNA is more potent than ASOs, allowing siRNA to more effectively knockdown its targets at lower concentrations compared with ASOs （Brantl, 2002） Bertrand et al. （2002） compared the activity of ASOs and of siRNA in cell culture and in mice and then found the siRNA appears to be quantitatively more efficient and to have a longer effect. They also found that the siRNA is more stable than the ASO in both cell extracts and inside cells. The siRNA has a half-life of around 24 h in pure calf serum whereas the ASO is degraded in a few minutes. The results that the siRNA is very resistant to biodegradation show that siRNA is a promising tool to specifically inhibit the gene expression in vivo.

In the present study, we evaluated the ability of siRNA targeting Ki-67 to reduce the Ki-67 expression. When human renal carcinoma 786-0 cells were transfected with Ki-67 siRNAs, Ki-67 mRNA and protein of 786-0 cells were inhibited. siRNAs inhibited Ki-67 expression in a dose-dependent fashion. Moreover, in an indirect comparison, we observed that anti-Ki-67 siRNA yielded more strong effect on inhibiting Ki-67 expression than PNAs: to give the same antisense effect, PNAs should be taken at 100 times higher concentration （10 μmol/L） that siRNAs （100 nmol/L）. The specificity of the siRNA for Ki-67 target gene was demonstrated by the inability of scrambled siRNA to inhibit Ki-67 expression. In our preliminary studies，we found that another siRNA，corresponding to the position 483-501 of Ki-67 cDNA，had no effect on the down-regulation of Ki-67，which provided an evidence that the siRNA might act as a sequence-specific manner. We also have demonstrated that application of siRNA targeted against Ki-67 depressed cell proliferation and increased cell apoptosis.

Overall，our results suggest Ki-67 plays an essential role in cell proliferation and viability control of human renal carcinoma cells. RNAi represents a new and powerful gene silencing approach that is currently believed to be more efficacious，selective，and specific than antisense technologies（Bertrand et al.，2002；Editorial，2003；McManus and Sharp，2002）.

Acknowledgements

We thank ZHENG G Y for very useful comments and ZONG Y Y for technical assistance. This project is supported by grants from the National Natural Science Foundation of China（No. 30370331）and Health Departmental Science Research Funds of Jiangsu Province，China（No. H200153）.

References

[1] Bass，B L，2000. Double-stranded RNA as a template for gene silencing. Cell，101，235–238.

[2] Bertrand，J R，Pottier，M，Vekris，A，Opolon，P，Maksimenko，A，Malvy，C，2002. Comparison of antisense oligonucleotides and siRNAs in cell culture and in vivo. Biochemical and Biophysical Research Communications，296，1000–1004.

[3] Billy，E，Brondani，V，Zhang，H，Muller，U，Filipowicz，W，2001. Specific interference with gene expression induced by long，double-stranded RNA in mouse embryonal teratocarcinoma cell lines. Proceedings of the National Academy of Sciences of the United States of America，98，14428–14433.

[4] Brantl，S，2002. Antisense-RNA regulation and RNA interference. Biochimica et Biophysica Acta，1575，15–25.

[5] Choe，N，Zhang，J，Iwagaki，A，Tanaka，S，Hemenway，D R，Kagan，E，1999. Asbestos exposure upregulates the adhesion of pleural leukocytes to pleural mesothelial cells via VCAM–1. American Journal of Physiology，277，L292–L300.

[6] Cogoni，C，Macino，G，2000. Post-transcriptional gene silencing across kingdoms. Current Opinion in Genetics & Development，10，638–643.

[7] Du, Manoir. S, Guillaud, P, Camus, E, Seigneurin, D, Brugal, G, 1991. Ki-67 labeling in postmitotic cells defines different Ki-67 pathways within the 2c compartment. Cytometry, 12, 455–463.

[8] Duchrow, M, Schlüter C, Wohlenberg, C, Flad, H D, Gerdes, J., 1996. Molecular characterization of the gene locus of the human cell proliferation-associated nuclear protein defined by monoclonal antibody Ki-67. Cell Proliferation, 29, 1–12.

[9] Editorial, 2003. Whither RNAi? Nature Cell Biology, 5, 489–490.

[10] Emson, P C, Gait, M C, 1992. In situ hybridization with biotinylated probes. In: Wilkinson, D G (Ed.), In Situ Hybridization: A Practical Approach. Oxford University Press, Oxford, pp. 45–59.

[11] Endl, E, Gerdes, J, 2000. Posttranslational modifications of the Ki-67 protein coincide with two major checkpoints during mitosis. Journal of Cellular Physiology, 182, 371–380.

[12] Filleur, S, Courtin, A, Ait-Si-Ali, S, Guglielmi, J, Merle, C, Harel-Bellan, A, Clezardin, P, Cabon, F, 2003. siRNA-mediated inhibition of vascular endothelial growth factor severely limits tumor resistance to antiangiogenic thrombospondin-l and slows tumor vascularization and growth. Cancer Research, 63, 3919–3922.

[13] Gerdes, J, Lemke, H, Baisch, H, Wacker, H H, Schwab, U, Stein, H, 1984. Cell cycle analysis of a cell proliferation-associated human nuclear antigen defined by the monoclonal antibody Ki-67. Journal of Immunology, 133, 1710–1715.

[14] Hammond, S M, Caudy, A A, Hannon, G J, 2001. Post-transcriptional gene silencing by double-stranded RNA. Nature Reviews. Genetics, 2, 110–119.

[15] Harborth, J, Elbashir, S M, Bechert K, Tuschl, T, Weber, K, 2001. Identification of essential genes in cultured mammalian cells using small interfering RNAs. Journal of Cell Science, 114, 4557–4565.

[16] Kausch, I, Lingnau, A, Endl, E, Ellmann, K, Deinert, I, Ratliff, T L, Jocham, D, Sczakiel, G, Gerdes, J, Bohle, A, 2003. Antisense treatment against Ki-67 mRNA inhibits proliferation and tumor growth in vitro and in vivo. International Journal of Cancer, 105, 710–716.

[17] Kausch, I, Jiang, H, Ewerdwalbesloh, N, Doehn, C, Kruger, S, Sczakiel, G, Jocham, D, 2005. Inhibition of Ki-67 in a renal cell carcinoma severe combined immunodeficiency disease mouse model is associated with induction of apoptosis and tumour growth inhibition. BJU International, 95, 416–420.

[18] MacCallum, D E, Hall, P A, 1999. Biochemical characterization of Ki-67 with the identification of a mitotic-specific form associated with hyper-phosphorylation and altered DNA binding. Experimental Cell Research, 252, 186–198.

[19] Martinez，L A，Nagulbneva，I，Lehrmann，H，Vervisch A，Tehenio，T，Lozano，G，Harel-Bella A，2002. Synthetic small inhibiting RNAs: efficient tools to inactivate oncogenic mutations and restore p53 pathways. Proceedings of The National Academy of Sciences of the United States of America，99，14849-14854.

[20] McManus，M T，Sharp，P A，2002. Gene silencing in mammals by small interfering RNAs. Nature Reviews. Genetics，3，737-747.

[21] Mulders，P，Figlin，R，deKernion，J B，Wiltrout，R，Linehan，M，Parkinson，D，deWolf，W，Belldegrun，A，1997. Renal cell carcinoma: recent progress and future directions. Cancer Research，57，5189-5195.

[22] Rollwagen，F M，Yu，Z Y，Li，Y Y，Pacheco，N D，1998. IL-6 rescues enterocytes from hemorrhage induced apoptosis in vivo and in vitro by a bcl-2 mediated mechanism. Clinical Immunology and Immunopathology，89，205-213.

[23] Schlüter，C，Duchrow，M，Wohlenberg，C，Becker，M H，Key，G，Flad，H D，Gerdes，J，1993. The cell proliferation-associated antigen of antibody Ki-67: a very large，ubiquitous nuclear protein with numerous repeated elements，representing a new kind of cell cycle-maintaining proteins. Journal of Cell Biology，123，513-522.

[24] Scholzen，T，Endl，E，Wohlenberg，C，van der Sar，S，Cowell，I G，Gerdes，J，Singh，P B，2002. The Ki-67 protein interacts with members of the heterochromatin protein 1（HP1）family: a potential role in the regulation of higher-order chromatin structure. Journal of Pathology，196，135-144.

[25] Sharp，P A，2001. RNA interference-2001. Genes & Development，15，485-490.

[26] Sokoloff，M H，deKernion，J B，Figlin，R A，Belldegrun，A，1996. Current management of renal cell carcinoma. CA: A Cancer Journal for Clinicians，46，284-302.

[27] Tannapfel，A，Hahn，H A，Katalinic，A，Fietkau，R J，Kuhn，R，Wittekind，C W，1996. Prognostic value of ploidy and proliferation markers in renal cell carcinoma. Cancer，77，164-171.

[28] Tuschl，T，2001. RNA interference and small interfering RNAs. Chemical and Biochemical 2，239-245.

[29] Vogelzang，N J，Lipton，A，Figlin，R A，1993. Subcutaneous interleukin-2 plus interferon-α2a in metastatic renal cell carcinoma: an outpatient multicenter trial. Journal of Clinical Oncology，11，1809-1816.

[30] Yang，S，Tutton，S，Pierce，E，Yoon，K，2001. Specific double-stranded RNA interference in undifferentiated mouse embryonic stem cells. Molecular and Cellular Biology，21，7807-7816.

[31] Zheng，J N，Sun，Y F，Pei，D S，Liu，J J，Sun，X Q，Chen，J C，Cai，W Q，Li，W，Cao，J Y，2005. Anti-Ki-67 peptide nucleic acid affects the proliferation and apoptosis of human renal carcinoma cells in vitro. Life Sciences，76，1873–1881.

Life Sciences，2006，78: 724

Treatment with Vector-expressed Small Hairpin RNAs Against Ki67 RNA-induced Cell Growth Inhibition and Apoptosis in Human Renal Carcinoma Cells

Zheng Junnian[1, 3], Sun Yafeng[2], Pei Dongsheng[2], Liu Junjie[1], Ma Tengxiang[3], Han Ruifa[3],

Li Wang[1], Zheng Dianbao[1], Chen Jiacun[1], Sun Xiaoqing[1]

（[1]Laboratory of Urology，Affiliated Hospital of Xuzhou Medical College；

[2]Research Center for Biochemistry and Molecular Biology，Xuzhou Medical College；

[3]Institute of Urology，Medical University of Tianjin）

【Abstract】 Short hairpin RNAs（shRNAs）transcribed by RNA polymerase Ⅲ promoters can trigger sequence-selective gene silencing in mammalian cells. By virtue of their excellent function in knocking down expression of cancer-associated genes，shRNAs could be used as new therapeutic agents for cancer. As overexpression of Ki67 in renal cancer has been correlated to a more aggressive tumor phenotype，inhibition of Ki67 protein expression by means of shRNAs seems to be a promising approach for the therapy of renal cancer. In this study，we constructed an expression plasmid encoding shRNAs against the *Ki67* gene，named pSilencerKi67，and transfected it into human renal carcinoma cells. The pSilencerKi67 was shown to significantly knock down the expression of the *Ki67* gene in human renal carcinoma cells，resulting in inhibiting proliferation and inducing apoptotic cell death that can be maintained for at least 6 d. These findings offer the promise of using vector-based shRNAs against Ki67 in renal cancer gene therapy.

【Keywords】 *Ki67* gene；shRNAs renal cell carcinoma；proliferation；apoptosis

Ki67 is a large nucleolar phosphoprotein whose expression is tightly linked with the cell cycle[1]. This exclusive expression of Ki67 in proliferating cells，and its absence in resting G0 cells，has made antibodies to Ki67 an invaluable tool for the prognosis of many human cancers[2]. Numerous publications have shown that the Ki67 labeling index is an independent predictor of disease progression and recurrence in carcinomas including renal cell carcinoma[3, 4]. Although widely used as an operational marker of proliferation, the functions of Ki67 have not, as yet, been defined.

New insight into the physiological role of Ki67 protein has come from the observation that it belongs to the family of MPM-2 antigens and that its phosphorylation during mitosis is associated with condensation of the chromosomes and separation of sister chromatids[5]. Furthermore, the presence of the cdc2 kinase and its regulatory subunit cyclin B is required for the phosphorylation of Ki67 protein[6]. These observations suggest Ki67 protein plays an important role in the maintenance or regulation of the cell division cycle.

Although its functions have not been revealed clearly, Ki67 remains an attractive target for cancer gene therapy because it is present in most malignant cells but undetectable in most normal cells. Schlüter et al.[7] reported that proliferation of a human myeloma cell line could be inhibited by incubation with Ki67 mRNA-specific antisense oligonucleotides (ASODNs). Kausch et al.[8] also demonstrated that antisense-mediated inhibition of Ki67 expression led to significant inhibition of proliferation and tumor growth in vitro and in vivo. Based on their findings, a clinical phase I study has been initiated where patients with bladder carcinoma are treated intravesically with Ki67 ASODNs. We recently found peptide nucleic acids (PNAs) and small-interfering RNAs (siRNAs) against Ki67 mRNA can inhibit proliferation and induce apoptosis by blocking Ki67 expression of human renal carcinoma 786-0 cells[9, 10].

RNA interference (RNAi), a new technique developed in the late 20th century, has gained much attention for its powerful ability to suppress gene expression. RNAi is the sequence-specific, post-transcriptional gene silencing method mediated by siRNAs that are produced from long double-stranded RNAs of exogenous or endogenous origin by an endonuclease of the ribonuclease-III type, called Dicer. The resulting siRNAs are approximately 21–23 nucleotides long and are incorporated into a nuclease complex, the RNA-induced silencing complex, which then targets and cleaves mRNA that is complementary to the siRNAs[11]. RNAi technology with synthetic siRNAs is currently being evaluated as a potentially useful method to develop highly specific gene-silencing therapeutics.

Although synthetic siRNAs can achieve effective and very rapid knockdown of target genes, their effects are transient. To circumvent the problem, transfection of plasmid vectors, which can stably synthesize so-called short hairpin RNAs (shRNAs) in host cells, is a possible alternative technology[12]. When expressed in mammalian cells, shRNAs are cleaved by Dicer to produce siRNAs that efficiently reduce the expression of target genes for weeks or even months[13]. The susceptibility of target sites to RNAi-mediated gene silencing appears to be the same for both synthetic siRNAs and vector-expressed shRNAs. Kobayashi et al.[14] proposed that the use of vector-expressed shRNAs produced a superior silencing efficacy and a longer inhibitory effect. It has been demonstrated that the plasmid vector-based shRNA is a promising method to downregulate oncogene expression in human carcinoma cells, and hence offers a new avenue for cancer gene therapy[15].

In the present study, we constructed a vector expressing shRNAs against the *Ki67* gene and transfected it into 786-0 human renal carcinoma cells. Using this plasmid vector, we were able to knock down *Ki67* gene expression resulting in inhibition of proliferation and induction of apoptosis of 786-0 cells.

Materials and Methods

Target sequence selection and siRNA preparation

The siRNA was synthesized, purified and annealed by Ambion (Austin, USA). The Ki67 siRNA sequence that targeted the region containing the 364–382 bases of Ki67 complementary DNA was identified according to our previous research[10]. The sequence of Ki67 siRNA was as follows: sense sequence 5′-GGAGGCAAUAUUACAUAAUtt-3′ and antisense sequence 5′-AUUAUGUAAUAUUGCCUCCtt-3′. The selected sequence was analyzed by BLAST (HTTP://www.ncbi.nlm.nih.gow/blast/) search to ensure that it did not have significant sequence homology with other genes. A scrambled siRNA was purchased from Ambion (Silencer Control 3 siRNA) and was used as the negative control.

Construction of Ki67 shRNA expression plasmid

In accordance with the Ki67 siRNA sequence, two complementary template oligonucleotides encoding hairpin RNAs targeting the *Ki67* gene were designed and synthesized as follow: 5′-GATCCGG AGGCAATATTACATAAT**TTCAAGAGA**ATTATGTAATATTGCCTCCTTTTTTGGAAA-3′（sense） and 3′-GCCTCCGTTATAATGTATTA**AAGTTCTCT**TAATACATTATAACGGAGGAAAAAAGGTTT TCGA-5′（antisense）. The olionucleotides consisted of two 19-mer complementary sequences placed in opposition to each other with the insertion of a 9-mer spacer sequence（bolded）and the attachment of six Ts at the 3′-end of the sequence.

Equal amounts of sense and antisense template oligonucleotides were annealed and ligated into the linearized pSilencer 3. 1–H1 neo vector（Ambion）, ensuring that the inserted sequence was immediately downstream of the H1promotor. Transcription of RNA-pol Ⅲ began after the H1 promoter and was stopped by the insertion of six Ts recognized as a termination signal by RNA-pol Ⅲ that terminates shRNAs synthesis. The ligation products were transformed into competent *Escherichia coli*

JM101 cells. The recombinant plasmid was then purified from transformed *E. coli*, and verified by *Bam*H1/*Hind* Ⅲ digestion analysis and sequenced. The recombinant plasmid was named pSilencerKi67. The pSilencer neo negative control plasmid （pSilencer-neo） is a circular plasmid encoding the shRNAs whose sequence lacks homology to any other gene and can be used as a negative control （Ambion）.

Cell culture

The human renal carcinoma cell line 786–0 cells were obtained from the Institute of Biochemistry and Cell Biology （Shanghai, China） and cultured in RPMI–1640 medium supplemented with 10% fetal calf serum, penicillin and streptomycin. Cells were regularly passaged to maintain exponential growth. The day before transfection, cells were trypsinized, diluted with fresh medium and transfered to 12-well or 24-well plates.

siRNA transfection

Transfection of siRNAs was carried out using siPORT lipid （Ambion）. The lipid and siRNAs were diluted separately into Opti-MEM I （Invitrogen, Carlsbad, USA）. The diluted lipid was mixed with diluted siRNAs and the mixture was incubated for 20 min at room temperature for complex formation. After addition of Opti-MEM I to each well containing cells to 200 μL, the entire mixture was added to the cells in one well, resulting in a final concentration of 100 nM for the siRNAs. According to our prior study, 100 nM of siRNAs targeting Ki67 has the maximal effect on inhibiting Ki67 expression. Cells were harvested and assayed 24 h and 48 h after transfection. Specific silencing was confirmed by at least six independent experiments.

Plasmid transfection

In accordance with the manufacturer's protocol, 4 μg of pSilencerKi67 was transfected into 1×10^6 786-0 cells seeded into a well of a 12-well plate using 10 μL of transfection agent （siPORT XP-1; Ambion） and incubated at 37 ℃ pSilencer-neo was used as the negative control. Cells were harvested and assayed 24, 48, 72, 120 and 144 h after transfection.

表1　输尿管、末段回肠、皮肤造瘘术之适应症

适应症	例数
膀胱全切除术后	15
膀胱阴道瘘（损伤性）	3
膀胱阴道瘘（结核性）	2
膀胱结核，肾盂积水有次发感染（原结核肾已切除）	2
膀胱外翻	2
膀胱挛缩、尿道狭窄、肾盂积水	1
一侧肾结核对侧肾盂积水	1
输尿管皮肤造瘘术修复	1
子宫、膀胱脱垂，尿失禁	1
总计	28

在这样的适应症范围下，包括多种疾患，在采用之先应慎重考虑，如能采用其他较易之疗法，以不进行此种手术为宜，只需尿流暂时改路者亦不宜采用。虽然此手术优点甚多，甚至有输尿管扩张或肾功不良者亦可施行，但在我们的经验中，这样患者的感染甚易扩散，可危及生命，故患者已有肾功能不佳或输尿管扩张且并发感染者，应列为手术之禁忌症。

并发症及手术之结果：对手术的评价先应考虑其并发症及远期效果如何。根据我们的经验，术后并发症虽不少（表2），但较严重者少见，今就其中重要者略加讨论。

表2　输尿管、末段回肠、皮肤造瘘术后并发症

并发症	例数
肾盂肾炎	3
急性肾功能不全	5
细菌性休克	5
肠梗阻	3
尿瘘	1
粪瘘	1
总计	18

肾盂肾炎：输尿管、乙状结肠移植术之主要并发症之一为肾盂肾炎，往往导致不良后果。输尿管移植到小肠后，是否亦系如此？我组病例中仅有三例发生术后肾盂肾炎（10.7%），且在术

前已有尿路感染存在，两例经治疗而愈，以后未再犯，一例发展成细菌性休克而亡。故其发生虽不多，且远较输尿管、乙状结肠移植术为少，但仍应重视，术前应准备肠管，术后须注意尿液引流通畅。

文献上关于肾盂肾炎发生率为7.7%（Cordoneir1957）—14%（Wawrol1956）。一般不严重，且甚少有屡次复发者。

酸中毒：术后酸中毒发生率如何，亦为手术评价重要标准之一。输尿管乙状结肠移植术后发生高氯血性酸中毒者高达80%左右（ödel & Ferri1950，沈、吴二氏1956），而在输尿管、末段回肠、皮肤造瘘术后很少发生，Bricker氏的病例中有一例发生酸中毒，主要系输尿管与肠吻合，吻合口狭窄所致。我们的病例中亦仅有一例发生酸中毒，恐系造瘘口狭窄所致。故如术后尿流引流通畅，则可避免发生。

输尿管、末段回肠皮肤造瘘术不易引起肾盂肾炎或酸中毒之主要原因为：1.肠管的分泌、吸收的特性；2.粪便及尿液分流；3.肠管是尿液排出系统之一部，尿液不停留而没有机会吸收；4.没有反流、反压力及上行感染之虞，肾功能不受损伤。

在我组病例中，并发症尚有急性肾功能不全无尿及细菌性休克。前者之发生多因手术之损伤过大（多同时作全膀胱切除），加以术前肾功能已受损伤（五例中四例皆有轻重不等之术前肾功能损伤，其余一例则为单肾），后者主要由于适应症选择不当，故须再强调，术前如有肾功能受损或输尿管扩张并有感染，应列为手术之禁忌症。

在谈到手术的远期效果时，输尿管、末段回肠皮肤造瘘术是值得推崇的（表3）。Bricker氏（1956）有86%以上的患者术后满意，根本没有高氯血性酸中毒或屡次发作的肾盂肾炎发生。

根据以上材料，输尿管、末段回肠皮肤造瘘术的术后并发症虽不少，但总的说来，严重者尚不多，况手术结果尚佳，故它是值得推荐的尿流改路方法。

表3 输尿管、末段回肠、皮肤造瘘术之结果

手术结果		例数
随诊观察		28
死亡12[*1]例	手术后短期内死亡	4
	1.细菌性休克	3
	2.肠麻痹	1
	远期死亡者	8
	1.原病变（肿瘤）复发	5
	2.肠梗阻	1
	3.肺炎	1
	4.高烧原因不明	1

续表

手术结果		例数
生存 14 例	随诊二年以上	4
	1. 结果满意者	3
	2. 酸中毒 [*2]	1
	随诊一年半以上，结果满意者	6
	随诊 1—3 月以上，结果满意	6

*1 死期长短不等，没有肾盂炎或酸中毒发生。

*2 术后发生造瘘口狭窄及肾功能不全等并发症。

利用肠管增大膀胱容量　远在 1898 年 Von Mikulicz 氏即已开始施用回肠膀胱成形术，60 年来经过了一些改进，成为增大膀胱容量的最好方法。很多膀胱疾患如膀胱结核症愈合后，膀胱间质炎或手术切除大部膀胱后，皆能引起膀胱挛缩而使容量缩小，不但尿次增多，增加患者痛苦，更重要的是有反流反压力的作用，可使肾功能丧失而威胁生命。

回肠膀胱成形术的唯一适应症为膀胱挛缩。至于产生膀胱挛缩之主要原因为结核病。膀胱结核症愈合过程中，瘢痕挛缩，往往导致膀胱容量缩小，根据（吴氏 1954 年）报导，泌尿系统结核症并发膀胱挛缩者高达 14.3%。我们八例膀胱挛缩皆系膀胱结核症之后果，故对膀胱挛缩患者考虑手术时，当以结核症为主，应考虑以下几个问题：

1. 原发病灶主要为肾脏结核或其他周身结核症。手术时，原发病灶应已静止，尿路结核症已治愈。换言之，周身没有活动性结核病灶，肾脏结核已治愈，否则术后效果不佳。

2. 器官本身方面，膀胱亦须完全治愈，膀胱镜下没有结核结节或溃疡，其容量以 50—100 毫升为宜，低于此范围时，术时操作困难，高时则不必施行此种手术。被利用的小肠肠管亦须健康而无肠结核等病变。

3. 尿道、膀胱括约肌的功能如何，尿路通畅与否，是直接关系手术后果之重要因素。如术前已有尿失禁现象，以少做手术为宜；如术前已有尿道狭窄，应于矫正后再施行手术。

回肠膀胱成形术后并发症发生率较低，且少有严重或遗有后患者。本组病例中，仅有一例发生伤口感染，两例有尿液由引流管漏出，但术后一周即愈。仅有一例死亡，但死亡原因与手术本身无关。手术后也没有电解质紊乱发生。手术之结果亦较满意，Weinlerg 氏（1957 年）曾用膀胱测压法观察所有的术后患者，其中 69.4% 皆恢复正常。就其功能及症状而言，手术后症状一般在二月之后改善。本组病例，随诊期由 6 月到 2 年。一般在术后 2—3 月，症状显著进步，六月之后接近正常，没有两次排尿现象，仅有一例在术后两年，排尿次数虽已正常，但膀胱炎反复发作。没有高氯血性酸中毒或肾盂肾炎的病例。

手术种类之选定：到目前为止，回肠膀胱成形术常用者有五种方法（图 3）。各有优缺点，一般认为图Ⅲ中之Ⅰ、Ⅱ两型效果较佳，今简述如下：

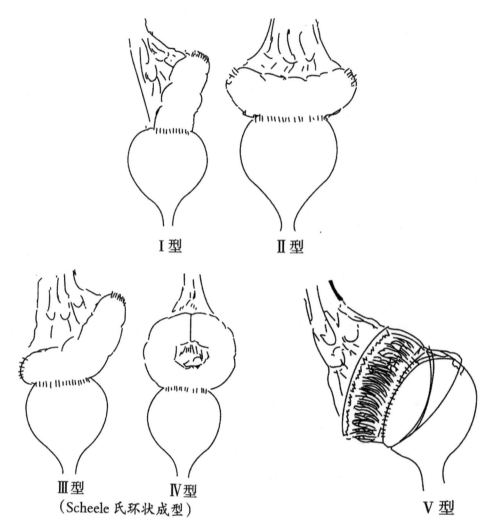

I 型　　　　　　　　II 型

III 型　　　IV型　　　　　　　　　　V 型
（Scheele 氏环状成型）

图 3　回肠膀胱成形术

　　I 型又称"猫尾"型，系将肠管一端缝合，一端与膀胱缝合，多采用顺蠕动方向。肠管内引流通畅，少有残尿存留，且肠段常保持固有之蠕动，可以排空及预防憩室形成。主要缺点是症状改善较慢，往往需三月之后方见其效。II 型较为常用，且效果较佳。系将游离肠段两端缝合，以其远系膜缘侧与膀胱吻合。不但功能良好，症状减轻很快，甚至术后症状立即改善，且很少有残尿存留或两次排尿现象发生。III 型及IV型（Scheele 氏环状成型 1941）之主要缺点为残尿多且往往出现两次排尿的现象，故少被采用。V 型为片状成形。手术操作往往困难，已被遗弃不用。因此，临床上以 1 型及 II 型常被采用尤以 II 型为最常用。

　　几点技术的问题：

　　1. 肠管与膀胱的吻合口问题：如吻合口过小（虽肠管具有固有之蠕动）必产生类似憩室之结果，此时出现残尿及上行感染，且易出现两次排尿的现象。一般吻合口之大小皆取决于膀胱顶部之状态，以完全占据顶部为准则，整个顶部皆为吻合口（将顶部完全切开）。

　　2. 游离肠管长度的问题：如所取肠管过长，除易重叠外，且易形成死腔而存留尿液。故肠管宜短不宜长，但过短则使容量受限，所以长短必须适度。一般以不超过膀胱顶部长轴长度之一倍为原则，或肠管两端缝合后，其长短恰等于膀胱顶部长轴之长度。

3. 输尿管移植的问题：膀胱挛缩后，往往由于反流反压力作用，输尿管扩张及肾功能受碍，故很多著者主张在作膀胱成形术时，输尿管移植到成形之肠管内，可能恢复肾脏功能。但我们认为，除因输尿管口瘢痕而致狭窄者外，以不移植输尿管为宜，因在一些病例中，反流反压力为膀胱容量过小所引起，故仅作回肠膀胱成形即可，不必再移植输尿管。我组病例中，有两例在术前作尿路造影，证实有反流及输尿管扩张现象，在作回肠膀胱成形术后不久，尿路造影显示明显之进步。

总之，回肠膀胱成形术是目前治疗膀胱挛缩最好的方法，效果满意，并发症低，是值得推广的。

利用肠管代替输尿管　用回肠肠管，代替一部或全部输尿管，仅十余年，各学者在某些问题上，存在着分歧的意见。我们提出自己的经验于下：

手术适应症的选择应当严格。根据具体需要，可以用肠管代替一部或全部输尿管。因其经久保持故有之蠕动，所以可避免尿液滞流，有助于排空。在并发膀胱挛缩之患者，同时也可以解决膀胱的容量问题（输尿管回肠膀胱吻合术）。一般的手术适应于以下几种情况。

1. 巨输尿管症（或因长期尿路梗阻，造成不可逆之输尿管扩张，功能丧失）需行修复手术者（多代替全段输尿管）。

2. 输尿管损伤过多者早期或晚期出现并发症多为尿瘘者（代替一部输尿管）。

3. 输尿管因肿瘤或狭窄而切除者（代替一部输尿管）。

4. 输尿管皮肤造瘘后之修复（输尿管回肠膀胱吻合术）。

文献上报道之病例以适应症1、2为多，而我们的病例（三例、四根输尿管）完全是因适应症4。一例是先天巨输尿管症（两侧）并有严重之肾盂积水，先作输尿管皮肤造瘘，后作第二期修复瘘。其他两例皆为泌尿系统结核症，有一侧肾结核症，对侧有严重之肾盂积水，皆作了积水侧之输尿管皮肤造瘘及病侧之肾切除，而后作第二期修复。

手术之主要并发症感染，除由于术前尿路感染及肾脏状态外，手术也可能引起感染，故术前准备工作甚重要。我们三例患者在术前已有感染，术后皆有肾盂肾炎之急性发作，其中一例发生细菌性休克，经治疗而愈，一例巨输尿管患者的左肾肾盂积水有继发感染而化脓，乃施行肾盂造瘘，致使单侧手术失败。我组病例中，除肾盂肾炎外，没有发现其他并发症，也未发现酸中毒或肾功能不全。

输尿管并非单纯的尿液输出管，管身之蠕动及管道的一致性（没有扩张部分）及完整性皆影响输尿，而且，输尿管之膀胱部有瓣膜作用，可以防止排尿时反流及反压力之作用，否则，尿液将滞流或反流，有反压力，也可能有感染而威胁肾脏。

输尿管丧失一部后，代替以肠管而使其完整，但失其一致性，肠管直径十数倍于输尿管，是否会影响推动作用而滞流呢？根据手术情况而讨论如下：

1. 用肠管代替全输尿管：因肠管本身具有蠕动，将不产生滞流问题。但肠管在膀胱上之开口甚大，又无瓣膜作用，是否产生反流及反压力，则需要进一步研究。估计虽有反流及反压力作用，但肠管内腔甚大，且有蠕动，可能有缓冲作用，将不致威胁肾脏。

2.用肠管代替中部输尿管（输尿管回肠输尿管吻合术）：在较细的输尿管中部突然出现扩张部分时，可能发生滞流，但肠管本身蠕动，且有一定之容量，故由肾盂到肠管段之排空引流当无问题，但肠管到膀胱段越短，排空（引流）越不佳，故不如放弃下段输尿管而行输尿管回肠膀胱吻合术。

3.用肠管代替上部输尿管（肾盂回肠输尿管吻合术）：因有滞流而不应采用，必需时应代替全段输尿管。

4.用肠管代替下部输尿管（输尿管回肠膀胱吻合术）：具备1、2两项之优点，而宜采用。

因此在功能方面，以全段肠管代替（肾盂回肠膀胱吻合术）或代替下段（输尿管回肠膀胱吻合术）为佳。余则后果不良。

当输尿管因病态或其他原因而丧失蠕动作用时，一部分学者主张采用全段代替的手术，另一部分则主张根据需要采取部分或全部代替之方法，因蠕动的肠管可助排空。但二者皆缺乏长期的临床观察，故很难定论。我们的病例皆符合于后者（部分代替），皆有肾盂肾炎之急性发作，是否有滞流现象尚待观察，但在理论上，全部代替的方法似较理想。

总之，回肠代替输尿管是开展较晚的工作，有一些问题尚未解决，但不失为一种较好的方法。

利用肠管作其他成形手术我们有一例膀胱外翻，尿道上裂之成年患者，阴茎保有一定长度，膀胱外翻虽为完全型，但膀胱底部略向腹内凹陷，我们用游离之肠管做成膀胱之前壁及顶部，外面植皮，再修补及缝合尿道上裂。患者虽不能控制排尿，但由尿道收集尿液较由输尿管移植之任何方法为佳，患者非常满意。（该患者尿道上裂修补处尚有一很小瘘孔，但大部尿液皆由尿道排出，该瘘孔将再修补，当可成功）。关于肠管的各种利用尚有待于大家研究。

结　论

近年来，在泌尿外科中广泛利用自体小肠肠管，不但可以代替膀胱或输尿管，并可作多种的成形手术。本文探讨其特点。

参考文献

[1] ЮЙ Сун-тин н МаТзи-сян Урология 5: 3 1953.

[2] 马腾骧，虞颂庭.输尿管末段回肠皮肤造瘘术，8，1961.

[3] Е.П. Цветов Урология 2: 7 1958.

[4] Е.П. Цветов Урология 1: 27 1959.

[5] Bricker E. M.，Surg. 32: 372，1952.

[6] Bricker，E.M.，S.G.O.99:469，1954.

[7] Bricker，E. M.，Surg. 42: 581，1957.

[8] Pyrah，L.N.，B.J.1:135，1956.

[9] Pyrah，L.N.，B.J.Urol.28:363，1956.

[10] Pyrah，L.N.，B.J.Surg.42:357，1955.

《天津医药》1961，2（1）：440-445

输尿管、末段回肠、皮肤造瘘术

马腾骧　虞颂庭

天津医科大学附属医院外科

【编者按】在手术适应症方面，有一个问题值得考虑，即当患者只剩一个肾时（例如文章中一侧因肾结核已切除的病例），是否还应采用这种手术。因为在这种病例，如需尿流改道，直接作输尿管造口术即可，无须再动回肠。输尿管造口术一般也有一些缺点，如多需经常应用导尿管，并容易发生感染，但从技术上设法，这些缺点还是可以避免的，不一定要使患者增加肠手术的负担。

历年来，很多作者认为输尿管、乙状结肠移植术的后果是非常不满意的，易于发生电解质紊乱、复发肾盂肾炎、吻合口狭窄以及进行性的输尿管、肾盂积水，故近年来有些医师逐渐将其放弃。

Bricke（1950）试将盆腔内器官全切除后患者的输尿管移植到一段游离的回肠上，获得成功。四年后在106例手术复查观察上，86%得到满意的结果。该手术的优点主要有：

1. 避免尿液与粪便的接触，同时也没有尿液反流、反压力的作用，上行感染机会不多，肾功能少受影响，从而减少并发症的发生；

2. 很少有或没有新陈代谢的产物和电解质被吸收入血，故很少有酸中毒发生。

我院自1956年底开始施行此种手术，在约两年半的时间内（1957年—1959年6月），共作28例，经初步观察，效果尚称满意。今就此手术的适应症、技术问题、并发症、电解质平衡及远期疗效等方面，简述如下：

手术技术上的问题

手术前肠管的准备是很重要的，不但可以减少手术后近期和远期并发症的发生，也直接影响到手术的结果。

通常准备肠管的方法为每日口服琥珀硫磺胺噻唑8—12克，服用5—7天，同时补给维生素K。金霉素、新霉素虽能缩短准备肠管的时间（服用两天即可），但因价格昂贵很少被应用。

游离肠管的选择以末段回肠为最佳，因其血循丰富且易游离。取用的肠管以不超过30厘米为原则，且距回盲部至少10厘米以上。肠管过长则易产生并发症（电解质再吸收、肠管扭转）。原肠道之切端，应在游离肠管的前方吻合，一般作端对端直接吻合。

输尿管、肠管的吻合方法，应根据输尿管具体情况而定。本组中，正常者用间接法（Stile），而过度扩张者，以直接吻合（Nesbit）为宜。我们也经常采用乳头法（Mathesin法），并略加改良，效果亦佳。

回肠皮肤残端的处理，根据我们的经验，较长的残端（5厘米左右），且作一期植皮者，比较短裸露或翻转的肠残端为佳。便于护理，且可减少因收集尿液胶袋的刺激而产生的炎症反应。

手术步骤的安排，我们认为不论准备施行何种主要手术，应一律先行输尿管、末段回肠、皮肤造瘘术。万一因特殊情况，中途必须停止手术时，不致无法收拾残局。Bricker采取先切除病灶而后行输尿管移植的手术步骤似不恰当。

手术的适应症及禁忌症

本文28例手术适应症如下：

膀胱全切除术后15例，膀胱阴道瘘（损伤性、结核性）5例，膀胱结核、肾盂积水并发感染（原结核肾已切除）2例，膀胱外翻2例，膀胱挛缩、尿道狭窄1例，一侧肾结核对侧肾盂积水1例，输尿管皮肤造瘘术修复1例，子宫膀胱脱垂、尿失禁1例。

根据文献材料以及我们的经验，手术适应于下列情况：

（1）膀胱癌或其他盆腔内恶性疾患，须进行全膀胱或全盆腔内容切除的患者；

（2）膀胱癌或其他盆腔内恶性疾患不能切除，而须进行尿流改路，以作为减轻症状或姑息疗法者；

（3）输尿管、乙状结肠移植术后产生并发症，而须再作改流术时；

（4）膀胱疾患影响尿路通畅及产生瘘道，无法根治而须进行尿流改路者；

（5）下尿路梗阻无法恢复，须进行尿流改路者；

（6）神经性膀胱有尿失禁者或经各种治疗无效，特别两侧肾功能已有缺损者；

（7）先天畸形有尿失禁者（特别是膀胱外翻）；

（8）输尿管梗阻须进行尿流改路者。

手术的适应症虽如此广泛，但由于手术改变了机体的完整状态，且尚需作可能遗有后患的肠吻合术等操作，并发症亦多，故不应任意采用，应尽量先考虑其他方法，不可能时，再考虑采用。由于此种手术多为永久性者，并需经常收集尿液，故如需暂时行尿流改路者，亦不宜施用。此外亦应注意患者一般情况及肾功能是否能接受此种手术。

手术死亡率及并发症

死亡率较难估计，因在很多情况下，皆系与其他较大的手术同时施行，同时这些手术本身的死亡率亦很高，总的来说，输尿管、末段回肠、皮肤造瘘术的死亡率不甚高。本组28例患者中，死亡4例，3例系死于细菌性休克，1例术后一周发生机械性肠梗阻，剖腹探查解除后，又发生麻痹性肠梗阻而死亡。故术后控制感染，将是降低死亡率的积极措施。

术后并发症的发生，依其发生时间的早、晚分述如下：

近期并发症（术后二周内发生者）

（1）肾盂肾炎：共有3例，此3例术前均有尿路感染存在，其中2例经治疗而愈，1例发生败血症死亡。肾盂肾炎的发生，主要系术后尿流引流不畅或手术激惹原尿路感染所致，其发生者虽不多但甚严重，故应尽量避免。术前加强准备工作，术时减少损伤，注意尿流通畅，术后药物控制感染等，皆为重要环节。

（2）败血症：亦为较严重的并发症，本组发生3例，1例系全膀胱切除术的患者，术后七天发生。其他2例皆系多年的膀胱阴道瘘，无法修补而行输尿管移植者，术后第二天发生，3例均经抢救无效而死亡。

文献中报道败血症病例，多数系尿路感染引起，本组3例术前皆有轻重不等的尿路梗阻及感染，术时激惹，感染扩散，最后发生中毒性休克而死亡。故术前准备，术时避免感染扩散，术后的治疗皆甚重要。且在决定手术适应症时亦应慎重。若有长期尿路感染及有梗阻而输尿管、肾盂扩张、肾功受损者，当考虑为手术的禁忌症或经过充分准备后（加强引流、控制感染）再予以施行。

（3）急性肾功能不全或无尿：本组发生5例，但皆轻微。其中仅1例无尿期长达六天，而其他4例皆于术后二、三天内恢复，很少遗有后患。5例肾功能不全患者中，至少有4例术前肾功能已受损害，一侧或两侧，排泄性肾盂造影不显影或肾盂、肾盏明显扩张，另1例则为单肾（对侧肾已切除），故术前患者肾功能状态，手术时损伤的程度，是发生肾功能不全的重要因素。

（4）肠梗阻：本组共有三次（2例）。1例系麻痹性肠梗阻并引起死亡，患者系先发生机械性肠梗阻，剖腹探查后发生。另1例即考虑为原肠道吻合口处狭窄所致，经保守治疗而愈。故如手术时多加注意，并尽量减少腹内感染，则肠梗阻可能避免。

（5）尿瘘、粪瘘：本组各发生1例，均经加强引流而自愈。前者系游离肠管缝合端缝合不佳所致，后者则系腹腔引流管搁置日久，压迫肠管坏死而成瘘。如采取适当措施，皆可避免。

（6）造瘘口狭窄：如在手术时注意当可避免，一旦发生，则易并发酸中毒及肾功能不全或肾盂肾炎。本组共发生2例，1例出现酸中毒、肾功能不全；1例则出现肾盂肾炎，经安装尿管后症状消失。故术时测定造瘘口是否狭窄实属重要。一般以可容纳两指为标准。

（7）输尿管梗阻：本组发生1例，但非因输尿管、肠吻合处狭窄所致。而考虑为输尿管功能状态不佳造成。患者系一侧肾结核，对侧肾盂积水，输尿管显著扩张，蠕动丧失，有较严重的肾功能不全出现，手术移植后，发生无尿，再探查时发现肾脏内压显著增加，但输尿管、肠吻合口处，用F_{12}号胶皮导尿管可顺利通过，行输尿管皮肤造瘘后（导尿管直接放入肾盂）不久即恢复。

如上所述，本组病例中，近期并发症的发生率不够令人满意。但必须指出，以上所述的各种并发症，往往数种同时发生在同一病例中。

远期并发症（术后两周后发生者）：远期并发症的发生较为罕见。特别是酸中毒或肾功能不全。本组有较详细的随诊检查者计 26 例，其中仅有 5 例发生（原病变肿瘤复发者不在此内），今简述之。

（1）肠梗阻：共 3 例。1 例系麻痹性肠梗阻术后第三周发生。究其原因，可能有二，一为肿瘤复发（膀胱鳞状上皮癌，术时发现肿瘤已侵及周围组织，手术已无法彻底清除），一为腹腔内残存感染，但临床征象多似前者。其他 2 例则为机械性者。1 例经通信随诊（乡村），术后七、八月死亡，死亡情况类似肠梗阻、肠坏死，但未经医师检查证实。1 例则为术后一年半发生粘连性肠梗阻，经手术探查证实，术后完全恢复。

（2）酸中毒：仅发生 1 例，且经常发作，今已随诊两年以上。此患者即唯一发生造瘘口狭窄的病例，术后立即发生肾功能不全，虽经治疗恢复，但以后的过程中，经常出现酸中毒发作。

（3）肺炎：发生 1 例，系膀胱癌患者，膀胱全切除输尿管移植后，发生急性肾功能不全，经治疗后恢复，但身体十分衰弱，恢复过程中（术后一月）突然发生肺炎而死亡。

（4）肾盂肾炎：远期并发症中没有肾盂肾炎出现。相反有 2 例患者，术前即因并发有肾盂肾炎的屡次发作而施行手术者，术后已随诊一年半之久从未复发。这也充分说明了此种手术远较输尿管、乙状结肠移植为佳。

电解质的平衡问题

根据我们的临床材料，以及文献记载，均说明了在施行输尿管、末段回肠、皮肤造瘘的患者中，很少或根本没有高氯血性酸中毒的发生。远较输尿管移植到乙状结肠者为佳。但究竟小肠有否吸收作用？其吸收的情况如何？为何不发生酸中毒？这些问题，现在尚不能确切回答。但临床上的一些观察，是有助于说明问题的。很多试验观察证明，小肠是有吸收作用的。Pyrah（1955）认为末段回肠的吸收功能很好，凡过滤过来的电解质均吸收。并且他应用了放射性同位素进行观察，证明上述观点正确，同时也观察到由小肠吸收的钠及氯化物是等量而没有选择性的。

既然小肠有吸收作用，那临床上为什么不出现因吸收电解质而致的紊乱现象呢？我们知道当输尿管移植到乙状结肠时，其产生酸中毒的原因，除有选择性的吸收外，还有多种因素影响肾脏功能，可综合为以下几类：

（1）上行性感染；（2）反流作用；（3）反压力作用（结肠内排便时的压力较正常膀胱内高 140 厘米水柱以上；（4）输尿管口狭窄。

在游离的小肠中，情况就有不同，其具备很多特点：（1）小肠吸收作用是没有选择性的，钠及氯化物的吸收是一致的；（2）游离肠管如其长度不超过 30 厘米时，吸收面不够大，没有吸收作用；（3）因小肠的固有蠕动，尿液到肠管后很快被排出，接触时间短，没有机会吸收；（4）没有上行感染、反流作用、反压力等作用，故肾功能经常保持正常；（5）游离后的肠管，经尿液刺激后，肠黏膜分泌过多的粘液，附着于肠黏膜上，影响吸收。

所以小肠虽有吸收作用，但临床上很少出现或不出现酸中毒。

此外有人认为，游离小肠的吸收作用，随时间的进展而逐减。一般三周内最明显，一年后几乎全消失，这亦为不产生酸中毒的另一原因。

远期结果观察

本组病例有随诊材料者 26 例，大致情况如下：

（1）手术后死亡者共 12 例[*]。其中短期内死亡者 4 例（败血症、休克 3 例，肠麻痹 1 例），远期死亡者 8 例（原肿瘤复发 5 例，肠梗阻 1 例，肺炎 1 例，原因不明高烧 1 例）。

（2）生存病例有随诊者 14 例。其中随诊 1～3 月者 6 例，均属满意者[**]，随诊 1.5 年以上者 4 例，亦属满意者，而随诊二年以上者 4 例，满意者 3 例，有酸中毒发作者 1 例[***]。

根据上述结果可以看出，手术的死亡率、并发症发生率，虽然不能令人满意，但由远期结果来看，是远较输尿管、乙状结肠移植术为佳。其不但没有高氯血性酸中毒发生，更少有肾盂肾炎的发作，肾功能也不受影响。我组病例中，虽仅有 3 例作了术后的排泄性肾盂造影检查，但其结果（正常）却足以说明一定的问题。

附注： 在最近的一年中（本文总结后到 1960 年底），我们又为 8 例施行了输尿管末段回肠皮肤造瘘术，其中膀胱癌 6 例，膀胱外翻 2 例。此 8 例中无死亡，术后也无出现肾盂肾炎或电解质紊乱的并发症，短期随诊结果是满意的。

此外原文中随诊病历的随诊期亦相应的加长，其情况大致同前，其中仅 1 例发生粘连性肠梗阻（随诊二年以上满意组病例），手术后治愈。另 1 例（随诊二年以上有酸中毒的病例）施行了肾盂造瘘，目前情况亦较佳。

---

[*] 死亡病例，其死期长短不等，在随诊过程中，亦未发生酸中毒或肾盂肾炎。

[**] 满意者指没有酸中毒、肾盂肾炎、生活良好且能参加一定的劳动者。

[***] 即本组唯一发生酸中毒者，术后即发生造瘘口狭窄、酸中毒、肾功能不全。

参考文献

[1] Цветов，Е. П.，Опыт изучения прастики мочевых путей отрезками подвздощной кижки，Урология（2）：7，1958.

[2] Bricker，E. M.，et al. Late results of bladder substitution with isolated ileal segments，Surg.，Gynec&Obst.99:469，1954.

[3] Pyrah，L. N.，Use of ileum in urology，Brit. J. Urol. 28: 363，1956.

《中华外科杂志》1961 年，第 8 号：557–560

肠、膀胱成形术治疗结核性膀胱挛缩的观察

马腾骧　虞颂庭　天津医学院附属医院泌尿外科

膀胱挛缩是泌尿系结核的重要并发症，其发病率较高（14.3%）[1]，后果严重，往往影响治疗效果。肠、膀胱成形术是治疗膀胱挛缩的较好方法，我科自 1957 年以来治疗 1 例，最长者已观察 6 年，疗效满意。

病理学

在泌尿系结核的愈合过程中，若膀胱病变严重，由于纤维组织增生，瘢痕收缩，往往可形成膀胱挛缩容量缩小，产生严重影响。

一、尿次增多，增加患者痛苦，病理严重者可产生尿失禁，影响工作或休息。

二、肾盂积水，肾机能减损。其发生机制有二：

（一）由于膀胱容量缩小，排尿频繁，膀胱经常处于收缩状态，膀胱内压也随之增高，以致形成输尿管梗阻、扩张，肾盂积水，严重威胁肾脏机能。

（二）膀胱挛缩累及健侧输尿管口，形成瘢痕狭窄或闭锁不全，由于梗阻或反流的作用，以致输尿管逐渐扩张，肾盂积水，最后影响肾脏功能。

自 1947—1958 年年底我科共收泌尿系结核患者 550 例，其中发生对侧肾盂积水者 100 例（18.2%）。而发生肾盂积水的病因中，膀胱挛缩占 1/3 左右。所以膀胱挛缩的后果比较严重。如不加以适当的治疗，往往影响患者的健康。

手术的适应证

肠、膀胱成形术是治疗结核性膀胱挛缩的有效方法，但须根据适应证加以选择，并应考虑以下几个问题。

一、原发病灶（主要指肾结核）必须治愈，其他结核症亦应静止。

二、膀胱病变应完全治愈，膀胱镜下没有结核结节或溃疡；膀胱容量以 50 ～ 100 毫升最为适宜。低于此范围则术时操作困难，若超过 150 毫升则不需施行此种手术。被利用之肠管亦须健康而无病变，故术前须作详细的检查。

三、尿常规检查应正常，尿结核菌检查应为阴性（浓缩、培养或接种）。

四、膀胱括约肌的功能如何。膀胱挛缩虽往往产生尿失禁，但患者的尿失禁亦可能由于瘢痕组织累及括约肌或与其他因素有关，如因括约肌的功能丧失，虽手术亦无效。

五、尿道情况如何。泌尿系结核亦能引起尿道狭窄，如欲治疗膀胱挛缩应先处理尿道，方宜施行膀胱成形手术。

有关手术的一些问题

一、手术种类的选择：肠、膀胱成形术的种类至少有 5 种以上（图 1），应选择效果好且并发症少的手术方式。因此，就应当了解每种方法的优缺点。

（一）猫尾型（图 1）：系将游离肠管近端缝合，远端与膀胱顶部吻合。肠管排空通畅，少有残尿存留，不致形成憩室。根据 Ц[BETOB] 氏的经验，此种方法远期效果虽好，但改变膀胱容量的作用较晚，往往在术后 3 个月左右症状方始改善。Hanley[2] 氏则认为猫尾型不能完全排空，易有残尿产生。其原因可能为游离肠段太长或膀胱颈的阻力所致，因此很难排空。作者的病例中，有 7 例肠、膀胱吻合是采用猫尾型的（表 1），从远期效果观察，其情况多与 Ц[BETOB] 的经验相似。

（二）T 型（图 2）：也是常用的一种肠、膀胱吻合方法，即将游离肠段的两端封闭，用其对系膜缘与膀胱吻合。术后症状改善明显，远期效果亦佳。很少残尿存留，功能良好。但吻合肠段的两侧盲端，不应留置过长，否则长期排尿反压的作用，往往使之扩张，甚至达原肠管之 5 ～ 6 倍以上，此时大量残尿存留，不但发生感染，而且出现两次排尿现象，甚至出现腹部肠型，产生严重后果。我组即有 1 例产生上述现象，经二次手术，方始治愈。Hanley 等亦有类似的病例。

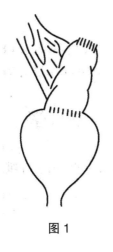

图 1

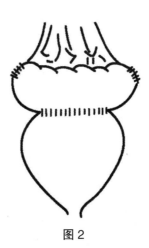

图 2

表 1　猫尾型 T 型病例

手术	病例	猫尾型	T 型
回肠膀胱成形	10	6	4
乙状结肠膀胱成形	1	1	
总计	11	7	4

（三）远侧盲端型（图3）：游离肠管两端缝合，肠段近侧端与膀胱吻合。因两侧盲端皆能有憩室性扩张，残尿存留，两次排尿现象严重，后果不佳，Hanley用钡剂观察，钡剂在盲端内至少存留24小时后方被排出。

（四）Scheele氏环形成形（图4）：游离肠段较长，两端对端吻合成环状，用肠管远系膜缘与膀胱吻合。由于肠环内往往存留大量残尿，排尿时大量尿液进入环形肠段，二次排尿现象明显，并发症多，故已被废弃。

（五）片状成形（图5）是较好的一种方法。取肠段沿远系膜缘剪开成片状，以后将膀胱切开，二者黏膜对黏膜呈片状吻合，效果甚佳。容量增大，症状改善迅速，功能良好。Weeg（1959）的实验证明，此种方法无论就功能、并发症、电解质平衡或远期效果而言，均较满意。但手术操作较难。故未做到广泛应用。

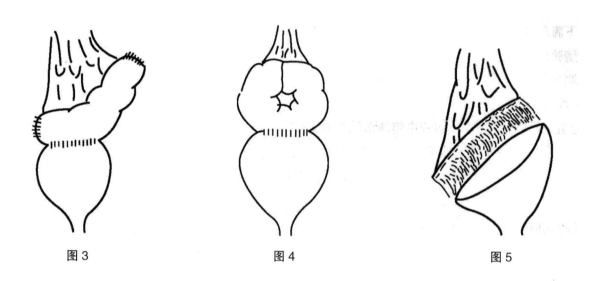

图3　　　　　　　　　　　　图4　　　　　　　　　　　　图5

二、肠管与膀胱的吻合问题：膀胱腔与成形肠管腔的一致，是膀胱排空的重要保证。故膀胱与肠管的吻合口不宜过小，否则肠管及膀胱各形成一腔，中间有较细的吻合口通道，排空受限，残尿存留，易于感染，两次排尿现象亦甚严重。故吻合口宜大不宜小，应以完全占据膀胱的顶部为准则。我们的病例均按此种原则进行吻合。

三、游离肠段的长度问题：如所取肠管过长，除易重叠（后扩张）外，且易形成无效腔，存留尿液；但过短则又使容量受限，所以长短必须合度。一般以不超过 15 厘米为原则。作猫尾型吻合时，肠、膀胱吻合后肠段的长度在 10 厘米左右。作 T 型吻合时，肠管长度（两端封闭后）应不超过膀胱顶部左右长轴的长度（或吻合后两端各不超过 1 厘米）。

四、输尿管移植问题：膀胱挛缩后，往往由于反流、反压作用，引起输尿管扩张，肾盂积水及影响肾脏功能，故很多著者主张在膀胱成形术时，将输尿管移植到成形的肠管内，借以恢复肾脏功能。但我们认为除有输尿管口瘢痕狭窄，闭合不全或输尿管下段狭窄者外，一般不需做输尿管移植。因为在膀胱成形术后，膀胱容量改变，由此而引起的病变也将得到改善。我组病例中仅有两例作了输尿管移植手术。其他未作移植的病例中，有两例术前排泄性肾盂造影有明显的输尿管扩张，而术后却有显著的进步。

手术的并发症

本组病例结果较佳，手术后并发症发生较少，有 1 例死于呼吸麻痹，而与手术无关。

一、近期并发症（术后两周之内）

（一）伤口感染：1 例在术后一周发生伤口感染，引流一周后自愈。
（二）尿瘘：两例在术后由引流管有尿液流出，7 天后伤口拆线，尿瘘已愈。

本组病例，无术后肠麻痹、肠梗阻或肾盂肾炎等并发症发生，而这些并发症在其他病组中，是相当多发或严重的。

二、远期并发症（术后两周以上）

（一）膀胱炎：有两例女性患者，术后随诊 56 年，一般情况尚佳，但经常有膀胱炎发作，三四月或七八月发作一次，服药后即可自愈，此种膀胱炎可能与手术无关，因女性患者慢性膀胱炎较为多见，但亦难以否定。

（二）憩室形成：上述两例患者中，有 1 例在膀胱炎发作时，有排尿困难，两次排尿等现象。平时经常腹痛，下腹部且有肠型出现，排尿时更为明显。经 3 年治疗不愈，经检查后进行剖腹探查。此患者原系 T 型回肠，膀胱成形，肠管之两端超出吻合口约 5 厘米左右。探查发现两端肠管显著膨大，各长 50 厘米，直径达 10 厘米，形成巨大憩室。乃予分别切除，术后情况甚佳，又随诊近 3 年，仅有经常发作的膀胱炎，而再无排尿困难或两次排尿现象。

远期并发症中亦无肠梗阻或电解质紊乱及酸中毒发生。

疗效的观察

我组病例随诊期最长者 6 年，最短者 1 年，除死亡 1 例，另 1 例术后 6 个月随诊一次失掉联系外，其他各例均有较详细的随诊材料，其结果见表 2。就症状而言，术前术后有很大区别（表 3），说明手术治疗效果良好。

表 2　随诊结果

随诊期	例数	结果 *2		
		佳良	满意	不满意
5～6 年	3	1	1	1*3
4～5 年	3	2	1	
3～4 年	2		2	
1* 年	1		1	
总计	9	3	5	1

*2: 结果佳良：尿次正常，没有症状，能工作，血液化学正常，排泄性肾盂造影正常。
结果满意：尿次进步但未正常（2～3 小时一次），其他如前。
结果不满意：二者以外之其他情况。
*3: 即发生憩室的病例。

表 3　治疗效果

症状或检查	结果	
	术前	术后
膀胱容量	50～90 毫升	150 毫升至正常
排尿次数	失禁—半小时 / 次	2～3 小时 / 次正常
血液化学	正常	正常
肾盂造影	正常 肾盂积水输尿管扩张	正常 恢复，接近正常

讨　论

在治疗结果中尚有几个重要的问题，须进一步探讨。

一、有关成形肠管的一些问题：取作成形肠段的生理功能与后果有密切关系。

（一）肠道吸收和电解质平衡的问题

游离小肠有明显吸收作用，但临床观察从未有发生电解质紊乱的病例，究其原因，可能有以下几种。

1. 小肠吸收作用虽明显，但没有选择性，所以钠、氯离子的吸收量几乎相等，所以不致出现酸中毒的情况。

2. 与肠段的长短也有关系。一般较短，吸收面积不大，吸收的电解质量也不太多，故不发生电解质紊乱。一般而言游离肠段如不超过 30 厘米时，吸收作用则不明显，如能控制在 15 厘米之内，吸收作用就更不明显。

3. 时间因素。很多作者观察到游离的肠段随时间的延长，其吸收作用就逐渐减退，以至消失。Цветов 用放射性碘的试验，以及 Wilson 氏的观察，皆证明游离肠段的吸收作用，在术后 3 个月内明显，以后逐渐消退，到 1 年左右几乎完全消失。Weinberg 氏（1959）的观察证明，游离肠段的吸收作用，术后 5 ～ 9 个月和 5 ～ 18 个月有明显的不同，最少减低 50% 左右（同位素钠^{24}测定）。这与成形术后不发生电解质紊乱有关。

4. 游离肠段作为膀胱的一部分由于保持固有的蠕动，故进入肠段内的尿液在排尿时可被排出，无残尿或两次排尿现象出现。如肠段过长，重叠、梗阻、形成无效腔，出现残尿，形成憩室等，皆可严重影响功能。Shoemaker 观察到未形成憩室的肠段，其黏膜完整，肌肉层如前，没有扩张变薄或收缩无力等现象。

5. 成形术后不但减少了上行感染，又解决了反流、反压对肾脏的威胁，故有利于肾脏功能的恢复。即或肠段有吸收电解质的作用，但由于肾脏的代偿（或调节），也不致出现电解质紊乱。

（二）肠管分泌黏液的影响：游离肠段和膀胱吻合后与尿液接触，经常分泌较多的黏液。这些黏液的产生，虽有保护黏膜，减少吸收的作用（Цветов），但是过多的黏液分泌，往往影响尿路畅通，间有形成结石的可能。我组病例，术后均有黏液排出，一般由术后 3 个月逐渐减少，如无感染，到 2 年以后方始消失。但如有感染，往往延续数年以上，造成很多困难。虽经服用碱性药物，可能减少，但亦不够满意。

二、肾脏功能问题：我组病例术后肾功能良好。

术前皆有肾盂造影，术后有排泄性肾盂造影者 6 例。

（一）术前排泄性肾盂造影正常，术后仍正常者 4 例。

（二）术前有肾盂积水，术后明显进步者 2 例。

另 2 例作了膀胱回流照影及膀胱镜检查，没有输尿管回流现象。

由此可见，术后肾功能情况甚为满意。由于此类患者绝大多数皆已切除一侧肾脏（我们的 11 例全是如此），所余肾脏或多或少已受到反流或反压的影响，所以其功能状态不够理想，再加以手术的创伤，术后或可能出现肾功能不全，但术后肾功能往往更趋好转，这是由于手术解决了膀胱的病变及由此而产生影响肾脏的因素（反流、反压、梗阻等）所致。

三、成形肠管的选择：近年来，很多作者皆提出了结肠代替回肠行膀胱成形术的优越性（Kuss[3]

1959，Gilvernet 1958，Riches 1960，Gregoir 1958，Gosalve 1957 等），故采用者日多，其主要优点在于：

（一）利用结肠（主要是乙状结肠），因二者皆居盆腔，十分邻近，比回肠在操作上容易。

（二）结肠壁厚，耐压，收缩力强，功能良好。故作膀胱成形术后排尿有力，不发生残尿或憩室的问题。

（三）从生理功能上讲，乙状结肠多似贮存器官，回肠多似传器官，而结肠的排便反射又和膀胱排尿反射是通过同一神经的类似动作，这样二者吻合成形后，动作协调，就更有利于排尿功能。

（四）一般利用乙状结肠作膀胱成形手术的并发症远较利用回肠为少[3]。

（五）结肠的选择性吸收，是否发生高氯血性酸中毒是利用结肠的唯一顾虑。但临床实践中（Kuss 1958，Gosalvez 1957，吴文斌 等 1962），从未发生电解质紊乱或酸中毒的并发症。而动物试验的观察（Rubin 1948，Thompson 1950，Shoemaker 1955）亦证明如此。

从以上情况看，利用结肠（乙状结肠）似较回肠更为合理，但在我们的经验中（仅有1例乙状结肠膀胱成形术），尚不能说明前者优于后者。

结 论

（一）膀胱挛缩是泌尿系结核的并发症，后果严重，而回肠膀胱成形术是一种较好的治疗方法，但须严格掌握其适应证。

（二）回肠膀胱吻合的方法有5种之多。因其直接影响手术的后果，故当加意选择，根据临床效果观察，以猫尾型或T型为佳。片状成形效果虽好，但手术操作比较复杂，未被广泛应用。

（三）我组病例术后并发症较少，无肠梗阻、肠麻痹、肾盂肾炎或电解质紊乱及酸中毒发生。

（四）我组病例远期疗效甚佳，9例随诊1～6年，结果佳良者3例，满意者5例，仅1例不满意。

（五）简单讨论了电解质平衡及利用肠管（回肠或结肠）的问题。一般术后没有电解质紊乱发生。

参考文献

[1] 吴文斌等：乙状结肠膀胱成形术，中华外科杂志，10（9）：593，1962.

[2] Hanley，H. G: Ileocystoplasty J. of Urology，82: 317，1959.

[3] Kuss，R. Colo-cystoplasty rather than ileocystoplasty. J of Urology 82: 587，1959.

《天津医药》1963，（9）：567

Uretero-Ileo-Cutaneostomy

Ma Tengxiang，Yu Songting

（Department of Surgery，Tientsin Medical College，Tientsin）

Because of the frequency of postoperative electrolyte disturbances，episodes of pyelonephritis，stricture at the site of anastomosis with subsequent dilation of the ureters，there is a growing dissatisfaction among urologists with ureterosigmoidostomy as a means of diversion of the urinary stream. Some surgeons even have gone so far as topropose abandonment of that procedure.

Bricker[1]，in 1950，reported his experience with implantation of the ureters into an isolated loop of the terminal ileum after pelvic exenteration，he distal end of the ileal loop being brought out of the abdominal wall. 4 yearslater，he reported satisfactory follow-up results in 86% of 106 cases[2]. This procedure，which may be named uretero-ileo-cutaneostomy，possesses a number of advantages which can be summarized as follows:

a. Avoidance of contact of urine with fecal material，absence of reflux and back pressure，thereby reducing the incidence of ascending infection and its associated deleterious effects on the kidneys.

b. Minimal absorption of metabolites and electolytes from the lumen of the isolated ileum，thereby reducing theincidence of hyperchloremic acidosis.

In the course of the past 5 years（January 1957–December 1961 inclusively），the authors have employed this procedure for various urologic conditions in 38 cases. This report summarizes our experience with this operation.

INDICATIONS AND CONTRAINDICATIONS

In this series the operation was used in the following conditions

Following total cystectomy for malignancy	23 cases
Traumatic vesicovaginal fistula	3"
Tuberculous vesicovaginal fistula	2"

Ectopia of urinary bladder	3"
Advanced tuberculous cystitis with hydronephrosis of the remaining kidney（with secondary infection）	2"
Cicatricial contracture of bladder and urethral stricture	I case
Tuberculosis of kidney with contralateral hydronephrosis	1"
Cutaneous ureterostomy	1"
Prolapse of uterus and incontinence of urine	1"
Neurogenic bladder	1"
Total	38 cases

We now believe that this operation can be used in a much wider range of conditions than those listed above. Conditions suitable for this procedure are as follows:

a. Carcinoma of the bladder and malignant disease of pelvic organs invading the bladder requiring pelvic exenteration.

b. Carcinoma of bladder or malignancy of the pelvic organs involving the bladder requiring diversion of the urinary stream as a palliative measure.

c. Complications following ureterosigmoidostomy which demand measures to redivert the urinary stream.

d. Vesical fistulae of traumatic or tuberculous origin which cannot be remedied by plastic procedures and therefore require diversion of the urinary stream.

e. Obstruction of the lower urinary tract which cannot be corrected by conventional procedures.

f. Neurogenic bladder with incontinence of urine not responding to other treatments and associated with pro-gressive impairment of renal function.

g. Certain congenital anomalies of the urinary tract（such as exstrophy of the bladder）associated with distur bance of micturition.

h. Obstruction of the ureters requiring diversion of urine.

However，since this procedure requires the patient to wear a urinary receptacle constantly，and since it involves an intestinal anastomosis with attendant complications，it should not be advised too readily especially for temporary diversion of urine.

TECHNICAL ASPECTS

Adequate preoperative preparation of the intestine will materially reduce the incidence of postoperative complications. Therefore a course of sulfasuxidine 6–12gm orally daily for 5–7 days is given together with Vitamin K.Alternatively，aureomycin or neomycin can be used when shortening of the preoperative period is desired.

The chosen segment of terminal ileum should not be longer than 30 cm in order to minimize complications such as torsion of the loop and excessive reabsorption of electrolytes from the urine. The segment should be severed at least 10 cm proximal to the ileocecal valve and continuity of the bowel should be reestablished in front of the isolated ileal segment.

The method used for anastomosing the ureter to the isolated ileal segment is chosen according to the condition of the ureters and the preference of the surgeon. Stile's method was used in the first few cases in this series. If the ureters are slightly dilated，direct mucosal anastomosis by Nesbit's method is employed. Recently we have used a modified Mathesin's papilla method with satisfactory results.

The distal stump of the isolated ileal segment is brought out of the abdominal wall for at least 5 cm and covered with a thin Thiersch's skin graft. Such a stump is better than a small one with everted intestinal mucosa，for with it，nursing care is easier and irritation of the stump and surrounding skin by the urine receptacle is reduced.

If uretero-ileo-cutaneostomy is part of a major surgical procedure，we much prefer to perform it first before dealing with the main lesion. Should the patient's condition deteriorate while dealing with the main lesion，one always call a halt since the procedure for urinary diversion has already been performed. Bricker preferred to excise the main lesion first and then to perform the diversion procedure. We do not consider such a plan to be wise.

OPERATIVE MORTALITY AND COMPLICATIONS

It is difficult to arrive at any figure for the mortality of this operation，since it is mostly supplementary to major procedures，such as total cystectomy or pelvic exenteration which themselves carry a high mortality rate. The general impression is that uretero-ileo-cutaneostomy per se should carry a low mortality. In our series of 38 cases，there are 4 deaths. 1 patient died of intestinal obstrustion 1 week after operation and 3 died of septicemia. Thus control of infection is important for reducing the operative mortality.

Complications can develop either early or late in the postoperative course. Our findings are as follows:

Complications occurring within 2 weeks postoperatively. 1. Pyelonephritis. In this series of 38 cases，pyelonephritis occurred in 3 instances shortly after operation. All 3 had preexisting infection before operation 2. recovered following treatment, but the remaining patient died of septicemia secondary to pyelonephritis. Obstruction of the uretero-intestinal anastomosis and flaring up of preexisting urinary infection by operative trauma are believed to be the main causes of postoperative pyelonephritis. Although the incidence of postoperative pyelonephritis is not high, it is serious and should, therefore, be prevented wherever possible by adequate postoperative antibiotic therapy, great gentleness in manipulation and provision of free urinary drainage.

2. Septicemia In our series 3 cases developed septicemia. 1 of these had a total cystectomy and developed septicemia 7 days after operation. The remaining 2 patients had vesicovaginal fistulae of such a long duration and of such a nature that plastic repair was impossible. Both developed septicemia on the second day after operationand succumbed shortly afterwards. Septicemia is usually due to preexisting urinary infection in the presence of urinary obstruction of varying degree. Operative trauma to the ureters under such circumstances may suffice to provoke a fulminating urinary infection with a fatal outcome. Therefore, the prophylactic principles mentioned above are of importance.

According to our experience, cases with long standing infection and obstruction of the urinary tract or cases with dilatation of the ureters and impaired renal function are, in general, unsuitable for the operation unless the patient has been very adequately prepared before operation and can be properly managed afterwards.

3. Acute renal failure or oliguria. This complication occurred in 5 cases in our series. In 4 cases, the oliguria did not give rise to anxiety and it lasted for only 2–3 days. In the remaining case, the oliguria lasted for 6 days. All 5 cases recovered without sequelae. In 4 cases, preoperative investigation had revealed impaired renal function as shown by delayed or poor excretion of contrast medium given intravenously. The remaining patient had a solitary kidney.

4. Intestinal obstruction. This occurred in 2 patients. I patient recovered after conservative treatment and the cause in this patient was considered to be narrowing of the intestinal anastomosis. Another patient had mechanical obstruction due to an adhesion. Paralytic ileus developed after laparotomy and the patient eventually died.

5. Urinary or fecal fistula. There was one of each kind in the present series and both of them healed uneventfully. In 1 case, the fistula probably developed as a result of breakdown of the sutured blind end of the isolated intestinal loop. In the other case, necrosis of the intestine probably resulted form pressure of the abdominal drainage tube. If proper care had been taken, both could have been avoided.

6. Stenosis of the ileo-cutaneostomy. This is an important and avoidable complication which can cause acidosis, impairment of renal function and pyelonephritis. Narrowing of the stoma occurred in 2 cases and in both of them, following institution of free drainage of the intestinal segment, the symptoms promptly disappeared. To prevent this complication one must make sure that the rent in the

abdominal wall can admit 2 fingers and permit free exit of the distal end of the isolated loop of intestine.

7. Ureteric obstruction. This complication was observed in 1 case. The cause of obstruction was considered to be malfunction of the ureter, not organic stricture. This patient had tuberculosis of 1 kidney and hydronephrosis of the other. The ureter of the hydronephrotic kidney was dilated and after its transplantation to the isolated ileal segment, no urine flowed from it. At exploration 5 days later, dilation of the renal pelvis was noticed but there was no evdence of mechanical obstruction at the site of the uretero-intestinal anastomosis. The ureter was adynamic and exhibited no peristalsis. This patient recovered.

Complications occurring more than 2 weeks postoperatively. Contrary to expectations late complications were relatively infrequent. Of 32 cases who had adequate follow up, late complications developed only in 5 instances.

1. Intestinal obstruction. Intestinal obstruction developed in 3 cases, 2 patients developed mechanical intestinal obstruction 7 months and 18 months postoperatively. The first patient died while the second patient recovered following a laparotomy and division of adhesions. The third patient died of paralytic ileus 3 weeks after a palliative operation for inoperable squamous cell carcinoma of the bladder.

2. Acidosis. I patient who had repeated episodes of acidosis after operation, had narrowing of the ileal stoma as well as renal insufficiency. Renal function had improved after operation but never sufficiently to maintain a proper acid base equilibrium.

3. Pyelonephritis. Pyelonephritis occurred rather commonly immediately after operation but was relatively rare later on. On the other hand, 2 patients who had had repeated attacks of pyelonephritis before operation, remained free of renal infection for 1½ years after operation. In respect of infection, this operation is better than ureterosigmoidostomy.

PROBLEM OF ELECTROLYTE BALANCE

Our experience, which coincides with that generally expressed in the literature, is that hyperchloremic acido-sis seldom develops in patients on whom uretero-ileo-cutaneostomy has been done.

Although the reasons for this are not fully understood, clinical observation and experimental investigation have done much to elucidate this problem.

Following ureterosigmoidostomy, there are both selective absorption of chlorides from the urine by the colonic mucosa and impairment of renal function which impedes removal of chlorides from the plasma. Ascending infection, reflux flow and back pressure (during defecation, intracolonic pressure may be 140 cm H_2O higher than the normal intravesical pressure) are among the causes of deterioration of renal function following ureterosigmoidostomy.

In the case of an isolated ileal segment, the situation differs in the following respects:

a. There is no selective absorption from the ileal loop and therefore, sodium and chlorides ions are reabsorbed in equivalent amounts[3].

b. The reabsorbing surface is not large if the isolated ileal segment is no longer than 30 cm.

c. The time available for absorption is not long since there is constant peristalsis of the isolated ileal segment which acts as a conduit rather than as a reservoir for urine.

d. There is minimal ascending infection, reflux flow or back pressure and therefore, renal function does not deteriorate.

e. It is possible that absorption from the isolated ileal loop is impeded by hypersecretion of mucus by the intestinal mucosa as a result of urinary irritation.

Some authors have suggested that absorption of electrolytes from the isolated ileum is maximal during the first 3 weeks after operation, and then gradually declines and finally disappears 1 year later. These considerations may explain why one seldom observes hyperchloremic acidosis following ureteroileo-cutaneostomy.

LATE RESULTS

The late results in this series can be summarized as follows: (a) Postoperative death 15 cases, comprising immediate deaths 4 cases (septicemia 3 cases, paralytic ileus 1 case): late deaths 11 cases (recurrence of primary tumor 8 cases, intestinal obstruction 1 case, pneumenia 1 case, and fever with cause unknown 1 case). (b) Survivals17 cases–½–1 year with satisfactory results 2 cases (Results were considered satisfactory when there were no attacks of acidosis or pyelonephritis and the patients were working): 2–5 years with satisfactory results 14 cases. However, there was I case with acidosis due to stricture of ileo-cutaneostomy. This patient eventually had pyelotomy 2 years after operation.

SUMMARY

Uretero-ileo-cutaneostomy is a satisfactory method for diversion of urine as far as the late results are concerned and, in the authors' opinion, it is preferable to ureterosigmoidostomy. However, it carries a high incidence of immediate postoperative complications and should, therefore, only be used if correctly indicated. Meticulous postoperative care and close attention to operative details are essential for improving the operative results.

REFERENCES

[1] Bricker E M，Bladder substitution after pelvic evisceration，Surg Clin N Amer，30: 1511，1950.

[2] Bricker E M，et al. Late results of bladder substitution with isolated ileal segments，Surg Gynec Obstet，99：469，1954.

[3] Pyrah L N，Use of ileum in urology，Brit J Urol，28: 363，1956.

Chinese Medical Journal 1963，82: 369–373

加强卡介苗膀胱灌注对治疗和预防膀胱上皮癌术后复发的机理研究

马腾骧　天津市泌尿外科研究所　天津医学院第二附属医院泌尿外科

10 余年来，国内外应用卡介苗（BCG）膀胱灌注治疗膀胱上皮癌已被较广泛地用于临床，特别是预防术后复发，取得了明显效果。但其作用机理尚未被完全阐明，因此给药途径、药量等问题还未得到圆满解决，使用上还有较多的合并症，治疗作用也不能进一步发挥。

本期刊出了有关论著 7 篇，文献综述 2 篇，目的在于通过对作用机理、合并症、远期疗效等资料的总结，进一步阐明这一疗法的临床价值。从刊出的论文中，基本上可以明确下面几个问题：

一、BCC 膀胱灌注预防膀胱上皮癌术后复发是有效的。经过较长期观察，复发率在 BCG 组为 15% ～ 20%，对照组为 50% ～ 60%。当然肿瘤病理分级、肿瘤数目等与之有关，但这个结果与国内外多数作者的报告相近，个别报道例外。

二、给药方法（治疗方案）意见比较一致，但药量、给药途径还有不同看法。药量以每次120 ～ 150 mg 者为多，但也有一次给药 0.5 mg，取得与多给药效果相似并少有合并症者。给药途径以膀胱内灌注者为多，但也有皮内或口服者。国内一口服给药组报道（中华泌尿外科杂志1990；174），复发率仅为 12.5%，给药后 NK 细胞活性明显增加。

三、膀胱灌注这一临床常用给药途径有较多的合并症，而这些合并症又与给药量有明确关系。

四、BCG 膀胱灌注机理方面的研究还不多，一些存在的问题还不能很好地解决。目前对作用机理的认识虽不全面，但以下几点比较一致。

1. BCG 膀胱灌注后，局部的炎症反应，细胞浸润、渗出，黏膜坏死等起主要的治疗作用。2. BCG 具有系列的免疫生物学作用，灌注后提高宿主免疫功能，增加非特异性肿瘤免疫力。上述的局部反应是用药的合并症。3. BCG 在肿瘤局部有抑制（或杀伤）肿瘤生长作用。4. 综合的治疗作用。

上面的一些认识显然是不完整的。近来的研究证明，BCG 腔内灌注的作用机理十分复杂，上述几个方面的认识，很可能是一个免疫反应过程的不同阶段。根据 BCG 的免疫原性分析，免疫反应虽决定于细菌的某些成分，但量也有一定的意义。而在膀胱黏膜（或肿瘤）局部的致敏作用（包括产生相关抗原）又有其特殊性（BCG 细胞介导的局部效应，如肿瘤坏死，炎性肉芽肿，细胞浸润、渗出等），这是其他给药途径不能比拟的。随后多种 BCG 对宿主免疫细胞的生物学效应对 T 细胞（亚群的效应，白细胞介素 –2 的产生，干扰素、NK 细胞的影响等），更促进了抑制肿瘤的作用，因此构成了一个复杂的免疫反应过程。

如果较多的作者承认这一观点，那么给药途径以膀胱灌注为好，药量也要合理，过低的量可能效果不佳，但实际上还有不同的看法。因此如果希望 BCG 灌注疗法的疗效更为提高，合并症更为减少，药物使用更趋合理，只有加强它的作用机理研究，阐明作用的实质才能解决。当然这里不是削弱临床研究，它也是机理研究的组成部分，应该既加强实验研究，也加强临床研究，做到殊途同归。

研究不应局限在一般免疫反应和局部的组织病理学，也要提高到免疫组化、细胞的生物行为细胞分子生物学等方面，尽可能地使用一些先进手段，还要紧密结合临床，才能全面地解决这一问题。

希望在今后的一定时间内，我们能刊出更多的有关 BCG 灌注的研究报道。

《中华泌尿外科杂志》1990，11（6）：324

加强膀胱癌的综合研究 提高膀胱癌临床防治水平

马腾骧

膀胱癌是泌尿系统最常见的肿瘤之一，近年来很多研究工作成果使对肿瘤的发生、发展、浸润、复发转移等的规律及其生物学行为的认识有所提高，预防、诊断及治疗方法有所改进。但有一些关键的问题还有很多不明之处，治疗效果也不够理想，所以对研究工作的要求仍然是：如何进一步提高膀胱癌的防治水平，以期达到攻克这一顽症。

用分子生物学技术进行膀胱癌的研究是近年来比较热门的课题，国内这方面研究报道也逐渐增多，特别是癌基因、抑癌基因及基因治疗等方面。基因突变或变异，是癌症发生的重要过程，究竟这些变化的规律如何？什么是诱发变异的因素？目前还不能作明确的回答。本期刊出的《高危性人乳头瘤病毒与抑癌基因 P53 在膀胱癌中表达的研究》一文，可能有些启发，但这绝不是发癌的唯一因素。在过去的研究中，吸烟可能也是一种诱因，也只是多因素中的一种而已。如果要解决这个问题，除了加强这些研究外，还要扩大研究领域，诸如膀胱癌的流行病学，临床发病的诸因素分析等，希望能够获得一些线索，继续进一步深入研究，所以也是一个综合研究过程。只有弄清病因后，才能防癌或根治。

基因治疗是很有发展前途的一种疗法，对膀胱癌来讲，从目前研究工作的发展趋势看，能被有效地应用到临床，恐怕至少要到 21 世纪初，因为只有在分子生物学水平上对膀胱癌的病因学、病理学（包括癌的生物学行为）取得了突破性研究成果后方有可能。

加强膀胱癌临床治疗研究，从各方面不断地总结经验，提高治疗水平，有很大的现实意义。目前的治疗，仍集中在外科手术、放射治疗、化疗及局部（黏膜上）或系统的免疫治疗。

膀胱癌的临床研究中，回顾性的治疗效果的多因素分析对提高治疗水平及确定治疗方案有实际意义。本期文章中也有这方面的经验总结，涉及膀胱癌的生物学行为与复发，预后的关系。如果能够多看到一些有关的前瞻性研究的报道，可能概念更为完整，指导实践的意义可能更大。

影响膀胱癌化疗效果的研究证实与用药种类，用药方法（单独或联合用药），用药时间，用药方式，给药途径，患者的基本状态等均有关系，但新开展的耐药基因研究，更丰富了这项内容。本期两篇有关文章可能有借鉴意义，有助于合理使用化疗，提高疗效。

作为免疫治疗的 BC 膀胱腔内灌注，对原位癌，预防术后复发，均有一定的意义，已被临床肯定。但如何进一步提高疗效，合理用药及减少用药量，减少合并症等方面，还有待进一步研究，而这些问题只有在作用机理研究取得更多的认识后方能解决。近年来，这些方面的研究有进展。本期刊出的一篇有关的文章，从免疫学角度丰富了研究内容。

　　近年来，膀胱癌的防治工作取得了很大的进展，但存在的问题也很多，只有加强基础与临床方面的研究工作，才能逐步解决。所以研究工作应当是多方面的，综合性的，而不是某一方面的问题。基础研究是根本，但须较长期地深入进行，而目前比较现实的是提高治疗质量及疗效，只有加强基础与临床的综合研究才有可能实现。

《中华泌尿外科杂志》1996，17（4）：195

卡介苗抗肿瘤作用机制的实验与临床研究进展

韩瑞发　马腾骧　天津市泌尿外科研究所　天津医学院第二附属医院泌尿外科

目前认为，宿主免疫系统在防御癌肿的发生上起重要作用。大量事实证明，机体的免疫功能低下，癌增殖局部抗瘤效应细胞的数量减少与功能抑制同肿瘤的发生、发展密切相关。这些认识启示人们采用特异性与非特异性免疫治疗措施用以增强宿主免疫系统的功能，激活与放大免疫细胞监视和杀伤肿瘤细胞的生物学效应。BCG 是一种有效的生物反应调节剂，用于预防和治疗浅表膀胱肿瘤，已取得令人瞩目的效果。随着 BCG 预防与治疗浅表膀胱肿瘤临床效果的不断提高，对其抗肿瘤作用机制也有了许多新的认识。本文就 BCG 抗肿瘤活性有关研究与进展综述如下。

一、卡介苗（BCG）的免疫原性 [1-3]

BCG 能够刺激宿主免疫系统产生多种免疫效应同 BCG 的多种免疫原成分有关。已知 BCG 菌体中的核酸，胞壁中的脂质、菌体蛋白及脂多糖均能刺激免疫系统产生免疫反应。胞壁中的脂质占 45%[2]，其中游离脂质为 15%，结合脂质占 30%。早期研究表明：脂质能刺激单核—巨噬细胞增殖与肉芽肿形成。菌体蛋白有致敏作用，从细胞壁骨架中提取的粘肽和胞壁二肽能促进淋巴细胞分化增殖，激活 T 细胞及巨噬细胞杀伤肿瘤细胞的活性，诱导外周血淋巴细胞趋向肿瘤抗原并提高肿瘤的免疫原性。经醇－醚抽提的蜡质－D 和从蜡质－D 提取的肽糖脂已被证实具有抗肿瘤活性与佐剂效果 [4]。索状因子是从结核杆菌中提取的精制毒性糖脂质，化学结构为 6.6- 双分支菌藻糖 [5]。通过损伤线粒体膜而致细胞代谢紊乱、变性或溶解坏死。近年来，从 BCG 培养物中又分离出多种免疫原性蛋白质如：MPB-70，MPB-56 及 MPB-A60。这些物质已被证明具有与 PPD 和 PHA 相同的免疫刺激作用。

二、BCG 介导的局部效应

BCG 与肿瘤或黏膜上皮细胞直接接触是抑制肿瘤细胞生长，诱发局部组织产生免疫反应的重要因素。实验证明 [7]，将 BCG 与肿瘤细胞混合后植入同基因小鼠体内可抑制小鼠肿瘤细胞的增殖，而对照组则全部发生肿瘤。当移植瘤增长至 1cm 时，皮内注射 BCG 并不能使已建立的肿瘤消退。相反，把 BCG 直接注入瘤体内大约 60% 的鼠被治愈。有作者报告，BCG 瘤内注射不仅能消除肿瘤或抑制肿瘤细胞的增殖而且还能加快 BCG 流入引流淋巴结，组织学研究发现，引流淋巴结体积增大，重量增加，BCG 周围淋巴细胞增殖及肉芽肿形成，转移癌生长被抑制。Marion[8] 采用核素标记的淋巴细胞注入小鼠体内并于 24 小时前将 10^7BCG 接种于小鼠足垫内，24 小时后看到大量标记的淋巴细胞聚集在 BCG 接种部位，其浸润细胞主要是 T 细胞和巨噬细胞。

由于膀胱乳头状瘤或癌肿有较大面积与 BCG 接触，因此，BCG 灌注已成为预防与治疗膀胱肿瘤最有效的途径。这种 BCG 局部接触性效应通常伴有膀胱黏膜组织明显的炎症反应：单个核细胞浸润，淋巴细胞增殖，肉芽肿形成及尿中大量的上皮细胞脱落[8-9]。Shoprio[9] 进一步研究发现 BCG 灌注后膀胱黏膜层次变薄，停止灌注后其黏膜上皮增殖恢复缓慢。从某种意义上说，BCG 灌注后，膀胱黏膜层次变薄这种构筑变化对于增生活跃的癌前病变来说可能起到抑制或延缓肿瘤的发生作用。最近，Timothy[10] 的研究结果揭示了 BCG 与黏膜或肿瘤细胞直接接触的机制是通过一种分子量为 22 000 的纤维连接蛋白介导实现的。作者发现，正常黏膜 BCG 的附着量仅为受损黏膜组织的 1/140。在灌注后 48 小时仍可看到 BCG 与黏膜上皮细胞紧密附着，提示 BCG 与黏膜或肿瘤组织的接触是持久而不是一过性的。以上研究使我们联想到，BCG 作为一种活的生物菌，又具有多种抗原成分与致敏物质，当 BCG 与肿瘤或黏膜上皮细胞接触后是否具有直接损伤作用？这种损伤所表现出的炎症反应究竟是细胞介导的免疫反应还是 BCG 接触组织的损伤变化？换句话说，是前者的直接效应诱发出后者的反应还是后者的损伤作用增强了前者的反应？或者说是两者共同作用的结果。鉴于此，深入的研究并回答这些问题对于阐明 BCG 的抗肿瘤作用机制有着重要的意义。

三、BCG 对宿主免疫细胞的生物学效应

1. BCG 对 T 细胞亚群的效应：在 BCG 介导的免疫反应中 T 细胞起着重要作用[11]。许多研究表明，动物或人体缺乏 T 细胞就不能产生通常的迟发超敏反应。David 认为 BCG 介导的迟发超敏反应是抗原与 T 细胞相互作用的结果。Timothy[1, 10] 注意到 BCG 对缺乏胸腺的裸鼠不能抑制膀胱肿瘤 –MBT-2 细胞系的生长，表明 BCG 的抗肿瘤作用是胸腺依赖性的。Martin[1] 采用抗 lyt-1$^+$-2（TH/I）细胞的血清，预处理 BCG 免疫鼠的脾淋巴细胞后，其溶瘤活性明显降低，而对照组溶瘤活性显著增强。这说明 BCG 增强免疫淋巴细胞的抗肿瘤活性是 T4（TH/I）细胞介导的。T4 与 T8（TS/C）是两种功能完全不同的 T 细胞亚群。在免疫调节反应中 T4 细胞通过产生多种淋巴激活素发挥免疫调节与免疫放大效应。

白细胞介素 –2（Interleukin-two，IL-2）是 T4 细胞产生的重要淋巴因子[11]。在体内外能刺激 T 细胞增殖并转化成特异性 T 杀伤细胞。肿瘤患者通常伴有 T4 细胞的减少，T4/T8 细胞比值降低，血与尿中 IL-2 水平降低或缺乏，免疫功能亦降低，甚至发生免疫耐受。Ratiff[12] 等检测

18 例膀胱癌患者尿中 IL-2 缺乏，PPD 皮肤迟发超敏反应阴性。BCG 灌注后，尿中 IL-2 水平增高，10 例患者肿瘤消退，PPD 皮肤迟发超敏反应由阴转阳。Jonathan 报告 11 例 BCG 灌注治疗患者，9 例肿瘤消失，4 周内尿中 IL-2 阳性。这些结果说明，BCG 局部灌注能有效增加 T4 细胞的数量与功能。与此相反，T8 细胞在免疫调节作用中主要从负反馈方面起作用[13]，其生物学功能包括：抑制肿瘤排斥反应与退发超敏反应，产生可溶性抑制因子阻断 IL-1 和 IL-2 对 T 细胞、T4 细胞的生物学效应，由 T8 细胞产生的抑制因子与 MΦ（macrophage，MΦ）结合使 MΦ 失去提呈抗原激活 T 细胞的能力和细胞毒作用。Davisd 发现外周血 T8 细胞增高，T4/T8 比值降低时，宿主对 PPD 迟发超敏反应的能力降低。我们也观察到，膀胱癌患者外周血 T4（leu-3a$^+$）细胞数量减少，T8（leu-2a$^+$）细胞相对增高，T4/T8 比值下降，PHA 皮肤迟发超敏反应阴性，淋巴细胞 ^{3H}-TdR 掺入率低。BCG 灌注后 T4 细胞数量增加，T4/T8 比值增大，PHA 皮肤迟发超敏反应由阴转阳，淋巴细胞 ^{3H}-TdR 掺入率明显增高。这表明 BCG 增强宿主免疫系统的作用与 T4 细胞的功能状态有关，同时说明，BCG 对 T 细胞亚群的调节主要是 T4 细胞而不是 T8 细胞。

2.BCG 对 MΦ 的生物学效应[8]：BCG 是 MΦ 的有效诱导剂。应用同位素标记技术证明 BCG 作用部位的 MΦ 来源于外周血中的单核细胞或引流淋巴结逆流的 M。MΦ 与 BCG 接触被激活，活化的 MΦ 在处理抗原的过程中将抗原物质提呈给 T 细胞并使之活化。这种过程被认为是活化的 MΦ 中产生 IL-1，再由它激活 T4 细胞产生单核细胞趋化因子，招引单核细胞趋向抗原部位；MΦ 移动抑制因子使进入抗原部位的单核细胞聚集，并在 MΦ 活化因子的作用下转化成具有强烈细胞毒作用的 MΦ。有人认为[14]，MΦ 能特异性识别和杀伤肿瘤细胞是基于 MΦ 表面存在一种能识别肿瘤抗原的识别因子。Denott 证实，BCG 脂多糖能增加 MΦ 识别因子的合成。实验发现，MΦ 表面识别因子缺乏时肿瘤趋向恶化进展，识别因子合成增加时 MΦ 溶瘤活性明显增强。这可能解释为什么正常静止的或癌内的 MΦ 缺乏杀伤肿瘤细胞的能力。

体内外实验表明，MΦ 在肿瘤免疫反应中具有多种生物学效应。Adams[15] 观察到一个被 BCG 活化的 MΦ 能同时与 5 个肿瘤细胞接触。Snagrens[16] 经扫描电镜看到 MΦ 与肿瘤细胞的接触与结合是膜与胞质的部分融合。分子生物学研究提示，MΦ 与肿瘤细胞的接触与结合过程中，通过释放溶酶体酶、溶菌酶、肿瘤坏死因子及溶瘤因子放大 MΦ 杀伤肿瘤细胞的作用。另一方面，由活化的 MΦ 释放的氧的中间产物对肿瘤细胞更具细胞毒作用，其主要机制是 H_2O_2 与 $^-O_2$ 能损伤靶细胞膜的脂质结构。有作者把过氧化物酶加入 MΦ 与肿瘤细胞的培养基内消除氧的中间产物，则 MΦ 的溶瘤活性降低。Cameron 指出，检测外周血及组织中的 $^-O_2$ 能反映 MΦ 的功能状态。Nissenkorn[17] 发现 BCG 灌注后，外周血中的 $^-O_2$ 水平比灌注前增加 80%～140%，而且 $^-O_2$ 水平升高的患者无肿瘤复发，$^-O_2$ 水平低的患者全部肿瘤复发。

3.BCG 对 NK 细胞的生物学效应：NK 细胞是一类既不需要预先致敏，也不受主要组织相容复合物限制就能直接杀伤肿瘤细胞的大颗粒淋巴细胞[18]。NK 细胞的生物活性可受多种因素的影响。在恶性肿瘤患者中 NK 细胞的体外溶瘤活性明显降低。有人报告[19]，泌尿系统的肿瘤患者 NK 细胞活性为 30%，正常人为 63%。Droller 认为[20]，肿瘤组织产生的前列腺素，癌增殖局部

TS 细胞的数量增加，TS 细胞产生的抑制因子均被看作是 NK 细胞的抑制因素。

目前有较多资料支持 BCG 是 NK 细胞活性的调节剂。Wolf[21] 将 BCG 注入小鼠腹腔，观察到 NK 细胞的数量与活性的明显增高。苏宁发现[22] 四腹腔内注入 BCG 后其腔内及脾脏中的 NK 细胞溶瘤活性均增高，说明 BCG 对宿主 NK 细胞活性的调节不仅有局部作用而且有全身作用。

虽然 BCG 对 NK 细胞活性调节的机理尚不清楚，但有资料提示，BCG 对 NK 细胞的生物学效应可能是通过 BCG 激活 MΦ、T4 细胞及 NK 细胞自身产生的 IL-1、IL-2 与 IFN（interferon）等淋巴激活素调节放大的结果。业已证实，FN 是 NK 细胞活性强烈调节剂。据报告，IFN 能使 NK 细胞前体转化成具有杀伤功能的成熟 NK 细胞。IL-2 能促进 NK 细胞的增殖与分化。应用抗 IL-2 抗体处理 NK 细胞后可明显抑制 NK 细胞的溶瘤活性[2, 4]。当加入纯化的 IL-2 时则 NK 细胞活性又恢复正常。如应用 IL-2 与 IFN 联合刺激 NH 细胞其溶瘤活性更为显著。由于膀胱内灌注 BCG 能诱生外周血及尿中 IL-2 和 IFN 的产生，显然 BCG 对宿主 NH 细胞活性的生物学效应是由 IL-2 与 IN 介导实现的。

四、BCG 对膀胱肿瘤的预防与治疗效应

膀胱肿瘤大约 70% 的病例初诊时为 Ⅰ ～ Ⅱ 级或 Jewett- Marshall 0 ～ A 期的浅表肿瘤。膀胱肿瘤术后近期肿瘤复发率为 60% ～ 90%，远期复发率几乎 100%。其中并有 10% ～ 20% 的病例细胞分化恶化，7% ～ 25% 的患者发展成浸润性膀胱癌。TUR 术后部分病例有残余瘤和原位癌存在。由于膀胱肿瘤的生物学特性为多原发灶性，故采用针对整个膀胱的局部免疫疗法被认为是提高膀胱肿瘤治愈率，预防肿瘤复发的有效途径。

BCG 灌注用于预防与治疗浅表膀胱肿瘤首先由 Morales 报告的[24]。他采用 5 mg BCG 皮内注射，同时用 120 mg BCG 溶于 50 ml 生理盐水内灌注膀胱，保留 2 小时，每周一次，共 6 周。结果 9 例患者全部产生致敏反应。Comacho 按 Morales 方案前瞻性研究了 51 例患者，灌前肿瘤复发率 3.60 个 / 患者月，灌注后，肿瘤复发率降至 0.75 个 / 患者月。而对照组为 2.37 个 / 患者月。Partrink[26] 复习 BCG 灌注治疗的患者，完全无瘤率为 77% ～ 81%。在 402 例单纯 TUR 治疗组中有效率为 39% ～ 51%，复发率为 61% ～ 49%。BCG 与化疗药物灌注相比在预防肿瘤复发的效果上差别明显。据 Brosman、Netto、Lenions 和 Lamm 等人报告，BCG 预防肿瘤复发的效果分别为 100%（27/27）、94%（13/14）、73%（23/33）和 91%（10/11）。总有效率为 88%，失败率为 12%。而化疗药物（thiotepa 和 adriamycin）组有效率分别为 53%（10/19）、50%（6/12）、29%（8/28）及 23%（2/9）。总有效率 38%（26/68），复发率 62%。

单纯皮内注射 BCG 对已建立的肿瘤无治疗意义，预防肿瘤复发的效果亦较差，现多被放弃。口服 BCG 用于预防肿瘤复发被认为是另一种成功的途径。Nelson[27] 对 51 例患者作了比较研究。Ⅰ 组：单纯 TUR+ 口服 BCG16 例，Ⅱ 组：TUR 十噻替哌 15 例，Ⅲ 组：单纯 TUR20 例。口服 BCG 分别为 800、400 和 300 mg，每周 3 次，连服 2 年。随访结果显示：Ⅰ 组肿瘤复发率为

6.2%，无瘤率为 93.8%；Ⅱ组有效率为 57.1%，复发率为 42.9%；Ⅲ组肿瘤复发率为 80%，有效率为 20%。上述结果不仅说明以 BCG 预防肿瘤复发的效果最好，而且也证明应用全身免疫疗法在预防膀胱肿瘤复发上的价值。

采用双疗程 BCG 灌注能明显提高单疗程灌注的预防效果。Haff[28] 报告 29 例单疗程灌注的患者，9 例（31%）复发。第二疗程继续治疗 9 例失败的患者，结果 6/9（67%）的患者有效。两个疗程总有效率达 90%。Lamm 对单疗程与维持治疗作了对比观察，治疗方法通常于 TUR 术后 10 天开始灌注，每周一次，连续 6 周。随后改为 2 周一次连续 3 个月。每个月一次持续 2 年或更长。30 例采用单疗程灌注，肿瘤复发率为 20%，而 23 例维持治疗者肿瘤复发率仅为 9%。

对化疗药物灌注失败的病例改用 BCG 治疗后仍可取得良好的效果。Brosman 对 12 例噻替哌治疗失败的 10 例残余瘤患者改用 BCG 灌注后，8 例肿瘤消退。Marks 对 [29]30 例噻替哌和丝裂菌素 C 治疗失败的复发性膀胱癌经 BCG 治疗后 62% 的病例肿瘤消失。最近 partrink 复习 156 例 BCG 灌注治疗的原位癌，完全反应率 64% ～ 94%，总有效率为 75%。

BCG 的疗效与剂量适宜与否有重要关系。剂量过大非但产生严重的副作用，而且也影响其抗肿瘤效应，甚至会出现免疫抑制或促进肿瘤的生长。Brosman 报告了增量（600 mg）BCG 灌注的副作用。39 例患者均发生明显的膀胱刺激症状，多数患者伴有低热或高热。28% 的患者有中毒反应，其中 6 例出现寒战高热，厌食，肝功能异常和肺部感染，4 例因此而住院治疗。Lamm[29] 分析了 1278 例 BCG 灌注患者的副作用与并发症，90% 的患者有不同程度的膀胱刺激症状，通常于灌注后 2 ～ 3 日出现，随灌注时间与剂量增加而加剧持续 2 ～ 3 日逐渐减轻。近 1/2 的病例有血尿，1/4 的患者伴有低热，食欲不振。极少数患者合并附睾炎、肉芽肿性前列腺炎、流感综合征、BCG 性肺炎、膀胱结核、过敏性休克、皮疹及关节炎症状。但对于多数患者来说，BCG 灌注产生的副作用或并发症多为自限性，当停止应用 BCG 或加入抗结核药物治疗后是完全可以被治愈的。

BCG 的抗肿瘤作用机制是复杂的，绝非单一机理，而是各类免疫细胞相互反应的共同结果。BCG 用于预防与治疗膀胱肿瘤的临床效果不仅取决于宿主的免疫功能状态，而且亦取决于肿瘤的大小、给药途径、适宜的剂量及 BCG 制剂的活菌数量。目前我国生物制品单位尚未生产适合于肿瘤免疫治疗的 BCG 制剂，如能生产并满足临床治疗的需要，必将有助于临床肿瘤免疫治疗工作的广泛开展和 BCC 抗肿瘤作用机制的深入研究。

参考文献

[1] Martin D. Mechanism of BCG action. Cancer Immunology Immunotherapy，1982，14: 46.

[2] Gilles L. BCG In cancer Immunotherapy(The nature of BCG). New York, 1976, Pxviii: 5–13.

[3] 胡洁 . 卡介苗与肿瘤 . 国外医学肿瘤分册，1976，1–6:106.

[4] 田世昭，等 . 卡介苗抗癌活性组分的提纯 . 中华微生物学和免疫学杂志，1984，4:22.

[5] 山村雄一 .BCG 的癌免疫疗法 . 国外医学肿瘤分册，1977，4（2）：73–74.

[6] Cocito C. Irnrnunological properties antigen 60 Of BCG induction of and humoral cel lularimmunoreactions. Scand J Irnrnunol，1987，25: 579.

[7] Robert C. BCG and cancer. The New Engl J Med，1974，290: 1458.

[8] Marion M. Effect of BCG on lymphocytes trapping. J Immunol，1976，116: e1587.

[9] Shapiro A. Changes of the mucosal ar-chitecture and urine cytology during BCG treatrnent. World J urol，1988，6:61.

[10] Tirnothy L. Intravesical BCG thearpy for marin blader Cancer: initiat Ion of response bufibronectin-mnediated attcherent of bacillus Callrnett Guerin. Cancer Research，1987，47: 1762.

[11] Tirnothy L. Requirernent of a thyrnus dependent irnrnune response for BCG rediated antitumor activity. J Urol987，L37:155.

[12] Ratiff T L. Interleukin-two production during intravesical BCG treated blad der cancer. Clin Irnrunol Irnrnunopathol，1986，40: 375.

[13] 章谷生 . 抑制细胞在免疫调节中的作用 . 上海：上海科技出版社，1979；p50.

[14] Mansell P W A. Macrophage-rnediated destruction of human malignant cells in vitro. J Nat Cancer Inst，1975，54:571.

[15] Adams D O. Evidence of a multistep mechanism of cytolysis by BCG activated macrophages: Theinteralationship between the capacity for cytolysis target binding and secreting of cytolytic factor. J Immunol，1981，126:981.

[16] Mary A. The Macrophage in neoplasia. New York，1976: P113–137.

[17] Nissenkorn G. Experience with BCG in patients with superficial bladder tumors: Value of monocyteintravesical BCG thearpy. Euro Urol，1987，13: 397.

[18] Giorgio T. Nature killer cells: Biologic and pathologic aspects. laboratory Investigation，1984，50: 489.

[19] Ma C P. Nature killer cells activity in patients with urologic cancer. Euro Urol，1987，13: 397.

[20] Droller M J. A possible of prostaglandin in the inhibition of nature and anti body-dependent cellmediatedcytotoxicity against tumor cell. Cell Immunol，1978，39: 165.

[21] Wolf S A. Induced of nature killer cells by BCG. Nature，1976，262: 584.

[22] 苏宁 .BCG 活化腹腔及脾脏 NK 细胞活性 . 中国免疫学杂志，1987，3:263.

[23] Domzig W，et al. Interlukin–2 dependent of human nature kill cell activity. J Immunol，1980，130: 1970.

[24] Morales A. Intracavitery BCG in the treatment of superficial bladder cancer. J Urol，1976，116: 180.

[25] Shapiro A. Irnrnunotherapy of superficial bladder cancer. J Urol，1982，128: 891.

[26] Partrink G. BCG management of su perficial bladder cancer. Urology，1987，XXX6: 514.

[27] Brosman S A. Experience with BCG in patients with superficial bladder cancer. J Urol，1982，128: 27.

[28] Haff E O. Tow courses of intravesical BCG for transitional cell carcinoma of bladder. J Urol 1986，136:820.

[29] Lamm D L. Complication of bacillus Calmett-guerin in the management immunotherapy in 1278 patientswith bladder cancer. J Urol，1986，135: 272.

《中华泌尿外科杂志》1990，11（6）：369

膀胱内灌注卡介苗抗肿瘤作用机制的探讨

韩瑞发 马腾骧 畅继武 天津市泌尿外科研究所 天津医学院第二附属医院泌尿外科

【提要】 作者应用免疫组化技术高效液相色谱和细胞培养方法对 16 例膀胱肿瘤 BCG 灌注前后癌内及黏膜组织中白细胞亚群、尿中多胺含量的变化与 BCG 对体外培养人癌细胞的直接作用进行了研究。实验结果表明，BCG 灌注的抗肿瘤作用机制可能是局部细胞介导的免疫效应与 BCG 直接作用的共同结果。同时提示，测定 BCG 灌注前后尿中多胺含量的变化可作为监视 BCG 治疗与预防膀胱肿瘤复发的药效指标。

A Study on the Intravesical BCG Treatment of Superficial Bladder Cancer

Han Ruifa，et al.

（Tianjin Institute of Urological Surgery，Tianjin Medical College）

Abstract In 16 cases of superficial bladder cancer，immuno-histochemical studies，high-performance liquidchromatography and cell culture in vitro were carried out both before and after intravesical BCG treatment to investigate the leucocyte subpopulations in tumor and mucosa tissues and the output of polyamine（putrescine，spermidine and spermine）in urine. Besides，direct cytotoxic effect of BCG on Hela's cells has been observed in vitro. The results revealed that both the cell mediating local immunity and the direct cytotoxic effect both played apart in the antitumor mechanism of BCG intravesical instillation. It was also believed that polyamine detection in urine could be used as a drug effect index for the BCG treatmemt of bladder cancer.

卡介苗（BCG）灌注用于预防与治疗浅表膀胱肿瘤的效果是众所周知的，但其抗肿瘤作用的详细机制尚不清楚[1]。仅仅从局部组织中的淋巴细胞浸润，肉芽肿形成或 PPD 皮肤迟发变态反应的结果作为评价 BCG 的抗肿瘤作用机制是不够的。本文应用免疫组化技术、高效液相色谱和细胞培养方法以期达到以下目的：1. 应用单克隆抗体定位观察 BCG 灌注前后癌内和黏膜组织中浸润的单个核细胞的表型、密度与分布。探讨 BCG 介导的细胞免疫状态。2. 以尿中多胺含量作为 BCG 抗肿瘤作用的药效指标，并结合 BCG 灌注前后尿中多胺含量的变化和癌内免疫活性细胞的密度变化探讨两者间的相互关系。3. 为排除 BCG 对宿主局部细胞介导的免疫效应，采用 BCG 与体外 HELa 细胞共同培养以观察 BCG 对该肿瘤细胞的生长是否具有直接抑制或损伤作用。

材料与方法

一、免疫组化法

1. 试剂：应用 Becton- Dickinson 公司生产的 anti-leu-1$^+$、anti-leu–2a$^+$、anti-leu–3a3b$^+$、HLADR$^+$ 和 anti-leu-T$^+$ 单克隆抗体分别标记全 T、TS/C（T8）、TH/1（T4）、Mo/MΦ 和 NK 细胞。ABC 复合物为羊抗鼠生物素化抗体（GAMIgG- Biotin）与卵白素（Avidin）。终末显色剂是联苯二胺（diaminobenzidin，DAB），BCG（bacillus Calmett-Guerin）系北京生物制品所产品，冻干粉剂，75 mg/ 支，活菌数 330 万 mg，总活菌数约 3×10^8。2. 组织切片制备：灌注前后 7 天，于肿瘤、癌旁和远侧黏膜各取检 2 块，分别做 HE 染色与免疫组化分析。使用美国 TEK- 恒冷室低温切片机 –25℃行 4 ～ 5 μm 连续切片。丙酮固定 10 分钟待 ABC 染色。3.ABC 染色程序：参照 Becton- Dickinson 使用说明，略加改进。4. 计数方法：采用 1/2 mm 目镜微网格计数板，每张切片计 10 个单位长度，取其均值为该块组织阳性细胞的密度值。

二、高效液相色谱法

1. 应用岛津 IC-3A 色谱仪。2. 试剂：腐胺、精胺为 Fluka 产品，精脒、FNBT（4- fluoro-3-nitrobenzotri-fluoride）为 Aldrick 产品。3. 样品采集与预分离：收集 24 小时尿液，记总尿量。取 10 mL 充入氮气，10 mL（6mol/L）盐酸，置 110℃水解，过滤除渣。4. 柱层析与 FNBT 行生化参照 Spragg 方法[2]。5. 定量分析：应用内标标准曲线方法作样品多胺定量。标准曲线是以 10 ～ 40 μg/mL 浓度梯度的标准液和 10 μg/mL 的内标物（1.6 己二胺）一起反应，以多胺峰面积与内标物峰面积的比值为纵坐标对浓度坐标获得。

三、细胞培养与 BCG 处理

HELa 细胞培养 48 小时后，EDTA 消化分离细胞，制成 1×10^5/mL 细胞悬液分别接种于小培养瓶或盛有玻片的培养瓶内。各瓶加入等量的完全培养液。37℃、5%CO$_2$ 温箱内培养 2 小时，细胞贴壁率＞95%以上。随后置4℃冰箱内2小时，尽量使同一批细胞同步化。实验组加入0.234、0.468、0.937和1.874 mg/2 mL BCG，对照组加入等体积的生理盐水。每个浓度组设10个平行培养瓶，于24、48、72小时连同对照组进行下列指标观察：

1. 肿瘤细胞生长抑制率：将不同时间、不同浓度组的培养细胞消化分离后，用0.1%锥虫蓝排斥法计每瓶死活细胞数，绘制细胞增殖曲线，按公式①计算肿瘤细胞生长抑制率，经F检验行显著性测验。

$$①肿瘤细胞生长抑制率 = \frac{对照组活细胞总数 - 实验组活组胞总数}{对照组活细胞总数} \times 100\%$$

2. ^{3H}TdR掺入与掺入抑制率：不同浓度组与对照组分别培养18、36、54小时即第1、2、3个DNA合成期内加入^{3H}TdR0.5 μci/mL，37℃掺入1小时，弃上清，NS液洗两遍，EDTA消化分离细胞，2500 r/min离心5分钟，弃上清，依次加入三氯醋酸、无水乙醇和乙醚。每步作用3分钟，弃上清，加入EDTA 2 mL，1 N NAOH1～2滴，振摇样品，混匀后取0.1 mL置popop闪烁液内，LKB-双道液闪仪计cpm1分钟。^{3H}TdR掺入与掺入抑制率按公式②③计算：

$$②掺入率 = \frac{给药组平均cpm}{对照组平均cpm} \times 100\%$$

$$①肿瘤细胞生长抑制率 = \frac{对照组平均cpm - 实验组平均cpm}{对照组平均cpm} \times 100\%$$

3. 扫描电镜观察：不同浓度、不同时间连同对照组培养爬片细胞经处理后供JSM-25S扫描电镜观察。

临床资料

16例膀胱癌，男性14例，女性2例。平均年龄55.3岁。A期13例，B_1期3例，Ⅰ～Ⅱ级移行细胞癌。16例患者共43个肿瘤，直径1 cm31个，1.5～2 cm12个。按导尿法将150 mg BCG注入膀胱，15分钟改变体位1次，保留2小时以上，每周灌注一次，共6周。

结果与讨论

一、BCG 灌注对癌内及黏膜组织中免疫细胞调节的定位观察

1. HE 染色结果显示 BCG 灌注后癌内和黏膜组织中可见大量的单核细胞漫润，黏膜下亦可见散在的淋巴细胞团与肉芽肿形成。有的肿瘤细胞可见空泡样变性。

2. ABC 法染色之抗体标记细胞呈棕红色反应。BCG 灌注前以 leu-2a+ 单克隆抗体标记的 TS/C（T_8）细胞主要分布在肿瘤实质与黏膜上皮层。leu-1+，leu-3a3b+，HLA-DR+ 和 leu-7+ 标记细胞多分布在肿瘤间质与固有膜内。BCG 灌注后，肿瘤实质与间质、黏膜上皮层与固有膜内 leu-1+、leu-3a3b+、leu-7+ 及 HLA-DR+ 细胞呈弥漫性浸润，但在增殖的淋巴细胞团内则仅表达 leu-1+ 抗体标记的 T 细胞。在高倍镜下可见 leu-7+，HLA-DR+ 及 leu-3a3b+ 细胞与肿瘤细胞或淋巴细胞发生直接接触。与肿瘤或淋巴细胞接触之抗体标记细胞的胞质呈极向化现象，即抗体标记细胞胞浆向肿瘤或淋巴细胞接触侧偏移。同灌注前相比，癌内、癌旁与远侧黏膜的 leu-l+、leu-3a3b+、HLA-DR+ 与 leu-7+ 细胞的密度显著增加，leu-2a+ 细胞密度相对减少，leu-3a3b+/leu-2a+ 细胞的比值增大，统计学处理差异有非常显著性，见表 1。以上三部位之间比较，癌内与癌旁各抗体标记细胞的密度差异无显著性。癌内癌旁与远侧黏膜相比细胞密度差异有显著性（表 1）。

表 1　BCG 灌注前后癌内及黏膜组织中"ICC"密度变化的比较（个 / 单位组织 $\bar{x} \pm s$）

n=16	癌内		癌旁		远侧	黏膜
	灌前	灌后	灌前	灌后	灌前	灌后
leu-1	22.910 ± 19.890	88.410 ± 19.180*	25.156 ± 6.504	83.312 ± 19.780*	20.231 ± 3.840	50.331 ± 15.540*
leu-2a+	18.0125 ± 7.014	21.056 ± 6.318**	18.825 ± 3.553	19.575 ± 6.329**	19.956 ± 3.361	16.862 ± 5.179**
leu-3a+	8.80 ± 5.010	47.937 ± 8.922*	6.287 ± 2.366	47.812 ± 12.416*	5.625 ± 2.610	33.312 ± 12.695*
leu-7+	4.931 ± 2.265	28.375 ± 7.214*	8.250 ± 3.130	34.918 ± 13.761*	3.985 ± 1.504	20.062 ± 6.999*
HLA · DR+	12.310 ± 4.681	49.687 ± 9.491*	11.856 ± 3.032	43.725 ± 8.246*	6.425 ± 2.914	30.125 ± 8.787*
leu-3a+/ leu-2a+	0.875 ± 0.672	2.462 ± 0.769*	0.474 ± 0.180	2.901 ± 1.598*	0.811 ± 0.480	2.083 ± 0.904*

注：*$P < 0.01$，**$P > 0.05$。

3. BCG 灌注 6 周后，16 例患者中的 43 个肿瘤有 24 个经膀胱镜证实消退，完全反应率为 53.6%。另 18 个肿瘤呈不完全反应，平均肿瘤缩小 46.27%，其中 3 例肿瘤显效，平均肿瘤缩小 76.1%。全组病例总的有效反应率为 93.75%。以上结果表明：1. 膀胱内灌注 BCG 引起黏膜或肿瘤的炎性损伤有助于免疫细胞定位集中在肿瘤与黏膜组织内。与灌注前相比，在缩小或消退的肿

瘤与黏膜组织内，leu-2a$^+$ 细胞相对减少 leu-3a3b$^+$ 细胞显著增高，leu-3a3b$^+$ 与 leu-2a$^+$ 细胞的比值增大，说明 BCG 灌注对膀胱局部组织中 T 细胞亚群的调节主要是 T$_4$ 细胞而不是 T$_8$ 细胞[6-8]。目前认为 T$_4$ 细胞在免疫调节中通过产生单核细胞趋化因子、MΦ 活化因子、IL-2、IFN 等淋巴激活素放大 MΦ、T 细胞及 NK 细胞的抗肿瘤效应。与之相反，T$_8$ 细胞在免疫调节中主要从负反馈方面起作用[9]。它具有抑制 DHRS 的产生，抑制肿瘤排斥反应，通过分泌可溶性抑制因子阻断 IL-1 和 IL-2 对免疫细胞的放大反应，封闭 MΦ 使之失去提呈抗原和细胞毒能力。BCG 灌注后癌内与黏膜组织中 T 细胞，T$_4$，NK 与 MΦ 密度的增高，效应细胞与肿瘤或淋巴细胞的接触不仅表明 BCG 灌注能有效地增强膀胱局部的免疫力与细胞介导的抗肿瘤效应，而且提示 BCG 介导的抗肿瘤作用是各类免疫细胞相互反应的结果。

4. BCG 具有肿瘤细胞的相关抗原[3]，肿瘤的免疫原性强弱与诱发肿瘤免疫反应的能力有关。膀胱肿瘤有较大面积与 BCG 接触，BCG 与肿瘤或黏膜组织的紧密接触是诱发局部免疫反应、抑制或杀伤脚瘤细胞的重要因素。Timothy[5] 发现 BCG 与肿瘤或黏膜上皮细胞紧密附着是通过纤维连接素介导实现的。作者还证实受损膀胱黏膜 BCG 附着量是正常黏膜的 140 倍。本文结果显示，癌内、癌旁黏膜组织中免疫活性细胞的密度明显高于远侧黏膜。这种不同部位之间免疫细胞反应的密度差异，可能是癌肿瘤与癌旁黏膜 BCG 的附着量高于远侧黏膜，使其增强了肿瘤与癌旁黏膜的免疫原性的结果。

二、BCG 灌注对尿中多胺含量的影响

膀胱癌患者尿中腐胺、精胺、精脒与总胺含量明显高于正常对照组（$P < 0.01 \sim 0.05$）。BCG 灌注后同灌注前相比尿中 3 种单胺与总胺含量明显降低，具体情况见表 2。BCG 灌注前后尿中多胺含量变化与癌内免疫活性细胞的密度变化有关，即 BCG 灌注前尿中多胺含量高，癌内免疫活性细胞的密度低。BCG 灌注后正与之相反，统计学处理二者呈明显负相关，$r = -0.830 \sim -0.940$，$P < 0.005 \sim 0.0025$[10]。多胺是一类参与核酸与蛋白质合成的重要生物调控物质。多胺浓度与组织细胞增殖与分化速度有关[11]。恶性肿瘤的多胺代谢异常，多胺合成酶活性与多胺浓度增高，体液或尿液中的多胺亦升高。尿液中多胺含量增高与降低同肿瘤的生长、抑制或消退相关联。本文结果显示 BCG 灌注后肿瘤的缩小或消退，尿中多胺含量的减少不仅说明肿瘤的生长受到抑制与杀伤，而且提示测定尿液多胺含量可作为评价与监视 BCG 灌注治疗和预防肿瘤复发的药效指标。

表 2　正常人、BCG 灌注前后膀胱癌患者尿中多胺排出量比较（$\bar{x} \pm s$, mg）

	正常人（$n = 15$）	膀胱癌（$n = 10$）	灌注后（$n = 10$）
腐胺	0.61 ± 0.43	1.51 ± 0.62*	1.022 ± 0.260*

	正常人（$n = 15$）	膀胱癌（$n = 10$）	灌注后（$n = 10$）
精胺	0.478 ± 0.22	2.998 ± 2.08**	1.574 ± 0.690*
精脒	0.273 ± 0.23	0.9245 ± 0.35**	0.322 ± 0.180**
总胺	1.362 ± 0.98	5.430 ± 2.370**	2.914 ± 1.020*

注：**$P < 0.01$，*$P < 0.05$。

有关 BCG 灌注对尿中多胺含量的影响机制尚无报道。我们发现 BCG 灌注后尿中多胺含量减少与癌内免疫活性细胞的密度增高相关。这提示 BCG 介导的局部细胞免疫效应及其产生的淋巴激活素除了对肿瘤细胞具有直接细胞毒作用外，还可能通过影响肿瘤细胞的多胺合成，放大其抗肿瘤效应[10, 12]。鸟氨酸脱羧酶是多胺合成的限速酶，它的活性升高与降低同多胺的生成量有关。由致敏活化的 T、MΦ 及 NK 细胞产生的 IL-1 和 IFN 已被证实可以抑制鸟氨酸脱羧酶活性而致多胺合成障碍、肿瘤生长抑制、尿中或体液中多胺含量降低。在另一方面，BCG 灌注所致黏膜层次变薄，上皮细胞增殖恢复缓慢，这种黏膜层次的构筑变化与黏膜上皮细胞的增殖抑制亦可能是尿中多胺含量减少的一个因素[13]。

三、BCG 对体外培养人癌细胞直接作用的观察

1.BCG 对 HELa 细胞生长的影响：BCG 与 HELa 细胞作用 12 小时，其细胞形态与生长密度同对照组相近。24 小时时，以 BCG 0.937 ～ 1.874 mg 组的细胞形态变化较为明显，部分细胞呈圆形，有的肿胀破碎，48 ～ 72 小时可见大部分细胞体积增大，细胞间界限不清，破碎溶解增多，有些地方可见肿瘤细胞层成斑块状脱壁。肿瘤细胞增殖曲线显示增殖抑制率与 BCG 浓度和时间有关。其中以 BCG 1.874 mg/2 ml 组变化为著，72 小时每瓶活细胞总数为 3.5×10^4，对照组为 27.39×10^4。肿瘤生长抑制率为 86.6%。不同 BCG 浓度与不同作用时间对肿瘤生长抑制率的比较见表 3。

表 3　BCG 不同浓度和不同时间肿瘤细胞生长抑制率的比较 $\bar{x} \pm s$（%）

时间	$n=10$	BCG	浓度	（mg/2 mL）
	0.234	0.468	0.937	1.874
24 小时	28.01	50.31[a]	57.73[aa]	71.88[aa]
	± 7.84	± 13.73	± 19.03[b]	± 12.50[bb]
48 小时	45.88[dd]	61.28[aa]	73.98[aa]b	79.30[cc]
	± 13.30	± 13.33	± 7.77	± 5.81

续表

时间				
72 小时	66.87^{dd} $\pm 14.30^{ee}$	77.76^{a}_{bb} $\pm 5.53^{e}$	83.37^{aa}_{dd} $\pm 10.7^{7eo}$	86.61^{bb}_{co} $\pm 5.15^{aa}_{b\ co\ dd\ eo}$

注：经 F 检验，与 0.234 比 a. $P < 0.05 <$，aa. $P < 0.01$；

与 0.468 比 b. $P < 0.05$，bb. $P < 0.01$；

与 0.937 比 c. $P < 0.01$，co. $P > 0.05$；

与 24 小时比 d. $P < 0.05$，dd. $P < 0.01$；

与 48 小时比 ee. $P < 0.01$，eo. $P > 0.05$。

2.BCG 对 HELa 细胞 ^{3H}TdR 掺入量的影响：不同培养时间、不同 BCG 浓度对肿瘤细胞型 ^{3H}TdR 掺入量的比较结果见表 4。^{3H}TdR 掺入与掺入抑制率随 BCG 浓度与时间增加，^{3H}TdR 掺入率呈递减型下降，掺入抑制率呈递增型上升。

表 4　BCG 不同时间和不同浓度对肿瘤细胞 ^{3H}TdR 掺入量比较

时间	$n=10$	BCG 浓度（mg/2 mL）			
	$0 \sim$	$0.234 \sim$	$0.468 \sim$	$0.937 \sim$	1.874
24 小时	5059 ± 208.96	2487 ± 398.85	1112.40 ± 290.85	915 ± 235.38	634 ± 80.50
48 小时	106 69 ± 2430	6983.80 ± 773.53	3346 ± 986.64	1997 ± 536	1314 ± 502.31
72 小时	210 34 ± 2734.66	8731 ± 1423.08	6585 ± 1711.55	5593 ± 1325.76	3467 ± 975.90

注：经 F 检验，与对照组 0 相比 aa. $P < 0.01$；

与 0.234 相比 b. $P < 0.05$，b. $P < 0.01$；

与 0.468 相比 c. $P < 0.05$，cc. $P < 0.01$；

与 0.937 相比 dd. $P < 0.01$；

与 24 小时比 ee. $P < 0.01$；

与 48 小时比 ff. $P < 0.01$。

3.BCG 对 HELa 细胞表面结构的影响：HELa 细胞培养 24 小时细胞形态呈方巾状或卵圆形。细胞表面结构微绒毛丰富，胞体边缘丝状长突起清晰，分布均匀。胞质外展如裙状，随培养时间延长，肿瘤细胞胞体隆起，胞质外展减少，表面微绒毛丰富，有的呈小丛或卷曲状。实验组、24 小时、BCG 0.937 ～ 1.874 mg/2 mL 组细胞表面结构变化明显，胞体隆起，表面绒毛明显减少，长突起大部分消失，小球结构增多。48 ～ 72 小时后肿瘤细胞表面结构损伤加重，微绒毛残存畸变，长突起消失，小球密集成片，破裂形成大小不等、深浅不一之小孔，有的可见细胞表面结构与胞体脱离。在各浓度组中均可见 BCG 菌苗与肿瘤细胞表面结构附着。

BCG 的抗肿瘤作用除了细胞介导的免疫效应外，它是否同时还具有非免疫学作用一直是个令人思考的问题。许多资料表明：BCG 与肿瘤细胞直接接触是 BCG 抑制肿瘤生长的重要因素。实验发现[15]，将 BCG 直接注入瘤内可引起肿瘤的坏死脱落。膀胱内注射 BCG 亦可见肿瘤与黏膜上皮细胞坏死脱落。BCG 灌注产生的膀胱刺激症状、血尿、高热及类结核病变的反应随 BCG 灌注剂量增加而加重。当采用抗结核药物治疗后上述症状又可减轻或治愈。这提示 BCG 与肿瘤细胞或黏膜上皮细胞的直接接触可能是导致靶组织损伤继而诱发免疫细胞侵入肿瘤与黏膜组织内的结果。因此，我们初步认为，这种由外来物质（BCG）与靶组织的直接接触所引起的损伤及其产生的炎性反应不仅造成免疫细胞与"入侵者"的接触，而且免疫细胞的激活与淋巴激活素的释放进一步促进免疫细胞集中定位于肿瘤与黏膜组织内。本文结果显示 BCG 与肿瘤细胞直接接触具有抑制和损伤作用。由于 BCG 在体内仅能与肿瘤或黏膜上皮细胞表层接触，故 BCG 灌注对肿瘤的直接损伤与抑制在 BCG 的抗肿瘤作用中可能较小，但通过 BCG 与肿瘤直接接触所致的这种损伤及其炎症反应可诱导和促进大量免疫活性细胞进入肿瘤内，当效应细胞与 BCG 接触活化后通过直接与肿瘤细胞接触或通过释放 TNF_1、IL-1、IL-2、NK、CF 等淋巴激活素进一步放大 BCG 抑制与杀伤肿瘤的生物学效应。根据本文实验结果，我们认为 BCG 灌注的抗肿瘤作用机制可能是 BCG 介导的局部免疫效应与 BCG 直接作用的共同结果，而前者的效应与后者作用有关。

参考文献

[1] Helene M C. Questions and answers: BCG Immunotherapy in bladder cancer. JAMA，1988，259: 2153.

[2] Spragg B P. High-performance liquid chromatographic determination of putrescine，spermidine anespermine after derivatisation with 4-fluoro-3-nitrobenzotrifluoride. Journal of Chromatography，1983，258: 289.

[3] 佐佐木甚一. BCG と实验肿疡细胞との共同抗原. 医学あゆけ，1984，259: 455.

[4] Schememachers L M H. Intravesical and intradermal BCG application. Eur Urol，1988，14: 15.

[5] Timothy L. Role of fiberonactin intravesical BCG therapy superficial bladder cancer. J Urol，1988，139: 410.

[6] Rtinherz H L. The differentiation and function of humam T lymphocytes. Cell，1980，19: 821.

[7] Charles H. Lymphokine homeostasis and carcinogenisis. JNCI，1983，71: 253.

[8] Van A P M. Immunological spector of intravesical administration of BCG in the guniea pig. Urol Res，1989.

[9] Kapp J A. 抑制性 T 细胞在免疫反应的调节作用. 上海科学技术出版社，1979：p50.

[10] Russell D. Polyamine biochemical markers of nomal and malignant growth. New York, 1978, 8: 43，127.

[11] Russell D. Increased polyamine concertration in the urine of human cancer patients. Nature，1971，233: 145.

[12] 李康生. 白细胞介素 – 的抗肿瘤效应. 国外医学免疫学分册，1990，2:57.

[13] Shapiro A. Changes of the mucosal architecture and of urine cytology during BCG treatment. World J Urol，1988，6:61.

[14] John G. Letter and editor. J Urol，1983，130: 368.

[15] Robbt C. BCG and cancer. The New Engl J Med，1974，290: 1458.

《中华泌尿外科杂志》1990，1160:326

BCG 灌注对膀胱癌与黏膜上皮组织 HLA·DR 抗原表达的定位研究

韩瑞发　马腾骧　方　平　王文成

【摘要】　应用免疫组化方法对 16 例浅表膀胱肿瘤 BCG 灌注前后癌、癌旁与远侧黏膜组织 HLA·DR 抗原的表达与局部组织中免疫细胞浸润密度的关系进行了定位研究。结果表明，BCG 灌注后能显著增强膀胱癌和黏膜上皮 HLA·DR 抗原的表达，其表达程度与阳性表达率同局部组织中浸润的免疫细胞的密度具有一致性变化。实验结果提示：HLA·DR 抗原的阳性表达增强了肿瘤的免疫原性与免疫易感性，进一步证实了 BCG 灌注的抗肿瘤作用机制与细胞介导的免疫效应有关。

【关键词】　膀胱肿瘤；癌；抗原

近年的研究表明，BCG 介导的抗肿瘤免疫反应与移植物排斥反应具有相似的细胞免疫效应。宿主免疫系统对肿瘤抗原的识别决定了免疫细胞对它的反应能力。肿瘤的免疫原性是诱发免疫细胞趋化、聚集、监视和产生排斥反应的生物学基础，而激发这种免疫效应则与 HLA·DR 抗原密切相关[1-3]。

HLA·DR 抗原是一种位于细胞表面的糖蛋白。控制 HLA·DR 抗原的表达基因是位于第 6 对染色体短臂上的主要组织相容复合体（Major Histocompatibility– Complex，MHC）。由 *MHC* 基因编码的 HLA·DR 抗原在移植物排斥反应中具有增强 T 细胞识别抗原和激发细胞毒作用。在 T-T、T-B 和 T-MΦ 之间，HLA·DR 抗原激活总 T 与 T_4 细胞调节免疫网络，放大免疫效应的中心环节[1, 3]。有报告证实，BCG 灌注能增加膀胱局部总 T 与 T_4 细胞的密度，尿中干扰素水平明显升高。体内外实验表明，PPD 与干扰素能增强局部组织与靶细胞 HLA·DR 抗原的合成与表达[2,4,5]。这提示，探讨 BCG 灌注对膀胱癌与黏膜上皮细胞 HLA·DR 抗原表达的影响，不仅更能说明 BCG 介导的细胞免疫效应与肿瘤间的关系，而且对阐明 BCG 介导的抗肿瘤免疫学机制有着重要意义。

材料与方法

一、组织来源与切片制备

全部组织切片来自 16 例（WHO Ⅰ～Ⅱ级）膀胱肿瘤患者。于 BCG 灌注 6 周后（150 mg，1 次 / 周，活菌数 400 万 /mg）分别于肿瘤、癌旁及与肿瘤相对的远侧黏膜取检。采用美国 TEK 恒冷室 –25℃低温切片机行 4～5 μm 连续切片，丙酮固定 10'，ABC 染色。

二、试　剂

单克隆抗体由美国 Becton– Dickinson 公司提供：Anti-Lue-l[+]，Ani-leu–2a[+]，Anti-leu–3a3b[+]，Anti-leu–7[+] 和 Anti-HLA·DR[+]。用于标记总 T、T_4、T_8、NK 和 HLA·DR 抗原与 MO/Mφ。ABC 复合物为羊抗鼠生物素化抗体（GAMIgG–Biotin）和卵白素（Avidin）分别用作Ⅱ、Ⅲ抗。联苯二胺（Diaminobenidin DAB）为终末显色剂。ABC 染色方法参照 Becton– Dickinson 公司产品使用说明，略加改进。

三、抗原表达程度

根据 HLA·DR 抗原在组织细胞上分布范围与染色物质的反应程度分为：阴性反应（–）；弱阳性反应（±）、阳性反应（＋）与强阳性反应（＋＋＋）。

四、免疫细胞的计数方法

以 1/2 mm 目镜测微网格计数板，400 倍条件下（单位长度 125 μm × 125 μm）计网格内阳性细胞数。

每张切片连续计 10 个单位的长度，取均值。再取各单抗标记的阳性细胞均数和为该组织阳性细胞的总密度值。

结　果

实验结果显示，肿瘤与黏膜上皮细胞 HLA·DR 抗原的表达程度与分布不同。HLA·DR 抗原阴性切片未见染色物质；弱阳性反应切片的阳性染色物分布于肿瘤与黏膜组织或仅见几个细胞有淡黄色染色物质，阳性反应切片中阳性染色物呈片状分布于肿瘤与黏膜上皮表层，染色反应程度为橘黄或棕黄色；强阳性反应切片中 HLA·DR 抗原呈弥漫性分布于脚瘤与黏膜上皮表层，阳性染色物呈棕红色或棕黑色分布于整个细胞膜。在 HLA·DR 抗原强阳性反应切片中可见 MΦ 和小淋巴细胞与 HLA·DR 抗原阳性表达的肿瘤细胞发生直接接触。其接触肿瘤细胞与邻近肿瘤细胞出现空泡样变性。

本实验中对 15 例膀胱癌与 16 例癌周黏膜组织切片 HLA·DR 抗原的阳性表达率进行了比较分析结果，BCG 灌注前 15 例肿瘤切片中的 3 例 HLA·DR 抗原呈弱阳性表达，16 例癌旁黏膜组织切片中有 2 例显示弱阳性反应，远侧黏膜组织切片 HLA·DR 抗原全部呈阴性表达。BCG 灌注后，15 例肿瘤切片中 66.7% 为阳性反应，33.0% 为强阳性表达。16 例癌旁黏膜组织切片中 75.0% 的 HLA·DR 抗原呈阳性表达，25.0% 为强阳性表达，而远侧黏膜 HLA·DR 抗原的阳性表达率仅占 31.3%。

我们发现，BCG 灌注后在同一器官、同一条件下，不同部位之间 HLA·DR 抗原的反应程度和表达率同癌内及黏膜组织中免疫活性细胞浸润的总密度具有一致性变化。即 BCG 灌注前，癌与黏膜组织中 HLA·DR 抗原的反应程度与表达率低，其相应组织中的免疫细胞浸润密度亦低。BCG 灌注后，癌与黏膜组织中 HLA·DR 抗原的反应程度与阳性表达率显著增高，其免疫细胞的浸润密度亦明显增大。这种一致性变化的结果提示，BCG 灌注后，HLA·DR 抗原的表达增强与提高膀胱癌及黏膜上皮组织的免疫原性与免疫易感性有关。

讨　论

有关膀胱癌与黏膜上皮细胞 HLA·DR 抗原表达的研究资料较少。1987 年 Demiry 最初认为膀胱黏膜上皮细胞 HLA·DR 抗原可能为阴性表达。随后，Stefanini 等 [1, 4, 7] 发现，膀胱肿瘤亦表达 HLA·DR 抗原，在 HLA·DR 抗原的阳性表达切片中可见明显的淋巴细胞浸润而在阴性表达的切片中其淋巴细胞浸润反应轻微。本实验注意到，BCG 灌注前，膀胱癌与癌旁黏膜仅有 3/15 与 2/16 的病例呈弱阳性表达。全部远侧黏膜切片 HLA·DR 抗原呈阴性表达，并伴有低密度免疫细胞浸润。BCG 灌注后，肿瘤与黏膜上皮 HLA·DR 抗原为阳性与强阳性表达。同灌注前相比，不同部位组织中的免疫细胞浸润总密度有明显增高。这表明癌与黏膜上皮细胞 HLA·DR 抗原的表达增强提高了免疫细胞的浸润效应 [4, 7]。

肿瘤的免疫原性强弱与诱发免疫细胞浸润反应的能力有关。实验发现，癌与癌旁黏膜上皮 HLA·DR 抗原的表达程度和免疫细胞浸润的总密度均明显高于远侧黏膜。这种不同部位组织中的 HLA·DR 抗原和免疫细胞浸润密度的差别，可能是 HLA·DR 抗原的异常表达激发了免疫细胞趋化、聚集与识别肿瘤抗原的反应能力，或是提高了肿瘤及黏膜上皮的免疫原性 [7]。免疫细胞与 HA·DR 抗原阳性表达的肿瘤细胞的紧密接触反映了肿瘤细胞的免疫易感性增强。以上结果进一步提示，BCG 灌注的抗肿瘤作用机制是细胞介导的免疫学效应，而并非是一种慢性炎症反应过程。Proscott [5] 也发现在慢性滤泡样膀胱炎、放疗与化疗性膀胱炎切片中未证实有 HLA·DR

抗原的表达物。

关于 BCG 灌注诱导膀胱癌与黏膜上皮 HLA·DR 抗原表达的机制尚不完全清楚。有资料提示，HLA·DR 抗原的表达增强可能与 BCG 激活总 T、T_4 细胞、MΦ 和 NK 细胞产生内源性 IFN 及 IL-2 有关。Micheal 等[7] 采用 IL-2 治疗恶性黑色素瘤，发现生长受抑制的肿瘤切片其 HLA·DR 抗原呈阳性表达。Reihard 与 Basham[6-8] 应用 PPD 与 IFN 刺激皮肤角质细胞和黑色素瘤细胞 24～48 小时后发现 HLA·DR 抗原表达增强。对照组 HLA·DR 抗原表达阴性。我们认为：1.BCG 灌注后，癌与黏膜上皮细胞 HLA·DR 抗原表达增强与癌内及黏膜组织中免疫活性细胞浸润密度明显增高的一致性变化，进一步证实了 BCG 灌注的抗肿瘤作用是细胞介导的免疫效应机制。2 癌与黏膜上皮细胞 HLA·DR 抗原的表达增强提高了肿瘤与黏膜上皮的免疫原性，有利于免疫细胞趋化、聚集、识别、监视与杀伤肿瘤细胞效应。3.BCG 灌注后，癌与黏膜组织中免疫细胞的密度显著增加。HLA·DR 抗原的表达增强反映了总 T、T_4MO/MΦ 与 NK 细胞的活化，尿中 IFN 和 IL-2 水平升高提示 IFN 与 IL-2 是 HLA·DR 抗原合成与表达的重要淋巴激活素[8-10]。因此，HLA·DR 抗原的表达程度还可作为局部有效免疫应答的指标与生物学标记物。

参考文献

[1] Stefanini G F. Class I and I antigen expression transitional cell carcinoma of bladder: correlation with T-cell infiltrating and BCG treatment. J Urol，1989，141: 1449.

[2] Ratliff T L. Mechanisms of intravesical BCG for bladder cancer. Prog Clin Biolres，1989，310: 107.

[3] 熊汝成. 肾移植. 北京：人民卫生出版社 .1983:P19.

[4] Pfizenmmaicr L. Tumor necrosis factor enhance HLA. D. C and HLA. DR gene expression in humantumor cell. J Immunol，1987，138: 975.

[5] Proscot S. HLA DR expression by high grade. superficial bladder cancer treatde whith BCG. Br J Urol，1989，62:264.

[6] Basham T. Recombinant interferon gama increases HLA DR synthesis and expression. J Immunol，1983，130:1492.

[7] Micheal T. Correlation of responses with T-cell infiltrating and HLA DR expression. Am pathol，1987，129:208.

[8] Houghton A N. Surface antigen of melanoma and melancyte: Specificity of induction of la antigen by human gamma interferon. J Cancer，1985，34: 245.

[9] Trinchieri G. Immune interferon: a pleiotropic lymphokine with multiple effects. Immunol Today，1985，6:131.

《中华泌尿外科杂志》1993，14（3）：180

BCG 灌注对外周血免疫细胞的调节及其功能的影响

韩瑞发　马腾骧　王文成　天津市泌尿外科研究所

藏秋澜　天津医学院附属第二医院肾病实验室

陈克奇　中国医学科学院血液研究所

【摘要】　应用单克隆抗体免疫组化，细胞培养及放免分析方法对 34 例膀胱癌患者 BCG 灌注前后外周血免疫细胞的构成，T 细胞转化水平、刺激指数、NKC 活性，IL-2 诱生与活性进行了比较研究。结果表明，BCG 灌注能有效提高外周血免疫细胞构成与活性功能。在 T 刺激指数、转化水平及 NKC 活性调节中 T4 细胞数量及 T4/T8 比值及 IL-2 活性水平起重要作用。实验结果显示，BCC 灌注的抗肿瘤活性可能是细胞介导的局部免疫与宿主免疫系统功能增强的共同结果。

【关键词】　膀胱肿瘤；癌；灌注法

BCG 是一种刺激网状内皮系统，增强免疫细胞功能的有效生物制剂。在局部灌注，口服 BCG 预防肿瘤复发已取得令人满意的效果。然而，BCG 灌注对宿主外周血免疫细胞的构成与功能是否具有调节效应，目前尚缺乏足够的认识，对此我们进行了研究，报告于下。

材料与方法

一、研究对象

膀胱癌患者 34 例，男 28 例，女 6 例。年龄 36～78 岁。病理检查均为膀胱移行细胞癌（WHO Ⅰ～Ⅱ级）。对照组 30 例为本院职工中健康志愿者，男女各半，年龄 24～56 岁。全部患者按 Morales 方法灌注 BCG160 mg，1 次/周，共 12 周。BCG 灌注后，34 例患者全部发生不同程度的尿频等膀胱刺激征。23.5%（8/34）有轻度肉眼血尿，67%（11/34）出现低热，11.76%（4/34）发生高热，17.64%（6/34）出现流感综合征。上述症状多于灌注后 1～2 天发生，持续 2 ～ 3 天消退，随灌注时间延长，症状加重。疗程结束后，全部症状消失。

二、实验材料

单克隆抗体：Ani-Ieu+（全 T），Ani-Leu–2a+（T8），Anti-Leu–3ab+（T4），Anti-Leu–7+（NK），Anti-HLA·DR+（No/Mφ）和 ABC 复合物 Biotint Avidin（Bec-ton. Dikinson 公司产品）。PHA-M、DNA 酶、F.UdR、ConA、RPM1640，谷氨酰胺（Sigma 和 Gibico 公司产品）3H-TdR.125I-UdR（中国科学院原子能所产品）。MTH 细胞系完全依赖 IL-2 细胞系，K562 细胞系（中国医学科学院血液研究所提供）。BCG 液状 80 mg/ 支，400 万活菌数 /mg（卫生部生物制品研究所）。

三、实验方法

1. 外周血免疫细胞检测：BCG 灌注前、疗程结束后 1 周取静脉肝素化全血 4 ml，血与分离液比 1 ∶ 1，离心，取白膜层加入 5 倍体积的 PBS1500 min，10 min，弃上清，留存 l ml，混匀，取 1 滴细胞悬液，置 1cm 标记方格玻片上，振荡 3 min，空气干燥，内酮固定 10 min，3% 甲醇过氧化氢再固定 20 min。加各单抗湿盒育 60 min，Ⅱ 抗 Biotio 30 min，Ⅲ 抗 Avidin30 min，DAB 镜下显色，苏木复染 5 s。在光镜 400 倍下，各抗体标记细胞计 200 个阳性与阴性细胞，每例计 3 个百分率取均值，为该例阳性细胞百分数。

2. 淋巴细胞转化与刺激指数测定：肝素抗凝全血 1.5 ml，实验组 0.2 ml，加入 1.8 ml（含 10%NCS，PHA-M100 μg 的 RPMI–1640 培养液内），一式三份，对照组不加 PHA-M，其他条件相同。37℃，5%CO_2 卵育 56 h，加 3H-TdR，1 μci/ml，继续卵育 16 h，收集细胞于玻璃纤维滤纸上，经无离子水、三氯醋酸、无水乙醇处理，抽气过滤、烘干。置入 5 ml 闪烁液内，计 CPM 值，按公式计算结果。

（1）百万淋巴细胞 cpm 值 ml

$$= \frac{（测定管 cpm - 对照管 cpm）\times 10^6}{（接种血量 \times 淋巴细胞数 mm^3）\times 10^3}$$

（2）刺激指数（SL）

$$= \frac{实验管平均 cpm 值}{对照管平均 cpm 值}$$

3. NK 细胞活性测定：肝素抗凝全血 5 ml 分离淋巴细胞为效应细胞，采用 125I-UdR 释放法。

K562 细胞作靶细胞，效—靶细胞比率为 100 ：1, 50 ：1, 25 ：1, 12.5 ：1。按下列公式计算 NK 细胞活性：

$$\text{NK 细胞活性}\% = \frac{\text{待测管 cpm}-\text{自然释放管 cpm}}{\text{最大释放管 cpm}-\text{自然释放管 cpm}} \times 100\%$$

4.IL-2 诱生与活性测定：（1）用完全培养基（5% 人 AB 型血清及 PHA-M100μg）调单核细胞 1×10^6/ml，置 24 孔板内，37℃，5%CO_2 卵育 48 h，离心取上清 IL-2 待测样品。（2）大鼠脾淋巴细胞因子（RF）制备：无菌取津医 1 号大鼠脾脏，切成小块。60 目尼龙网制备脾淋巴细胞，RPMI-1640（10%NCS.5×10^{-5}mo/L，2- 琉基乙醇，2 mmol/L 谷氨酰胺）调淋巴细胞 5×10^6/ml 加 ConA，最终浓度 5 μg/ml，37℃ 5%CO_2 卵育 4 h，离心，取上清，供 MTH 细胞培养。（3）IL-2 活性测定：20%RF-RPMI-1640 培养液调 MTH 细胞 1×10^5/ml，37℃，5%CO_2 卵育 48 h。视 MTH 细胞有微绒毛出现，终止培养。1640 洗脱 3 遍，离心，调 MTH 细胞 1×10^5/ml 每个待测样品设 3 个复孔，MTH 细胞 1×10^4 孔，待测 IL-2 样品原液作 1/2、1/3、1/9、1/27 倍稀释。培养 48 h，终止培养前 6 h 加 3H-TGR2 uci/ml，对照组加 1640 培养液。IL-2 活性测定按 MTH 细胞增殖指数（CI）计算：

$$GI = \frac{\text{加 IL-2 孔的 cpm 均值}}{\text{1640 对照孔 cpm 均值}}。$$

结 果

一、BCG 对外周免疫细胞的调节

ABC-DAB 染色显示 T、T4、T8 细胞为环状膜染色，染色物为棕黑色。NK 细胞抗体阳性反应物呈棕红色，分布于膜与胞质。MΦ 抗体反应物与分布同 NK 细胞，但膜周可见微绒毛样结构。BCG 灌注前，膀胱癌患者各类免疫细胞的构成比为 leu-1+、$55.062 \pm 5.22\%$，leu-2a+、$28.582 \pm 8.146\%$，leu-3a3b+、$37.250 \pm 7.50\%$，leu-7+、$17.185 \pm 3.31\%$，HLA.DR+$17.182 \pm 2.45\%$，BCG 灌注后为 $67.187 \pm 6.75\%$，$26.75 \pm 3.75\%$，48.67 ± 5.78，$25.00 \pm 4.27\%$，$28.187 \pm 7.43\%$。T4/T8 比值由 1.120 ± 0.148 到 1.913 ± 0.382。灌注后与灌注前比差别非常显著，$P < 0.01$。leu-2a+ 细胞无显著性差异，$P > 0.05$。

二、T 淋巴细胞转化与刺激指数测定

膀胱癌患者 T 淋巴细胞转化 cpm 值为 18 183±7920，SI 值为 81.75±29.67，明显低于正常对照组的 37 509±14 303 和 211.5±135.74。BCG 灌注后，淋巴细胞转化 CPM 为 39 065±7857，SI 值为 218.50±95.75，同灌注前比有显著性差异，$P < 0.01$。淋巴细胞转化与 I 指数与 T4、T4/T8 比值有明显正相关系，单因素相关显著性检验 $r = 0.931$，$P < 0.001$。

三、NK 细胞活性测定

膀胱癌患者 NK 细胞活性与效应细胞的密度变化有关。在效—靶 100∶1 组 NK 细胞活性为 36.054±6.43%；50∶1 组：28.020±2.80%；25∶1 组：21.593±3.25%；12.5∶1 组：15.648±4.42% 与对照组的 53.89±6.38%，36.932±4.60%，31.709±3.08% 和 19.59±3.374% 比，差异有显著性，$P < 0.01 \sim 0.05$。BCG 灌注后，100∶1 组：47.780±71.15%；50∶1 组：36.117±7.29%；25∶1 组：28.134±6.58%，同灌注前比有显著性差异，$P < 0.01 \sim 0.05$，12.5∶1 组同灌注前比无显著性差异，$P > 0.05$。

四、IL-2 活性检测

膀胱癌患者 IL-2 活性单位为 27.268±6.60，与对照组 43.96±6.50 比有显著性差异，$P < 0.01$。BCG 灌注后，IL-2 活性为 35.76±6.50，同灌注前比有显著性差异，$P < 0.05$。在同一测定样品的不同稀释倍数组中 IL-2 活性呈递减型降低。至 127 倍稀释比中 IL-2 活性在各组间比较无显著性差异，$P > 0.05$。比较 BCG 灌注前后 IL-2 活性与 NKC 活性关系时发现，二者间有明显正相关关系，$r = 0.831$，$P < 0.001$。

讨 论

许多研究证实，恶性肿瘤患者通常伴有免疫系统的功能抑制或损伤。这种引起宿主免疫系统功能损伤的因素与癌组织释放的多种免疫抑制因子，循环中免疫细胞的功能抑制，T8 细胞相对增高，T4 细胞相对减少，T4/T8 比值降低有关[1-3]。本实验结果显示，膀胱癌患者 75%PHA 皮肤迟发超敏反应阴性。外周血总 T、T4、NK 与 MO/MΦ 重的数量相对减少。T8 细胞相对增高，T4/T8 比值降低，淋巴细胞转化，刺激指数，NK 细胞活性及 IL-2 诱生水平均低于正常对照组，提示，膀胱癌患者免疫反应功能降低不仅与 T、T4、T4/T8 细胞的构成异常有关，而且其功能活性亦受到抑制。

有关 BCG 灌注对外周血免疫细胞的调节及功能影响的报告甚少。Morales 报道，BCG 灌注

后外周血淋巴细胞数量增多。Cammon 证实 BCG 能快速增加 E- 玫瑰花结形成细胞的数量[4, 5]。本实验注意到 BCG 灌注后，外周血淋巴细胞的构成变化主要是 T、T4、NK 及 MO/MΦ 数量增多，T8 细胞主要起免疫抑制作用。T4 细胞致敏活化后，通过产生 IL-2，IFN 及 MAF 发挥对 T、NK 与 MΦ 的增殖，分化与激活效应[6, 7]。本实验发现，BCG 灌注后，外周淋巴细胞的转化与刺激指数同 T4 细胞密度，T4/T8 比值及 IL-2 活性具有致性变化。这种相关性变化反映了宿主 T、T4 细胞的功能状态。基于 T4 细胞产生的 IL-2 是 T 细胞生长增殖与分化的依赖因子，故淋巴细胞的转化能力反映了宿主 T 细胞的增殖与分化水平。

NK 细胞在机体免疫监视与杀伤肿瘤效应中起重要作用[8]。BCG 是 NK 细胞的强烈诱导剂与活性调节剂，在免疫调节网络中，BCG 通过直接诱导、激活 T、T4、NK、MΦ 产生 IL-2 与 IFN。后者可进一步刺激 NK 细胞增殖与分化，使前体 NK 细胞转化成具有强烈细胞毒效应的成熟 NK 细胞[8-10]。本组实验显示 BCG 灌注后，外周 NKC 数量增加，活性增强。在 NKC 活性与 IL-2 活性间二者有显著正相关变化。因此机体形成一个 BCG → T4 → IL-2 → NK 的免疫调节网络[9, 10]。我们认为 BCG 灌注对宿主外周免疫细胞的调节与功能影响的因素可概括为：（1）BCG 灌注诱导活化的 T、T4、NK 及 MO/MΦ 可通过再循环而致外周血免疫细胞的密度增高与功能增强。（2）BCG 菌苗经膀胱黏膜进入血液或和引流到局部淋巴结内刺激网状内皮细胞增殖，分化与激活。动员大量的免疫细胞参与免疫反应。（3）BCG 灌注后 T4 细胞增加，T4/T8 比值增大，抑制性 T 细胞减少，肿瘤缩小或消失，使宿主免疫抑制因素减弱，从而提高了机体免疫系统的反应能力。（4）BCG 灌注后，T4、NK、MΦ 活化，产生大量内源性 IL-2、IFN、诱导 T、T4、NK 细胞的增殖与分化，同时进一步激活、放大免疫细胞的抗肿瘤生物活性。因此，BCG 抗肿瘤活性可能是局部介导的细胞免疫与宿主免疫系统功能增强的共同效应。

参考文献

[1] 格林 S. 科思，肿瘤免疫机理 . 北京：科学出版社 .1983，244-245.

[2] Robins R A，et al. T cell subsets in tumor reiection response Immunology Today，1985，6: 55.

[3] David S，Chudwin，Chudwin，et al. Patients with adnormal proportions of T lymphocyte subsets have reduced in vitrocell Immunity. Clinical Immunology and Immunopathology，1983，26: 126.

[4] Common B G，et al. Rapid effect of BCG on T cell function in carcinoma patients. Cancer Immunology Immunotherapy 1981，1: 265.

[5] A. P. M. van der Meijden，Immunological aspects of intravesical administration of BCG in the guinea pig. Urol Res，1989，17:47.

[6] Rinhers H L，et al. The differentiation and function of human T lymphocytes. Cell，1980，19: 821.

[7] Kenichi Shiiba，et al. Interleukin-2 activated killer cells. Cancer Immunol Immunother，1986，21:119.

[8] Giorgio T，et al. Human natural killer cells: biologic and pathologic aspects. Laboratory Investigation，1984，50:489.

[9] Giorgio T，et al. Immune interferon: a pleiotropic lymphokin with multiple effect. Immunology Today，1985，6:131.

[10] Tracey D E，et al. Requirment for macrophage in the augment of natural killer cells by BCG. I Immunol，1979，123:2118.

《中华泌尿外科杂志》1994，15（2）：100

BCG 对膀胱黏膜结构的影响
及肿瘤超微病理的研究

韩瑞发　马腾骧　天津市泌尿外科研究所

董亚利　白景文　天津医科大学超微病理研究室

【摘要】 应用光镜、透射电镜与扫描电镜技术对 20 例浅表膀胱肿瘤 BCG 治疗前后黏膜结构，肿瘤超微结构及 Hela 细胞表面结构的影响作了比较研究。结果表明，BCG 灌注后，膀胱黏膜的结构发生了明显的改变，黏膜层次变薄，黏膜下可见大量单个核细胞浸润，肉芽肿与非干酪样淋巴细胞团形成。BCG 与肿瘤细胞直接作用后，其表面结构的损伤程度与 BCG 的浓度和时间呈一致性变化。BCG 浓度组中均可见 BCG 与肿瘤细胞表面结构紧密附着。BCG 灌注后 6 例残留瘤细胞的超微结构可见不同程度的损伤；肿瘤细胞连接开放，细胞间隙，光面与粗面内质网扩张。细胞器肿胀或空泡样变，细胞核固缩，肿瘤细胞间可见淋巴细胞浸润，相邻细胞发生严重变性。就 BCG 对黏膜结构的改变，肿瘤超微结构及表面结构的损伤机理与临床意义进行了讨论。

【关键词】 膀胱肿瘤；癌；病理学

膀胱内灌注 BCG 的抗肿瘤作用除与细胞介导的免疫效应外，是否还具有非免疫学作用目前尚不完全清楚[1]。许多研究提示，BCG 与膀胱黏膜或肿瘤细胞的附着与接触是诱发局部炎性损伤与免疫反应的中心环节[2, 3]。基于 BCG 的黏附性、抗原性、致敏性与残余毒性，提示 BCG 的抗肿瘤活性可能是直接细胞毒作用与局部免疫效应的共同结果。为了进一步探讨 BCG 对肿瘤与黏膜上皮细胞的生物学效应，我们应用光镜、透射电镜与扫描电镜技术，就 BCG 对膀胱黏膜结构的影响及肿瘤超微病理进行了研究，结果报告如下。

材料与方法

一、临床资料

20 例浅表膀胱肿瘤，男性 13 例，女性 7 例，平均年龄 54.6 岁。12 例为 TURBt 术后患者，

8 例为带瘤灌注者。按 WHO 病理组织学分级标准，全部病例为 $G_{1 \sim 2}$ 肿瘤。8 例带瘤灌注患者中 5 例单发瘤，3 例多发瘤。肿瘤大小经 B 超电子尺计算为 0.5 ～ 2.5 cm。预防灌注组采用 BCG 160 mg，每周一次，连续灌注 12 周治疗组灌注剂量同前，每周灌注 1 次，连续 6 周。治疗前与疗程结束后 1 周随机行黏膜及肿瘤活检，每例取活检组织两块，分别行病理组织学，透射电镜与扫描电镜检查。

二、扫描电镜标本制备

Hela 细胞培养 48 小时分瓶，将细胞悬液 1×10^5 接种于盛有 3×1 cm 玻片的细胞培养瓶内，37℃，5%CO_2 温箱内培养 2 小时，细胞贴壁率 > 95%，然后置 4℃冰箱内 2 小时，尽量使同一批细胞同步化。依实验设计，分别加入 0.234、0468 ～ 0.876 和 1.87 mg/3 ml BCG 菌苗，分别于 37℃、5%CO_2 温箱内培养 24 与 48 小时。终止培养后，取出细胞玻片，37℃ 1640 培养液漂洗 3 次。等温戊二醛固定 2 小时，二甲砷酸钠缓冲液再浸洗 2 次，锇酸后固定 30 分钟梯度酒精脱水，醋酸异戊酯置换，CO_2 临界点干燥，离子镀膜后，供 JSM-25S 扫描电镜观察。

三、电镜切片制备

于 BCG 灌注前后一周，分别经膀胱镜或 TURBt 时取肿瘤及残留瘤体标本各一块。立即置入 2% 冷甲醇戊二醛—多聚甲醛液内，4℃固定 2 小时。取出标本，切成立方小块，4℃固定液 2 小时，再用 0.2%（4℃）M- 甲砷酸钠缓冲液过度标本，置入 10% 锇酸溶液 15 分钟，双蒸水漂洗一次，逐次用 35、50、75、85、95 及 100% 乙醇和纯化环氯丙烷脱水，每步 10 分钟。然后，再置入环氯丙烷、EPON-812 树脂内，39℃ 12 小时，45 ～ 60℃ 12 小时、80℃ 8 小时，采用 LKB-5 型超薄切片机制成 50A 切片。展平，捞入 250 目铜网上，醋酸钠染色 10 分钟，柠檬酸铅染 15 分钟，供电镜观察。

结　果

12 例 TURBR 术后患者经 BCG160 mg 连续灌注 12 周后，全部患者均出现明显尿频或膀胱刺激症状轻度肉眼血尿或镜下血尿。尿细胞学 HE 染色可见大量单核细胞和脱落上皮细胞。膀胱镜下可见黏膜充血水脚。残留瘤表面微乳头消失，色红、草莓状。肿瘤体积平均缩小 46.7%。其中 3 例（1.5 ～ 2.5cm）平均缩小 76.14%，2 例肿瘤（0.5 ～ 1cm）镜下消退。随机行黏膜活检，病理组织学检查发现 8/12 例膀胱黏膜上皮仅有 4 ～ 5 个细胞厚，412 例黏膜上皮为 2 ～ 3 个细胞厚，与 BCG 灌注前的 6 ～ 7 细胞厚相比，BCG 灌注后膀胱黏膜明显变薄。黏膜层与黏膜下可见大量淋巴细胞浸润，有的可见肉芽肿或非干酪样淋巴细胞团形成。

Hela 细胞培养 24 小时后，对照组肿瘤细胞微绒毛丰富，卷曲成丛状。长丝突起分布较均匀，细胞胞浆丰富外展如裙状，BCG 直接作用 24 小时，长丝突起大部消失，微绒毛残存畸变，小球结构增多。BCG 作用 48 小时后，其肿瘤细胞表面结构明显受损，微绒毛显著减少，小球结构密集成片，破裂形成大小不等之小孔，有的可见细胞表面结构与胞体脱离，在全部切片中均可见 BCG 菌苗与细胞表面结构紧密附着。BCG 菌苗对肿瘤细胞表面结构的损伤随 BCG 浓度增加和时间延长而加剧。

BCG 灌注后，6 例残留瘤经 TURBt 时取检行透射电镜检查，结果发现，BCG 灌注前，肿瘤微绒毛丰富，排列较规整，细胞连接紧密，细胞器清晰可见。BCG 灌注后，肿瘤细胞微绒毛大部消失，细胞连接开放，细胞间隙明显扩张，肿瘤间质可见多个淋巴细胞浸润，有的伸出伪足与肿瘤细胞接触，其相邻细胞严重变性。线粒体溶解呈空泡样变，粗面与滑面内质网扩张，有的可见细胞核固缩。

讨　论

BCG 与膀胱黏膜或肿瘤细胞的直接接触是诱发局部免疫反应，抑制肿瘤生长的重要因素。Timothy 研究证实，BCG 与黏膜或肿瘤细胞的直接接触是通过一种分子量 20 000 的纤维连接蛋白介导实现的。他发现受损的炎性黏膜 BCG 的黏附量为 1.4×10^4/ 单位组织，而且在 48 小时后，仍可见 BCG 与黏膜紧密附着，这说明，BCG 与靶组织的黏附是持久的，而不是过性的 [4, 5]。本实验注意到，BCG 与肿瘤细胞直接作用 24 ~ 48 小时后，肿瘤细胞微绒毛减少，小球密集成片，破裂形成大小不等之小孔。肿瘤细胞表面结构的严重损伤，细胞膜屏障作用破坏，细胞内外水电解质平衡失调，结果导致细胞内代谢障碍，细胞水肿，变性或崩解。细胞表面结构的这种损伤变化可能解释 BCG 的灌注后膀胱黏膜上皮细胞脱落与黏膜层次变薄的损伤机理。

BCG 作为一种活的生物菌，其菌体中的蜡酯 –D、菌体蛋白、游离脂质、脂多糖、精制糖脂质，$MPBA_{60}$ 与 MPB_{70} 均具有一定的抗原性，致敏性与残余毒性。Ratiff 强调，如果 BCG 不具有细胞毒性与抗原性，那么，它就不可能产生局部炎性损伤与免疫网络效应 [1, 6, 7]。这提示 BCG 与肿瘤细胞的直接接触，是肿瘤细胞表面结构损伤的病因学因素，而肿瘤超微结构的损伤则是肿瘤表面结构损伤的结果。我们的研究表明 BCC 对膀胱黏膜结构的影响与肿瘤超微病理的研究可能具有以下意义：（1）BCG 灌注后，黏膜层次的变薄对增生活跃的癌前病变来说，可能抑制或延缓肿瘤的发生。（2）BCG 与肿瘤细胞的直接接触与损伤效应，进一步证实了 BCG 的致敏性与残余毒性。（3）BCG 对肿瘤表面结构的损伤与超微结构的严重变化提示，BCG 的抗肿瘤活性可能是 BCG 介导的非免疫学作用与局部免疫效应的共同结果。

参考文献

[1] Ratliff T L Role of the immune response in BCG for bladder cancer. Eur Urol，1992，21: 17.

[2] Ratliff T L，Palmer J O，Mcgarr J A，et al. Intravesical BCG therapy for murine bladder tumor: Initiationthe response by fibronectin-mediated attachment of BCG. Cancer Research，1987，47: 1762.

[3] Lamm D L，Thor D E，Hrris S C，et al. BCG immunotherapy of superficial bladder cancer. J Urol，1980，124: 38.

[4] Ratliff T L，Kavoussi L R，Catalona W，et al. Role of fibonectin in intravesical BCG therapy for superficialbladder cancer. J Urol，1988，139: 410.

[5] Shapiro A，Lijovetzky C，Pode D，et al. Changes of the mucosal architecture and of urine cytology during BCGtreatment. World J Urol，1988，139: 410.

[6] Bohle A. Prospects for improving the efficacy of BCG. Eur Urol，1992，21（suppl 2）: 22.

[7] Shapiro A，Ratlif T L，Oakley D M. et al. Reduction of bladder tumor growth in mice treated. With intravesical BCG and its correlation with BCG viability and natural killer cell activity. Cancer Research，1983，43: 1611.

《中华泌尿外科杂志》195，16（4）: 208

phIFN-α-2B 穿梭质粒在卡介苗中的表达

刘春雨　韩瑞发　马腾骧　畅继武　韩育植　隋志芳

【摘要】目的　建立一种新型、具有分泌 hIFN-α-2B 功能的卡介苗（BCG），为膀胱癌的治疗提供更合理的方法。**方法**　利用基因工程技术构建出穿梭质粒 phIFN-α-2B，转导至 BCG 内形成重组 hIFN-α-2B-BCG，采用 PCR、测序方法进行鉴定，ELISA 方法对其表达情况进行检测。**结果**　穿检质 phIFN-α-2B 所插入的序列完全正确，可以转导入 BCG 内形成重组 hIFN-α-2B-BCG。细菌外 hIFN-α-2B 浓度可达 997.2 pg/ml。**结论**　利用基因工程技术构建了 phIFN-α-2B 穿梭质粒并转导人 BCG 内，构建出 rBCG-hIFN-α-2B。重组 BCG 可将 hIFN-α-2B 分泌性表达到细菌外，为其应用于膀胱肿瘤的治疗提供了实验依据。

【关键词】　卡介苗；干扰素；基因重组

The Construction of phIFN-α-2B Shuttle Plasmid and Its Expression in BCG

Liu Chunyu，Han Ruifa，Ma Tengxiang，Chang Jiwu，Han Yuzhi，Sui Zhifang

（Tianjin Institute of Urological Surgery，Tianjin 300211 China）

【Abstract】　**Objective** To construct a new secreting recombinant hIFN-α-2B-BCG to provide a new tool for the treatment of bladder tumor. **Methods** BCC was genetically engineered to secrete recombinant human interferon-alpha 2B by transforming of shuttle plasmid phIFN-α-2B. Expression of hIFN-α was readily detectable by ELISA. **Results** The phIFN-α-2B was transformed in BCG correctly，and the value of hIFN-α-2B in supernatant of recombinant BCG culture was calculated to approximately 997.2pg/ml. **Conclusions** This study demonstrates that the recombinant phIFN-α-2B can be expressed in BCG secretively. As the construction of the plasmid and its transformation and expression in BCG were accomplished successfully，a foundation of reformed BCG and new vaccine well be established.

【Key words】 BCG；Interferon；Recombinant

基金项目：国家教育部资助项目（00138），天津市科委资助项目（013180411，003804211）

作者单位：300211 天津市泌尿外科研究所

通信作者：韩瑞发，Email：han-ruifa@hotmail com

我们应用基因工程技术，将人干扰素（hFN）-α-2B 基因克隆到穿梭载体中，构建了一种大肠杆菌 - 分枝杆菌穿梭分泌表达质粒载体 phTFN-α-2B，并将其转导入卡介苗（BCG）内，使之表达并分泌 hIFN-α-2B，为使重组 BCG 应用于膀胱肿瘤治疗提供了实验依据。现报告如下。

材料与方法

一、材　料

大肠杆菌为 DH5α，天津市泌尿外科研究所保存。BCG 购自北京生物制品研究所，丹麦 I 型。载体质粒 pMAO-4 和含有 hIFN-α-2B cDNA 的质粒均由美国艾奥瓦大学 YiLuo 教授提供。

phIFN-α-2B 质粒 PCR 和测序引物上游 5'- ATCTTCACCATACGACGTCC-3'，下游 5'-GTTAAC- TACGTCGACATCG-3'，均由上海生工合成。

rBCG-hIFN-α-2B 扩增、测序用引物：上游：5'-CAAGGGATCCTGTGATCTGCCTCAAA CCCACAG-3'，下游 5'- GCCGGAATTCTTCATTCCTTACTTAAACTT-TCTT-3'，均由上海生工合成。

二、方　法

1. hIFN-α-2B cDNA 片段 PCR 反应：上游引物 5'- CAAGGGATCCTGTGATCTGCCTCAAA CCCACAG-3'，下游引物 5'- GCCGGAATTCTCATTCCTTACTTA- AACTTTCTI-3'。

2. phIFN-α-2B 构建：将 pMAO-4 质粒与 hIFN-α-2 B cDNA 采用 BamHI 和 EcoRI 双酶切后连接形成 phIFN-α-2B 质粒。采用 BamHI 和 EcoRI 双酶切 phIFN-α-2B 质粒，对酶切后产物进行电泳。PCR：上游引物 5'- ATCTTCACCATACGACGTCC-3'，下游引物 5'-GTTAACTACGTCGACATCG-3'。phIFN-α-2B 质粒扩增后电泳，切胶纯化回收。测其含量后制作模板。以 pMAO-4 质粒多克隆位点前的部分序列（5'- ATCTTCACCATACGACGTCC-3'）作为引物进行测序。

3.rBCG-hIFN-α-2B 的转导和鉴定：采用电转法将 hIFN-α-2B 质粒转导入 BCG 内。

PCR 反应：上游引物 5'- ATCTTCACCATACGACGTCC-3'，下游引物 5'GTTAACTACGTCGACATCG-3'，PCR 产物电泳，切胶纯化回收，测其含量后制作测序模板。上游引物（5'- CAAGGGATCCTGTGATCTGCCTCAAACCCA-CAG-3'）作为引物进行测序。

4.rBCG-hIFN-α-2B 表达产物的鉴定：取 1 ml 重组 rBCG-hIFN-α-2B 培养液，ELISA 法测定上清液中 hIFN-α-2B 浓度作为细菌外含量。每号标本取 3 份。每份样品测 2 孔。根据标准曲线计算出样品含量，取平均值作为最终结果。

结　果

重组 phIFN-α-2B 质粒电泳在 5500 bp 处可见一条带，酶切后电泳出现 2 条条带，分别在 500 和 5000bp 处（图 1）。前者为 hIFN-α-2B cDNA，后者为质粒 pMAO-4 酶切后片段。

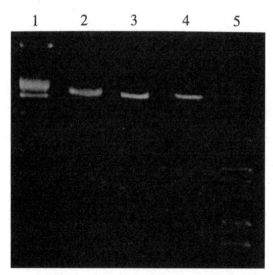

图 1　重组 hIFN-α-2B 质粒酶切前后电泳结果

1:DNA 标样 DL15 000（各条带由下向上依次为 250、1000、2500、5000、7500、10 000、15 000 bp），2: 未作酶切前 phIFN-α-2B 质粒，3、4: 为酶切后质粒，两条带分别为 500、5000p 左右，5:DNA 标样 DL 2000（各条带由下向上依次为 100、250、500、750、1000、2000 bp）

以根据质粒 pMAO-4 多克隆位点两端的部分序列设计的一对引物进行 PCR 反应后电泳，条带出现在 500 bP 左右（图 2）。以该对引物上游引物测序反应证明该质粒含有 hIFN-α-2 B cDNA 序列与 Genebank 上序列完全相同。

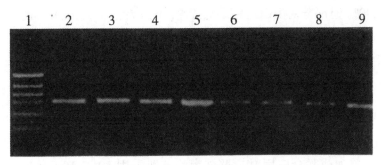

图2 重组质粒 hIFN-α-2B PCR 产物的电泳结果

1:DNA 标样 DL 2000（各条带由下向上依次为 100、250、500、750、1000、2000 bp），2、3、4、5、6、7、8、9: hIFN-α-2B 的 PCR 产物

将单菌落扩增后制作模板，根据 hIFN-α-2B 序列设计的一对引物进行 PCR 反应后电泳，在 500 bp 处可出现一条带（图3），切胶回收测序，显示该条带即为 hIFN-α-2 B cDNA。

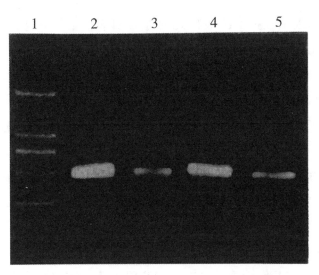

图3 rBCG-hIFN-a-2B PCR 产物电泳结果

1:DNA 标样 DL 2000（各条带由下向上依次为 100、250、500、750、1000、2000 bp），2、3、4、5:rBCG-hIFN-α-2B 的 PCR 产物

每毫升重组 BCG 菌液分泌到上清液中 hIFN-α-2B 的含量平均为 997.2 pg。

讨 论

BCG 膀胱灌注治疗膀胱肿瘤是目前膀胱肿瘤最有效的辅助治疗方法之一。然而，由于 BCG 的毒副作用及耐药病例增加，限制了其广泛应用。目前，BCG 的研究任务主要是降低其副作用，提高疗效和探讨其确切的作用机理[1]。近年来，IFN-α 作为二线药物用于膀胱灌注治疗膀胱肿瘤，虽然其缓解率仅为 40% 但部分对 BCG 无反应患者，IFN 却有一定效果。此外，IFN 局部和全身毒性较小。然而，该方案费用较高且需要反复多次灌注。

为进一步提高膀胱肿瘤免疫治疗的疗效，人们开始采用小剂量 BCG 和 IFN-α 联合灌注。体外细胞系实验表明，IFN-α-2B 对人膀胱癌细胞系具有明显抗生长活性，而 BCG 活性相对较弱，但以临床使用浓度的 BCG 和 IFN-α-2B 联合应用，效果相当于双倍 BCG 浓度的效果[2]。BCG 和 IFN-α 联合应用时，由于降低了 BCG 用量，从而减轻了其毒性，同时，又保持或提高了 BCG 的抗肿瘤活性。临床上单独或联合应用 IFN 膀胱灌注一般采用 50 ～ 100 万 U 稀释到 50 ml 生理盐水中，膀胱内保留 2 h 后排出。虽然该剂量保证了膀胱内 IFN 浓度，但消耗了大量 IFN，可能远远超过了诱导局部抗肿瘤免疫的数量。即使 BCG 通过纤粘蛋白结合到膀胱上皮细胞[3]，而且在上皮内存活数天至数月[4]，也会由于 IFN 在膀胱内储存时间太短而不能诱导出最佳的免疫反应。因此，如果能够合成具有持续表达分泌 hIFN-α 功能的重组 BCG 即可克服上述缺点。为了解决上述问题，我们采用基因工程技术构建一种重组 BCG-hIFN-α-2B 菌苗，以能够发挥二者优势而同时去除一些不利因素。

重组 BCG 是应用基因工程技术，将 BCG 改造成具有携带和表达外源基因的能力。若能将细胞因子基因掺入到 BCG，构建成重组 BCG，作为一种免疫治疗的新工具[5]，就能保证这些细胞因子在适当时间和部位产生，从而最大程度诱导机体的体液免疫和细胞免疫。目前已有研究证实此法的可行性[6]，rBCG 通过高效表达 IL-2、TNF、IFN-γ 等细胞因子加强 BCG 介导的细胞毒活性，促进 T 细胞、NK 细胞对膀胱肿瘤的杀伤作用，效果远远高于单独使用 BCG 的效果。此外，BCG 对黑色素瘤、肾癌、肺癌等都显示出较好的疗效。到目前为止，重组 BCG 已显示出具有较强诱导抗原特异性的 Thl 细胞因子分泌和 MHC-Ⅰ限制性的细胞毒 T 细胞反应[7]。当用这种表达细胞因子的重组 BCG 接种后，由于活的 BCG 在体内持续产生该因子，因此可以长期起到所期望的免疫调节作用。Murray 等[8]用 E.Coli-分枝杆菌穿校载体 pRBD 系列将诸多免疫因子，包括 IL-2、IL-6、IL-4、IFN-γ 和单核细胞-巨噬细胞集落刺激因子（GM-CSF）在 BCG 中进行了分泌表达。免疫动物实验发现重组 BCG-细胞因子菌苗使脾细胞出现抗原特异性增殖和免疫因子释放，相比之下，IL-2，γ-IFN 和 GM-CSF 更为有效。

虽然重组 BCG-hIFN-α 分泌 hIFN-α 的数量远低于临床上大剂量膀胱灌注，但该剂量的持续分泌已足够维持提高 BCG 诱导的免疫反应。文献报道 IFN-γ 平台水平维持需要 rIFN-α 浓度范围很宽，甚至只有 10 IU/ml 即可维持[9]因此，重组 BCG-hIFN-α 分泌 hIFN-α 的数量能达到刺激免疫反应的目的。

总之，重组 BCG 发展前景令人鼓舞，但在作为一个完美的重组菌苗之前，还有些问题亟待解决。如必须调节最佳表达条件；BCG 是一种活的微生物，能在免疫减弱患者中产生严重的，甚至是致死的散布性疾病；而一个主要的挑战就是 BCG 和绝大多数原核生物一样难以完成对所表达产物的空间构象或修饰，能否达到高活性表达。目前结核杆菌基因组全序列测定已经完成，随着分子生物学、免疫学和基因亚克隆和重组的不断发展，BCG 基因操作及其相关技术也会得到长足进展。

参考文献

[1] Meyer J P，Persad R，Gillatt D A. Use of bacille Calmette-guerin in superficial bladder cancer. Postgrad Med J，2002，78:449454.

[2] Can Y H，Zhang Y，Khoo H E，et al. Antitumour immunity of Bacillus Calmette Guerin and interferon alpha in murine bladder cancer. Eurj Cancer，1999，35: 1123–1129.

[3] Bohle A，Gerdes J，Uimer A J，et al. Effects of local hallus Calmette-gurein therapy in patients with bladder carcinoma on immuneocompenent cells of the bladder wall. I Uro1，1990，144: 53–58.

[4] Bowyer L，Hall R R，Reading J，et al. The persistence of bacilli Calmette-guerin in the bladder after intravesical treatment of bladder cancer. Br J Urol，1995，75: 199–202.

[5] Abomoelak B，Huygen K，Kremer L，et al. Humoral and cellar immne resonses in mice immunized with recombinant mycobacterium bovis bacillus calmette guerin producing a pertussistoxin tetanus toxin hybrid protein. Infect Immun，1999，67: 5100.

[6] Kumar M，Behera A K，Matsuse H，et al. A recombinant BCC vaccine generates a Thl-like response and? inhibits Ige synthesis in BALB/c mice. Lmmunology Iggo，1999，97: 515–521.

[7] Murray P J，Aldovini A，Young R A. Manipulation and potentiation of antimycobacterial immunity using recombinant bacille Calmette-guer-in strains that secrete cytokines. Proc Natl Acad Sci USA，1996，93: 934–939.

[8] Luo Y，Chen X，Downs T M，et al. IFN-alpha 2B enhances Thl cytokine responses in bladdor cancer patients receiving Mycobacterium bovis bacillus Calmette-guerin immunotherapy. J Immunol，1999，162:2399–2405.

《中华汝尿外科杂志》2006，27（增刊）：12

TGF-β_1 对膀胱移行细胞癌细胞黏附性的调节

徐　勇　马腾骧　天津医科大学第二医院泌尿外科

张文颖　天津市泌尿外科研究所

【摘要】　为了解 TGF-β_1 对肿瘤黏附性的调节，采用 Northern 杂交分析测定了两个膀胱癌细胞系 TGF-β_1 及 FN mRNA 的表达，并用体外测定方法检测了 TGF-β_1 对两细胞系黏附性质的调节。结果表明：TGF-β_1 仅可使低表达 FN 的 253J 细胞的黏附性增强，而这种增强与 FN 表达的增加成正比；同样浓度的 TGF-β_1 对高表达 FN 的 647V 细胞的黏附性无明显影响。提示肿瘤细胞黏附能力的可变性是其具有转移能力的原因之一。

【关键词】　膀胱肿瘤；癌；转化生长因子 β_1；纤维连接素类

TGF-β_1 Regulation on the Adherence of Transitional Carcinoma Cell Lines

Xu Yong, Zhang Wenying, Ma Tengxiang

（Department of Urology, Second Hospital of

Tianjin Medical University, Tianjin 300211）

【Abstract】 Transforming growth factor β_1 and fibronectin mRNA were detected by northern blot analysis in two TCC cell lines, and the regulation effect of TGF-β_1 on the adhesive ability in vitro of the two lines were also studied. TGF-β_1 only increased the adherence of 253J which is low FN expression by increasing FN RNRNA but with no in– fluence on 647V which is high FN expression. The results suggested that the changeable adhesiveness of tumor cells might be one of the mechanisms of metastasis

【Key words】 Bladder neoplasms; Carcinoma; TGF-β_1; Fibronectins

表浅型膀胱癌的主要治疗方法是经尿道切除，在切除过程中除了会产生大量的肿瘤脱落细胞外，还涉及创伤愈合过程中 TGF-β_1 及纤维粘连蛋白（FN）变化。而这些变化会改变肿瘤细胞的粘附性质，进而会影响肿瘤的复发，侵袭及转移[1-3]。

为了了解 TGF-β_1 对膀胱移行上皮癌细胞黏附行为的影响，我们选择两个不同生物学特性的膀胱癌细胞株 253J 和 647V 进行研究。

材料和方法

一、主要材料

TGF-β_1，Matrige 1（人工基质胶），TGF-β_1 及 GAPDH cDNA 探针（ATCC）。

二、细胞培养

253J 是具有转移能力的膀胱移行上皮癌细胞，647V 是分化较好的膀胱癌细胞。两个细胞系在含 10%FBS 的 RPMI–1640 培养基，于 37℃、5%CO_2 条件下培养传代。

三、Northern 杂交分析

细胞在含 10% 胎牛血清的 RPMI–1640 培养液中生长至 90% 融合后，用一步法提取总 RNA。每孔加样 20 μg RNA，变性电泳后转移至尼龙膜上。TGF-β_1，FN 及内对照 GAPDH cDNA 探针长度分别为 2.4，0.9，2.0 kb。取 100 μgDNA 探针和 1850kBq（a32p）dCTP 用随机引物标记，含样品的尼龙膜经预杂交后，在放射性为 $10^6 \sim 10^7$ cpm/ml 杂交液中 16 ~ 24 小时，–70℃ 放射自显影 12 ~ 72 小时。

四、细胞黏附试验

肿瘤细胞以 10^6/ml 传代至 6 孔培养板，待细胞生长至 90% 融合后，用无血清 DMEM 培养基孵育 24 小时。0.25% 胰酶 /0.02%EDTA 消化计数，调整成 2×10^5/ml 细胞悬液，以每孔 200 μl 加到 96 孔板中。

96 孔板分为两组：一组用人工基质胶 Matrigel 铺底，每孔加入 100 μl1 ：20 的 Matrigel，室温放置 24 小时使其凝固成胶状，2%BSA 覆盖 24 小时以阻断蛋白结合位点；另一组则为塑料底面。分别于 10、20、40、80 分钟用 MTT 法检测细胞黏附率。

五、MTT 法细胞计数

于不同时间吸出上清液，用 PBS 洗涤两次以去除未黏附的细胞。每孔中加入 25 μlMTT（1 mg/ml），37℃温育 4.0 小时。再加入 DMSO 100 μl/ 孔，置 37℃两小时，用 ELISA 分析仪测定各孔之吸光度（A）值，波长为 492nm。最后的 MTT（A）为三个样品的平均值。

结　果

一、TGF-β_1 与 FN 的表达及调节

两个细胞系均有不同程度的 TGF-β_1 mRNA 的表达，647V 细胞 TGF-β_1 高于 253J 约 40%。FN 的表达在两系之间有非常明显的差别，647V 细胞的 FN mRNA 是 253J 细胞的 12 倍（图 1）。外源性 TGF-β_1，可增加 253J 的 FN mRNA 的表达，而同样浓度的 TGF-β_1 对 647V 无明显影响[2]。

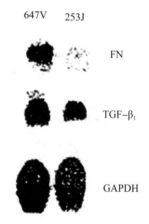

图 1　TGF-β_1 与 FN mRNA 的 Northem 杂交分析

二、TGF-β_1 对两细胞系黏附的不同调节

体外细胞黏附除了与培养液成分有关外，主要还与细胞附着的底面有关。因此我们采用了两种黏附测定系统：（1）96 孔培养板固有的塑料培养室底面；（2）加入人工基质胶所形成的基质膜底面。

在第一种黏附测定系统中，253J 细胞的黏附性（A 值）在各时间点均低于 647V 细胞（$P < 0.01$，图 2）；当加入不同浓度的 TGF-β_1 后，253J 的黏附细胞数明显增加，与 FN mRNA 的表达成正比。从时间曲线上看以 10 及 20 分钟时增加较明显（图 3）；剂量曲线于 5 ng/ml TGF-β_1 时达最大黏附（图 4）。而 647V 细胞的粘附性在外源性 TGF-β_1 的作用下无明显变化。

在第二黏附测定系统中，细胞生长于人工基质膜上。253J 细胞的黏附较其在第一测定系统

中有较明显增加，尤其是在 10 及 20 分钟增加明显，与 647V 的 A 值几乎相等（$P > 0.05$，图 5）；而 647V 的黏附性与第一测定系统比较无明显差别。

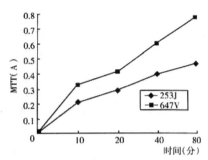

图 2　在塑料培养板生长时两细胞系黏附性的比较

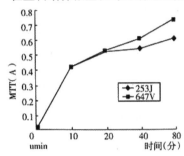

图 3　在 Matringel 上生长时两细胞黏附性的比较

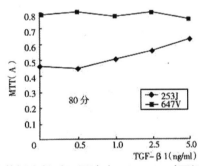

图 4　在塑料培养板生长时不同浓度 TGF-β_1 对两细胞系黏附性的调节

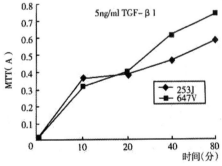

图 5　在塑料培养板生长时 5 ng/ml TGF-β_1 在不同时间对两系黏附性的影响

讨　论

在肿瘤细胞的转移过程中，细胞所经历的黏附、脱落、再黏附等一系列步骤中，都离不开肿瘤细胞与细胞外基质的相互作用[4]。因此，细胞外基质在调节细胞黏附迁移及细胞的增殖分化过程中起着重要的作用。纤维粘连蛋白 FN 是细胞外基质的主要成分之一，它可通过细胞表面的受体介导细胞与细胞，细胞与基质的黏附过程[5]。肿瘤细胞与肿瘤间质细胞和基质黏附性质的改变是影响转移过程的重要因素。大量研究资料表明，肿瘤细胞之间同质黏附下降是转移性肿瘤的特征之一。高分级，高分期的膀胱癌及膀胱原位癌尿脱落细胞的高阳性率是很有说服力的临床证据。近年来的研究发现，这种黏附性质的下降与肿瘤分泌的黏附分子的减少有关。Schalken 等[6]发现具有转移能力的前列腺癌的 FN 水平明显低于非转移性的前列腺癌。其他一些资料也表明越具有转移能力的肿瘤，FN 表达下降越明显。我们用 Northern 杂交分析检测了实验中两个不同恶性表型的膀胱癌细胞系，结果发现具有转移能力的 253J 细胞的 FN 水平明显低于分化较好的 647V 细胞，这与其他学者的结论一致。

$TGF-\beta_1$ 是一组具有多种功能的多肽类物质。大量实验结果表明，$TGF-\beta_1$ 在体内可与其他生长因子相互作用促进血管生成，从而有利于肿瘤的浸润和转移，并可抑制免疫系统对肿瘤的杀伤作用而促进肿瘤的生长[7,9]。此外，$TGF-\beta_1$ 调节细胞黏附分子从而改变肿瘤细胞黏附性质的功能[9]，对影响肿瘤细胞的转移过程亦有着不容忽视的作用。$TGF-\beta_1$ 在正常与恶性转化的上皮细胞均有不同程度的表达。体外培养细胞 $TGF-\beta_1$ 的含量高低还取决于培养条件及生长密度。FN 是受 $TGF-\beta_1$ 调节而增加表达的基质蛋白之一，在以往的试验中我们发现，外源性 $TGF-\beta_1$ 可明显增加具有转移能力的 253J 细胞 FN 的表达，而对 647V 则无明显影响。本试验中两细胞系 $TGF-\beta_1$ mRNA 含量相差约 40%，这种差别不能解释它们对外源性 $TGF-\beta_1$ 反应的巨大差异，可能的原因是 $TGF-\beta_1$ 受体的不同表达起更重要的作用。为了解 $TGF-\beta_1$ 对这两个细胞系 FN 的不同调节作用是否也反映到对它们黏附性质的影响，我们选择了两种不同测定系统检测 $TGF-\beta_1$ 对肿瘤细胞黏附性的调节。结果发现，两细胞系之间 FN 的表达及它们对外源性 $TGF-\beta_1$ 的反应存在着巨大的差异，而这种差异可能是它们具有不同黏附性的原因之一。高表达 FN 的 647V 细胞对 $TGF-\beta_1$ 的黏附调节无明显反应；而 253J 细胞的黏附性则由于 $TGF-\beta_1$ 增加了 FN 的表达发生而变化。这一变化具有重要的生物学意义，它将影响肿瘤细胞的生物学行为。一些研究结果表明，在施行经尿道膀胱肿瘤电切时，可有大量存活的癌细胞释放到膀胱内液体中，这些癌细胞黏附到损伤的尿路上皮是导致肿瘤复发的原因之一[3,10]。术后大量的包括 $TGF-\beta_1$ 在内的活性因子在膀胱修复过程中同时释放到膀胱腔内，有可能通过调节 FN 等基因的表达而改变肿瘤的黏附性进而导致涉及肿瘤的复发，侵袭和转移。因此，了解 $TGF-\beta_1$ 对肿瘤细胞黏附性的影响具有重要意义。实验中发现 $TGF-\beta_1$ 对 253J 黏附到 Matrigel 的增加不如塑料底显著，可能是由于 $TGF-\beta_1$ 通过调节 FN 来增加肿瘤细胞黏附作用是有限的，这一现象与高表达 FN 的 647V 细胞对 $TGF-\beta_1$ 的作用不敏感相一致。Matrigel 中的基质成分对 $TGF-\beta_1$ 的表达亦可能有负反馈调节作用。

我们认为，具有转移能力的肿瘤细胞在 TCF-β_1 作用下黏附能力的可变性对理解肿瘤的生物学行为及指导临床工作有重要的价值。最近一些研究分别报道了膀胱癌标本 TGF-β_1 及 FN 的表达，进一步综合分析这些肿瘤的黏附性质与生物学行为的关系将有更重要的意义。

参考文献

[1] Liotta F A. Kohn E. Cancer invasion and rnetastasis. JAMA，1990，263: 1123.

[2] 徐勇，See W A. 马腾骧转化生长因子 –β_1 对两个移行细胞癌系的不同调节作用. 中华泌尿外科杂志，1995，16:534.

[3] See WA，Pohlf D P，Crist S A. In vitro particulate adherence to fibronectin: corelation with in vivo particulate adherence to sites of bladder injury. J Urol，1992. 147: 1416.

[4] Jiang W G. In-vitro rnodels of cancer invasion and metastasis recent developments. Euro J Surg Oncol，1994，20:493.

[5] Coplen D E，Brown E J，Mcgarr J，et al. Characterizition on fibronectin attachment by a human transitionalcell carcinoma line，T24. J Urol，1991，145: 1312.

[6] Schalken J A，Ebeling S B，Isaacs J T，et al. Down modulation of fibronectin MRNA in metastasizing ratprostatic cancer cells revealed by differential hybridization analysis. Cancer Res，1988，48: 2042.

[7] Williams R S，Rossi A M，Chegini N，et al. Effect of transforming growth factor B postoperative adhesionformation and intact peritoneum. J Surg Res，1992，52: 65.

[8] Geiser A G，Burmester J K，Webbink R，et al. Inhibition of growth by transforming growth factor-β following fusion of two nonresponsive human carcinoma cell lines. J Bid chem，1992，267：2588.

[9] Norgaard P，Hougaard S，Pouisen H S，et al. Transforming growth factor β and cancer. Cancer Treat Rev，1995，21:367.

[10] Pode D，Alon Y，Horowitz A T，et al. The mechanism of human bladder tumor implantation in vitro mdel. J Urol，1986，136:482.

《中华泌尿外科杂志》1997，18（11）：647

TGF-β_1 对 BCG 抗膀胱癌作用的研究

徐　勇　张文颖　马腾骧　天津医科大学第二医院泌尿外科

卢吉祥　黑龙江省佳木斯市中心医院泌尿外科

【摘要】　为了解转化生长因子 β_1（TGF-β_1）在膀胱癌中的作用机制，采用体外黏附及生长抑制试验观察 TGF-β_1 通过增加纤维粘连蛋白（FN）的表达介导 BCG 与肿瘤细胞的黏附及抗肿瘤作用。结果表明：TGF-β_1 仅可增加 BCG 对低表达 FN 的 253J 细胞的黏附及细胞毒性作用，而对高表达 FN 的 647V 细胞无明显影响，这一结果与其调节 FN 表达相一致。结果提示：TGF-β_1 可能通过增加 FN 的表达对 BCG 的抗肿瘤作用产生潜在的影响。

【关键词】　膀胱肿瘤；癌；转化生长因子 β_1

Transforming Growth Factor-β_1 and BCG Antitumor Mechanism

Xu Yong, Lu Jixiang, Zhang Wenying, et al.

（Department of Urology, Second Hospital of

Tianjin Medical University, Tianjin 300211）

【Abstract】　As the binding of BCG to fibronectin（FN）is a necessary step in the development of an antitumor response after the intravesical instillation of BCG for bladder cancer, FN expression of tumor cells, TGF-β_1, might be involved in BCG attachment to tumor cells and its antitumor activity In the present study, we used two transitional carcinoma cell lines with different FN expression and compared BCG[3H] –thymidene labelled BCG adherence and its cytotoxity to the two lines in vitro prior to and after TGF-β_1 induction of FN expression. We also observed the changes of tumor cells by electron microscopy. TGF-β_1 induction demonstrated dose-dependent effect on BCG adherence and cytotoxity to 253J cells only. The maximal effect was observed at 5ng/ml TGF-β_1 which isin agreement with FN expression induced by TGF-β_1 in prior studies. These findings suggested that TGF-$\beta_1$may potentiate

BCG antitumor efficacy by promoting FN expression.

　　【Key words】　Bladder neoplasms；Carcinoma；TGF-β_1

　　近年来的研究发现，转化生长因子 β（TGF-β）可调节纤维粘连蛋白（FN），使其表达增加 [1]，FN 的增加不仅可以改变肿瘤细胞的黏附性质，影响肿瘤的生物学行为，还有可能对 BCG 膀胱腔内灌注的抗肿瘤疗效产生潜在的影响。为了了解这种机制，我们进行了研究。

材料和方法

一、主要材料与仪器

　　（1）两个膀胱移行细胞癌系由美国 IOWA 大学赠送 [2]。253J 为分化较差并具有转移能力的细胞系。647V 为分化较好的细胞系。（2）TGF-β_1 为美国 Sigma 公司产品。（3）BCG 为北京生物制品所产品，75 mg/ 支，活菌数 33×10^5/mg。（4）[3H]– Thymidine，放射性强度 18 500kBq。（5）LKB–1211 型双道液闪仪；JSM–25S 扫描电镜。

二、细胞培养及 TGF-β_1 调节试验

　　两个细胞系均在含 10%FCS 的 RPMI–1640 培养液，37℃，5%CO_2 培养传代。在 24 孔培养板中加入 1×10^6 的肿瘤细胞使之生长至 90% 融合，将培养液置换为 DMEM 无血清培养液继续培养 12 小时，然后加入 5ng/ml 的 TGF-β_1 继续培养，12 小时后进行黏附及杀伤试验。未加入 TGF-β_1 组作为平行对照。

三、BCG 的放射性标记

　　1 ml BCG 加 入 20 ml BCG 培养基中，在 37 ℃，5%CO_2 中生 长 24 小时，再 加 入 3700kBq[3H]– Thymidine，继续培养 72 小时。将标记后的 BCG 用 PBS 洗涤两次，2500r/min 离心 10 分钟。稀释后 540 nm 波长下测定吸光度（A）值，根据标准曲线计算 BCG 的 cfu 数，并绘制放射性强度与 BCG 菌数曲线。

四、BCG 对肿瘤细胞的黏附及细胞毒试验

　　1. 黏附试验组：5×10cfu 的 [3H]–BCG 与生长于 24 孔培养板的肿瘤细胞在37℃，5%CO_2 下共同培养 2 小时后，PBS 洗涤三次，加入 SDS/Triton X–100 作用后液闪测定放射性强度，并根

据标准曲线计算黏附的 BCG 菌数。每一结果为四次测定的平均值。另一组生长于玻片上的培养细胞用于扫描电镜观察。

2. 杀伤试验：在 24 孔培养板中，每孔加入肿瘤细胞 1×10^6 待其生长至 90% 融合时，将 BCG 按 5×10^6cfu/ml 培养液的浓度加入并与之混合培养 12、24，48 小时。同时设置不加 BCG 组作平行对照。培养终止时计算肿瘤细胞生长抑制率及扫描电镜观察。

结　果

一、TGF-β_1 对 BCG 与肿瘤细胞黏附的调节

[3H]– Thymidine 标记的 BCG 与肿瘤细胞混合培养 2 小时后，在未经 TGF-β_1 作用的情况下，BCG 与 647V 细胞的黏附数量明显高于 253J 细胞。加入 5 ng/ ml TGF-β_1 组，可增加 BCG 与 253J 细胞的黏附，而对 647V 细胞与 BCG 的黏附无改变（图 1）。

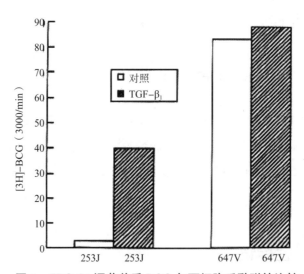

图 1　TBG-β1 调节前后 BCG 与两细胞系黏附的比较

扫描电镜下可见 647V 细胞表面大量的单个及成团状的 BCG 菌聚集，加入与未加入 TGF-β_1 组无差别。而 253J 细胞在未加入 TGF-β_1 组，仅有少量的 BCG 菌与细胞附着，且多与细胞周边部分接触。5ng/ ml TGF-β_1 作用 12 小时可使黏附的菌数明显增加（图 2）。

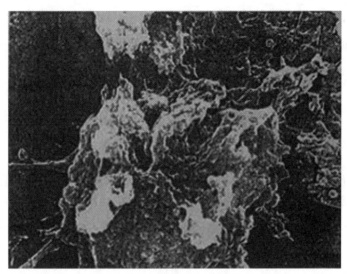

图 2　扫描电镜观察 BCG 与 253J 细胞的黏附及细胞毒作用，TGF-β₁（＋）

二、TGF-β₁ 调节后 BCG 对肿瘤细胞生长的影响

5×10^6cfu/ml 的 BCG 与各组肿瘤细胞分别作用 12、24、48 小时。在未加入 TGF-β₁ 组，BCG 对 647V 细胞的生长抑制作用强于对 253J 的生长抑制作用，以 48 小时差异最为显著，经 5 ng/ml TGF-β₁ 作用组，BCG 对 647V 细胞的生长抑制率无明显变化（图 3）；而对 253J 细胞的生长抑制作用同对照组相比确有明显增加，于 48 小时为最大抑制（图 4）。

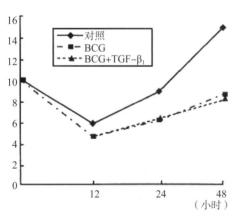

图 3　TGF-β₁ 调节前后 BCG 对
647V 细胞的生长抑制作用

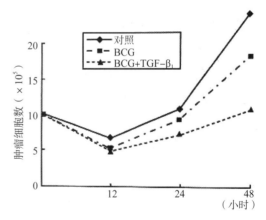

图 4　TGF-β₁ 调节前后 BCG 对 253J
细胞的生长抑制作用

　　扫描电镜观察发现，BCG 与两个肿瘤细胞系作用 12 小时，除了存在 BCG 黏附数量的差别外，其细胞表面结构的改变亦存在较大差异。647V 细胞在有或无 TGF-β₁ 的情况下，均可见细胞表面结构破坏，见不到正常的微绒毛，代之以肿胀的小球，细胞表面仅残存少量丝状伪足。253J

细胞在无 TGF-β_1 的作用下其表面结构的破坏程度要小于 647V，仅见一些微绒毛的融合与黏连。而 TGF-β_1 除了可增加其表面的 BCG 黏附外，损伤程度亦有明显增加，细胞表面显现光秃肿胀，并有小孔出现，正常微绒毛消失（图 2）。

讨　论

BCG 在治疗膀胱原位癌（Cis）及预防表浅膀胱肿瘤复发的作用已得到公认。但其抗肿瘤作用机制仍不甚清楚。除了膀胱内灌注所产生的局部及全身的免疫学作用外，近年来 BCG 与膀胱壁及肿瘤细胞的结合进而所产生的抗肿瘤作用引起了人们重视。Ratliff 等[3] 研究发现，BCG 与 FN 的结合是 BCG 产生抗肿瘤作用的起始步骤。体外试验及动物实验发现，FN 与 BCG 的结合是特异性的，阻断 BCG 与 FN 的结合可消除 BCG 的抗肿瘤作用[4]。另一些研究发现，BCG 治疗有效与否还有赖于是否有充分的 FN 表达于膀胱壁，从而允许 BCG 与其结合。膀胱内灌注 BCG 后，完整的黏膜黏附 BCG 的密度明显低于黏膜损伤者，这是因为膀胱黏膜破坏可使局部的 FN 裸露，便于 BCG 与之结合[5]。临床实践中也发现，经尿道切除膀胱肿瘤 10 天内开始 BCG 膀胱腔内灌注会取得更好的疗效。此外，还有报道在开始 BCG 治疗之前，向膀胱内灌注化学药物造成化学性膀胱炎，损伤的膀胱黏膜在随后的 BCG 治疗中会结合更多的 BCG，从而增加其抗肿瘤效果[6]。

研究表明，肿瘤细胞或组织中 FN 的表达与肿瘤的恶性程度有关，恶性程度越高或具有转移能力的肿瘤细胞，其 FN 的表达水平越低[8]。这是因为在肿瘤的发生发展过程中，可出现 FN 的生物合成减少，降解增加及细胞表面 FN 受体减少，这也可能是高分期高分级膀胱肿瘤 BCG 疗效欠佳的原因之一。我们在研究中曾发现两个膀胱移行上皮细胞癌细胞系的 FN 表达具有明显的差别，分化差并具有转移能力的 253J 细胞的 FN 水平极低，而分化较好的 647V 细胞的 FN 水平极高。本研究结果发现，BCG 与 647V 细胞具有较好的黏附并表现出较强的体外杀伤作用；而 BCG 对 253J 细胞仅有较少的黏附，且对 253J 细胞的毒性作用亦较弱。结果表明，BC-FN- 肿瘤细胞之间的相互关系在 BCG 治疗膀胱肿瘤中具有重要的作用。BCG 菌体表面具有 FN 受体，高表达 FN 的肿瘤细胞可更多的结合 BCG。而更多的 BCG 结合于肿瘤细胞则可表现出更强的抗肿瘤作用。研究发现，FN 除了可将 BCG 固定在膀胱壁上，对上皮性肿瘤摄入 BCG 起着调理素的作用[9]。FN 不仅使摄入 BCG 的细胞比例增加，而且使每个细胞摄入 BCG 菌的数目增多。

TGF-β 对细胞外基质蛋白的合成具有重要的调节作用，其增加 FN 基因表达的作用已为许多试验证实[1]。TGF-β_1 可增加 253J 细胞的 FN mRNA 及蛋白的合成，而对高表达 FN 的 647V 细胞没有进一步的调节作用[8]。本研究发现 TGF-β_1 仅可增加 BCG 对 253J 细胞的黏附及毒性作用，而对 647V 细胞无明显影响，这一结果与 TGF-β_1 对两个细胞系的 FN 表达调节的差别相一致。由此进一步证实了 FN 可介导 BCG 与肿瘤细胞的黏附及抗肿瘤作用机制。其他一些研究也发现 BCG 影响肿瘤细胞黏附与浸润的作用也是通过 FN 所介导的[7]。膀胱肿瘤切除术形成的创伤及其修复过程中会有大量的 TGF-β 生成和聚集，TURB 术后尿液提取物可增加具有转移能力的移行上皮癌细胞 FN 的表达[10]。这些 TGF-β 的存在及其增加细胞 FN 表达的作用可能对于 BCG 腔内免疫治疗具有潜在的影响，也为 TURBt 术后尽早开始膀胱腔内 BCG 灌注治疗提供了试验依据。

肿瘤的基因治疗是最具有前景的方法之一，FN 是否可作为 BCG 治疗膀胱肿瘤的相关基因的表达目前正在研究之中。如果能采用一些方法增加肿瘤细胞 FN 的表达，增加并稳固 BCG 与肿瘤细胞的直接作用，不但可提高 BCG 疗效，还可减少其用量及副作用。这一课题的深入研究将对膀胱癌的治疗产生重要的影响。

参考文献

[1] Geiser A G，Burmester JK，Webbink R，et al. Inhibition of growth by transforming growth factor-β following fusion of two nonresponsive human carcinoma cell lines. J Biol Chem，1992，267: 2588.

[2] Elliot A Y，Bronson D L，Stein N. Invitro cultivation of epithelial cells derived from tumors of the human urinary tract. Cancer Res，1976，36: 365.

[3] Ratliff T L，Kavoussi L R，Catalona W J，Role of fibronectin in intravesical BCG therapy for superficial bladder cancer. J Urol，1988，139: 410.

[4] Kavoussi L R，Brown E J，Ritchey J K，et al. Fibronectin-mediated bacillus Calmette-guerin attachment tomurine bladder mucosa. Clin Invest，1990，85: 62.

[5] Badalament R A，Franklin G L，Page C M，et al. Enhancement of bacillus Calmette-guerin attachment to theurothelium by removal of the rabbit bladder mucin layer. J Urol，1992，147: 482.

[6] Meijden A P，Hall R R，Macaluso M P，et al. Marker tumor response to the sequential combination of intrav-esical therapy with mitomycin-c and BCGRIVM in multiple superficial bladder tumors. Eur Urology，1996，29: 199.

[7] Garden R J，Liu C S，Redwood S M，et al. Bacillus Calmette-guerin abrogates in vitro invasion and motilityhuman bladder tumor cells via fibronectin interaction. J Urol，1992，148: 900.

[8] 徐勇，See W A，马腾骧 . 转化生长因子 $β_1$ 对两个移行细胞癌系的不同调节作用 . 中华泌尿外科杂志，1995，16:534.

[9] Kuroda K，Brown E J，Telle W A，et al. Characterization of the internalization of bacillus Calmette-guerin bhuman bladder tumor cells. J Clin Invest，1993，91: 69.

[10] Ladehoff D，Xu Y，See W A. Induction of fibronectin expression in transitional carcinoma cell lines by post ATU RBT urine: Time course and TGF-B1 dependence. J Urol，1996，155（suppl）: 321A.

《中华泌尿外科杂志》1997，18（10）: 579

纤维粘连蛋白的导入对 BCG 与膀胱癌细胞黏附的影响

张文颖　高　雅　天津市泌尿外科研究所

徐　勇　马腾骧　天津医科大学第二医院泌尿外科

【摘要】　为探讨纤维粘连蛋白（Fibronectin，FN）介导 BCG 抗膀胱肿瘤的机制，利用转基因技术将 FNcDNA 导入低表达 FN 的膀胱癌细胞系 253J，观察转染前后 [^{3}H]– Thymidine 标记的 BCG 与肿瘤细胞黏附的变化。结果显示：转染后的肿瘤细胞 FN 表达水平明显增高；同转染前的肿瘤细胞相比可结合更多的 BCG（$P < 0.001$）。提示 FN 的表达在 BCG 与膀胱肿瘤的黏附中起着重要的作用。

【关键词】　膀胱肿瘤；癌；纤维粘连蛋白；黏附

Influence of Fibronectin Gene Transfection on BCG Adherence to Bladder Cancer Cells

Zhang Wenying, Xu Yong, Ma Tengxiang, et al.

（Department of Urology Second Hospital of

Tianjin Medical University，Tianjin 300211）

【Abstract】 The changes of adhesiveness of BCG to a transitional carcinoma cell line 253J with low FN expression were investigated before and after FN CDNA transfection by lipofectinmin. The result showed that FN level was increased in the cells with more BCG adhered to. It suggested that FN expression plays a very important role in mediating BCG adherence to tumor cells

【Key words】 Bladder neoplasms；Carcinoma；Fibronectin；Adherence

近年来研究发现，纤维粘连蛋白（Fibronectin，FN）介导的 BCG 与膀胱壁及肿瘤细胞的黏附，是 BCG 产生抗膀胱癌作用的起始步骤[1]。但多数肿瘤细胞尤其是分化较差的肿瘤细胞，常因 FN 合成减少及降解增加而使 FN 低表达或缺失。这一现象不但与肿瘤细胞的生物学行为有关，亦可能是 BCG 对某些膀胱癌疗效欠佳的原因之一。我们利用转基因方法将 FN cDNA 导入低表达 FN 的膀胱癌细胞，以探讨是否可增加 BCG 与肿瘤细胞的黏附。

材料与方法

一、主要材料

低分化膀胱移行上皮癌细胞系 253J 由美国 IOWA 大学 Dr. WA See J 赠送。含有人 FN cDNA（7.6kb）片断的 pFH100 质粒由阿根廷 Alberto RK 教授赠送。逆转录病毒载体 PLJ 由美国 Guan JL 赠送。FN cDNA（1.1kb）及 GAPDH cDNA（1.2kb）探针购自 ATCC 公司。BCG 为北京生物制品所产品。

二、FN 逆转录病毒表达载体的构建及膀胱癌细胞转染

将 sphI 和 claI 双酶切从质粒 pFH 中分离出 FN cDNA 片断，经修饰后提纯然后插入逆转录病毒载体 PLJ，构建成正向连接的重组载体 PLJ-FN。采用 Lipofectinmin 方法将 PLJ-FN 重组载体和 PLJ 空载体分别导人包装细胞 PA317。经 G418 筛选出抗性克隆，然后继续用筛选培养基传代培养数代。用 NIH3T3 细胞确定病毒滴度。根据病毒滴度的测定，选出高滴度的病毒液感染 253J 细胞。在六孔培养板上生长至 60% 融合的 253J 细胞，经无血清 DMEM 培养液洗涤两次，每孔加入含有 Polybrene 8μg/ml 的病毒液 1 ml，37℃，5%CO_2 吸附 2.5 小时，每孔补充 3 ml 完全培养基，继续培养 48 小时，按 1：4 传代，同时加入 G418 400 μg/ml。两周后生长出抗性克隆，继续培养传代，分别命名为 253-FN 与 253-PLJ。

三、Northern 杂交分析[2]

四、ELISA 检测（双抗夹心间接法）

将待测细胞分别接种于 60mm 平皿中，90% 生长融合，加入 0.5 ml 细胞裂解液，冰浴 20 分钟，将细胞刮下并与裂解液一同放入预冷的 Eppendof 管中，1000 r/min，4℃，离心 10 分钟，收集上清液。每孔用鼠抗人 FN 单抗（1：1000）包被微量反应板 100 μl。4℃过液，弃去包被液，每孔 1%BSA200 μl 封闭非特异性结合位点。每孔加待测标本 100 μl，设置空白对照，37℃，2 小时后，

PBS 洗涤三次，加 100 μl 兔抗人 FN 多抗（1 : 1000）37℃，2 小时。再加入 100 μl 羊抗兔 IgG-HRP（1 : 800）37℃，2 小时。最后加入底物显色 10 分钟，终止反应，酶标仪 450 nm 测吸光度（A）值。

五、BCG 与肿瘤细胞的黏附性试验

1mlBCG（75 mg/ml）加入 20 ml BCG 培养基中，在 37℃，5%CO$_2$ 中生长 24 小时，再加入 3700 kBQ[³H]-Thymidine，继续培养 72 小时。将标记后的 BCG 用 PBS 洗涤两次，2500r/min 离心 20 分钟。稀释成一定浓度，540 nm 波长测定吸光度，根据标准曲线计算 BCG 的 CFU 数。同时取一定量的标记后菌液（[³H]-BCG）测定放射性强度，并绘制放射性强度与 BCG 菌数曲线。5×10^6CFU 的 [³H]-BCG 与生长于 24 孔板的肿瘤细胞在 37℃，5%CO$_2$ 下共同培养 2 小时，PBS 洗涤 3 次，加入 SDS/ Triton X-100 作用后液闪测定放射性强度，并根据标准曲线计算黏附于肿瘤细胞的 [³H]-BCG 菌数。每一结果为四次测定的平均值。

结　果

一、253J 细胞的转染与 G418 筛选

用高滴度病毒液感染 253J 细胞，经 400 μg/ml G418（经 253J 对 G418 敏感剂量测定，400 μg/ml 为该细胞最佳 G418 筛选浓度）筛选两周，出现抗性克隆。继续传代培养获得 FN 高表达细胞 253-FN。用空载体制得病毒液感染 253J 细胞获得 253-PLJ。

二、253-FN 细胞 FN 的表达

提取 253J、253J-FN、253J-PLJ 的总 RNA 后电泳，转膜后分别与 FN cDNA 探针和作为内对照的 GAPDH cDNA 探针杂交，放射自显影。经吸光度扫描，将各杂交带分别与相应的 GAPDH 带的面积积分值较正。结果显示，253J 和 253J-PLJ 细胞在 7.6kb 处仅有微弱的内源杂交带，253J-FN 细胞在 9.6kb 处有一较强的杂交带，证明重组质粒构建正确，外源 DNA 已成功地导入 253J 细胞并在 RNA 水平有效地表达（图 1）

对细胞上清液及裂解液进行 FN 蛋白测定的结果表明，上清液中 FN 极少（资料未显示），主要存在于裂解液中。253-FN 细胞的 FN 表达明显升高，与 253J 细胞比较差异有显著性（$P < 0.001$）。略低于 647V 细胞（$P > 0.05$），253J-PLJ 与 253J 细胞的 FN 表达水平基本相等（图 2）。

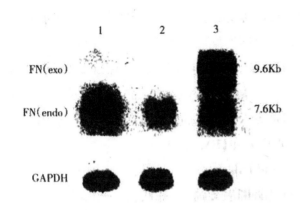
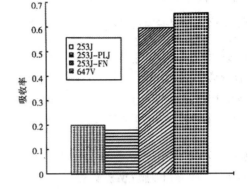

图1　FN cDNA 导入前后 253J 细胞 FNmRNA 的 Northern 杂交分析 1.253J、2.253-PLJ、3.253-FN

图2　各细胞系 FN 蛋白水平的表达（ELISA）

三、FN 转染前后 BCG 与肿瘤细胞黏附的变化

从 BCG 与 253J，253-FN 及 647V（高表达 FN 的膀胱癌细胞系）三组细胞黏附情况看，黏附于 253-FN 细胞的 BCG 明显多于 253J 细胞，差异有显著性（$P < 0.001$）；BCG 与 647V 细胞的黏附多于 253-FN，差异有显著性（$P < 0.05$）。显示 BCG 与肿瘤细胞的黏附与 FN 的表达成正比，可溶性 FN 与抗 FN 抗体均可减弱 BCG 与肿瘤细胞的黏附（表1）。

表1　BCG 与 253J、253J-FN、647V 细胞系黏附的影响因素 $\bar{x} \pm s$

	BCG	t	+FN	+FN-Ab
253J	6.37 ± 0.43		0.42 ± 0.02	0.27 ± 0.03
253-FN	11.37 ± 0.60	15.61**	0.89 ± 0.05	1.43 ± 0.74
647V	13.87 ± 0.49	2.31*	1.03 ± 0.414	0.97 ± 0.12

注：+FN 为可溶性 FN 预处理 BCG+FN-Ab:FN-Ab 预处理细胞，*$P < 0.05$，**$P < 0.001$。

讨　论

FN 是细胞外基质（ECM）的主要成分之一，介导细胞与细胞之间的黏附。FN 表达的变化除了与肿瘤的生物学行为有关外，有研究发现，BCG 与 FN 的结合是 BCG 产生抗肿瘤作用的起始步骤[1]。近年来的研究表明，肿瘤细胞或组织中 FN 的表达与肿瘤的恶性程度有关，恶性程度越高或具有转移能力的肿细胞，其 FN 的表达水平越低[3, 4]。这是因为在肿瘤的发生发展过程中，可出现 FN 的生物合成减少，降解增加及细胞表面 FN 受体减少。而 FN 表达降低可能是 BCG 对于高分级肿瘤疗效欠佳的原因之一。一些研究证实，BCG 膀胱腔内灌注的疗效依赖于是否有充分的 FN 表达于膀胱壁，从而允许 BCG 与膀胱壁结合。试验中发现，膀胱内灌注 BCG 后，完整的黏膜黏附 BCG 的密度明显低于黏膜损伤者，这是因为膀胱黏膜破坏可使局部的 FN 裸露，便于 BCG 与之结合 [5]。临床也有报道在 BCG 治疗之前，向膀胱内灌注化学药物造成化学性膀胱炎，损伤的膀胱黏膜在随后的 BCG 治疗中会结合更多的 BCG，从而增加其抗肿瘤效果 [6]。一些体外试验及动物试验表明，FN 与 BCG 的结合是特异性的，阻断 BCC 与 FN 的结合可消除 BCG 的抗肿瘤作用 [7]。

目前 BCG 的抗肿瘤机制仍没有彻底弄清，一般认为是通过局部及全身的免疫作用。除此之外，BCG 对肿瘤细胞的直接毒性作用也在一些实验中得到证实。在我们以往的试验中发现，分化较好的膀胱癌细胞可在体外结合更多的 BCG；而分化较差、FN 表达水平也低的膀胱癌细胞结合 BCG 的数量较少，因而对 BCG 的直接毒性作用反应较差。因此，BCG-FN- 肿瘤细胞之间的相互联系在 BCG 治疗膀胱肿瘤中具有重要作用。如能通过一些手段增加肿瘤细胞或膀胱壁的 FN 表达，将有可能选择性地结合更多的 BCG 以增加其治疗作用。还可能减少 BCG 的用量或减少 BCG 灌注次数，从而降低 BCG 的毒性作用。转基因技术现已广泛用于基因的结构与功能分析，基因表达与调控以及肿瘤的基因治疗。我们通过逆转录病毒载体 PJ 将 FN 重组多肽导入 FN 低表达的人膀胱癌 253J 细胞中，建立的 253-FN 细胞系可连续几代稳定表达。Northern 杂交分析显示，插入的外源 DNA 片断在转录水平已有表达，用 ELSA 技术检测了细胞裂解液和细胞上清液中 FN 含量，显示裂解液中 FN 含量明显增加，而上清液仅含有微量，表明细胞 FN 主要存在于胞质及胞膜。BCG 菌体表面具有 FN 受体，是胰酶敏感性蛋白，可介导 BCG 与 FN 的连接。FN 还是一种有效的调理素 [8]，不仅可使摄入 BCG 的细胞比例增加，还可使每个细胞摄入 BCG 菌的数目增多。本研究结果显示，高表达 FN 的 253-FN 细胞与 BCG 的黏附率明显增高。此外，我们还应用抗 FN 抗体预处理肿瘤细胞，发现 BCG 与细胞的黏附减少，但并没有完全消失，增加抗体浓度不能使黏附率进一步降低（资料没有显示）。这一结果说明两个问题，一是进一步揭示 FN 在介导 BCG 黏附中的重要作用，二是表明 BCG 还可能以其他方式与肿瘤细胞黏附，但后者并不占主导地位。

最近几年肿瘤的基因治疗研究发展迅速，但是用于膀胱肿瘤少见。由于膀胱腔内注射药物的便利，膀胱癌应是基因治疗最理想的标靶之一。腺病毒与逆转录病毒均作为载体用于基因治疗的研究 [9]。目前发现腺病毒很难穿入深层组织，逆转录病毒则有滴度不够高的问题。如能解决这些问题，只要将带有基因的病毒注入膀胱，将会使膀胱癌的治疗有明显改观。根据我们的体外试验研究，借助于病毒介导的基因转染技术，只要将 FN 基因导入膀胱癌细胞或黏膜上皮，使其待续表达一定量的 FN，再配合膀胱内 BCG 灌注将有利于 BCG 与肿瘤细胞或膀胱壁的持续黏附，并直接有效地刺激机体抗肿瘤免疫反应，或可提高 BCG 抗膀胱癌疗效。

参考文献

[1] Ratliff T L，Kavoussi L R，Catalona W J. Role of fibronectin in intraesical BCG therapy for

superficial blad-der cancer. J Urol，1988，139: 410.

[2] Chomezynske P，Sacchi N. Single-step method of RNA isolation by acid guanidinium-thiocyanate-phe-nol-chloroform extraction. Anal Biochem，1987，162: 156.

[3] Schalken J A，Ebeling S B，Isaacs T，et al. Down modulation of fibronectin MRNA in metastasizing rat pro-static cancer cells revealed by differential hybridization analysis. Cancer Res，1988，48: 2042.

[4] Coplen D R，Brown E J，Mcgarr J，et al. Characterization on fibronectin attachment by a human transitionalcell carcinom line T24.J Urol，1991，145: 312.

[5] Badalamaent R A，Franlin G F，Page C M，et al. Enhancement of BCG attachment to the urothelium by re-moval of the rabbit bladder mucin layer. J Urol，1992，147: 482.

[6] Meijden A P，Hall R R，Macaluso M P，et al. Marker tumor response to the sequential combination of intravesical therapy with mitomycin-C and BCGRIVM in multiple superficial bladder tumors. Eur Urol，1996，29: 199.

[7] Aslanzadeh J，Brown E，Ratliff T L，et al. Characterization of soluble fibronectin binding to BCG. J Microbiol，1989，135:2735.

[8] Kuroda K，Brown E J，Telle W A，et al. Characterization of the internalization of BCG by hurman bladdertumor cells. J Clin Invest，1993，91: 69.

[9] Morris B D，Drazan K E，Csete M E，et al. Adenoviral-mediated gene transfer to bladder in vivo. J Urol，994，152:506.

《中华泌尿外科杂志》1998，19（5）：293

在分子生物学水平上对膀胱癌的发生
与治疗进行深入的研究

马腾骧

以分子生物学方法对膀胱癌的病因、病理学的研究，近年来取得了很大的进展。目前，研究的重点多集中在癌基因、抑癌基因和基因治疗几个方面。

本期刊出的几篇论文就涉及这几个方面的研究。膀胱癌患者癌基因及抑癌基因的表达（丢失、缺欠、灭活或扩增）与肿瘤的发生、恶性变浸润情况、预后均有直接关系。根据很多作者的研究，它们与肿瘤的发生、病理分级、分期、生物行为的关系均已得到证实。而基因治疗是临床上很有前途的一个治疗方向，很有实用意义。本期刊出的膀胱癌多项耐药基因（MDR）的表达研究及肿瘤抗药逆转机制的研究、膀胱癌基因治疗的实验研究、外源肿瘤坏死因子 $-\alpha$ 基因表达及作用等研究，将对基因治疗、免疫治疗、化学治疗等提供有力的理论基础。

癌基因的变异、扩增是癌基因活化的标志，上皮性肿瘤（包括膀胱癌）作为肿瘤的标志或作为患者预后的规定因子，已被临床上所重视。在本期刊出的论文中，特别提到了 rasP21、C-erb-2、EGFR 的基因表达，在肿瘤的病理分级、临床分期及预后等方面均有差异，结论是癌基因的变异、扩增，多造成细胞的过度增殖，提示了 rasP21、C-erb-2、ECFR 参与了膀胱肿瘤的恶性转化过程，是判定膀胱肿瘤恶性程度及预后的一些重要指标。

根据目前的许多研究结果提示，P53、Rb（retinoblastoma）是两个重要的抑癌基因。其中，P53 是人类恶性肿瘤（包括膀胱癌）最多出现异常的基因。在癌症的发展过程中，不论是初期阶段或晚期皆有 P53 的异常。

Rb 基因是最近发现的抑癌基因，很多研究者发现，Rb 蛋白被磷酸化后，能与转录因子 E2F 形成复合物，因此，Rh 的基因产物通过与 E2F 结合来调节 E2F 因子的转录活性，对细胞生长周期的进展有抑制作用。

它们的灭活、变异，对癌的发生、发展有直接关系。本期刊出的一篇论文指出，抑癌基因的灭活、丢失或重排等，多引起细胞的突出间变与癌基因协同作用，则造成肿瘤（膀胱癌）的发生、发展、浸润或转移。另一篇论文作者则认为，约有半数膀胱癌的发生可能与 P53 基因突变有关。

在膀胱癌的发生、发展过程中，癌基因的扩增、变异与抑癌基因的灭活、变异不完全呈正相关，亦即二者的变异不一定在同一患者中同时出现（被检出），但同一患者却可出现多基因变异。

一份研究报告提出，作为抑癌基因灭活（不活化）的指标，等位基因缺欠（alleliclose 等位基因丢失）现象在膀胱癌中是常见的。在分析膀胱癌的病期、分型时，强调的染色体是 1P、3P、9Q、10Q、11P、13Q、17P 等，随着膀胱癌的进展，初期可能有 9Q 的等位基因丢失，随着病程的发展，以后逐渐出现的是 11P17P、13Q 与其他染色体的等位基因丢失，因此，在浸润性尿路上皮癌可能有多数的遗传基因异常。而癌伴有坏死、浸润、转移等特征，也不是单个遗传基因变异所能解释的。

癌症的基因治疗是很有发展前途的一种治疗途径。本期刊出了几篇有关的研究报告，仅仅是基因治疗理论基础的一部分。癌症的基因治疗目前还没有取得明显的成效，但它确有广阔的发展前途。癌基因、抑癌基因及基因治疗等研究，不仅对膀胱癌，对整个肿瘤的研究均有重要的实践意义。

分子生物学技术的发展给癌症（包括膀胱癌）的研究开辟了新的途径，由此可能获得某些突破，其病因、病理、生物学行为的某些方面可能被阐明。国内这方面的研究正在起步，有待解决的问题还很多，但已取得了比较快的发展。为了赶超世界先进水平，早日征服癌症，这项研究有待进一步深入，有待各研究单位的互助协作，有待互通有无、交流信息，这样才能攻克难关，取得更快的发展。

《中华泌尿外科杂志》1994，15（6）：403

多胺测定与膀胱癌

马腾骧　韩瑞发　张合顺　天津市泌尿外科研究所　天津医学院第二附属医院泌尿外科

【摘要】　对不同情况的正常人及膀胱癌患者进行了 91 例次尿内多胺测定。它的正常值是（1.362 ± 0.98）mg/24 h，未治疗膀胱癌尿内含量是（3.098＋1.7）mg/24 h。膀胱癌术后尿内多胺明显下降，但仍高于正常值。膀胱癌复发病例的尿内多胺值上升，并高于术前测定值。BCG 灌注治疗膀胱癌后，多胺也有变化。有关资料说明，尿内多胺测定对膀胱癌的诊断没有特异性，但可用于对治疗结果、肿瘤复发的监测，在治疗过程中，并可说明肿瘤生长或被抑制的状况。

【关键词】　膀胱肿瘤；尿；胺；代谢

Polyamine Determination and Bladder Cancer

Ma Tengxiang, et al.

（Tianjin Institute of Urological Surgerythe 2nd Affiliated Hospital，Tianjin Medical College Tnanjing）

【Abstract】 Polyamines in 91 urine specimens from normal men and patients with bladder cancer were measured. Urinary polyamine of normal men was （1.362＋0.98） mg/24 h，and that of untreated bladder cancer （3.098＋1.7）mg /24 h. It decreased obviously after surgical intervention but still higher than that of normal. Urine polyamine was increased when there was recurrence and became higher than that before surgical treatment. Some change in urinary polyamine was observed after BCG bladder irrigation. Urinary polyamine determination was not specific for the diagnosis of bladder carcinoma but could be used to monitor the therapeutic effects and tumor recurrence.

　　膀胱癌患者的尿内多胺测定有一定的临床意义[1]。多胺主要包括腐胺（PUT）、精脒（SPD）及精胺（SPM）。它们是生物体内重要的调控物质，参与核酸代谢，促进蛋白质合成，与肿瘤的生长有关[2]。测定肿瘤患者体液内或尿内多胺含量，可能对诊断或治疗监测有意义。我们采用高压液相色谱法对不同情况的经膀胱镜、手术、细胞学及病理学证实的膀胱癌患者进行了尿内多胺91例次的测定，报告如下。

临床资料

一、正常人 15 例，测出尿中多胺的正常值（平均值）为（1.362±0.98）mg/24 h；分类正常值（平均值）见表1。尿中浓度与性别及年龄无关。

二、未经治疗的膀胱癌患者 41 例，尿内多胺总量（平均值）为（3.098±1.7）mg/24 h，明显高于正常值（$P < 005$）。多胺的分类测定亦均高于正常值，尿中多胺量与性别及年龄无关。膀胱癌患者尿内多胺增高的阳性率为73.17%，分类计算，其增高阳性率亦在70%以上。

三、膀胱癌术后 16 例，其尿内多胺总量明显低于术前，但仍高于正常值。

四、膀胱癌术后复发 9 例，尿内多胺量又呈现明显上升，且高于术前测定值。

表 1　正常人与膀胱癌患者不同状态时尿中排泄多胺浓度的比较（单位：mg/24 h）

项目	例数	多胺含量（$X \pm sx$）			
		PUT	SPD	SPM	总胺
正常人	15	0.61±0.43	0.478±0.22	0.273±0.23	1.362±0.98
膀胱癌术前	41	1.268±0.74	1.308±0.81	0.519±0.31	3.098±1.70
P		< 0.05	< 0.05	< 0.05	< 0.05
膀胱癌术后	16	0.798±0.635	0.744±0.72	0.269±0.22	1.743±0.56
P		< 0.05	< 0.05	< 0.05	< 0.05
膀胱癌复发	9	1.42±0.75	1.691±0.97	1.516±0.37	4.45±3.76
P		< 0.05	< 0.01	< 0.01	< 0.05
膀胱癌 BCG 灌注前	10	1.51±0.62	2.998±2.08	0.924±0.35	5.41±2.37
P		< 0.05	< 0.01	< 0.01	< 0.01
膀胱癌 BCG 灌注后	10	1.022±0.26	1.574±0.69	0.322±0.18	0.914±1.02
膀胱癌 BCG 灌注前后比较，P 值		< 0.05	< 0.05	< 0.01	< 0.05

五、膀胱癌 10 例，作了 BCG 膀胱内灌注治疗前后尿内多胺测定的对比，其中 PUT 为（1.51±0.62）mg/24 h 和（1.022±0.26）mg/24 h（$P < 0.01$）；SPD 为（2.98±2.08）mg/24 h

和（1.574±0.69）mg/24 h（$P < 0.01$）；SPM 为（0.924±0.35）mg/24 h 和（0.322±0.18）mg/24 h（$P < 0.05$），总胺为（5.41±2.37）mg/24 h 和（0.914±1.02）mg/24 h（$P < 0.01$）。显示灌注治疗后尿内多胺明显下降。

BCG 灌注前后尿内多胺的变化与癌组织内免疫活性细胞的密度变化呈反比关系（图 1、图 2），即免疫活性细胞密度高，尿内多胺含量低。BCG 灌注后尿内多胺与肿瘤超微结构变化的关系呈负相关，即坏死变性严重者尿内多胺含量降低明显，多胺合成受损。

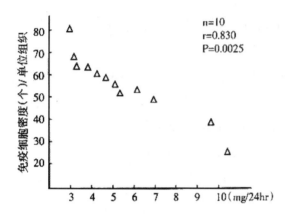

图 1　BCG 灌注前癌内免疫活性细胞总密度
与尿中多胺含量的关系

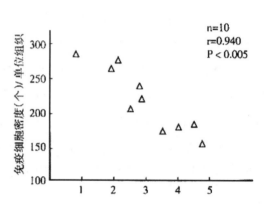

图 2　BCG 灌注后癌内免疫活性细胞总密度
与尿中多胺含量的关系

（细胞总密度＝ Leu-1、Leu-2a、Leu3a3b、Leu-7、HLA.DR 阳性细胞）

讨　论

一、对多胺的有关认识

多胺普遍存在于生物体内，参与核酸与蛋白质合成，是细胞增殖与分化的调控物质或标记物[2]。鸟氨酸脱羧酶（ODC）在多胺的合成过程中起重要作用。恶性肿瘤的异常增殖、分化通常伴有 ODC 增加及活性增强，此时肿瘤内、体液、尿液中多胺明显增高，呈正相关，本实验与之相同，因此，奠定了膀胱癌患者尿内多胺测定的理论基础。多胺的生物学功能主要是增加 DNA、RNA 聚合酶及核苷酸基转移酶的活性，并影响 RNA、rRNA 和 mRNA 的活性，促进核酸与蛋白的合成。一些研究提示，在恶性肿瘤组织中，ODC 及多胺的异常增高可能起促癌作用。

二、实验结果的分析评价

1. 虽然膀胱癌患者尿多胺测定增高的阳性率可达 73.17%，但因其他一些肿瘤也可出现相似的结果，故没有特异性[3-4]。我所同期对脑肿瘤组织及胃、大肠癌，壶腹周围癌，乳癌，甲状腺癌，脐尿管癌等患者做了尿多胺测定,其增高阳性率也在 75% 以上,故尿中多胺测定仅能作为膀胱癌的辅助诊断手段,也可作为多种肿瘤的早期诊断或筛选手段。

2.本实验没有做膀胱癌病理分期或分级与尿内多胺含量的相互关系的观察,所以还不能肯定它是否有说明肿瘤程度或发展趋势的价值。

由于膀胱癌切除后尿中多胺含量下降,因此,尿内多胺含量可直接反映肿瘤生长状况、速度,故其测定在以下几种情况时有用:①判定手术治疗效果。膀胱癌手术治疗(切除或电灼、激光等)后,尿内多胺含量下降,说明治疗比较彻底。而手术后多胺仍不下降者,说明还有肿瘤残存。故这类患者的术后多胺测定应与手术时膀胱黏膜随机活检配合应用。②膀胱癌复发监测。术后定期进行尿内多胺含量测定,可及时发现早期复发病例。膀胱癌术后尿内多胺含量下降,如在复查过程中又升高,说明有复发可能或远处转移,可反复测定或与尿脱落细胞病理检查配合应用。

3.尿内多胺含量能够反映膀胱癌生长或被抑制情况,特别是对 BCG 灌注治疗膀胱癌尿内多胺含量变化情况的观察,提示尿内多胺测定可以作为膀胱癌非手术治疗疗效观察的有效手段,优于其他监测方法。BCG 灌注治疗膀胱癌,尿内多胺含量与肿瘤组织内免疫活性细胞密度呈负相关,亦即尿内免疫活性细胞增加,尿内多胺含量减低,结合 BCG 灌注后肿瘤超微结构改变与尿内多胺含量变化的相关关系,可能间接说明治疗的作用机制。

参考文献

[1] Russell D H. Increased polyamine concentration in the urine of human cancer patient. Nature,1971,233:144.

[2] 张合顺,马腾骧.高压液相色谱法测定膀胱癌患者尿中多胺.天津医药,1988(16):307.

[3] 李萍,张合顺.脑瘤多胺测定及其临床意义.中华实验外科杂志,1989(6):148.

[4] 沈洪,张合顺.恶性肿瘤患者尿多胺水平的研究.天津医学院学报,1991(15):55.

《中华泌尿外科杂志》1992,13(6):434

多药耐药基因与膀胱癌

吴长利 马腾骧

肿瘤化疗是肿瘤临床治疗的一个重要治疗手段。然而，肿瘤细胞对化疗药物产生的抗药性是癌症化疗失败的重要因素[1]。肿瘤细胞抗药类型较多，至少涉及以下几种抗药机制[2]：①多药耐药基因 Mdrgene 的过度表达；②拓扑异构酶Ⅱ基因的突变或表达减少；③谷胱甘肽转移酶表达的改变；④ O^6– 烷基鸟嘌呤 DNA 烷基转移酶活性的改变；⑤多药抗药性相关蛋白（MRP）的表达增高[3]。其中，最为常见的是 MDR 现象，即肿瘤细胞一旦对一种化疗药物产生耐受，对其他结构及功能不同的化疗药物也产生交叉耐受。肿瘤细胞的抗药性分两类：一是先天性，即肿瘤细胞对抗癌药物天然不敏感；二是后天获得性，即肿瘤细胞因抗癌药物的诱导及其他因素的激活产生抗药性。

膀胱癌是泌尿系中最为常见的恶性肿瘤，易复发。化学治疗及腔内化疗是治疗与预防肿瘤的重要手段，但疗效欠佳。膀胱癌 MDR 的研究将有助于阐明膀胱癌抗药性的产生及腔内灌注化疗失败的可能机制，并探讨其抗药性的逆转机制及寻找有效的逆转途径。

膀胱癌抗药性的机制

一、MDR_1 基因产物 $P\text{-}GP_{170}$ 的生物学特征

20 世纪 70 年代初，Biedler 等[1]首先用化疗药物逐级诱导建立了 MDR 细胞株，在体外发现了 MDR 现象。Juliano 等[4]发现中国仓鼠抗药卵巢细胞膜有一种分子量为 170 000 的糖蛋白的过度表达，它可调节细胞对药物的通透性，被命名为 $P\text{-}GP_{170}$。此外，研究人员在各种人、鼠及其他动物肿瘤 MDR 细胞中均见到 P-GP 类似物的表达。P-GP 是一种浆膜大分子，有 12 个跨膜结构，具有 ATP 结合位点，是具有 ATP 依赖性的主动转运泵，将药物由细胞内泵出。P-GP 糖蛋白的表达水平与细胞内药物浓度降低及耐药程度密切相关[4-6]。由于 P-CP 不存在于药物敏感细胞，故推测它可能是 MDR 细胞的特征性抗药表型和分子生物学基础。主要证据：① P-GP 糖蛋白的高表达总是与 MDR 相关联，许多不同的 MDR 细胞系都有不同程度的 P-CP 扩增。②将具有 MDR

表型的仓鼠基因组 DNA 转移到药物敏感的小鼠细胞内，可使其获得 MDR 表型；用种属特异的 P-GP 抗体检测发现，赋予了 MDR 类型的小鼠细胞表达的是仓鼠 P-GP，其内源性 P-GP 无表达。③ P-GP 作为保守的膜整合蛋白，具有 ATP 依赖的膜泵结构特点，它的高度表达能解释耐药细胞中药物富集下降[7]。

二、膀胱癌的抗药机制

肿瘤 MDR 细胞株的建立为研究 MDR 提供了极好的模型。Mcgovern 等[8]报道了以阿霉素诱导建立的膀胱癌 MGH-UIR 耐药细胞株，它对阿霉素的耐药性是亲代细胞的 9 倍，分子杂交证明 MDR$_1$ 基因有高度表达。Floyd 等[6]对人膀胱癌耐药细胞株的研究证实，其 P-CP 糖蛋白及 MDR$_1$ 基因表达升高。关中宏等[9]对经阿霉素诱导建立的膀胱癌 BIU-87PR 耐药细胞株的免疫组化检测分析结果显示，BU-87PR 耐药细胞 P- 糖蛋白表达阳性，而敏感细胞 BIU-87 呈阴性。张广健等[10]对将人 MDR$_1$ cDNA 导入膀胱癌 EJ 细胞所获得的 E-R 耐药细胞系 MDR1 基因及 P- 糖蛋白的检测分析显示，转染后的 EJ-R 细胞的 MDR$_1$ 基因及 P- 糖蛋白表达水平升高，呈阳性，而 EJ 敏感细胞呈阴性，耐药细胞的耐药性是敏感细胞的 73.6 倍。上述研究均证明了多药耐药基因的表达是膀胱癌耐药细胞产生抗药的重要机制。

MDR1 基因的表达及调控

一、MDR$_1$ 基因在正常组织中的表达

用类属特异性探针检测 MDR$_1$ 在人组织中的表达具有组织特异性。正常人肾脏、肾上腺、直肠、空肠肝脏和肺组织中 MDR$_1$ 基因表达水平较高，而皮肤、皮下组织、骨骼肌、心脏、脾脏、骨髓、淋巴细胞、卵巢的 MDR$_1$ 基因呈低或极低水平的表达。研究表明，P- 糖蛋白主要存在于有分泌和排泄功能的专业化上皮细胞膜上，在维持某些器官的正常生理功能和药物或毒物解毒过程中起一定作用[11-12]。

二、MDR$_1$ 基因在肿瘤组织中的表达

临床肿瘤的检测分析表明，所有人类肿瘤 MDR$_1$ 基因的表达均有不同程度的升高。研究证实，MDR$_1$-mRNA 及 P- 糖蛋白与抗药类型之间有着很好的平行关系。有人认为，膀胱黏膜仅有低水平的 P- 糖蛋白表达[13-14]。Park 等[15]应用免疫组化对未接受化疗的 29 例膀胱癌标本检测表明，75% 的肿瘤 P- 糖蛋白呈阳性表达。Benson 等[16]在化疗后复发的膀胱癌组织中检测出高水平的 P- 糖蛋白表达。我们对 65 例膀胱癌采用免疫组化方法进行了检测分析，结果表明，42 例膀胱癌阳

性 P- 糖蛋白表达率为 70.76%，证实了膀胱癌组织 MDR_1 基因的表达水平与肿瘤的恶性行为、病理学分级及复发密切相关 [17]。

三、MDR_1 基因的表达与调控

MDR 基因的表达调控机制十分复杂，可发生于不同水平，包括：①基因扩增。人及动物的某些高度耐药的 MDR 细胞株基因扩增很明显，基因拷贝增加可高达十余倍。②转录及转录后调节。有些 MDR 细胞株仅表现为细胞 MDR_1mRNA 和 P- 糖蛋白表达水平升高，而基因的拷贝数无明显的变化，提示 P- 糖蛋白的高度表达是转录速度提高或 mRNA 的稳定性增加、半衰期延长所致。临床肿瘤组织基因扩增不明显，MDR 基因高度表达，调控机制可能主要发生于转录或转录后水平。③翻译及翻译后调节。某些 MDR 高度表达的细胞株，MDR 基因拷贝数及 mRNA 水平均无变化，可能与翻译速率提高或 P- 糖蛋白的稳定性增加有关 [18]。MDR 基因的表达除了受化疗药物的诱导与激活外，还受到某些因子的调节。用 MDR_1 基因与突变的 ras 或 P53 基因共同导入 NIH_3T_3 细胞中，发现突变的 ras 和 P53 基因能激活 MDR_1 基因的启动子，促进 MDR_1 基因的表达 [19]。此外，应激蛋白（即热休克蛋白）的表达也可以激活 MDR1 基因的表达 [20]。

膀胱癌抗药性逆转的实验研究

Tsuruo 等 [21] 首先发现钙通道阻断剂异搏定可逆转多种肿瘤细胞的耐药性。体外实验研究发现，许多化合物能逆转 MDR，分别为钙拮抗剂、钙调素抑制剂、免疫调节剂环孢素（AFKS06）、类固醇激素、抗心律失常药物、抗疟药、单克隆抗体等 [22]，其中以钙拮抗剂研究最为广泛。Long 等 [23] 在人膀胱癌耐药细胞株中加入异搏定，发现异搏定能降低化疗药物的半抑制浓度（ IC_{50} ）。Floyd 用异搏定做为逆转剂，发现异搏定能抑制 P- 糖蛋白的功能，能有效地逆转膀胱癌细胞的 MDR 现象。我们观察了异搏定对经人 MDR_1 cDNA 基因导入所获得的 EJ-R 膀胱癌细胞耐药性的逆转作用，发现异搏定主要是抑制耐药细胞 P- 糖蛋白的外流泵作用，增加化疗药物在耐药细胞内的聚集，从而增加了耐药细胞对化疗药物的敏感性，而对敏感膀胱癌细胞无毒性作用 [24]。

虽然有许多证据显示，大剂量注射异搏定可逆转白血病、骨髓瘤和淋巴瘤的耐药性，但因其严重的心脏毒副反应等原因，效果不满意，临床很少采用。膀胱腔内灌注化疗，由于是局部用药，可避免静脉注射产生的毒副反应。体外灌注的实验研究已证实异搏定主要分布在膀胱的黏膜层。膜外分布极少，而静脉中则几乎没有 [23]。因此，临床上应用逆转剂与化疗药物联合进行膀胱腔内灌注可能是一种治疗与预防膀胱癌抗药及复发的有效手段，也是提高膀胱癌化疗效果的重要途径之一。此外，多种抗药逆转剂的联合应用，能显著增加对肿瘤细胞耐药性的逆转效果。

第五篇　从肠管在尿流改道中的应用到膀胱癌防治研究与实践

肿瘤耐药基因的基因治疗

肿瘤细胞表达 MDR 基因对肿瘤化疗不利，是化疗的一大障碍。此外，化疗药物对骨髓的抑制作用也限制了化疗药物的使用剂量而影响化疗的效果。但如果利用 MDR 基因，将其转入正常骨髓细胞，则可使骨髓细胞抵抗化疗药物的能力增强。Galski 等 [25] 将人 MDR$_1$ cDNA 克隆入一质粒中，将这一质粒用于产生转基因小鼠。转基因 MDR$_1$ 主要在骨髓和脾脏表达。而当用道诺霉素治疗转基因小鼠时，白细胞数量没有降低，这表明骨髓细胞已获得对药物细胞毒性作用的抵抗力。人类 MDR$_1$ cDNA 可改变小鼠骨髓细胞的多药耐受能力，提示 MDR1 基因可用来进行体内基因治疗。将耐药小鼠表达 MDR1 基因的骨髓细胞移入药物敏感小鼠，可改变受体小鼠的耐受性 [26-27]。这一结果表明，可以将药物敏感患者的骨髓取出，在体外导入 MDR$_1$ 基因使其耐药，并将骨髓回输患者，以增强对大剂量化疗的耐受力。也许在不远的将来，可利用基因治疗保护正常骨髓，使大剂量化疗得以实施，这将有助于提高肿瘤化疗的效果，提高肿瘤患者的生存质量。

参考文献

[1] Biedler J L，Riehm H. Cellular resistance to actionmycin D in chinese hamster cells in vitro: cross-resistanceradioautographic and cytogenetic studies. Cancer Res，1970，30: 1174.

[2] Haber Daniel A. Multidrug resistance in leukemia: it time to test? Blood，1992，79: 295.

[3] Grant C E，Valdimarsson G，Hipner D R，et al. Overexpression of multidrug resistance-associated protein（MRP）increaes resistance to natural product drugs. Cancer Res，1994，54: 359.

[4] Juliano R L，Ling V. A surface glycoprotein modulating durg permeability in chinese hamster ovary cell mutants. Bioch Biophys Acta，1976，455: 152.

[5] Bradley G，Peter F K，Ling V. Mechanism of mimultidrug resistance. Bioch Biophys Acta，1988，948: 87.

[6] Flovd J W，Lin C W，Prout G R. Multidrug resistance of a doxorubicin-resistant bladder cell lines. J Urol，1990，144:169.

[7] 周中军，林晨，肿瘤细胞耐药的异质性 . 国外医学肿瘤学分册，1992，19:1.

[8] Mcgovern F. Establishment and characterization of a doxorubicin resistant human bladder cancer cell line（MGH-UIR）. J Urol，1988，140:410.

[9] 关中宏，鲁功成，赵军，等 . 不同诱导方法建立的人膀胱癌多药耐受细胞系 BIU–87R 和 BIU–87PR 的生物学特性比较 . 中华泌尿外科杂志，1993，14:248.

[10] 张广健，韩瑞发，吴长利，等 . 膀胱肿瘤抗药机制的实验研究 . 中华泌尿外科杂志，1996（4）：203–206.

[11] Fojo A T，Ueda K，Slamon D J. Expression of a multidrug-resistance gene in human tumors and tissues. Proc Natl Acad Sci USA，1987，84: 256.

[12] Croop J M，Raywond M，Haber D. The three mouse multidrug resistance gege are expressed in a tis-sue-specific manner in normal mouse tissues. Mol Cell Biol，1986，9: 1346.

[13] Chan H S L, Bradley G, Theorner P, et al. Immunohistochemical detection of P-glycoprotein. J Clin On-col，1990，8:689.

[14] Cordon-cardo，O'brien J P，Boccla J，et al. Expression of the multidrug resistance gene product（p-glyco-protein）in normal and tumor tissues. J Histochem，1990，38: 1277.

[15] Park J，Nobou S，Monica L，et al. P-glycoprotein expression in bladder cancer. J Urol，1994，151:43.

[16] Benson M C，Giella J，Whang I S，et al. Flow cytometric determination of the multidrug resistance pheno-type in transitional cell cancer of thee bladder: implication and application. J Urol，1991，146: 982.

[17] 韩瑞发，吴长利，马腾骧. 膀胱癌多项耐药基因 P-CPm 表达的研究. 中华泌尿外科杂志，1994，15:419.

[18] 赵跃然. 肿瘤细胞耐药性的分子生物学. 国外医学肿瘤学分册，1991，18:216.

[19] Chin K V，Ueda K，Pastan I，et al. Modulation of the activity of the promoter of the human MDRI gene by P53 and ras. Science，1992，255: 459.

[20] Kioka N，Hosokawa N，Komamo T. Quercitin a biolaronoid inhibit the increase of human multidrug resistance gene（MDR）expression caused by arsenite. FEBS Lett，1992，301: 307.

[21] Tsuruo T，Lida H，Tsukagoshi S. Increased accumulation of vincristine and adniamycin in drug-resistant P388 tumor cells following incubation with calcium antagousits and calmodulin inhibitors. Cancer Res，1982，42:4730.

[22] 葛成华. 耐药调节剂与肿瘤化疗. 国外医学肿瘤学分册，1993，20:132.

[23] Long J P，George R P，Yan Kai Wong. The effect of verapamil on a multidrug resistant bladder carcinomacell lines its protential as an intravesical chemotherapeutic agent. J Urol，1990，143: 1052.

[24] 吴长利，张广健，韩瑞发，等. 钙通道阻断剂逆转膀胱癌细胞耐药性的实验研究. 中华泌尿外科杂志，1996，17（4）：207-209.

[25] Galski H，Sullivan M，Willingham M，et al. Expression of a human multidrug resistance CDNA in the bonemarrow of transgenia mice: resistance to daunomycin-induced leukemia. Mol Cell Biol，1989，9: 4357.

[26] Podda S，Ward M，Himdstein A. Transfer and expression of the human multidrug resistance gene into livemice. Proc Natl Acad Sci USA，1992，89: 9676.

[27] Sorrentino B P，Brandt S T，Bodine D. Selection of drug-resistant bone marrow cells in vivo after retroviraltransfer of human MDR. Science，1992，257: 99.

《中华泌尿外科杂志》1996，17（4）：25

膀胱肿瘤抗药机制的实验研究

张广健　吴长利　韩瑞发　赵玉干　马腾骧　王广有　王　凡

【摘要】　应用 Lipofectin 介导的基因转移技术，将人 MDR$_1$–cDNA 导入 EJ 膀胱癌细胞，经 60 μg/L、120 μg/L 和 240 μg/L 秋水仙素的逐级筛选，挑出两个耐药的克隆细胞系，分别培养在 240 μg/L 或 480 μg/L 秋水仙素的培养基中，命名为 EJ-R240 或 EJ-R480。对照组 EJ 膀胱癌细胞在 60 μg/L 秋水仙素的培养基中不能生存。Southern RNA 斑点杂交分析和免疫组化分析显示，人 MDR1–cDNA 已整合在转染细胞的基因组中，并有相应的 mRNA 和蛋白产物 P– 糖蛋白的表达。药敏试验结果显示，EJ-R240 和 EJ-R480 对秋水仙素的耐受性分别是对照组的 73.6 倍和 84.2 倍。资料表明，MDR1 基因及其产物 P– 糖蛋白的过度表达可赋予转染细胞的抗药表型。因此，本研究不仅从基因水平上证实 MDR1 基因及 P 糖蛋白的异常表达可能是膀胱癌耐药性产生的一个重要途径或机制，同时也为研究 MDR1 基因介导的多项耐药及寻找有效的逆转途径提供了一个理想的实验模型。

【关键词】　膀胱肿瘤；药物耐受性；基因

The Mechanism of Drug Resistance in Bladder Cancer

Zhang Guangjian，Wu Changli，Han Ruifa，et al.

（Tianjin Institute of Urology，Department of Urology，the Second Affiliated Hospital，
Tianjin Medical University，Tianjin 300211）

【Abstract】　Human multidrug resistance（MDR$_1$）gene was introduced into EJ bladder carcinoma cells by lipofectin-mediated gene transfer. The transfected cells were selected by stepwise increase of colchicineconcentration（60，120 and 240 μg/L）. Finally，two drug resistant clones，growing stably in complete 1640medium containing 240 μg/L and 480 μg/L colchine，were obtained and were designated as EJ-R240 and EJ-R480. On the other hand. the control EJ cells could not live in the complete 1640medium containing even 60 µg/L colchicine. The southern，RNA dot hybridization and immunohistochemistry assay designated that human MDR₁ CDNA was integraded into genome of the transfected cells The drug sensitivity test indicated that resistance of EJ-R240 and EJ-R480 to colchicine has been 73.6 and 84. 2 fold higher than the control parental cells. The result indicated that over expression of MDR₁ gene and P-glycoprotein could confer the drug resistance on bladder carcinoma cells. It was claimed that such transfected cells might serve as an ideal model to study MDR₁ mediated multidrug resistance and to search the effective means to reverse MDR₁ gene mediated multidrug resistance.

【Keywords】 Bladder neoplasms；Drug tolerance；Genes

研究表明，膀胱肿瘤存在多项抗药基因（MDR₁）及其产物 P- 糖蛋白（P-CP）的异常表达，而且可能与其对化疗药物的不敏感性及术后复发有关[1-4]。然而，有关膀胱肿瘤耐药机制的研究目前尚未见文献报道。我们利用人 MDR₁-cDNA 转染体外膀胱肿瘤细胞，观察 MDR₁ 基因能否赋予膀胱肿瘤细胞抗药表型，以探讨膀胱肿瘤的抗药机制。

材料与方法

一、细胞培养

EJ 膀胱癌细胞生长在完全的 1640 培养基中，其中含 10% 胎牛血清、8 万 U/L 和 10 万 U/L 青链霉素，200 mmol /L L- 谷氨酰胺和 1mmol/L HEPES。

二、pha MDR/A 的提取与纯化

Ha MDR/A 表达载体（美国 NH 癌症研究所 Gottesman M 博士赠送）含有全长的人 MDR₁-cDNA[5]。碱裂解法提取质粒 DNA，聚二乙醇法纯化。

三、转染

Lipofection 和 Opti 培养基按厂家推荐的方法转染 EJ 细胞，72 小时后将细胞传代，换入选择培养基（含 60 µg/L 秋水仙素），继续 37℃，5%CO₂ 培养，待长出肉眼可见的克隆后，吸取单个克隆扩增培养，并递增秋水仙素的浓度（120 µg/L 和 240 µg/L）。对照组 EJ 细胞分别加入选择培养基或常规的完全培养基。

四、MDB1cDNA 探针的制备与标记

碱裂解法提取质粒 DNA，ECORI 酶解，低熔点凝胶法回收 3.4kb 片段。Q-P-dCTP 按药盒说明进行探针标记。

五、基因组 DNA 提取与 Southern 杂交

酚 / 氯仿法制备高分子量 DNA，ECORL（8U/μg DNA）37℃消化过夜，0.8% 琼脂糖凝胶电泳过夜（每孔上样量为 15μg），Southern 转移。80℃烤膜 2 小时，按常规方法进行杂交、洗膜和放射自显影[6]。

六、细胞总 RNA 的提取和斑点杂交

"一步法"提取细胞总 RNA，斑点杂交按常规方法进行[6]。

七、免疫组化染色

培养 48 小时后的爬片细胞，PBS 漂洗，丙酮固定，空气干燥。PBS 漂洗，滴加正常羊血清（1 ：100），37 ℃孵育 45 分钟。PBS 漂洗，滴加 MDR_1 单克隆抗体（C-219），4 ℃过夜，常规 DAB 显色，苏木素复染，酒精梯度脱水，二甲苯透明，封片镜检。

八、药物敏感试验

取对数生长期的细胞，接种于 96 孔培养板上，培养过夜。加入抗癌化疗药物长春新碱（VCR），然后继续 37 ℃培养 3 天。去掉培养基，每孔加 0.5 g/L 的 MTI 150 μL，培养 4 小时。弃去 MTT，每孔加 DMS01 50 μL，放置 37 ℃ 10 分钟，于 DC-3022A 型酶联仪 570 nm 波长测定样品吸光度。

结　果

一、转染细胞在入选择性培养基 72 小时后，绝大部分细胞固缩、脱落，瓶壁上可见由数个细胞组成的集落，这些细胞折光性强，胞膜完整，胞浆颗粒较粗。培养约 2 周时，长出肉眼可见的细胞克隆（图 1），经扩增单个克隆细胞和递增秋水仙素的浓度，最后筛选出两个耐药的克隆细胞系，它们能稳定地生长在 240 μg/L 或 480 μg/L 秋水仙素的培养基中，故而被命名为 EJ-

R240 和 EJ-R480。加入选择培养基的对照组细胞不能在 60 μg/L 秋水仙素的培养基中存活。光镜观察，转染细胞和加入常规 1640 培养基的对照组细胞在形态上无显著性差异。

二、Southern 杂交显示，除阳性对照外，FJ-R240 和 EJ-R480 均出现 3.4kb 杂交带，对照组细胞未观察到相应的杂交信号（图 2）。

三、RNA 斑点杂交显示，EJ-R240 和 EJ-R480 细胞均存在很强的杂交信号，对照组细胞亦可见极弱的信号（图 3）。

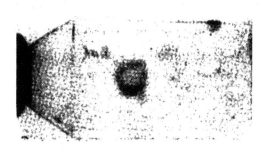

图 1　转染 EJ 细胞 2 周后生长出肉眼可见的克隆

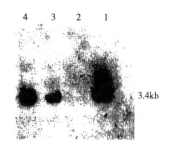

图 2　（1）pHa MDR₁/A（阳性对照）；（2）对照组细胞；（3）、（4）分别为 EJ-R240 和 EJ-R480

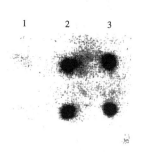

图 3　RNA 斑点杂交结果：（1）对照组；（2）EJ-R480；（3）EJ-R240

四、免疫组化显示，P– 糖蛋白的阳性染色物质为棕黄色，分布于细胞膜上，亦可见部分胞膜染色，无特异性背景染色。对照组细胞未见阳性染色。

五、药物敏感试验显示，EJ-R240 和 EI-R480 对秋水仙素的耐受性（$1C_{50}$）是对照组细胞的 73.6 倍和 84.2 倍。EJ-R240 和 EJ-R480 能稳定地生长在含有 240 μg/L 和 480 μg/L 长春新碱的 1640 培养基中。

讨　论

自以 MDR₁cDNA 被克隆以来，有关耐药机制的研究有了突破性的进展。有人利用小鼠 MDR₁cDNA 转染药物敏感的 CHO 细胞，使后者获得抗药表型，并通过 ³H –VBL 蓄积和排出试验，发现转染细胞内 ³H –VBL 的浓度比对照组低 3 ～ 4 倍，而且这种药物浓度降低会在细胞 ATP 耗尽以后消失[7-8]。Hait 等[9] 利用人 MDR₁cDNA 转染 K562 细胞后发现，转染细胞对 VBL 的耐受性比对照组高几十倍，对 Doxiribicin 和 VP–16 也有交叉耐药。此外，转染细胞内药物浓度下降，并可被 Cyclosporin A 和 Trans– lupenlhixol 所逆转。以上研究为 MDR1 基因及其 P– 糖蛋白介导的耐药机制提供了可靠的证据。

利用人 MDR₁cDNA 转染 EJ 细胞，后者能稳定地生存在 240 μg/L 和 480 μg/L 秋水仙素的培养基中，对照组细胞在 60 μg/L 秋水仙素的培养基中则不能生存。经 Southern、RNA 斑点杂交、免疫组化和药物敏感试验证实，人 MDR₁CDNA 已整合到转染细胞的基因组中，并有相应的 mRNA 和蛋白产物的表达，EJ-R240 和 EJ-R480 细胞对秋水仙素的耐受性是对照组细胞的 73.6 倍和 84.2 倍。此外，我们还将 EJ-R240 和 FJ-R480 培养在 250 μg/L 或 500 μg/L 长春新碱和阿霉素的培养基中，细胞仍生长良好。上述事实说明，转染细胞对这些结构和功能不同的化疗药物的耐受性是由外源性人 MDR₁ 基因及其 P– 糖蛋白的过度表达所致。由此可见，本研究结果与文献报告基本一致 [7-9]。

值得注意的是，对照组细胞的 RNA 斑点杂交的 X 线片上也显示极微弱的杂交信号，初步分析可能与以下原因有关：①对照组细胞内源性 MDR₁ 基因有低水平的转录。因为 MDR₁ 基因在进化上是高度保守的，除与细胞耐药有关外，可能还具有其他的生理功能 [5]。对照组细胞内源性 MDR₁ 基因的表达可能与其参与或适应某种生理过程有关。② RNA 斑点杂交特异性较差，这种信号的产生可能是非特异性杂交所致。③ EJ 细胞存在 H-ras 原癌基因的点突变，后者可能激活了内源性 MDR₁ 基因的表达 [10]。

综上所述，MDR₁ 基因及其 P– 糖蛋白的异常表达可赋予膀胱癌细胞耐药类型，因此，它可能是膀胱癌产生耐药性的一个十分重要的途径或机制。然而，肿瘤的耐药机制是相当复杂的，除 MDR₁ 基因及 P– 糖蛋白的过度表达外，还包括其他的抗药机制 [11]。因此，肿瘤抗药机制的研究具有重要的临床意义。

参考文献

[1] 张广健，吴长利，韩瑞发 . 应用 Rt-PCR 技术检测膀胱癌多项耐药基因的表达 . 中华泌尿外科杂志，1994，15:419.

[2] 韩瑞发，吴长利，张广健 . 膀胱癌多项耐药基因 P-CP1m 表达的研究 . 中华泌尿外科杂志，1994，15:425.

[3] Park J，Shinohara N，Liebert M，et al. P-glycoprotein expression in bladder cancer. J Urol，1994，151: 43.

[4] Benson M C，Giella J，Whang I S，et al. Flow cytometric determination of multidrug resistance phenotype intransitional cell cancer of the bladder: implication and applications. J Urol，1991，146: 982.

[5] Pastan I，Gottesman M M，Ueda K，et al. A retrovirus carrying an MDRI CDNA confers multidrug resistanceand polarized expression of P-glycoprotein in MDCK cells. Proc Natl Acad Sci USA，1988，85: 4486.

[6] J·萨姆布鲁克 . 分子克隆实验指南 . 金冬雁，等译 . 2 版 . 北京：科学出版社，1992：343–388.

[7] Gros P，Nerian Y B，Croop J M，et al. Isolation and expression of a complementary DNA

that confers mutidrug resistance. Nature，1986，323: 728.

[8] Hammond J R，Johnstone R M，Gros P，et al. Enhanced efflux of H-VBLfrom chinese hamster ovary cellstransfected with a full-length complementary DNA clone for the MDR，gene. Cancer Res，1989，49: 3867.

[9] Hait W N，Choudhury S，Srimati D S，et al. Sensitivity of K562 human chronic myelogenous leukemia blast cells transfected with a human multidrug resistance CDNA to cytotoxic drug and diferentiating agents. J Clin Invest，1993，191:2207.

[10] Chin K V，Ueda K，Pastan I，et al. Modulation of the activity of the promoter of human MDR gene by rasandP53. Science，1992，255:459.

[11] Manfrad Dietel Second International Symposium on Cytostatic Drug Resistance. Cancer Res，1993，53: 2683.

《中华泌尿外科杂志》1996，17（4）：203

纤维粘连蛋白对膀胱癌细胞生物学行为的影响

张文颖 徐 勇 马腾骧

【摘要】目的 研究细胞外基质成分纤维粘连蛋白（FN）在膀胱肿瘤细胞生长、黏附和侵袭转移中的作用。方法 利用转基因技术将 FNCDNA 基因导入低表达 FN 的膀胱癌细胞系 253J，获得高表达 FN 的细胞系 25FN，并观察转染前后细胞生长速度的变化。用氮兰四唑盐方法检测细胞与基质的黏附能力，用机械法和细胞分离试验测定细胞的同质黏附性，Boyden 小室法检测细胞的侵袭能力。结果 253FN 细胞体外增殖能力减弱；同质黏附能力增强，与基质的黏附能力亦增强，且细胞不易相互分离。体外侵袭实验表明，253FN 细胞穿过基底膜的能力减弱。结论 随着膀胱癌细胞 FN 表达水平的增高，一些恶性表型发生变化，可使其侵袭转移能力受到抑制。

【关键词】 纤连蛋白类；膀胱肿瘤；分子生物学

Effects of Different Expression Levels of Fibronetin on Biological Behavior of Tumor Cells

Zhang Wenying, Xu Yong, Ma Tengxiang

（Tianjin Urinary Surgery Institute, Tianjin 300211）

【Abstract】Objective To study the effects of fibronectin（FN）on tumor cell proliferation, adherence and Methods FN CDNA was introduced into a transitional carcinoma cell line 253J which expressed low level of FN. and 253 FN line which expressed higher level of FN was established. The changes of cell, proliferation in vitro were observed. Adhesiveness to the extra celluar matrix was detected by MTT method Hemotypic adhesion was investigated by detachment assay and invasiveness of the cells was observed with Boyden Chamber before and after FN CDNA gene transfection. Results

The growth rate of 253-FN was decreased ascompared with its parental cell 253J. Hemotypic adhesion was significantly increased. The adhesiveness of thecells to extracellular matrix was enhanced. Invasion assay showed that invasioness of 253-FN was decreased. Conclusion This study suggested a correlation between FN expression and its biological behavior. With increasedFN level，malignant phenotype was changed and invasive ability was inhibited

【Keywords】Fibronectins；Bladder neoplasms；Molecular biology

纤维粘连蛋白（fibronectin，FN）是细胞外基质成分之一，在细胞与基质的相互作用中起着重要的作用，包括细胞的黏附、游走、分化和恶性转化[1]。为了研究 FN 对上皮性肿瘤细胞生物学行为的影响，我们利用基因重组和转移技术构建了高表达 FN 的膀胱癌细胞株 253FN，并利用细胞黏附试验和基底膜侵袭试验等检测了该细胞株的某些生物学行为，以探讨 FN 在膀胱肿瘤细胞生长、黏附、侵袭和转移中所起的作用。

材料与方法

一、材料

含有人 FN CDNA 片段的质粒 pFH100 由法国 CNRS URA 病理生理实验室 Sylvie Dufour 教授惠赠；逆转录病毒载体 pJ 由美国麻省理工学院生物系 Mynesko 教授赠送；低分化膀胱移行细胞癌 253J 细胞由美国艾奥瓦大学医学部泌尿外科 See WA 教授赠送。限制性内切酶、修饰酶、随机引物及 DNA 标记试剂盒为美国 Promega 公司产品；Lipofectin、鼠抗人 FN 抗体及人工基底膜凝胶为美国 GIBCO 公司产品；免疫组织化学试剂盒及 MTT 购自中山公司。

二、方法

1.FN 逆转录病毒载体的构建及导入 253J 细胞：扩增 pFH100 和 pIJ 质粒，提取 DNH，用 SphI 和 Cli 切下 pFH100 中 FN 片段，补平，用 BAMHI 切开 pIJ，将 FNCDNA 片段和线性化载体进行连接反应，转化感受态细胞，经酶切分析选出正向连接的重组质粒，用 Lipofectin 将重组质粒和空载体转入 PA317 细胞中，克隆扩增后制备病毒液，用高滴度病毒液（3.2×10^4 CFU/mL）感染 253 细胞，筛选 3 周产生抗性克隆（253FN 和 253pIJ），转移后传代培养。

2.S-P 法免疫组织化学：细胞生长 80% 融合，丙酮固定 5 分钟，实验步骤按试剂盒说明书进行，一抗为 1：50 鼠抗人 FN 单抗，DAB 显色后常规复染，脱水，透明，封片。设磷酸盐缓冲液（PBS），空白对照。

3. 细胞生长能力观察：将 253FN、253J 和 253 pJ 细胞以 1×10^4/mL 分别接种于 25 mL 培

养瓶中，共 7 组，每组 3 瓶，CO_2 温箱培养，每天计数一组细胞，做出生长曲线。

4.细胞—基质黏附试验：4℃用 PBS 将人工基质胶稀释成 5 mg/mL，加入 96 孔板中，20 μL/孔，37℃ 1 小时，铺好基质胶的 9% 孔板中加入细胞 5×10^5/mL，100 μL/孔，37℃培养 20、40、60、80、100 分钟，吸出培养液，加入 10 mg/mL 的氮兰四唑盐（MTT），20 μL/孔，继续培养 4 小时，吸出 MT，加入二甲基亚砜 100 μL/孔，室温 15 分钟，用酶联免疫检测仪在 570 mm 下测光密度（A）值。

5.同质性黏附试验：借鉴高进[4] 的方法，将 253J 和 253N 细胞分别接种于 96 孔板中，使其长满单层不留空隙，以 5×10^5/孔分别接种同种细胞，37℃摇床 40 r/min，于 20、40、60、80、100 分钟吸出含有未黏附细胞的培养液，得出黏附的细胞数。

6.细胞分离试验：根据文献[4]，将 253J 和 253FN 细胞以 5×10^5/孔分别接种于 6 孔板中，培养至细胞完全汇合，加入 0.02% 乙二胺四乙酸 1 mL，室温置水平摇床 40 r/min，至 2、4、6、8、10 分钟收集脱落细胞计数，未脱落的细胞用 0.25% 胰酶消化计数。细胞脱落率公式为：

细胞脱落率＝脱落细胞数 / 细胞总数 ×100%

7.侵袭试验：参照 ABim 等[5] 方法，用 1 mg/mL 基质胶铺盖于 8 μm 孔径的微孔滤膜上，Boda 小室的下室加入 200 μL 驱化剂（无血清培养 24 小时的 NH3T3 细胞条件培养基），将 2×10^5/mL 的 253FN、253J 和 253pIJ 细胞悬液以 0.8 mL/室加到上室中，培养 12 小时，取出滤膜，甲醛固定 5 分钟，HE 染色，250 倍光镜下计数膜背面侵袭的细胞数，计数中间和四周 5 个视野，计算平均值，每组计数 3 份样本。

8.统计学方法：采用 t 检验。

结　果

一、FN 基因导入 253J 细胞前后免疫组织化学染色

用免疫组织化学 S-P 法染色对细胞的 FN 蛋白表达进行定位分析，253FN 细胞的胞浆胞膜呈棕红着色，免疫阳性沉积物明显增多，而 253J 细胞仅有轻微着色，证明转染后 FN 蛋白表达增加。

二、细胞生长能力

253FN 细胞生长速度明显下降，接种后第 8 天生长汇合，253J 细胞第 3 天汇合，253PLJ 细胞 4 天汇合，表明高表达 FN 的细胞体外增殖能力减弱，转染事件本身对细胞的生长速度有轻度影响。

三、细胞黏附性

在各时相内，253FN 细胞与基质的黏附及同质黏附均明显增高。二者比较差异有显著意义（表 1，表 2）。细胞分离试验表明：253FN 细胞脱落率明显低于 253J 细胞（表 3）。说明随着 FN 表达增高，肿瘤细胞更易于相互黏附及与基底膜黏附，并且黏附的细胞不易于分离脱落。

表 1 253J 和 253FN 细胞与人工基底膜的黏附情况（A 值，$\bar{x} \pm s$）

细胞	标本数	培养时间（min）				
		20	40	60	80	100
253J	6	0.21 ± 0.03	0.21 ± 0.02	0.32 ± 0.04	0.39 ± 0.03	0.43 ± 0.05
253F	6	60.26 ± 0.06	0.35 ± 0.04	0.67 ± 0.04	0.89 ± 0.04	1.27 ± 0.69
t 值		0.20	7，43	14.54	25.82	24.85
p 值		< 0.01	< 0.01	< 0.01	< 0.01	< 0.01

表 2 253J 和 253FN 细胞的同质性黏附情况（细胞数 x10⁵/mL，$\bar{x} \pm s$）

细胞	标本数	培养时间（min）				
		20	40	60	80	100
253J	6	1.62 ± 0.23	2.54 ± 0.24	5.88 ± 0.11	7.55 ± 0.24	9.83 ± 0.38
253F	6	3.57 ± 0.24	4.48 ± 0.34	7.59 ± 0.35	9.39 ± 0.30	15.35 ± 0.32
t 值		14.08	8.52	11.45	12.51	26.82
p 值		< 0.001	< 0.001	< 0.001	< 0.001	< 0.001

表 3 细胞相互间分离及其与基质分离情况（细胞数 x10⁵/mL，$\bar{x} \pm s$）

细胞	标本数	作用时间（min）				
		2	4	6	8	10
253J	6	2.0 ± 2.1（11.9）	2.09 ± 0.67（20.9）	3.4 ± 0.4（34.3）	6.73 ± 0.37（67.3）	7.44 ± 0.31（74.4）
253F	6	1.3 ± 0.4（13.4）	1.47 ± 0.16（14.7）	2.4 ± 0.3（24.1）	3.06 ± 0.15（30.6）	4.21 ± 0.23（42.1）
t 值		3.05	6.53	5.18	22.37	20.44
p 值		< 0.05	< 0.01	< 0.01	< 0.01	< 0.01

注：细胞总数为 1×10^6/mL；括号内为细胞脱落率（%）。

四、细胞的侵袭转移能力

肿瘤细胞首先黏附于基底膜表面，进而消化降解人工基底膜并通过运动而穿过多孔滤膜，最后附着在滤膜另一面，253FN 细胞穿过滤膜数 15.4±2.3，253J 细胞为 36.1±2.3，两者比较 $P < 0.001$。253PLJ 细胞穿膜数 33±4，与 253J 细胞比较，$P > 0.05$。表明 FN 高表达限制了细胞移动，转染事件本身对细胞侵袭力和运动性无明显影响。

讨　论

本实验将具备完整功能区的人 FN cDNA 片段插入逆转录病毒载体 plJ 的 5' MLV LTR 的下游克隆位点，在此之后是一个 SV40 起始点 / 启动子 / 增强子片段和新霉素抗性基因，被 SV40 启动子所起动，接下来是一个 PBR322 复制起始点。通过 PJ 载体将 FN 重组多肽导入 FN 低表达的人膀胱癌 253J 细胞中，建立高表达 FN 的细胞株 253FN，用 G418 选择整合了重组病毒的肿瘤细胞，未整合的 DNA 在数代后便全部丢失。免疫组织化学染色证实转染后细胞 FN 产物的分泌明显增加。

细胞表面 FN 减少是细胞连接和细胞骨架发生改变的原因之一。研究表明[6]，转化细胞或高转移细胞系显示较弱的黏附性，来源于同一母系的具有不同转移性的克隆株所得的结果也发现，细胞株自身的黏附性与其侵袭转移潜能成反比[7]。肿瘤细胞的生长和转移过程在细胞与细胞之间黏附分子的互相作用下不断地发生着变化。由于恶性细胞比正常细胞间黏附力低，因此有利于肿瘤细胞相互分离，脱离原瘤灶进而发生转移。

由于癌基因的转化可引起细胞 FN 生物合成的减少[8]，因此，在肿瘤细胞分离、转移、黏附等一系列生物学行为的变化中，FN 表达水平所产生的影响是值得重视的。在本实验中，比较了不同 FN 表达水平的肿瘤细胞黏附性的差异，发现 253FN 细胞同质黏附性及与人工基底膜的黏附均显著增加，并且黏附的牢固性增强，肿瘤细胞不易从周围的细胞中脱落下来。我们认为，与低表达 FN 的 253J 细胞比较，253FN 细胞相互接触时，可因 FN 表达的增加而与细胞表面整合素受体的结合力增强，从而加强了细胞的同质黏附。当细胞与人工基底膜接触时，自身分泌的 FN 更有助于细胞伸展黏附。另外，我们在细胞培养中还发现，253J 细胞在贴壁生长过程中，极易自然脱壁，而 253FN 细胞则不发生脱壁现象，显然与基质成分影响有关。

在肿瘤的不同进展阶段中，黏附有着不同的意义。在转移过程的早期步骤中，黏附使细胞不易于离开瘤体，实际上降低了转移率。只有在转移的后面步骤中，抑制黏附可抑制转移结节的形成。

Diana a 等[9] 将小鼠黑素瘤 B16 细胞与 NIH3 T3 细胞融合后形成杂交瘤细胞，该细胞高表达 FN 而失去了一些恶性表型，如体内成瘤性，体外进行性生长繁殖等。本文中 253FN 细胞的体外生长速度明显低于 253J 细胞，与国外研究结果相同。我们认为，除了转染事件本身对细胞生长的轻度影响之外，主要与 FN 表达增加使恶性表型逆转有关。

体外试验中，肿瘤细胞表面 FN 减少或完全丧失均可使细胞间的黏附力降低，细胞更易分离而浸润进入人工基底膜中，253J 细胞穿膜数明显高于 253FN 细胞。分析认为，一方面 FN 表达增加使细胞同质黏附增强，限制了细胞的移动；另一方面驱化剂中的基质成分对低分化肿瘤细胞具有较强的驱化作用[10]。因此，253FN 细胞由于某些恶性表型的逆转而降低了移动性。

然而，尽管 FN 在肿瘤转移浸润过程中的作用是不容忽视的。但细胞的黏附及其转移浸润机制是十分复杂的，异型细胞发生了许多表型变化，细胞表面 FN 的缺乏所导致的结果只是其中之一。此外，还受其他黏附分子、酶和细胞调节因子的作用和制约，以及受肿瘤细胞所处环境的影响，因此还应从不同方面进行综合分析。

参考文献

[1] Dufour S，Duband J L，Thiery J P. Role of a major cell-substratum adhesion system in cell behavior and morphogenesis. Bio cell，1986，58: 1–14.

[2] Akiyama S K，Olden K，Yamada K M. Fibronectin and integrins in invasion and metastasis. Cancer Metastasis Rev，1995，14:173–189.

[3] J. 萨母布鲁克 . 分子克隆实验指南 . 金冬雁，黎孟枫，译 .2 版 . 北京：科学出版社，1993：362–372.

[4] 高进 . 癌的侵袭与转移—基础研究与临床 . 北京：北京医科大学中国协和医科大学联合出版社，1996:17–18.

[5] Albini A，Iwamoto Y，Meewan R N. A rapid in vitro assay for quantitating the invasion potential of tumorcell. Cancer Res，1987，47:3239–3245.

[6] Coman D R. Adhesiveness and stickness: two independent Properties of the cell surface. Cancer Res，1997，21:1436–1441.

[7] Fidlor I J. Cancer metastasis. Br Med Bul，1991，47: 157–165.

[8] Roushlati E. Fibronectin in cell adhesion and invasion. Cancer Metastasis Rev，1984，3: 43–52.

[9] Diana Ms，Henry H. The effect of antisense RNA to fibronectin on the malignancy of hybrids betweenmelanoma cells and normal fibroblasts. J Cell Sci，1989，93: 515–524.

[10] Murata J，Saikj I，Yoneda J，et al. Differences in chemotaxis to fibronectin in weakly and highly metastatc tumor cells. Cancer Res，1992，83: 1327–1339.

《中华医学杂志》1998，78（6）：430

钙通道阻断剂逆转膀胱癌细胞耐药性的实验研究

吴长利　韩瑞发　马腾骧　王　凡　天津医科大学第二医院

张广健　张和顺　王广有　天津市泌尿外科研究所

王冰捷　吉林铁路中心医院

【摘要】　采用 MTT、HPLC 等方法对膀胱癌耐药细胞耐药性逆转进行实验研究，以钙通道阻断剂异搏定为逆转剂。结果表明：异搏定能有效地逆转膀胱癌细胞的抗药性，主要通过抑制 P-CP 糖蛋白的药物外流"泵"作用，增加了细胞内长春新碱（VCR）的蓄积。抗药逆转剂（异搏定）与化疗药物联合应用进行膀胱内灌注可能是治疗和预防膀胱肿瘤抗药及复发的有效手段。

【关键词】　膀胱肿瘤；癌；药物耐受性

Reversal Effect of Calcium Channel Antagonist on Drug-Resistance of Bladder Carcinoma Cells

Wu Changli, Zhang Guangjian, Han Ruifa, et al.

（Tianjin Institute of Urologic Surgery, Tianjin Medical University, Tianjin 300211）

【Abstract】 Verapamil, a calcium channel antagonist, was used as the reversal reagent for drug resistance in bladder tumor. The result denoted that verapamil could reverse effectively the drug resistance of bladder tumor and would inhibit the drug efflux pump effect of P-GP glycoprotein, increasing vincristine accumulation in cells. It was sug-gested that ver aparmil combined with intravesical instillation of chemotherapeutic agents might be an effective means of preventing drug resistance and recurrence of bladder tumor.

【Keywords】 Bladder neoplasms; Carcinoma; Drug tolerance

肿瘤细胞对化疗药物所表现出的交叉耐药即多项耐药（MDR）是临床上化疗失败的重要原因之一[1]。目前研究表明，某些化合物能逆转肿瘤细胞 MDR 表型，使其对化疗药物的敏感性增加。这些化合物包括钙通道阻断剂异搏定、环孢素 A 和 FK506 等[2-4]，其中异搏定的研究已显示出应用前景。我们以异搏定为逆转剂，进行膀胱癌耐药性逆转的实验研究，旨在寻找有效的逆转途径，为临床上提供合理的化疗方案。报告如下。

材料与方法

一、细胞培养

膀胱癌耐药细胞 EJ-R250 和 EJ-R500 为本实验室通过基因转染方法建立[5]。细胞分别培养在含 250μg/L 或 500μg/L 长春新碱（VCR）的完全 1640 培养基中，后者含 10% 胎牛血清，200mmol/L L-谷氨酰胺和 1mmol/L HEPES，培养条件为 37℃，5%CO_2。

二、MIT 法测药物的细胞毒作用

取对数生长期细胞，稀释至 1.5×10^7/L，于 96 孔培养板中培养过夜。次日加异搏定继续培养 3 天，弃去培养液，每孔加 0.5 g/L 的 MTT 150 μL，培养 4 小时，弃去 MTT，每孔加 DMSO 150 μL，待溶解后于 DG-3022A 型酶联仪 570 mm 处测定吸光度。

三、高效液相色谱分析

取对数生长期的逆转前后的 EJ-R250 和 EJ-R500 细胞悬液，匀浆，5000 r/min 离心，取上清 100 μL，进行高效液相色谱（HPLC）分析。

四、细胞内 ^{3}H-VBL 掺入量测定

将 1×10^{11}/L 几 L 对数生长期耐药细胞接种在培养瓶中，培养 24 小时。弃除培养基，PBS 洗两次，加入含 18.5kBq/mL ^{3}H-VBL 条件培养基，培养 1 小时，弃去培养基，PBS 洗 3 次，制备细胞悬液，混匀后滴在 49 型玻璃纤维滤纸上，分别用 PBS、5% 三氯醋酸和无水乙醇抽滤冲洗。取出滤纸片，80 ℃烘烤 15 分钟，室温冷却后，将滤片放入盛有 5 mL 闪烁液的闪烁杯内，做好标记，上双道液闪计数仪测样品 cpm 值，每组设 3 个复管，计算各复管 cpm 均值，重复 3 次。

结　果

一、异搏定对 EJ 敏感细胞生长的影响

随着异搏定浓度的不断增加，其吸光度均值无变化，实验组与对照组比较，无显著性差异（ $P > 0.05$ ）。经直线相关与回归分析显示，异搏定浓度变化与敏感细胞吸光度均值无显著相关关系， $P > 0.05$ ，说明异博定对敏感细胞的生长无显著影响（表 1）。

表 1　异搏定对 EJ 敏感细胞生长的影响（ $\bar{x} \pm s$ ）

	异搏定（mg/L）	吸光度 *	活细胞百分数 **
对照组	0	1.39 ± 0.08	100
1	2.5	1.38 ± 0.05	99
2	5.0	1.39 ± 0.04	100
3	7.5	1.38 ± 0.03	99
4	10.0	1.36 ± 0.04	98
5	12.5	1.38 ± 0.05	99
6	15.0	1.37 ± 0.07	98
7	17.5	1.38 ± 0.09	99
8	20.0	1.39 ± 0.09	100

*t 检验， P 均 > 0.05 ；**$r = -0.18$ ， t 检验， $P > 0.05$ 。

二、异搏定对 EJ-R 耐药细胞的逆转作用

随着异搏定浓度的增加，耐药细胞吸光度值及活细胞的百分数也随着降低。实验组与对照组相比较具有显著性差异（ $P < 0.01$ ）。经直线相关与回归分析显示，异搏定浓度的变化与耐药细胞吸光度均值及活细胞的百分数呈显著的负相关关系，相关系数为 $-0.7 \sim -0.8$ ，相关系数假设检验 $P < 0.05$ ，说明异搏定能显著逆转 J-R 耐药细胞的抗药性，即能显著增加 VCR 对耐药细胞的细胞毒作用（表 2，表 3）。

表2 异搏定对 EJ-R250 和 EJ-R500 耐药细胞耐药性的逆转作用（$\bar{x} \pm s$）

	异搏定（mg/L）	EJ-R250 吸光度	EJ-R500 吸光度
对照组	0	0.77 ± 0.06	0.70 ± 0.08
1	2.5	0.40 ± 0.05	0.37 ± 0.06
2	5.0	0.38 ± 0.04	0.35 ± 0.05
3	7.5	0.36 ± 0.03	0.34 ± 0.05
4	10.0	0.34 ± 0.03	0.33 ± 0.06
5	12.5	0.33 ± 0.03	0.31 ± 0.06
6	15.0	0.32 ± 0.01	0.29 ± 0.06
7	17.5	0.30 ± 0.02	0.27 ± 0.04
8	20.0	0.31 ± 0.02	0.26 ± 0.06

*1～8 组 t 检验，$P < 0.001$。

表3 异搏定逆转耐药细胞 EJ-R250 和 EJI-R500 耐药性的直线相关与回归分析

	异搏定（mg/L）	吸光度（$\bar{x}_1$）	EJ-R250 活细胞百分数	r 及 t 检验	吸光度（$\bar{x}_1$）	EJ-R500 活细胞百分数	r 及 t 检验
对照组	0	0.77	100	$r_1=-0.8$	0.70	100	$r_1=-0.75$
1	2.5	0.40	53	$P_1 < 0.01$	0.37	52	$P_1 < 0.05$
2	5.0	0.38	50		0.35	49	
3	7.5	0.36	49	$r=-0.76$	0.34	47	$r=-0.91$
4	10.0	0.34	47	$P < 0.01$	0.33	44	$P < 0.05$
5	12.5	0.33	44		0.31	43	
6	15.0	0.32	41		0.29	41	
7	17.5	0.30	39		0.27	39	
8	20.0	0.31	37		0.26	40	

三、高效液相色谱法测定耐药细胞逆转前后细胞内的 VCR 浓度

耐药细胞内逆转后 VCR 浓度明显高于逆转前（$P < 0.01$），说明异搏定明显增加了细胞内 VCR 的蓄积，即抑制了 P-CP170 的外转运功能（表4）。

表4　耐药细胞 EJ-R250 和 EJ-R500 逆转前后细胞 VCR（浓度 ng/500 μL）

EJ-R250		EJ-R500	
逆转前	逆转后 *	逆转前	逆转后 *
49.6	132.6	34.78	195.6
48.9	137.8	42.7	205.3
53.4	129.5	36.4	210.1
50.7	134.9	41.3	181.4
56.1	135.4	45.2	186.5
54.2	138.7	36.7	184.8

*逆转前后比较，t 检验，P 均 < 0.001。

四、液闪计数测定耐药细胞逆转前后细胞内 3H-VBL 掺入量

耐药细胞逆转后细胞内 H-VBL 掺入量明显高于逆转前（$P < 0.01$），证实了异搏定能显著增加长春花碱（VBL）在耐药细胞内的聚集，而且耐药性越高，异搏定的逆转效果越好（表5）。

表5　耐药细胞 EJ-R250 和 EJ-R500 逆转前后细胞 ^{3}H-VBL 掺入量（cpm）

	时间（s）	EJ-R250		EJ-R500	
		逆转前	逆转后 *	逆转前	逆转后 *
1	60	375	862	77	494
2	60	313	768	84	623
3	60	437	1111	86	572

*逆转前后比较，t 检验，P 均 < 0.01。

讨　论

膀胱腔内灌注化疗是治疗和预防膀胱肿瘤复发的重要手段，但其效果不甚理想。实验研究表明，膀胱肿瘤多药耐药基因的过度表达即肿瘤细胞对化疗药物产生的抗药性是膀胱腔内灌注化疗失败的重要因素[6]。

本实验为探讨膀胱癌耐药细胞抗药性的逆转机制和寻找有效的逆转途径，采用 MTT 法、HPIC 法和液闪计数方法分别对异搏定的逆转作用进行了实验研究。结果显示，异搏定对 EJ 敏感细胞无细胞毒性作用，却能有效地逆转膀胱癌耐药细胞的抗药性，主要是通过抑制 P-CP 糖蛋白

的药物外流"泵"作用，减少了细胞内药物的外排，增加了细胞内药物的聚集，最终增加了化疗药物对膀胱癌耐药细胞的细胞毒作用。

目前虽然有许多证据显示，大剂量静脉注射异搏定可逆转白血病、骨髓瘤和淋巴肉瘤的耐药性[7-8]，但因其严重的心脏毒副反应，临床很少采用。John 等[9]体外实验研究发现，异搏定膀胱腔内灌注后，其主要分布在膀胱的黏膜层，膜外分布极少，而静脉中则几乎没有，说明膀胱局部用药是安全的，避免了异搏定对心脏的毒副反应。因此，我们认为抗药逆转剂（异搏定）与化疗药物联合应用进行膀胱腔内灌注可能是治疗和预防膀胱肿瘤抗药及复发的有效手段，本研究为此提供了重要的科学依据。

参考文献

[1] Folyd J W，Lin C W，Prout G R，et al. Multidrug resistance of a doxobicin-resistant bladder cancer lines. J Urol，1990，144:169.

[2] Zamora J M，Pearce H L，Beck W T. Pengsical-chemical properties shared by compounds that modulatemultidrug resistance in human leukemic cells. Molpharmacol，1988，33: 454.

[3] Herweijer H，Sonneveld P，Baas F，et al. Expression of MDRI and MDR multidrug resistance gene in human acute and chronic leukemias and association by cyclosprine. J Natl Cancer Ints，1990，82: 113.

[4] Arceci R J，Stieglitz K，Bierer B E. Immunosuppressants FK506 and rapamycin function as reversal agentsof the multidrug resistance phenotype. Blood，1992，80: 1528.

[5] 张广健，吴长利，韩瑞发，等 . 膀胱癌抗药机制的研究 . 中华泌尿外科杂志，1996，17: 203.

[6] 韩瑞发，吴长利，张广健，等，膀胱癌多向耐药基因 P-CP1m 表达的研究 . 中华泌尿外科杂志，1994，15:419.

[7] Endicott J A，Ling V. The biochemistry of P-glycoproteln mediated multidrug resistance. Annu Rev Biochem，1989，58:137.

[8] Dorr R T，Liddil J D. Modulation of mitomycin C inducted multidrug resistance in vitro. Cancer Chemother Pharmacol，1991，27: 290.

[9] John P L，George R P，Yan Kai Wong. The effect of verapamil on a multidrugresistant bladder carcinomacell line its protential as an intravesical chemotherapeutic agent. J Urol，1990，143: 1053.

《中华泌尿外科杂志》1996，17（4）：207

超氧化物歧化酶与膀胱癌分级分期关系的研究

徐　勇　韩瑞发　马腾骧　天津医科大学第二医院泌尿外科

【摘要】　为了解 SOD 活性与膀胱癌生物学行为的关系，采用肾上腺素自体氧化法分析了 27 例膀胱移行细胞癌患者肿瘤组织及非肿瘤黏膜，以及 10 例非肿瘤患者膀胱黏膜的 SOD 活性。结果显示：肿瘤组织 SOD 活性低于正常组织，并与分级分期有关；复发及多发膀胱癌患者非瘤黏膜 SOD 活性低于非肿瘤患者的膀胱黏膜（$P < 0.01$）。SOD 活性的降低可能是膀胱癌的早期表现，并与生物学行为有关。

【关键词】　膀胱肿瘤；癌；超氧化物歧化酶

Superoxide Dismutase in Patients with Transitional Carcinoma of Bladder

Xu Yong, Han Ruifa, Ma Tengxiang

（Departrment of Urology the Second Affiliated Hospital,

Tianjin Medical University, Tianjin 300211）

【Abstract】　Superoxide dismutase（SOD ）activity was evaluated in 27 cases of bladder carcinoma and In 10 spectimens of bladder mucosa free from tumor as controls. SOD activity, especially MNSOD, was marked lydecreased, the poorer the tumor differentiation the lower the SOD level. Cancer with mucosa invasion had a lower SOD activity than superficial bladder cancer. A significant difference in SOD level in bladder mucosa was noted between bladder cancer patients and non cancer individuals. The decrease of SOD activity might be considered as a marker for the early detection of bladder cancer.

【Keywords】　Bladder neoplasms; Carcinoma; Superoxide dismu-tase

超氧化物歧化酶（SOD）是一类存在于机体内的含不同金属离子的氧化还原酶，其主要作用是清除体内具有毒性作用的超氧化物自由基[1]。资料表明，SOD，特别是含 Mn 离子的 MnSOD，是一种肿瘤抑制基因[2-3]。在许多肿瘤组织中发现有 SOD 活性的异常表达，异常升高的氧自由基可直接破坏内皮细胞，还可促进肿瘤的浸润和转移[4-5]。有关 SOD 活性与膀胱移行细胞癌的关系未见详细报道。本研究测定了膀胱移行细胞癌组织中的 SOD 活性并取正常对照，以弄清膀胱癌组织与正常组织 SOD 活性的差别及其与分期分级的关系，为了解膀胱癌发生发展机制及治疗机制提供理论基础。

材料与方法

一、标本来源

膀胱移行细胞标本 27 份，病例Ⅰ级 4 例，Ⅱ级 16 例，Ⅲ级 7 例。多发膀胱癌 6 例，复发膀胱癌 3 例，有肌层浸润 7 例，每一病例均取同一个体非肿瘤黏膜对照，同时取非膀胱癌患者膀胱黏膜 10 例做正常对照。术中瘤体切除后，分别取瘤体中央及外周组织 0.2 ~ 0.5g，并取同样重量的非肿瘤黏膜。非膀胱癌病例膀胱黏膜来源于其他疾病行膀胱手术者。

标本测定一般在术后 12 小时内完成，或 –70℃保存，一周内完成测定。

二、SOD 活性测定

SOD 活性测定按照文献 [6] 的方法进行。在 SOD 抑制 30% ~ 70% 肾上腺素红形成范围内，抑制率与 SOD 浓度成正比，故以出现 50% 抑制率时所需要的 SOD 量作为一个活性单位来计算 SOD 活性。在有氰化钾存在时，测得活性为总 SOD（TSOD），总 SOD 减去 Mn SOD 为 CuZn SOD 值，单位以 U/mg 蛋白（Pr）表示。

三、蛋白质测定

采用紫外线吸收测定法。

四、统计学处理

实验结果经计算机以 t 检验及方差分析进行统计学处理。

结　果

一、各组膀胱黏膜 SOD 活性对照

膀胱癌患者非瘤黏膜标本 27 例，CuZn SOD 活性为（30.39±2.91）U/mg Pr，Mn SOD 活性为（26.80±2.79）U/mg Pr；非膀胱癌患者膀胱黏膜标本 10 例，CuZn SOD 活性为（38.00±3.89）U/mg Pr，Mn SOD 活性（33.00±4.29）U/mg Pr，两组间差异无显著性（$P > 0.05$，表 1）。

初发与单发膀胱癌患者的非瘤黏膜标本 17 例，Mn SOD 活性平均值为 33.57 U/mg Pr，与非膀胱癌患者黏膜标本（33.01 U/mg Pr）相近；多发及复发膀胱癌患者非瘤黏膜 10 例，其 Mn SOD 活性均值为 15.30 U/mg Pr，仅为非膀胱癌患者膀胱黏膜的 1/2，差异有显著性（$P < 0.01$）。

二、膀胱癌患者自身对照结果

膀胱移行细胞癌患者 27 例，瘤体中央组织和外周组织的 Cu Zn SOD 活性与 Mn SOD 活性相比，无显著性差异（$P > 005$），但与非瘤黏膜（均值为 26.81 U/mg Pr）比较，不足后者的一半，差异有显著性（$P < 0.01$，表 1）。

表 1　膀胱组织标本 SOD 活性测定结果（U/mg Pr, $\bar{x} \pm s$）

	例数	TSOD	Mn SOD	CuZu SOD
非膀胱癌黏膜	10	71.02±7.54	33.01±4.29	38.02±3.89
膀胱癌患者组				
瘤体中央	27	36.13±3.99	11.61±1.27	24.54±2.98
瘤体外周	27	42.59±4.11	15.59±1.65	28.10±2.81
非瘤黏膜	27	57.28±5.06	26.81±2.79	30.39±2.91

三、不同病理分级与 Mn SOD 活性的关系

瘤体中央组织 SOD 活性：Ⅰ级 4 例（均值 14.66 U/mg Pr），Ⅱ级 16 例（均值 13.54 U/mg Pr），二者之间无显著性差异（$P > 0.05$）。Ⅲ级 Mn SOD 活性明显降低，仅为 5.46 U/mg Pr，与Ⅰ、Ⅱ级之间均有显著性差异（$P < 0.01$）。非肿瘤部位之黏膜 Mn SOD 活性在不同病理级别间差异亦有显著性。不同级别膀胱癌 Mn SOD 活性差异有显著性（表 2）。

表2　不同病理级别肿瘤组织 SOD 活性测定结果（U/mg Pr，$\bar{x} \pm s$）

分级		例数	TSOD	Mn SOD	CuZu SOD
A	Ⅰ	4	60.12 ± 14.40	14.66 ± 4.04	45.51 ± 11.19
	Ⅱ	16	36.29 ± 4.31	13.50 ± 1.47	22.78 ± 7.75
	Ⅲ	7	22.05 ± 3.65	5.46 ± 1.22	16.57 ± 2.56
B	Ⅰ	4	60.69 ± 11.92	20.04 ± 5.05	40.23 ± 3.87
	Ⅱ	16	45.28 ± 5.11	17.24 ± 2.04	29.42 ± 3.75
	Ⅲ	7	26.34 ± 2.82	8.17 ± 1.45	18.16 ± 1.87
C	Ⅰ	4	99.36 ± 14.49	40.08 ± 9.82	52.51 ± 7.31
	Ⅱ	16	56.94 ± 5.30	27.32 ± 3.45	30.27 ± 2.69
	Ⅲ	7	37.45 ± 3.45	17.62 ± 1.36	18.01 ± 3.51

A: 瘤体中央，B: 瘤体外周，C: 肿瘤不同病理分级的非瘤黏膜，病理分级Ⅰ、Ⅱ、Ⅲ。

四、膀胱癌浸润与 SOD 活性的关系

有肌层浸润的膀胱癌 7 例，瘤体中央组织 Mn SOD 活性平均为（5.90 ± 1.77）U/mg Pr，CuZn SOD 平均为（14.84 ± 2.44）U/mg Pr；非浸润性膀胱癌 Mn SOD 活性平均为（13.6 ± 1.36）U/mg Pr，CuZn SOD 为（26.59 ± 33.77）U/mg Pr，浸润癌与非浸润癌之间差异有显著性（$P < 0.01$）。

讨　论

有关 SOD 与肿瘤关系的研究目前正逐渐深入。为了排除坏死组织或不同氧分压对 SOD 测定的影响，我们将瘤体中央组织与外周组织分别测定。结果表明：肿瘤组织 SOD 均降低，尤其是 Mn SOD，与膀胱癌的恶性程度有关。病理分级越高的肿瘤，其 SOD 活性越低，这一结果与其他作者在肝癌、肺癌、消化道癌、乳癌及子宫癌的测定结果一致[7-12]。非瘤黏膜、癌周组织和癌中央组织 SOD 活性逐渐降低，可能提示癌变过程中存在着连续性的发生机制。活性测定是否可用于早期癌的监测，有进一步研究价值。初发与单发膀胱癌的非瘤部位黏膜与非肿瘤患者的膀胱黏膜 SOD 活性无明显差别，但复发与多发膀胱癌非肿瘤部位黏膜 SOD 活性低于前两者，提示 SOD 活性降低可能是黏膜恶变的早期表现。浸润性膀胱癌 SOD 活性低于表浅性膀胱癌，这一结果对于了解膀胱癌的生物学行为有重要意义，因在其他肿瘤的研究中未见类似报道。

肿瘤组织 SOD 活性尤其是 Mn SOD 降低原因尚不清楚。大多数学者认为，氧自由基除了可直接造成 DNA 链断裂引起突变外，主要是通过脂质过氧化作用影响 DNA，引起 SOD 基因表达

的变化，使之合成减少 [7]。

实验证明，香烟的烟雾中含有大量氧自由基，它们作为肿瘤促进剂影响蛋白激酶 PKC 的信号传导，促进肿瘤的浸润转移，还可灭活组织中弹性蛋白酶抑制剂，使弹性蛋白酶无限制地发挥作用，破坏结缔组织，而弹性蛋白酶在膀胱癌的浸润中起着重要作用。有报道称，浸润性膀胱癌弹性蛋白酶活性明显高于表浅性膀胱癌 [13-15]，SOD 活性降低是否与上述改变存在着因果关系，有待于进一步研究。

最近有人将 Mn SOD 的 cDNA 通过基因转染的方法导入具有浸润转移能力的肿瘤细胞，结果使这些细胞的浸润转移能力下降或消失 [5]。Mn SOD 在抑制浸润转移中的机制尚不清楚，有人认为可能是 Mn SOD 在促进细胞分化中起某种作用。通过增加 Mn SOD 的表达来抑制肿瘤的浸润和转移，将为膀胱癌的治疗提供更有效的方法。

参考文献

[1] Mccord J M，Fridovich I. Superoxide dismutase: enzyme function for erythrocuprein. J Biol Chem，1969，224：6049.

[2] Jean L M. Oxygen free radicals linked to many diseases. Science，1987，235: 529.

[3] Bravard A，Sabatier L，Hoffschir F，et al. A new type of tumor suppressor gene? Int Cancer，1992，51: 476.

[4] Shinkai M，Kedo H. Superoxide radical potentiates invasive capacity of rat ascites hepatoma cells In vitro，Cancer Lett，1986，32: 7.

[5] Safford S E，Oberley T D，Urano M，et al. Suppression of fibrosarcoma metastasis by elevated expression ofmanganese superoxide dismutase. Cancer Res，1994，54: 4261.

[6] Misra H P. The role of superoxide anion in the antoxidation of epinephrine and a simple assay for superoxidedismutase. Biol Chem，1972，247: 3170.

[7] Oderly L W，Buettner G R. Role of superoxide in cancer：a review. Cancer Res，1979，39: 1141.

[8] K wee J K，Mitidieri E，Affonso O R. Lowered superoxide dismutase in highly metastatic B16 melanoma cells. Cancer Lett，1991，57: 199.

[9] Bize I B，Oberley L W，Morris H P. Superoxide dismutase and superoxide radical in morris hepatomas. Cancer Res，1980，40:3686.

[10] Ria F. Landriscina M Remiddi F，et al. Monoclonal antibody recognizes human，mouse and rat MNSOD inwestern blot and immunostaining. Biochem Mol Bio Int，1994，33: 107.

[11] Loven D P，Ceeper O B，Oberley I W. Superoxide dismutase levels in Chinese hamster ovary cell and ovariencarcinoma cells after hyperthermic or exposure to cycloheximide. Cancer Res，1985，45: 3029.

[12] Oka S，Ogino K，Houbara T，et al. An immunochemical study of CuZu SOD detected by a monoclonal antibodygastric mucosa and gastric cancer. Histopathology，1990，17: 31.

[13] Thompson I M，Peek M，Rodriguez F R. Smoking and cancer of bladder. J Urol，1987，137: 401.

[14] Gopalakrishna R，Chen Z H，Gundimeda U. Tabacco smoke tumor promoters，catachol and hydroquinoneinduce oxidative regulation of protein kinase C and influence invasion and metastasis of lung carcinoma cells. Proc Natl Acad Sci USA，1994，91: 12233.

[15] Shinichi Nemoto，Kenkichi Koiso，Kazumasa Aoagi，et al. Elastase dose this enzyme play and role inbladder cancer invasion. J Urol，1985，134: 9.

《中华泌尿外科杂志》1996，17（10）：612

TGF-β_1 蛋白的表达对膀胱癌生物学行为的影响

赵耀瑞 马腾骧 畅继武 天津市泌尿外科研究所

曹 伟 天津医科大学第二医院核医学科

【摘要】 应用 TGF-β_1 放免分析方法对 18 例膀胱移行细胞癌进行研究，并选取 9 例正常膀胱为对照。结果显示：膀胱癌组织中 TGF-β_1 蛋白表达量显著高于正常膀胱黏膜（$P < 001$）。分期 T_1 组和 T_2 组 TCF-β_1，蛋白表达量显著高于 Ta 组（$P < 0.05$ 和 $P \leqslant 0.005$）。G_3 组 TCF-β_1 蛋白表达量显著高于 G_1 组（$P \leqslant 0.05$）。应用 ^{3}H-TdR 掺入实验研究表明：TGF-β_1 在体外可促进 TBC-1 系膀胱癌细胞的体外生长。本组结果提示：TGF-β_1 蛋白的表达对膀胱癌的生物学行为有重要影响，对评估膀胱癌预后有重要意义。

【关键词】 膀胱肿瘤；癌；放射免疫测定

TGF-β_1 Expression and Biological Behavior of Bladder Carcinoma

Zhao Yaorui, Ma Tengxiang, Chang Jiwu, et al.

（Tianjin Institute of Urological Research, Tianjin Medical University, Tianjin 300211）

【Abstract】 TGF-β_1 was detected by radioimmunoassay in 18 bladder carcinoma and in 9 normal bladder mucosa as controls. The expression level of TGF-β_1 was very significantly higher in bladder carcinoma than that in the normal bladder mucosa（$P < 0.001$）and was significantly higher in T_1 and T_2 tumors than that in Ta tumors（$P < 0.05$ and $P \leqslant 0.005$）. The expression level was also significantly higher in grade 3 than in grade I tumors（$P < 0.05$）With ^{3}H-TDR incorporation assay, exogenous TGF-β_1 was noted to stimulate the growth of TBC-1 bladder carcinoma cells in vitro. The results designated that TGF-β_1 was relevant to the biological behavier of bladder carcinoma and might serve as an important marker for the evaluation of the prognosis of bladder carcinoma.

【Keywords】 Bladder neoplasms；Carcinoma；Radioimmunoassay

膀胱移行上皮肿瘤是泌尿系统最常见的恶性肿瘤，其高复发率及浸润转移一直是基础和临床研究的重要课题。虽然近年来 BCG 灌注治疗浅表性膀胱肿瘤提高了膀胱肿瘤的治疗效果，但仍有 30% 左右的膀胱肿瘤复发。我们应用放免分析方法研究 TGF-β_1，蛋白的表达与膀胱癌临床分期、组织学分级之间的关系，应用 ^{3}H-TdR 掺入法研究外源性 TGF-β_1 对 TBC–1 系膀胱癌细胞体外生长的影响。

材料与方法

一、临床资料

膀胱癌 18 例，均为移行细胞癌。男 16 例，女 2 例，年龄 38 ～ 80 岁，平均 62 岁。手术切除后立即取材，注意取无坏死的癌组织，生理盐水清洗后立即放入液氮冻存，同时标本送病理检验。按 TM 肿瘤分期原则和 WTHO 分级标准，18 例膀胱癌中 Ta 期 5 例，T_1 期 7 例，G_1 期 5 例，T_4 期 1 例；G_1 级 4 例，C_2 级 8 例，C_3 级 6 例。因 T_4 期仅 1 例，并入 T_2 期组进行统计学处理。

正常对照膀胱黏膜 9 例取自良性前列腺增生不伴结石患者。年龄 53 ～ 68 岁，平均 61 岁。

二、放免法测定 TGF-β_1 蛋白在正常膀胱黏膜和膀胱癌组织中的表达

参考 Roberts 等[2]酸 / 乙醇提取法并略加改动，提取正常膀胱黏膜和膀胱癌组织中 TCF-β_1。采用 Lowry 法测提取液总蛋白浓度，放免分析法测提取液中 TGF-β_1 蛋白浓度。每个样品均测双管，取均值。以每克蛋白中 TGF-β_1 的量表示正常膀胱黏膜和膀胱癌组织中 TCF-β_1 蛋白的表达量。

三、^{3}H-TdR 掺入法观察外源性 TGF-β_1 对 TBC–1 系膀胱癌细胞体外生长的影响

TBC–1 系本所 1990 年建膀胱癌细胞系。^{3}H-TdR 放射比活度 370 ～ 1110 GBq（10 ～ 30Ci）/ mmol，放射强度 37 MBq/mL。

取生长状态好，对数生长期 TBC–1 系膀胱癌细胞经胰蛋白酶消化分离后，用含 15%FCS，2 mmol/L 谷氨酰胺 RPMI1640 液，25 mmol/L HEPES，10 万 UL 青霉素，10 万 UL 链霉素的完全培养液悬浮，经 0.1% 台盼蓝染色，计数活细胞配成 1×10^5 细胞 /mL 的单细胞悬液。取 4 块 96 孔培养板，分别培养 13、5、7 天。每孔加 200 μL 该细胞悬液，置于 37℃，饱和湿度、5% CO_2 培养箱中。24 小时后，其中 3 块板换液，加人含 7%FCS 的培养液。设三组：对照组不加

TGF-β_1，实验 1 组加 0.5 μg/L TGF-β_1，实验 Ⅱ 组加 5μg/L TGF-β_1，每组设 3 个平行孔。分别再培养 48、96、144 小时，每隔 2 天换液一次，终止培养前 6 小时加入 ^{3}H-TGR，每孔加 37kBq，继续培养至终止。

终止培养后，弃上清，生理盐水洗两遍，用 0.02%EDTA 消化分离细胞，用多头细胞收集器将细胞收集于 49 型玻璃纤维滤纸上，经三氯醋酸、无水乙醇固定，80℃烘干滤纸后，将滤纸放于闪烁液内，用 LKB-1211 型双道液闪仪计数取均值作为实验数据。

结　果

一、正常膀胱黏膜和膀胱癌组织中 TGF-β_1 表达量比较

正常膀胱黏膜 TGF-β_1 蛋白表达（0.99 ± 0.73）μg/g 蛋白，膀胱癌组织中为（8.32 ± 5.66）μg/g 蛋白。后者极显著高于前者（$P < 0.001$）。

二、不同分期、分级膀胱癌组织中 TGF-β_1 蛋白表达量的比较

TGF-β_1 表达量 Ta 组（4.07 ± 1.38）μg/g 蛋白，T 组（9.68 ± 3.86）μg/g 蛋白，T_2 组（10.26 ± 8.03）μg/g 蛋白。T_1 组和 T_2 组 TGF-β_1 蛋白表达量均显著高于 Ta 组（$P < 0.05$ 和 $P \leq 0.005$）。虽然 T_2 组高于 T_1 组，但统计学处理无显著性差异（$P > 0.05$）。

TGF-β_1 蛋白表达量 G_1 组为（4.52 ± 1.69）μg/g 蛋白，G2 组（8.26+4.42）μg/g 蛋白，G_3 组（10.93 ± 7.76）μg/g 蛋白，G_3 组显著高于 G_1 组（$P \leq 005$）。虽然 G_2 组和 G_3 组分别高于 G_1 组和 G_2 组，但统计学处理无显著性差异。

三、外源性 TCF-β_1 对 TBC-1 系膀胱癌细胞体外生长的影响

当 TGF-β_1 浓度为 5μg/L 时可显著促进 TBC-1 系膀胱癌细胞的生长，而 TGF-β_1 浓度为 0.5 μg/L 时，则无明显影响。当 TBC-1 系细胞培养至 7 天时，加 TGF-$\beta_1$5μg/L 组的 ^{3}H-TdR 掺入值高于不加 TGF-β_1 组 71.3%（$P < 0.05$），而加 TGF-$\beta_1$0.5 μg/L 组的 ^{3}H-TdR 掺入值与不加 TGF-β_1 组无显著性差异（$P > 0.05$）。

讨　论

TGF-β_1 是一分子量为 25 000 的多功能多肽，许多肿瘤组织和细胞表达高含量的 TGF-β_1

MRNA 和 TGF-β_1 蛋白 [3-4]。多项研究表明，肿瘤细胞分泌的 TGF-β_1 对肿瘤生物学行为有着广泛的影响 [5-6]。

本组结果显示，TGF-β_1 蛋白在膀胱癌组织中的表达极显著高于正常膀胱黏膜，这可能有其重要的临床生物学意义。

TGF-β_1 的高表达并不仅见于膀胱癌，许多其他肿瘤亦高表达 TGF-β_1，如肝癌 [4]、平滑肌肉瘤、空肠黑色素瘤、鳞癌、支气管腺癌、转移性浆液癌和肺腺癌 [3]。

有研究表明，TGF-β_1 在体内可通过刺激血管生成 [7]、改变肿瘤细胞外基质的生化特点利于肿瘤的浸润转移 [8]，与其他生长因子相互作用 [9] 抑制免疫系统使肿瘤细胞逃避免疫监视，抑制免疫系统对肿瘤的杀伤等方式间接促进肿瘤生长 [6]。

本研究证实，TGF-β_1 在体外促进 TBC-1 系膀胱癌细胞的 ^{3}H-TdR 掺入，说明膀胱癌组织高表达 TGF-β_1 蛋白的临床意义之一在于 TGF-β_1 可促进膀胱癌细胞的生长。

为了观察 TGF-β_1 对肿瘤生长的调节作用，有人将高表达 TGF-β_1 MRNA 的前列腺癌细胞移植于鼠体内，发现该肿瘤较对照肿瘤生长好，体积大，坏死区少，转移范围广 [5]。进一步证实了 TCF-β_1 对肿瘤生长的促进作用。

本研究发现 T$_1$ 期和 T$_2$ 期 TGF-β_1 表达均显著高于 Ta 期，提示 TGF-β_1 在膀胱癌组织中的表达可能和膀胱癌细胞的浸润能力有关。TGF-β_1 表达量越高，膀胱癌细胞的浸润能力越强。G$_3$ 组 TGF-β_1 表达显著高于 G$_1$ 组，提示 TGF-β_1 在膀胱癌组织中的表达与膀胱癌的分化程度有关，TGF-β_1 表达量越高，膀胱癌细胞分化程度越低。以上结果提示 TGF-β_1 在膀胱癌组织中高表达的临床生物学意义可能在于 TCF-β_1 可通过促进膀胱癌细胞生长、浸润，抑制膀胱癌细胞的分化而影响膀胱癌预后。因此，膀胱癌细胞中 TGF-β_1 的表达量有可能作为测定膀胱癌预后的一个重要指标。

由于 TGF-β_1 可抑制免疫系统，使肿瘤细胞逃避免疫监视，抑制免疫系统对肿瘤的杀伤 [4]，因而，膀胱癌组织中 TGF-β_1 的高表达是否是影响膀胱癌免疫治疗效果的重要因素，有待进一步研究。

参考文献

[1] 顾方六 . 膀胱尿路上皮性肿瘤 // 吴阶平 . 泌尿外科 . 济南：山东科学技术出版社，1993：465-465.

[2] Roberts A B，Lamb L C，Newton D L，et al. Transforming growth factors: isolation of polypeptides from virallyand chermcally transformed cells by acid/ethanol extraction. Proc Natl Acad Sci USA，1980，77: 3494.

[3] Derynck R，Goeddel D V，Ullrich A，et al. Synthesis of messenger RNAS for transforming growth factorsa and B and the epidermal growth factor receptor by human tumors. Cancer Res，1987，47: 707.

[4] Nobuyuki Ito，Sumio Kawata，Shinji Tamura，et al. Elevated levels of transforming growth

factor B nessenger RNA and its polypeptide in human. hepatocellular carcinoma. Cancer Res，1991，51: 4080.

[5] Steiner M S，Barrack E R. Transforming growth factor-b 1 overproduction in prostate cancer: effcts on growthin vivo and in vitro. Mol Endocrinol，1992，6: 15.

[6] Torre-amione G，Beauchamp R D，Koeppen H，et al. A highly immunogenic tumor transfected with a murine transforming growth factor type β_1 CDNA escapes immune surveillance. Proc Natl Acad Sci USA，1990，87:1486.

[7] Roberts A B，Sporn M B，Assoian R K，et al. Transforming growth factor type B: rapid induction of fibrosis andangiogenesis in vivo and stimulation of collagen formation in vitro. Proc Natl Acad Sci USA，1986，83: 4167.

[8] Welch D R，Fabra A，Nakajima M. Transforming growth factor B stimulateinvasion and metastatic potential. Proc Natl Acad Sci USA，1990，87: 7678.

[9] Fernandez-polja，Hamilton P D，Klos D J. Transcriptional regulation of proto-oncogene expression by epi-dermal growth factor，transforming growth factor β_1，and triodothyronine in MDA-468 cells. J Biol Chem，1989，264:4151.

《中华泌尿外科杂志》1996，17（4）：213

人体膀胱移行细胞癌细胞系 TBC-27 的建立及其生物学特性

刘长吉　王梓青　畅继武

刘小兵　隋志芳　张　新

指导　马腾骧

天津市泌尿外科研究所

【摘要】　一来源于人体膀胱移行细胞乳头状癌 II 级的瘤标本，原代培养 30 天后单层形成，继续传代建系成功，命名 TBC-27。培养 8 个月已传 27 代。TBC-27 第 14 代细胞以 4.5×10^4/mL 浓度接种，贴壁率 69%，1 周后进入对数增殖期，群体倍增时间为 27 小时，饱和密度 1.2×10^5/mL。TBC-27 第 12 代细胞染色体核型。2 倍体占 14%；超 2 倍体占 3%；亚 2 倍体占 83%，其中 40～45 条占 67%，仅 44 条众数占 23%。显示染色体不稳定的特点。TBC-27 第 21 代细胞超微结构，细胞质内含大量游离核糖体和空泡，细胞表面有大量发育各异的微绒毛。异种动物移植试验，在免疫抑制的乳鼠接种后有移植肿瘤生成，并证实与原膀胱癌组织相似，培养细胞符合人体膀胱移行细胞癌特征。

Establishment of Epithelial Cell Line TEB-27 from a Human Bladder Transitional Cell Carcinoma and Its Biological Characteristics

Liu Changji, Ma Tengxiang, Wang Ziqing, Chang Jiwu,

Liu Xiaobing, Sui Zhifang, Zhang Xin

（Institute of Uro-surgery, Tianjin）

【Abstract】 The cell line TBC–27. from a human bladdeer transitional cell carcinoma Grande II was established and maintained for 8 months through 27 passages. TBC–27 cells have the epithelioid cell morphology during culture. The population doubling time of the 14th generation cells was 27 hours by growth curve. The chromosome karyotype of the 12th generation cells consisted mainly of hypodiploid（mode 40–45）, Ultrastructurally, there was a great deal of freeribosome and vesicle in the cytoplasm and a great number of atypical microvilli on the surfacethe 2 lst generation cells. The heterotransplantation test revealed that the xenografted tumor in the immunosuppressed suckling rats was similar to the initial bladder carcinoma in histology.

我们开始对泌尿及男性生殖系统肿瘤细胞培养的研究后，首先对原代培养进行了初步观察[1]。进而对一膀胱移行细胞癌传代培养建系成功，命名为 TBC-27。培养至 8 个月时已传 27 代。现将建系过程及细胞形态、群体生长特点、染色体组型分析、超结构和异种动物移植结果报告如下。

材料与方法

患者女，60 岁。临床诊断膀胱癌 B 期，1982 年 9 月膀胱部分切除，术后病理诊断膀胱移行细胞乳头状癌 II 级的瘤标本。采用组织块单层静止培养法，营养液及培养条件同文献[1]报告相同。传代方法如下：细胞单层用含 0.02% 的 EDTA 和 0.25% 的胰蛋白酶消化分散，稀释成 0.5×10^6/mL 的细胞浓度，传于培养瓶中，3 日后换液观察。

用重复试管培养法[2]分析 TBC-27 第 14 代细胞群体生长能力，用半对数图纸绘制细胞生长曲线，计算细胞增殖生长的各参数。参照镰田[3]方法制作染色体标本，对 TBC-27 第 12 代细胞染色体组型进行分析。用 Susmumn 改良法[4]收集细胞制作电镜标本，对 TBC-27 第 21 代细胞用透射电镜观察细胞超微结构。使用 TIBC-27 第 22、23 代细胞，以 5×10^7/mL 的细胞浓度的细胞悬液 0.2 mL 注入刚出生 72 小时内的 Wistar 大白鼠乳鼠臀部皮下，注射前 1 日用 ^{60}Co 250rad 乳鼠全身照射 30 秒，接种当日、第 5 日、第 10 日皮下注射 2 mg 氢化考地松琥珀酸钠，当观察到有黄豆粒大小移植结节时杀死乳鼠，取材观察细胞异种动物移植的致瘤能力。

结　果

一、建系过程及细胞形态特点：原代 4 周后形成单层。第 30 日首次传代，传代后次日贴壁生长，细胞呈圆形渐伸展分裂增殖，传代后 10 日形成单层，再继续传代，连续培养至 8 个月时已顺利传 27 代，建系成功命名为 TBC-27。该细胞原代和连续培养细胞均以上皮样形态为主，呈多角形和椭圆形，增殖活跃，时有梭形和纺锤形细胞出现。胞浆丰富，核深染，核仁清晰，单层形成后常重叠生长，显示接触抑制消失的特性。

二、细胞生长率：TBC-27 第 14 代细胞增殖曲线如图 1 所示。细胞接种浓度为 4.5×10^4/mL，贴壁率 69%（3.1×10^4/mL）。1 周后进入对数增殖期，群体倍增时间为 27 小时。饱和密度 12×10^5/mL（0.4×10^5/cm²）

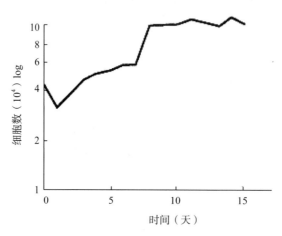

图 1　TBC-27 第 14 代细胞的生长曲线

三、染色体组型分析：2 倍体占 14%；超 2 倍体占 3%；亚 2 倍体占 83%，其中 40 ~ 45 条占 67%，仅 44 条众数达 23%。显示核型分布不均，有以亚 2 倍体 40 ~ 45 为主的倾向。未发现异常标记染色体。44 条众数核型分析为 44X-2C。在一超 4 倍体 114 条染色体核型中显示核内内复制特点。

四、超微结构观察：TBC-27 第 21 代细胞表面有大量粗细、长短不等的微绒毛，呈丝状、杆状、锤状等多形性，胞膜清晰，胞浆内可见线粒体、丰富的游离核糖体及空泡，并有不典型的溶酶体及吞噬颗粒，部分细胞可见粗面和滑面内质网，而高基氏器不发达；细胞周围无胶原纤维；细胞间无典型的桥粒样细胞连接；胞核大，核浆比高，核膜可见双层结构，多处凹陷，核仁增大并有端移现象，核膜下未见内纤维板样结构，核内染色质不均，颗粒粗大，显示异染色质增多。

五、异种动物移植：3 只 Wistar 大白鼠乳鼠用 TBC-27 第 22、23 代细胞接种，用 2 支同样鼠以 SCG 7901 胃癌细胞（上海第六人民医院建）接种对照。第 7、8 日分别杀死 2 只对照鼠，病理证实新生移植结节。为乳鼠皮下腺癌。试验鼠 1 只第 10 日结节近黄豆粒大，扁平，第 11 日杀死取出 0.5 cm × 0.4 cm × 0.4 cm 大小结节。另 2 只第 10 日移植结节长至绿豆粒大，第 12 日原因不明死亡 1 只，另 1 只较前缩小，至第 17 日杀死，病理检查未见移植处有肿瘤样细胞。第 1 只乳鼠移植结节做病理检查，光镜下见结节中心有呈不典型巢状结构的低分化上皮型及梭形混杂生长的瘤细胞，细胞形态、排列与原来源标本瘤组织形态相似，肿瘤细胞团外有反应性结缔组织增生及少量新生血管，结节与周围分界清楚。移植结节超微结构除与培养细胞有同样特点外，并见到细胞间不典型发育的桥粒样细胞连接，胞浆内张力原纤维呈短丝状，线粒体有囊球状改变，核周间隙更清晰，核内异染色质增多和更不均一。

讨　论

　　TBC-27 细胞是来源于膀胱移行细胞乳头状癌的标本，原代及传代细胞均保持了其原标本细胞的上皮特点。来源标本的绒毛结构中，表层细胞多层排列，上皮型细胞内混杂有纺锤形细胞，在培养细胞增殖活跃阶段也出现梭形和纺锤形细胞，并可见到细胞重叠生长，显示接触抑制消失。说明保持了原恶性上皮的特点。细胞形态与文献 [5] 报告的 TCCSUP、T_{24}、HT-1197 细胞相类似。

　　TBC-27 细胞群体倍增时间为 27 小时，国外 KW-103 最短为 16 小时，HT-19 最长为 97 小时，这因细胞本身特性、细胞接种数培养条件不同所致。

　　长山忠雄[6] 将人膀胱肿瘤染色体异常分为 3 类。TBC-27 细胞与长山所说的第 2 类相符合，即有 2n、2n 以外的混合型。符合恶性肿瘤染色体不稳定的特点。

　　小林彻治[7]、马文香[8] 等指出膀胱瘤细胞的超微结构特点是细胞表面有大量不正常绒毛，核膜有凹陷，胞浆内含大量游离核糖体和空泡。TBC-27 细胞超微结构符合上述特点。细胞周围无胶原纤维和核膜下无内纤维块，可排除不是成纤维细胞。在动物移植结节中见到不典型细胞连接复合体，胞浆内的张力原纤维说明其保持了来源组织上皮的特点，而培养细胞中未见到细胞连接，可能与胰酶分散细胞有关。另外，电镜观察未发现支原体，不考虑细胞系有支原体污染。

　　TBC-27 细胞试验鼠 1 支取材过晚，新生结节消退，分析与宿主排斥有关。有 1 支已形成明显的瘤结节，并证实其与原来源肿瘤组织相似，说明 TBC-27 培养细胞异种动物移植是成功的，证实了其体外致瘤能力。

参考文献

[1] 刘长吉，等 . 泌尿及男性生殖系统肿瘤细胞培养初步观察 . 中华肿瘤杂志，1986，8（3）：178.

[2] 鄂征 . 组织培养技术 . 北京：人民卫生出版社，1982:135.

[3] 大星章一 . 人癌细胞培养 . 吴政安，等译 . 北京：科学出版社，1979:61.

[4] 庄元忠 . 聚乙烯醇缩甲醛用于游离细胞电镜样品的制作 . 细胞生物学杂志，1982，4（4）：19.

[5] Williams R D. Human urologic cancer. Invetigative Urology，1980，17（5）：359.

[6] 长山忠雄 . 染色体かりみいれゆろ境界领域にある膀胱肿瘤 . 日泌尿会志，1982:73（1）：66.

[7] 小林彻治 . とト膀胱癌由来培养细胞（KK-47、KW-103）ねよひヒト非恶性移行上皮由来培养细胞（HCV-29）の电显の观察 . 日泌尿会志，1982，73（3）：294.

[8] 马文香，等 . 膀胱癌的扫描电子显微镜检查 . 中华泌尿外科杂志，1982，3（4）：241.

《中华肿瘤杂志》1987，9（6）：427

抑癌基因 P16 及 P53 在膀胱移行细胞癌中的表达及意义

武玉东　吴　海　马腾骧　天津市泌尿外科研究所

杨树立　河南省平顶山市第一人民医院泌尿外科

【摘要】　应用免疫组织化学方法对 59 例膀胱移行细胞癌中抑癌基因 P16 及 P53 的表达进行研究。结果显示：59 例膀胱移行细胞癌中 P16 及 P53 基因的阳性表达率分别为 47.46% 和 54.24%。P16 及 P53 基因在膀胱移行细胞癌中的阳性表达率在肿瘤病理分级及临床分期等方面分别具有显著性差异（$P < 0.05$），且 P16 及 P53 基因表达之间具有显著相关性（$P < 0.05$）。提示 P16 及 P53 基因的异常表达在膀胱瘤的发展过程中起重要作用；P53 基因可能对 P16 基因的表达起调节作用。

【关键词】　膀胱肿瘤；P16 基因；P53 基因；免疫组织化学

Expression and Significance of P16 and P53 Gene on Bladder Transitional Cell Cancer

Wu Yudong，Wu Hai，Yang Shuli，et al.

（Tianjin Institute of Urological Surgery，300211）

【Abstract】 Immunohistochemical method was used to determine the expression of P16 and P53 gene on 59cases of bladder transitional cell cancers. The results showed the positive expression rate of P16 and P53 gene was 47. 46% and 54.24% respectively. Significant differences existed in the expression of both tumor suppressor genes between carcinomas from different pathological grades and clinical stages（$P < 0.05$）. There was a significantcorrelation between P16 and P53 gene expression. I suggested that the abnormal expressions of P16 and P53 gene might play an important role in the genesis and the malignant progression of bladder transitional cell cancers. Expression of P16 gene may be regulated by P53 gene.

【**Keywords**】 Bladder tumor；P16 gene；P53 gene；Immunohistochemistry

人类许多肿瘤的发生和发展与细胞周期调节紊乱有关，细胞周期调节基因的异常在肿瘤的发生和发展中起重要的作用。P16 及 P53 基因作为细胞周期调节基因，所编码的 P16 及 P53 蛋白对细胞周期起负调节作用。目前，有关细胞周期调节基因与肿瘤发生和发展关系的研究越来越受到广泛重视[1]。本研究应用免疫组织化学技术检测 59 例膀胱移行细胞癌中 P16 及 P53 基因的表达，并对其在膀胱肿瘤发生和发展过程中的作用及相互关系进行探讨。

材料与方法

一、标本来源

59 例膀胱移行细胞癌标本取自天津市泌尿外科研究所及河南省平顶山市第一人民医院 1994—1996 年经手术切除的膀胱肿瘤组织，均经病理检查证实。标本经福尔马林液固定，常规石蜡包埋。所有标本均作 5μm 厚连续切片 3 张，1 张行 HE 染色复查诊断，另 2 张行免疫组织化学研究。肿瘤分期按 UICC-TNM 标准分为 T_{is} ～ T_1 期浅表性肿瘤 19 例，T_2 ～ T_4 期浸润性肿瘤 40 例。病理分级按 WHO 方法分为工级 11 例、Ⅱ级 19 例、Ⅲ级 29 例。另选 7 例正常膀胱黏膜标本作对照。

二、实验试剂

实验用兔抗人 P16 多克隆抗体、鼠抗人 P53 单克隆抗体、S-P 免疫组织化学染色试剂盒均购自北京中山生物技术公司（美国 Santacruz 产品）。

三、免疫组织化学染色（S-P）法

石蜡切片常规脱蜡至水，1%H_2O_2 甲醇封闭内源性过氧化物酶 30 min（对 P53 的染色组织切片于此步后经微波炉抗原修复），然后用 10% 正常山羊血清封闭非特异背景 30 min，依次加入一抗（兔抗人 P16 多克隆抗体 1：50，鼠抗人 P53 单克隆抗体 1：80，4℃过夜）、二抗（生物素化羊抗兔 IgG 1：100，兔抗鼠 IgG 1：100，各 30 min）和 S-P/HRP（1：100）复合物各 30 min。上述各步骤均以 PBS 缓冲液振洗 3 次，每次 5 min，DAB 显色，苏木精复染细胞核，常规脱水，透明封片。实验中以食道癌阳性切片作为阳性对照，用PBS代替一抗作为阴性对照。

结 果

一、P16 及 P53 基因表达的相互关系及染色部位

本组病例中，P16基因阳性表达率为47.46%（28/59），P53基因阳性表达率为54.24%（32/59），其中22例肿瘤组织P16及P53基因同时阳性表达；另21例肿瘤组织中P16及P53基因同时阴性表达。相关性检验结果显示，P16及P53基因之间具有极显著相关性（$P < 0.01$）。10例P53基因阳性表达而P16基因阴性表达的肿瘤中，8例为高分期高分级肿瘤。PI6基因阳性染色为棕黄色，位于细胞核，部分肿瘤组织中细胞浆也染色。本组以细胞核是否着色作为P16基因阳性抑或阴性表达的判断标准。P53基因阳性显色亦为棕黄色，位于细胞核。7例正常膀胱黏膜P16基因均为阳性染色，而P53基因均为阴性染色。

二、P16 及 P53 基因在各级肿瘤间的阳性表达及其比较

P16基因在Ⅰ级肿瘤中阳性表达8例，阳性率为72.73%（8/11）；在Ⅱ级肿瘤中阳性表达12例，阳性率为63.16%（12/19）；在Ⅲ级肿瘤中阳性表达8例，阳性率为27.599%（8/29）。Ⅰ级肿瘤与Ⅱ级肿瘤比较，$P > 0.05$；Ⅱ级肿瘤与Ⅲ级肿瘤比较和Ⅰ级肿瘤与Ⅲ级肿瘤比较，均$P < 0.05$。P53基因在Ⅰ级肿瘤中阳性表达3例，阳性率为27.27%（3/11）；在Ⅱ级肿瘤中阳性表达9例，阳性率为47.37%（9/19）；在Ⅲ级肿瘤中阳性表达20例，阳性率为68.97%（20/29）。Ⅰ级肿瘤与Ⅱ级肿瘤和Ⅱ级肿瘤与Ⅲ级肿瘤相比较，均$P < 0.05$，Ⅰ级肿瘤与Ⅲ级肿瘤相比较，$P < 0.05$。

三、P16 及 P53 基因在各期肿瘤间的阳性表达及其比较

P16及P53基因在$T_{is} \sim T_1$期肿瘤中的阳性表达率分别为68.42%（13/19）及31.58%（6/19），在$T_2 \sim T_4$期肿瘤中的阳性表达率分别为37.50%（15/40）及60.00%（24/40），$T_{is} \sim T_1$期肿瘤与$T_2 \sim T_4$期肿瘤比较，$P < 0.05$。

讨 论

一、P16 基因在膀胱移行细胞癌中的表达及意义

在膀胱肿瘤中，染色体的9P21～22杂合性缺失（LOH）有较高的发生率[3]，而最近所发现

的 P6 基因就定位于这个区域。P16 基因所编码的 16KD 蛋白质，作为一种细胞周期抑制蛋白，抑制细胞 GS 期转换。业已发现 P16 基因在人类大多数肿瘤中存在着异常改变，但在肿瘤组织中的改变率低于来源于这些组织的细胞系中的改变率（分子生物学方法）[4]，可能是因为实验过程中所采用的肿瘤组织标本中含有非肿瘤细胞，干扰了检测结果 [5]。由于 P16 基因的主要失活机制是基因的缺失而非点突变 [4]，因此，少量的非肿瘤细胞的存在将会严重干扰 PCR、Southern、Northern 及 Western 等分析的结果。另外，这些实验方法也不能检测出 P16 基因失活的另一种重要机制——甲基化失活。因此，应用免疫组织化学方法检测肿瘤组织中 P16 蛋白的表达更能反映 P16 基因在肿瘤组织中表达的真实状况。

本组检测结果显示，P16 基因阳性表达率为 47.46%（28/59），与膀胱肿瘤的细胞系中 P16 基因的缺失和突变率相似 [4]。本组结果还提示，P16 基因阳性表达率与膀胱肿瘤的恶性程度、自然病程有密切关系。P16 基因阳性表达率随肿瘤恶性程度上升而显著下降（$P < 0.05$）。浅表性或早期肿瘤 P16 基因阳性表达率明显高于浸润性或晚期肿瘤，提示 P16 基因低表达是膀胱肿瘤的晚期表现。

二、P53 基因在膀胱移行细胞癌中的表达及意义

目前，已在全身多种肿瘤中发现有 P53 基因的突变间 [6]。P53 基因最早是因为能与激活的 ras 基因一起转化原代细胞而被认为是一种癌基因。近年来研究表明，正常 P53 基因（野生型）是一种抗癌基因，对细胞的生长起负调节作用，它的存在和表达使机体不易形成肿瘤，且在正常细胞转化为癌细胞的过程中失活或消失。P53 基因编码分子量为 53KD 的核磷酸蛋白，正常情况下，野生型 P53 基因半衰期短，约为 2 min，用一般免疫组织化学方法很难检出，而突变型 P53 基因的稳定性高。因此，一般认为用免疫组织化学方法检出的 P53 基因高表达，即表示有 P53 基因突变。本组 59 例膀胱移行细胞癌标本中有 32 例 P53 基因突变蛋白表达，且随肿瘤病理分级、临床分期的增高而增加，提示 P53 基因突变可能和膀胱肿瘤的生物学行为存在密切关系。

三、P16 及 P53 基因在膀胱移行细胞癌中表达的关系

越来越多的研究表明，P53 基因参与细胞周期的调控转录激活及细胞凋亡等多种生理过程 [7]。P53 基因通过调控另一种细胞周期抑制蛋白 P21 基因的表达而抑制细胞的 G_1/S 期转换 [8]。由于 P53 基因在人类肿瘤中的突变率很高，很可能在肿瘤形成过程中起主导作用，是否像调节 P21 基因那样调节 P16 基因的表达还不清楚。从我们的实验结果可以看出，P16 基因与 P53 基因表达之间存在显著的相关性（$P < 0.05$）。P53 基因异常表达的肿瘤中往往伴有 P16 基因的强阳性表达，而 P53 基因正常的肿瘤中往往伴有 P16 基因的表达缺失，提示 P53 基因可能对 P16 基因的表达起负调节作用。我们在实验过程中还观察到，10 例同时存在 P16 及 P53 基因异常表达的肿瘤多

为高级高期肿瘤，说明 P16 及 P53 基因的共同失活是肿瘤高恶性度的表现。

膀胱肿瘤的发生和发展肯定与多种癌基因的激活、抑癌基因的失活相关，明确肿瘤发生和发展过程中各种基因的改变及相互关系，对揭示肿瘤的病因及病理过程具有重要的意义。

参考文献

[1] Biggs J R，Kraft A S. Inhibitors of cyclindependent kinase and cancer. J Mol Med，1995. 73: 509.

[2] Geradts J，Kratzke R A，Niehans G A，et al. Immunohistochemical detection of the cyclindependent kinaseinhibitor 2/multlple tumor suppressor gene 1（CDKN2/MTS1）product p16 INK4A in archival human solid tu-mors: correlation with retinoblastoma protein expression. Cancer Res，1995，55: 6006.

[3] Orlow I，Lianes P，Lacombe L，et al. Chromosome 9 allelic losses and microsatellite alterations in humanbladder tumors. Cancer Res，1994，54: 2848.

[4] Spruck C H，Gonzales-zulueta M，Shibata A，et al. P16 gene in uncultured tumors. Science（Wash DC），1994，64:183.

[5] Walker D G，Duan W，Popovic E A，et al. Homozygous deletions of the multiple tumor suppressor gene I inthe progression of human astrocytomas. Cancer Res，1995，55: 20.

[6] Porter P L，Gown A M，Kranp S G，et al. Widespread P53 overexpression in human malignant tumors. Am J Pothol，1992，140:145.

[7] Culotta E，Koshland D E. P53 sweeps through cancer reseach. Science，1993，262: 1985.

[8] Xiong Y，Hannon G J，Zhangh H，et al. P21 is a universal inhibitor of cyclin kinases. Nature，1993，366:701.

《临床泌尿外科杂志》1998，13（1）：32

膀胱移行细胞癌中 P16 及 Rb 基因表达的关系

武玉东　吴　海　马腾骧　天津市泌尿外科研究所

【摘要】　应用免疫组织化学方法对 59 例膀胱移行细胞癌中 P16 及 Rb 基因的表达进行研究。结果显示：59 例中 P16 及 Rb 基因阳性表达率分别为 47.46%、71.19%，其中 11 例肿瘤组织（18.64%）P16 及 Rb 基因均阳性表达，未发现同一肿瘤组织中同时存在 P16 及 Rb 基因的表达缺失。P16 及 Rb 基因在膀胱移行细胞癌中的阳性表达率在肿瘤病理分级及临床分期的差异中均有显著性（$P < 0.05$）。结果提示：P16 及 Rb 基因的异常表达在膀胱肿瘤的发生、发展过程中起重要作用，膀胱肿瘤中 P16 及 Rb 基因同时表达缺失是少见现象。

【关键词】　膀胱肿瘤；癌；免疫组织化学

P16 and Rb Gene Expressionsin Bladder Transitional Cell Carcinoma

Wu Yudong, Wu Hai, Ma Tengxiang

（Tianjin Institute of Urological Surgery, Tianjin 300211）

【Abstract】Immunohistochemical method was used to detect the P16 and Rb gene expressions in 59 cases oftransitional cell carcinoma（TCC）of bladder. The positive rate of P16 and Rb gene was 47. 46%（28/59）and 71.19%（42/59）respectively. In only 18. 64%（11/59）, both P16 and Rb could be simultaneously detected. Lack of both the expressions in the same tumor tissue has not been observed. Both the tumor suppressor gene expressions were related to the tumor grade and clinical stage（$P < 0.05$）. The data showed that abnormal expression of P16and Rb gene play an important role in the genesis and malignant progression of TCC. However, absence of both the tumor suppressor genes appears to be a distinctly uncommon phenomenon.

【Keywords】Bladder neoplasms；Carcinoma；Immunohistochemistry

我们应用免疫组织化学技术检测 P16 及 Rb 基因在膀胱肿瘤中的表达，并对其在膀胱肿瘤发生、发展过程中的作用进行探讨。

材料与方法

一、标本来源

59 例标本取自天津市泌尿外科研究所及河南省平顶山市第一人民医院 1994—1996 年经手术切除的膀胱肿瘤标本，经病理证实为膀胱移行细胞癌。标本经 10% 福尔马林固定，常规石蜡包埋。5μm 厚连续切片 3 张，1 张行 HE 染色复查诊断，另 2 张行免疫组化研究。肿瘤分期按 UICC-TNM 标准，分为浅表性肿瘤 Tis ～ T_1 期共 19 例，浸润性肿瘤 T_2 ～ T_4 期共 40 例。病理分级按 WHO 方法，Ⅰ级 11 例、Ⅱ级 19 例、Ⅲ级 29 例。另选 7 例正常膀胱黏膜标本作对照。

二、试剂

实验用兔抗人 P16 及 Rb 多克隆抗体、SP 免疫组化染色试剂盒为美国 Santa Cruz 产品。

三、免疫组织化学染色（SP 法）

实验步骤按试剂盒说明书进行。一抗稀释度分别为：兔抗人 P16 多克隆抗体 1∶50，兔抗人 Rb 多克隆抗体 1∶100。实验中以食道癌阳性切片作为阳性对照，用 PBS 代替一抗作为阴性对照。

结　果

一、P16 及 Rb 基因表达关系及染色部位

本组病例中 P16 基因阳性表达率为 47.46%（28/59），Rb 基因阳性表达率为 71.19%（42/59），其中 11 例肿瘤组织中 P16 及 Rb 基因同时表达（18.64%），未观察到两种抑癌基因在同一肿瘤组织中同时表达缺失。P16 阳性显色为棕黄色，位于细胞核，部分肿瘤组织中细胞浆也显色，我们以细胞核是否着色作为判断 P16 基因阳性或阴性表达的标准[1]；Rb 阳性显色为棕黄色，位于细胞核；7 例正常膀胱黏膜 P16 及 Rb 均为阳性显色。

二、P16 及 Rb 基因阳性表达率在肿瘤病理分级间的比较

P16 在 I 级肿瘤中阳性 8 例，阳性率 72.73%；Ⅱ级阳性 12 例，阳性率 63.16%；Ⅲ级阳性 8 例，阳性率 27.59%。Rb 在 I 级肿瘤中阳性 10 例，阳性率 90.91%；Ⅱ级阳性 16 例，阳性率 84.21%；Ⅲ级阳性 16 例，阳性率 55.17%。P16 及 Rb 基因阳性表达率在 I、Ⅱ级肿瘤之间比较，P 值均 > 0.05；I、Ⅲ级比较，$P < 0.05$；Ⅱ、Ⅲ级比较，$P < 0.05$。

三、P16 及 Rb 基因阳性表达率在临床分期间的比较

P16 在 Tis ～ T_1 期肿瘤中阳性表达率为 68.42%，T_2 ～ T_4 期肿瘤阳性表达率为 37.50%。Rb 在 Tis ～ T_1 期肿瘤中阳性表达率为 89.47%，在 T_2 ～ T_4 期肿瘤中阳性表达率为 62.50%、P16 及 Rb 基因阳性表达率在 Tis ～ T_1 期与 T_2 ～ T_4 期之间比较，P 值均 < 0.05。

讨　论

在膀胱肿瘤中染色体 9P21 ～ 22 的杂合性缺失（LOH）有较高发生率[2]，而 P16 基因就定位于此区域。P16 基因所编码的 16KD 蛋白质，作为一种细胞周期抑制蛋白，抑制细胞的 G_1/S 期转换。已发现 P16 基因在大多数人类肿瘤组织及来源于这些组织的细胞系中存在着基因的异常改变。除少数几种肿瘤外，P16 基因在肿瘤组织中的改变率明显低于细胞系[3-4]。因此有人认为，细胞系中 P16 基因的异常改变是在细胞培养过程中形成的，是一种人工假象[5]。目前，有关 P16 基因在组织中改变的研究因采用的实验方法不同，对结论产生疑问。实际上，这些研究所采用的组织标本中或多或少地含有非肿瘤细胞，可能对检测结果产生干扰。P16 基因的主要失活机制之一是基因的缺失而非点突变[5]，因此，少量的非肿瘤细胞将会严重干扰 PCR、Southern、Northern 及 Western 分析的结果。另外，这些实验方法也不能检测出 P16 基因失活的另一重要机制——甲基化失活。Geradts 等[1]建立的免疫组织化学方法能够反映 P16 基因在肿瘤组织中表达的真实状况。

本组 P16 基因的阳性表达结果与膀胱肿瘤细胞系相似[5]。并提示 P16 基因阳性表达率与膀胱肿瘤的恶性程度、自然病程有密切关系。随肿瘤恶性程度的上升，P16 基因表达的阳性率明显下降，恶性程度低的膀胱肿瘤 P16 阳性表达率明显高于恶性程度高的膀胱肿瘤。在临床分期资料分析中发现，表浅性或早期肿瘤的 P16 基因表达阳性率明显高于浸润性或晚期肿瘤，提示 P16 基因的表达与自然病程密切相关，P16 基因低表达是膀胱肿瘤晚期表现。

本组 Rb 基因表达与膀胱肿瘤的恶性程度与自然病程存在着密切的关系，与文献结果相似[6]。实验中还发现仅 11 例肿瘤中 P16 及 Rb 基因同时表达，未观察到同一肿瘤组织中同时存在 P16 及 Rb 基因的共同表达缺失，而且在 Rb 基因表达缺失的肿瘤组织中常可见到 P16 基因的强阳性表达。这些结果部分支持了 P16 及 Rb 之间存在负相关的观点[7]。

尽管免疫组织化学方法能够比较准确地反映基因在组织中表达的真实状况，但也存在着一定局限性，如不能区别突变失功的蛋白和正常表达的蛋白。另外，部分肿瘤细胞浆的强阳性染色结果会干扰对细胞核染色程度的评价等。尽管如此，我们认为免疫组织化学方法不失为一种简单、快速研究组织中基因表达的有效方法，并可作为其他分子生物学方法的有效补充。

参考文献

[1] Geradts J，Kratzke R A，Niehans G A，et al. Immunohistochemical detection of the cyclin dependent kinaseinhibitor 2/multiple tumor suppressor gene（CDKN2/MTS1）product P16INK4A in archival human solid tumorscorrelation with retinoblastoma protein expression. Cancer Res，1995，55: 6006.

[2] Orlow I，Lianes P，Lacombe L，et al. Chromosome 9 allelic losses and microsatellite alterations in humanbladder tumors. Cancer Res，1994，54: 2848.

[3] Caldas C，Hahn S A，da Costa L T，et al. Frequent somatic mutations and homozygous deletions of the P16（MTS1）gene in pancreatic adenocarcinoma. Nature Genet，1994，8: 27.

[4] Walker D G，Duan W，Popovic E A，et al. Homozygous deletions of the multiple tumor suppressor gene I inthe progression of human astrocytomas. Cancer Res，1995，55: 20.

[5] Spruck C H，Gonzales-zulueta M，Shibata A，et al. P16 gene in uncultured tumors. Science（Wachington DC），1994，64:183.

[6] Xu H J，Cairns P，Hu S X，et al. Loss of R protein expression in primary bladder cancer correlates with lossof heterozygosity at the Rb locus and tumor progression. Int J Cancer，1993，53: 781.

[7] Li Y，Nichols M A，Shng J W，et al. Transcriptional repression of the Dtype cyclin dependent kinase inhibitor16 by the retinoblastoma susceptibility gene product PRB. Cancer Res，1994，54: 6078.

《中华泌尿外科杂志》1997，18（8）：482

膀胱癌组织 TGF-β1 mRNA 表达及其意义

乔宝民　徐　勇　马腾骧　张祖诏　孙　光

【摘要】　目的：探讨 TGF-β1 mRNA 表达与膀胱癌临床生物学行为的关系。方法：采用 Northern 杂交及斑点杂交方法检测了 42 例膀胱移行细胞癌及 9 例正常膀胱黏膜组织标本中的 TGF-β1 mRNA 表达情况，GAPDH 作为内对照。结果：肿瘤组织中 TGF-β1 mRNA 含量高于正常膀胱黏膜组织（$P < 0.01$）。从病理学分级看，G_3 级组中 TGF-β1 mRNA 含量高于正常黏膜组（$P < 0.01$），但 G_1、C_2、G_3 级 3 组间 TGF-β1 mRNA 表达量无显著差别。从临床分期看，T_2、T_3 期组中 TGF-β1 mRNA 含量均高于正常黏膜组（均 $P < 0.05$），T_2 期与 T 期组也均高于 T 期组（$P < 0.05$ 和 $P < 0.01$），但 T_2 期和 T_3 期组间没有差别（$P > 0.05$）。浸润性肿瘤组（T_2 期和 T_3 期组）中 TGF-B1mRNA 含量高于表浅性肿瘤组（T_a 和 T_3 期组）。结论：TGF-β1 mRNA 的表达量可作为判断膀胱癌浸润程度和预后的指标之一。

【关键词】　膀胱肿瘤；诊断；基因扩增；转化生长因子 β

Expression of Transforming Growth Factor β1 mRNA in Transtitional Cell Carcinoma of Bladder and Its Significance

Qiao Baomin, Xu Yong, Ma Tengxiang, et al.

（Department of Urology, The Second Hospital of Tianjin Medical University, 300211）

【Abstract】 To investigate the relationship between the transforming growth factor β1（TGF–β1）MRNA expression and the biological behavior of bladder cancer. Methods: The TGF-β1 MRNA level was examined in 42 transitional cell carcinoma of bladder and 9 normal bladder mucosa. The TGF–β1 MRNA expression transcript was examined by Northen blot and the TGF-β1 MRNA expression level was examined by Dot blot. Results: The expression level of TGF-β1 MRNA in bladder cancer was considerably higher than that in normal mucosa（$P < 0.01$）and was significantly higher in G_3 tumor than in normal bladder mucosa（$P < 0.01$），but there was nosignifi can't difference between G_1, G_2 and G_3 grade bladder cancer. In different clinical stages，the TGF-β1 MRNA expression level was significantly higher in T_2 and T_3 tumor than in normal bladder mucosa（all $P < 0.01$）and was higher in T_2 and T_3 stage than in T stage tumor（$P < 0.05$ and $P < 0.01$），but no difference was observed between T_2 and T_3 stage tumor. The TGF-β1 MRNA expression level was significantly higher in invasive cancer（stage T_2 and T_3 group）than in superficial cancer（stage T_n and T_1 group）. Conclusion: The TGF-β1 MRNA expression level can be regarded as one of factors to evaluate the invasive degree and prognosis of bladder cancer.

【Keywords】Bladder neoplasms；Diagnosis；Gene amplification；Transforming growth factor β

肿瘤的发生和进展不仅与原癌基因、抑癌基因的变化有关，还与肿瘤组织中生长因子的表达水平有关，目前已知某些生长因子能以自分泌或旁分泌的方式刺激肿瘤细胞生长。转化生长因子 β（TGF-β1）与膀胱肿瘤的生物学行为之间关系的研究，目前在国内外报告不多，尚存有争议。我们应用 Northren 杂交和斑点杂交方法检测了 TGF-β1 mRNA 在膀胱癌组织及正常膀胱黏膜组织中的表达水平，以探讨 TGF-β1 基因表达的临床生物学意义。

1 资料与方法

1.1 临床资料 收集我院 1998 年 1 月至 2001 年 3 月手术切除膀胱移行细胞癌标本 42 例及正常膀胱黏膜组织标本 9 例（取自前列腺增生症经膀胱手术患者）。男 40 例，女 2 例，年龄 36 ～ 79 岁，平均 63.2 岁。按照国际联合抗癌协会（UIC）肿瘤分期原则和 WHO 病理组织学分级标准进行分类，其中病理分级 G_1 级 10 例，G_2 级 20 例，G_3 级 12 例。临床分期 T_a 期 5 例，T_1 期 18 例，T_2 期 7 例，T_3 期 12 例。

1.2 主要试剂及仪器 仪器：电泳仪，匀浆器，水浴振荡器，斑点杂交点膜器，薄层扫描仪。试剂：Tris，EDTA，低熔点胶（Gibco），ECORL，DEPC（焦碳酸乙酯，Sigma），异硫氰酸胍（Serva），H- 十二烷基肌酸钠（Sarkozy，华美），B- 巯基乙醇（Serva），SDS，Mops（3-N 吗啡 – 丙磺酸，Sigma），硝酸纤维素膜（Amerham），a-2 Pdctp（福瑞），Pime-a- Cene Labelling System（Promega）鲑鱼精 DNA，聚乙烯吡咯烷酮（PVP，Sigma）。菌种：含 PHTGEB-2 质粒 DNA 的菌种，含 PRGAPDH 质粒 DNA 的菌种，由美国艾奥瓦大学医学院 William A.See 教授赠送。

1.3 方法

1.3.1 TGF-β1、GAPDH 基因探针的制备：①质粒扩增与回收，将菌株在 LB 培养液中培养，碱裂解法低熔点胶法[1] 回收 TGF-β1 及 GAPDH CDNA 探针，并计算含量。②探针的同位素标记，按随机引物标记试剂盒操作程序进行操作，并经 SephadexG-50 过柱纯化。

1.3.2 组织总 RNA 提取：按照异硫氰酸呱一步法 [2] 提取肿瘤及正常组织中的总 RNA，计算含量及纯度。

1.3.3 RNA 的鉴定及 Northern 杂交：每孔加 RNA 30 μg，甲醛变性凝胶电泳，可见清晰的 18S 和 28S RNA，28S 与 18S 比值接近于 2，RNA 无明显降解。将 RNA 电泳后的胶经 Norther 印迹法转移至硝酸纤维素膜上，参照 Sano 方法进行杂交，预杂交 2 h，按每毫升预杂交液加放射性强度为 185MBq 的 TGF-β1 探针，杂交，洗膜，-70℃下放射自显影 5 天。

1.3.4 斑点杂交：RNA 经变性后，以 20 μg、15 μg、5 μg 3 个浓度加样。先以 TGF-B1 为探针杂交，洗去第 1 次杂交探针（即 TGF-B1）后，再以 GAPDH 为探针第 2 次杂交，方法同前。

1.3.5 处理结果：将斑点杂交结果经薄层扫描仪扫描（以 20μg 斑点为准）。结果判定：以 TGF-β1 的图像面积与其 GAPDH 图像面积之比值作为 TGF-B1mRNA 表达水平。

1.4 数据统计处理 全部数据用 SPSS10-0 进行统计分析，数据用 $\bar{x} \pm s$ 表示，两组间比较用 t 检验，多组间比较采用方差分析及 q 检验。

2 结果

2.1 酶切结果 所提取质粒分别经相应内切酶酶切（Pst I，ECOR I）电泳分离得到 TGF-β1 探针（1.2kb）。

2.2 TGF-β1 的 Northern 杂交结果 42 例肿瘤组织及 9 例正常膀胱黏膜组织中的 TCF-β1 表达片段大小为 2.5 kb。肿瘤组织的 TGF-β1 mRNA 表达量高于正常黏膜组织分别为 4.512 ± 2.585，1.876 ± 1.379，两组比较 $t = 6.095$，$P < 0.01$。

2.3 斑点杂交结果 见表 1、表 2。从病理分级结果看，CG3 级组织 TGF-β1 mRNA 的表达量高于正常膀胱黏膜组（$P < 0.01$），而 G_1、G_2、C_3 级 3 组间无显著性差别。从肿瘤分期看，T_2 期组与 T_3 期组中 TGF-β1 mRNA 含量都高于正常黏膜组（均 $P < 0.01$），T_2、T_3 期组的 TGF-β1 mRNA 含量均高于 T_1 期组（$P < 0.05$ 和 $P < 0.01$），但 T_2 期组和 T_3 期组没有差别（$P > 005$）。浸润性肿瘤（T_2 期和 T_3 期）的 TGF-B1 mRNA 表达量高于表浅性肿瘤（T_1 期和 T_a 期），且随着膀胱癌的浸润程度增高而增加。

表 1 TGF-β1 mRNA 在不同病理分级膀胱癌组织中的表达

	例数	TGF-β1 mRNA $(\bar{x} \pm s)$	组间比较	
			组比	q
N 组	9	1.88 ± 1.38	G_1: N	2.234
C_1 数组	10	3.39 ± 3.40	G_2: N	3.315

续表

	例数	TGF-β1 mRNA $(\bar{x} \pm s)$	组间比较	
			组比	q
C_2 数组	20	4.13 ± 2.11	G_3: N	4.909**
C_3 数组	12	5.21 ± 2.62	G_2: G_1	1.081
			G_3: G_1	2.675
F		3.598*	G_3: G_2	1.595

*$P < 0.05$，**$P < 0.01$，表2同。

表2　TGF-β1 mRNA 在不同临床分期膀胱癌组织中的表达

	例数	TGF-β1 mRNA $(\bar{x} \pm s)$	组间比较	
			组比	q
N 组	9	1.88 ± 1.38	T_1（T_a）: N	2.588
T_a 与 T_1 期组	23	3.51 ± 2.29	T_2:N	5.451**
			T_3:N	6.463**
T_2 期组	7	5.33 ± 2.21	T_2: T_1（T_a）	2.863*
T_3 期组	12	5.97 ± 2.64	T_3: T_1（T_a）	3.875**
F		7.047**	T_3: T_2	1.011

3　讨论

转化生长因子β（TGF-β）是一族在细胞增殖、分化过程中起重要调节作用的激素样活性多肽。TGF-β1 基因定位于人染色体 19q13.1 ～ 13.3[3]，由 7 个内含子和 6 个外显子组成。蛋白质为 25ku，它具有广泛的生物学作用，能抑制正常上皮细胞，刺激血管生长，抑制免疫系统，使肿瘤细胞逃避杀伤，促进细胞外基质 ECM 合成。它与其他生长因子协同作用，加速肿瘤生长，使肿瘤获得侵袭能力。正如 Massague[4] 所说，TGF-β1 对上皮细胞有很强的生长抑制作用，但对肿瘤的发生既有抑制作用又有推动作用。

TGF-β1 的表达与膀胱癌生物学行为之间关系的研究国内外尚不多，而且结论不一致。Eder 等 [5] 报告在膀胱移行细胞癌组织中 TGF-β1 mRNA 水平减低了 85%，而 TGF-β1 蛋白水平在 T_a、T_1、T_2、T_3 期肿瘤中均高于膀胱正常黏膜，T_4 期肿瘤中低于膀胱正常黏膜。他们以前也报告过在浸润性膀胱癌患者的血清中 TGF-β1 含量高于正常组织。Miyamoto[6] 用 PCR 方法检测了 51 例膀胱癌标本中 TGF-β1 的表达，膀胱癌标本中 TGF-β1 不仅有高表达，而且 G_1 期和 G_2 期肿瘤

TGF-β1 转录水平高于 G_3 期，表浅膀胱肿瘤中 TGF-β1 水平高于浸润性肿瘤。他们认为，在膀胱癌进展的早期阶段 TGF-β1 可能起重要作用。国内的报告不多，郭德荣[7] 报告 5 对标本（肿瘤和癌旁正常黏膜组织）都有 TGF-β1 mRNA 的表达，其中 4 例肿瘤标本 TGF-β1 mRNA 的表达量高于其自身癌旁正常黏膜组织。从本研究结果发现，肿瘤组织中的 TGF-β1 mRNA 含量高于正常黏膜，浸润性肿瘤高于浅表性肿瘤，TGF-β1 mRNA 的高表达可能是膀胱癌浸润进展的原因之一。

肿瘤组织中的 TGF-β1 mRNA 高表达不仅见于膀胱癌，许多其他类型肿瘤也有高表达[8]，如前列腺癌、肾癌、T 细胞白血病、乳腺癌等。在一些肿瘤细胞系中也有高表达。TGF-β1mRNA 增高表达的原因目前尚不清楚，可能和多种生长因子参与和多途径对 TGF-β1 的调控有关，也可能因一些致癌物和促癌剂的作用使肿瘤的自分泌增加，还可能和 TGF-β1 受体丢失及 TGF-β1 受体酪氨酸活性降低有关。已有报告在肿瘤组织或细胞系中 TGF-β1 的 I 型和 II 型受体有明显的减低表达[9-10]。

众多的资料表明：TGF-β1 高水平表达与高分期的肿瘤明显相关[11]，TGF-β1 可能促进了肿瘤的进展。一方面，TGF-β1 的高表达加重了肿瘤细胞的恶性表型。肿瘤分泌 TGF-β1 通过旁分泌作用于基质细胞、介导新血管的生长，有助于肿瘤的发生[10]。另一方面，有些肿瘤细胞对 TGF-β1 生长抑制的反应有选择性的丢失，而又保留了 TGF-β1 信号的其他功能，TGF-β1 对这些细胞有直接促进转移和浸润的作用[12]。另外，TGF-β1 作为一个免疫抑制因子，可使肿瘤逃避宿主的免疫监视，TGF-β1 的分泌成为肿瘤的一个防火墙[8]，肿瘤组织中 TGF-β1 的高分泌，正是加强了这个防火墙。有实验表明，当用反义 TGF-β1 注入鼠胶质瘤模型体内时肿瘤 100% 都消失了[13]。Shah[8] 认为 TGF-β1 也是泌尿系统肿瘤的防火墙。当反义 TGF-β1 导入小鼠前列腺癌细胞时，对肿瘤细胞有明显的杀伤作用[14]。

TGF-β1 的表达在临床上有助于判断膀胱移行细胞癌的恶性程度与预后，应用 TGF-β1 拮抗物进肿瘤治疗可能会成为膀胱癌治疗的一个有效方法。

参考文献

[1] J. 萨母布鲁克，E. F. 弗里奇，T. 曼尼阿蒂斯. 分子克隆实验指南. 2 版. 北京：科学出版社，1999.

[2] Chomczynski P，Sacchi N. Single-step method of RNA isolation by acid guanidinium thiocyanate-phe-nol-chloroform extraction. Anal Biochem，1987，162（1）：156–159.

[3] Dvid Fujii. Transforming growth factor β gene maps to human chromosome 19 long arm and mouse chro-mosome 7. Somat Cell Mol Genet，1986，12: 281–288.

[4] Massague J，Blain S W，Lo R S. TGF β signaling in growthcontrol，cancer，and heritable disorders. Cell，2000，103:295–309.

[5] Eder I E，Stenzl A，Hobisch A，et al. Expression of transforming growth factors beta–1，beta–2 and beta–3 inhuman bladder carcinomas. Br J Cancer，1997，75（12）：1753–1760.

[6] Mivamoto H，Kubota Y，Shuin T，et al. Expression of transforminng growth factor-beta 1 in human bladdercancer. Cancer，1995，75（10）:2565–2570.

[7] 郭德荣，顾方六，周爱儒，等.转化生长因子和表皮生长因子受体在人膀胱癌中的表达.中华泌尿外科杂志，1995，16:80–83.

[8] Shah AH，Lee C. Tgf-b-based immunotherapy for cancer: breaching the tumor firewalall. Prostate，2000，45：167–172.

[9] 林震，陈仕平，杨发端，等，转化生长因子 β 受体在膀胱癌中的表达.中华泌尿外科杂志，2000，21：694.

[10] Markowitz S. TGF-β receptors and DNA repair genes，coupled targets in a pathway of human colon car-cinogenesis. Biochim Biophys Acta，2000，1470: M13–M20.

[11] Gold L I. The role for transforming growth factorb（TGF-β）in human cancer. Crit Rev Oncog，1999，10：303–360.

[12] Yin J J，Selander K，Chirgwin J M，et al. TGF-β signaling blockade inhibits PTHrP secretion by breastcancer cells and bone metastases development. J Clin Invest，1999，103: 197–206.

[13] Fakhrai H，Dorigo O，Shawler D，et al. Eradiction of established intracranial rat gliomas by transforminggrowth factor β antisense gene therapy. Proc Natl Acad Sci USA，1996，93:2909–2914.

[14] Matthews E，Yang T，Janulis L L，et al. Down-regulation of TGF-β1 production restores immunogenicityin prostate cancer cells. Br J Cancer，2000，83（4）：519–525.

《天津医药》2002，30（5）：567

分泌人共刺激分子 B7-2 重组 BCG 对膀胱癌的体外作用

王靖宇　韩瑞发　马腾骧　刘春雨　卢炳新　范晓东　王东文

【摘要】　目的：构建可分泌表达人共刺激分子 B7-2 的重组 BCG，并观察其对膀胱癌细胞的作用。方法：利用电穿孔技术将 pYL-hB7-2 穿梭质粒转导入野生型 BCG 中；卡那霉素抗性、PCR 及测序筛选重组 BCG 菌株（rBCG-hB7-2）；SDS-PAGE 和 ELISA 检测重组 BCG 的表达产物 B7-2 分子，并测定 rBCC-hB7-2 对淋巴细胞的增殖作用及对膀胱癌细胞的杀伤作用。结果：获得的阳性菌株 rBCC-hB7-2 具有卡那霉素抗性，其 PCR 产物测序后与已发表的人 B7-2 基因 CDNA 序列一致。通过 SDS-PACE 可见 29 200 的目的蛋白条带含量增加，ELISA 法检测出培养上清液及菌体内均有 B7-2 分子表达，上清液中含量为 3.8 U/mL，菌体内为 10.5 U/mL。体外实验中，重组 BCC 较野生型 BCG 刺激淋巴细胞增殖数量增加 34.8%，重组 BCG 所激活淋巴细胞对膀胱癌细胞的杀伤能力是野生型的 2.14 倍。结论：成功构建了可分泌具有共刺激活性 B7-2 分子的基因重组 BCG 菌株，为该菌株进一步临床应用提供了实验依据。

【关键词】　膀胱肿瘤；癌；基因

In vitro Effects of Recombinant Bacille Calmette-guerin（BCG）Expressing Human B7-2 on Bladder Cancer Cell Line

Wang Jingyu★, Han Ruifa, Ma Tengxiang, Liu Chunyu, Lu Bingxin,

Fan Xiaodong, Wang Dongwen★

（Department of Urology, First Hospital, Shanxi Medical University, Taiyuan 030001）

【Abstract】　Objective：To construct recombinant BCG（RBCG）expressing human B7-2 and to investigateits in vitro effects on bladder cancer cell line. Methods The plasmid PYL-HB7-2as transformed Into BCG Pasteur strain by electroporation. The transformed BCG strain was selected by its resistance to kanamycin PCR and sequencing. Expression of human B7-2 was detected by SDS-PAGE and ELISA. MTT assay was used too bserve the effects of RBCG on proliferation of T cell, and LDH assay was used to study antitumor cytotoxicity of BCG-activted T cell. Results The sequence derived from RBCG-HB7-2 by PCR was the same as portedpreviously. The expression protein was detected by SDS-PAGE and its concentration in culture was quantified to be 3.8 U/mL by ELISA. When compared with wild-type BCG(WBCG), BCG-HB7-2 was substantially more activein cell proliferation(34.8%). The cytotoxicity of T cell activited by RBCG against EJ bladder tumor cells was observed to be 2.14 fold higher than that activited by WBCG. Conclusions The strain of RBCG expressingimmunostimulatory human B7-2 has been successfully gained providing a laboratory foundation for potentialclinical use for bladder cancer immunotherapy.

【Keywords】Bladder neoplasms；Carcinoma；Genes

膀胱内灌注野生型 BCG 在预防膀胱肿瘤复发、治疗原位癌和术后残存瘤方面为临床首选方案。但仍有部分患者对其治疗无反应，而且野生型 BCG 可能产生严重的毒副反应。我们应用电穿孔法将表达人共刺激分子 B7-2 的穿梭质粒转入 BCC，并鉴定了所得到的重组 BCG 所表达 B7-2 的情况、免疫学活性和抗肿瘤作用。现报告如下。

材料与方法

一、材料

野生 BCG 购自北京生物制品研究所，丹麦 1 型。重组 pYL-hB7-2（IgC+lgV）质粒为天津市泌尿外科研究所构建。电转化仪 Genepulset xcell™ 购自美国 Bio-rad 公司，ELISA-hB7-2 试剂盒购自法国 DIACIONE 公司。乳酸脱氢酶试剂盒购自中生北控生物科技股份有限公司。培养基 Middlebrook7H9 Broth 和 7Hl0Agar 购自美国 DFCO 公司。

二、电转化与重组 BCCG 的筛选

将对数生长期的野生型 BCG 制成 2 mL 感受态细菌后，与纯化的重组 pYL-hB7-2（1gC+1gV）质粒 60 μg 混合后电转。涂布于含有卡那霉素的 Middlebrook7H10 培养皿内，4 周开始出现少量散在的乳白色菌落，挑取单个菌落在含有卡那霉素的 Middlebrook7H9 液体培养基中扩增。菌体洗涤后煮沸作为模板，根据人 B7-2（IgC+lgV）序列和 pYL 质粒多克隆位点两端序列设计的 2

对引物进行 PCR 后切胶回收测序，根据结果筛选阳性菌落。

三、BCG 的培养及表达产物的鉴定

野生及重组 BCG 分别接种到 Middlebrook7H9 培养基，补加 ADC（牛血清白蛋白、葡萄糖和盐一定比例的混合液），振荡培养，7d 传一代，选取对数生长期的菌液。野生型 BCG 与重组 BCG 菌液经稀释后涂布于含有卡那霉素的 Middlebrook7H10 培养皿内，4 周计平皿菌落数。菌液经抗酸染色并在 1000 倍光学显微镜下观察。利用 SDS-PAGE 和 ELISA 法测定吸光度 600 nm 重组 BCG 上清液中和经超声破碎后菌体内 B7-2 蛋白，重组 BCG 连续传 10 代后再次测定。

四、T 淋巴细胞增殖实验

采集 20 例健康成人外周血 5 mL，人外周血单个核细胞（PBMCS）经 RPM1640 洗涤，调整细胞浓度至 1×10^7/mL。实验分 4 组：①T 淋巴细胞组：T 淋巴细胞 100 μL，RPMI-1640 27 μL；②野生型 BCG 组：T 淋巴细胞 100 μL，野生 BCG 3 μL，野生型 BCG 上清液 20 μL，RPMI-1640 4 μL；③重组 BCG 组：T 淋巴细胞 100 μL，野生 BCG 3L，重组 BCG 上清液 20 μL，RPM-1640 4 μL；④抗体阻断组：T 淋巴细胞 100 μL，野生 BCG 3L，重组 BCG 上清液 20 μL，抗 CD86 单抗 4 μL。常规培养 2 h 去掉贴壁的单核细胞，取未贴壁的淋巴细胞加入 96 孔细胞培养板，100 μL（约 1×10^6）孔，并加入上述相应组分，饱和湿度条件下培养 6 h 和 72 h，MTT 检测后计算淋巴细胞的增殖倍数。

五、BCG 激活的淋巴细胞对肿瘤细胞杀伤实验

按照乳酸脱氢酶试剂盒中说明配制溶液。效应细胞为分别激活的实验组和对照组的淋巴细胞，靶细胞为人 E 膀胱癌细胞，效靶比例为 50 ∶ 1。实验分 5 组：①自然释放组：0.1 mL 培养液 +0.1 mL 靶细胞；②最大释放组：0.1 mL 10% Triton X-100+0.1 mL 靶细胞；③单纯淋巴细胞组：0.1 mL 未经刺激的淋巴细胞 +0.1 mL 靶细胞；④实验组：0.1 mL 重组 BCG 激活的淋巴细胞 +0.1 mL 靶细胞；⑤对照组：0.1 mL 野生 BCG 激活的淋巴细胞 +0.1 mL 靶细胞。均加入 96 孔培养板中后混匀，温箱中孵育；分别用紫外分光仪在 340 nm 波长下读取各孔吸光度，每项指标均做 3 孔平行测定取均值，计算淋巴细胞的杀伤活性。

结　果

构建成功的重组 BCC 具有卡那霉素抗性，两次 PCR 产物经电泳后出现相应大小的条带，测

序证实含有人 B7-2cDNA。野生型 BCG 与重组 BCG 生长曲线未见明显差异。抗酸染色均为阳性，但重组 BCG 较野生型 BCG 菌体成比例稍微增大，仍为分枝状相互连接，连续传代 10 次后结果相似。600 nm 野生型和重组型 BCG 菌液中含有的活菌数分别为 2.8×10^7CFU 和 2.7×10^7CFU。SDS-PAGE 可见重组 BCC 上清液中相应 29 000 的蛋白条带含量增加。600 nm 重组 BCG 上清液中 B7-2 含量平均为 3.8 U/mL，菌体内为 10.5 U/mL，连续传 10 代后含量分别为 3.9 U/mL 和 10.2 U/mL，与第一代重组 BC 基本相同，而野生型 BCG 不表达目的蛋白。

T 淋巴细胞增殖倍数：6 h 后野生 BCG 组为 1.202 ± 0.320，重组 BCG 组为 1.618 ± 0.323，抗体阻断组为 1.181 ± 0.363；72 h 后分别为 2.332 ± 0.514、3.109 ± 0.676 和 1.980 ± 0.435。结果表明，在野生型 BCC 模拟 T 细胞活化第一信号的情况下，所培养的淋巴细胞于培养 6 ～ 72 h 不断增殖，野生型 BCG 对单纯 T 细胞具有一定的刺激作用；当加入的表达的目的蛋白 B7-2 分子作为共刺激信号协同作用后，T 淋巴细胞增殖倍数提高了 34.8%。在抗体阻断实验中，特异性抗人 B7-2 单克隆抗体明显抑制目的蛋白的促增殖作用，表明重组 BCC 对 T 细胞增殖作用的增强主要是由其表达的共刺激分子引起。杀伤实验的吸光度变化量（△ A 值）各组依次为 0.193、0.382、0.208、0.295 和 0.243。未经刺激的淋巴细胞杀伤活性为 7.5%，野生 BCG 组为 25.2%，重组 BCG 组为 53.9%。结果显示，分泌 B7-2 的重组 BCG 激活的淋巴细胞杀伤活性是单纯淋巴细胞的 7.2 倍，是野生 BCG 的 2.1 倍。

讨 论

利用基因工程技术构建的具有分泌功能的重组 BCG 在抗肿瘤方面已经进行了一些研究，重组 BCG 通过高效表达 IL-2、TNF、IFN-γ 等细胞因子加强 BCG 介导的细胞毒活性，促进 T 细胞等对肿瘤的杀伤作用，效果远高于单独使用 BCG 的效果[1-2]。我们采用的大肠杆菌—分枝杆菌穿梭表达质粒，是近年的第 3 代大肠杆菌—分枝杆菌穿梭载体，不仅含有能表达外源基因的启动子 hsp60，而且在启动子下游克隆了一段 BCG 主要分泌性抗原 As85-B 的信号肽序列，该序列能指导外源基因在分枝杆菌中分泌性表达，使重组 BC 能将目的蛋白 B7-2 分泌性表达到 BCG 外，从而最大限度地发挥其作用。

在机体抗肿瘤起主要作用的细胞免疫需要共刺激信号来激发，缺乏共刺激因子是肿瘤免疫逃避的重要机制之一。在抗原提呈细胞活化时，共刺激分子 B7-2 表达于反应早期，被激活后表达增加，因此在免疫应答的启动决定时起是否发生的作用[3]。实验已证实，单纯的 B7 胞外功能区所表达的蛋白就具有激活 T 细胞的能力，即 B7 胞外功能区具有与完整 B7 分子相同的共刺激作用[4]。本实验采用人 B7-2 的胞外功能区（IgC+IgV）作为目的蛋白，在原核表达载体 BCG 中来表达，结果在 SDS-PAGE 上可看到目的蛋白出现在相应位置，ELISA 也证实重组 BCG 内外均有目的蛋白表达。分泌到上清液的浓度较菌体内低，可能与 BCG 较厚的菌壁结构有关。另外，通过对抗酸染色、分枝状相连接和生长曲线的观察，结果发现，在质粒转入和表达蛋白后，重组 BCG 与野生型 BCG 没有出现显著性差异，而且连续传代 10 次后具有遗传稳定性。

虽然原核表达系统 BCG 已经分泌出目的蛋白，但其是否具有生物学活性是本研究的重点。我们用野生型 BCG 模拟 T 淋巴细胞活化的第一信号，加入的目的蛋白 B7-2 分子功能区作为第二信号协同刺激 T 淋巴细胞增殖，可以发现较野生型 BCG 的增殖活性更强，说明 B7-2 分子对淋巴细胞起到了共刺激作用，促进增殖；另外在抗体阻断实验中，特异性抗人 B7-2 单克隆抗体明显抑制目的蛋白的促增殖作用，表明重组 BCG 对 T 细胞的刺激作用主要由其表达的共刺激分子 B7-2 引起。进一步实验也发现，在双重信号的共同作用下淋巴细胞不仅表现为细胞数目的增殖，对肿瘤细胞的杀伤作用也较野生型增强了 1 倍以上。

本研究结果表明，BCG 可以增强肿瘤细胞免疫原性，吸引淋巴细胞等免疫细胞，产生细胞因子；BCG 所分泌的共刺激分子 B7-2 可以提供共刺激信号，激活淋巴细胞等，杀伤肿瘤细胞。重组 BCG 从而同时提供了肿瘤免疫激活的 2 个必要条件，明显提高了 BCG 抗肿瘤治疗效果，具有高效和双重效果的优点，有望成为一种前景广阔的膀胱肿瘤免疫预防与治疗专用菌苗。

参考文献

[1] Luo Y，Chen X，Han R，et al. Recombinant bacille Calmette-guerin（BCG）expressing human interfer-on-alpha 2B? demonstrates enhanced immunogenicity. Clin Exp Immunol，2001，123: 264-270.

[2] Smith S G，Patel P M，Selby P J，et al. The response of human dendritic cells to recombinant adenovirus，re-combinant Mycobacterium bovis Bacillus Calmette-guerin and biolistic methods of antigen delivery: different in-duction of contact-dependant and soluble signals. Immunol Lett，2001，76: 79-88.

[3] Greenfield E A，Nguyen K A，Kuchroo C K，et al. CD28-B7 costimulation: a review. Crit Rew Immunol，1998，18:398-418.

[4] 闫晓彩，司履生，王一理，等 . 人 B7-2IgV+C 段高效原核表达及活性测定 . 中华微生物和免疫学杂志，2002，22:131-133.

《中华泌尿外科杂志》2006，27（SI）：15

泌尿及男性生殖系统肿瘤细胞培养初步观察

刘长吉　王梓青　畅继武

张　新　刘小兵　刘长年

指导　马腾骧

天津市泌尿外科研究所

人癌细胞系是人们在离体试验条件下培植的肿瘤细胞群，可作为细胞水平的肿瘤模型广泛应用于肿瘤各方面的研究中。为建立我国自己的泌尿及男性生殖系统肿瘤细胞系，从 1982 年 5 月开始，我们进行了泌尿及男性生殖系统肿瘤细胞培养的观察，其结果报告如下。

材料和方法

移植物标本来源：术前未经放疗和化疗的泌尿及男性生殖系统肿瘤患者手术切除的肿瘤标本。

培养方法：遵循无菌原则，将刚离体的 1.0 cm³ 大小的瘤块放入含抗生素（每毫升中含青霉素 500 u，链霉素 500 μg，卡那霉素 250 μg，二性霉素 B 10 u）pH 值 7.3 的 Hank's 液中浸泡 30 分钟，然后取出洗 2 ~ 3 次，去除组织碎屑和血迹，剔除纤维组织，剪成 0.1 ~ 0.2 m³ 的碎块，再浸泡在含同量抗生素的培养用液（含 5% 已灭活胎牛血清的 Memeagle 液）中 5 ~ 10 分钟，倾去营养液后接种于已涂过鼠尾腱胶元的 30 mL 培养瓶一面，密度以 2 ~ 3 块 /m³ 为宜，将组织块倒置后，瓶内加入含抗生素的上述培养液 4 mL，孵箱放置 24 小时，再摆正培养瓶使组织块浸泡在营养液中开始培养。使用 CO_2 孵箱开放培养，CO_2 浓度维持在 5% ~ 10%，湿度 90% 以上，温度 36.5 ~ 37.5℃，使培养液 pH 值稳定在 7.0 ~ 7.3。首次换液在 4 天后，只更换 1/3 ~ 1/2 营养液，吸净飘浮细胞团。以后每周换液 2 次，全部换新液，但不再含抗生素。

观察：首次换液后，每日用相差显微镜观察，随时摄影记录活细胞形态。必要时用 H-E 或 Giemsa 染色观察固定后之细胞形态。

结　果

各类肿瘤接种后生长情况见表1。

表1　各类肿瘤标本接种后生长情况

肿瘤类型	标本数	有细胞生长	单层形成
肾细胞癌	3	2	1
肾盂移行细胞癌	2	0	0
肾血管平滑肌脂肪瘤	1	0	0
膀胱移行细胞癌	16	11	2
膀胱腺癌	3	2	0
膀胱鳞癌	1	0	0
输尿管移行细胞癌	1	1	0
睾丸精原细胞癌	1	0	0
睾丸恶性畸胎瘤	1	1	1
前列腺腺癌	1	1	0
总计	30	18	4
百分率	—	60%*	13.3%△

注：＊为初期细胞成活率，△为原代成功率。

原代培养成功率：在30例各类肿瘤标本接种后共见到有细胞生长18例，初期细胞成活率占60%，4例形成完好单层并继续传代培养，原代培养成功率占13.3%。单层形成需4～6周。

传代培养成功率：在4例原代培养成功的基础上，又进行了传代培养。一膀胱移行细胞癌细胞不贴壁，很快变性，传代失败。一睾丸恶性畸胎瘤因细胞数量不足，细胞只在培养瓶中央聚集成单层生长，不久变性从瓶壁脱落。一肾细胞癌和另一膀胱移行细胞癌细胞传代后贴壁良好，顺利生长，8个月内分别连续传至12代和27代。自初期细胞成活18个标本到传代继续生长2个标本，传代成功率为11%。

讨　论

1917年，Burronsl尝试了泌尿及男性生殖系统肿瘤的细胞培养，但没有成功。1955年，Cobb[1]首先报告了膀胱癌体外培养细胞成活2周；1957年，Richter报告了肾细胞癌体外存活4周；1961年文献已有膀胱移行细胞癌细胞体外存活达3个月的报告；至1968年矢岛英夫[2]、1970年

Rigby[3] 分别报告了膀胱移行细胞癌细胞长期传代细胞系的建立。1973 年 Giard[6] 报告了肾细胞癌细胞长期传代细胞系的建立，文献 [4-5] 报告泌尿及男性生殖系统肿瘤细胞系 70 余株。国内尚无泌尿及男性生殖系统肿瘤细胞培养成功的报告。本组 30 例标本中 4 例原代培养成功，其中 2 例传代后继续生长。现将培养中细胞形态特点及影响培养诸因素的观察结果分析如下。

培养细胞生长的形态特点：Williams[5] 报道 27 例膀胱移行细胞癌细胞系中绝大多数是上皮型，而 T$_{24}$ 和 HT–1197 两株是以上皮型为主的包括成纤维样细胞形态的混合型。13 例肾细胞癌细胞系中 8 例为上皮型，5 例为纤维型。在本组接种成活的 18 例标本中，上皮型 7 例，纤维型 2 例，类淋巴细胞型 3 例，上皮和纤维混合型 5 例，上皮、类淋巴细胞混合型 1 例。原代培养成功并继续传代培养的肾细胞癌和膀胱移行细胞癌原来源标本的病理切片，细胞均为上皮型。

肿瘤细胞原代培养中出现的成纤维细胞的去除问题是保证肿瘤细胞形成单层的一个关键。接种时，虽精心挑选，肿瘤间质细胞往往也一起接种开始生长，这就很难保证肿瘤细胞生长的均质性，但培养中成纤维细胞的出现往往能改善细胞环境，为肿瘤细胞接种初期度过潜伏期有利，而单纯上皮样或纤维样细胞均不易形成单层，前者生长缓慢，对于环境各因素的波动敏感，易出现细胞间连接的融解，使贴壁细胞变性脱落死亡。而后者形成单层虽快，据 Giard[6] 观察，成纤维细胞群体倍增时间仅 2 小时，但由于细胞密度接触抑制很快进入生长的对数死亡期，易大片脱落死亡。而混合型生长中，成纤维细胞的迅速生长可同化细胞环境，利于瘤细胞生长，又因肿瘤细胞有接触抑制消失的特点可爬到纤维细胞层上生长，最后取得优势，而成纤维细胞因接触抑制及营养缺乏变性死亡。另外，我们还参照 Racheed[7] 用 1 分钟胰酶处理去除成纤维细胞的方法，效果较好。需要注意的是在 37℃下孵育时间不应超过 3 分钟，否则将丢失部分生长的肿瘤细胞。

体内实体瘤细胞接种后都有贴壁生长的特点，我们使用自制的鼠尾腱胶元促进组织块贴壁，组织块在 1～2 mm^3，孵箱倒置不少于 24 小时，首次观察在 4 天后，并使用低浓度（5%）血清，收到了良好效果。

在试验中培养条件的稳定是很重要的，营养液 pH 值应在 7.0～7.3，原代培养偏酸些细胞易贴壁。使用 5%～10% CO$_2$ 浓度，营养液渗透压波动不应超过体内的 10%；偶然一次营养液渗透压高达 353 毫渗 / 升时，见细胞皱缩而死亡。

国外学者在泌尿及男性生殖系统肿瘤建系中成功地使用了十余种营养液。本组也使用了 No.199、RPMI–1640、Memeagle 及 HamF$_{12}$ 等不同营养液，但 Memeagle 更适于膀胱移行细胞癌细胞生长，在接种的 13 例中有 12 例见到细胞生长，占 91%。我们还将其中 L– 谷氨酰胶提高到 600 mg/L，效果很好。但究竟哪种营养液更适于某一标本细胞生长，还有待进一步摸索。

参考文献

[1] Cobb J P. Human bladder neopastic cell in tissueculture. J Urol，1955，73（11）：1.

[2] 矢岛英夫 . 膀胱肿疡の单层培养第 1 报 . 日泌尿会志，1968，59（2）：128.

[3] Rigby C C. Human tissue culture cell line from a trasitional cell tumour of the urinary bladder:

growth，chromosome pattern and ultrastructure. Br J Cancer，1970，24（7）：746.

[4] 田畸宽.肿疡の组织培养：尿路性器性肿疡の细胞培养を中心として.临床泌尿器科，1979，33（2）：115.

[5] Williams R D. Human urologic cancer cell line. Investingative Urology，1980，17（5）：359.

[6] Giard D J. In vitro cultivation of human: Establishment of cell line derived from a series of solid tumors. J Natl Carcer Inst，1973，51（8）：1417.

[7] Rasheed S. Human bladder carcinoma Characterization of two new tumor Viruses. J Nat Cancer Inst，1977，58（5）：811.

《中华肿瘤杂志》1986；8（3）：178

膀胱移行细胞癌中 *p16* 基因的改变

武玉东　吴　海　马腾骧　吴长利

【摘要】　目的：明确 *p16* 基因在膀移行细胞癌中的改变。方法：采用 Southern 杂交、聚合酶链反应 – 单链构象多态性分析（PCR-SSCP）及 DNA 甲基化分析技术分别检测 52 例膀胱移行细胞癌中 *p16* 基因的缺失、突变及 5′ CpG 岛甲基化。结果 52 例膀胱移行细胞癌中 11 例(21.15%)存在 *p16* 基因的缺失；仅 1 例肿瘤于 *p16* 基因外显子 2 出现点突变：19 例（36.5%）肿瘤发现 *p16* 基因 5′ CpG 岛甲基化。结论：基因的缺失和 5′ CpG 岛甲基化是 *p16* 基因在膀胱移行细胞癌中失活的主要机制。*p16* 基因缺失多见于早期高分化的肿瘤，而 5′ CpG 岛的甲基化多见于晚期、低分化的肿瘤。

【关键词】　膀胱肿瘤；基因缺失；突变

The Mechanism of p16 Gene Inactivation in Human Bladder Transitional Cell Carcinoma

Wu Yudong，Wu Hai，Ma Tengxiang，Wu Changli

（Tianjin Institute of Urological Surgery，Tianjin 300211）

【Abstract】　Objective: To figure out the mechanism of *p16* gene inactivation in human bladder transitional cell carcinoma（BTCC）. Methods: *p16* gene was analyzed for genetic alterations by Southern blot analysis，PCR-SSCP and DNA methylation analysis in 52 cases of transitional cell carcinoma of bladder. Results *p16* gene deletion was found in 11 of 52（21.15%）BTCCS，only one tumor showed point mutation on *p16* exon 2，ninteen cases of BTCCS（36.53%）showed *p16* gene 5′ CpG island methylation. Conclusion: There was statistically significant association between *p16* gene deletion and early stage，well differentiated tumors. Additionally，a statistically significant correlation was also noticed between pl6 gene 5′CpG island methylation and tumors in late stage with poor cell differentiation

[Keywords] Bladder neoplasms，Gene deletion，Mutation

p16 基因定位于人染色体 9p21，编码相对分子质量为 16 000 的蛋白产物，作为 CDK4 的抑制因子，抑制细胞周期的 $G_1 \sim S$ 转换。研究表明，基因的缺失是 *p16* 基因在人类多数肿瘤中失活的主要机制[1, 2]，有报道 *p16* 基因在膀胱肿瘤中的缺失率仅为 19%[3]，*p16* 基因在膀胱肿瘤中是否存在其他失活机制？最近 Merlo 等[4] 在一些较少发生 *p16* 基因缺失和突变的人类肿瘤中，如小细胞肺癌，发现高比例（78%）的 *p16* 基因 5′CpC 岛甲基化而失去转录活性，提示 *p16* 基因的 5′CpG 岛甲基化有可能参与膀胱肿瘤的形成过程。为此，本实验对 *p16* 基因在膀胱肿瘤中的失活机制进行研究，报道如下。

材料与方法

1. 标本来源：标本取自天津医科大学附属第二医院泌尿外科及河南省平顶山市第一人民医院泌尿外科 1995—1996 年经手术切除的膀胱肿瘤标本，经病理证实为膀胱移行细胞癌。以相应瘤周正常膀胱黏膜做对照。每 1 例肿瘤标本分为 2 份，1 份放入液氮冻存，另 1 份用 4% 甲醛固定，常规石蜡包埋复查病理。肿瘤分期按 UICC·TNM 标准，分为浅表性肿瘤原位癌～ T_1 组共 18 例，浸润性肿瘤 T2 组共 34 例；病理分级按 WHO 方法，I 级 13 例，II 级 20 例，III 级 19 例。

2. Southern 杂交及放射自显影：应用酚 - 氯仿抽提法提取肿瘤组织基因组 DNA，经限制性核酸内切酶 TaqI 完全消化，电泳并转移至硝酸纤维素膜，经典方法进行 Southern 杂交，p16cDNA 探针（960 bp）由美国冷泉港实验室 David Beach 博士惠赠。

3. 聚合酶链反应 - 单链构象多态性分析（PCR-SSCP）分析：①引物设计（经微机检验符合设计要求，成于中科院微生物研究所）：（S）：5′ - TCTGCGGAGAGGGGGGAGAGCAGGC-3′，（AS）：5′ - GCGCTACCTGATTCCAATTC-3′，扩增包括整个外显子 1 在内的 281 bp 片段。（S）：5′ - CTGACCATTCTGTTCTCTCTGG3′，（AS）：5′ - CATGGTTACTGCCTCTGGTGC-3′，扩增包括整个外显子 2 在内的 302 bp 片段。②实验步骤参阅文献 [5]，PCR 扩增仪为美国 PE9600 型。

4. DNA 甲基化分析[5] 将大分子量基因组 DNA 先应用甲基化敏感性核酸内切酶（SmaI）酶切，再用甲基化非敏感性核酸内切酶（XbaI）酶切，电泳并转移至硝酸纤维素膜。*p16* 外显子 1 探针（经 PCR 扩增 *p16* 外显子 1 产生）用随机引物法标记 [a-^{32}P]dCTP，经典方法进行 Southen 杂交及放射自显影。

结果

1. Southern 杂交结果显示，*p16* 基因为 37 kb 杂交带，2.2 kb 杂交带为与 *p15* 基因的非特异杂交带（图 1）。11 例肿瘤存在 *p16* 基因缺失，缺失率为 21.15%。*p16* 基因的缺失与膀胱肿瘤病理分级及临床分期的关系，如表 1 所示。

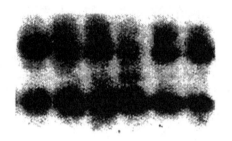

T_1、T_2 存在 *p16* 基因纯合性缺失 N 为相应的正常膀胱黏膜；T 为肿瘤组织

图 1　Southern 杂交结果

表 1　膀胱肿瘤病理分级及临床分期与 *p16* 基因缺失的关系

项目	例数	基因缺失	缺失率（%）	P 值
病理分级				
Ⅰ级	13	6	46.15	
Ⅱ级	20	4	20.00	＜ 0.05*
Ⅲ级	19	1	5.26	
临床分期				
原位癌～ T_1	18	8	44.44	＜ 0.05
T_{2-4}	34	3	8.82	

注：＊为Ⅰ级与Ⅱ、Ⅲ级肿瘤相比。

2. 52 例膀胱移行细胞癌中仅发现 1 例 *p16* 基因外显子 2PCR-SSCP 结果出现泳动变位（图 2）。

3. 在正常膀胱黏膜中，基因组 DNA 经酶切后进行 Southern 杂交均出现 0.65 kb 及 0.4 kb 杂交带，而未见 3.6 kb 杂交带。19 例（36.54%）肿瘤组织的杂交结果出现 3.6 kb 杂交带，说明存在 *p16* 基因 5′ CpG 岛甲基化，这些肿瘤组织的杂交结果中同时出现 0.65 kb 及 0.4 kb 杂交带，可能是这些肿瘤间质细胞中存在正常 *p16* 基因所致（图 3）。*p16* 基因 5′ CpG 岛甲基化与膀胱肿瘤病理分级及临床分期的关系，如表 2 所示。

1、3、5 为相应的正常膀胱黏膜，2、4、6 为肿瘤组织，4 存在泳动变位

图 2　PCR–SSCP 分析结果

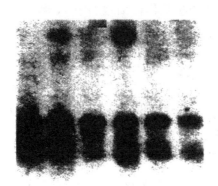

1、3、5 为相应的正常膀胱黏膜，2、4、6 为肿瘤组织，2、4 存在 *p16* 5′ CpG 岛甲基化

图 3　DNA 甲基化分析结果

表 2　膀胱肿瘤病理分级及临床分期与 *p16* 基因 5′ CpG 岛甲基化的关系

项目	例数	甲基化	甲基化率（%）	P 值
病理分级				
Ⅰ级	13	1	7.69	
Ⅱ级	20	8	40.00	＜ 0.05*
Ⅲ级	19	10	52.63	
临床分期				
原位癌～ T_1	18	3	16.67	＜ 0.05
T_{2-4}	34	16	47.06	

注：＊为Ⅰ级与Ⅱ、Ⅲ级肿瘤相比。

讨　论

膀胱肿瘤的自然病程还不十分清楚，因为无法确定哪一部分表浅性肿瘤将会进展成为浸润性肿瘤。临床资料的研究表明，膀胱肿瘤可能不是通过单一途径而进展的，浸润性肿瘤可能来自较少恶性进展的表浅乳头状肿瘤[6]，或来自较易侵袭转移的原位癌[7]。Spruck 等[8]分析了表浅性膀胱肿瘤遗传物质的改变，提出了表浅性膀胱肿瘤恶性进展的两个不同的分子通路：表浅乳头状肿瘤中常存在 9 号染色体的改变，$p53$ 基因突变少见，而原位癌中存在与浸润性肿瘤一致的 $p53$ 基因的突变率，9 号染色体的改变少见，由于两类肿瘤遗传物质改变的差异，表浅乳头状肿瘤很少见恶性进展，而原位癌常发生浸润。而且还指出，原位癌在发展过程中一旦出现 9 号染色体的改变则可能发展成为恶性度更高的肿瘤。$p16$ 基因是定位于人染色体 9p21 区域的一个重要的抑癌基因。我们的研究结果表明，52 例膀胱移行细胞癌中 11 例存在 $p16$ 基因的缺失，缺失率为 21.15%，与 Spruck 等[3]报道的结果相符。且 $p16$ 基因的缺失多见于早期、高分化的肿瘤，而在浸润性肿瘤中少见，说明 $p16$ 基因的缺失是膀胱肿瘤发展过程中的早期事件。而且在早期肿瘤中只有 Ta 和 T_1 期肿瘤出现 $p16$ 基因缺失，原位癌中则未检测到 $p16$ 基因缺失。以上研究结果进一步支持了膀胱肿瘤的发生和发展可能是通过两种不同分子通路的假说。

应用 PCR-SSCP 技术，我们对肿瘤组织中 $p16$ 基因 97%（外显子 1、2）的编码序列进行突变分析，结果仅发现 1 例肿瘤外显子 2 出现泳动变位。由于受 PCR-SSCP 本身灵敏性的限制或 p16 基因突变热点可能在 $p16$ 外显子 1、2 之外的区域，可能会漏掉对一些突变肿瘤的检测。但结合最近的研究结果，除食管癌和胰腺癌外，$p16$ 基因在人类其他肿瘤中的点突变率均很低[2, 9, 10]，因此，我们认为基因的点突变可能不是 $p16$ 基因在膀胱肿瘤中失活的主要机制。

染色体区域性甲基化与抑癌基因的功能丢失有关，基因启动子区域 5′ CpG 岛甲基化常伴有基因的转录失活 p16 基因外显子 1 启动子区域位于一典型的 CpG 岛。我们的研究结果表明，正常膀胱黏膜中未发现 $p16$ 基因 5′ CpG 岛甲基化存在，52 例膀胱肿瘤组织中 19 例存在 $p16$ 基因 5′ CpG 岛甲基化，甲基化率为 36.54%。且 $p16$ 基因 5′ CpG 岛甲基化多见于晚期、低分化的肿瘤，在早期、高分化肿瘤中少见，提示 $p16$ 基因 5′ CpG 岛的甲基化是膀胱肿瘤发展过程中的晚期事件，在各种致瘤因素引起膀胱肿瘤发生后，一旦获得 $p16$ 基因的甲基化失活，则可促进肿瘤的恶性进展。

参考文献

[1] KAMB A，GRUIS N A，WEAVER-FELDHAUS J，et al. A cell cycle regulator potentially involved in genesis of many tumor types. Science，1994，264: 436–440.

[2] CAIRNS P，MAO L，MERLO A，et al. Rates of $p16$（MTS1）mutations in primary tumors with 9p loss. Science，1994，265:415–417.

[3] SPRUCK C H，GONZALEZ KZULUETA A，et al. p166 gene in uncultured tumors. Nature，1994，370: 183–184.

[4] MERLO A，HERMAN J G，MAO L，et al. 5CpG island methylation is associated with transcriptional silencing of the tumor suppressor pl6/CDKN2/MTSI in human cancers. Net Med,1995,1: 686–692.

[5] HERMAN J G，MERLO A，MAO L，et al. Inactivation of the CDKN2/p16/MTS1gene is frequently associated with Errant DNA methylation in all common human cancers. Cancer Res，1995，55: 4525–4530.

[6] MALMSTROM P U. BUSCH C，NORLEN B J. Recurrence，progression and survival in bladder cancer: a retrospectiveanalysis of 232 patients with greater than or equal to 5–year follow-up. Scand J Urol Nephrol，1987，21: 185–195.

[7] SCHALKEN J A，VAN MOORSELAAR R J，BRINGUIER P P，et al. Critical review of the models to study the bidogic pro-gression of bladder cancer. Semin Surg Oncol，1992.8: 274–278.

[8] SPRUCK C H，OHNESEIT P F，CONZALEZ K，et al. Two molecular pathways to transitional cell carci-noma of the bladder. Cancer Res，1994，54: 784–788.

[9] MORI T，MIURA K，AOKI T，et al. Frequent somatic mutation of the MTS1/CDK4I gene in esophageal squa-mous cell carcinoma. Cancer Res，1994，54: 3396–3397.

[10] CALDAS C. HAHN S A. DE COSTA L T，et al. Frequent somatic mutation and homozygous deletions of the pl6（MTS1 ）gene in pancreatic adenocarcinoma. Nat Genet，1994，8: 27–32.

《中华病理学杂志》1999，28（1）：39

Wt-p53 对小鼠膀胱移行细胞癌
生物学影响的研究

崔　喆　张淑敏　畅继武　马腾骧

【摘要】　目的：探讨膀胱肿瘤的基因治疗途径。方法：利用 Lipofectamine 将外源性野生型 p53 基因导入小鼠膀胱移行细胞癌 MBST$_{739}$ 细胞中，并得到表达，检测多项生物学指标。结果：被转染的细胞在体外标准条件下，生长增殖率降低。细胞周期分析显示 C_0 和 G_1 细胞比例明显增高，凋亡指数升高，细胞生长速率减低，代表细胞增殖能力的 AGNORS 计数下降，体内接种致瘤性下降，对丝裂霉素和阿霉素的敏感性提高。结论：增加肿瘤细胞内野生型 *p53* 基因表达能抑制恶性肿瘤细胞生长，提高肿瘤细胞对化疗药物的敏感性。

【关键词】　膀胱肿瘤；癌；基因；动物；实验

The Effect of Wt-p53 Expression on the Biologic Behavior of
Bladder Transitional Cell Carcinoma

Cui Zhe, Zhang Shumin, Chang Jiwu, Ma Tengxiang

（Department of Urology, General Hospital of Tianjin Medical University Tianjin 300052, China）

【Abstract】　Objective: To study the effect of wt-p53 expression on the biologic behavior of bladder transitional cell carcinoma. Methods: A mouse bladder transitional carcinoma cell line MBST was transfected with wt-p53 by lipofectamine and the plasmid PC-SN3 with the wt-p53 CDNA was expressed in the mouse bladder cancer cells. The biological behavior of the bladder cancer cells was studied. Results: After wt-p53 transfection. the cell growth rate was decreased under standard condition in vitro FCM examination revealed the cells in G+Gstate was increased and the apoptosis index was declined. The AGNORS numbers of the cells and the carcinogenicity were also reduced. Moreover，the introduction of wt-p53 sensitized MBST –p53 to adriamycin and mitomycin in vitro. Conclusions：The growth of the carcinoma cells could be inhibited by wt-p53 expression with the chemosensitivity of the carcinoma cells enhanced.

[Keywords] Bladder neoplasms，Carcinoma，Genes，Animal，Laboratory

野生型 *p53* 基因是一种抑癌基因，它的突变缺失及失活与人类多种肿瘤的产生有关[1]。*p53* 检测对膀胱癌的治疗具有指导作用，并可作为评估膀胱癌预后的一项指标[2]。我们将外源性野生型 *p53* 导入未发生 *p53* 突变的小鼠膀胱移行细胞癌，并进行了有关研究，以探讨膀胱肿瘤的基因治疗途径，报告如下。

材料和方法

一、材料

野生型 *p53* 真核表达质粒 pc53-SN3，由中国医学科学院肿瘤医院提供，小鼠膀胱移行细胞癌 T_{739} 小鼠体内传代细胞株 BSTy 由南京铁道医学院泌尿外科惠赠[3]，用 RPMI-1640 培养液体外培养并建系命名为 BST_{739}[4]。

二、方法

1. pc53-S3 用宿主菌 DH5α 扩增，提取质粒用聚乙二醇沉淀法纯化

当 MBST2m 肿瘤细胞生长融合度为 80% 时，弃上清用无血清 DMEM 液洗两遍，用 Lipofectamine 与 pe53-SN3 的混合液转染小鼠膀胱移行细胞癌 $MBST_{739}$ 细胞，于 37 ℃、5%CO_2 条件下转染约 20 h，换上述 RPMI-1640 培养液培养 48～72 h 后，进行 C_{418} 筛选。

2. 检测项目

①免疫组化法检测 $MBST_{739}$ 肿瘤细胞 *p53* 突变[5]。②DNA 和 RNA 原位杂交：p53 探针购于北京中山生物技术公司。③细胞生长曲线：2×10^4 细胞/孔接种 24 孔板，每种细胞接种 3 孔，24 h 计数一次，取平均值，共 7 天。④细胞周期和凋亡指数：细胞消化后，用 PBS 液洗两遍，于 4℃、75% 乙醇中固定细胞，碘化丙啶（PI）染色后用 Couter 公司的 EPICS-C 型流式细胞仪检测细胞周期，凋亡指数。⑤AgNORs 计数法检测细胞增殖状态。⑥致瘤实验：20～25 g 近交系小鼠 T_{739} 购于中国医学科学院动物中心随机分为 *p53* 转染组和非转染组。每组 10 只，1×10^6 细胞接种于右腋皮下。于接种第 20 天处死，称取瘤重。⑦化疗药阿霉素和丝裂霉素敏感性测定方法见参考文献[6]。

3. 统计学方法

生长速度用秩和检测，凋亡指数用 $\bar{\chi}$ 检验，AgNORs 计数用 *t* 检验。

结　果

1.转染后 $MBST_{739}$ 细胞用 C_{418} 筛选，筛选强度为 600 μg/mL，筛选 14 天，对照组细胞全部死亡，转染细胞出现抗性克隆后，G_{418} 用半量维持筛选，7 天后停止筛选分别传代培养，获得 p53 转染的 $MBST_{739}$ 细胞，命名为 $MBST_{739}$-p53。

2.DNA 与 RNA 杂交结果：转染 p53 的细胞 $MBST_{739}$-p53 以 p53 为探针，DNA 原位杂交细胞核为棕黄色，RNA 原位杂交细胞质为棕黄色，说明外源性 p53 转入该细胞内，并得到了表达。

3. 细胞生长抑制率：体外标准培养条件下，p53 基因转染的 $MBST_{739}$-p53 细胞生长速率低于对照组细胞（ $t = 17$，$P < 0.05$），生长抑制率为 57.90%。

4. 细胞周期分析：以 $MBST_{739}$ 细胞为对照，p53 基因转染组细胞处于 DNA 合成前期和静止期（ G_0 和 G_1 ）细胞比例明显增高，为 54.38%，对照组为 33.55%，而处于合成期（S）、合成后期（ G_2 ）和分裂期（M）细胞比例降低。凋亡指数转染前为 8.29%，转染后为 52.76%，$\bar{\chi} = 46.63$，$P < 0.01$。

5. AgNORs 检测结果：经 AgNORs 染色后细胞核呈淡黄色，AgNORs 颗粒位于核仁或整个细胞核各处，呈清晰的大小形状不一的棕黑色。$MBST_{739}$ 细胞核 AgNORs 计数为 8.51 ± 2.56，而 $MBST_{739}$-p53 细胞核 AgNORs 计数为 3.63 ± 2.66（ $t = 13.21$，$P < 0.01$ ）。

6. T_{739} 小鼠致瘤结果：p53 基因转染的细胞接种 T_{739} 小鼠皮下的瘤重为（2.98 ± 0.16）g，对照组细胞接种 T_{739} 小鼠瘤重为（4.65 ± 0.65）g，抑瘤率为 35.91%，$t = 7.89$，$P < 0.01$。

7. 对阿霉素和丝裂霉素敏感性：MBS T_{739}-p53 细胞在所设不同浓度均较 MBS T_{739} 细胞对阿霉素敏感，仅在丝裂霉素浓度为 0.001 mg/mL 时显示 $MBST_{739}$-p53 细胞较 $MBST_{739}$ 细胞敏感。

讨　论

有关将外源性野生型 p53 基因转入肿瘤细胞内增加细胞内野生型 p53 表达并抑制肿瘤生长的报道很多，但多采用 p53 基因失活的肿瘤细胞，Zhang 等 [7] 将野生型 p53 导入 3 个肺癌细胞系，一个细胞系存在 p53 基因缺失，一个存在 p53 基因点突变，另一个细胞系含有正常野生型 p53，结果对 3 个肿瘤细胞都具有抑制效应。细胞周期分析发现，野生型 p53 基因过表达能阻止细胞进入 DNA 合成期，使细胞停止在 G_0 和 C_1 期。

本实验中的治疗对象 MTSTN9 小鼠膀胱癌细胞虽不存在 p53 基因突变，但通过转入外源性野生型 p53 并使其得到表达，$MTST_{739}$ 细胞生长速率明显降低，凋亡指数升高，致瘤性也明显降低，代表细胞增殖的 AgNORs 计数同样降低，这些结果均由于 p53 使该细胞增加了 G_0 和 G_1 的比例，阻止细胞进入 DNA 的合成期而造成的。

阿霉素和丝裂霉素是表浅性膀胱癌术后常用的两种膀胱灌注化疗药物。阿霉素作用于细胞增殖各期，对 G_1 和 S 期最敏感，对 G_1、S、G_2 期有延缓作用。丝裂霉素作用于细胞增殖各期，G 晚期和 S 早期最敏感，对 G_2 期活性最小[8]。转染 wt-p53 的肿瘤细胞对这两种化疗药物浓度的敏感度即抑瘤率提高了 1～2 个数量级，结果是一方面降低了化疗药物的浓度，减少了患者对化疗药物的不良反应；另一方面提高了相同浓度化疗药物的治疗效果。

野生型 *p53* 的生物学功能之一是限制细胞周期 G → S 的过渡[9]，延长了细胞周期，细胞暴露于化疗药物的时间延长，特别是增加了对这两种化疗药物敏感的 G1 期细胞的比例，使化疗药物的效应提高。

本研究结果表明：将 wt-p53 导入小鼠膀胱肿瘤细胞后，肿瘤细胞的生物学行为受到了广泛抑制，为进一步拓展野生型 *p53* 基因治疗的应用途径提供了实验依据。

参考文献

[1] GREENBLATT M S，BENNETT W P，HOLLSTEIN M，et al. Mutation in the *p53* tumor suppressor gene: clues to cancer etiology and molecular pathogenesis. Cancer Res，1994，54: 4855-4878.

[2] HERR H W，BAIORIN D F，SCHER H I，et al. Can *p53* help select patients with invasive bladder cancer for bladder preservation? J Urol，1999，161: 20-23.

[3] 蒋峰，周性明，张忠林. 可移植性小鼠膀胱移行细胞癌模型的建立. 中华泌尿外科杂志，1993，14184-14187.

[4] CHANG J W，SUI Z F，MA T X，et al. Establishment and characterization of two cell lines derived from human transitional cell carcinoma. Chin Med Engl，1995，108: 522-526.

[5] 姜泊，万田谟，张亚历. 真核细胞基因转染技术 // 姜泊，张亚历，周殿元. 分子生物学常用实验方法. 1 版. 北京：人民军医出版社，1996：152-169.

[6] 韩复生，张霆钧. 分子细胞学技术在研究中的应用 // 鄂征. 组织培养和分子细胞生物学. 1 版. 北京：北京出版社，1994：434-450.

[7] ZHANG W W，FANG X，MAZUR W，et al. High efficiency gene transfer and high level expression of wild type553 in human lung cancer cells mediated by recombinant adenovirus. Cancer Gene Ther，1994，1（1）：5-13.

[8] 李振，许德顺. 抗肿瘤药物的分类 // 李振. 恶性肿瘤的化学治疗与免疫治疗. 1 版. 北京：人民卫生出版社，1994：6-8.

[9] CORDON CARDO C，ZHANG Z F，DALBAGNI G，et al. Cooperative effects of *p53* and pRb alterations in priman superficial bladder tumor. Cancer Res，1997，57: 1217-1221.

《中华泌尿外科杂志》2000，21（8）：462

Wt-p53 基因对人膀胱移行细胞癌细胞系转染及其生物学特性影响的研究

崔　喆　张淑敏　畅继武　马腾骧

【摘要】　目的：探讨膀胱肿瘤的治疗途径。方法：利用 Lipofectamine 将外源性野生型 p53（wt-p53）基因导入人膀胱移行细胞癌细胞系 TBC-1 细胞中，并得到表达。结果：细胞在体外标准条件下，生长增殖率降低。流式细胞计检测显示，细胞周期 C_0+G_1 细胞比例明显增高，凋亡指数升高，细胞生长速度减低，代表细胞增殖能力的 AgNORs 计数下降。结论：增加 wt-p53 的基因表达具有抑制恶性肿瘤生长的作用。

【关键词】　癌；移行性细胞；膀胱肿瘤；基因；p53 癌基因；转染

The Characterization of Biological Behavior of Human Bladder Cancer Cells Transfected by wt-p53 Gene

Cui Zhe, Zhang Shumin, Chang Jiwu, Ma Tengxiang

（Department of Urology, General Hospital of Tianjin Medical University 300052）

【Abstract】　Objective: The aim was to seek a new therapy for bladder carcinoma. Methods: A human bladder transitionalcarcinoma cell line TBC-1 was transfected with gene wt-p53 by lipofectamine. The plasmid p53-SN3 with the wt-p53-CDNA expressed in the human bladder cancer cells. Results: After wt-p53 gene transfection. the cancer cell growth rate decreased at a standard condition in vitro. FCM examination the cells in Go+G increased: the apoptosis index became higher. The number of AgNORs cell which represented the proliferativity of cancer cells was reduced by wt-p53. Conclusion: The results showed that the growth of carcinoma cells could be inhibited by expression of wt-p53 in them.

【Keywords】 Carcinoma，Transitional cell， Bladder neoplasms， Genes，*p53 oncogenes*，Transfection

p53 基因是抑癌基因，它的突变缺失及失活与人类多种肿瘤的产生有关[1]。将外源性野生型 *p53*（wt-p53）导入发生了 *p53* 突变的肺癌细胞[2, 3]、头颈癌细胞[4, 5]、脑胶质瘤细胞[6]、前列腺癌细胞[7] 等均能抑制这些癌细胞的生长并使它们的致瘤性降低。这些研究使人们进一步认识了 *p53* 的功能，为实现肿瘤的抗癌基因治疗奠定了基础。我们将外源性 wt-p53 导入含有 *p53* 突变的人膀胱移行细胞癌，结果报告如下。

材料与方法

1. 材料　wt-p53 真核表达质粒 pe53-SN3 由中国医科院北京肿瘤医院提供。人膀胱癌细胞系 TBC-1 由天津市泌尿外科研究所肿瘤免疫室建立[8]。

2. 方法

（1）膀胱癌细胞的转染：pc53-SN3 用宿主菌 DH5a 扩增，提取质粒，聚乙二醇沉淀法纯化。当 TBC-1 肿瘤细胞生长融合度达 80% 时，弃上清，无血清 DMEM 液洗两遍。然后于 37 ℃、5%CO$_2$ 条件下用 Lipofectamine 与 pe53-SN3 的混合液，转染人膀胱移行细胞癌 TBC-1 细胞约 20 h。换上述 RPM1-1640 培养液培养 48 ～ 72 h 后，进行 G$_{418}$ 筛选。

（2）检测项目：①免疫组化法检测 TBC-1 细胞 *p53* 突变，操作方法见参考文献[9]。② DNA 和 RNA 原位杂交，*p53* 探针购于北京中山生物技术公司，操作方法见参考文献[9]。③细胞生长曲线，2×10^4 个细胞孔接种 24 孔板，每种细胞接种 3 孔，24 h 计数 1 次，取平均值，共 7 天。④流氏细胞仪检测细胞，细胞消化后，用 PBC 液洗两遍，于 4 ℃、75% 乙醇中固定细胞，碘化丙啶（PI）染色后用 Couter 公司的 EPICS-C 型流式细胞仪检测细胞周期，凋亡指数。⑤ AgNORs 检测细胞增殖状态。将载有 TBC-1 细胞的盖玻片用双蒸水洗 3 次，然后乙酸酒精溶液（无水酒精：乙酸＝ 3:1）浸泡 6 分钟，再用双蒸水洗 3 次。加银染液（30%AgNO$_3$:20% 甲酸明胶水溶液，20% 甲酸明胶水溶液，含 20% 明胶：甲酸＝ 99:1，用前混匀）。避光于 45 ℃温箱染色 1 h，45 ℃双蒸水冲洗后晾干。于油镜下计数棕色银染颗粒（100 个 TBC-1 细胞）。

3. 检测结果　生长速度用秩和检验，凋亡指数用 χ^2 检验，AgNORs 计数用 t 检验。

结　果

1. 图 1 显示，TBC-1 细胞经 *p53* 免疫组化检测呈阳性。

2. 转染后 TBC-1 用药物 G$_{418}$ 筛选　C$_{418}$ 的筛选强度为 60 mg/mL 筛选 14 天，对照未转染细

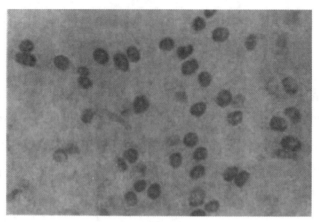

图 1

胞全部死亡。转染细胞出现抗性克隆后，C_{418} 用半量 300 mg/mL 维持筛选，7 天后停止筛选。分别传代培养，获得 *p53* 转染的 TBC-1 细胞，命名为 TBC-1-p53。

3. DNA 与 RNA 杂交结果　细胞 TBC-1-p53 以 *p53* 为探针行 DNA 杂交后其细胞核为棕黄色，RNA 杂交其胞质亦为棕黄色，而对照细胞未显此色（图 2、图 3）。

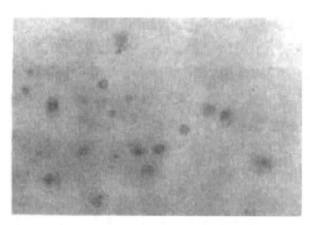

图 2

图 3

4. 细胞生长抑制率　体外培养条件下，TBC-1-p53 细胞生长速率低于未转染的细胞差别明显（$t = 51.5$，$P < 0.05$），生长抑制率为 56.52%（图 4）。

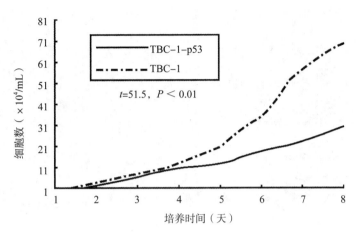

图 4　TBC-1-p53 和 TBC-1 细胞生长曲线

5. 细胞周期分析见表 1。TBC-1-p53 细胞周期分布与未转染 p53 的细胞 TBC-1 相比，处于 DNA 合成前期和静止期（G_0+G_1）细胞的比例明显增高，而处于合成期（S）、合成后期（C_2）和分裂期（M）的细胞比例降低。凋亡指数转染前为 47.28%，转染后为 10.16%，差别有显著性（χ^2 = 33.65%，P < 0.01）。

表 1　细胞 TBC-1 转染前后细胞周期及凋亡指数对比

单位：%

组别	细胞周期△			凋亡指数
	G_0+G_1	S	G_2	
TBC-1	38.6	37.10	24.28	10.16
TBC-1-p53	52.60	34.31	13	47.28
χ^2	1.97	0.08	2.09	33.65*

P < 0.01 细胞周期数值由流式细胞仪得出。

6. AgNORs 检测结果　经 AgNORs 染色后细胞核呈淡黄色，AgNORs 颗粒位于核仁或整个细胞核各处，呈清晰的大小形状不一的棕黑色。TBC-1 细胞核 AgNORs 计数为（6.11±2.66）/细胞，而 TBC-1-p53 细胞核 AgNORs 计数为（4.33±1.32）/细胞（t = 20.18，P < 0.01，图 5、图 6）。

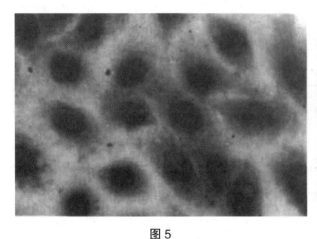

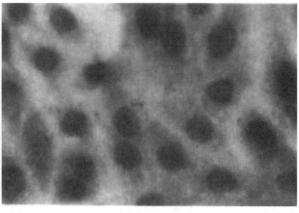

图 5   图 6

讨　论

目前认为，肿瘤发生是由于细胞内原癌基因激活及抑癌基因失活，导致细胞生长调控和分化功能紊乱，继而发展为肿瘤细胞。*p53* 基因突变存在于许多恶性肿瘤中，它的生物学功能异常可导致正常细胞转化为肿瘤细胞。*p53* 基因的突变缺失或正常 *p53* 蛋白与 *p53* 的抑制蛋白（如 E6 或 EIB）结合均可导致 *p53* 生物学功能的异常[10]。所以外源性 wt-p53 基因转人肿瘤细胞内增加细胞内 wt-p53 的表达量可抑制肿瘤的生长。关于 *p53* 基因的转基因研究报道很多，Zhang[11] 等将 wt-p53 导入 3 株肺癌细胞系，其中 1 个细胞系存在 *p53* 基因缺失，1 个存在 *p53* 基因的点突变，另 1 个细胞系含有正常 wt-p53。结果显示 wt-p53 基因对 3 个肿瘤细胞均具有抑制效应。细胞周期分析发现，wt-p53 基因的过表达能够阻止细胞进入 DNA 合成期 S，停止在 G_0 和 G_1 期[12]，与本文结果近似。若 *p53* 基因发生缺失或突变则会使该功能丧失，而腺病毒分泌的 EIB 蛋白和 HPV 分泌的 E6 蛋白，与正常的 *p53* 蛋白结合同样可使 *p53* 的正常功能丧失，所以 *p53* 的生物学行为正常与否和 *p53* 基因的缺失突变及 *p53* 的抑制蛋白都有关。

本文结果表明，人膀胱癌细胞 TBC-1 存在 *p53* 基因突变，通过导入外源性 wt-p53 并使其得到表达，TBC-1 细胞的生长速率和致瘤性明显降低，代表细胞增殖的 AgNORs 计数亦同样降低，说明 wt-p53 基因可使细胞 G_0 和 G_1 期的比例增加，阻止细胞进入 DNA 的合成期。

膀胱是同体外相通的器官，适合于基因治疗，本研究结果表明，将 wt-p53 导入膀胱肿瘤细胞可抑制肿瘤的生长。

参考文献

[1] GREENBLATT M S, BENETT W P, HOLLSTEIN M, et al. Mutation in the *p53* tumor suppressor gene: clues to cancer etiology and molecular pathogenesis. Cancer Res, 1994, 54: 4855.

[2] FUJIWARA T，CAI D W，GEORGES R N，et al. Therapeutic effect of a retroviral wild type *p53* expression vector in an orthotopic lung cancer model. J Natl Cancer Inst，1994，86（19）：1458.

[3] ZHANG W W，ROTH J A. Arnti-oncogene and tumor supressor gene therapy-examples from a lung cancer an-mal model. In Vivo，1994，8（5）：755.

[4] LIU T J，ZHANG W W，TAYLOR D L，et al. Growth suppression of human head and neck cancer cells bv the in-troduction of a wild type *p53* gene via a recombinant adenovirus. Cancer Res，1994，54（14）：3662.

[5] CLAYMAN G L，EL NAGGAR A K，ROTH J A，et al. In vivo molecular therapy with *p53* adenovirus for microscopic residual head and neck squamous carcinoma. Cancer Res，1995，55（1）：1.

[6] ASAI A，MIYAGI Y，SUGIYAMA A，et al. Negative effects of wild type *p53* and c-myc on cellular growth and tumorigenicity of glime cells. Implication of the tumor suppressor genes for gene therapy. J Neurooncol，1994，19（3）：259.

[7] YANG C，CIRIELLI C，CAPOGROSSI M C. Adenovirus mediated wild type *p53* expression induces apoptosis and suppresses tumorigenesis of prostatic tumor cells. Cancer Res，1995，55（19）：4210.

[8] CHANG U，SUI Z F，MA T X，et al. Establishment and characterization of two cell lines derived from human transitional cell carcinoma. Chin Med Engl，1995，108（7）：522.

[9] 姜泊，张亚历，周殿元，等. 分子生物学常用实验方法. 北京：人民军医出版社，1996.

[10] WERNESS B A，LEVINE A J，HOWLEY P M. Association of human papillomavius types 16 and 18 E6 proteins with *p53*. Science，1990，248：76.

[11] ZHANG W W，FANG X，MAZUR W，et al. High efficiency gene transfer and high level expression of wild type *p53* in human lung cancer cells mediated by recombinant adenovirus. Cancer Gene Ther，1994，1（1）：5.

[12] CORDON C. Mutations of cell cycle regulators. Biological and clinical implications for human neoplasia. Am J Pathol，1995，147（3）：545.

《天津医药》1999，27（9）：539

外源性野生型 *p53* 对人膀胱移行细胞癌的生物学影响

崔　喆　张淑敏　畅继武　马腾骧

【摘要】　目的：探讨膀胱肿瘤的基因治疗途径。方法：利用 Lipofectamine 将外源性野生型 *p53* 基因导入人膀胱移行细胞癌 TBC-1 细胞中，并得到表达，检测多项生物学指标。结果：被转染的细胞在体外标准条件下，生长抑制率为 56.52%；细胞周期分析显示 G_0+G_1 细胞比例由 38.60% 增高到 52.60%，凋亡指数由 10.16% 升高到 47.28%（$P < 0.01$）；细胞生长速度减低；代表细胞增殖能力 AgNORs 计数从 6.19 下降为 4.33（$P < 0.01$）；对丝裂霉素和阿霉素的敏感性提高。结论：增加膀胱肿瘤细胞内野生型 *p53* 的基因表达能抑制恶性肿瘤细胞的生长，提高肿瘤细胞对化疗药的敏感性。

【关键词】　膀胱肿瘤；基因疗法；基因；*p53*；化学疗法

Effect of wt-p53 Expression on the Biological Behaviors in Human Bladder Transitional Carcinoma Cell Line

Cui Zhe, Zhang Shumin, Chang Jiwu, Ma Tengxiang

(Department of Urology, The General Hospital of Tianjin Medical University, Tianjin 300052, China)

【Abstract】　Objective: To investigate a new therapy for bladder carcinoma. Methods: A human bladder transitional carcinoma cell line TBC-1 was transfected with wt-p53 by Lipofectamin. The plasmid PC-SN3 with the wt-p53 CDNA was expressed in the bladder cancer cells. The biological behavior of the bladder cancer cell was examined in several ways. Results: After wt-p53 transfection, the cell growth rate was decreased under standard condition in vitro. FCM examination: the cells in Gotg were increased from 38.60% to 52.60%: the apoptosis index was from 10. 16% to 47.18%（$P < 0.01$）. The numbers of AgNORS of the cells were reduced from 6.19 to 4.33（$P < 0.01$）by wt-p53. Moreover，introduction of wt-p53 sensitized TBC-1-P53 to chemotherapy of adriamycin and mitomycin in vitro. Conclusion：The increased expression of wt-p53 could suppress the growth of the carcinoma cells more effectively and enhance the chemosensitivity

【Keywords】　Bladder neoplasm，Gene therapy，Gene，p53，Chemotherapy

p53 的检测对膀胱癌的治疗具有指导作用，可以推断膀胱癌对化疗是否敏感[1, 2]，并可作为评估膀胱癌预后的一项指标[3]。我们将外源性野生型 *p53* 导入发生 *p53* 突变的人膀胱移行细胞癌细胞系 TBC-1，并进行研究，现将结果报道如下。

材料和方法

1. 材料：野生型 *p53* 真核表达质粒 pc53-SN3，由中国医学科学院肿瘤医院提供；人膀胱癌细胞系，名为 TBC-1，为天津市泌尿外科研究所肿瘤免疫室建立[4]。

2. 方法：pc53-SN3 用宿主菌 DH5α 扩增，提取质粒，用聚乙二醇沉淀法纯化。当 TBC-1 肿瘤细胞生长融合度为 80% 时，弃上清，用无血清 DMEM 液洗 2 次，用 Lipofectamine 与 pc53-SN3 的混合液，转染人膀胱移行细胞癌 TBC-1 细胞，于 37℃，5%CO_2 条件下转染 20 h，换 RPMI1640 培养液培养 48 ～ 72 h 后，进行 G_{418} 筛选。

3. 检测项目：①免疫组织化学法检测 TBC-1 肿瘤细胞 *p53* 突变。② DNA 和 RNA 原位杂交：*p53* 探针购于北京中山生物技术公司。③细胞生长曲线：2×10^4 细胞 / 孔接种 24 孔板，每种细胞接种 3 孔，24 h 计数 1 次，取平均值，共 7 d。④细胞周期和凋亡指数：细胞消化后，用磷酸盐缓冲液（PBS）洗 2 次，于 4℃ 75% 乙醇中固定细胞，碘化丙锭（PI）染色后用 Couter 公司的 EPICS-C 型流式细胞仪检测细胞周期，凋亡指数。⑤ AgNORs 检测细胞增殖状态；⑥噻唑蓝（MTT）法检测阿霉素和丝裂霉素敏感性：以新配制的 1640 漂洗细胞 1 次；0.02% 乙二胺四乙酸（EDTA）消化以制备细胞悬液；2% 台盼蓝，计算活细胞数；96 孔板中，加 1×10^4 ～ 4×10^4 个细胞于 100 ～ 200 μL，37℃、5%CO_2 培养 18 h。去掉培养液，用新培养液配制化疗药（阿霉素或丝裂霉素）：终浓度为 0、0.001、0.010、0.100、1.000 g/L。每孔加 200 μL，37℃、5%CO_2 孵箱保温 48 h。每孔加 MTT（5 g/L）20 μL 和 180 μL 培养液，继续培养 4 h。弃上清（全部或 100 μL）加二甲基亚砜（DMSO）100 μL 混匀 10 min，使 MTT 结晶产物溶解。570 nm 测吸光度值（*A*）值。每一浓度设 5 孔，每孔计数 3 次。按抑瘤率＝（1- 实验组 *A* 值 / 对照组 *A* 值）× 100%，计算化疗药物对肿瘤作用效果。

4. 统计学方法：生长速度用秩和检验，凋亡指数用 χ^2 检验，AgNORs 计数用 *t* 检验。

结　果

1. TBC-1 细胞的 *p53* 免疫组织化学检测呈阳性：见图 1。

2. 转染后 TBC-1 细胞的筛选：采用 G_{418} 筛选，G_{418} 的筛选强度为 600 mg/L 筛选 14 d，对照组细胞全部死亡，转染细胞出现抗性克隆后，C_{418} 用半量 100 mg/L 维持筛选，7 d 后停止筛选分别传代培养，获得 *p53* 转染的 TBC-1 细胞，命名为 TBC-1-p53。

3. DNA 与 RNA 杂交结果：转染 *p53* 的细胞 TBC-1-p53 以 *p53* 为探针，DNA 原位杂交细胞核为棕黄色，RNA 原位杂交细胞质为棕黄色，说明外源性 *p53* 转入该细胞内，并得到了表达（图 2、图 3）。

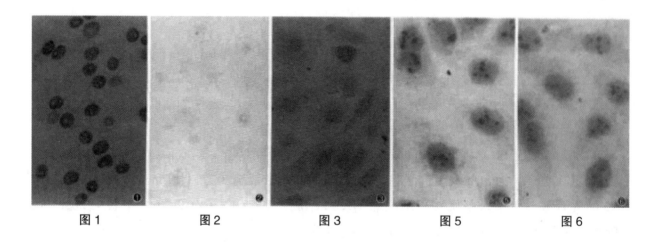

| 图 1 | 图 2 | 图 3 | 图 5 | 图 6 |

4. 细胞生长速度：体外培养条件下，TBC-1-p53 细胞生长速率低于未转染的细胞，生长抑制率为 56.52%（$t = 51.5$，$P < 0.05$，图 4）。

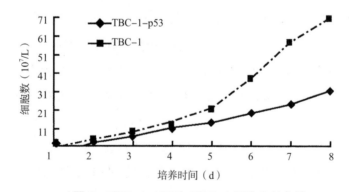

图 4　TBC-1-p53 和 TBC-1 细胞生长曲线

5. 细胞周期分析：TBC-1-p53 细胞周期分布是 $G_0 + G_1 = 52.60\%$；$S = 34.31\%$；$C_2 + M = 13.00\%$；TBC-1 细胞周期分布是 $G_0 + G_1 = 38.60\%$；$S = 37.10\%$；$G_2 + M = 24.28\%$。TBC-

1-p53 细胞周期分布与未转染 p53 的细胞 TBC-1 相比，处于 DNA 合成前期和静止期（G_0+G_1）细胞比例明显增高，而处于合成期（S）、合成后期（G_2）和分裂期（M）细胞比例降低。凋亡指数 TBC-1 细胞为 10.16%，转染后 TBC-1-p53 细胞为 47.28%（$\chi^2 = 3365$，$P < 0.01$）。

6. AgNORs 检测结果：经 AgNORs 染色后细胞核呈淡黄色，AgNORs 颗粒位于核仁或整个细胞核各处，呈清晰的大小形状不一的棕黑色。TBC-1 细胞核 AgNORs 计数为 6.11 ± 2.66，而 TBC-1-p53 细胞核 AgNORs 计数为 4.3 ± 1.32（$t = 20.18$，$P < 0.01$，见图 5、图 6）。

7. 对丝裂霉素和阿霉素的敏感性：丝裂霉素浓度为 0.01 g/L 时显示 TBC-1-p53 细胞比 TBC-1 细胞敏感；阿霉素浓度为 1 g/L 时 TBC-1-p53 细胞比 TBC-1 细胞对阿霉素敏感。

讨　论

本实验中的治疗对象 TBC-1 膀胱癌细胞存在 p53 的突变，通过转入外源性野生型的 *p53* 并使其得到表达，TBC-1 细胞的生长速率明显降低，凋亡指数升高，代表细胞增殖的 AgNORs 计数同样降低，这些结果均由于 *p53* 使该细胞增加了 G_0 和 G_1 的比例，阻止细胞进入 DNA 的合成期而造成的。

丝裂霉素和阿霉素是表浅性膀胱癌术后常用的两种膀胱灌注化疗药物。两者作用于细胞增殖各期，但对 G_1 和 S 期最敏感[5]。转染 wt-p53 的肿瘤细胞对这两种化疗药物浓度的敏感度增高，促进了细胞的凋亡，从而提高了抑瘤率。

膀胱是与体外相通的器官，向膀胱内注入药物比较容易，适合于基因治疗。Perrott 等[6] 利用腺病毒介导 wt-p53 行 BALB/C 小鼠膀胱内灌注证实该方法的安全性。本研究结果表明，将 p53 导入人膀胱癌细胞后，该膀胱肿瘤细胞的生物学行为受到了广泛抑制；同时结合两种常见的膀胱灌注化疗药物阿霉素和丝裂霉素，结果表明野生型 p53 提高了这两种作用于细胞 G_1 期化疗药的敏感性，拓展了野生型 p53 基因治疗的应用途径。

参考文献

[1] HERR H W，BAJORIN D F，SCHER H I，et al. Can *p53* help select patients with invasive bladder cancer for blad-der preservation? J Urol，1999，161: 20-23.

[2] ZHANG X，JIN L，TAKENAKA I，et al. MVAC chemotherapy-induced apoptosis and *p53* alterations in the rat molel of bladder cancer. Urology，1998，52（5）: 925-931.

[3] STERNBERG C N. Gemcitabine in bladder cancer. Sem in Oncol，2000，27（S1）: 31-39.

[4] CHANG J W，SUI Z F，MA T X，et al. Establishment and characterization of two cell lines derived from human transitional cell carcinoma. Chin Med J Engl，1995，108: 522-524.

[5] 李振，许德顺. 抗肿瘤药物的分类 // 李振. 恶性肿瘤的化学治疗与免疫治疗 .1 版. 北京：

人民卫生出版社，1994：6-8.

[6] ERROTTE P，WOOD M，SLATON J W，et al. Biosafety of in vivo adenovirus *p53* intravesical administration in mice. Urology，2000，56（1）:155-159.

《中华实验外科杂志》2002，19（5）：450

应用逆转录聚合酶链反应技术检测膀胱癌多项耐药基因的表达

张广建　赵玉千　马腾骧　天津市泌尿外科研究所

吴长利　韩瑞发　天津医科大学第二附属医院泌尿外科

常喜华　白求恩医科大学第三临床学院泌尿外科

【摘要】　应用逆转录酶链式反应（RT-PCR）技术，以 β– 微球蛋白基因为内对照，对 28 例术前未接受化疗的膀胱癌标本及 12 例正常膀胱黏膜 MDR_1 基因的表达进行了分析，82.19%（23/28）膀胱癌和 41.7%（5/12）正常膀胱黏膜在 167 bp 处显示 MDR_1 基因特异的扩增片段，全部标本在 120 bp 处显示 β– 微球蛋白基因特异的扩增片段。结果表明，膀胱癌及正常膀胱黏膜存在内源性 MDR_1 基因的表达，从而提示膀胱癌患者对化疗药物敏感性的差异可能与其 MDR_1 基因的异常表达有关。同时证实 RT-PCR 技术是一种灵敏的、可靠的 MDR_1 基因表达的检测方法。

【关键词】　膀胱肿瘤；癌；耐药基因

肿瘤细胞多项耐药（MDR）基因的异常表达可使肿瘤对化疗药物产生交叉耐药，最终导致化疗失败[1]。因此，从基因水平上探讨肿瘤的抗药机制，设计合理的治疗方案是根治肿瘤的关键。膀胱癌占泌尿系肿瘤第一位，易复发，对化疗敏感性的差异较大[2]。然而，目前有关膀胱癌抗药机制的研究报道甚少。我们用逆转录聚合酶链式反应（RT-PCR）技术对膀胱癌及正常膀胱黏膜标本的 MDR_1 基因表达进行了分析，以探讨膀胱癌的抗药机制，报告如下。

材料与方法

一、标本

28 例膀胱癌及 12 例正常膀胱黏膜标本分别由天津医科大学第二附属医院泌尿外科和白求恩

医科大学第三临床学院泌尿外科提供，并经病理诊断证实。全部患者术前均未接受任何化疗药物，肿瘤标本切除后去除血凝块，立即投入液氮中速冻，-70 ℃保存。

二、细胞总 RNA 提取

"一步法"[3]制备细胞总 RNA，溶于适量的 DEPC 水中（20 U RNasin/100 μL 水），紫外分光光度计检测 OD_{260} 和 OD_{280} 的数值。

三、cDNA 第一链合成

在 50 μL 逆转录体系中，加入细胞总 RNA 1 μg，20 μmol/L 随机引物 2 μL，4 mmol/L 4 种 dNTP 2 μL，40 U RNasin（promega），20 UMAV- 逆转录酶（promega）和 5× 逆转录缓冲液 10 μL，充分混匀，42 ℃保温 30 min，95 ℃ 5 min，0 ℃ 5 min。

四、聚合酶链式反应

在 50 μL PCR 反应体系中，加入逆转录产物 5 μL，4 mmol 4 种 dNTP 2 μL，20 μmol/L MDR_1 和 β- 微球蛋白引物各 2 μL，10× PCR 缓冲液 8 μL 和 2 U Taq DNA 聚合酶（promega），液状石蜡封盖，充分混匀，置热循环仪（perkin elmer）中，共 30 个循环周期，每个周期包括 94 ℃ 40 s，55 ℃ 40 s，72 ℃ 60 s。β- 微球蛋白（P_1 和 P_2）及 MDR_1 引物（P_3 和 P_4）顺序分别为：

P_1: 5'-ACCCCCACTGAAAAAGATGA-3'

P_2: 5'-ATCTTCAAACCTCCATGATG-3'

P_3: 5'-CCCATCATTGCAATAGCAGG-3'

P_4: 5'-GTTCAAACTTCTGCTCCTGA-3'

β- 微球蛋白和 MDR_1 引物扩增片段的大小分别为 120 bp 和 167 bp，每次 PCR 反应设一个阴性对照。

五、电泳

取 15 μLRT-PCR 产物，1.5% 琼脂糖凝胶（0.5 μg EB/mL）电泳，电泳结束后紫外灯光下观察结果，照相。

结　果

23 例膀胱癌和 5 例正常膀胱黏膜标本在 167 bp 处显示 MDR₁ 基因特异的扩增片段，且 EB 染色强度不同，分别占膀胱癌和正常膀胱黏膜的 82.1%（23/28）和 41.7%（5/12）。全部标本在 120 bp 处显示 EB 染色强度较一致的 β– 微球蛋白特异的扩增片段。

讨　论

肿瘤细胞抗药性的产生与 MDR₁ 基因的异常表达有关，该基因编码的蛋白产物是 170 d 的跨膜糖蛋白（P-CP），后者是一种能量依赖的药物输出泵，其功能可逆浓度差将化疗药物泵出细胞，导致细胞内有效的药物浓度下降，从而使肿瘤细胞逃脱化疗药物的攻击[1, 4-6]。

以往的研究表明，肾上腺、肾、肝、结肠组织及其肿瘤本身存在高水平的 MDR/P-GP 的表达，乳腺肺、卵巢组织及其肿瘤 MDRP-GP 的表达较低，然而膀胱黏膜一般无表达，膀胱癌 P-GP 的表达也很低[7,8]。最近，Park 等[9]应用免疫组化技术对术前未接受化疗的 29 例膀胱癌标本研究表明，75% 的肿瘤呈阳性染色。Benson 等[10]应用流式细胞技术在神经源性膀胱患者的正常尿路上皮细胞及化疗后复发或残留的膀胱癌细胞中均检测出高水平的 P-CP 表达。本研究结果与文献报告基本一致，说明正常膀胱细胞及其肿瘤细胞均存在内源性 MDR₁/P-GP 的表达，提示临床上膀胱癌对化疗敏感性的差异可能与其本身固有的 MDR₁/P-CP 异常表达有关。

我们应用 RT-PCR 技术在约 82.1%（23/28）的膀胱癌和 41.7%（5/12）的正常膀胱黏膜组织中检测出 MDR₁ 基因表达，检出率明显高于常规的免疫组化及 Northern 杂交技术。Noonan 等[11]对 51 例免疫组化和 North 杂交检测阴性的白血病标本采用 RT-PCR 技术进行了分析，发现约 53%（27/51）显示低水平的 MDR₁ 基因表达。Herzog 等[12]应用 7 种方法检测 MDR₁ 基因表达后得出同样的结论。我们认为，RT-PCR 技术具有操作简便、快速、待测标本用量小、重复性好等特点，可作为一种常规方法用于检测临床肿瘤标本 MDR₁ 基因的表达。

本研究结果证实膀胱癌及正常膀胱黏膜存在内源性 MDR₁ 基因的表达，并认为 RT-PCB 技术可作为种常规方法检测临床肿瘤标本 MDR₁ 基因的表达。关于 MDR₁ 基因的表达与临床肿瘤抗药的一致性及 RT-PCR 定量分析膀胱癌 MDR₁ 基因的表达有待进一步研究。

参考文献

[1] MOSCOW J A，COWAN K H. Multidrug resistance. I Natl Cancer Inst. 1988，80:14.

[2] YAGODE A. Chemotherapy of urothelial tumors. Cancer. 1987，60: 574.

[3] CHOMCZYNSKI P, SACHI N. Single-step method of RNA isolation by acid guanidinium thiocyanate-phenolcholroform extraction. ANAL Biochemistry, 1987, 162: 156.

[4] NOOTER K, HERWEIJER H. Multidrug resistance（mdr）gene in human cancer. BJ Cancer, 1991, 63: 663.

[5] GOLDSTEIN L J, CALSKI H, FOJO A, et al. Expression of a multidrug resistance gene in human cancers. J Natl Cancer Inst, 1989, 81: 116.

[6] PASTANL I GOTTESMAN M M. Multidrug resistance in human cancer. N Engl J Med, 1987, 316: 1388.

[7] CORDON-CARDO C, O'BEIEN J P, BOCCIA J, et al. Expression of the multidrug resistance gene product（P-glycoprotein）in human normal and tumor tissues. J Histochem Cytochern, 1990, 38: 1277.

[8] MOSEOW J A, FAIRCHILD C R, MADDEN M J, et al. Expression of anionic glutathion-S-trans-ferase and P-glycoprotein gene in human tissues and tumors. Cancer Res, 1989, 49: 1422.

[9] PARK J, SHINOHARA N, LIEBERT M, et al. P-glycoprotein expression in bladder eancer. J Urol, 1994, 151: 43.

[10] BENSON M C, GIELLA J, WHANG I S, et al. Flow cytometric determination of the multidrug resistance phenotype in transitional cell cancer of the bladder: implication and applications. J Urol, 1991, 146: 982.

[11] NOONAN K E, BECK C, HOLZMAYER T A, et al. Quantitative analysis of MDRI（multidrug resistance）gene expression in human tumors by polymerase chain reaction. Proc Natl Acad Sci USA, 1990, 87: 7160.

[12] HERZOG C E, TREPEL J B, MICKLEY L A, et al. Various methods of analysis of MDR-1/P-glycoprotein in human colo cancer cell lines. J Natl Cancer Inst, 1992, 84: 711.

《中华泌尿外科杂志》1994, 15（6）: 425

呲柔比星膀胱灌注预防浅表性膀胱癌术后复发的临床观察

乔宝民　李　健　孙　光　王文成　马腾骧

【摘要】　目的：探讨呲柔比星膀胱灌注在预防浅表性膀胱癌术后复发的作用。方法：28例浅表性膀胱癌患者在 TURBt 或膀胱部分切除术后，应用呲柔比星（0.6 g/L）膀胱内灌注，保留 30 min。每周 1 次，连用 8 周，而后每月 1 次，连用 10 个月。结果：随访 1～2 年，2 例复发，无肿瘤复发率 92.6%，该方法不良反应少。结论：呲柔比星用于浅表性膀胱癌术后膀胱灌注预防复发效果好，不良反应少，值得推广应用。

【关键词】　膀胱肿瘤；癌；阿霉素；灌注，局部；投药，膀胱内

Preventive Effect of Intravesical Instillation of Pirarubicin on Postoperative Recurrence of Superficial bladder Cancer

Qiao Baomin，Li Jian，Sun Guang，Wang Wencheng，Ma Tengxiang

（Department of Urinary Surgery，Tianjin Medical University Second Hospital. Tianjin 300211，China）

【Abstract】　Objective: To assess the preventive effect of intravesical instillation of pirarubicin on postoperative recurrence of superficial bladder cancer. Methods: The intravesical instillation of pirarubicin（0.6/L）was given to 28 patients with bladder cancer following TURBt or partial cystectomy，once a week for 8 weeks and subsequentally once a month for 8 months. Results: During the follow-up period of 1－2 years，the tumor-free recurrence rate was 92.6%. This method of less side effects. Conclusion: The intravesical instillation of pirarubicin is an effective method for the prevention of postoperative recurrence of superficial bladder cancers.

【Keywords】 Bladder neoplasms，Carcinoma，Doxorubicin，Perfusion，Regional，Administration，Intravesical

自 1998 年 2 月至 2000 年 4 月，笔者对 28 例浅表性膀胱移行细胞癌术后行吡柔比星（pirarubicin 或 THP）膀胱内灌注防治术后复发，取得较好疗效，现报告如下。

1　资料与方法

1.1　临床资料　28 例患者中，男 23 例，女 5 例。年龄 48～75 岁，平均 66.4 岁。单发 19 例，多发 9 例；首次发病 21 例，复发 7 例；单个肿瘤最大径 3.5 cm。22 例行经尿道膀胱肿瘤切除术（TUR Bt），6 例行膀胱部分切除术。均经病理证实为膀胱移行细胞癌，按 WHO 分级，G_1，G_2，G_3 级肿瘤分别为 7 例、15 例、6 例；按 UICG 分期，PTis、PTa、PT1 期肿瘤共 19 例，PT2 期肿瘤 9 例。

1.2　方法　TUR Bt 患者术后 1 周开始灌注，部分切除术患者术后 2 周开始。将吡柔比星 30 mg 溶于 50mL 生理盐水，经导尿管注入膀胱内，每 8 min 变换一次体位，膀胱内保留 30 min 后排出。开始每周 1 次，连续 8 周，以后改为每月灌注 1 次，共 10 次。总疗程为 12 个月（共 18 次），THP 总剂量为 540 mg。

1.3　化验检查　灌注前抽血化验肝、肾功能、血常规（血红蛋白、白细胞、血小板）、心电图等，有 8 例患者于灌注前行尿脱落细胞检查，其中 3 例阳性。灌注后 1、3、6 个月重复上述检查。术后 3 个月和 12 个月复查膀胱镜。

2　结果

27 例获得随访，随访时间 1～2 年，平均 18 个月。经膀胱镜证实肿瘤复发 2 例，经 B 超和膀胱镜证实无复发 25 例（92.6%）。3 例尿脱落细胞阳性者灌注后 2 例转阴，1 例仍阳性，于 6 个月时经膀胱镜证实复发。另 1 例于术后 14 个月时经膀胱镜证实复发。复发的 2 例再次行 TUR Bt 术，病例分级为 Ⅰ～Ⅱ级，并改用其他化疗药物。13 例灌注后出现不同程度尿频、尿痛、肉眼血尿和膀胱区疼痛，4～5 d 后缓解，患者均可耐受，未影响治疗。膀胱灌注后复查血常规、肝、肾功能及心电图均未见明显异常。

3　讨论

膀胱移行细胞癌约 70% 是浅表性肿瘤，经尿道膀胱肿瘤切除（TUR Bt），仍有 2/3 术后复发[1]。TUR Bt 或膀胱部分切除术后进行膀胱内化疗药物灌注，以预防或降低膀胱癌的复发已被广泛采用。目前常用的药物有噻替派、顺铂、丝裂霉素、阿霉素（ADM）、表阿霉素（EDR）等；另外，一些生物制剂，如卡介苗（BCG）、白细胞介素 –2 等也在临床广泛使用。以上药物在预防膀胱肿瘤的复发上疗效各不相同。

蒽环类抗癌药物的发现和使用，是肿瘤化学治疗发展史上的一个重要进展。THP 是 1979 年梅泽滨夫等 [2] 研制出的抗肿瘤抗生素，是在蒽环类的基本结构 R^1 位，接有一个（2"R）—4'—O 四氢吡喃基，它通过直接嵌入 DNA 双链间和（或）抑制 DNA 聚合酶，从而抑制 DNA 的复制与转录，使细胞周期停止于 G_2 期。THP 对多种肿瘤表现出了较好的疗效，且不良反应用少。对于 THP 对膀胱癌作用的研究，表明它的抗癌作用优于阿霉素（ADM）[3, 4]。

吡柔比星用于膀胱癌术后灌注，因其疗效好，不良反应少，已被临床广泛采用。本组患者在随访期内的复发率为 7.4%，与文献报道的 8.6%[5] 基本相同。笔者认为临床应用时为了获得更确切的疗效，需要确定 THP 的最佳灌注时机、时间和剂量，而不能单纯依靠增加药物用量和延长灌注时间，否则会增加药物毒性。

综合文献报道 [6] 有 2 种灌注方案可供选择：① TUR 术后当天即开始 30 mg 的 THP 短时间灌注（5 min），1 次 /d，用 7 d，然后 1 次 / 周，用 10 周。由于 THP 可快速进入肿瘤细胞内，其细胞内的浓度能达到普通抗癌剂的 10 倍以上，此方案既能增强 THP 的抗癌作用，又能减少不良反应。尤其适用于不能耐受常规方法灌注的浅表膀胱癌患者。② TUR 术后 1 周开始或开放手术术后 2 周开始，30 mg THP 膀胱内保留 30 min，1 次 / 周，用 8 周，然后 1 次 / 月，用 10 个月。本组患者采用第 2 种方案，总疗程 18 个月，随访 1 年复发率仅为 7.4%，且不良反应轻微，均能坚持灌注，疗效显著。也有作者主张在经尿道切除术（TUR）后立即进行 30 mg THP 的短时间（5 min）灌注。Yamamoto Y 等 [7] 对膀胱癌 TUR Bt 后立即进行 THP 的膀胱内灌注，分别于灌注后 15、30、60、120 min 取血测定血中 THP 的值，均没有检测到 THP，立即灌注体内并没有因过多地吸收 THP，使其毒性增加，而且也取得了较好的疗效。因此，认为 TUR Bt 后立即进行 THP 的膀胱内灌注是安全可行的。

目前，有些学者仍将膀胱内药液保留 1 ～ 2 h，这样以膀胱局部刺激症状为主的不良反应明显增大，患者常难以接受。本组病例中，2 例患者第 1 次灌注采用保留 2 h，但第 2 次灌注后就开始出现明显的膀胱刺激症状，后改为保留 30 min，刺激症状大大减少，顺利完成整个灌注疗程。

THP 膀胱灌注一些患者出现尿频、尿急、尿痛、血尿等膀胱刺激症状，还有报道有些患者出现轻度心电图改变，但以上症状均轻微，患者能够耐受，3 ～ 4 d 内可以缓解。本组仅有部分患者出现血尿和膀胱刺激症状，未见其他不良反应。

THP 在肿瘤组织中吸收快，可以短时间灌注，减少了膀胱刺激症状，全身毒副反应较少，值得临床推广使用，但其远期效果还需要进一步观察。

参考文献

[1] 王仁顺，莫克俭，周乐友，等 . 膀胱移行细胞癌的生物学行为与治疗选择 . 中华泌尿外科

杂志，1997，18:380–383.

[2] SETSUKO K. Rapid uptake y cultured tumor cells and intracellular behavior of 4—O—tetrahydropyranyladriamycin. J Antibiot，1983.36: 312–314.

[3] SAIKA T，TSUSHIMA T，NASU Y，et al. Relationship of intracellular concentration and duration of contamination of pirarubicin and adriamycin in human bladder cancer cell lines and human bladder normal mucosa cell line. Gan To Kagaku Ryoho，1996，23（7）：905–909.

[4] KAWAMURA J，TOCHIGI H，OBATA K，et al. A randomized study of pirarubicin（THP）versus adriamycin（ADM）for intravesical instillation therapy against superficial bladder cancer. Hinyokika Kiyo，1992，38（2）：379–385.

[5] 叶敏，舒畅，马邦一，等.吡柔比星诱导膀胱癌细胞凋亡的实验研究及预防膀胱癌术后复发的效果.中华泌尿外科杂志，2002，23:16–18.

[6] KURODA K，ISHII N，FUKASAWA K，et al. Short-term intravesical instillation of pirarubicin（THP）in prophy lactic treatment afte ter transurethral resection of superficial bladder tumor. Hinyokika Kiyo，1998，44（8）：547–552.

[7] YAMAMOTO Y，NASU Y，SAIKA L，et al. The absorption of pirarubicin instilled intravesically immediately after transurethral resection of superficial bladder cancer. BJU Int，2000，86（7）：802–804.

《天津医药》2003，31（3）：156

膀胱癌的加温治疗

史启铎　王梓青　隋志芳　天津市泌尿外科研究所

王永禄　天津医学院电镜室

马腾骧　王文成　天津医学院第二附属医院泌尿外科

【摘要】　本文记叙了 17 例膀胱癌患者采用 45 ℃热盐水膀胱灌注，进行膀胱癌加温治疗。除对临床效果观察外，并对加温治疗前后癌组织病理学及癌细胞超微结构的改变、加温治疗对人体免疫功能的影响和治疗过程中癌组织温度监测等方面的问题进行了研究和讨论。加温治疗可选择性作用于癌组织，治疗后有 3 例患者肿瘤消失，部分患者肿瘤缩小，显效率达 53%。治疗后癌组织病理学及电镜观察显示癌细胞浆水样变性，细胞核内染色质凝聚，细胞质内溶酶体增多，线粒体退变。治疗后比治疗前细胞免疫功能水平提高、而 IgG、IgM 水平无明显改变。认为膀胱癌的加温治疗可作为一种辅助治疗，对于表浅多发膀胱癌、全身条件差、不能耐受手术者及作为膀胱癌的术前准备均有一定的临床应用价值。

较多的试验和临床研究证明[1, 2]，一定的高温（Hyperthermia 43℃）无论在体内或体外均能选择性地作用于癌组织细胞，使癌细胞生长代谢受到抑制，并导致不可逆的损伤，而正常组织在该温度下不造成损害。1974 年 Hall 对 35 例膀胱癌患者做了加温治疗[3]，以后西村隆一对此又做了进一步探讨[4]。

我们对 17 例膀胱癌患者，使用自行改制的加温器，采用 45℃热盐水持续循环的膀胱灌注，结果满意，报道如下。

材料和方法

1. 本文加温治疗 17 例膀胱癌患者，男 14 例，女 3 例，年龄 33 ～ 48 岁。其中 4 例为表浅多发乳头状癌，3 例膀胱浸润癌患者不愿做膀胱全切手术，11 例膀胱单发乳头状癌作为术前准备。12 例初发癌，5 例再发癌。

2. 我们采用 501 型超级恒温器改制成加热器，由接触温度计自动控制恒温。将加热的生理盐水通过双腔导管进行膀胱腔内循环灌注。膀胱腔出水温度为 44.5 ～ 45 ℃，保持膀胱腔内温度为

45℃，此温度可通过调整加热器温度和流量控制，加热器恒温筒中温度为47℃。调整出入膀胱液体流量使膀胱保持充盈状态，从而使癌体能充分加温。膀胱癌的加温治疗模式见图1。每次治疗持续循环2小时，每天1次，连续治疗12次为一个疗程。治疗结束后临床观察疗效一个月。治疗前后分别做尿瘤细胞、尿细菌培养，血、尿常规和肝、肾功能检查，同时做膀胱镜检查并取活检分别做癌组织病理学及电镜检查。于治疗前一周和治疗后第3周测定患者的免疫功能状态，其中包括E–玫瑰花簇、淋巴细胞转化率、PHA皮试及IgG、IgM等。

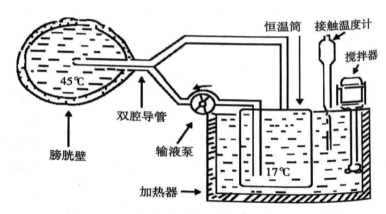

图1　膀胱癌的加温治疗模式

3. 我们使用单针多位点热电偶温度测量仪，在膀胱癌加温治疗时进行肿瘤核心及膀胱腔内的温度监测。在该测温仪探针尖端每隔0.5厘米处有一个位点，可同时测定肿瘤表面及核心6个不同位点的温度变化，并将测量结果自动记录在仪表的记录纸上。温度误差不超过 ±0.1℃。膀胱癌表面及核心处温度监测需经膀胱镜施行，另外通过双腔导管出水端可较容易地将探针放入膀胱腔内进行温度监测。本文对5例患者在加温治疗时做了膀胱癌核心温度监测，其中3例乳头状瘤，2例较实性瘤。

4. 疗效标准　①肿瘤消失：症状消失，膀胱镜检查见肿瘤消失，病理活检无癌组织，尿瘤细胞检查阴性。②显效：症状消失或显著减轻，肿瘤缩小超过原直径的1/2。③有效。症状减轻，肿瘤缩小超过原直径1/4，肿瘤组织有明显退行性变。④无效。

结　果

17例膀胱癌加温治疗近期疗效：3例表浅膀胱癌治疗后符合肿瘤消失标准。显效6例，其中2例表浅多发乳头状癌肿瘤部分消失，部分缩小，另外4例肿瘤缩小超过原直径的1/2。6例有效的病例中，2例膀胱浸润癌治疗后肿瘤缩小并有部分坏死，4例肿瘤缩小超过1/4。无效的2例患者中，1例为术后再发癌，因膀胱容量过小热水灌注不满意。

　　加温治疗前后癌组织病理学检查：治疗前癌细胞胞膜完整，细胞界限清楚，核圆，染色深而均匀。治疗后所有患者癌组织细胞质有明显水样变性，细胞核明显增大，核染色质凝聚成颗粒状，核染色浅而不均匀，并可见有核破碎、细胞溶解等现象。上述病理改变在加温治疗前后的正常膀胱黏膜没有发现。

　　加温治疗前后癌细胞超微结构观察，治疗前癌细胞胞质内细胞器结构完整，细胞膜及核膜完整，核内染色质呈均匀散在分布。治疗后细胞核内染色质凝固成团块状，聚集在核膜边缘，胞质中可见有退变的线粒体及大量溶酶体。有的病例可见到细胞核破碎、癌细胞坏死。

　　加温治疗后大多数患者的血尿减少或消失，临床症状好转。血红蛋白较治疗前有不同程度的升高，治疗前后对比，治疗后较治疗前血红蛋白升高（表 1）。

　　膀胱癌加温治疗对患者免疫功能的影响见表 2。加温治疗后患者的细胞免疫功能有不同程度的提高。治疗前后对比，治疗后比治疗前提高 E- 玫瑰花簇 $P < 0.01$，淋巴细胞转化率 $P < 0.05$，PHA 皮试 $P < 0.01$。而代表体液免疫功能的 IgC、IgM 未见有明显改变，治疗前后对比 P 均 > 0.05。

表 1　16 例膀胱癌患者加温治疗前后血红蛋白变化

例数	治疗前后差数			P
	均数	标准差	标准误	
16	1.28	1.57	0.39	< 0.01

表 2　14 例膀胱癌患者加温治疗前后免疫功能变化

指标	例数	治疗前后差数			P
		均数	标准差	标准误	
E- 玫瑰花簇	14	10.75	10.59	2.83	< 0.01
淋转率	14	6	10.2	2.7	< 0.05
PHA	14	7.14	6.09	1.6	< 0.01
IgG	14	1.2	3.8	1.02	> 0.05
IgM	14	0.22	0.88	0.23	> 0.05

　　采用单针多位点热电偶温度测量仪对 5 例患者做了癌核心温度监测，3 例乳头状瘤直径约 3 厘米，2 例基底有浸润的较实性瘤直径约 4 厘米。两者肿瘤核心温度无明显差别，并随膀胱腔内温度变化而改变。如 1 例膀胱癌患者肿瘤位于膀胱左侧壁，直径约 4 厘米，加温 45℃后，加温诱导期不足 5 分钟，瘤体核心温度由 37 ℃升高至 44.5 ℃。在持续 2 小时的治疗期间瘤体核心温度随膀胱腔内温度变化波动在 44.5 ～ 45 ℃治疗结束后 10 分钟内，瘤体核心温度由 45℃下降至 38℃。加温治疗过程中及治疗后全身体温无显著改变。

讨　论

1. 加温对癌细胞有选择性破坏作用：很多肿瘤内的血流量仅为周围正常组织的 2% ～ 15%[5]，受热时正常组织可以通过有效的血液循环起到散热作用，而肿瘤组织有效血循环差、散热困难，因而易受高温影响。本组患者加温治疗后，癌组织病理学有一个共同的改变，表现为细胞质水样变性、细胞核增大、核染色质凝聚及细胞溶解等现象。但上述病理改变在治疗后正常膀胱黏膜没有见到，表明同样的加温，温度对癌组织可造成明显的病理改变，而对周围正常组织无明显影响。同时表明癌细胞分化程度较好的表浅、多发性膀胱癌，治疗后肿瘤消退较明显。癌细胞分化不好及较大的膀胱浸润癌，治疗后肿瘤坏死虽较明显，但单独热疗肿瘤多不能完全消退，效果不满意。膀胱癌的加温治疗可使患者临床症状得到改善，主要表现为血尿的减少或消失，血红蛋白较治疗前有不同程度的提高。

2. 加温杀灭癌细胞的机制：加温在癌细胞内发生作用的靶物质目前还不十分清楚，很多超微结构和组织化学研究结果表明[6, 7]，加温可使癌细胞氧化代谢和呼吸加速抑制，导致无氧糖酵解增加和乳酸堆积。抑制细胞核内 RNA、DNA 及蛋白质合成，阻止细胞周期进行。细胞质内表现为溶酶体活性增加和新的溶酶体形成及线粒体的破坏。本组患者加温治疗前后癌细胞超微结构观察与一些文献报道结果一致。在热杀灭癌细胞机制的研究中，对于热选择性作用于癌细胞内的靶物质及某些环境因素增强癌细胞对热的敏感性等方面的研究有待进一步进行。

3. 膀胱癌局部加温治疗对人体免疫功能的影响及加热对机体免疫系统的影响有两种不同意见，一些人认为[8, 9]，加温刺激了体内抗肿瘤免疫反应，死亡后的肿瘤分解产物或肿瘤内的炎性反应均可刺激免疫系统，或是通过改变肿瘤的免疫原性，增强机体的免疫反应，这种反应可促进肿瘤的消退。另外一些研究认为[10]，加温可降低带肿瘤的免疫反应，并有增加肿瘤转移的危险。本组患者膀胱癌局部加温治疗结果表明，多数患者机体细胞免疫功能较治疗前有较明显增强，而 IgG、IgM 水平无明显改变。很多临床结果表明，恶性肿瘤患者的存活期长短与其机体免疫能力有很密切的关系，当检查证明免疫功能有减弱时，提示预后不良。本组患者所显示的细胞免疫功能增强，有可能会产生抑制肿瘤细胞生长和促进杀灭肿瘤细胞的作用。膀胱癌局部加温治疗是否具有直接破坏肿瘤细胞和同时增强机体免疫能力抑制肿瘤生长的双重效能，有待进一步观察。

4. 膀胱癌加温治疗中的加温与测温问题：加温方法合理，是保证治疗区域有足够高的温度而使治疗有效的关键。目前局部加温治疗常采用微波和射频等方法，对于深部器官的加热仍是困难和不理想的。膀胱是一个空腔脏器，水的出入较为容易，肿瘤突向膀胱腔内生长。本研究所采用的温水灌注方法进行膀胱癌加温治疗较为合理和简便。我们使用了自行改制的加温器，温度控制可自行调节，温度恒定，恒温筒消毒及更换液体简便，治疗时能调节出入膀胱腔内液体的流量，故认为这是一种较理想的加热器。

深部器官的加温治疗，对肿瘤核心温度进行监测是很困难的。由于用射频及微波等方法进行局部加温时产生电磁场，可使热敏电阻探头表面或附近出现感应电流，产生一定的测量误差。本研究所采用的单针多位点温度测量仪，在测温时不处于电磁辐射场中，不受电磁场影响，故测温准确，不会出现明显的测量误差，并可同时测定肿瘤表面及核心 6 个不同位点的温度。由于肿瘤核心温度监测须经膀胱镜施行，所以不能每次治疗都进行监测，多数治疗仍采用膀胱腔内的温度监测。

5. 合并症：本组患者在加温治疗时及治疗后除 4 例伴有尿路刺激症状、3 例治疗后体温升高在 38℃以下，3 小时后降到正常外，其余患者均能很好耐受 45℃加温的膀胱灌注，无明显不适感。治疗过程中血压、脉搏平稳，肝、肾功能及电解质检查无明显改变，治疗前后尿细菌培养无尿路感染发生。

我们认为膀胱癌加温治疗作为一种辅助的治疗方法，对于表浅多发性膀胱癌、全身条件差不能耐受全膀胱切除者及作为术前准备均有一定的临床应用价值。

参考文献

[1] CRILE G J. The effects of heat and radiation on cancer implanted on the feet of mice. Cancer Res，1963，23:372.

[2] CAVELEVE R，CIOCATTO E C，GIOVANELLA B C，et al: Selective heat sensitivity of cancer cells biochemical and clinical studies. Cancer，1967，20:1351.

[3] Hall RR. Letter: Effects of hyperthermia on bladder cancer. Brit Med J，1974，2: 593.

[4] 西村隆一・他：表在癌に対する特殊療法：膀胱癌の温水灌流療法，癌の臨床，1980，26:1201.

[5] LEVEEN H H，WAPNICK S，PICCONE V，et al. Tumor eradication by radiofrequency therapy. JAMA，1976，235: 2198.

[6] OVERGAARD J. Ultrastructure of a murine mammary Carcinoma exposed to hyperthermia in vivo. Cancer Res，1976，36:983.

[7] MUCKLE D S. The selective inhibitory effect of hyperthermia on the metabolism and growth of malignant cells. Brit J Cancer，1971，25: 771.

[8] LUK K H，HULSE R M，PHILLIPS L T. Hyperthermia in cancer therapy. West J Med，1980，132: 179.

[9] MONDOVI B，ANTONIO S，ROBERTO S: Increased immunogenicity of ehrlich ascites cells after heat treatment，Cancer，1972，30:885.

[10] ROSZKOWSKI W WREMBEL J K，ROSZKOWSKI K，Does wholebody hyperthermia therapy involve participation of the immune system.Int J Cancer，1980，25: 289.

《中华泌尿外科杂志》1982，3（2）：105

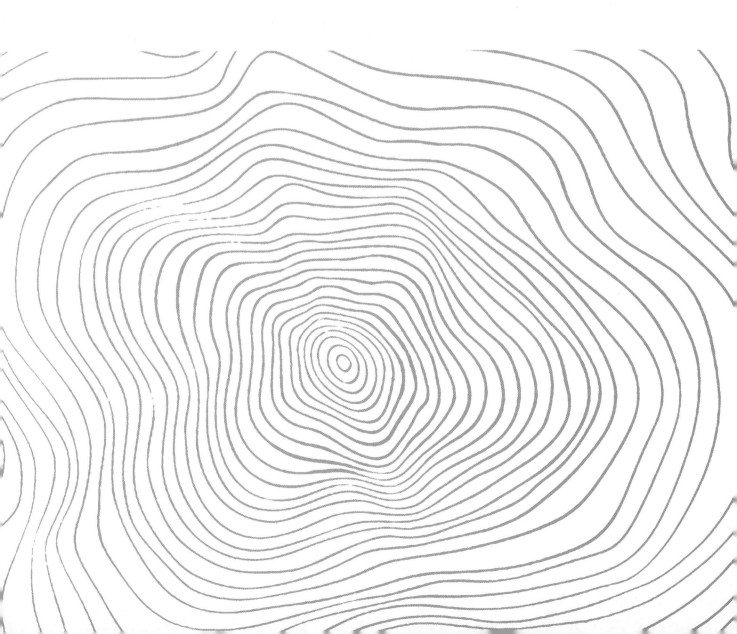

第六篇

关注男性健康，加强前列腺疾病基础与临床研究

内容提要

追忆与研讨马老的学术思想，我们重温当年马老署名发表的学术论著及他指导的研究生论文，也有很大的收获与感想。从数量上看，在前列腺疾病方面以马老为作者或者是通讯作者的内容并不多，多数是发表于 20 世纪的八、九十年代，且内容仅限于良性前列腺增生的治疗、病因与发病机制的实验研究。虽然前列腺疾病并不是学科或马老主要关注的研究领域，总共发表了 9 篇论文，但是可以初步反映当时学界对前列腺增生的认识及我们学科开展实验研究与临床诊治的一些基本情况。

有关前列腺增生的发病机制研究大概是从 20 世纪 80 年代末培养研究生时开始，涉及的发病机制探讨及采用的研究方法在那个年代应该是处于领先地位。研究内容涉及老年男性性激素平衡失调、雄激素及其与雌激素的相互作用、雄激素受体与雌激素受体的变化、前列腺基质－上皮细胞及间质细胞之间的相互作用、细胞凋亡与前列腺增生的关系等。所采用的研究方法是当时非常先进的实验技术，如基因工程技术构建前列腺组织特异性基因载体的构建、转基因动物模型等。

在那个时代，我国的前列腺癌还比较少见，国内给予的关注度并不高，从临床诊疗方面，良性前列腺增生作为中老年男性最常见的泌尿系统疾病之一，泌尿外科医生主要是探讨前列腺增生治疗方式等相关问题。进入 21 世纪以来，我国人口进一步老龄化，人们的生活方式与饮食结构也发生了很大变化，随着疾病谱的变化和医学诊疗筛查技术的快速发展，老年前列腺不仅是良性增生引起的各种问题，前列腺癌的发病率也在逐年增加，老年男性健康已成为泌尿外科关注的重要领域。当然，基础研究与更多诊断治疗技术的进步，对前列腺增生的发生发展机制研究逐渐深入，对 BPE、BPH、OAB、BOO、LUTS 等概念的认识也改变着临床诊疗模式。

在我们重读马老当年发表的论文的过程中，感触最深并特别想提及的是，医学发展无论处于任何时代，作为医者在为患者选择疾病的治疗方式时，医疗安全是永恒的话题。我们在进入医生这个职业之时就要深刻领会马老"精于临床重实践，服务病人德为先"的服务理念。由于前列腺增生是老年性疾病，接受手术治疗的患者多伴有各种各样的合并症，手术治疗的安全性尤为重要。马老最早的一篇文章是 1963 年他还在总医院工作时，与虞颂庭教授、张振雄教授等一起发表在《天津医药》杂志上关于"前列腺增生患者外科治疗时的心血管问题"的文章，当时马老就强调了要关注外科治疗的安全性。文章充分探讨了 BPH 与高血压及心血管疾病之间相互影响的关系、心脑血管疾病对 BPH 患者手术治疗的影响、可能出现的并发症及各种预防措施。这篇文章现在读起来仍有重要的参考价值与指导意义。进入 20 世纪 90 年代后，治疗前列腺增生的手术方式随着 TURP 的普遍应用已经更加微创化、多样化，马老后来在《中华泌尿外科杂志》撰文《外科手术是前列腺增生的首选疗法吗？》中仍然强调，即便 TURP 是比较微创的方法，对许多有合并症的高龄患者来说，外科手术并不是首选，药物治疗、更加微创的一些物理治疗方法尤其应当引起重视，以保证患者的生活质量，包括身体健康指标和精神健康指标。

正如马老早年所述，随着人类对健康与疾病的认识不断进步，前列腺疾病不仅是男性的一个器官疾病，而且应该被看作是全身性疾病，除了与雄激素相关疾病、性功能障碍问题相关，也与男性多种重大慢性疾病的发生发展密切相关，不仅影响身体健康和心理健康，甚至影响家庭和睦，进而影响社会的和谐发展。尽管男性在某些身体素质方面可能强于女性，但要认识到男性在面临压力时同样会出现情绪问题，表现出焦虑、抑郁等，这些精神心理问题可引起神经内分泌变化，甚至免疫系统功能降低。越来越多的临床及基础医学研究提示，这些问题不但与老龄男性的心脑血管疾病、代谢性疾病、精神心理疾病等重大慢性疾病密切相关，而且这些重大慢性疾病早期临床症状可能是全身健康状态的预警信号。因此，正确对待与合理诊治老年前列腺疾病，应该上升到关爱男性健康、保障社会良性发展的高度来认识，进一步加强前列腺疾病的基础与临床研究。

徐勇

前列腺增生症的手术治疗

马腾骧　天津市泌尿外科研究所　天津医学院第二附属医院

在前列腺增生症的治疗中，虽然近年来开展了很多药物或轻微的侵入性物理技术治疗，但外科手术治疗，仍占有一定的地位。根据欧洲的一个报道（Khoury，1992），1991 年前列腺增生症手术治疗占所有治疗方法中的 75%，估计到 1995 年，其比例至少为 50%，其重要地位可想而知，这与国内目前治疗的趋势相似。

前列腺增生症手术适应证

这是一个比较复杂的问题。因为不是所有前列腺增生的老年男性均需要治疗。在需要治疗的前列腺增生症患者中，也有很多治疗方法可以选择，因此决定行手术治疗时，应当有适应证。作者认为，前列腺增生症手术治疗的适应证应当是：

一、症状比较明显，增加患者的痛苦，影响患者生活质量，而用其他治疗方法不能改善者。

二、由于前列腺增生，下尿路梗阻，残尿量超过 60 毫升以上的患者。这说明下尿路梗阻、膀胱代偿功能失调，梗阻将影响上尿路功能。

三、前列腺增生出现急性尿潴留或有急性尿潴留发作历史者。因为前列腺增生症的急性尿潴留，多半发生在长期慢性梗阻基础上，再有诱发原因出现而发生。虽经过对症处理，症状可能暂时缓解，但因慢性梗阻没有根除，再有诱发原因出现，将反复出现急性尿潴留。且慢性梗阻将继续发展，势必影响上尿路功能（包括肾功能）。

四、前列腺增生出现并发症者。由于前列腺增生症的病程较长，出现的病理生理改变不断进展，可以出现较多的并发症。如果任其发展，后果比较严重。且这些并发症的出现，皆与前列腺增生引起下尿路梗阻有直接关系。而前列腺增生症不予彻底治疗，梗阻不予完全解除，治疗效果不满意。

根据我院 1973—1986 年这一阶段，诊断明确住院治疗的前列腺增生症患者 585 例的统计，有以下最常见的合并症。

（一）心血管疾病，占 65%，其中：①血压增高，占 54.5%，解除梗阻后，85% 的患者可恢复正常。②不正常心电图，占 20.5%，均合并有血压升高，治疗后可改善。③动脉硬化，眼底有明显动脉硬化改变者占 27.5%，多与血压增高并发，但血压正常者，有的也有眼底动脉硬化。

（二）肾功能不全，占 12.5%，与前列腺增生形成下尿路梗阻的时间、梗阻严重程度有关。有的患者，梗阻症状并不严重，但来院时主要表现是肾功能不全。解除梗阻后，虽较少的病例恢复较慢或不恢复，但较多的病例均有明显改善。

（三）尿路感染，占 24%，多不严重，但须彻底解除梗阻，方可治愈。

（四）膀胱结石，占 7%，解除梗阻，摘除前列腺同时一并解决。

（五）膀胱憩室，占 1%。

（六）腹股沟疝，占 30%，下尿路梗阻，长期排尿费力，腹压增加所致。

（七）出血，是一重要的合并症。一般较大的出血发病率在 1% 以下。

（八）合并膀胱癌者，低于 1%。

（九）隐性癌。前列腺增生隐性癌的发病率在 5% 以上，对可疑者可考虑手术治疗。

前列腺增生有合并症者，手术治疗时要慎重考虑患者的具体情况及其发展的趋势。其治疗原则是解除梗阻，摘除前列腺。但在实践上要根据不同情况，可分期或一期完成治疗。也就是先解除梗阻（留置尿管，耻骨上膀胱造瘘等），患者情况好转后再做前列腺切除（分期）或摘除腺体解除梗阻同时完成（一期）。

前列腺增生症手术治疗的禁忌证

由于经尿道前列腺电切除术、接触式激光前列腺切除术等的开展，较多高危状态的患者也能较安全地接受这些手术治疗，手术适应证有放宽的趋势，但有些情况下，手术治疗也是不安全或不适宜的。

一、心肺系统合并症，心肺功能严重代偿不全者。

二、动脉硬化，高血压，眼底动脉有明显出血者。

三、肾功能衰竭，经过解除梗阻后，恢复缓慢或不恢复者。

四、严重的出血性疾病患者。

五、严重泌尿系感染未能控制者。

六、其他不适于手术治疗的特殊情况。

前列腺增生症是良性疾病，其发展主要引起下尿路梗阻及其引起的较复杂的病理生理改变。治疗的首要任务是解除梗阻。目前解除梗阻的方法很多，手术摘除或切除也是解除梗阻的方法之一。所以选择时，一定要考虑安全性、有效性或治疗后患者生活质量，所以要客观地选择治疗方案。

前列腺增生症手术治疗方法

前列腺增生症手术方法的选择，也要根据患者的不同情况（包括病理改变、病理生理改变及社会因素）、术者对该方法的熟练程度、可能出现的合并症及安全性、治疗效果等，多因素考虑。常用的方法有：

一、耻骨上前列腺摘除术　手术途径：经腹，切开膀胱，摘出增大的腺体。手术比较安全，病例选择合适，手术死亡率低于 1%。因手术简单、易行，容易掌握，目前仍为国内手术治疗前列腺增生症的主要治疗术式。术时如果发现膀胱内有合并症者，也可同时解决。手术时出血相对较多，有腹部切口，愈合时间长，也可能发生切口感染、造瘘口难愈合等情况。少数患者出现附睾炎。手术是在直视下进行，摘除增大腺体完全，再发机会少。如能合理地处理膀颈及前列腺窝，术后尿路狭窄，尿失禁的机会也不多。从国内发展趋势看，多主张：①行"结扎动脉前列腺摘除术"，即在切开膀胱之前，在前列腺、膀胱连接部的两侧，摸到搏动的动脉，先结扎（缝扎，如果能够解剖清楚动脉，再结扎，可能效果更好），然后再切开膀胱，摘除前列腺，可以明显减少术时出血。国内一组 197 例手术报道，其中只有 16 例术中需要输血，全组平均输血量为 15 毫升。②摘出增生腺体后前列腺窝的处理上，多主张将膀胱颈后唇做止血缝合，缩小窝口，修整窝口黏膜，可减少出血及狭窄的发生。

二、耻骨后前列腺摘除术　经腹，不切开膀胱，在耻骨后暴露并切开前列腺囊，直视下摘除增生腺体，缝合止血，止血后处理前列腺窝（如耻骨上术式），再缝合切开的前列腺体，不必做膀胱造瘘，因之减少了合并症。切开前列腺囊前，在计划切开切口之两侧或前后，做排列止血缝合数针，囊切开可做横切口，也可做纵切口，后者在必要时还可延伸到膀胱颈（联合，改良术式），以扩大手术野，便于手术操作。术时易损伤前列腺两侧的静脉丛，也可能出现术后耻骨骨炎。手术的安全性较高，也简单易行，但近年来国内外有关报道较少。

三、经会阴前列腺摘除术　局部解剖复杂，手术不易掌握，手术没有明确的优越性，故近来已很少采用。

四、经尿道前列腺电切术（TURP）　用特制的电切镜，经尿道，直视下将增生的腺体呈片块状逐步切除。因不做腹部切口，损伤小，恢复快，病程短，合并症少，适合于老年体弱、有轻微心血管合并症患者。因此较安全，故适应证较宽。但手术技术要求高，需特制的器械，要求一定的手术经验，故影响其在国内全面地开展。在国内目前仍强调手术的适应证，一般认为 40 克以下的腺体（有的作者限定在 50 克），手术时间不超过 1.5 小时，切除要彻底为好。

手术易出现的合并症多见的是出血、穿孔及手术时大量冲洗液进入体内的"稀释性低钠血症——经尿道前列腺电切除综合征"。一般在连续灌洗低压状态下切除腺体为好，为了及时监测这种合并症的发生，近年来提倡用"乙醇（ethanol）"监控技术。

此外，TURP 术后尿失禁、尿道狭窄、复发率（再手术率）均较高，症状的消失时间也较长。国外手术治疗前列腺增生 TURP 的手术率占 90% 以上，国内尚无明确统计数字，我院近 10

年 320 例手术治疗中，开放手术占 67.5%，TURP 占 31.6%，仅供参考。

国内近年来有提倡先用微波照射，然后作 TURP 者，可明显减少术中出血量。

五、接触式 Nd:YAG 激光前列腺切除术　与 TURP 相似用接触式激光经尿道切除前列腺。其优点是切割、凝固、气化同时进行，手术在无血状态下进行。手术安全，合并症少，患者恢复快，操作容易，效果准确，适合于任何有手术适应证的前列腺增生症患者，是近年发展起来的很有前途的一种新技术。

结论：手术治疗是治疗前列腺增生症的一种重要手段，但不是唯一的治疗方法。临床工作中，要严格掌握手术适应证，合理地选用手术方法，才能更大地发挥其积极的治疗作用。

《实用老年医学》1994，8（2）：57

外科手术是前列腺增生症的首选治疗吗

马腾骧

外科手术（主要指经腹开放手术及 TURP）目前仍是前列腺增生的主要治疗手段。欧洲的一份报告（S.Khoury，1992）1991 年前列腺增生症外科手术治疗占所有治疗患者的 75%，这充分说明了手术治疗所占的地位，但各家均强调了手术适应证问题。本期论文中，也介绍了有关手术治疗的经验。国内究竟经腹开放手术或 TURP 各占手术治疗的比例，目前还没有准确的统计数字（可能前者为多），但是 TURP 在国内开展已较为普遍，并明确了各自手术的适应证。

由于对前列腺增生病因学的深入研究，以及对增生后产生的病理生理学的进一步认识，近年来也开展了有关的内科（药物）治疗及轻微侵入性的物理技术治疗（支架、气囊或其他的扩张术、热疗等），取得了明显的进步。据估计（S. Khoury，1992）到 1995 年，药物及轻微侵入性物理技术治疗的比例可达 50%，如到 2000 年，则可达 75%，这个估计，是符合目前前列腺增生症治疗的发展规律的。

经尿道前列腺增生的热疗（微波、射频），是近年来（90 年代）发展的一种有希望的治疗方法，国内一些有条件的单位，亦相继开展起来，并开发了多种微机控制的热疗仪（微波、射频）。本期论文中，也介绍了有关的经验，治疗有效率一般在 70% ～ 80%（特别是症状及尿流率），受到重视。

由于对前列腺增生症的病因学研究还有待进一步开展，因此，药物治疗（内科治疗）的效果还不够满意。目前的治疗主要集中在 α- 受体阻断、5α- 还原酶抑制、激素治疗（抗雄酮治疗为主）等几个方面。其他的一些轻微侵入性物理技术治疗如扩张（气囊、金属扩张器）、支架等，对高龄、高手术危险率的患者有意义。直视下激光治疗前列腺增生，有一定的发展前途，但因设备昂贵，国内仅几家有条件的医院开展了这项工作。

前列腺增生症的治疗，既要针对增大的腺体及其所引起的一切病理生理改变，又要针对老年人这一特定的治疗对象（包括老人的生理、病理特点及社会情况等），所以是比较复杂的，不是外科手术能够全部满足治疗需要的。

前列腺增生症的各种治疗方法，均有其适应证，但在选择治疗方法时，还应考虑到下列的一些问题。

①治疗方法应当是简单、易行、痛苦小。②安全、有效。不但能减轻（或治愈）症状，恢复健康，还能保证患者的生活质量。后者近来在临床上屡被强调，它应当包括症状指标、周身健康的指标和精神健康指标。③经济实效。④容易被患者所接受。

结论：外科手术是一种治疗前列腺增生症重要的、有效的方法，不是首选的、唯一的方法，应当根据不同的情况，采用不同的治疗方法。

《中华泌尿外科杂志》1993，14（6）：403

前列腺增生患者外科治疗时的心脏血管问题

马腾骧　虞颂庭　张振雄　天津医学院附属医院泌尿外科

前列腺增生患者，由于病理生理之改变，往往并有心脏血管方面的变化，这些变化在手术治疗时有一定的意义，若处理不当，往往可引起严重的并发症。

一、发病率和发病机制

高血压、动脉硬化和动脉硬化性心脏病（或高血压性心脏病）是密切关联的 3 个方面。从任何一方面开始，其最终之结果十分近似或几乎相同。前列腺增生患者，心脏血管的改变常很显著。1948—1961 年我们共收治前列腺增生患者 232 例，其中血压增高者（血压超过 130/90 毫米汞柱）竟达 141 例（61.6%）之多。而对照组患者（外科其他类疾病之男性患者，年龄为 55 ~ 81 岁）高血压（标准同前）发病率仅 26%，全国高血压普查的发病率也未超过上述标准（10% ~ 26%）。

并发高血压的前列腺增生患者（141 例）同时有其他心脏血管的改变：

眼底改变：141 例高血压患者均做了眼底的检查，发现其中有视网膜动脉硬化者 9 例、动脉痉挛者 5 例、动脉出血者 1 例、正常眼底者 36 例。

心电图检查：前列腺增生并发高血压的患者中，62 例做了心电图检查。其中 36 例出现不正常心电图，主要的改变是不同程度的心肌损害、心肌肥厚、心房纤维性颤动、陈旧性心肌梗死、冠不全等。

胸部 X 线检查：前列腺增生患者中 22 例出现主动脉硬化心脏改变之 X 线征。

体格检查：左心扩大者 12 例。心律不齐、心房纤维性颤动者 11 例。

根据以上情况可以看出，前列腺增生患者并发心血管改变者甚多，其发病与年龄之关系不大（一般认为年龄高者易发生高血压及动脉硬化）。

前列腺增生患者之心血管并发症是由血压增高开始的，以后逐渐发展，再出现动脉硬化和心力衰竭的改变，这些改变和前列腺增生的病理生理改变是密切关联的。

有人认为前列腺增生患者的血压增高是肾机能不全的结果，在个别的病例中，这可能是血压增高的主要原因（下尿路梗阻引起肾机能不全），但在绝大多数患者中，肾机能检查虽在正常范围之内，血压升高却十分明显，虽然也有一部分血压增高患者，有肾机能不全，但经过一定阶段的引流后，肾机能恢复，血压虽可能下降一些，但仍维持相当高的水平，这些患者的血压增高定非肾机能不全所致，当认为有其特殊之病理因素。

根据目前的材料，前列腺增生引起高血压之机转可能有以下几种：

（一）下尿路梗阻，反压力增加，由于动力不平衡而致之物理性增压作用：由于下尿路梗阻，膀胱、输尿管、肾盂内之反压力增加（引流不畅），同时肾脏曲管内之压力也有所增加，在正常的情况下，肾小球滤过尿液是依靠一定的滤过压来完成的，即：

滤过压＝肾小球毛细血管压力－曲管抗力－渗透压。

滤过压的常数在人类是 30～35 毫米汞柱。在前列腺增生患者中，由于肾曲管内压力升高，如机体仍欲维持固定之滤过压，肾小球毛细血管的压力亦必须上升，这必须由周身增压反应来完成，因此血压上升，时间既久，血管、心脏的改变乃随之出现。

下尿路梗阻反压力的作用是逐渐增加的，因此，机体有时间来完成代偿性增压反应以应付新情况下滤过尿液的要求。如果梗阻出现迅速或完全，此种代偿作用很难完成。

动物试验时发现，如迅速地结扎输尿管，其结果是肾脏不滤过尿液（或量甚少），肾脏逐渐萎缩。如输尿管梗阻是逐渐加重的，甚至到一定程度其内压远较迅速结扎输尿管之内压为高，但在一定的时间内，肾脏仍能滤过尿液，但血压上升，肾脏出现肾盂积水，皮质萎缩，终则丧失功能。

从上述的事实可以看出，由于长期的慢性的下尿路梗阻，以及动力不平衡的物理机制，出现了周身的血压增高反应，是前列腺增生发生高血压的一种重要机制。

这样，梗阻时间之长短、梗阻之程度与膀胱之代偿情况应当与血压增高有密切关系。

（二）下尿路梗阻，动力的不平衡影响肾脏的血液供应，由肾脏加压机制而引起之血压升高。当下尿路梗阻，膀胱代偿机能失调，大量残尿出现时，反压力直接作用于输尿管、肾盂和肾曲管，因之肾脏内压力增加，平时肾脏之血流量（血液供应）取决于两种因素：肾脏动脉灌注压力和肾脏内的阻力（以肾脏内压为主），同时二者是相对平衡的。当肾脏内压力增加时，虽然有自动调节作用的肾灌注压增加（周身血压增加），可以增加肾脏的血流量，但是由于动力的改变，肾阻力增加而引起脉压的改变（所谓的肾脏缺血），乃引起近旁肾小球细胞功能的改变而出现肾加压机制。

当肾脏血流量减少时（脉压低），近旁肾小球细胞出现功能上的改变甚或细胞学上的改变，其分泌之"肾素"（Renin）增加。肾素分解 2 球蛋白（血内由肝脏产生的一种多肽类化合物）的结果是血循环内血管加压素 I（＋肽类化合物、不活动型之血管加压素）的含量增加，由于逆转酶（平时存在于血管内皮细胞或肝脾等器官内的一种酶）的作用，不活动型的血管加压素转化成血管加压素 II（八肽类化合物活跃的血管加压素）。血管加压素 II 直接作用于血管壁平滑肌，通过肾上腺或神经系统的作用，乃出现多方面的加压机制。

以上两种加压机制是直接由前列腺增大所致之尿路梗阻引起的。所以在梗阻之早期阶段就潜伏着因素，待膀胱的代偿机能失调、梗阻的反压力直接作用于输尿管、肾盂及肾曲管时，就表现出来。

（三）有一部分前列腺增生患者的血压升高是非特异性的，换言之，老年患者易发生高血压。对照组高血压的发病率虽不如前列腺增生患者高，但亦达26%，可见一部分患者的血压增高与前列腺增生没有直接关系。

二、心血管疾患对前列腺增生患者手术治疗的影响

前列腺摘除术是外科较大的手术，手术后的病理生理改变也是比较复杂的，因为治疗对象皆系高龄患者，手术本身即能带来较多的严重的手术后并发症，何况此类患者心脏血管系统存在着严重的病理改变，本是大手术后易出现并发病者。所以了解前列腺增生患者心血管并发病发生机转在治疗上是重要的。

（一）脑血管意外之发生：长期血压增高可引起动脉硬化。故前列腺增生并发心血管改变之患者的动脉硬化是常见的，如果病期较长，小动脉壁之改变严重，机能不全，往往易发生出血。前列腺增生患者手术治疗时，由于手术过程中种种因素之影响（出血、输血、手术损伤、神经反射、麻醉等），往往引起血压之波动及血流动力学方面的改变，这些改变有时十分严重，结果在已有严重改变的毛细血管处发生出血，特别是颅内出血更为严重，往往招致死亡。

脑血管痉挛，脑组织暂时缺氧，也是动脉硬化患者在大手术过程中常见的并发症。前列腺增生患者亦不例外，或可能更易发生。

此外，由于手术时种种因素之影响，在已有严重改变之动脉内，血栓形成的可能性也是存在的，这些情况如发生在颅内，情况就更严重。

前列腺增生并发心血管改变之患者，在进行手术治疗时，颅内出现的并发症可能是动脉出血，动脉痉挛或血管栓塞。而这些并发症的出现，又与毛细血管的功能状态密切相关。所以前列腺增生患者之术前检查，特别是心血管方面的检查是重要的。

在著者的病例中，在严格掌握适应证的情况下，尚有1例患者发生术后半瘫，显系脑血管意外，该患者虽未死亡，但须长期卧床。

（二）心脏之意外：由于血压的长期增高，心脏的负担加大及心脏营养血管的改变，前列腺增生并发高血压患者，心脏往往也出现一定的病理改变，临床上表现为机能不全。在这样的病理基础上，再加以手术时的额外负担及手术时可能出现的种种病理生理因素，在术后易发生心力衰竭，严重者可能死亡。

术后发生心力衰竭（机能不全）的机转可能有几方面：

①血流动力学改变（血压波动大、失血、输血、麻醉影响等），心脏额外负担加大而引起心力衰端。

②水及电解质平衡失调而引起心力衰竭。

③心脏营养血管（冠状动脉）由于原病变（动脉硬化）存在，再加以手术时很多因素之刺激，

引起痉挛或栓塞（梗死），由于心肌缺血、缺氧而引起心力衰竭。

④心脏营养血管改变严重，已有一定程度之缺血状态，术时或术后的心脏额外负担加大，出现相对性的心脏缺氧而致心力衰竭。

⑤肺部并发症（老年人术后易发生）引起心力衰竭。

总之，术后心脏意外发生之因素是多方面的，其结果是十分严重的。因为心脏已有一定程度的病变，代偿功能已到一定限度，如出现心力衰竭，多不易救治。

著者的病例中有 1 例在术后发生心力衰竭，是由冠状动脉机能不全所引起，经多方抢救才恢复，但过程十分惊险。

（三）出血的问题：在止血方法不够完善的前列腺摘除手术中，主要依赖患者自己的机转来达到止血的目的。其中血液凝固机转是重要的，更重要的是毛细血管及小动脉收缩的机能（在止血方面，不涉及前列腺手术特殊出血"纤维溶解素 fibrolysin"的问题）。在动脉硬化之际，小动脉收缩之机能不全，往往促成更多之出血，所以在动脉硬化病例行前列腺摘除术，前列腺窝出血较多。

著者的体会是动脉硬化患者的术时出血既多，术后出血期亦长，故须详细观察其结果及采取相应之措施。

（四）其他：前列腺手术后易发生副睾丸炎，菌血症和肺部并发症。其发生虽与心血管改变的关系不大，但其存在确能增加心脏血管系统的负担，促进心血管的机能失调，因此亦应予以足够的重视。

三、前列腺增生并发心血管改变患者手术之选择和处理

由于心血管改变复杂和手术后并发症较多，对前列腺增生患者选择手术，应当十分慎重，不可贸然从事或给予所谓"急症前列腺摘除"的措施。根据我们的经验，下列几点可作为对并发心血管改变患者选择手术之参考：

（一）体格检查和 X 线检查：前列腺增生并发心血管改变患者入院时之一般体格检查不应忽略，以下几项尤其重要。

血压　血压超过正常范围时，应予考虑。过高之血压（收缩压超过 200 毫米汞柱时）虽经一定之措施仍不下降时，应认为是手术之禁忌。

心脏　过度扩大之心脏表明心脏代偿之机能已不全，如有症状，不宜进行手术治疗。心脏机能不全（心力衰竭）的临床表现存在时不宜施行手术。

其他如脑血管并发症之有无等亦应重视。

x 线检查的目的主要是了解心肺情况，如心脏十分扩大或有心性肺水肿时，应放弃手术治疗。其他心脏病变的 X 线表现如主动脉钙化（动脉硬化之结果）虽非手术之绝对禁忌，亦应考虑。

（二）眼底检查：主要目的是了解小动脉硬化情况及其机能状态。如眼底检查时仅出现动脉

硬化改变并不是手术的禁忌，但如有出血新的或陈旧的改变，则可表明小动脉之机能状态不良，如行手术，易发生脑血管之意外或手术之严重出血，应避免手术。

眼底检查在选择手术上意义重大，应列为前列腺增生患者之常规检查，即使是血压正常之患者，亦可能具有动脉硬化之改变，眼底检查即可证实。

（三）心电图检查：也十分重要。

心脏机能代偿不全：如出现则不应施行手术。

心传导阻滞：同上。

某种程度的心肌损伤：如无代偿机能明显不全而仅有心肌损伤，可以考虑施行手术，否则不可。

心肌梗死：按程度而定，如无症状且心脏代偿机能良好，亦可施行手术。

冠状动脉不全：处理原则同上。

其他：凡有不正常心电图出现，但无临床症状，且心脏代偿机能良好，皆可施行手术。

关于心电图改变与手术适应证的选择问题，目前意见颇不一致，著者认为关键的问题是有无症状和心脏的代偿机能如何，如平时没有症状，心脏代偿机能良好，手术是可以施行的。因此种情况下的心脏可负担手术过程中的额外负担。

从另一角度看，这些心脏的改变均是下尿路梗阻所引起，梗阻如不解除，这些改变就不能恢复，且可日益恶化。手术可彻底解除梗阻而减轻心脏负担，故有利而无害。

当然，有关心血管改变特别是心电图的不正常表现与手术适应证的关系，手术适合否，手术后可能发生哪些问题等应与内科心血管专科医师商讨。

10余年来，我们在前列腺增生患者并发心血管改变手术的治疗问题上，遵循着上述原则，在所有的手术病例中，仅1例于术后发生心力衰竭，经抢救后恢复，另1例于术后发生半瘫。

（四）自觉症状和运动试验：这能间接地表明心脏的代偿机能。如患者平时稍劳动后即有心跳气短等症状，或是有过心力衰竭历史，皆不宜施行手术。反之，患者发病前尚能从事一定程度之体力劳动而无自觉症状，现在虽有一定的心脏血管改变（禁忌证除外），也可以考虑手术治疗。

运动试验是令患者做一定之劳动或运动后，观察其自觉症状和心电图变化。如劳动或运动后无明显改变，应考虑行手术治疗。

不少的前列腺增生并发心血管疾患。患者在经过一定的处理后始适于施行手术。也有一部分患者，虽经处理也不能达到满意的程度，只好放弃手术或行耻骨上膀造瘘术。

在手术前准备的措施中，我们认为降低血压、减轻心脏负担的最重要措施是“解除梗阻”。因甚多患者心血管疾患之发生与尿路梗阻有直接关系，梗阻去掉后，其心血管改变自然可获得一定程度之恢复，虽然小部分患者血压上升及心血管改变与梗阻无关，但后者之存在可促进前者发展，解除梗阻后，心血管紧张状态亦可缓解。此外，解除梗阻后可控制尿路感染，恢复肾脏功能，对降低血压有利，也可以减轻患者排尿困难时之过力排尿等，故对恢复心血管改变有一定的好处。

目前临床上常用的，比较简单的解除梗阻的方法有二：

1. 长期开放的尿道留置尿管法：尿道留置导尿管是解决前列腺增生所致尿路梗阻的最简便的方法。一般引流 3～7 天后，皆能达到预期的目的。一部分血压增高的患者在引流后，血压可恢复正常或有一定程度之下降，同时并存的尿路感染和肾机能不全皆可好转或恢复。但是尿道留置导尿管并不适应于所有的前列腺增生并发高血压的患者（尿道狭窄或痉挛，尿管不能导入或留置后尿道而感染者）在放置留置尿管失败后，应考虑另外一种处理方法。在不适宜行手术治疗之患者，留置尿管也不能作为永久的或长期的治疗方法。

2. 耻骨上膀胱造瘘：效果准确、简单易行。可作为手术前解除梗阻的暂时措施，也可作为不适应手术患者之长期治疗方法。

我们病例中因血压高及心血管情况不满意而行耻骨上膀胱造瘘者 49 例，造瘘后血压立即恢复正常者 7 例，虽远期结果未明，但是初步降低血压的效果是明显的。

经过上述的处理后，患者的情况如仍不能符合手术的要求，亦不能施行手术。

以上仅涉及前列腺增生患者并发心血管疾患时选择手术之标准，其他的病理生理改变如肾功问题感染问题等在选择手术时亦应顾及。

结 论

10 余年来，在前列腺增生并发心血管疾患的 141 例患者中，前列腺摘除术后详细追查 1～10 年以上者 48 例，其中血压完全恢复正常者 27 例，占追查患者之 56%，血压下降者 12 例，无改变或恶化者 9 例。没有发生严重的并发症，也没有死亡率。

本文有以下几点结论：

（一）前列腺增生患者心血管疾患之并发率较高，其发生与疾患本身形成的下尿路梗阻有密切关系。

（二）此类患者行外科手术治疗时易发生意外尤其脑血管意外和心力衰竭。

（三）为防止上述意外发生，术前应注意检查和选择，重要的检查项目是：关于心血管的一般和 X 线检查、眼底检查、心电图检查、有关的自觉症状和运动试验。

（四）在不适宜手术的患者中，应采取一些暂时的处置，一般是尿道留置导尿管或耻骨上膀胱造瘘，后者且可作为不适宜手术患者的长期治疗方法。

《天津医药》1963，5-6:305

前列腺增生症病因学探讨

马腾骧　孙　光　方　平　天津市泌尿外科研究所　天津医学院第二附属医院

【摘要】　内分泌紊乱被认为是前列腺增生的主要原因。Wilson、Geller 和 Walsh 等认为双氢睾酮的过多蓄积是引起前列腺增生的主要原因。我们在两个方面的试验研究进一步支持上述学说。多数最新文献认为雄激素是主要原因。多数学者则强调雌激素和睾酮的协同作用。另外，还应考虑生长因子的作用。

A Discussion on the Pathogenesis of Prostatic Hyperplasia

Ma Tengxiang

（Tianjin Institute of Urological Surgery）

【Abstract】 Endocrinologic disorder is believed to be the main cause of prostatic hyperplasia. An excessive accumulation of dihydrotestosterone has been proposed by Wilson，Geller，Walsh and others to play the main role in prostatic hyperplasia. Our tentative research in 2 fields further supports the above hypothesis. Most of the papers recently published have stated that androgen might be the main cause and many scholars have emphasized the synergic action of estrogen and testersterone. In addition，the growth factor has also been considered.

虽然有关前列腺增生的病因有很多学说，但绝大多数学者认为性激素平衡失调或有关激素分泌失衡是发生病变的重要基础。

前列腺发育、机能维持依赖雄激素（附图），动物实验去势，前列腺萎缩，投给睾酮，前列腺增生，机能恢复。本文拟从 4 个方面，探讨前列腺增生的病因。

一、双氢睾酮学说

1980—1983 年由 Wilson、Geller、Walsh 等提出，双氢睾酮在前列腺内过度积聚，是发病的主要基础，已为很多实验结果证实。

1. 前列腺增生组织中双氢睾酮（DHT）明显增高。

2. 前列腺增生组织细胞基质中 5α- 还原酶活性增强。

3. 去势的动物用 DHT 可诱发前列腺增生。

4. 增生的前列腺组织中，有丰富的雄激素受体。

5. 抗雄激素治疗前列腺增生有效。

但 1983 年以后，Walsh 等学者的研究不能证实前列腺增生组织中 DHT 含量高于正常前列腺组织，因此又引起较多的争论。

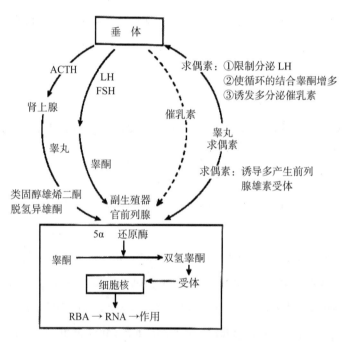

附图　前列腺发育、机能维持图示

二、1983—1986 年天津市泌尿外科研究所把有关的研究从两个方面做了阶段性总结

（一）从内分泌动态平衡角度探讨抗雄激素疗法对犬前列腺的作用机制——犬血浆内、前列腺、睾丸组织内睾酮、雌二醇及前列腺雌激素受体的测定。结果：

1. 血浆睾酮、雌二醇在治疗前（增生犬与成年犬对比）二者没有明显差异，治疗后前者下降，后者上升。去睾治疗与之相似。

2. 前列腺、睾丸组织之睾酮、雌二醇含量。

治疗前：前列腺睾酮含量增生犬为成年犬的 2.6 倍，雌二醇含量二者无差别。

治疗后：睾酮下降，唯二醇上升。睾丸内二者含量变化不明显。

3. 血浆与前列腺睾酮（T）/雌二醇（E_2）比值为：血浆 T/E_2 正常成年犬 1，增生犬 5，前列腺 T/E_2 正常成年犬 73，增生犬 216。以上结果说明：①血浆与前列腺中二者含量不一致。②酮在前列腺内大量积聚，增生犬尤为明显。治疗后有变化，比例逆转。

4. 前列腺及睾丸雌激素受体：治疗后前列腺雌激素受体有增加趋势。

5. 前列腺的 DNA 含量：治疗前增加，治疗后下降。

6. 前列腺重量：治疗后下降，但不若去势明显。

7. 前列腺，睾丸病理检查：治疗后前列腺上皮、腺体、基质均有明显萎缩。

（二）用 DDC 法测定人正常前列腺和增生前列腺中雄激素受体含量——初步探讨雄激素受体与前列腺增生的关系。结果：增生前列腺组织中，雄激素受体明显增多，间接说明了雄激素在发病上的作用。我们的实验结果，有助于说明 DHT 学说。

三、近年来（1985—1988 年）有关文献的概况

概括地讲，意见虽仍分歧，但主要的研究结果是：

（一）增生的前列腺组织中，有丰富的雄激素受体，5α- 还原酶的活性增加，主要在间质。

（二）抗雄激素治疗，对前列腺增生有明显的治疗效果。

（三）从前列腺发生、分化、成长看雄激素对增生发病的影响。这个研究强调了前列腺发生、分化、成长过程对雄激素的依赖性，特别强调了间质与上皮的相互作用。前列腺增生的发展过程，与上述过程相似。

因激素平衡失调而导致前列腺增生。以雄激素多为主要倾向。

（四）没有能证实 DHT 在前列腺增生组织中过度积聚的有力报道（DHT 过度积聚的报道占少数）。

根据上述资料，前列腺增生是性激素平衡失调的结果，主要是雄激素作用增强。

四、求偶素在前列腺增生发病上的有关研究

（一）前列腺增生组织中可找到求偶素受体，以间质为主。

（二）去势动物给求偶素加小量睾酮，可导致相似于人类的前列腺增生。

（三）动物实验怀孕时给求偶素，可使胎前列腺上皮鳞化。

（四）Walsh（1988）认为：求偶素与前列腺增生有关。去势狗用求偶素加小量睾酮，可产生前列腺增生，增生腺体所含的 DHT 与正常腺体相似，如果腺体增生是内分泌因子使其敏感，

这可能是求偶素。

求偶素在前列腺增生的发病上强调与雄激素的联合作用。

总结两点：

1.求偶素可刺激垂体释放催乳素，催乳素可直接作用于前列腺使其增殖。

2.求偶素可诱发产生、增加前列腺的雄激素受体。

近年来的研究，重视前列腺的生长因子问题。生长因子又称增殖因子，是特异性微量细胞增殖支配物质，有促进细胞生长作用，但非营养物质。

精液及前列腺增生组织的提取液均有细胞增殖作用。前列腺的生长因子具有特异的物理、化学特性，参与前列腺基质的增殖，而基质过度增殖则可导致前列腺增生。

目前比较清楚的是前列腺生长因子有 7 种，6 种是生长因子，1 种是生长因子的抑制因子。

生长因子与前列腺增生的关系尚不明确，现在的假说是激素参与了生长因子的平衡调节机制，失衡时则产生前列腺增生或肿瘤。生长因子与睾丸的功能（特别是分泌睾酮的功能）有一定关系。目前有关生长因子的研究，有助于说明 DHT 学说。

参考文献

[1] WILSON J D. The pathogenesis of benign prostatic hyperplasia. Am J Med，1980，68: 745.

[2] 岛崎淳，等 . 内分泌疗法：尿路恶性肿瘤の治疗における最近の动向 . 肾と透析，1987，23:41.

[3] 杉村芳树 . 前列腺の发生、分化、成长 . 泌尿纪要，1987，33:380.

[4] WALSH P C. The role of estrogen/endogen synergism in the pathogenesis of benign prostatic hyperplasia. J Urol，1988，139:826.

[5] WALSH P C，et al. Tissue content of dihydrotestosterone in human prostatic hyperplasia is not supranormal. J Clin Invest，1983，72:1772.

[6] MUNTZING J. Regulation of prostatic growth. Scand J Urol Nephrol suppl，1988，109: 52.

[7] 碓井亚，等 . 雄性副性器と成长因子 . 临泌，1987，41:1027.

《中华泌尿外科杂志》1989，10（1）：44

前列腺雌激素受体 DCC 测定法

孙　光　马腾骧　天津医学院第二附属医院泌尿科　天津市泌尿外科研究所

用 DCC 法（涂葡聚糖活性炭吸附法）作为受体测定方法简便、迅速、可靠。目前国外对雄激素受体的测定已成功地用于临床，雄激素、雌激素及孕激素的受体测定也已成为前列腺增生症病因研究的重要内容。国内开展较晚，关于前列腺受体的测定尚乏报道，本文报告我所研究抗雄激素疗法对犬前列腺作用机制时采用的雌激素受体测定方法。

一、原理（图 1）

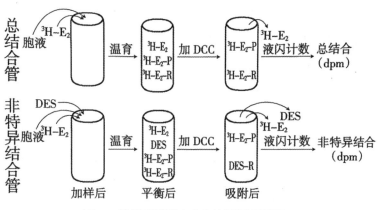

图 1　雌激素受体 DCC 法测原理示意

将 $^3H\text{-}E_2$（氚标记雌二醇）与胞液或核提取物（含有 E_2 的特异性受体和非特异性结合蛋白）一起温育，平衡后形成 $^3H\text{-}E_2\text{-}R$（$^3H\text{-}E_2$—受体复合物）和 $^3H\text{-}E_2\text{-}P$（$^3H\text{-}E_2$- 非特异性结合蛋白复合物）。用 DCC（涂葡聚糖活性炭）吸附掉游离的 $^3H\text{-}E_2$ 和结合不紧密的 $^3H\text{-}E_2$（即与非特异性结合蛋白结合的 $^3H\text{-}E_2$）。由于非特异性结合的容量大，活性炭在 $0 \sim 4\ ℃$ 时不能完全吸附掉非特异结合的 $^3H\text{-}E_2$，故测定后数值既含有特异性结合，又含有非特异结合，称为总结合。欲求特异性结合的含量，尚需减去非特异结合的含量。应用竞争法在于总结和同样的试管中加入过量的 DES（己烯雌酚），温育后使 DES 与 $^3H\text{-}E_2$ 相互竞争。由于 DES 的浓度远超过 $^3H\text{-}E_2$，使受体几乎全被 DES 结合。由于 DES 不同非特异性结合蛋白结合，故 ^{3}H–E$_2$ 可毫无干扰地与非特异结合蛋白结合，测定值基本可代表非特异结合蛋白的含量。最后从总结合中减去非特异结合即得特异性结合。

二、测定方法

（一）试剂配制

TED 缓冲液：10 mM Tris，1.5 mM EDTA，1mM DTT，3 mM NaN$_3$，pH7.4，25 ℃。

TEDC 缓冲液：TED 缓冲液中加入 10%（W/V）甘油。

TEDK 缓冲液：TED 缓冲液中加 0.6 M KCl。

^{3}H–E$_2$：贮存液浓度为 181.5 nM；工作液浓度为 100 nM。

DES：贮存液浓度为 1 mM；工作液浓度为 40 000 nM。

0.25%DCC：取 Norit A125 mg，Dextran T70 12.5 mg 先后溶于 50 mL TED 液，电磁搅拌 60 分钟即可。

闪烁液：PPO 4 g，POPOP 0.05 g，萘 120 g，甲苯加至 1000 mL，搅拌溶解即可。

（二）胞液与核提取物的制备（图 2）：在冷室内（4 ℃左右）将组织剪为约 1 m 的碎块，移入玻璃匀浆器，按比例加入缓冲液。用电动搅拌机带动匀浆器进行研磨，制成组织匀浆。在研磨间隔时间，组织匀浆放入冰水中冷却。将组织匀浆的第 1 次离心沉淀（即粗制胞核）用 TEDG 洗一次，然后仍按比例加入 TEDK，进行短暂的研磨，制成核匀浆。离心分离出胞液及核提取物后，分别测定蛋白浓度，并用 TED 缓冲液将其调至 2 ～ 3 mg/mL。

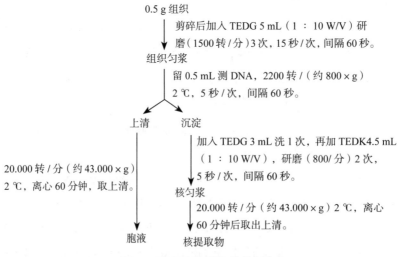

图 2　胞液及核提取物的制备

（三）雌激素受体（ER）测定：采用 7 点 DCC 法，参照 Trachtenberg（1980）及 Murphy（1980）的测定方法（见附表）[1, 2]。

（四）蛋白及 DNA 测定：蛋白测定参照 Kalk 的方法[3]。取胞液或核提取物 0.1 mL，加入 4 mL 生理盐水，混匀后于紫外分光光度计测定 230 nm 和 260 nm 处的吸收值（OD 值），然后按以下公式计算：

（A230×184）-（A260×76.1）

＝蛋白 μg/mL 稀释液

测定值 ×41（稀释倍数）÷1000 ＝蛋白 mg/mL 胞液

DNA 测定参照 Burton 的二苯胺法[4]。标准物采用上海牛奶公司综合厂生产的脱氧核糖核酸，定磷含量后使用。

附表　DCC 法雌激素受体测定方法（七个点）

		总结合管							非特异结合管							步骤
		1	2	3	4	5	6	7	1	2	3	4	5	6	7	
100 nM ^{3}H-E$_2$	（μL）	50							50							1
40 000 nM DES	（μL）								25							
TED 缓冲液	（μL）	100	50	50	50	50	50	50	100	50	50	50	50	50	50	2
		↘	↘	↘	↘	↘	↘	↘	↘	↘	↘	↘	↘	↘	↘	
			50	50	50	50	50	50		50	50	50	50	50	50	
胞液或核提取物	（μL）	200	200	200	200	200	200	200	200	200	200	200	200	200	200	3
每管最终 ^{3}H-E$_2$ 浓度	（nM）	10	5	2.5	1.25	0.63	0.31	0.15	10	5	2.5	1.25	0.63	0.31	0.15	
第二天上午																
总计数取出液	（μL）	20	20	20	20	20	20	20	20	20	20	20	20	20	20	4
每管最终液体量	（μL）	230	230	230	230	230	230	230	230	230	230	230	230	230	230	5
加入 0.25%DCC	（μL）	500	500	500	500	500	500	500	500	500	500	500	500	500	500	

步骤：1. ^{3}H-E$_2$ 及 200 倍的 DES 均用氮气吹干。

2. 从第 1 管开始移出 50 μL 至下一管，逐管稀释，第 7 管移出液均弃去。

3. 30 ℃温育 4 小时以上。

4. 加入 10 mL 闪烁液中待测。

5. 0.4 ℃振荡 15 分钟：3000 转 / 分，2℃离心 20 分钟，上清加入 10 mL 闪烁液，振 5 分钟，过夜后测定。

（五）计算：

1. 各样品值减本底值，以消除本底影响。

2. 计算各点的总计数值：

公式：各点 $^3H-E_2$ 的总计数浓度（nM 每点）

$$= \frac{样品测定值（dpm/ 每点）10^6 \times 10^9}{0.93 \times 2.22 \times 10^{12} \times 80 \times 20 \times 10^3}$$

$$= \frac{样品测定值（dpm/ 每点）}{0.93 \times 2.22 \times 80 \times 20}$$

注：样品测定值（dpm/ 每点）＝在 7 种不同浓度的 $^3H-E_2$ 即（7 个点）中加入样品分别测定结果。

0.93 ＝ $^3H-E_2$ 放置 16 个月的衰变因数

2.22×10^{12}dpm=1 ci

80ci/mmol ＝所用 $^3H-E_2$ 的放射比度

20 μL ＝总计数测定时所加样品量

$\div 10^3$ ＝ mmol → mol

$\times 10^6$ ＝ μL → 1

$\times 10^9$ ＝ M → nM

3. 计算各点的结合数值：

公式：各点结合的 $^3H-E_2$ 浓度（nM/ 每点）

$$= \frac{样品测定值（dpm/ 每点）}{0.93 \times 2.22 \times 80 \times 230}$$

注：230 μL ＝结合值测定时所加样品量。

4. 计算各点的总游离值（P）：

公式：各点游离 $^3H-E_2$ 浓度（nM 每点）

＝各点总计数 – 各点总结合

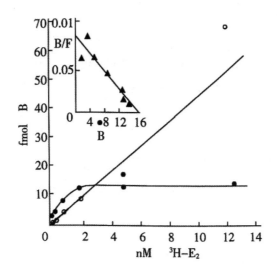

图 3　犬前列腺胞液 ER 饱和分析及 Scatchard plot

注：· 特异性结合　◦ 非特异性结合

B　特异性结合的类固醇

F　游离的类固醇

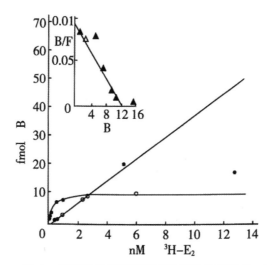

图 4　犬前列腺核提取物 ER 饱和分析及 Scatchard plot

注：· 特异性结合　◦　非特异性结合

B　特异性结合的类固醇

F　游离的类固醇

5. 计算各点的特异性结合值（B）

公式：各点特异性结合的 $^3H-E_2$ 浓度（nM/ 每点）

＝各点总结合 – 各点非特异结合

6. 计算各点的 B/F 值：

公式：B/F ＝各点 B ÷ 各点 F

7. 画出结合分析图和 Scatchard plot（见图 3、图 4）。

8. 计算解离常数（Kd）或亲和常数（Ka）及 ^{3}H-E$_2$ 最大结合量（B$_{max}$）：

计算相关系数（r）：将 7 个点的 B 和 B/F 两组变量值输入计算器，求出 r。如 r = –0.754，则 $P = 0.05$；如 r = –0.874，则 $P = 0.01$。当 $P > 0.05$ 时 7 个点无相关，说明有实验误差或无可测定受体。如个别点漂移较大，可舍去不计，但其余点的 r 值应有显著性意义（可查相关系数概率表）。

当 $P < 0.05$，用计算器进一步求出 B 和 B/F 两组变量的最大估计值（即 Scatchard plot 的 x 轴和 y 轴的截点，前者即为 B$_{max}$），负亲和常数（即 Scatchard plot 的斜率）。根据公式：$Kd = \dfrac{1}{ka}$ 求出 Kd。最后在 Socatchard plot 上按照 x、y 轴的截点画出斜率。

9. 计算受体含量（f mol/mg DNA）

∵ B$_{max}$（f mol）= 184 μL 胞液或核提取物中的受体 1 g 组织 = 10 mL 匀浆

$$\therefore B_{max}（f\,mol）\times \frac{10\,000}{184}$$

=B$_{max}$（f mol）/g 组织

B$_{max}$（f mol）g 组织 ÷ DNA（mg）/g 组织

=B$_{max}$（f mol）/mg DNA

讨　论

一、目前组织标本的保存方法各异，但均强调标本离体后尽快冷冻，低温保存，多采用液氮保存；而 Ekman（1979）将标本在离体 30 分钟内放入 –70℃超低温冰箱，保存长达 7 个月；Snochowski（1977）将制备好的胞液保存在 –20℃，3 个月后无受体活性丧失。本文将犬前列腺在离体 30 分钟内冻至 –80℃，最长保存两个半月，无受体活性改变。

二、组织匀浆及核匀浆的制备较难。由于受体是热不稳定的蛋白质，研磨时间长或环境温度高，都可使其变性失活，减少测定值。而研磨时间短又往往组织匀浆不均匀，同样减少测定值。我们认为在冷室内仔细剪碎组织这一步骤非常重要；同时应严格控制研磨和制冷时间；此外，匀浆器及研磨条件的选择均应反复实验、涂片镜检，以获最佳条件。本实验镜检结果基本达到：组织匀浆仅打破细胞膜，核匀浆才打碎核膜。既保证了受体抽提完全，又避免了胞液受体与核受体的相互干扰。

三、胞液和核提取物的分离，国外文献多采用超速离心，105 000×g（约 40 000 rpm），4 ℃，1 小时；国内则多用低速和高速离心。北京刘以训曾对超速和低速离心两种方法进行比较，未见明显差别[5]。本实验采用 20 000 rpm，2 ℃，1 小时的高速离心，与 Tily（1980）[6] 条件近似，结果满意。

四、关于温育条件，报道各异。温育从 0 到 37 ℃，时间从 1 到 20 小时不等。有人认为 37℃时受体结合很不稳定，多数倾向 0° 或 4 ℃温育 16 ~ 20 小时。但据 Murphy 的实验，30 ℃

温育 1 小时，受体结合即达最大限度，至少稳定 20 小时，而 0 ℃温育 20 小时，胞液受体结合仅达 30 ℃，1 小时的 75%，核受体结合达 95%。在解离研究中，30 ℃温育 4 小时，^{3}H-E$_2$ 与 E$_2$ 的置换可达 100%，亦可稳定 20 小时以上 [2]。故本文采用 30 ℃温育 5 ～ 6 小时，结果满意。

五、蛋白测定方法，目前多采用 Foin- 酚法。本文采用 Kalk 的紫外分光光度计 260/230 测定法 [3]，此法与 Folin- 酚法同样敏感，但操作简便、迅速，5 分钟内即可测出结果，重复性好。与紫外 280/260 测定法相比，本法受核酸干扰小，受测定液混浊度的影响亦小。

六、关于测定结果的评价，国外文献中多采用 5 ～ 7 个点的测定方法，因此结果表示时可画出饱和分析图，显示出特异性结合的可饱和性和非特异结合的不饱和性；尚可根据 Scatchard plot 计算出受体的 Ka、Kd 和 B$_{max}$；同时根据测定点漂移程度可推测实验误差的大小，r 值计算则有助于控制实验误差对结果的影响。观察指标全面，实验误差影响小，结果可靠性大。目前国内文献报道多为单点测定法，虽较简便、经济、组织用量少，但结果受实验误差影响较大，易于波动。

参考文献

[1] Trachtenberg. J: J Clin Invest，65: 1051，1980

[2] Murphy J B: J Clin Endocrinol Metab，50（5）：938，1980

[3] Kalk V F: Fed Proc，34（3）：546，1975（Abstr）

[4] Burton K: Biochem J. 62: 315，1956

[5] 刘以训：生殖与避孕，2:53，1981

[6] Tilley WD: J Steroid Biochem，13: 395，1980

《天津医药》1984，3：176

前列腺增生症雄激素受体含量研究

方　平　马腾骧　董克权　天津医科大学第二医院泌尿外科

【摘要】　检测 16 例良性前列腺增生症手术标本分出外周区和移行区，对每区组织的胞核和胞浆中雄激素受体（AR）含量进行测定，采用葡聚糖活性炭吸附饱和分析法。对照组 8 例正常前列腺标本亦测定胞核和胞浆中 AR 含量，结果 BPH 胞浆中的 AR 明显高于正常前列腺组织含量。分析了 AR 在人类 BPH 的发生和维持中的作用。

【关键词】　前列腺增生；雄激素受体；胞核；胞浆

Study of Androgen Receptor Content in Human BPH

Fang Ping，Ma Tengxiang，Dong Kequan

（Department of Urological Surgery，the 2nd Hospital of

Tianjin Medical Universitty）

【Abstract】Both periheral and transitional zones of benign prostatic hypertrophy（BPH）specimens were distinguished by McNeal's method. AR contents of cytosol and nuclei of each zone were measured in 16 specimens of human BPH by DCC method. Cytosolic and nuclear AR contents in 8 specimens of normal prostate were measured for control. The results revealed that the cytosolic AR content in BPH was much higher than that in normal prostate. The role of AR was discussed in the pathogenesis and development of human BPH.

【Keywords】benign prostatic hypertrophy（BPH），androgen receptor（AR），cell，nucleus，cytosol

前列腺增生症（BPH）的病因迄今尚无定论。雄激素受体（AR）含量在 BPH 中有无升高的

特性及 AR 在 BPH 中所起的作用仍有争议。本研究对 BPH 和正常前列腺组织胞浆及胞核中 AR
分别进行测定，以了解 AR 的分布及含量，探讨其在 BPH 发病机制中的作用。

材料与方法

一、药品与试剂：1. [17α–methyl–³H]³H–R1881（SA > 82ci/mM）及 R1881 购自 New England
Nucleus Co（Boston MA）。2. TCA（氟羟强地松龙）和 Norit A（活性炭）购自 Sigma Chemical
Co。3. 其他药品及试剂为国内产品，为分析纯度。

二、标本采集与保存：1.BPH 手术标本 16 例，全部为前列腺切除术的新鲜标本。患者均为
本市住我院患者，年龄为 52 ～ 74 岁，平均 60.4 岁。均无雌激素治疗史。手术摘除后立即将标
本浸入 0 ～ 4 ℃冰生理盐水中冲洗。由病理医师将其按 Mcneal 分区法分出移行区和外周区[1]，
每区取 3 ～ 5 g 组织，置 –80 ℃保存，标本均经病理检验证实为 BPH。2 对照组为正常前列腺
新鲜标本 8 例，全部来自脑死亡尸体供肾者，均在脑死亡后 15 分钟内取得前列腺组织。年龄为
19 ～ 46 岁，平均 25.6 岁。标本不分区，其他处理和保存方法同前，均经病理检验证实为正常前
列腺组织。

三、胞浆液与核提取液的制备：取冰冻组织，以预冷的 TEDG 缓冲液制成 1 ：10 匀浆（均
在 0 ～ 4 ℃操作，下同）。将匀浆离心（800 g×20），上清液经 27 500 g×60 离心得胞浆液。
沉淀经洗涤，匀浆器研磨 2 次，每次 5 秒钟（800 r/min）冰屑中进行，所得匀浆经 27 500 g×60
离心，上清液为核提取液。

四、实验方法：采用葡聚糖活性炭吸附饱和分析法[2]。

结　果

AR 测定结果见附表，BPH 和正常前列腺组织的胞核中 AR 含量均高于胞浆中（移行区
t=3.1，P < 0.01 外周区 t=204，P < 0.05: 对照组 t=3.61，P < 0.01），故 AR 主要存在于胞核中。
在 BPH 组不论移行区或是外周区，其胞浆中 AR 含量均明显高于正常前列腺组（P < 0.01）。
但胞核中 AR 含量，BPH 组与正常组间无显著性差异（P > 0.05）。在 BPH 组内，移行区和
外周区相比较，AR 含量不论胞浆中或是胞核中均无明显差别（胞核 t=0.52，P > 0.05；胞浆
t=0.34，P > 0.05）。

附表　BPH 与正常人前列腺组织 AR 含量比较（fmol/mg DNA）

	n	胞核			胞浆		
		$\pm S$	T	P	$\pm S$	T	P
BPH 移行区	16	882 ± 145	1.7	> 0.05	389 ± 64	4.01	< 0.01
BPH 外周区	16	783 ± 120	1.31	> 0.05	421 ± 69	4.21	< 0.01
正常对照	8	558 ± 123			92 ± 38		

讨　论

关于 BPH 病因有种种学说，争议颇多。有学者从 BPH 发病的形态学研究[1, 3]，提出 BPH 并非均匀地发生于整个腺体中，而是 BPH 结节均发生于尿道附近的较小部分前列腺组织内，即 BPH 的移行区和尿道周围区。众所周知雄激素（A）是 BPH 病因的重要因素；但是从形态学 BPH 结节好发部位与雄激素致病因素之间有无联系，是否好发部位组织细胞内雄激素含量不同于其他部位呢，这是本研究试图探讨的。笔者将被检测的 BPH 标本按 McNeal 的分区方法分出移行区和外周区，分别测定每区组织胞核和胞浆中 AR 含量，结果见附表。前列腺是雄激素依赖器官，雄激素与 AR 结合成复合物才能在细胞内发挥生物活性。测定前列腺组织 AR 含量即是在细胞水平上研究雄激素的生物效应。自发或诱发犬的 BPH 较正常犬的前列腺中 AR 含量增高已得到证实，本资料显示的 BPH 移行区和外周区的胞浆中 AR 含量均明显高于正常对照组（$P < 0.01$），说明 AR 在 BPH 发生中确有重要作用，这有助于说明双氢睾酮（DHT）的病因学说[4]。本资料还验证了 AR 主要存在于胞核中，这与一些学者研究结果是一致的。BPH 胞核中 AR 含量也较正常前列腺组颇有增高，但未达统计学显著意义。本资料还显示 BPH 移行区和外周区两者间胞浆和胞核中 AR 值均无明显差别，那么 BPH 结节之所以经常发生在移行区而很少发生在外周区，可能提示 BPH 的发病因素除了 AR-A 激素系统之外还有其他因素参与，如雄激素、雌激素和孕激素 3 种性激素均存在于前列腺组织中，对 BPH 的病因方面可能起相互协同作用[5]。近年又有人重视前列腺的生长因子问题[6]。

血浆内的雄激素约 80% 为睾酮（T）。20% 为双氢睾酮（DHT）。而前列腺内则相反，随着年龄的老化，睾酮水平下降，而前列腺中的 DHT 却增高或至少不降低。虽然 Walsh 等对 BPH 发生机制的 DHT 学说提出异议[7]，但 5α- 还原酶在 BPH 组织中活性明显高于正常前列腺组织已有证明[8]，以及近年来对 5α- 还原酶抑制剂的研究并应用于临床所取得的效果，均支持 DHT 是导致 BPH 的主要病因。

据报告，犬 BPH 组织胞核中 DHT 的含量远高于核中 AR 的饱和量（超过 5 倍左右）[9]。目前对雄激素与 AR 结合的分子过程还不清楚，AR 水平影响雄激素的生物效应，而 AR 本身又受雄激素环境的影响而变化，在过饱和的激素环境下，AR 与 DHT 能更密切接触，有利于 AR 的变构活化。在人 BPH 组织中是否存在 DHT 大于 AR 饱和量状态，还有待进一步研究。根据文献资料[6, 8, 10]及本研究结果，AR 与 BPH 病因的关系可做如下解释：睾酮作为 DHT 的前体，通过渗透方式进入前列腺细胞内，在 5a- 还原酶作用下，90% 睾酮被转化成 DHT，DHT 与 AR 结合形成双氢睾酮雄激素受体复合物（DR），因 DR 比睾酮雄激素受体复合物（TR）亲和力强且稳定，成为前列腺组织中起决定作用的激素。DR 与细胞内特定 DNA 结合，基因开始复制，细胞质内核蛋白体合成蛋白质，导致前列腺增生。

AR 含量反映了 DHT 的功能状态，笔者认为 AR 对 BPH 的作用更重要的意义是 AR 与 DHT 同步，并不随年龄的增长而下降，反而有增高趋势。

参考文献

[1] MENEAL J E. Pathology of benign prostatic hyperplasia insight to etiology. Urol Clin North Am，1990，17: 477.

[2] 刘以训. 雌、孕激素受体测定. 生殖与避孕，1981，2:53.

[3] 夏同礼，孔祥田，苏晋伟，等. 我国成人良性前列腺增生的发生与组织形态特征. 中华泌尿外科杂志，1993，14（6）：53.

[4] WILSON J D. The pathogenesis of benign prostatic hyperplasia. Am J Med，1980，68:745.

[5] 柳文晖，尤国才，睦元庚，等. 前列腺组织性激素受体的测定及组织形态学观察. 中华泌尿外科杂志，1993，14（5）：35.

[6] 马腾骧，孙光，方平. 前列腺增生症病因学探讨. 中华泌尿外科杂志，1989，10（1）：44.

[7] WALSH P C，HUTCHINS G M，EWING L L. Tissure content of dihydrotestosterone in human prostate hyperplasiais not supranormal. J Clin Invest，1983，72: 1772.

[8] 崔行，许纯孝，林毓琴，等. 前列腺良性增生胞核及胞浆 5α- 还原酶活性的研究. 中华泌尿外科杂志，1991，12（1）：10.

[9] MOORE R J，GOZAK J M，QUEBBEMAN J F，et al. Concentration of dihydrotestoster one and 3-androstanediol in naturally occurring and androgen-induced prostatic hyperplasia in the dog. J Clin Invest，1979，64: 1003.

[10] 杨勇，顾方六，HABIB F K. 前列腺增生及前列腺癌组织中睾酮及双氢睾酮测定及其意义. 中华泌尿外科杂志，1993，14（5）：369.

《天津医药》1996，24（7）：410

前列腺组织特异性启动基因载体的建立与鉴定

张学军　Carl Olsson　Ralph Buttyan

Chung Lee 芝加哥西北大学泌尿外科　美国纽约哥伦比亚大学泌尿外科

马腾骧　天津医科大学第二医院泌尿外科

【摘要】　采用基因工程技术，构建出前列腺组织特异性的基因载体新型 C3（1）。利用该载体和转基因技术，培植出人 bcl-2 基因的前列腺组织特异性转基因鼠。用 RNA 酶保护法和 Western 杂交检测发现，雄鼠中转基因人 bcl-2 的 mRNA 和蛋白只在前列腺和睾丸中有表达。RNA 组织原位杂交检测证实人 bcl-2 在鼠前列腺上皮细胞中的过量表达。该实验构建和检测了新型 C3（1）作为前列腺组织特异性的基因启动载体的可行性，为前列腺疾病基因治疗研究打下了基础。

【关键词】　前列腺；基因载体

Modification and Characterization of a Prostate Tissue Specific Transgene Promoter

Zhang Xuejun，Carl Olsson，Ralph Buttyan，Chung Lee，Ma Tengxiang

（Department of Urology，Columbia University，New York，USA）

【Abstract】　By a series of recombinant DNA procedures，we have created an modified C3（1）promoter that was able to directing prostate-specific expression of the human bcl-2 cDNA in C3（1）-bc1-2 transgenic mice. The transgene expression was confirmed strictly in prostate and testis by RNase protection assay and Western blot analysis. Moreover，in situ hybridization assay found that the expression of transgene was located in prostatic epithelium. The result suggested that the modified C3（1）promoter could target heterologous gene expression specifically to prostate in a developmentally and hormonally regulated fashion，especially could benifit the gene therapy of prostate neoplasia.

【Keywords】　Prostate，Genetic carriers

良性和恶性前列腺增生是老年男性的常见疾病，对其病理机制却知之甚少，故人们难以找到对它的根治疗法。随着分子生物学的飞跃发展，基因治疗被认为是治疗前列腺增生的希望[1]。实现这一愿望首先需解决3个问题：一是找到一个高效的前列腺组织特异性的基因载体，二是彻底阐明与前列腺增生直接相关的促增生（癌）基因和抑增生（癌）基因的病理机制，三是建立一个稳定的、可遗传和繁殖的前列腺增生动物模型，而其中的第一方面最为关键。作者采用基因工程技术构建了前列腺组织特异性的基因启动载体新型 C3（1），并利用此新型载体增殖出人 bcl-2 基因的前列腺组织特异性转基因鼠。

材料与方法

一、载体启动子的改造

转基因载体的启动子取自大鼠 C3（1）基因 6.4 kb 的 BamHI-PstI 酶切片段。其中包括 C3（1）基因 5' 端启动子部分、第一外显子、第一内含子和极小段第二外显子。其第一外显子上有两个 ATG 蛋白翻译启动密码子，均被用体外诱导点突变的方法（altered sites in vitro mutagenesis）（美国 Promega 公司药盒）诱变成 ACG。诱变结果被用标准 DNA 序列测定法证实。

二、构建转基因

结构如图 1 所示，用于转基因的复合基因片段包括改造后 C3（1）启动子，人 bcl-2 基因的整段 cDNA[2] 和取自 SV-40 病毒的多聚 A 片段。用基因重组技术构建出转基因 - 复合的 C3（1）-bcl-2，经标准 DNA 序列测定证实，所构建的转基因确为首尾相接的顺序。经扩增、酶切、电泳纯化和 CsCl 超速离心纯化得此片段，溶于显注射缓冲液中，终浓度为 2 ～ 5 ng/μL。

三、转基因鼠的培植[3]

鼠受精卵取自 C57BL/6 J X CBA/J 品系交配后的母鼠，经显微注射将转基因片段注入受精卵的核仁内。注射后的受精卵在 37℃下培养进入双细胞阶段后，被手术植入假孕鼠的输卵管壶腹部，经孕育和分娩后得到首代成鼠。将阳性转基因鼠与正常鼠交配传代。

四、转基因鼠的鉴定

1. Southern 印迹杂交：分离首代成鼠尾巴染色体 DNA，经 EcoRI 酶切、电泳和转膜后，用人 bcl-2 基因整段 cDNA 为探针进行 Southern 杂交。

2. RNA 酶保护法分析（RNase protection assay）[4] 取各转基因鼠系列传代的阳性雄性成鼠，自 12 个不同器官和组织中分离出总 RNA，与 ^{32}P-UTP 标记的反义 C3-bcl-2 复合 RNA 探针在 45℃ 杂交过夜，经 RNA 酶消化后，8%PAG 胶电泳，再将胶 X 线曝光分析。

3. Western 杂交分析：将取自转基因鼠体内的组织用液氮速冻后，磨成粉末，在 NP-40 溶解中（含适量蛋白酶抑制剂）制成匀浆，离心取上清蛋白层。用美国 Bio-Rad 公司的试剂盒测定蛋白浓度。取 50 μg 蛋白经 8%SDS-PAG 电泳和电转移，用鼠抗人 bcl-2 单克隆抗体与之杂交，并用 ECL 试剂盒（美国 Amersham 公司）检测杂交结果。bcl-2 蛋白的阳性对照，取自用同一人 bcl-2 的 cDNA 转染后的 LNCaP 细胞系。

4. RNA 组织原位杂交分析：取前列腺和睾丸的冰冻组织切片，经固定和蛋白酶处理后，与用地高辛标记的 C3（1）反义 RNA 探针杂交，并用美国 R & D 公司的试剂盒检测杂交结果。C3（1）反义 DNA 探针合成自 C3（1）第一外显子的 cDAN 克隆片段，长 150 bp。

结 果

一、转基因的构建

大鼠 C3（1）基因的第一外显子上含有两个 ATG 蛋白转录启动密码子。为防止在转基因的形成中 C3（1）蛋白合成的启动，这两个 ATG 均被诱变成 ACC。结果经 DNA 测序证实。采用 DNA 重组技术，将改造后的 C3（1）启动子和 SV-40 病毒的多聚 A 区，组建成前列腺组织特异性启动基因载体。再将人 bcl-2 的 cDNA 插入，构成复合的转基因 C3（1）-bcl-2。

二、转基因鼠的培植

共显微注射了约 500 只鼠受精卵，经假孕鼠孕育后得到首代成鼠 32 只，经 Southern 杂交证实，其中 5 只鼠的染色体 DNA 中，带有被 C3（1）载体携带的 1.8 kb 人 bcl-2 基因的 cDNA。其中 3 只（第 3、第 5 和第 21 号）可将转基因传代。按鼠内源性 bcl-2 基因的拷贝数为 1（EcoRI 酶切片段为 5.2 kb 和 10 kb）计算，经密度测定后与之相比，1.8 kb 的人 bcl-2 的 cDNA 拷贝数为 2～20。

三、转基因的组织特异性表达

采用 RNA 酶的保护法，检测雄性转基因鼠体内的 12 个不同器官和组织中的 mRNA，发现 C3（1）-bcl-2 复合 mRNA 只有在前列腺和睾丸组织中有被保护的 180 bp 的阳性带。Western 杂交证实人 bcl-2 复蛋白在前列腺和睾丸中的翻译合成。RNA 组织原位杂交分析表明，在前列腺体内，复合 C3（1）-bcl-2 转基因在前列腺的上皮细胞层的过量表达，同时在睾丸的间质细胞中也有表达。

讨　论

C3（1）是大鼠前列腺上皮细胞特异性的雄激素结合蛋白，只在大鼠前列腺中有表达，并受雄激素调控，其功能尚不明确[4, 5]。Buttyan 等[6] 和 Maroulakou 等[7] 曾分别用该基因 5' 端的启动序列作为启动子，构建基因载体并培植出前列腺组织特异性转基因鼠。但 Northern 杂交结果显示，雄性转基因鼠体内，除前列腺和睾丸外，分别都发现所携带的基因在心脏、唾液腺和精囊腺及甲状腺和软骨等多处组织中有非特异性表达。

Palmiter 研究发现，内含子对转基因的形成有很强的促进和稳定作用。Tan 等[8] 报道指出，C3（1）的一个雄激素结合位点在其第一内含子中。为增加 C3（1）作为前列腺基因启动载体的组织特异性和表达稳定性，本实验构建的新型 C3（1）基因载体中，将所采用的 C3（1）启动子序列的 3' 端延长至第二个外显子从而包含全部的第一个内含子序列。复合转基因 C3（1）-bcl-2 的 mRNA 转录是受 C3（1）控制的，复合转基因的蛋白翻译合成则应从接下的 bcl-2 起始。但新型 C3（1）启动序列的第一外显子上有两个 ATG 蛋白翻译启动密码子。为保证 C3（1）基因载体中的蛋白表达是从所携带的基因上的 ATG 起始，而 C3（1）蛋白又不在转基因中被合成，这两个 ATC 均被用体外诱导点突变法诱变成 ACG。

在检测 mRNA 的表达时，RNA 酶保护法的灵敏度远超过 Northern 杂交[9]。为更精确地研究新型 C3（1）载体的组织特异性，笔者采用这种更敏感的检测方法证实，雄性转基因鼠中，C3（1）-bcl-2 复合基因的 mRNA 只在前列腺和睾丸中表达，且在 3 个可传代的鼠系中表达稳定。人 bcl-2 基因蛋白水平的过量表达被用 Western 杂交证实。RNA 组织原位杂交检测表明，C3（1）-bcl-2 在转基因鼠体内表达的组织定位，是在前列腺上皮细胞和睾丸的间质细胞中。

为寻找理想的前列腺组织特异性的基因载体，Schaffner 等[10] 曾尝试用 FSA 基因来构建基因载体，但在培植出的转基因鼠中，所携带的 ras 基因未能在前列腺中表达，却在唾液腺和小肠中表达和引发癌变。而 Greenberg 等[11] 用 Probasin 基因构建的载体，虽在转基因鼠中表现了较好的前列腺组织特异性，但其表达不够稳定，需在显微注射时一并注射鸡溶菌酶基因的间质结合片段以增加其表达的稳定性。

经基因工程改造，本实验构建出了新型的前列腺组织特异性的基因载体 C3（1）。可用于构建前列腺组织特异性转基因鼠，将所携带的外源性基因在前列腺中过量表达，而建立一个能稳定遗传和单一基因过量表达的前列腺病理动物模型。并可以研究被携带的基因在体内环境下对前列腺的直接作用。同时该载体也为前列腺疾病的基因治疗研究打下了基础。

作为前列腺组织特异性基因载体，新型C3（1）载体尚需克服其睾丸中的非特异性表达。但，若发现某一基因对前列腺上皮细胞和睾丸间质细胞皆有抑制作用时，利用新型C3（1）载体转载该基因，即可在体内起到抑制前列腺上皮的生长和抑制雄激素分泌的双重协同作用。

参考文献

[1] TANEJA S, PANG S, COHAN P, et al. Gene therapy Dfe/es and potential Cancer Survey, 1995, 23: 247.

[2] SETO M, JAEGER U, HOCKETT R D, et al. Alternative promoters and exons, somatic mutation and deregulation of the bcl-2-ig fusion gene in lymphoma. EMRO J, 1988, 7: 123.

[3] ZHANG X, COLOMBEL M, RAFFO A, et al. Enhanced expression of P53 MRNA and protein in the repressing rat ventral prostate gland. Biochem Biophy Ree Comm, 1994, 198:1189.

[4] HURST H C, PARKER M G. Rat prostatic steroid binding protein: DNA sequence and transcript maps of the two C3 genes. EMBO J, 1983, 2: 769.

[5] HEYNS W, PEETERS B, MOUS J, et al. Prostatic binding protein and its hormonal regulation. Prog Clin Biol Res, 1981, 75A:339.

[6] BUTTYAN R, SLAWIN K, et al. Rodent models for targeted oncogenesis of the prostate gland. Cancer Metastasis Res, 1993, 12:11.

[7] MAROULAKOU IG, ANVER M, GARRETT L, et al. Prostate and mammary adenocarcinoma in transgenic mice carry rat C3（1）simian virus 40 large tumor antigen fusion gene. Proc Natl Acad Sci USA, 1994, 91: 11236.

[8] TAN T A, MARSCHKE K B, HO K C, et al. Response elements of the androgen-regulated 3 gene. J Bio Chem, 1992, 267:456.

[9] LEE J J. COSTLOW N A. A molecular titration assay to measure transcript prevalence levels. Methods in Enzymology, 1987, 152: 633.

[10] SCHAFFNER D L, BARRIOS R, SHAKER M R, et al. Transgenic mice carrying a PSArasT24 hybrid gene develop salivary gland and gastrointestinal tract neoplasms. Lab Invest, 1995, 72: 283.

[11] GREENBERG N M, DEMAYO F J, SHEPPARD P C, et al. The rat probasin gene promoter directs hormonally and developmentally regulated expression of heterologous gene specifically to he prostate in transgenic mice. Mol Endocrin, 1994, 8: 230.

《中华泌尿外科杂志》1991，8（2）：93

去势前后犬前列腺的动态病理学改变

牛远杰 董克权 陆志强 万 林 马腾骧

天津市泌尿外科研究所 天津医科大学第二医院

白景文 杨海贤 天津市电镜研究中心

【摘要】 采用光镜、电镜、原位末端标记法，连续观察去势前后犬前列腺的病理学改变。去势后犬前列腺的病理改变可划分为新鲜凋亡期和陈旧凋亡期。去势不仅导致前列腺细胞的凋亡病变，还引起萎缩、坏死病变。此三种病变在前列腺上皮和基质内都存在，共同构成了去势晚期前列腺结构和功能的高度损害。

【关键词】 前列腺；去势；雄激素类；动物；实验

The Morphological Changes of Canine Prostate Following Castration

Niu Yuanjie, Dong Kequan, Bai Jingwen, et al.

（ Tianjin Institute of Urological Surgery, Tianjin 300211 ）

【Abstract】 Light microscopy, transmission electron microscopy, and in situ cell death detection were carried out successively before and after castration in canines. The result revealed that the process of the morphological changes following castration could be divided into two phases, the fresh apoptotic phase and the stale apoptotic phase. Not only apoptosis but also atrophy and necrosis could be observed in prostatic tissue after castration. These three morphological changes were present on the prostatic stromal cells just as on the epithelial cells. The apoptosis, atrophy and necrosis in the epithellum and stroma caused serious injury to prostatic structure and function in the latter phase of castration.

【Keywords】 Prostate; Castration; Androgens; Animals; Laboratory

去势为研究雄激素在前列腺增殖与退化中的作用提供了良好的契机。本研究从去势前后犬前列腺动态病理学改变的角度，探讨在前列腺基质—上皮相互作用模式中雄激素的作用机制。

材料与方法

一、动物实验

将 22 只成年雄性家犬于去势前及去势后 2、3、7、14、21、30、90 天分别行前列腺活检术，留取犬前列腺组织标本。

二、光镜及电镜标本的制备

1. 光镜标本的制备：标本取自前列腺侧叶，经 10% 甲醛溶液固定后，以石蜡包埋，切片厚度为 5 μm。HE 染色后，在光镜下观察。

2. 电镜标本的制备：同样的标本在 2.5% 戊二醛二甲胂酸钠溶液中固定后，以 1% 四氧化锇后固定，包埋于 EPON 812 内。切片厚度为 60 nm。用醋酸钠—柠檬酸铅染色后，在透射电镜下观察。

三、凋亡细胞的原位检测

采用德国宝灵曼公司的原位细胞凋亡检测试剂盒。前列腺组织切片上的凋亡细胞被染为蓝色。在光镜下计数每平方毫米凋亡细胞的百分数。阳性细胞数在 5% 以下为（−）；5%～（＋）；10%～（＋＋）：20%～（＋＋＋）；40%～（＋＋＋＋）。

结　果

一、光镜观察结果

去势后光镜下前列腺病理改变见表 1，根据严重程度可将病变划分为三期：（1）轻度萎缩期：在光镜下去势后 7 天以内，前列腺病变较轻。上皮细胞呈低柱或立方状，核位于基底或中央。腺泡形态基本正常。基质病变轻微。（2）中度萎缩期：介于轻度与重度萎缩期之间。上皮细胞呈扁平状。腺腔明显变小、塌陷。基质出现粘液变性。（3）重度萎缩期：在去势 30 天以后，光镜下可见大量典型的小暗细胞和浓墨染核细胞。小暗细胞的核近似淋巴细胞核，胞浆极少且淡染[1]。

表 1　光镜下去势前后犬前列腺组织动态病理学改变

		去势前	去势后						
			2 天	3 天	7 天	14 天	21 天	30 天	90 天
上皮细胞	形态	高柱状	低柱状	低柱 / 立方	低柱 / 立方	立方 / 扁平	出现小暗细胞	小暗 / 浓墨染核细胞	大部分成浓墨染核细胞
	核改变	位于基底	位于基底	基底 / 中央	基底 / 中央	中央	浓染变形	浓染变形	浓染变形
	分泌颗粒	多	减少	减少	少量	无	无	无	无
	胞浆幅	正常	无变化	无变化	变小（红）	变小（红）	极少且淡染	极少且见大空泡	极少
	上皮萎缩程度	无	轻度萎缩	轻度	轻度	中度	中 / 重度	重度	重度
腺泡	形态	扩张	增大 / 大囊状	无扩张 / 变小	变小	明显变小	有塌陷实心管	部分保留腺泡结构	罕见腺管，条索状
	上皮内折乳头	多	减少	减少	少量	无	无	无	无
	腔内分泌物	多	多	少	少	无	无	无	无
基质	与上皮的比例	正常	正常	略增多	略增多	增多	增多 1/2	增多	比例明显增加
	成分	正常	可见淋巴细胞浸润	无变化	无变化	纤维组织萎缩，黏液变性	同前	同前	胶原纤维稀少，黏液变性
	萎缩程度	正常	轻度	平滑肌萎缩，核固缩	同前	同前	平滑肌空泡变性	平滑肌萎缩	平滑肌高度萎缩

二、电镜观察结果

去势后犬前列腺的超微病理改变，可划分为二期：

Ⅰ期（新鲜凋亡期）：为去势后 7 天以内。此期的特征是：（1）电镜下可见新鲜的凋亡细胞。表现为细胞皱缩，呈阿米巴状，伸出许多胞浆足，胞浆变暗。核染色质凝结成高电子密度物质，呈特征性的环形、半月形、帽形、角形等典型改变。（2）上皮分泌细胞和基质细胞均发生凋亡。基质细胞病变程度轻于分泌细胞。（3）处于凋亡不同时期的细胞掺杂在一起。既可观察到新鲜的凋亡细胞，也可观察到凋亡小体及被邻近细胞吞噬的凋亡细胞。

Ⅱ期（陈旧凋亡期）：去势 14 天后，无论在上皮还是基质内均不见新鲜的凋亡细胞，但可见被邻近细胞吞噬的凋亡细胞、凋亡小体及残存的凋亡物质。凋亡小体的特征为：（1）较凋亡细胞小；（2）呈高电子密度；（3）凋亡小体外形不规则，扭曲，有突起；（4）可游离于细胞外，或被邻近细胞吞噬。

去势后，部分腺分泌细胞发生变性坏死病变，出现了核及胞浆溶解灶。此外，分泌细胞及基质细胞还出现萎缩病变。凋亡、萎缩和坏死三者的超微结构区别见表2。

表 2　去势后犬前列腺细胞凋亡、萎缩和变性坏死病变的比较

特征	凋亡	变性与坏死	萎缩
细胞形态	细胞高度皱缩，扭曲断裂	细胞肿胀，核浆，细胞器膜破裂	扭曲皱缩
膜完整性	大部分保持到晚期，碎块外有膜包绕	早期消失	保持到晚期
胞浆	胞浆幅明显减小，呈分叶状，阿米巴状，电子密度致密而暗，但较均匀	胞浆幅增大，有水肿及局部溶解	胞浆幅明显减少，电子密度致密而暗
核	染色质高度凝聚呈环形、半月形特征性核凋亡改变	核肿胀，染色质较粗，无环形、半月形凋亡凝聚带	核变小变暗，染色质呈块状或匀细。核受损晚
线粒体	存在，受损晚而病变轻	线粒体肿胀，膜、嵴溶解	线粒体萎缩变小而暗
溶酶体	无增加	增加，破裂溶解细胞器及核，形成次级溶酶体	大量增加，形成次级及终末溶酶体（脂褐素），并充满胞浆
髓磷体	+	+++～++++	+
病变出现的早晚	早期（2～3天即开始）	多发生较早	多发生晚

三、原位细胞凋亡的检测结果

去势前后各期与细胞凋亡水平的关系见表3，经秩和检验，去势前后各期细胞凋亡水平有显著性差异（$P < 0.005$）。进行两两比较的秩和检验，结果表明：（1）去势后各组的细胞凋亡水平均高于去势前（$P < 0.001$）。（2）去势后7天细胞凋亡水平高于去势后3天、30天及90天的细胞凋亡水平。

原位细胞凋亡检测在去势后3天即可检出阳性结果，阳性细胞绝大部分是上皮分泌细胞。去势后7天时，阳性染色强度达高峰，且基质细胞也有阳性染色。随去势时间的延长，染色强度逐渐减弱。

表3 去势前后各期与细胞凋亡水平的关系

分级	去势前	去势后（d）					合计
		3	7	14	30	90	
−	16						16
+	6					8	14
++		10	1	2	3	2	18
+++		3	4	2	1		10
++++		1	3	1			5
合计	22	14	8	5	4	10	63

讨 论

一、去势后前列腺细胞凋亡的分期

1972年，Karr等[2]首先观察到去势后鼠前列腺细胞具有特征性的病理改变，提出了细胞凋亡的病理学新概念，并将凋亡分为凋亡小体形成期和凋亡小体降解期。

1996年，Denmeade等[3]将细胞凋亡的形态学改变与细胞生化改变结合起来，把去势后前列腺细胞的凋亡划分为 D_1 期（包括 D_{1a} 和 D_{1b}），F期，D_2 期（包括 D_{2a}、D_{2b}、D_{2c}）共6期。该分期方法精确地描述了单个细胞凋亡过程中细胞内基因表达及蛋白质功能改变与细胞形态学改变相对应的关系。

然而，本实验发现去势后犬前列腺细胞先后相继出现凋亡病变，处于凋亡不同时期的细胞掺杂在一起，不能用 Denmeade 方法准确分期。因此，依据光镜、电镜及原位细胞凋亡检测结果，将去势后犬前列腺细胞的凋亡过程分为新鲜凋亡期和陈旧凋亡期。在新鲜凋亡期，新的凋亡细胞不断出现，使凋亡细胞数逐渐增加。而在陈旧凋亡期，不再有新的凋亡细胞出现，凋亡物质被缓慢吸收。

二、去势后犬前列腺细胞出现凋亡、萎缩和变性坏死共存的病理学改变

凋亡、萎缩和变性坏死病变具有不同的形态学表现，其根本原因是各病变的生化改变截然不同。凋亡是细胞受内外信号刺激后，在某些凋亡基因调控下而产生的主动的自杀现象。其生化基础是包括内源性核酸内切酶等多种酶类的活化。坏死则是细胞溶酶体破裂后产生的细胞溶解过程，可能与自由基损伤、ATP排空及热休克蛋白和泛醌的合成有关。萎缩病变则与细胞内酶类表达的

缺失有关。

去势后犬前列腺细胞凋亡出现早而较集中，凋亡物质吸收慢。萎缩病变出现晚且以基质细胞更显著。变性坏死改变出现较早而消失快。此三种病变相互交织，逐渐加重，共同造成了去势晚期前列腺结构和功能的高度退化。多种病变共存的原因可能是：（1）前列腺内不同类型，不同分化阶段的细胞对雄激素的依赖程度不同。（2）去势可诱发处于细胞周期不同阶段的细胞进入不同的退化途径。

三、去势后犬前列腺上皮分泌细胞和基质细胞均有不同程度的凋亡、萎缩和坏死病变

去势后前列腺上皮分泌细胞的凋亡病变最为显著，形态典型，病变程度重。而前列腺基质细胞以萎缩病变为主，萎缩病变典型。此外，基质内还可以观察到胶原纤维的粘液变性。

四、雄激素在前列腺增殖与退化中的作用

本实验结果表明：前列腺作为睾丸雄激素的靶器官，其上皮和基质均对雄激素表现出不同程度的依赖性。文献资料显示：雄激素主要作用于前列腺的基质细胞，调节基质细胞分泌多种生长因子（ECF、IGFs、TGFs、FGFs），这些生长因子既作用于上皮细胞（旁分泌作用），又作用于基质细胞（自分泌作用），调节上皮和基质的增殖状态。在基质－上皮相互作用模式中，雄激素起着调节基质和上皮平衡的作用[4-7]。

去势后，犬血清及前列腺组织内的雄激素水平急剧下降[3]。由于失去了雄激素的作用，前列腺基质细胞不能正常分泌生长因子。前列腺上皮细胞在失去存活依赖性的生长因子后，发生凋亡病变。同时基质细胞也因失去了生长因子的自分泌作用而萎缩、凋亡。基质细胞数目的减少和功能障碍又加重了生长因子的缺乏，使去势后前列腺病变进入了恶性循环。

参考文献

[1] James O'D Mcgeel. In: McGeel JO, eds. Oxford Textbook of pathology[M]. Vol 1. Ist ed. Oxford：Oxford University Press，1922：154-163.

[2] KERR J F R，WYLLIE A H，CURRIE A R. Apoptosis: A basis biological phenomenon with wide ranging implications In tissue kinetics[J]. Br J Cancer，1972，26（4）：239-257.

[3] DENMEADE S R，LIN X S，ISSACS J T. Role of programmed (apoptotic) cell death during the progression and the rapy for prostate cancer[J]. Prostate，1996，28（4）：251-265.

[4] LEE C. Role of androgen in prostate growth and regression: stromal-epithelial interaction[J]. Prostate，1996，29（56）：52-56.

[5] LEE C，KOZLOWSKI J M，GRAYHACH J T. Etiology of benign prostanwpelasia[J]. Urol Clin North AM，1995，22（2）:237-246.

[6] 牛远杰，董克权，马腾骧 . 良性前列腺增生症的间质 - 上皮相互作用机制 [J]. 中华泌尿外科杂志，1996，17（6）:379-382.

[7] BYRNE R L. Peptide growth factors in the prostate as mediators of stromal epithelial interaction[J]. Br J Urol，1996，77（5）:627-633.

《中华泌尿外科杂志》1998，19（7）：429

抗雄激素疗法对犬正常及增生前列腺作用机理的探讨

孙　光　天津医学院第二附属医院泌尿科

马腾骧　董克权　天津市泌尿外科研究所

前列腺增生症的发病原因至今未完全明确，近年研究表明与前列腺组织中双氢睾酮的异常积聚有关。在治疗上抗雄激素疗法一直为临床广泛应用，但对其作用机理的研究较少。本实验从内分泌动态平衡角度出发，观察抗雄激素治疗前后犬血浆激素、前列腺组织激素及细胞受体、前列腺组织形态及 DNA 含量的变化，比较去睾与雌激素治疗的效果，并探讨其作用机理。

材料和方法

杂种公犬 13 条，手术测量前列腺长、宽、高三径，同时于右侧叶取活检组织。按照 Walsh 方法 [1] 换算出前列腺重量，再按 Berg 标准 [2] 分出成年犬和增生犬。成年犬 9 条随机分为去睾组和雌二醇注射组，增生犬 4 条为雌二醇注射组。去睾组均于麻醉下切除双侧睾丸；雌二醇注射组均肌肉注射雌二醇，每次 1 mg，每周两次。12 周后手术切取前列腺。分别于治疗前与治疗后 1、3、7、14、28 天静脉采血。采用上海内分泌研究所生产的放免试剂药箱测定血浆及前列腺的睾酮、雌二醇含量；前列腺组织激素按 Hammond（1978）方法 [3] 抽提。前列腺雌激素受体测定参考 Trachtenberg（1980）和 Murphy（1980）方法 [4]。前列腺 DNA 含量测定采用二苯胺法。

结　果

三组犬治疗后血浆雌二醇含量均迅速上升，显著超过治疗前水平；血浆睾酮含量均明显下降，并维持在低水平。雌二醇治疗的两组犬血浆睾酮在下降过程中均出现一次反跳现象，而去睾犬血浆睾酮在持续下降后又出现轻度代偿性回升（图 1 ～ 3）。

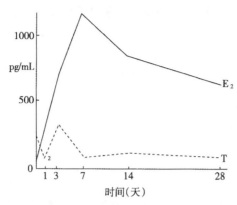

图1　成年犬雌二醇治疗前后血浆睾酮（T）、雌二醇（E₂）含量

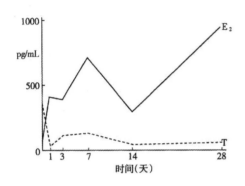

图2　增生犬雌二醇治疗前后血浆睾酮（T）雌　　图3　成年犬去睾前后血浆睾酮（T）、雌二醇（E₂）
　　　 二醇（E₂）含量　　　　　　　　　　　　　　　　　　 含量

　　三组犬治疗后前列腺组织雌二醇含量均明显升高，为治疗前的 3 ～ 15 倍；睾酮含量均明显下降，仅为治疗前的 13% ～ 24%（表1、2）。正常成年犬血浆 T/E_2（睾 / 雌二醇）值为 11，而前列腺中 T/E_2 为 73，约为血浆的 7 倍（表1）。说明正常前列腺组织作为雄激素的靶器官，具有积聚雄激素的能力，其性激素含量与血浆存在着不一致性；在增生犬更为明显，尽管其血浆 T/E_2 值低于正常成年犬，但前列腺 T/E_2 不仅不随血浆下降，反而显著升高。这意味着增生的前列腺积聚雄激素的能力异常增强，远远超过正常水平，同时表明前列腺的性激素水平除取决于血浆性激素含量多少，也取决于自身积聚雄激素能力的强弱。表2可见，去睾组和雌二醇注射组的治疗结果近似，均使血浆 T/E_2 值倒置，血浆由睾酮占显著优势变成雌二醇占显著优势，前列腺 T/E_2 值也显著降低。但由于前列腺可以积聚雄激素，仍保持了前列腺中雄激素的优势。

表 1　治疗前犬血浆、前列腺中睾酮、雌二醇含量及 T/E₂ 值

		睾酮（T）	雌二醇（E₂）	T/E₂
血浆（pg/mL）	成年犬	503	46	11:1
	增生犬	339	65	5:1
前列腺（pg/g 组织）	成年犬	352	4.8	73:1
	增生犬	929	4.3	216:1

表 2　治疗后犬血浆、前列腺中睾酮、雌二醇含量及 T/E₂ 值

		睾酮（T）	雌二醇（E₂）	T/E₂
血浆（pg/mL）	成年去睾犬	110	880	1:8
	成年 E₂ 注射犬	76	620	1:8.2
	增生 E₂ 注射犬	34	954	1:2.8
前列腺（pg/g 组织）	成年去睾犬	83	15	5.5:1
	成年 E₂ 注射犬	47	74	1:1.6
	增生 E₂ 注射犬	210	38	5.5:1

前列腺雌激素受体（ER）含量见表3。治疗前仅有3条成年犬测出ER，治疗后1条犬死亡未测，另1条犬死后标本切取不及时，未测出ER，其余11条犬均测出ER。其中雌二醇两组胞液受体大大超过去睾组，核受体稍高于去睾组，说明雌二醇注射对前列腺 ER 含量影响更为显著。

表 3　治疗前后犬前列腺雌激素受体（ER）含量及解离常数（Kd）*

		胞液		核提取物	
		ER（fmol/mg DNA）	Kd（×10⁻⁹M）	ER（fmol/mg DNA）	Kd（×10⁻⁹M）
成年去睾犬	治疗前	242.2 ± 114.0	0.89 ± 0.29	无	
	治疗后	291.7 ± 23.6	0.96 ± 0.18	272.7 ± 82.3	0.70 ± 0.18
成年 E₂ 注射犬	治疗前	436.8	0.79	63.7	1.36
	治疗后	1538.4 ± 459.1	1.52 ± 0.55	322.6 ± 91.7	0.71 ± 0.34
增生 E₂ 注射犬	治疗前	无		无	
	治疗后	1210.9 ± 1129.3	0.84 ± 0.52	335.6 ± 90.2	0.50 ± 0.06

＊本资料均为均值 ± 标准误。

雌二醇两组治疗后前列腺 DNA 一致性下降，成年犬平均下降 1/4（2.54→1.86 mg/g 组织），增生犬平均下降 1/3（2.44→1.55 mg/g 组织）。去睾组治疗前后 DNA 含量无明显变化

（2.93 → 2.99 mg/g 组织），但由于前列腺重量平均下降了 2.3 倍（9.4 → 4.1 g），故前列腺 DNA 总量也下降了 2.3 倍。

治疗后形态学变化如下：去睾组前列腺以上皮细胞、平滑肌细胞一致萎缩，纤维组织一致增生为主要特征；雌二醇两组前列腺均以上皮细胞一致鳞化，平滑肌细胞多数萎缩，纤维组织一致增生为主要特征。同时发现雌二醇两组犬睾丸显著萎缩，镜下见小管显著萎缩，甚至透明变性，生精能力消失，间质细胞呈不活跃的梭形变。

讨　论

抗雄激素疗法的合理性：前列腺增生症只发生于老年人，而老年人睾丸分泌雄激素功能减退，血浆睾酮下降，雌二醇相对或绝对升高，此时再用雌激素或去睾治疗必然会加剧上述激素改变，这样做是否合理？本实验表明，前列腺增生时尽管血浆雄激素减少，T/E_2 降低，但由于前列腺积聚雄激素的能力异常增强，前列腺中雄激素及 T/E_2 值反而显著升高，这是导致前列腺增生的关键环节。因此用抗雄激素疗法降低前列腺中雄激素水平，抑制组织增生是合理的。

抗雄激素疗法的效果：本实验表明去睾或雌二醇注射显著降低犬血浆及前列腺睾酮含量，升高雌二醇含量；诱发犬前列腺雌激素受体的普遍出现及降低前列腺 DNA 含量；导致前列腺细胞的萎缩或鳞化，抑制细胞增生。此外，雌二醇可明显抑制睾丸功能；去睾可使前列腺明显萎缩。总之，抗雄激素疗法可使增生腺体内异常积聚的雄激素降至正常水平以下，阻止增生的发展，所以是有效的。

抗雄激素疗法的作用机理：去睾可消除雄激素的主要来源，血浆睾酮必然下降。肾上腺代偿性分泌大量雄烯二酮等，经外周转变仍可维持低浓度睾酮。去睾后血浆雌二醇升高可能是由于双氢睾酮下降导致芳香化酶系统活性增强，外周雌激素合成过多。雌二醇注射无疑会引起血浆雌二醇升高，而睾酮下降则是由于雌二醇抑制黄体生成素的生成，间接抑制睾丸雄激素生成，此外雌二醇也可直接抑制生成雄激素的酶。去睾与雌二醇治疗的方式和作用机理不同，但结果基本相同，均导致血浆 T/E_2 值倒置，将雄激素优势变为雌激素优势。血浆激素浓度持续改变必然引起靶组织内激素浓度的相应变化。尽管前列腺具有积聚雄激素的能力，但仍然出现前列腺睾酮显著下降、雌二醇显著上升的变化。组织内激素的变化又必然影响其受体含量，因为受体合成本身是在激素控制下完成的。本实验证实了前列腺中雌二醇的升高可明显诱发雌激素受体合成。Trachtenberg（1980）曾报道去睾可使犬前列腺雄激素受体含量下降近 90%，再给予外源性雄激素则又恢复[5]。激素及其受体的一致变化则必然影响靶细胞的生物合成及形态变化。在器官培养中，雄激素可以防止组织鳞化，增加 DNA 和 RNA 合成；雌激素则相反，可使细胞坏死，降低 DNA 和 RNA 含量[6]。由于抗雄激素疗法降低了前列腺睾酮含量，升高雌二醇含量，诱发雌激素受体合成，所以导致前列腺 DNA 减少，出现萎缩、鳞化、纤维化等形态改变，有效抑制了前列腺增生。

参考文献

[1] WALSH P C et al: J Clin Invest，1976，57: 1093.

[2] GLOYNA R E et al: J Clin Invest，1970，49: 1746.

[3] HAMMOND G L: J Endocrinol，1978，78: 7.

[4] 孙光等：天津医药，1984，12（3）：176.

[5] TRACHTENBERG J et al: J Clin Invest，1980，65: 1051.

[6] LASNITZKI I: J Steroid Biochm，1979，11: 625.

《天津医药》1984，11：688

第七篇
临床相关研究与实践

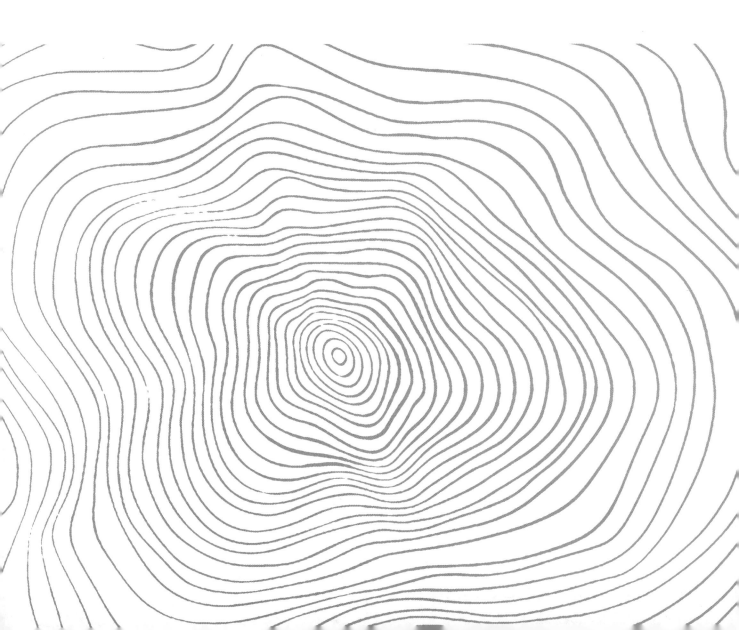

血　尿

马腾骧　天津市泌尿外科研究所

血尿是许多种泌尿系统疾病或某些周身病的临床表现之一。一旦出现，必须及时查明出血部位及原因，做出适宜的治疗。

由于血尿的病因较多，所以鉴别诊断在某些情况下是比较困难的，因此它是临床上的一个重要难题。本文主要目的是帮助临床医生从泌尿外科角度，对血尿能够做出比较准确的诊断和鉴别诊断。

一、血尿的几个基本概念

（一）肉眼血尿

1. 尿内混入 0.1% 的血液，外观即呈混浊状或微带血色，这是血尿肉眼识别的最低水平。这样 24 小时的出血量约为 1 ~ 2 mL。

2. 尿内混入 0.5% ~ 1% 的血液，即呈明显血色，称中度肉眼血尿。24 小时的出血量为 10 ~ 15 mL。

3. 尿内混入 5% 的血液，呈很清楚的血色，是重度肉眼血尿。24 小时出血量接近 100 mL。

4. 尿内混入 10% 的血液，即出现凝血或血块。

（二）镜下血尿：尿涂片显微镜下可见到一定数量的红细胞。比较公认的标准是：用尿 10 mL，离心 1500 r/min，共 5 分钟，残渣涂片在 400 倍的视野下，10 个视野可见到 10 个红细胞以上者，称镜下血尿。如果见到 5 ~ 10 个者为可疑，5 个以下是生理性的。如果不离心，10 个视野能够见到 3 ~ 5 个红细胞者，即为病态。

（三）血色素尿：某些特定的病况会出现血红蛋白尿。尿呈深茶色或黑红色，镜下很少见到红细胞，应注意与血尿鉴别。

（四）供血尿诊断时参考的统计数字

1. 血尿患者，上尿路出血（56%）略多于下尿路出血（44%），膀胱出血 50% 以上是膀胱癌。血尿绝大多数来自泌尿系统疾病本身（98%），而少数来自其他系统疾病（2%）。

2. 血尿的常见病因，按其发病频率顺序为：泌尿系恶性肿瘤，特发性尿路出血，尿路结石，泌尿系感染，肾下垂。泌尿系统结核的出血由以前的第一位（20%）下降到现在的第七、八位（8%左右）。国内最新统计显示，血尿发病顺序的病因是：泌尿系感染、结石、肿瘤、前列腺增生、外伤、结核病（泌尿系统）等。

二、血尿的诊断与鉴别诊断步骤

（一）询问病史：除一般常规者外，要重点解决以下几个问题。

1. 出血量：按照前述基本概念估计出血量。

2. 血与尿的关系：（1）初血尿或终末血尿，均说明出血的部位可能是尿道、后尿道或膀胱靠近尿道的部位（膀胱颈或膀胱三角区）。（2）全程血尿，多说明出血来自膀胱或其以上的泌尿系统。（3）新鲜血块多来自下尿路，而"蚓状血块"则为肾脏出血，血经输尿管而铸型。

3. 出现血尿同时的合并症状：重要的有：（1）无症状，即所谓的"无痛性血尿"，多说明泌尿系统有肿瘤存在。（2）腰背痛，出血多来自肾脏。（3）肾绞痛，多说明肾脏出血，有小血块经过输尿管而引起绞痛。（4）排尿刺激症状，血尿多来自下尿路，病变引起膀胱刺激症状，可能与感染（原发的或继发的）有关。（5）梗阻症状，多指下尿路梗阻，排尿不畅。出血的病变多在膀胱或前列腺。（6）浮肿、血压高、发烧、出血倾向等周身症状，此多说明血尿的病因是肾小球肾炎或其他与出血有关的周身病或肾脏其他内科疾病。（7）其他与血尿有明确关系的症状，如运动后出血，可能是尿路结石或肾下垂，也可能是运动性血尿。

（二）尿液分析：除尿常规检查外，还要进行一些特殊的尿液分析，这对诊断与鉴别诊断有很大的帮助。

1. 尿的物理性状：即根据血尿血色的深、浅、性状初步估计出血量，也要注意血与尿混合的情况。一般在试管内尿呈棕色，烟雾状，多系内科疾病引起的血尿，如肾小球肾炎。也要注意血块之有无、血块的性状等。

三杯试验有鉴别出血部位的意义：一次排尿按顺序置三试杯内，如第一杯血尿重（或红细胞多），说明血来自尿道。第三杯血尿重，说明血来自后尿道或膀胱三角区。而三杯一致，说明血多来自上尿路或膀胱。

2. 尿残渣涂片镜检：显微镜下尿内红细胞的数量、形状对诊断和鉴别诊断有重要意义。同样地，镜下尿管型之有无，数量之多寡，鉴别上有意义。如有管型，说明出血的病变多在肾脏，内科肾脏退行性病变居多，肾小球肾炎可能性大。

3. 蛋白尿：蛋白尿之有无对诊断有意义，特别应注意与红细胞数量的相关关系。一般来讲，尿镜检，每个高倍视野下有红细胞 4 ～ 5 个，如果是离心尿，尿混入的血液为 0.002% ～ 0.01%，如为非离心尿，混入的血液为 0.03% ～ 0.1%，此时尿蛋白量超不过 0.3 mg/mL，常规检查不出蛋白尿。如常规检出蛋白尿，其蛋白量至少是 1 mg/mL。如果在上述镜检红细胞的水平上出现蛋白尿，说明肯定有蛋白漏出，而非血尿所致，因此有内科性肾脏疾病之可能。反之血尿重，尿蛋白少，外科性病因的机会就增多。

4. 尿培养：除了做非特异性菌的尿培养外，必要时也要做特异性菌（特别是结核菌）的尿培养。

5. 尿的相差显微镜检查：对鉴别肾小球出血或泌尿系统其他部位出血有意义。

本法由 Fairly（1982）提出，方法简单而实用。其方法是：用 10 mL 新鲜尿，在离心力 750 g 重量下离心 5 分钟，去掉 9.5 mL 的上清液，残量在 Fuchs–Rosenthal 室中用相差显微镜观察，如发现有畸形的红细胞则为肾小球出血，如无则为其他部位的出血。

（三）进行一些特殊检查

1. 尿瘤细胞检查：荧光法尿脱落细胞检查在因下尿路肿瘤而出现血尿的患者，准确率可达 90% 以上，特别是膀胱肿瘤。因本法简便、易行，可作为血尿的筛选方法之一。

2. 膀胱镜检查：出现血尿的当时进行膀胱镜检查有重要意义。（1）开始冲洗膀胱时，如易洗净，上尿路出血机会多。不易洗净者，多为下尿路出血。（2）膀胱出血部位，病变性质，膀胱镜下一目了然。（3）膀胱内如无病变，则进一步观察两侧输尿管口喷尿情况。如单侧喷血，为该侧上尿路出血，外科性病因机会多。如为双侧喷血，则内科性肾脏疾病为主。（4）两侧输尿管、肾盂插管，可分别收集肾盂尿做常规、细胞学或细菌学培养检查，同时做逆行性尿路（输尿管、肾盂）造影，对诊断很有补益。

血尿患者，除非病情危重，否则只要情况允许，均应立即进行膀胱镜检查，这样较易明确诊断。

3. 腹部平片或肾区断层片：主要重点在观察肾脏大小、轮廓、肾区、输尿管、膀胱区是否有结石影或其他钙化区。肾区断层片可能发现小的密度低的结石。

4. 肾盂造影：逆行性（与膀胱镜检查同时进行）或排泄性尿路造影不但在出现血尿时应进行检查，如有必要，也应在血尿停止后做重复检查。因有时在血尿发作时出现的尿路某处充盈缺损，可能系肿瘤，但也可能系血块造成。血尿停止后的复查，有助于上述二者之鉴别诊断。

血尿患者在诊断不清而又怀疑有外科性尿路疾病时，尿路造影也须定期多次复查，以期明确诊断。尿路造影对尿路疾病的具体诊断问题，这里不一一赘述。

5. 超声显象检查：B 型实时超声显象检查，对泌尿系统某些疾病（特别是肿瘤、结石、某些感染、前列腺疾病等）有诊断明确，操作简单，无损伤，无痛苦等优点而被广泛应用于临床。作为血尿患者病因初步筛选的应用，确有实际意义，故可列为常规检查方法之一。

6. 放射性核素扫描与 CT 断层：作为泌尿系统某些疾病的诊断手段，应严格掌握其适应症。前者多用于肾脏实质占位性病变，而后者对肾脏、腹后壁（包括肾上腺）、膀胱、盆腔、前列腺等部位的实质性占位病变（包括囊性占位病变）有很大的诊断价值。但由于设备较昂贵，目前尚难广泛应用。

7. 血管造影法：在用前述多种方法不能明确血尿原因的患者中，用本法可以进一步明确诊断者为 10% 以上。一般常用的血管造影法有两种。

（1）动脉造影法：主要采用经皮肤动脉穿刺插管法（Seldinger 法）。可做肾动脉、盆腔动脉

（包括膀胱动脉）的选择性动脉造影。后者还可以在造影的同时，先由造影导管注入血管收缩药，然后再注入造影剂造影。一般肿瘤血管不因注药而收缩（正常血管明显收缩），因此可更清楚地显示出盆腔（主要是膀胱）的肿瘤血管。

用本法特别对肾动静脉瘘、血管畸形或动脉瘤等出现的血尿有重要的诊断意义，这些多是用其他方法所不能诊断者。

某组（中村健治，1981）133 例特发性血尿病例，均为经过其他方法检查不能明确病因者。做了动脉造影法，有 12 例明确了出血原因，其中有肾脏动静脉瘘及动静脉畸形，动脉瘤，肾囊肿，小型肾细胞癌，肾盂肿瘤等。

肾动脉造影对①肿瘤性病变（肾细胞癌、肾盂肿瘤、肾 Wilm 氏瘤、膀胱癌、肾囊肿）；②肾血管性病变（肾动静脉瘘，动脉瘤等）；③肾外伤；④肾脏感染等均有其诊断特点，这些属于放射诊断学的内容，这里从略。

（2）逆行性肾静脉造影法（包括下腔静脉造影法）：与前法相似，经皮肤作股动、静脉穿刺，分别插入动、静脉造影导管，动、静脉造影同时进行。造影时先由动脉导管注入血管收缩剂，待肾动脉收缩后，再由静脉导管注入造影剂做静脉造影。所用血管收缩剂为正肾上腺素 15 ～ 20 μg，用盐水稀释。静脉造影用造影剂与动脉造影相同，造影剂注入速度为 10 ～ 15 mL/s。

文献报告还有用带气囊的静脉造影管，做闭合性肾静脉造影（occluded renal venography）。

应用此法可以把特发性血尿患者中的 10% 弄清诊断。近年来发现很多血尿是肾静脉出血所致，用此方法能找到 50% 的静脉出血原因，故本法近年来已被列为特发性血尿的常规检查方法之一。

根据此方法检查结果，能把与血尿发生的有关病理分成 6 型：①肾血管侧支循环形成型。②肾静脉狭窄型。③肾盂、输尿管静脉曲张型。④肾静脉血栓症。⑤肾静脉先天异常型。如环行肾静脉，左下腔静脉等。⑥其他。

以上病变，均能引起不同程度的肾静脉回流梗阻、肾脏郁血、出现血尿。

三、几种常见而易被忽略的血尿原因

（一）肾下垂：女性，消瘦，腹肌软弱者易得，是"特发性血尿"易被忽略的病因之一。其引起血尿的机理有二：①因肾脏活动度大，易引起肾静脉回流障碍而致肾郁血，改变肾小球毛细血管的通透性，因而滤过红细胞，出现显微镜下血尿，重症也可出现肉眼血尿。②因肾脏活动度大，有时易发生输尿管一定程度的梗阻，致肾盂内压增加，形成肾盂静脉通路，因而出现血尿。

肾静脉回流受阻，肾脏郁血严重，也能出现肾盂静脉通路。

应该强调指出，此类患者只有在多方检查不能明确其他血尿病因时，才能考虑血尿的病因可能是肾下垂，并应进一步加以证实，以免误诊。

（二）小结石：较小的，密度较低的尿路结石，在其排出过程中，往往引起血尿。其特点是血尿的同时，均伴有轻重不等的肾绞痛（单侧）。X光平片往往不能证实结石的存在，因此临床上易被忽视。此类患者，膀胱镜检可证实单侧输尿管口出血，该侧肾脏的断层X光片往往可证实结石存在，有时可利用24小时尿滤过沉渣法明确诊断。

（三）前列腺病变：前列腺炎（急、慢性）及前列腺增生均能引起镜下或肉眼血尿。其发病率不低，应列为引起血尿的重要原因之一。

（四）肾血管异常：由于肾血管造影技术的发展，对过去诊断较困难的肾血管异常已能明确诊断，并证实它是"特发性血尿"的重要病因之一。有关肾动脉病变（动静脉瘘，动脉瘤，血管畸形等）出现血尿的情况，过去介绍的已比较多，而对由肾静脉病变引起的血尿，临床上重视还不够。各种原因引起的肾静脉血流郁滞，均可引起血尿，是上部尿路出血的重要原因。中村健治等（1981）做了动物试验，肾静脉压超过30 mmHg时，即有血流郁滞，出现血尿。临床上多次证实，以手术解除此类血流郁滞后，血尿即可治愈。必须强调指出，这类病因引起的血尿并不少见。仁平宽已（1981）对46例"特发性血尿"患者做了肾血管造影，21例证实有各种类型的血管病变，是引起血尿的原因。其中还有较多的病例做了病因血管病变的外科手术，均取得了较好的结果。根据上述事实，我们可以得出这样的结论：凡认为是"特发性血尿"的患者，均应进行肾血管造影检查。

《中华泌尿外科杂志》1983，4（4）：253

阴茎癌

马腾骧　虞颂庭　丁厚发　天津医科大学附属医院系统外科教研组

阴茎癌是比较常见的肿瘤之一，根据国内一般统计，好发于农民及一些体力劳动者。它是可以预防的，在早期的病例，疗效也较满意。天津医科大学附属医院自 1948 年至 1958 年 6 月底期间内共收治阴茎癌患者 102 例，其发病率在我院仅次于膀胱癌，占收治之泌尿生殖系统肿瘤第二位。今将其在治疗及预防上的几方面内容概述如下。

临床资料

1. 总例数：102 例（其中 2 例未行手术）。

2. 包茎史：有明确记载者 94 例（92.1%）；无明确记载者 7 例；无包茎史者 1 例。

3. 腹股沟淋巴结情况：有阴茎癌同时有腹股沟淋巴结增大者 88 例（86.2%）；有阴茎癌无腹股沟淋巴结增大者 14 例（13.8%）。腹股沟淋巴结行活体组织检查者 54 例。腹股沟淋巴结病理证实有癌转移者 13 例，占所有淋巴结增大病例之 14.8%，占活体组织检查病例之 24.1%。

4. 治疗的情况：阴茎部分切除术 42 例，阴茎全切除术 36 例，阴茎部分切除术及腹股沟淋巴结剖解术 6 例，阴茎全切除术及腹股沟淋巴结剖解术 12 例，单独腹股沟淋巴结剖解术 2 例，包皮环切术 1 例，尿道移植术 1 例。

5. 治疗结果

（1）手术后 5 年以上之患者 37 例，有随诊者 10 例，其中未再发者 5 例（50%），复发或因肿瘤而致死者 3 例，其他原因致死者 2 例。

故在获得随诊病例中，5 年生存率为 50%。

（2）手术后 3 年以上之患者 64 例，有随诊者 23 例，其中未再发者 15 例（65.2%），有复发或死亡者 8 例。

故在获得随诊病例中，3 年生存率为 65.2%。

（3）手术后经过一年半以上之患者*86 例，有随诊者 35 例，其中未再发者 26 例（74.2%）。

---

*　一般文献认为阴茎癌如不施行手术治疗，绝大多数病例皆于诊断后之一年半内死亡。

（4）手术后不足一年半之患者 16 例，其中有随诊者 10 例，无 1 例复发。

讨　论

1.治疗问题：本组病例均采用手术治疗，未进行放射疗法的原因有二：（1）病情较晚，且绝大多数伴有严重之次发感染，有些学者认为在早期癌瘤（肿瘤大小直径不超过 2 cm 者）可用镭作表面放射治疗，但较大范围之病变则不宜施用。本组病例之病变，皆超过上述范围，保持阴茎之完整已不可能，且患者时有较烈之疼痛及恶味，亦希早日切除病灶[2]。（2）限于放射治疗之条件，无论镭或高伏 X 线皆不易日常应用，故未采用术前或术后之放射治疗。

本组病例中行部分阴茎切除者 42 例，有随诊者 16 例，其中 15 例未复发。其随诊期为：5～10 年者 6 例，2～4 年者 6 例，1 年以上者 3 例。

部分阴茎切除术有一定的指征，我们不能迁就患者，无原则地为求得保持过长的阴茎而招致癌之复发。一般于切除后阴茎仍能保留一定长度者方可施行部分切除术。应当指出，阴茎切断面与肿瘤之间的距离至少应在癌肿上缘 2 cm 以上，否则易于复发。在随诊病例中，1 例术后一月即有复发，显系断面距肿瘤过近所致。此外，全组中有 11 例曾在其他医院作过阴茎部分切除后复发而来我院求治者，在此 11 例中有 9 例经病理检查证实残端确有癌的复发，其余 2 例残端无复发，而腹股沟淋巴结证实有癌的转移。上述事实皆可说明断面与肿瘤间距离的重要性。因此，肿瘤范围较大，不符合上述情况者即宜采用阴茎全部切除术。

2.癌的转移及对腹股沟淋巴结治疗的意见：阴茎癌的蔓延绝大多数系由局部浸润或沿淋巴管转移，绝少有经血循环转移者。本文 102 例中除有 1 例怀疑有肋骨转移外，无一肺内或其远处血循环转移之病例。文献中也很少谈及有经血循环转移者。Colon（1952）的病例中有 2 例转移到椎体（经阴茎背静脉），Bassett（1952）的病例中有 2 例怀疑有肺内转移，但其中能被证实者仅 1 例。阴茎癌经淋巴系统而转移的主要途径有 3 种：

（1）包皮、系带、皮及皮下组织处之淋巴流向主要到浅腹股沟淋巴结，再与深腹股沟淋巴结相通；

（2）阴茎头及海绵体之淋巴流向耻骨上吻合丛，由此再流入深腹股沟淋巴结或髂外动脉淋巴结；

（3）尿道及尿道海绵体，其淋巴流向为一部入深腹股沟淋巴结，一部则进入沿髂外动脉之淋巴结。

故癌瘤如有淋巴结转移，最早则出现于腹股沟部。

阴茎癌癌栓，虽经淋巴系统向腹股沟或较深部的淋巴结转移，但临床上转移的病例并非多见。在我们的病例中，腹股沟淋巴结增大者 88 例（86.2%），其中确切证实有癌转移者仅 13 例，阳性率为 14.8%。如仅按临床上非常可疑而做过活体组织检查的 54 例来计算，其阳性率亦不过 24.1%。在未做活体组织检查的病例中，绝大多数患者于病灶切除之后腹股沟淋巴结逐渐缩小或消失。故由阴茎癌局部感染而引起之炎症性腹股沟淋巴结增大实较癌之转移为多。但不能否认，临床上腹股沟淋巴结并未增大，或淋巴结活体组织检查阴性之病例中实际已有转移，但为数甚少。因此，对患有阴茎癌同时有淋巴结增大的病例，应仔细进行淋巴结活体组织检查（多取出几个淋巴结，每个淋巴结做多次切片检查），及对病灶切除后之腹股沟淋巴结进行详细的观察，以免遗误。

根据以上材料，我们认为腹股沟淋巴结剖解术应当在证据确凿（活体组织检查证据），或高度怀疑有淋巴结转移癌的可能性时，再予以施行。既或如此，在我们施行的腹股沟淋巴结剖解术20例中，淋巴结阳性者亦仅有13例。所以，我们不主张无选择地在所有的病例中一律施行此种手术，因为，在所有的腹股沟淋巴结增大的病例中有癌转移者为数较少。且因手术范围较大，伤口愈合期长，伤口感染及淋巴水肿的发生将在很长的期间内严重地影响患者的体力劳动。反之，对腹股沟淋巴结剖解术抱有怀疑态度，认为阴茎癌经有淋巴结转移即很难治愈的观点，亦需批判。在我们的13例腹股沟淋巴结阳性而做了解剖术之患者中，有随诊者6例，均无肿瘤再发。其随诊期为：生存10年者1例，将9年者1例，2.5年者1例，1年者2例，3月者1例。

根据上述材料，为了说明腹股沟淋巴结剖解术的评价，我们对阴茎癌患者腹股沟淋巴结增大的治疗意见是：

（1）切除阴茎病灶之同时，若怀疑有腹股沟淋巴结转移者，则做腹股沟淋巴结的活体组织检查（亦可作为常规检查）。

（2）淋巴结活体组织检查如为阳性，则应进行腹股沟淋巴结剖解术。

（3）淋巴结活体组织检查阴性，于原发阴茎癌切除后，经数星期观察，炎性反应消失而在临床上仍怀疑有癌转移之患者，或在原病灶切除后患者之随诊观察中淋巴结逐渐发展者，也应施行上述手术。

（4）手术时间的选择最好在原病灶切除后有一定期间之间隔，这样可减少伤口感染及坏死。少数病例甚至可获得伤口一期愈合。两术时间间隔一般为两星期，但情况特殊（如在化学疗法，抗菌素控制感染的情况下），也可考虑一期手术，但伤口往往感染坏死，愈合期长，后患亦多，应尽力避免。为了交流经验，愿将我院关于腹股沟淋巴结剖解术之范围及手术操作之原则简介如下：

（一）切口问题，一般采用之切口有两种：（1）腹股沟韧带上缘1 cm作弧形切口贯连两侧髂前上棘。（2）两侧半月形纵切口，经腹股沟中点，其长度等于腹股沟韧带之全长，在腹股沟韧带上下各半。

以上两种切口各有利弊，前者便于手术操作，但多有皮肤坏死；后者暴露稍差，伤口感染或皮肤坏死则较少，可以酌情采用，我们则常采用第一种切口。

（二）应切除之淋巴结的范围、意见尚不一致，但其主要的淋巴结群均应全部切除。（1）大隐静脉平面以上之浅淋巴结群称"浅腹股沟淋巴结"。（2）与腹股沟韧带平行之淋巴结群称"浅下腹股沟淋巴结"。（3）阔筋膜之下淋巴结群（1～3个）称"深下腹股沟淋巴结"。

（4）深腹股沟淋巴结共有三组一上组为 Cloquet 或 Rosenmüller 淋巴结位于股环之侧面；中组在股管内；下组在大隐静脉与股静脉交界处之下面。（5）髂外动脉淋巴结群，分内、侧、前三组约有 8～10 个淋巴结。（6）耻骨上脂肪垫内之淋巴吻合丛。

为了达成上述目的，向上切除之软组织范围应达脐与耻骨联合之中间平面，两侧达髂前上棘、股部到阔筋膜内缘向下到股三角尖之平面，应当完全清除这些软组织及其淋巴结，在操作上，应切除大隐静脉及其分支，并完全暴露股管及切除其中之软组织及淋巴结，由此再剪断腹股沟韧带，向上清除髂外动脉淋巴结群，以后缝合腹股沟韧带。一般至此已足，再向上清除主动脉分支处之淋巴结群实无必要。

（三）手术操作时应采用锐器切除术，皮片分离不应过厚。

（四）充分引流伤口，避免积液积血，并减少感染或皮肤坏死的形成。

阴茎癌之治疗结果，虽不能达到完全根治，一般尚称满意，究其原因为：

（1）阴茎发生肿瘤，容易发现，不致延误过久；

（2）肿瘤蔓延较慢，且多沿淋巴系统转移，很少有血循环转移者；

（3）阴茎癌肿瘤细胞分化比较完整，恶性度低，转移者较少，在病理学上也供给了有力的证据。我组病例切除标本有详细细胞病理学分级者（Broder 氏分级）64 例，其中Ⅰ级者 42 例（65.6%）；Ⅰ～Ⅱ级者 1 例；Ⅱ级以上者 21 例。这 64 例中有腹股沟淋巴结转移者共 7 例，其中Ⅰ级者 1 例；Ⅱ级以上者 6 例（85.5%）。以上说明阴茎癌的细胞分化完整（Ⅰ级者占 65.6%）转移者少，而转移之病例中绝大多数皆系Ⅱ级以上者（85.5%）。

如果阴茎癌不予以治疗，由诊断日算起一般不能活过一年半（Furlong，1953）。在本组手术后，经过一年半之患者有 86 例，获得随诊者 35 例，其中 74.2% 的病例未再发且能照常工作，这说明手术治疗阴茎癌的结果是比较满意的。有些较小肿瘤可因包茎遮盖致未能发现。因此，若能普遍地对包茎患者施行包皮环切术，将有助于早期诊断，且亦可预防。

3. 阴茎癌的预防及治疗结果的提高：如众周知，阴茎癌之发生与包皮的过长及过紧有极其密切之关系，在本组病例有记载详细之 95 例中，94 例有包茎史。有 11 例虽曾施行包皮环切术，但因行手术较晚（表 1），以后仍然发生癌瘤。凡幼年即行包皮环切者无 1 例出现肿瘤，故包皮环切除宜在婴儿儿童时期施行，过晚则将减低预防之作用。

表 1 11 例晚期实行包皮环切术癌瘤发生情况

病例	年龄（岁）	行包皮环切时之年龄（岁）	包皮环切后到发生癌瘤之经过
王 XX	32	30	包皮环切术后伤口愈合甚佳，但 2 年后发生阴茎癌
王 XX	56	55	包皮环切术后伤口愈合甚佳，但 1 年后发生阴茎癌
赵 XX	52	50	包皮环切术后伤口愈合甚佳，但 2 年后发生阴茎癌
王 XX	29	22	包皮环切术后伤口愈合甚佳，但 7 年后发生阴茎癌

续表

病例	年龄（岁）	行包皮环切时之年龄（岁）	包皮环切后到发生癌瘤之经过
李XX	35	28	包皮环切术后伤口愈合甚佳，但7年后发生阴茎癌
王XX	59	55	包皮环切术后伤口愈合甚佳，但4年后发生阴茎癌
张XX	45	不详	不祥
郝XX	43	43	包皮环切后伤口不愈，以后发生肿瘤
卢XX	57	57	包皮环切后伤口不愈，以后发生肿瘤
李XX	24	24	包皮环切后伤口不愈，以后发生肿瘤
聂XX	39	39	包皮环切后伤口不愈，以后发生肿瘤

为了预防阴茎癌之发生及提高其疗效，应大力开展下列几项措置

（1）初生儿有包茎者，应施行包皮环切术或简单之背部切开；

（2）幼儿有包茎者，亦应尽早施行包皮环切术；

（3）普及卫生教育，加强宣传，使现有包茎之患者，及已患肿瘤之患者早日治疗；

（4）对包茎患者，于切除包皮后应进行紧密观察，以便做到早期发现癌瘤，早期治疗。

<h1 align="center">摘　要</h1>

1. 本文就本院1948年至1958年6月所收治的102例阴茎癌患者做了一般的临床分析。

2. 针对几个问题我们提出如下的意见。

（1）治疗问题：手术治疗是有效和较满意的方法。

（2）肿瘤转移问题：转移途径系沿淋巴系统，极少有血循环转移者。

（3）转移之淋巴结切除问题：应根据一定适应症施行之。

（4）治疗结果问题：尚称满意（5年生存率50%），但如采取一定措施当更可提高。

（5）阴茎癌的防止问题：包皮环切术有降低发病率的作用并应早期施行。

参考文献

[1] 张时纯，曹圣予，俞尧平. 阴茎癌：六三例临床分析[J]. 中华外科杂志，1955，3（7）：514-518.

[2] 陈家骧，章仁安，缪廷杰. 阴茎癌：病例分析及罕见病案报告[J]. 上海第一医学院学报，1957（4）：313-318.

输精管结扎后再连接 * 原因的初步分析

马腾骧　天津医学院附属医院外科

输精管结扎后再连接的可能性在理论上是存在的。著者从 1958 年开始，收治此类患者 8 例，所有患者从精液检查结果或切除标本的病理检查，皆证明原结扎手术无误，而其再连接则由以下事实证实。

（一）除 2 例例外，所有的患者结扎后精液检查已无精子，而再连接时发现精液内又出现了大量的活动精子，其数值接近或在正常范围之内。例外的 2 例，术后两月复查时，精子数值即已接近正常范围。

（二）有 3 例是结扎后因再孕发现的。

（三）有 3 例进行了手术，重新切断再连接处，并由肉眼和组织切片证实已有再连接。

发现再连接者最短两个月，而最长者无法证实。

8 例患者采取了手术治疗或避孕措施，3 例切除了再连接部分（包括连接处两端之输精管各长 3 cm），获得满意结果，5 例采用了阴茎套避孕的方法。

再连接病例输精管的病理改变

所有再连接输精管的病例在门诊上皆呈两断端由一硬结块连接一起，结块大小不定，由豆到小指端大，较硬，但有弹性。手术探查的病例，其病理情况，与门诊相符，两端输精管由一色白、质硬、椭圆形结块所连接，结块系纤维增殖，输精管近端（睾丸侧）多呈轻度扩张，而远端正常，两断端的连接有呈角度畸形（145°～170°），但亦有水平相连者。

显微镜下 3 例切除标本（切除连接处，两端并各带 3 cm 长的输精管一段），则有明显的不同。

例 1: 两侧各自不同。右侧输精管两断端呈水平连接，用探针可由一端输精管腔通过连接部直达对端管腔。显微镜下（组织切片），连接部的硬结完全是纤维组织，而两端管腔则由上皮细胞延续而连通，已无结扎丝线遗痕，两端管腔中皆有精子可见。

---

* 结扎后再连接指术后自动再通而言，非再手术吻合通者。

左侧输精管两断端连接呈 170° 角，用探针不能通过连接部，但用空针由一端注入液体可由对端滴出。显微镜下两端虽尚有结扎丝线遗痕，但管腔已由上皮延续而连通，两端腔内亦皆有一定数量的精子。

例 2: 外观与前者相似，但连接处之角度更大（150°），用探针不能通过。显微镜下两端腔并未连通，两端皆有结扎丝线存在，但两端管壁上各有多数裂隙，这些裂隙彼此连通，而各端管壁裂隙又分别与管腔通连。两端管壁裂隙中及管腔中均有精子可见。因此，两端管腔间接地由管壁裂隙而连通。

例 3: 两侧输精管之改变不同。右侧输精管两断端由一较大的硬结块连接，有角度畸形（160° 左右），探针不能通过连接处，但由一端注水可由对端滴出。显微镜下近侧端管腔扩张，上皮完整，而连接部由纤维组织包围而形成一囊，囊腔内除有大量精子外，还分别与两断端管腔相通，远端输精管外观正常。原结扎线在两断端皆无痕迹可寻。

左侧输精管两断端水平连接，没有连接的肿块，显微镜下改变如例 1。

再连接的机转和原因的初步分析

（一）手术时切除输精管段过短，结扎线不牢而脱落，手术后两断端又置于原位，不久，畅通的两断端（或一端通畅）直接接触愈合而畅通（图 1）。

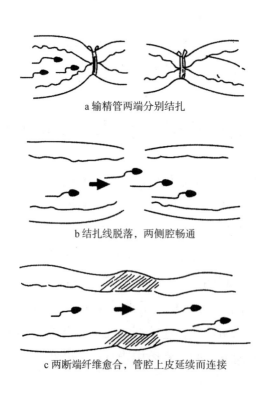

a 输精管两端分别结扎

b 结扎线脱落，两侧腔畅通

c 两断端纤维愈合，管腔上皮延续而连接

图 1

结扎线不牢以致松脱的可能原因有两种：

1.结扎不牢是技术上的失误，术后短期内由于输精管的活动，结扎线乃松动而脱落。

2.输精管剥离不净，周围软组织附带过多，虽结扎比较牢固，但由于输精管的收缩，管壁与软组织松脱，结扎线自然脱落。著者1958年曾探查1例输精管结扎后出血的病例，术时发现出血源是远侧输精管断端的软组织，输精管后缩，周围软组织较多，而结扎线仅缚于软组织上而已。估计由于软组织多，输精管断端后缩，结扎松脱失效而出血，再结扎后血乃止。

因此输精管结扎后，由于结扎松脱，通畅的两端管腔接触、粘连、愈合、形成再连接，例1右侧输精管的病理检查，完全符合这个情况。

（二）结扎虽较牢固，但切除段较短，术后两断端虽不通，但由于对端接触，近端管管腔内压力较大，不断的冲击，结扎线逐渐松动，而结扎处的管腔乃逐渐开放（图2），因此畅通。这种连通的机制，可由例1左侧输精管的病理改变证实。

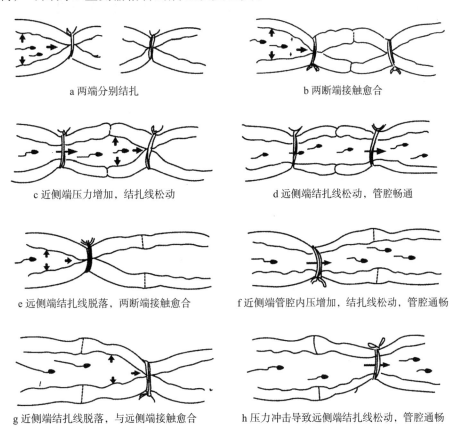

a 两端分别结扎　　　　　　　　　　b 两断端接触愈合

c 近侧端压力增加，结扎线松动　　　　d 远侧端结扎线松动，管腔畅通

e 远侧端结扎线脱落，两断端接触愈合　　f 近侧端管腔内压增加，结扎线松动，管腔通畅

g 近侧端结扎线脱落，与远侧端接触愈合　　h 压力冲击导致远侧端结扎线松动，管腔通畅

图2

（三）两断端结扎十分牢固，术后也没有松动，但亦因切除段过短，两断端首先接触愈合，以后可能由于管腔内压力过高的作用，两端管壁皆出现很多裂隙，这些裂隙互相连通，又各与其管腔通连，因此两端管通过这些裂隙间接相通（图3），这与例2的病理改变完全相符。

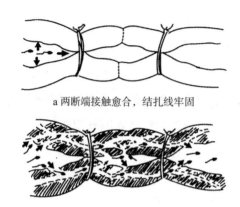

a 两断端接触愈合，结扎线牢固

b 两端管壁有裂隙相通，裂隙中及两端管腔中皆有精子出现

图 3

管壁为何出现裂隙，可能与管腔内压增加有关，但亦可能与管壁的淋巴管（或淋巴间隙）有关，目前尚不清楚，有待于进一步观察。

（四）假囊性连接。近侧端输精管压力增加，结扎线脱落，精子不断溢出，在纤维包绕的组织中，形成囊肿，以后再与远侧端相通（图4），这与例3的病理改变相符。

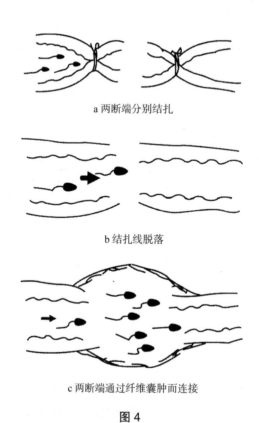

a 两断端分别结扎

b 结扎线脱落

c 两断端通过纤维囊肿而连接

图 4

初步分析以上4点是再连接的可能原因，但资料尚少，须待进一步研究。

再连接的预防措施

为了预防再连接，我们把输精管结扎术做了如下的改进。

（一）按常规暴露输精管，并切除一段，长 1.5 cm 左右（不可过长，给以后再吻合留有余地）。

（二）远侧端注入 0.01% 硝酸苯汞溶液 3 mL（或维生素丙 100 mg 代替，但效果不如前者好），灌洗输精管及精囊，直到患者有尿意感为止。立即产生避孕的作用。

（三）结扎输精管远端，并做反折结扎（图 5）。

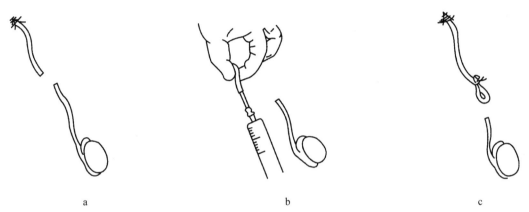

　　　　a　　　　　　　　　　　　　b　　　　　　　　　　　　c

a 切除一段输精管长 1.5 cm；b 远端管腔灌注 0.01% 硝酸苯汞 3 mL；c 近侧端不结扎，远侧端反折结扎

图 5

（四）近侧端（睾丸侧）开放，不结扎。

（五）按常规缝合伤口。

我们改进措施后共做了输精管结扎 100 例以上，初步观察基本上尚满意，无不良影响。

这些措施是否合理，是否有可能产生所谓的"精液肉芽肿"，则有待于进一步观察，但它确可达到操作简单，被术者无特殊不适感并且立即可产生绝育的作用及无再连接的可能，值得推广。

结　论

（一）输精管结扎技术操作不当，可以发生再连接的后果，招致失败。

（二）输精管再连接的病理改变颇不一致，再连接的发生机转也有所不同，但残端结扎不牢，切断端过短，输精管结扎后内压增加等，是发生再连接的重要条件。

（三）手术上采取合理的措施，可以防止再连接的发生。我院改进手术方法后的 100 例患者中没有再连接发生，而同期内 10 例普通方法结扎的患者中，竟发生两例再连接，故应引以足够的重视。

注：本文病理资料是天津医学院病理教研组提供的，特此致谢。

42 例医源性输尿管损伤的诊治

王靖宇　刘春雨　韩瑞发　马腾骧　天津市泌尿外科研究所

【关键词】　输尿管；创伤和损伤；医原性疾病

我院 1990 年 1 月至 2002 年 6 月共治疗医源性输尿管损伤 42 例，多为手术过程中损伤，现报告如下。

资料与方法

1.1 临床资料　本组 42 例中男 3 例，女 39 例，年龄 22 ～ 70 岁，平均（38.6±8.7）岁。其中部分或全部结扎 15 例，部分或完全断裂 24 例，粘连狭窄 3 例。损伤原因如下，（1）妇科手术：子宫切除术 21 例，卵巢肿瘤切除术 6 例，剖宫产术 3 例。（2）肠道手术：直肠癌根治术 7 例。（3）输尿管镜损伤 2 例。（4）宫颈癌术后放疗 3 例。损伤部位 40 例位于输尿管盆腔段，2 例在输尿管中段。19 例在术中及时发现，其余 23 例均于术后 1 个月内出现患侧腰部胀痛，其中合并尿液性腹膜炎 5 例，输尿管阴道瘘 10 例，发生时间为术后 4 ～ 11 d，平均 5.7 d，进行性少尿合并肾功能不全 5 例。除肾功能不全者外均行静脉尿路造影（IVU）检查，发现输尿管扩张及肾盂肾盏积水 8 例，肾脏不显影 8 例，造影剂流入腹腔者 2 例。23 例均行逆行输尿管插管，除 2 例导管插入至肾盂者予以保留外，其余 21 例插入 1 ～ 7 cm 处受阻后有 12 例行输尿管镜检查，发现 7 例完全闭锁，5 例管腔狭窄（1 例缝线横穿输尿管腔）。10 例阴道漏尿者膀胱内灌注美蓝后阴道未见蓝染，排除膀胱阴道瘘，其中 7 例患者静脉内给予靛胭脂，阴道内可见蓝染，明确为输尿管阴道瘘。

1.2 治疗方法 19 例术中及时发现的均做输尿管端端吻合或修补术。术后近期发现者 2 例逆行输尿管插管，5 例输尿管镜下插管。1 例缝线横穿管腔者于输尿管镜下剪断缝线，并扩张狭窄。5 例肾功能受损者暂行肾穿刺造瘘与 10 例尿瘘患者均于 3 个月后手术，其中 3 例行输尿管端端吻合术，10 例行输尿管膀胱再吻合术，2 例行输尿管皮肤移植术，术中放置输尿管支架管，术后 1 ～ 2 个月拔除。

结　果

术中及时发现的19例手术均获成功,随访6个月无后遗症。7例输尿管插管成功,术后7～20 d漏尿症状消失,导管于症状消失后4周拔除。1例输尿管镜治疗狭窄解除,症状消失。肾穿刺造瘘术后3例肾功能恢复正常,2例得到改善。15例经手术者术后腹膜炎及漏尿症状消失。3个月后复查B超或IVU提示13例肾积水消失,2例减轻。12例术后获随访6个月～5年,未复发。

讨　论

3.1 医源性损伤的常见原因　多为盆腔手术时操作不慎所致,妇科子宫切除、剖宫产手术是其常见原因[1]。引起损伤的主要原因有:（1）游离输尿管时可造成直接损伤,或钳夹输尿管时间过长游离过多使血液供应中断,发生缺血坏死,形成输尿管瘘。（2）解剖层次不清,术中使输尿管受压、移位,误认为结缔组织束被切断或结扎。（3）盲目操作或二次手术组织粘连严重,正常解剖关系不清,造成损伤。其他如盆腔放疗可以使输尿管发生粘连、管腔狭窄甚至完全闭合,引起进行性肾功能受损,是放疗难以避免的合并症。

3.2 诊断与鉴别　诊断术中输尿管断裂伤,因有尿液流出易被发现;而被结扎、缝扎或缺血坏死等术中不易发现,因此延期发现的医源性输尿管损伤多见。患者先出现伤侧腰部胀痛,若尿液流入腹腔可引起尿液性腹膜炎,女性可出现阴道漏尿。为鉴别是输尿管阴道瘘还是膀胱阴道瘘,需借助IVU、膀胱镜、输尿管镜及美蓝试验等辅助检查[2]。不能耐受IVU检查者,可行磁共振尿路水成像。膀胱镜检查可以观察膀胱内有无瘘口及输尿管喷尿情况,患侧输尿管常无尿液喷出;输尿管导管的放置还可明确损伤的部位。

3.3 治疗与预防　早期病例可直接行输尿管修补术[3]。但应首选在内镜下放置输尿管支架管,本组7例应用此法获得满意效果,避免了手术。影响肾功能、严重尿液性腹膜炎和高热等可行肾穿刺造瘘术,其余应待3个月局部炎性消退后,切除狭窄段,行输尿管膀胱再植。为防止尿液反流,可采用膀胱黏膜下隧道法,术后留管2周。有学者认为早期手术修复更有利于肾功能恢复。

医源性输尿管损伤术前预防和术中及时发现是关键。对于盆腔较大手术或疑有输尿管受压移位者,术前可行保护性输尿管插管,易于术中辨识,避免损伤;术中怀疑输尿管损伤者可静脉内给予利尿药或靛胭脂协助判断,必要时行输尿管逆行插管。输尿管镜在输尿管损伤的诊治中有重要价值,可直接观察受损情况,明确部位,在镜下可表现为狭窄、闭锁、无尿,其中1例观察到缝线横穿管腔。在治疗中可以辅助放置支架管作内引流以防狭窄和保护肾脏功能;对缝线横穿输尿管腔者予以镜下剪除,扩张输尿管。笔者应用输尿管镜诊治多用于10 d内、逆行插管受阻无感染、无尿道狭窄的病例[4],具有创伤小、并发症少、肾功能受损轻等优点。

参考文献

[1] MARIOTT G，NATALE F，TRUCCHI A，et al. Ureteral injuries during gynecologic procedures[J]. Minerva Urol Nefrol，1997，49（2）：95-98.

[2] SINGH I，NABIMS R，KUMAR M S，et al. Endourologic management of obstetrical ureterouterine fistula: Case report and review of literature[J]. Journal of Endourology，2001，15（10）：985-988.

[3] 张道新，吴国荃. 输尿管阴道瘘的早期修复（附10例报告）[J]. 中华泌尿外科杂志，1998，19（1）：20-22.

[4] 李文广，乔宝民，齐湘杰，等. 输尿管阴道瘘7例的诊断和治疗[J]. 临床泌尿外科杂志，2003，18（6）：377-378.

《天津医药》2004，32（6）：377

复方金钱草注射液等药物排石作用的实验研究

高伯生　马腾骧　张祖诏　邢克浩　郑开俊

天津市泌尿外科研究所　天津医学院第二附属医院泌尿外科　天津医学院生理教研室

在中西医结合排石疗法中，常联合使用多种中西药物以促进结石排出，但目前对某些药物特别是中草药促进排石的机理尚不完全明了。本文采用复方金钱草注射液、速尿、酚妥拉明等三种药物观察对麻醉犬输尿管动作电位与尿流量的影响，以期说明上述药物的排石机理，并就临床应用问题进行探讨。

材料和方法

随机选择体重为 10～20 kg 的健康杂交犬 25 只，雌雄约各半，分为 4 组。

1. 复方金钱草注射液组：使用北京市妙峰山制药厂生产的复方金钱草注射液，每 2 mL 内含金钱草 1 g、海金沙 0.4 g、石苇 0.6 g。按 0.25 mL/kg 体重的剂量静脉注射，用犬 8 只。

2. 速尿组：使用天津市红星制药厂生产的速尿注射液，按 0.4 mg/kg 体重，静脉注射，用犬 6 只。

3. 酚妥拉明组：使用上海市第十三制药厂生产的酚妥拉明注射液，剂量 0.25 mg/kg 体重，静脉注射，用犬 6 只。

4. 酚妥拉明加复方金钱草注射液组：静注酚妥拉明（0.25 mg/kg 体重）后第 15 分钟再静注复方金钱草注射液（0.25 mL/kg 体重），用犬 5 只。

以上各组实验过程中，均给以生理盐水 13 滴 / 分静脉滴注，以维持一定的尿量。

各实验组均采用自身对照，即给药前作为给药后的对照。给药前 1 分钟记录当时的输尿管动作电位频率和尿流量作为对照（第 4 组以静注酚妥拉明后第 14 分钟作为静注复方金钱草注射液给药前的对照），给药后 1、5、10、15、25、30、45、60 分钟分别记录当时的输尿管动作电位频率和尿流量。

在 3% 戊巴比妥钠静脉麻醉下（30 mg/kg 体重），行下腹正中切口暴露双侧输尿管下段，分别插入聚氯乙烯导管引流尿液。右侧引流到光电记录仪记录尿液滴数，作为尿流量的指标。左侧引流的尿液弃去，使膀胱处于空虚状态，以免影响实验结果。在距膀胱约 10 cm 之右输尿管壁上插入两枚针状电极，并接肌电仪引导出右输尿管动作电位，通过三笔记录仪将右输尿管动作电位频率和右侧输尿管的尿流量同时描记下来。

结　果

1. 复方金钱草注射液组：静注后输尿管动作电位频率增加，在给药后第 15 分钟最高，经 F 检验及 Q 检验，较给药前有显著性差异（$P < 0.05$），尿流量在给药前后无明显变化（$P > 0.05$），见表 1。

2. 速尿组：静注后输尿管动作电位频率和尿流量均有增加，经 F 检验及 Q 检验，输尿管动作电位频率在给药后第 20 分钟较给药前有显著性差异（$P < 0.05$），尿流量在给药后第 10 分钟较对照组有显著性差异（$P < 0.05$），见表 2。

表 1　复方金钱草注射液组不同时间输尿管动作电位频率与尿流量比较（$\bar{X} \pm SD$）

		列数	输尿管动作电位频率（次/分）	尿流量（滴/分）
给药前		8	8.5 ± 7.43	0.63 ± 1.06
给药后（时间：分）	1	8	9.13 ± 7.55	0.38 ± 0.74
	5	8	12.25 ± 9.77	0
	10	8	12.25 ± 7.23	0.38 ± 0.74
	15	8	13.25 ± 8.66*	0
	20	8	12.25 ± 8.55	0
	25	8	10 ± 6.70	0.13 ± 0.35
	30	8	10.88 ± 7.94	0.13 ± 0.35
	45	8	10.5 ± 9.10	0.13 ± 0.35
	60	8	10.63 ± 9.84	0.25 ± 0.71

* 与对照组比较有显著性差异（$P < 0.05$）。

表2　速尿组不同时间输尿管动作电位频率与尿流量比较（$\overline{X} \pm SD$）

		列数	输尿管动作电位频率（次／分）	尿流量（滴／分）
给药前		6	9.67 ± 1.37	0.5 ± 0.84
给药后（时间：分）	1	6	9.83 ± 2.64	0.83 ± 1.33
	5	6	11 ± 4.69	11.5 ± 17.55
	10	6	14.33 ± 4.03	15.67 ± 22.38*
	15	6	14 ± 5.29	12.83 ± 17.26
	20	6	16.67 ± 6.62*	9.5 ± 11.76
	25	6	15 ± 7.27	7.17 ± 10.28
	30	6	12.67 ± 5.28	6.67 ± 8.73
	45	6	10.83 ± 4.45	1.83 ± 2.86
	60	6	12 ± 4.73	0.67 ± 1.21

* 与对照组比较有显著性差异（$P < 0.05$）。

3. 酚妥拉明组：静注后输尿管动作电位频率减少，在给药后第15分钟最少，经F检验及Q检验，较给药前有显著性差异（$P < 0.05$），给药前后尿流量无明显变化（$P > 0.05$），见表3。

4. 酚妥拉明加复方金钱草注射液组：静注后，输尿管动作电位频率与尿流量，经F检验及Q检验，较给药前均无显著性差异（$P > 0.05$），见表4。

表3　酚妥拉明组不同时间输尿管动作电位频率与尿流量比较（$\overline{X} \pm SD$）

		列数	输尿管动作电位频率（次／分）	尿流量（滴／分）
给药前		6	7.33 ± 6.35	1.17 ± 1.94
给药后（时间：分）	1	6	4.83 ± 6.91	0.67 ± 0.82
	5	6	4.5 ± 4.85	0.17 ± 0.41
	10	6	4.67 ± 4.23	0.5 ± 0.84
	15	6	3.5 ± 2.88*	0.5 ± 0.84
	20	6	4 ± 3.69	0.67 ± 0.82
	25	6	4.5 ± 3.78	0.5 ± 0.55
	30	6	5 ± 3.58	0.67 ± 0.82
	45	6	6.17 ± 5.91	0.83 ± 0.98
	60	6	6.5 ± 5.47	0.33 ± 0.82

* 与对照组比较有显著性差异（$P < 0.05$）。

表4　酚妥拉明加复方金钱草注射液组不同时间输尿管动作电位频率与尿流量比较（$\bar{X} \pm SD$）

	列数	输尿管动作电位频率（次/分）	尿流量（滴/分）
给药前	5	6 ± 4.06	0.2 ± 0.48
给药后（时间：分） 1	5	5.4 ± 4.72	0.4 ± 0.55
5	5	7.8 ± 7.76	1.4 ± 0.55
10	5	7.4 ± 5.13	0
15	5	7.2 ± 5.81	0
20	5	5 ± 2.55	0.4 ± 0.89
25	5	9.4 ± 8.85	0
30	5	8.2 ± 8.85	0
45	5	7.4 ± 7.40	0
60	5	5.8 ± 8.01	0

讨　论

在排石治疗中，利尿，增加输尿管蠕动和扩大输尿管管径是有利于结石排出的因素[1]。

速尿是已知的利尿药，本实验中静注速尿后，输尿管动作电位频率和尿流量均有显著增加，说明速尿不仅有利尿作用，而且有增强输尿管蠕动作用。这两种作用均有利于排石。

本实验所用复方金钱草注射液包含三种成分：金钱草、海金沙和石苇。据邢克浩研究：金钱草、海金沙均有显著增加输尿管动作电位频率的作用。本实验证实含有金钱草、海金沙的复方金钱草注射液亦有显著增加输尿管动作电位频率的作用[2]。但本实验中未发现该注射液有利尿作用。我们认为可能与该注射液的制剂方法有关。因该注射液三种成分中只有金钱草有利尿作用，海金沙、石苇没有利尿作用[3-5]，而且金钱草利尿作用的有效成分据认为是其所含的水溶性物质——钾盐[6]。计子勋曾报告金钱草的醇提液无利尿作用[6]。本实验所用复方金钱草注射液系用水煎醇提方法制备的，其水溶性的钾盐可能提取不出来而无利尿作用。

输尿管上存在有肾上腺素能和胆碱能两种植物性神经纤维，并具有 α、β 两种肾上腺素能受体和胆碱能受体。酚妥拉明是 α-肾上腺素能受体阻断剂，对输尿管蠕动应起抑制作用。但各家报告出入较大。本实验证实酚妥拉明对输尿管确有抑制作用，能显著减少输尿管动作电位频率，而不影响尿流量，其作用可能是通过阻断输尿管壁上的 α-肾上腺素能受体而实现的。

静注 α-肾上腺素能受体阻断剂酚妥拉明后的第15分钟，即其作用最显著时，静注复方金钱草注射液，输尿管动作电位频率无增加，即酚妥拉明阻断了输尿管壁上的α-肾上腺素能受体后，复方金钱草注射液就不能再发挥增加输尿管动作电位频率的作用，提示复方金钱草注射液增加输尿管动作电位频率的作用可能是通过直接或间接地兴奋输尿管壁上的α-肾上腺素能受体而实现的，但这一点有待于进一步研究证实。

上述实验结果说明输尿管功能状态受尿流量及植物性神经的调节等多种因素的影响。各种药物促进排石的机理也各不相同，有的药物同时具有利尿和增强输尿管蠕动（增加动作电位频率）的作用；有的药物只具有其中一种作用[8]。应对各种药物进行筛选，根据实验结果指导临床用药。

根据上述实验结果，我们认为在排石治疗中可以采用复方金钱草注射液单独应用或与速尿联合应用以促进结石排出。酚妥拉明只用于急性肾绞痛患者，解除输尿管痉挛[9]。该药不宜与复方金钱草注射液合用，以免影响后者对输尿管蠕动的促进作用。

参考文献

[1] 遵义医学院急腹症研究组.诊治输尿管结石症的生理学基础（二）影响输尿管活动的药物及其与排石的关系[J].医药科技资料，1973（1）：46-54.

[2] 邢克浩，张文清，郑开俊，等.排石汤中单味药物对狗输尿管动作电位的影响[J].中华泌尿外科杂志，1984，5（2）：96-98.

[3] 王俐文，等.金钱草、马蹄金、鸭跖草、海金沙、满天星利尿作用的初步观察[C]//中国药学会第四届全国药学学术会议，1979.

[4] 王俐文，苏成业，张毅，等.四十余种中药对大白鼠利尿作用的研究[J].大连医学院学报，1965，5（1）：17.

[5] 吕兰薰.常用中药药理[M].西安：陕西科学技术出版社，1979：51.

[6] 计子勋.金钱草的利尿作用[J].武汉医学杂志，1964，5（1）：392.

[7] 上海第一医学院.人体生理学[M].北京：人民卫生出版社，1979：403.

[8] 林茂樟.输尿管结石排石原理的实验研究（中草药对狗输尿管蠕动和尿流量的影响）[J].中华泌尿外科杂志，1982，3（3）：205.

[9] KUBACZ G J，CATCHPOLE B N. The role of adrenergic blockade in the treatment of ureteral colic[J]. Journal of Urology，1972，107（6）：949-951.

尿石基质中的葡萄糖氨基聚糖

白铁男　马腾骧　天津医学院第二附属医院泌尿外科

韩玉植　天津市泌尿外科研究所

Boyce 等在 1956 年报告含钙尿石基质中的葡萄糖氨基聚糖（glycosaminoglycans，GAGs）[1] 以来，GAGs 在尿石形成中所起作用已引起人们的关注。很多作者分析了尿石的基质成分，Hata 等在 1972 年报道用二次电泳分析 GAGs[2]，为快速微量分析尿石基质中 GAGs 提供了有效手段。本文在 Hata 等方法的基础上略加改动，分析了尿石基质成分，并和其他报告结果进行比较。

材料与方法

一、尿石来源：1986 年 12 月至 1988 年 1 月尿石标本 35 块，其中含钙尿石 26 块，尿酸结石 5 块，磷酸镁铵结石 4 块，尿石的盐类成分由红外光谱法确定。

二、方法：应用 Hata[2] 法分析尿石基质中的 GAGs，电泳标本不同区带的 GAGs 改用光密度仪测量。应用 Lowry[3] 法测定尿石基质中的蛋白含量。应用 Bitter[4] 法测定 GAGs 中的己糖醛酸含量。

结　果

一、尿石基质中的蛋白含量：含钙结石基质中的蛋白含量为 2.03% ～ 23.37%，平均 9.64 ± 6.29%。尿酸结石基质中蛋白含量为 4.31% ～ 9.85%，平均 6.38 ± 2.17%。磷酸镁铵结石基质中蛋白含量为 3.31% ～ 11.45%，平均 7.7 ± 3.14%。各组间差异无显著性。

二、尿石基质中己糖醛酸含量：含钙结石基质中己糖醛酸含量为 0.14% ～ 1.47%，平均 0.68 ± 0.4%。尿酸结石基质中己糖醛酸含量为 0.06% ～ 0.79%，平均 0.52 ± 0.28%。磷酸镁铵结石基质中己糖醛酸含量为 0.7% ～ 0.83%，平均 0.43 ± 0.34%。各组间己糖醛酸含量的差异均无统计学意义。

三、结石基质中 GAGs 组成：含钙结石组硫酸软骨素（chs）平均为总 GAGs 的 50.37%，硫酸乙酰肝素（HS）为 25.89%，透明质酸（HA）为 21.13%，硫酸角质（KS）含量极微。尿酸结石组 chs 占 37.57%，HS 占 20.57%，HA 为 41.59%，KS 含量也极微。磷酸镁铵结石组 chs 平均占总 GAGs 的 28.48%，HS 平均为 7.14%，HA 为 61.07%，KS 平均为 3.27%。各组结石所含 GAGs 单一成分的量很不一致，其中 chs 和 HA 的含量差异有显著性。

讨　论

GAGs 为一类酸性粘多糖，广泛存在于皮肤、软骨、结缔组织中。GAGs 由己糖醛酸和己糖胺构成，因此，测定组织中的己糖醛酸含量可代表 GAGs 的含量。GAGs 有如下 7 种：硫酸软骨素 A（chs A），硫酸软骨素 B（chs B）、硫酸软骨素 C（chs C）、硫酸乙酰肝素（HS）、肝素（heparin）、透明质酸（HA）、硫酸角质（KS）。除肝素外，其他均可在人尿中检出[5]。GAGs 本身携带负电荷，易与钙离子结合，和体内骨化、钙化有密切关系。尿石基质中的 GAGS 究竟是尿石形成所必需的核心物质，还是普通的混合沉淀物，至今未能明确，虽然 chs 和 HS 都带有很强的负电荷，易与钙离子结合，但不能证明 GAGs 有促进尿石形成的作用，相反，Robertson 等认为，GAGs 有抑制草酸钙结晶化的作用[6]。

临床所见结石一直被认为是由有机的成核物质外面包被以结晶组成的微小结石，逐渐凝集、生长而成。在正常人尿中，虽有多量结晶，但不形成结石，此乃尿中含有结石形成抑制因子之故，相反，结石患者尿中形成结石的促进因子增多。GAGs 和尿石形成有密切关系，深入研究相当重要。

早在 1956 年就发现了尿石基质中含有 GAGs[1]，之后也有不少类似的报告。Roberts 等报告，结石基质中的 GAGs 主要是 HS 和 HA[5]，未发现 chs，认为 HS、HA 可促进结石形成。马场志郎等认为结石基质中的 GAGs 主要是 HS（35.5%）和 HA（21.3%），但也有少量的 chs[7]。Nishio 等认为，不同种类的尿石基质中，其 GAGs 成分亦各异，草酸钙和尿酸结石基质主要是 HS，而磷酸盐结石又以 HA 为主，各作者的研究结果并不一致[8]。

本文结果和国外作者的研究不完全一致，即在任何种类结石基质中均可检测到 chs。在含钙结石组中，chs 是基质中 GAGs 的主要成分，在尿酸和磷酸镁铵结石组中，chs 的含量很低，相反，HA 的含量明显增高，在个别结石基质中，不能检出 GAGs 的各种成分，其含量幅度波动也很大，这种现象类似于 Roberts 报告的结果[5]。在少数结石基质中，还可检出在尿中极微量的 KS，KS 在结石形成中的作用，应引起重视。

GAGs 在尿石形成中的作用是促进还是抑制，结石基质中 GAGs 是结石的成核物质还是在结石形成过程中单纯沉集于其中，尚不明确。本组资料各种不同的 GAGs 虽在结石基质中占有一定比例，但因其含量波动范围很大，并无一定规律。尽管如此，基质中的 chs 所占比例远远低于尿中的比例，个别结石基质中甚至不能检测到 chs，GAGs 全部由 HA 和 HS 构成。而且结石基质中 HA 和 HS 所占比例远远高于尿中所占比例，尤其是 HA 更为突出，这在尿酸和磷酸镁铵结石组中特别明显。上述结果一方面说明结石盐类不同，基质 GAGs 构成也不同，另一方面也说明 HA 和 HS 与结石形成有密切关系。正常尿中 GAGs 以 chs 为主，约占 70%，HA 和 HS 所占比例较小，只有当肾组织受损伤时或尿路发生感染时，构成间质成分的 HA 和 HS 才释放到尿中，而损伤和感染在临床上正是尿石形成的诱因，这说明，肾脏损伤和尿路感染时尿中增多的 HA 和 HS 可促进尿石形成，而 chs 则不能肯定，可能会抑制尿石形成，在体外实验中，也能观察到 chs 抑制草酸钙结晶的凝集、生长[9]。综上所述，因 GAGs 各不同成分对尿石形成的作用不同，笼统地讨论 GAGs 和尿石形成的关系是不确切的，应对其各个不同成分逐一评价，这对尿石症的正确治疗以及预后估计，预防尿石发生都有指导意义。另外，尿石基质中的有机成分以粘蛋白为主，深入研究粘蛋白在尿石形成中的作用也很必要。总之，含钙结石基质中 GAGs 主要为 chs，其他依次为 HS、HA、KS。非含钙结石基质中的 GAGs，HA 所占比例明显增高，以磷酸镁铵结石最高，相反，chs 所占比例明显减少。

参考文献

[1] BOYCE W H，et al. J Urol，1956，76（2）：213.

[2] HATA R，et al. Anal Biochem，1972，45（3）：462.

[3] LOWRY O H，et al. J Biol Chem，1951，193（2）：265.

[4] BITTER T，et al. Anal Biochem，1962，4（2）：330.

[5] ROBERTS S D，et al. J Urol，1986，135（5）：1078.

[6] ROBERTSON W G，et al. Clin Sci，1972，43（3）：499.

[7] 马场志郎 . ほか、日泌尿会志，1983，74（3）：608.

[8] NISHIO S，et al. J Urol，1985，134（3）：503.

[9] 铃木孝治 . 日泌尿会志，1981，72（4）：842.

《天津医药》1993（10）：624

人工尿液中 GAGs 对草酸钙结晶凝集的影响

白铁男　马腾骧　王　瑾　天津医学院附属第二医院泌尿外科

【摘要】　应用人工尿液环境，观察近似人尿 GAGs 组成的 GAGs 溶液对草酸钙结晶凝集的作用，发现有轻度的抑制活性，同时 Chs 在此环境中对结晶凝集有抑制活性，而 HS 却有促进作用。

【关键词】　尿；葡萄糖氨基聚糖类；草酸钙；结晶；凝集

尿石患者尿中排泄葡萄糖氨基聚糖（GAGs）对尿石形成具有一定作用。我们利用人工尿液作为单纯的分析系统，分别比较分析了 GAGs 成分在其中对草酸钙结晶凝集的作用。

材料和方法

按桑原正明[1]提出的人工尿液组成配方配制人工尿液见表 1，配制结束后立即应用。

表 1　人工尿液组成 mmol/L

$CaCl_2 \cdot 2H_2O$	3.8
$MgCl_2 \cdot 6H_2O$	3.0
NaCl	72.1
$NaSO_4$	14.5
$Na_3Citrate \cdot 2H_2O$	2.2
$Na_2Oxalate$	0.15
KH_2PO_4	18.7
KCl	19.3
NH_4Cl	17.2

续表

Urea	41.6
Creatinine	9.3
total Na	108.0
K	38.0
pH	5.7

用双蒸无离子水配制类似人尿中 GAGs 溶液，其中硫酸软骨素（Chs）占 60%，硫酸乙酰肝素（HS）占 25%，透明质酸（HA）占 15%。另外配制浓度为 100 μg/dL 的 GAGs 单一成分溶液（反应液浓度）。

取有盖试管加入人工尿液 10 mL，加入 1 mmol/ L CaCl$_2$ 1 mL 后再加 ^{45}CaCl$_2$，最后剂量为 0.2 μci/mL，充分混匀后作总计数。然后加入 GAGS 溶液或空白对照 1 mL，最后加入 20 mmol/L 草酸钠 0.4 mL。混匀，在 37℃下，搅拌，孵育 4 h 后，将反应液用直径 8 μm 的微孔滤膜过滤，使直径大于 8 μm 的草酸钙结晶截留下，滤液离心后，取上清作 cpm 计数，微孔滤膜同样作 cpm 计数。

GAGs 购自西格玛公司。^{45}CaCl$_2$ 购自中国原子能工业中心。微孔滤膜购自上海医药工业研究院。

将标本的非凝集结晶率减去对照的非凝集结晶率即得出结晶抑制活性，当抑制活性小于 0 时，对结晶凝集有促进作用，大于 0 时有抑制作用。

$$非凝集结晶率 = \frac{cpm \cdot 滤液 - cpm \cdot 上清}{cpm \cdot 总计数 - cpm \cdot 上清} \times 100$$

结　果

在人工尿液中，各种 GAGs 的单一成分对草酸钙结晶凝集的抑制活性见表 2。

除 HS 之外，其他 GAGs 成分对草酸钙结晶凝集有抑制活性，但 HA 的抑制活性较低。HIS 的抑制活性为负值，有促进结晶凝集的作用。

各种 GAGs 的混合液在人工尿液中对草酸钙结晶凝集的影响见表 3。各种 GAGs 按正常尿中比例的浓度对结晶凝集仍有一定作用，其中 Chs A+Chs B+Chs C 混合液对草酸钙结晶凝集有较大的抑制活性，HA+HS 对结晶凝集有促进作用。当 HS 和对结晶凝集有抑制作用的 KS、Chs B 共同作用时，对草酸钙结晶凝集仍有促进作用。

表 2　在人工尿液中，GAGs 的单一成分对草酸钙结晶凝集的抑制活性

成分	抑制活性
Chs A	13
Chs B	15
Chs C	15
HS	−25
HA	3
KS	15

表 3　人工尿液中各种 GAGs 的混合液对草酸钙结晶凝集的作用

成分	抑制活性
Chs A+Chs B+Chs C+HS+HA+KS	15
Chs A+Chs B+Chs C	27
Chs A+Chs c	25
HS+HA	−10
HS+KS	−5
HS+Chs B	−2
HS+KS	5
HS+Chs B	1

讨　论

　　Chs A 对草酸钙结晶的凝集、生长均有抑制作用[2]。Bowyer 等[3] 等也认为，Chs A 和 Chs C 是尿中对草酸钙结晶凝集生长的主要抑制物质。从尿中提取的 GAGs 可抑制草酸钙结晶的凝集生长。因在肾组织和尿路上皮中存在的 GAGs 以 HS 和 Chs B 为主，无 Chs A 和 Chs C[5-6]，因此，HS 和 Chs B 在尿石形成过程中的作用应引起重视。也有人报道尿中 GAGs 不是草酸钙结晶凝集的抑制因子[7-8]。这些结果不一致，一是由于实验方法不同，二是因 GAGs 本身有多种成分，各种成分对草酸钙结晶的凝集生长作用也不一致。另外，在实际尿液环境中，GAGs 不是以一种单一成分来对结晶凝集发挥作用[9]，更可能是两种以上的复合物质共同对结晶发生作用。尿内复杂的理化环境也必然影响草酸钙结晶的凝集生长。因此，在接近实际尿液的环境中检查 GAGs 单

一成分和复合成分对草酸钙结晶凝集、生长的作用十分必要。

本实验首次在人工尿液环境中，分析了 GAGs 对草酸钙结晶凝集的作用，Chs A、Chs B、Chs C、KS 及 HA 均表现出抑制活性，唯有 HS 有促进活性，HA 虽有抑制活性，但水平较低，和对照组相差无几。结果和 Robertson[2] 及 Bowyer 等 [3] 的结果大体一致。但 KS 和 Chs B 在人工尿液中对草酸钙结晶凝集的抑制作用，尚未见到报道。本实验进一步用类似正常人尿 GAGs 的组成，检测其抑制活性，结果也表现出抑制作用，虽然所用试剂均为商品，不能和正常人尿中所检测到 GAGs 成分完全一致，但在某种程度上也证明了正常人尿中的 GAGs 对草酸钙结晶凝集有抑制活性。相反，HS 和 HA 的混合溶液却表现出促进作用。不同的是，HA 和有抑制作用的 KS、Chs B 的混合液，对草酸钙结晶仍有轻度的抑制活性，而 HS 和 KS 及 Chs B 的混合液却表现出了促进作用。这在一定程度上可以认为 HS 对草酸钙结晶凝集的促进作用比 HA 大。这方面的研究，目前报道甚少，有待于今后更深入的研究。

参考文献

[1] 桑原正明 . 尿中イオン化力ルシウムの研究 [J]. 日泌尿会志，1980，71:1364.

[2] ROBERSTON W G，PEACOCK M，NOROTN B. Inhibitors of the growth and aggregation of calcium oxalate crystals in vitro[J]. Clin Chim Acta，1973，43（1）：31–37.

[3] BOWYER R C，BROCKIS J G，MCCDLLOH R K. Glycosaminoglycans as inhibitors of calcium oxalate cryatal growth and aggregation[J]. Clin Chim Acta，1979，95（1）：23–28.

[4] SALLIS J D，LUMLEY M F. On the posible role glycosaminoglycans as natural in hibitors of calcium oxalatestones[J]. Investigative Urology，1979，16（4）：296–299.

[5] CASTER C W，GREEN J A. Regional distribution on acid mucopoly saccharides in the kidney[J]. J Clin Invest，1968（47）:2125.

[6] KUWAHARA M，et al. Bacterial infection and acid mucopoly saccharides in epithelium of rat urinary bladder[J]. Urol Res，1982（10）：93.

[7] 木村行雄 . ほか . 尿路结石发生机序についマの实验的研究 Zatapotential を中心としつ [J]. 日泌尿会志，1976，67:311.

[8] 伊藤晴夫，岛崎淳 . 蓚酸力儿シウム结晶の成长を抑制す高分子物质にフソマの研究，第 4 编，尿中べフシノータンちよびムユポリサッカロイドの移酸カルシウム结晶成长抑制活性について [J]. 日泌尿会志，1978，69:135.

[9] 铃木孝治 . 尿路结石症の研究—移酸カルシウム结石患者における结晶凝集の探讨 [J]. 日泌尿会志，1981，72:842.

《中华泌尿外科杂志》1994，15（2）：126

第八篇

马腾骧教授博士研究生学位论文摘要

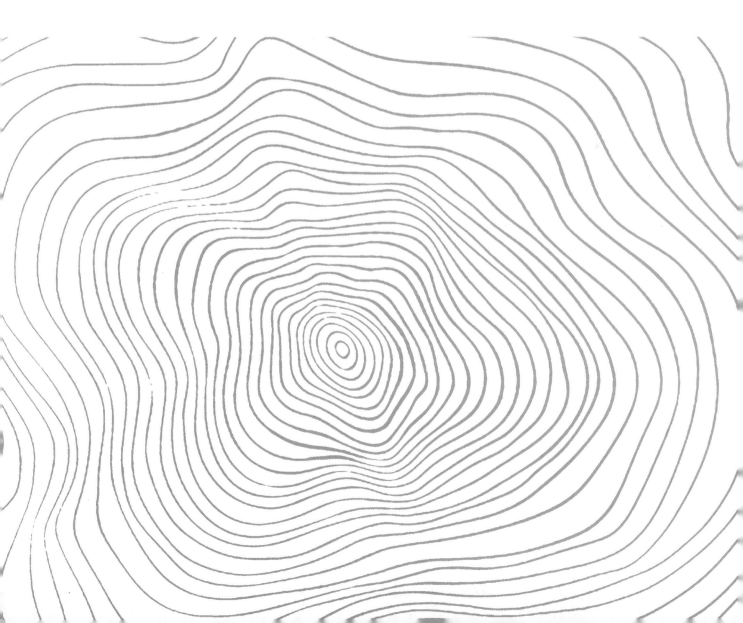

一侧输尿管不全梗阻解除前后的实验研究

摘　要

现代医学对输尿管完全性梗阻已积累了丰富的临床资料和研究成果，但不全梗阻的研究报道相对甚少，尤其是一侧输尿管不全梗阻解除前后的实验研究就更少。长期以来，一侧输尿管不全梗阻一直是泌尿外科领域一个重要而复杂的研究课题，原因在于缺少一种合理的、标准化的一侧输尿管不全梗阻的动物模型，故使不同作者的实验结果难趋统一，甚而相互矛盾；且临床医生对一侧输尿管不全梗阻病例的诊断治疗、预后的认识亦多有分歧，尤其如何判断不全梗阻对肾功能影响的程度、解除梗阻的时机和预测肾功能恢复能力这一"古老"课题至今仍未满意解决，为此，本课题设计：

1. 研制一种新的标准化的兔一侧输尿管不全梗阻的动物模型。

2. 选择该模型一侧输尿管不全梗阻解除前后不同时段采集的血、尿标本，用液相色谱（Shimadzu LC-3A）、紫外分光光度计（Shimadzu SPD-1）等定量检测组织细胞增殖、分化的重要调控物质——精脒（spermidine，Spd）、腐胺（putrescine，Put）、精胺（spermine，Spm）的浓度变化及有关泌尿系统常规检测指标，探讨不全梗阻存在的不同时间与肾脏代偿性生长（compensatory renal growth，CRG）的关系，及其输尿管解除梗阻后对肾功能的影响。

3. 回顾性分析我院泌尿外科近5年，具备IVU等完整影像资料，行双输尿管皮肤造口术后的34例临床资料，观察解除梗阻后分肾尿量变化与肾功能恢复的关系。

实验一：研制一种新的、标准化的兔一侧输尿管不全梗阻的动物模型

目的　既往资料显示，不论单侧或双侧，人们很容易得到一个满意的急、慢性输尿管完全性梗阻的动物模型，但不全梗阻，却困难重重，为了确保一侧输尿管不全梗阻动物实验准确性、可靠性和可重复性，设计一种新的，合理的，标准化的，能广为同行所接受的兔一侧输尿管不全梗

阻的动物模型。

材料和方法　3月龄（青春期前）、体重1300～1700 g的新西兰纯种雄兔（军科院实验动物中心），在水、食、光照完全符合标准的饲喂环境下，将48只新西兰纯种雄兔，分成5组，对照组为16只，其余4个试验组则每组8只。所有动物都在3%戊巴比妥钠，按1 mL/kgBW，耳缘静脉注射全麻下，行双侧输尿管皮肤造口术，两侧分别导入硅胶管并连接无菌集尿袋（选用无菌避孕套替代）密闭引流，试验组则于左侧硅胶管上留置水止（电器开关上的接线螺栓），并将集尿袋分别固定于特制的动物"背心"的两侧口袋内，以防动物抓咬集尿袋。

对照组：单纯行双侧输尿管皮肤造口术，两侧输尿管保持通畅，密闭引流，不造成梗阻；实验组则使用水止严密控制与左侧输尿管连接的硅胶管，使其24小时密闭引流的尿量为右侧（健侧）尿量的1/5，制成左侧输尿管标准化不全梗阻的动物模型。

实验1组：持续左侧不全梗阻7天后，再解除梗阻，将其杀死，解剖肾脏，观察肾盂积水程度及相关实验室检查。

实验2组：持续左侧不全梗阻7天后，再解除梗阻，继续饲养至30天，将其杀死，解剖肾脏，观察肾盂积水程度及相关实验室检查。

实验3组：持续左侧不全梗阻14天后，再解除梗阻，将其杀死，解剖肾脏，观察肾盂积水程度及相关实验室检查。

实验4组：持续左侧不全梗阻14天后，再解除梗阻，继续饲养至30天，将其杀死，解剖肾脏，观察肾盂积水程度及相关实验室检查。

所有动物定时、分侧记录体重、尿量、肾盂容积、血和尿标本的多胺含量，以及肾脏干、湿重量。

结果　①对照组左右两侧肾脏干、湿重量、肾盂容量无显著性差异（$P > 10.0$）；②实验1组和实验2组左右两侧肾脏干、湿重量、肾盂容量无显著性差异（$P > 1.0$）；③实验3组和实验4组左右两侧肾脏干、湿重量、肾盂容量则显著性差异（$P > 0.05$），即左侧输尿管不全梗阻14天后，形成左侧肾脏积水，且积水程度之间无明显差异（$P > 1.0$）。

结论　兔双侧输尿管皮肤造口术，控制一侧尿量为对侧尿量的1/5，造成一侧不全梗阻14天后，可形成标准化的一侧不全梗阻的动物模型，同时双侧采集尿液标本极为方便，为进一步研究一侧不全梗阻的病理生理改变，提供了简单、实用、标准化的动物模型。该动物模型在研制的指导思想和方法国内外未曾报道。

附：历史上报道的不全梗阻动物模型

1.结扎法（Scott，1912）：直接结扎输尿管，其不全梗阻的程度完全寄托于手术操作的松劲强度。也有人将一棒状硬物作为支架，与游离出来的输尿管同时结扎，然后再除之棒状支架，以期得到内径一致的不全梗阻的动物模型，实际上仍很难控制不全梗阻的程度，且阻断了输尿管神经、血管的连续性，现已很少有人采用。

2.腰肌掩埋法（Ulm，1962）：游离输尿管植入腰大肌内，再将腰肌间断缝合，梗阻程度依输尿管在腰肌内掩埋的深度和腰肌缝合时的松紧而异。此法至今仍广泛采用。

3. 输尿管周围组织直接缩窄缝合（Chevalier，1984）：直接利用输尿管周围的结缔组织缩窄缝合，依靠手术操作的技巧，形成外在输尿管压迫，达到不全梗阻的目的，此法与腰肌掩埋法雷同。

4. 照射法（Knowles，1985）：体外照射，导致放射性输尿管炎，及腹膜后瘢痕形成，最终形成输尿管不同程度的梗阻，甚至完全性梗阻。

5. 外置套管法（Chevalier，1985）：根据输尿管肌层的厚薄程度及其实验目的要求，选用不同长度和内径的聚乙烯管，纵行切开，套在大鼠输尿管外，以期建立标准化不全梗阻的动物模型。

6. 内置套管法（Ryan，1987）：将一根 2 cm 长不同内径的胶管置入一侧输尿管内，即所谓"人工中段输尿管"，用丝线固定，通过改变胶管内径，控制不全梗阻的程度，最后获得较为满意的不全梗阻的动物模型。

7. 输尿管膀胱开口内置套管法（日学者 Masui，1986）：采用末端呈漏斗状的聚乙烯管，经输尿管膀胱开口处，顺输尿管向心性导入，漏斗部与膀胱壁结扎固定，漏斗口内用胶塞堵牢，塞上留一小孔，允许一定量的尿液排出，获得中度不全梗阻的肾积水模型，检测时将左侧输尿管皮肤造瘘，另建膀胱造瘘，用多孔胶管收集右侧不全梗阻的尿液，以期满足分肾取尿的目的。

总之，建立不全梗阻动物模型，普遍存在的问题是很难做到不全梗阻的标准化。结扎的松紧、掩埋的深浅、照射部位的选择、放射剂量的调控，加之肾脏不同个体间对静水压升高顺应性的千差万别等，皆增加不全梗阻后肾脏的形态、功能、流体力学等诸方面的差异，因而严重影响了实验结果的准确性和可重复性。再有，很多方法取尿困难，不便于分肾功能的测定，致使结果不一。

实验二：兔一侧输尿管不全梗阻解除前后对肾脏代偿性生长的影响

目的　观察一侧输尿管不全梗阻解除前后对肾脏代偿性生长的影响，探讨不全梗阻持续存在的时间、梗阻的程度与肾功能损伤的关系，判断解除梗阻的时机，并为预测梗阻解除后肾功能恢复的可能性提供实验依据。

材料和方法　采用新研制的兔一侧输尿管不全梗阻的动物模型（材料和方法与前一实验相同），选择不全梗阻解除前后不同时段，对采集的血、尿标本进行 4- 氟 -3- 硝基二氟甲苯（4-fluoro-3-nitrobenzo trifluoride，FNBT）行生处理，采用内标法，用紫外分光光度计、液相色普重复三次描记色谱图，将每一标本的精胀、腐胺、精胺各峰面积均值，与标准样品比对，并绘制标准样品工作曲线图，计算各自相对校正系数（$f' = C_x A_s / A_i$）后，得到被测样品浓度（µg/mL），定量检测组织细胞增殖、分化的重要调控物质——精胀、腐胺、精胺的浓度变化及有关泌尿系统常规检测指标。

结果　所有实验组血尿标本多胺含量基本一致，与对照组相比，梗阻当天开始，血、尿标本的多胺含量即明显升高（$P < 0.05$），右侧尿标本明显高于左侧（$P < 0.05$），解除梗阻后 78 h 内降至正常。各实验组之间差异不明显（$P > 1.0$）。

结论 肾脏代偿性生长反应非常迅速和敏感；一旦触发 CRG，即便解除梗阻，细胞增殖分裂仍能持续 72 h；促肾生长素（renotropin）的生物活性同时表现在双侧肾脏。

实验三：34 例双输尿管皮肤造口术后分肾尿量的临床资料回顾性分析

目的 探讨一侧输尿管不全梗阻解除后，梗阻侧尿量变化与肾功能恢复的关系。

材料和方法 34 例膀胱肿瘤，行膀胱全切，双输尿管皮肤造口术，根据术前 IVP 显示输尿管梗阻情况，将患者分为 4 组，第一组双侧无梗阻；第二组双侧梗阻；第三组一侧轻度梗阻；第四组一侧重度梗阻。

结果 第三组梗阻解除后，患侧尿量明显多于健侧（$P < 0.05$）；其他三组皆无显著性差异。

结论 从少数临床资料看，早期解除梗阻是减少肾功能损伤的最佳治疗方法。

（王建民 1985 级；导师 马腾骧教授）

膀胱内灌注"BCG"抗肿瘤作用机制的探讨

摘　要

BCG 灌注在预防与治疗浅表性膀胱肿瘤上的临床效果是众所周知的，但其抗肿瘤作用机制尚不清楚。虽有资料提示，BCG 抗肿瘤作用与细胞介导的免疫反应有关，但在临床上仍缺乏足够的证据。本文就 BCG 灌注抗肿瘤作用机制进行了探讨。实验由以下三个部分组成。

第一部分　BCG 灌注对膀胱局部组织免疫细胞的调节及生物学效应的观察

一、BCG 灌注对膀胱癌及黏膜组织 MNC 的调节

该研究应用单克隆抗体免疫组化方法，对 16 例浅表膀胱肿瘤 BCG 灌注前后，癌内及黏膜组织中"白细胞亚群"的数量和分布做了定位观察，同时，对癌内和黏膜上皮细胞 HLA-DR 抗原的表达进行了研究。

实验结果显示：BCG 灌注前，癌内和黏膜组织中 leu-1+、leu-3a3b+、HLA-DR+ 和 leu-7+ 细胞的数量较少，leu-2a+，细胞的数量相对增加，leu-3a3b+/leu-2a+ 病细胞的比值相对降低。BCG 灌注后，H 和 E 染色显示，肿瘤及黏膜组织内可见明显的圆形细胞浸润，黏膜下可见空泡样变性，但未见肉芽肿及淋巴细胞团。ABC 染色结果显示：癌与黏膜组织中 leu-1+、leu-3a3b+、HLA-DR+ 和 leu-7+ 细胞显著增加，以 leu-1+ 和 leu-3a3b+ 细胞变化更为显著。leu-2a+ 细胞相对减少，leu-3a3b+/leu-2a+ 细胞比值增大，与灌注前相比，差别非常显著（$P < 0.01$）。癌内和癌旁黏膜组织内免疫细胞的数量同远侧黏膜相比，差别非常显著（$P < 0.01$）。癌内与癌旁黏膜比较，免疫细胞的数量和 leu-3a3b+/leu-2a+ 细胞的比值无明显差别（$P > 0.05$）。

在高倍镜下，亦可见 leu-7+、HLA-DR+ 和 leu-3a3b+ 细胞与肿瘤或淋巴细胞发生直接接触，其效应细胞胞浆呈极向化现象。以上结果提示，BCG 灌注后，肿瘤缩小或消退，癌内及黏膜组织中免疫活性细胞的数量增加，效应细胞与肿瘤和淋巴细胞的直接接触，不仅表明 BCG 的抗肿瘤作用与细胞介导的免疫反应有关，而且提示，细胞介导的抗肿瘤作用是由多种免疫细胞共同效

应的结果。

二、BCG 灌注对膀胱癌 HLA-DR+ 表达的定位观察

该研究对膀胱癌患者 BCG 灌注前和灌注后肿瘤及黏膜组织 HLA-DR 抗原的表达调节进行了比较研究，以探索 BCG 对膀胱局部的免疫调节效应。结果显示：BCG 灌注前，肿瘤和癌周黏膜上皮 HLA-DR 抗原呈弱阳性，表达率为 33%（3/15）和 12.5%（2/16），远侧黏膜未见任何 HLA-DR 抗原染色。BCG 灌注 6 周后，癌与黏膜上皮细胞 HLA-DR 抗原阳性表达率增加，其中，HLA-DR 抗原 33%（3/15）呈强阳性反应，66.7%（12/15）为阳性反应。在癌周黏膜上皮内，HLA-DR 强阳性反应率为 25%（4/16），阳性反应率为 75%（12/16）。远侧黏膜 HLA-DR 抗原 68.75%（11/16）为弱阳性反应，31.25%（5/16）为阳性反应。在不同部位，HLA-DR 抗原的不同表达程度与局部浸润的免疫细胞密度有关。我们认为，BCG 治疗后，癌与黏膜上皮细胞 HLA-DR 抗原的表达增强，可能提高了免疫监视细胞识别肿瘤细胞的能力。

三、BCG 灌注对膀胱癌患者尿中多胺含量的影响

实验应用高效液相色谱技术对 10 例膀胱癌病人和 10 例正常成人尿中多胺含量做了定量分析。结果证实，膀胱癌患者尿中腐胺（1.5 ± 0.62 mg）、精脒（2.998 ± 2.08 mg）、精胺（0.924 ± 0.45 mg）和总胺（5.43 ± 2.70 mg）明显高于对照组的腐胺（0.61 ± 0.43 mg）、精脒（0.478 ± 0.22 mg）、精胺（0.273 ± 0.23 mg）及总胺（1.362 ± 0.98 mg）（$P < 0.01$ 或 0.05）。BCG 治疗 6 周后，膀胱癌患者尿中腐胺（1.022 ± 0.26 mg）、精脒（1.574 ± 0.64 mg）、精胺（0.322 ± 0.18 mg）和总胺（2.914 ± 1.022 mg），同灌注前相比，差别非常明显（$P < 0.01 \sim 0.05$）。这提示，BCG 灌注后，尿中多胺含量的减少与肿瘤的生长抑制有关。因此，测定尿中多胺含量可作为评价 BCG 抗肿瘤作用的药效指标。此外，尿中多胺含量与癌内浸润的免疫细胞数量显示明显的负相关关系。进一步证实，BCG 的抗肿瘤作用机制是细胞介导的局部免疫效应。

四、BCG 灌注对膀胱肿瘤超微结构的影响

实验应用透射电镜对 BCG 灌注前、后肿瘤及细胞超微结构进行了研究。结果显示：BCG 灌注后与灌注前相比，肿瘤细胞的超微结构有明显损伤，这种损伤变化包括：肿瘤细胞微绒毛大部分消失，线粒体肿胀，线粒体嵴和 Golgis 器消失，内浆网和细胞间隙显著扩张，淋巴细胞浸润并与肿瘤细胞直接接触，相邻细胞伴有严重变性，有的亦可见细胞核固缩。实验结果提示，对 BCG 已发生部分反应的肿瘤，其肿瘤细胞超微结构已有明显损伤，如果继续给予 BCG 治疗，将会提高 BCG 灌注治疗浅表膀胱肿瘤的临床效果。同时本实验结果还为双疗程 BCG 灌注治疗浅

表膀胱肿瘤提供了理论依据。

第二部分　BCG 灌注对外周血免疫细胞的调节及功能的影响

一、BCG 灌注对宿主迟发超敏反应的观察

实验对 16 例正常志愿者和浅表膀胱肿瘤病人的免疫状态及 BCG 灌注后的免疫反应进行了比较研究。结果显示：浅表膀胱肿瘤病人 PHA 皮肤迟发超敏试验 25%（4/16）PHA 皮试阳性，75%（12/16）的病人 PHA 皮试阴性。皮肤红斑区直径为 10.31 ± 4.84 mm。对照组，PHA 皮试全部呈阳性反应，皮肤红斑区直径为 22.69 ± 6.77 mm。BCG 灌注后，16 例病人 PHA 皮试 100%（16/16）阳性，皮肤红斑区直径为 24.63 ± 6.77 mm。实验结果支持 BCG 局部灌注能增强宿主对非特异性抗原迟发超敏反应的能力。同时亦说明，外周血免疫细胞对非特异性抗原的免疫应答能力增强。

二、BCG 灌注对外周血 T 细胞亚群、M0/Mφ 及 NK 细胞的调节作用

应用单克隆抗体免疫组化法，对 16 例膀胱癌病人及 8 例 TuR 术后患者外周血白细胞亚群进行了检测。结果显示：BCG 灌注治疗 6 周后，外周血 leu-1+、leu-3a3b+、HLA-DR+ 和 leu-7+ 细胞的数量增加，leu-2a+ 细胞相对减少，leu-3a3b+/leu2a+ 细胞比值明显增高，与灌注前相比，差别非常显著，$P < 0.01$。单疗程与双疗程灌注比较，外周血亚群细胞数量无显著差别，$P > 0.05$。本实验证明，BCG 灌注对外周血白细胞亚群具有调节作用。

三、BCG 对 T 细胞功能的影响

膀胱癌病人的淋巴细胞转化能力与刺激指数明显低于正常对照组，差别非常显著，$P < 0.01$。BCG 灌注后，淋巴细胞转化功能与刺激指数高于 BCG 灌注前，差别亦非常显著，$P < 0.01$。淋巴细胞转化率与外周血 T4 细胞的数量呈明显正相关。这提示，T4 细胞的数量与活性功能提高，在淋巴细胞的转化功能上起重要作用，其调节机制可能系 BCG 激活 T4 细胞，释放 IL-2 等淋巴激活素有关。

四、BCG 对外周血 NK 细胞活性的影响

应用 ^{125}I-UdR 释放法和 ^{3}H-TdR 掺入法对 12 例膀胱癌患者和正常成人外周血 NK 细胞和 IL-2 活性进行了比较研究，结果证实，膀胱癌病人外周血 NK 细胞活性和 IL-2 活性均低于对照组，

$P < 0.05$。BCG 灌注 6 周后，外周血 NK 细胞和 IL-2 活性明显高于 BCG 灌注前，$P < 0.05$。不同效–靶细胞比率和 IL-2 样品的不同稀释度之间 NK 细胞与 IL-2 活性亦有显著性差别，$P < 0.05$。IL-2 活性与 NK 细胞活性有明显正相关关系，说明 NK 细胞活性升高与 T4 细胞的活化，功能增强和 IL-2 等淋巴激活素的释放增加亦有关。

第三部分　BCG 对体外肿瘤细胞直接作用的观察

一、BCG 对肿瘤细胞生长的影响

应用细胞培养、放射免疫分析及扫描电镜方法研究 BCG 对 Hela 细胞直接细胞毒作用。实验表明 BCG 与 Hela 细胞共同育 24 h，可见部分细胞肿胀，细胞膜破裂。48～72 h 后，BCG 0.937～1.874 mg 组，大部分细胞肿胀或细胞破碎溶解。Hela 细胞生长率为每瓶活细胞总数为 3.5×10^4，对照组每瓶活细胞总数为 27.35×10^4。Hela 细胞生长最大抑制率为 86.61%。

在 BCG 不同浓度（0.234 mg，0.468 mg，0.937 mg，1.874 mg）和 BCG 不同培养时间（24 h、48 h、72 h），^{3}H-TdR 掺入率和掺入抑制率有显著性差别，$P < 0.01$ 或 0.05。^{3}H-TdR 掺入率与 BCG 浓度和培养时间成反比，^{3}H-TdR 掺入抑制率与 BCG 浓度和培养时间成正比。

二、BCG 对肿瘤细胞表面超微结构的影响

该实验采用扫描电镜技术对 BCG 与肿瘤细胞直接接触后的超微结构有直接损伤作用进行了观察。结果显示：BCG 与 Hela 细胞培养 24 h，BCG 0.937～1.874 mg 组，可见 BCG 与肿瘤细胞紧密接触并伴有肿瘤细胞微绒毛减少，大部分长丝突起消失，小球结构增多。48～72 h 后，肿瘤细胞大部分微绒毛消失，小球结构显著增多，破裂形成小孔。

结论：（1）BCG 灌注的抗肿瘤作用机制是通过增加膀胱局部免疫细胞的密度与功能介导的局部免疫细胞效应；（2）BCG 灌注能够增强与调节外周血免疫细胞的抗肿瘤活性及全身免疫应答反应；（3）BCG 能增强肿瘤及黏膜组织 HAL-DR 抗原的表达，进而增强了肿瘤与黏膜组织的免疫易感性；（4）BCG 对肿瘤细胞及黏膜上皮细胞具有直接的损伤作用；（5）BCG 的抗肿瘤作用机制与膀胱局部免疫细胞介导的抗肿瘤效应和 BCG 直接细胞毒作用的共同结果。

（韩瑞发　1988 级；导师　马腾骧教授）

正常膀胱黏膜和膀胱癌组织中 TGF-β_1 的定量分析及其对 LAK 细胞调节作用的研究

摘　要

许多肿瘤大量分泌 TGF-β_1 在体内促进肿瘤生长，抑制免疫系统，使肿瘤细胞逃脱免疫监视并抑制免疫系统对它的杀伤。膀胱移行上皮肿瘤是泌尿系统最常见的恶性肿瘤，常浸润转移且复发率高。虽然 BCG 灌注改进了膀胱肿瘤的临床治疗效果，但仍有 10% ～ 41% 的膀胱肿瘤复发。这是否是由于膀胱肿瘤分泌免疫抑制因子的作用呢？本文测定了正常膀胱黏膜和膀胱癌组织中 TGF-β_1 的含量，对其临床意义进行了探讨，并研究了 TGF-β_1 对 LAK 细胞增生、溶瘤活性及表型的调节作用。全文由以下四部分组成：（1）用 ^{3}H-TdR 释放试验检测 LAK 细胞溶瘤活性方法的改进；（2）TGF-β_1 对 LAK 细胞的调节作用；（3）正常膀胱黏膜和膀胱癌组织中 TGF-β_1 的定量测定及其与膀胱癌临床分期、分级的关系探讨；（4）TGF-β_1 对 TBC-1 系膀胱癌细胞体外生长的影响。

第一部分　实验与结果

鉴于应用 ^{51}Cr 释放试验检测 LAK 细胞溶瘤活性方法的限制性，我们试用 ^{3}H-TdR 释放试验检测 LAK 细胞的溶瘤活性。我们在已报导的"用 ^{3}H-TdR 标记的靶细胞检测 NK 细胞介导的细胞毒作用"方法的基础上做了几点改进：（1）在 96 孔圆底板中加入效靶细胞后，用吸管打匀，并以 $65 \times g$ 离心 5 分钟。（2）用 pH=8.0 的无 Ca^{2+}、Mg^{2+} 离子的 D-Hanks' 液配制胰蛋白酶。（3）用 Hanks' 液配制 DNA 酶，并在胰蛋白酶作用 40 分钟后加入 DNA 酶。用改进后的方法检测 LAK 细胞的溶瘤活性取得成功。当效、靶细胞比为 40:1 时，LAK 细胞对 Raji 细胞和 TBC-1 系膀胱癌细胞的杀伤活性为 45.8% ± 3.9% 和 39.0% ± 4.5%。

第二部分　实验与结果

1. 应用 ^{3}H–TdR 掺入法研究了 TGF–β_1 和 TBC–1 系膀胱癌细胞 SN 对 LAK 细胞增殖的影响。发现 0.5 ng/mL TGF–β_1 可非常显著抑制 LAK 细胞的 ^{3}H–TdR 掺入（$P < 0.01$），掺入抑制率为 35.9%。而 TBC–1 系膀胱癌细胞 SN 和 LAK 细胞的 ^{3}H–TdR 掺入无影响。应用 15 μg/mL 抗 TGF–β_1MAb 可完全拮抗 0.5 ng/mL TGF–β_1 对 LAK 细胞增殖的抑制作用（$P < 0.005$）。

2. 应用 ^{3}H–TdR 释放试验研究了 TGF–β_1 和 TBC–1 系膀胱癌细胞 SN 对 LAK 细胞溶瘤活性的影响。结果显示，TGF–β_1 对 LAK 细胞溶瘤活性的影响分为两种时相：（1）当诱导 LAK 细胞初期加入 TGF–β_1 培养 4 天后，0.5 ng/mL 和 5ng/ mL TGF–β_1 可非常显著抑制 LAK 细胞对 Raji 细胞和 TBC–1 系膀胱癌细胞的杀伤活性（$P < 0.005$）。0.05 ng/ mL TGF–β_1 虽也使 LAK 细胞对 Raji 细胞和 TBC–1 系膀胱癌细胞的杀伤活性减弱，但 t 检验 $P > 0.05$。用 15 μg/mL 抗 TGF–β_1 MAb 可完全拮抗 0.5 ng/mL TGF–β_1 对 LAK 细胞杀伤 TBC–1 系膀胱癌细胞的抑制作用。（2）当 LAK 细胞已诱导 4 天，再加入 TGF–β_1 培养 3 天后，0.05 ng/mL 和 0.5 ng/mL TGF–β_1 均不能抑制成熟 LAK 细胞对 Raji 细胞和 TBC–1 系膀癌细胞的杀伤活性。只有 5 ng/mL TGF–β_1 才能抑制成熟 LAK 细胞对 Raji 细胞和 TBC–1 系膀胱癌细胞的杀伤活性（$P < 0.05$ 和 $P < 0.001$）。

TBC–1 系膀胱癌细胞 SN 对 LAK 细胞杀伤 Raji 细胞的活性无影响（$P > 0.05$）。

3. 应用免疫组化方法研究了 TGF–β_1 对 LAK 细胞表型的调节作用。用 IL–2 诱导 PBMC 形成 LAK 细胞后，CD4 阳性率显著降低，由 54% 减少至 41.3%（$P < 0.05$）。CD8 和 CD56 阳性率均非常显著升高，分别由 17.7% 和 17.7% 升高到 37% 和 73.9%（P 值均 < 0.005），而 CD3 阳性率无明显变化。揭示在 PBMC 用 IL–2 诱导形成的 LAK 细胞群中，CD56$^+$ 细胞可能是其组成的主要部分，而 CD8$^+$ 细胞，可能仅占比较小的一部分。

在 LAK 细胞诱导初期加入 0.5ng/ mL TGF–β_1 培养 4 天后，测定 LAK 细胞表型发现 CD2、CD4、CD8 和 CD56 表达阳性率和不加入 TGF–β1 的 LAK 细胞相比显著降低。CD2 阳性率由 59.7% 下降至 39%（$P < 0.005$）；CD4 阳性率由 41.3% 下降至 30%（$P < 0.005$）；CD8 阳性率由 37% 下降至 29.3%（$P < 0.05$）；CD56 阳性率由 73.9% 下降至 8%（$P < 0.005$）。而 CD3 阳性率不受影响。提示 TGF–β_1 抑制 LAK 细胞的分化过程。

由于在研究 TGF–β_1 对 LAK 细胞溶瘤活性的影响和对 LAK 细胞表型的影响时采用对比研究，即用一瓶 LAK 细胞既做效应细胞进行细胞毒试验，又涂片染色进行表型分析，故上述结果提示 TGF–β_1 抑制 LAK 细胞可能和 TGF–β_1 抑制溶瘤活性机制工 LAK 细胞表面粘连分子 CD2 的表达阳性率及抑制 LAK 细胞的分化有关。

TGF–β_1 对已诱导 4 天的成熟 LAK 细胞表型无影响。提示 5 ng/ mL TGF–β_1 抑制已诱导 4 天的成熟 LAK 细胞溶瘤活性的机制与 LAK 细胞 CD2 表达阳性率及 LAK 细胞分化可能无关。

第三部分　实验与结果

1. 应用放免分析方法测定了 9 例正常膀胱黏膜和 18 例膀胱癌组织中 TGF-β_1 含量。结果显示：正常膀胱黏膜 TGF-β_1 含量为 3.39 ± 2.40 ng/g 湿重（或 0.99 ± 0.73 μg/g 蛋白），膀胱癌组织中 TGF-β_1 的含量为 43.10 ± 21.61 ng/g 湿重（或 8.32 ± 5.66 μg/g 蛋白）。膀胱癌组织中 TGF-β_1 含量极显著高于正常膀胱黏膜中 TGF-β_1 含量（$P < 0.001$）。

2. 我们对膀胱癌组织中 TGF-β_1 含量与膀胱瘤临床分期、分级的关系进行了探讨。结果显示：T_1 期组和 T_2 期组 TGF-β_1 含量显著高于 T_a 期组（$P < 0.05$ 和 $P \leqslant 0.005$），提示膀胱癌组织中 TGF-β_1 含量可能和膀胱癌细胞的浸润能力有关。TGF-β_1 含量越高，膀胱癌细胞的浸润能力可能越强。G3 级组 TGF-β_1 含量显著高于 G1 级组，提示膀胱癌组织中 TGF-β_1 含量可能与膀胱癌细胞的分化有关。TGF-β_1 含量越高，分化程度越低，反之，则分化程度越高。说明 TGF-β_1 可能抑制膀胱癌细胞的分化。

由于膀胱癌组织中 TGF-β_1 含量与膀胱癌临床分期、分级有关，故膀胱癌组织中 TGF-β_1 含量可能能够作为判断膀胱癌预后的一个重要指标。

第四部分　实验与结果

采用 ^{3}H-TdR 掺入法观察外源性 TGF-β_1 对 TBC-1 系膀胱癌细胞体外生长的影响。结果显示：5 ng/mL TGF-β_1 可显著促进 TBC-1 系膀胱癌细胞 ^{3}H-TdR 掺入，而 0.5 ng/mL TGF-β_1 则无明显影响。当 TBC-1 系细胞培养至 7 天时，5 ng/mL TGF-β_1 可促进 TBC-1 系膀胱癌细胞 ^{3}H-TdR 掺入增加 71.3%，说明外源性 TGF-β_1 可显著促进 TBC-1 系膀胱癌细胞的体外生长。

总之，通过以上实验，我们初步认为膀胱癌组织大量分泌 TGF-β_1 的临床意义可能在于通过促进膀胱癌细胞生长、浸润，抑制膀胱癌细胞的分化而影响膀胱癌预后。TGF-β_1 在体外抑制 IL-2 诱导的 LAK 细胞增殖和 LAK 细胞的溶瘤活性，提示膀胱癌大量分泌的 TGF-β_1 可能是影响膀胱癌免疫治疗效果的主要因素或主要因素之一。如进一步研究能够证实这一点，则通过拮抗 TGF-β_1 的作用，有望提高膀胱癌的免疫治疗效果。

（赵耀瑞　1990 级；导师　马腾骧教授）

慢性血液透析病人 T 淋巴细胞功能及其亚群的临床与实验研究

摘　要

　　尿毒症及慢性血透患者细胞免疫功能减退，易发生感染和肿瘤，其确切机制尚不清楚，众多学者的研究结果也不一致。由于尿毒症患者和慢性血透患者的原发病、透析时间及临床处理等不同，因此，很难评价尿毒症本身对免疫功能的影响。为此，我们比较系统地观察了慢性肾衰动物模型 T 淋巴细胞功能及其 T 细胞亚群的变化，综合分析了其 T 淋巴细胞功能低下及 T 细胞亚群紊乱的可能影响因素，进一步研究了慢性血透患者细胞免疫功能低下的机理。目的在于在排除各种临床影响因素的情况下，观察尿毒症本身对细胞免疫功能的影响，进一步提高对慢性血透患者 T 淋巴细胞功能低下机理的认识。此外，最近有学者指出，有选择地纠正特定环节的免疫失调、平衡机体免疫系统与致病因素的相互关系，寻找有效药物来调节慢性血透患者的细胞免疫功能十分重要。但目前尚未见这方面研究的报道，因此，我们初步探讨了微量元素锌和胸腺肽对慢性血透患者免疫功能的影响，旨在寻找防治慢性血透患者免疫功能缺陷的有效治疗手段，为改善尿毒症病人和慢性血透患者的免疫功能、延长其存活期提供参考依据。全文由以下四部分组成：（1）慢性肾衰大鼠 T 淋巴细胞功能及其亚群的研究；（2）慢性血透患者 T 淋巴细胞功能低下机理的探讨；（3）微量元素锌对慢性血透患者免疫功能的影响；（4）胸腺肽对慢性血透患者外周血免疫细胞的调节及其功能的影响。

第一部分　实验与结果

　　1. 我们利用 Wistar 大鼠，根据 Pat 和 Ormrod 的手术方式加以改良，行 67 大部分肾脏切除术制成慢性肾衰大鼠模型，并设模拟手术组和正常对照组；于术前、术后第 2、4、6 周对血红蛋白、血尿素氮、血肌酐、24 小时尿量和尿渗透压进行了动态观察，于术后第 6 周测定血渗透压、胸腺重量 T 细胞亚群和 T 淋巴细胞转化功能。

实验结果表明，在术后第 4 周时慢性肾衰组大鼠的血尿素氮升高至正常对照组大鼠的 4.37 倍，血肌酐也有显著上升并伴有尿渗透压显著下降、严重贫血等，在术后第 6 周处死慢性肾衰大鼠时，可见血渗透压升高，并且上述指标基本不变，提示该慢性肾衰大鼠模型是稳定可靠的，该模型还具有手术方法相对简单、术中出血少、模型重复性好、制模时间短和模型动物存活率高等优点。

2. 慢性肾衰大鼠有胸腺萎缩，表现为慢性肾衰大鼠的胸腺绝对重量和相对重量均明显低于正常对照组和模拟手术组（均 $P < 0.05$）。

3. 应用单克隆抗体间接免疫荧光法和流式细胞仪分析技术对 14 只慢性肾衰大鼠、9 只模拟手术大鼠和 12 只正常对照组大鼠进行了 T 细胞总数及其亚群的测定，实验结果显示，与正常对照组比较，术后第 6 周时慢性肾衰大鼠的 OX–19+、W3/25$^+$ 细胞百分率及 W3/25/OX–8 比值均有极显著性下降（$P < 0.001$，$P < 0.005$，$P < 0.005$），而模拟手术组的上述指标与正常对照组比较均无显著性差异（均 $P > 0.05$）。提示慢性肾衰大鼠存在免疫调节机制紊乱。

4. 采用 ^{3}H–TdR 掺入法对慢性生衰竭大鼠、正常对照大鼠和模拟手术大鼠的 T 淋巴细胞转化功能进行了比较研究，结果证实慢性肾衰大鼠的 T 淋巴细胞转化功能显著低于正常对照组和模拟手术组（均 $P < 0.001$），在排除临床上各种影响因素的条件下，表明尿毒症本身可导致 T 淋巴细胞功能低下。同时，本实验结果还显示慢性肾衰大鼠血浆对正常大鼠脾脏 T 淋巴细胞的 ^{3}H–TdR 掺入值有显著的抑制作用（$P < 0.001$）。在正常大鼠血浆存在下，尿毒症大鼠脾脏 T 淋巴细胞 ^{3}H–TdR 掺入值仍显著低于正常对照组大鼠脾脏 T 淋巴细胞的 ^{3}H–TdR 掺入值（$P < 0.005$），从而提示慢性肾衰大鼠血浆中可能存在免疫抑制因子，并且慢性肾衰大鼠脾脏 T 淋巴细胞本身可能也存在自身代谢障碍。

第二部分　实验与结果

1. 应用 ^{3}H–TdR 掺入法对 18 例慢性血透患者研究了慢性血透患者血浆及单次血透后血浆对正常 T 淋巴细胞转化功能的影响，结果显示：正常 T 淋巴细胞在慢性血透患者血浆中的 ^{3}H–TdR 掺入值较在正常血浆中的 ^{3}H–TdR 掺入值显著降低（$P < 0.001$），正常 T 淋巴细胞在单次血透后血浆中的 ^{3}H–TdR 掺入值比在单次血透前血浆中的 ^{3}H–TdR 掺入值虽然明显提高（$P < 0.05$），但仍显著低于在正常血浆中的 ^{3}H–TdR 掺入值（$P < 0.001$），表明慢性血透患者血浆中存在抑制 T 淋巴细胞转化的物质，与我们在动物实验中的研究结果相符，并且证明单次血透后血浆能明显减轻对 T 淋巴细胞转化功能的抑制作用，从而提示，慢性血透患者血浆中的免疫抑制物质是可以通过血液透析部分清除的，但到下次血透前，由于尿毒症毒素的再次蓄积，慢性血透患者的 T 淋巴细胞转化功能又再度下降，恢复到单次血透前水平。由于正常 T 淋巴细胞在单次血透后血浆中不能恢复到在正常血浆中的 ^{3}H–TdR 掺入值水平，从而间接提示慢性血透患者血浆中亦存在血透不能清除的大分子免疫抑制物质。

对其中 10 例慢性血透患者我们还研究了用正常混合血浆代替慢性血透患者自体血浆时，慢性血透患者单次血透前 T 淋巴细胞的 ^{3}H-TdR 掺入值变化情况，结果显示，在正常血浆中，慢性血透患者的 T 淋巴细胞 ^{3}H-TdR 掺入值明显增加（$P < 0.001$），进一步证明了慢性血透患者血浆中存在免疫抑制物质。

2. 对 18 例慢性血透患者 T 淋巴细胞功能的研究显示，在正常血浆中，慢性血透患者的 T 淋巴细胞 ^{3}H-TdR 掺入值明显低于正常对照组的 T 淋巴细胞 ^{3}H-TdR 掺入值（$P < 0.001$），在正常血浆中单次血透后 T 淋巴细胞 TdR 掺入值较单次血透前 T 淋巴细胞 ^{3}H-TdR 掺入值无显著性提高（$P > 0.05$），提示慢性血透患者 T 淋巴细胞本身亦存在代谢异常，并且单次血透无明显改善这种细胞本身代谢异常的作用，表明慢性血透患者的 T 淋巴细胞本身异常也与其 T 淋巴细胞转化功能下降密切相关。

3. 我们还研究了 18 例慢性血透患者 T 淋巴细胞对外源性白细胞介素 -2 的增殖反应。结果显示：与正常对照组 T 淋巴细胞比较，慢性血透患者 T 淋巴细胞对外源性白细胞介素 -2 的增殖反应明显下降（$P < 0.001$），与单次血透前比较，单次血透后慢性血透患者的 T 淋巴细胞对外源性白细胞介素 -2 的增殖反应虽有明显提高（$P < 0.05$），但仍显著低于正常对照组 T 淋巴细胞对外源性白细胞介素 -2 的增殖反应（$P < 0.01$），表明慢性血透患者 T 淋巴细胞对外源性白细胞介素 -2 的增殖反应下降亦是其 T 淋巴细胞转化功能低下的重要原因之一，单次血透治疗可使慢性血透患者 T 淋巴细胞对外源性白细胞介素 -2 的增殖反应有一定的改善作用。

4. 尿毒症慢性血透患者存在免疫调节机制紊乱、T 淋巴细胞功能受损绝非单一机理所致，而是多种因素作用的结果，所以临床上在纠正慢性血透患者细胞免疫功能低下时，要从加强尿毒症毒素清除、补充营养和锌制剂、给予免疫调整疗法及选用有较好生物相容性膜的透析器等多方面考虑。

第三部分 实验与结果

通过经透析液补充锌制剂观察了经透析液补锌治疗前后 14 例慢性血透患者的血清锌水平、外周血 T 淋巴细胞功能、T 细胞亚群和免疫球蛋白的变化。

1. 慢性血透患者血清锌水平显著低于正常对照组（$P < 0.001$），慢性血透患者经用含锌透析液补锌治疗后，其血清锌水平较补锌前显著升高（$P < 0.001$），并且经用含锌透析液补锌治疗后，其血清锌水平与正常对照组比较无显著性差异（$P > 0.05$）。

2. 慢性血透患者存在免疫功能低下，表现为与正常对照组比较其 T 淋巴细胞转化功能下降（$P < 0.005$），CD_3^+、CD_4^+；细胞百分率及 CD_4/CD_8 比值降低（$P < 0.005$，$P < 0.01$，$P < 0.005$）。慢性血透患者经用含锌透析液补锌治疗后，其 T 淋巴细胞转化功能明显提高（$P < 0.001$），CD_3^+、CD_4^+；细胞百分率及 CD_4/CD_8 比值显著上升（$P < 0.001$，$P < 0.001$，$P < 0.005$），血清

免疫球蛋白 lgG 亦明显升高（$P < 0.005$），且补锌治疗后，上述各项指标与正常对照组比较均无显著性差异（均 $P > 0.05$），进一步证明缺锌可能是慢性血透病人免疫功能下降的原因之一，提示补锌可提高慢性血透患者的免疫功能。

3. 经透析液补锌优于口服补锌，透析液中的锌离子通过透析膜进入血液，可避免尿毒症患者因肠道吸收障碍造成的补锌困难及口服锌制剂出现的消化道反应，且经透析液补锌简单易行，是纠正慢性血透患者缺锌和免疫功能低下的重要手段。

第四部分 实验与结果

通过投用胸腺肽观察了 12 例慢性血透患者用胸腺肽治疗前、后外周血免疫细胞的构成变化和 T 淋巴细胞功能变化，实验结果显示：

1. 胸腺肽能有效地增加免疫功能低下慢性血透患者的外周血免疫活性细胞的数量，尤其是 CD_4^+ 细胞数量的增加，使 CD_8^+ 细胞数量相对减少，CD_4/CD_8 比值恢复正常，在免疫调节与免疫增强反应中具有重要意义。

2. 胸腺肽可促进慢性血透患者 T 淋巴细胞的分化成熟，增强其 T 淋巴细胞转化功能，从而提高慢性血透患者机体的抗感染、抗肿瘤能力。

3. 胸腺肽治疗后慢性血透患者的 T 淋巴细胞转化功能，CD_3^+、CD_4^+ 细胞百分率及 CD_4/CD_8 比值与正常对照组比较均无显著性差异（均 $P > 0.05$）。我们还对其中 6 例患者进行了 4 个月的巩固治疗，巩固治疗后其上述指标仍保持在正常水平。

4. 胸腺肽治疗前、后慢性血透患者的血清免疫球蛋白 lgG、IgM、lgA 均无明显变化（均 $P > 0.05$）。

5. 胸腺肽体外孵育对治疗前慢性血透患者 T 淋巴细胞转化功能的影响与治疗后慢性血透患者的 T 淋巴细胞转化功能显著相关（$r = 0.745$，$P < 0.01$），提示胸腺素缺乏或活性不足是导致慢性血透患者细胞免疫功能低下的原因之一，为临床上使用胸腺肽改善慢性血透患者的细胞免疫功能提供了实验依据。

关键词 慢性肾功能衰竭；尿毒症；血液透析；T 细胞亚群；T 淋巴细胞转化功能；锌；胸腺肽

（于文慧 1990 级；导师 马腾骧教授）

膀胱癌组织MDR$_1$基因的表达与抗药模型的建立及其抗药逆转的实验研究

摘　要

　　肿瘤的临床化疗是肿瘤治疗的一个重要手段。然而多数临床化疗遇到的问题除化疗药物的特异性不高及毒副反应以外，更重要的问题是肿瘤细胞的抗药性（Drug Resistance I），即多药抗药性或多药耐药性（MDR）。决定多药耐药性的基因是MDR$_1$基因，它编码P-GP$_{170}$糖蛋白。肿瘤细胞对化疗药物产生的抗药性是癌症化疗失败的重要因素，也是自化学疗法介入肿瘤临床以来一直悬而未决的大难题。P-GP$_{170}$糖蛋白是一浆膜大分子，分子量为170KD。大量的研究发现耐药程度与细胞内药物富集程度有关，同时胞膜糖蛋白表达升高。P-GP$_{170}$糖蛋白具有ATP依赖性主动转运泵作用，将药物由细胞内泵出。由于P-GP$_{170}$糖蛋白具有通道蛋白的特征，故推测P-GP$_{170}$糖蛋白可能是MDR细胞的特征性抗药表型，是药物外流增的分子生物学基础。临床肿瘤的检测表明，所有人类肿瘤MDR$_1$基因表达均有不同程度的升高。研究证实，在MDR$_1$-mRNA及P-GP$_{170}$糖蛋白与抗药表型之间有很好的平行关系。

　　膀胱癌占泌尿系肿瘤的第一位，易复发。腔内灌注化疗药物是临床治疗与预防膀胱肿瘤复发的有效手段之一。然而临床观察结果表明，膀胱腔内灌注化疗药物治疗与预防肿瘤复发的有效反应率明显低于生物免疫疗法。提示膀胱肿瘤可能存在着对化疗药物的相对不敏感性，然而，这种不敏感性与MDR$_1$基因及P-GP糖蛋白表达的关系、膀胱癌的抗药机理及其抗药的逆转途径等，目前尚不清楚。为此，本课题采用分子生物学技术，从基因水平对上述问题进行了深入的研究。全文由以下3部分组成：（1）膀胱癌组织MDR$_1$基因表达的研究。①膀胱癌组织MDR$_1$基因产物P-GP$_{170}$表达的研究；②应用Rt-PCR技术检测膀胱组织MDR$_1$基因的表达；③癌基因和抑癌基因与MDR$_1$基因表达的相互关系。（2）膀胱癌抗药机制的研究。（3）膀胱癌耐药细胞抗药性逆转的实验观察。

第一部分　膀胱癌 MDR_1 基因表达的研究

实验一　膀胱癌 MDR_1 基因产物 $P-GP_{170}$ 表达的研究

本实验采用免疫组织化学染色技术对 65 例膀胱癌组织 MDR_1 基因产物 $P-GP_{170}$ 糖蛋白的表达进行了研究，并对 MDR_1 基因产物 $P-GP_{170}$ 的表达与膀胱癌的恶性生物学行为及其病理学分级的相关性进行了初步探讨。结果显示，51 例初发膀胱肿瘤 66.6%（34/51）呈阳性染色，其中25.4%（13/51）为强阳性染色，41.1%（21/51）呈阳性或部分阳性染色。14 例噻替派与丝裂霉素治疗失败的复发肿瘤切片中 85.7%（12/14）$P-GP_{170}$ 呈阳性或强阳性表达。65 例标本中 $P-GP_{170}$ 总的阳性表达率为 70.76%（46/65）。21 例 G_1 期肿瘤 $P-GP_{170}$ 的阳性表达率是 57.1%，19 例 G_2 期为 73.6%，而 25 例 G_3 期肿瘤 $P-GP_{170}$ 的阳性表达率为 80%。实验结果提示，膀胱肿瘤 $P-GP_{170}$ 的表达水平与肿瘤的恶性行为及病理组织学分级有着密切关系。化疗后复发性膀胱癌 $P-GP_{170}$ 的表达率明显高于初发肿瘤，高分级肿瘤 $P-GP_{170}$ 阳性表达率明显高于低分级肿瘤。实验结果表明，化疗后复发性膀胱肿瘤 $P-GP_{170}$ 的高水平表达可能是腔内化疗失败的重要因素。

实验二　应用 Rt-PCR 技术检测膀胱癌 MDR_1 基因表达的研究

本实验采用 Rt-PCR 技术从基因转录水平对 28 例膀胱癌和 12 例正常膀胱黏膜标本 MDR_1 基因的表达进行分析，旨在进一步从基因水平探讨 MDR_1 基因表达与膀胱癌生物学行为的相关性。结果显示：23 例膀胱癌和 5 例正常膀胱黏膜标本在 167 bp 处显示 MDR_1 基因特异的扩增片段，且 EB 染色强度不同，分别占膀胱癌和正常膀胱黏膜的 82.1%（23/28）和 41.7%（5/12）。G_1 期表达率为 50%；G_2 期为 80%；G_3 期为 92.8%。针对传统的检测 MDR_1 基因表达方法不够灵敏这一缺点，本实验结果显示，检出率明显高于常规的免疫组化法及 Northern 杂交技术所得到的结果。本实验结果说明正常膀胱细胞及肿瘤细胞均存在内源性 MDR_1/P-GP 的表达，揭示临床上膀胱癌对化疗敏感性差异可能与其本身固有的 MDR_1 基因 /P-GP 的异常表达有关。随着肿瘤分级的增高，MDR_1 表达率有增加的趋势，说明 MDR_1 基因的表达与膀胱癌恶性生物学行为密切相关。

实验三　癌基因和抑癌基因与 MDR_1 基因表达相互关系的研究

本研究试图探讨以下几个问题：（1）P^{53}、ras 基因表达与 MDR_1 基因表达的相互关系。（2）P^{53}、ras 基因表达与膀胱癌恶性行为的相互关系。（3）MDR_1 基因表达调节的可能机制。本实验对 32 例膀胱癌组织石蜡块标本 P^{53}、ras、MDR_1 基因的表达进行检测分析。结果显示：32

例膀胱癌组织切片，P^{53}、$rasP^{21}$ 及 MDR_1-P_{170} 蛋白的表达率在不同病理组织学分级中表达率差别明显。32 例膀胱癌中 P^{53} 基因蛋白的总表达率为 50%，其中强阳性染色率为 44%，$rasP^{21}$ 的总表达率为 37.5%，强阳性表达率为 25%，MDR_1-P_{170} 的总阳性表达率为 62.5%，强阳性表达率为 37.5%。结果表明，膀胱肿瘤标本中 P^{53}、$rasP^{21}$ 的阳性表达率与 MDR_1-P_{170} 的阳性表达率具有相关性变化。随着肿瘤分级的增高，P^{53}、$rasP^{21}$ 及 MDR_1 基因的表达率均有增高趋势，而且复发的 12 例膀胱癌组织 P^{53}、$rasP^{21}$ 及 MDR_1 表达率明显高于初发肿瘤。

随着膀胱癌组织病理分级升高，其 P^{53}、ras 基因的阳性表达率也升高，说明 P^{53} 和 ras 基因的表达与膀胱癌恶性行为有着密切关系。在同一膀胱癌标本中，随着膀胱癌病理分级的升高，P^{53} 基因、ras 基因及 MDR_1 基因表达的阳性率有着同样的增高趋势，提示 P^{53} 基因和 ras 基因可激活 MDR_1 基因的表达，对 MDR_1 基因的表达具有调节作用。膀胱腔内化疗药物灌注治疗后复发的 12 例膀胱癌标本中，MDR_1 基因的阳性表达率（83.3%）明显高于初发膀胱癌 MDR_1 基因的阳性表达率（50%），P^{53} 基因和 ras 基因的阳性表达率也有着同样的变化趋势。综合本实验结果分析，我们初步认为：（1）突变的 P^{53} 基因与 ras 基因蛋白的表达与膀胱癌的恶性生物学行为密切相关。（2）P^{53} 基因与 ras 基因的表达（或突变）可促进（或增强）MDR_1 基因的表达。（3）P^{53}、ras 及 MDR_1 基因过度表达是膀胱癌细胞适存、转化、增殖与进展的重要因素。（4）抑癌基因（P^{53}）的突变和癌基因（ras）以及 MDR_1 基因过度表达的共同协调作用是膀胱癌腔内化疗失败的根本原因。

第二部分　膀胱肿瘤抗药机制的研究

本实验采用基因转移技术将人 MDR_1 cDNA 导入体外 EJ 膀胱癌细胞，观察 MDR_1 基因能否赋予膀胱细胞抗药表型，以探讨膀胱肿瘤的抗药机制。转染细胞从含有 60 ng/mL 秋水仙素的选择性培养基开始筛选，经细胞传代扩增和逐渐增加秋水仙素的浓度，最后筛选出两个 EJ 耐药的细胞株。该细胞可分别稳定地生长在含有 240 ng/mL 和 480 ng/mL 秋水仙素的 1640 培养基中，光镜观察，对照组细胞与耐药细胞在形态学上无明显差异。Southern 杂交显示，转染细胞在 3.4 kb 处存在 MDR_1 探针特异的杂交信号，而对照组（EJ 敏感细胞）未见有相应的杂交信号。RNA 斑点杂交显示，转染细胞存在较强的杂交信号，而对照组仅可见极微弱的杂交信号。免疫组化染色显示，P-GP 糖蛋白的阳性染色物质为棕黄色，分布于细胞膜上，无特异性背景染色。对照组细胞未见阳性染色。

本实验采用人 MDR_1 cDNA 转染膀胱癌细胞，建立了膀胱癌耐药细胞系。耐药细胞能稳定地生长在 240 ng/mL 或 480 ng/mL 秋水仙素的培养基中，经 Southern、RNA 斑点杂交、免疫组化和抗癌药物敏感试验均证实，人 MDR_1 cDNA 已整合到转染细胞的基因组中，并有相应的 mRNA 和蛋白产物的表达。其转染细胞的耐药性大约是敏感细胞的 68.7 倍。我们还将这些细胞分别培养在 250 ng/mL 或 500 ng/mL 长春新碱（VCR）和阿霉素的培养基中，细胞仍生长良好，说明耐药细胞对长春新碱和阿霉素具有交叉耐药性。上述事实表明转化的 EJ 细胞对秋水仙素和长春新碱的耐受性是由外源的人 MDR_1 基因及其产物 P– 糖蛋白的过度表达所致。综上所述，MDR_1 基因及其产物 P_{170} 糖蛋白的过度表达可赋予膀胱肿瘤细胞耐药表型，因此，它可能是膀胱肿瘤产生耐药的一个十分重要的途径或机制。

第三部分　膀胱癌耐药细胞抗药性逆转的实验研究

本实验采用经基因转移技术将人 MDR_1 cDNA 转染体外 EJ 膀胱癌细胞所获得的 EJ 膀胱癌耐药细胞以及 EJ 膀胱癌细胞为研究对象，通过 MTT 方法检测异搏定对 EJ 耐药细胞生长的影响，以探讨钙通道蛋白阻断剂——异搏定对耐药细胞耐药性的逆转作用；通过 HPLC 方法检测 EJ 耐药细胞逆转前后细胞内抗癌药物浓度变化，通过液闪计数方法测定膀胱癌耐药细胞逆转前后细胞内 ^{3}H–VBL 的掺入量，以探讨异搏定逆转 EJ 耐药细胞耐药性的机制。

一、异搏定对 EJ 敏感细胞生长的影响

不同浓度的异搏定对实验组 EJ 细胞 MTT 法所测的吸光度均值（$\bar{x}$）无显著的影响。随着异搏定浓度的不断增加，其吸光度均值无变化，实验组吸光度均值与对照组均值比较，无显著性差异（$P > 0.05$）。

随着异搏定浓度的增加，EJ 细胞活细胞的百分数无显著变化。此外，经直线相关与回归分析结果显示异搏定浓度的变化与 EJ 敏感细胞的吸光度均值（$\bar{x}$）及活细胞的百分数无显著相关关系，相关系数为 –0.18，相关系数假设检验 $P > 0.05$，说明异搏定对 EJ 敏感细胞的生长无显著影响。

二、异搏定对 EJ–R 耐药细胞的逆转作用

随着异搏定浓度的增加，实验组 EJ–R 耐药细胞的吸光度均值（$\bar{x}$）及活细胞的百分数随之降低。实验组的吸光度均值与对照组相比较，具有显著性差异（$P < 0.01$）。经直线回归与相关分析，证实异搏定浓度的变化与 EJ–R 耐药细胞的吸光度均值（$\bar{x}$）及活细胞的百分数呈显著的负相关关系，相关系数为 –0.7 ～ 0.8，相关系数的假设检验 $P < 0.05$，说明异搏定能显著的逆转 EJ–R 耐药细胞的耐药性，即异搏定能明显增加抗癌药 VCR 对耐药细胞的细胞毒作用。

三、应用 HPLC 方法检测耐药细胞逆转前后细胞内的 VCR 浓度

耐药细胞 $EJ–R_{250}$ 和 $EJ–R_{500}$ 其逆转后细胞内 VCR 浓度显著高于逆转前。$EJ–R_{250}$ 逆转后细

胞内 VCR 浓度均值（134.8）是逆转前均值（51.8）的 2.6 倍，$EJ-R_{500}$ 逆转后细胞内 VCR 浓度均值（193.95）是逆转前均值（39.47）的 4.9 倍。说明逆转后细胞内 VCR 浓度明显增高，提示异搏定阻断了 $P-GP_{170}$ 的外转运功能，增加了细胞内的 VCR 储积。

四、液闪计数检测细胞内 ^3H-VBL 掺入量

$EJ-R_{250}$ 和 $EJ-R_{500}$ 耐药细胞逆转后细胞内 ^3H-VBL 掺入量明显增加（$P < 0.01$）。$EJ-R_{250}$ 逆转后细胞内 ^3H-VBL 掺入量比逆转前增加了 2.4 倍；$EJ-R_{500}$ 逆转后细胞内 ^3H-VBL 掺入量比逆转前增加了 6.9 倍。更进一步证明了异搏定能显著增加抗癌药物在耐药细胞内的聚集，而且耐药性愈高，其异搏定的逆转效果愈好。

本实验采用 MT 方法、HPLC 和液闪计数方法分别对异搏定逆转膀胱癌耐药细胞耐药性的作用进行检测分析。实验结果显示，随着异搏定逆转剂浓度的提高，膀胱癌耐药细胞对抗癌药的敏感性逐渐提高，两者具有良好的相关关系，说明异搏定能明显增加抗癌药对耐药细胞的细胞毒作用。HPLC 方法检测的结果显示，逆转后抗癌药物在肿瘤耐药细胞内聚集增加，是逆转前的 2.6 ~ 4.9 倍。这表明异搏定抑制了膀胱癌耐药细胞对抗癌药物的外转运作用，增加了抗癌药物在细胞内的聚集，从而提高了耐药细胞对抗癌药物的敏感性。液闪计数方法的检测结果更进一步证实了异搏定能显著逆转耐药细胞的耐药性。

综合本实验结果分析，提示异搏定对敏感细胞无毒性作用，却能有效地逆转膀胱肿瘤耐药细胞的耐药性，主要是通过抑制 P-GP 糖蛋白的药物外流"泵"作用，减少了细胞内药物的外排，增加了细胞内药物的聚集。本实验为联合腔内灌注抗药逆转剂与抗癌药物治疗膀胱肿瘤及预防肿瘤的复发，提供了科学依据。

本课题研究的结果表明：（1）MDR_1 基因及 $P-GP_{170}$ 的表达是肿瘤细胞耐药的分子生物学基础，是膀胱肿瘤化疗灌注失败的重要因素。而 P^{53}、ras 及 MDR_1 基因表达的共同协同作用可能是其化疗失败的根本原因。（2）P^{53}、ras 基因的突变和表达与膀胱肿瘤生物学行为及病理组织学分级密切相关，P^{53}、ras 基因的突变与表达对 MDR_1 基因的表达具有激活作用。（3）MDR_1 基因的表达与膀胱癌耐药细胞的耐药性呈平行关系。（4）钙通道蛋白阻断剂异搏定能显著逆转膀胱癌耐药细胞的耐药性，联合应用异搏定与化疗药物进行膀胱腔内灌注是一种预防和治疗膀胱癌耐药及复发的有效手段。（5）由于 PCR 技术具有简单、快速、特异性高等优点，可成为检测及诊断肿瘤抗药的一种理想方法。

（吴长利　1992 级；导师　马腾骧教授）

DAF 基因文库的构建及 DAF 在异种移植超急排斥中的意义

摘 要

随着器官移植工作的进展，很多过去不能治疗的疾病现在都可以用器官移植来治愈，但这也带来了一个严重的问题即可供移植的器官严重短缺，所以近几年来又开始对异种移植进行热点研究，现在主要的研究方向是用分子生物学和基因工程学技术改进或改造异种动物的器官，使其适合人类的需要，并允许应用于器官移植。现在一个关键问题是选择一种适合于人类的器官供体动物。非人类的灵长目动物作为供器官动物给人类移植已有过相对成功的例子，但是其有几个严重的不足，一是可以给受者带来严重的致命的病毒感染，另外其生长周期长，数量少，不利应用于临床。如果用其他的非灵长目动物如猪则不存在这些问题，但是这就需要将其经过基因工程来做一下改进，否则这种远种系发生的动物之间可以引起快速的严重的异种移植排斥反应。这就是细胞免疫的障碍。这种排斥反应发生在异种基因的移植物与受者血管吻合并开放血循环后的几分钟至几小时之内。这种排斥叫超急排斥。

近来的研究发现这种超急排斥是异种器官移植的第一个障碍，并且其结果非常严重。现在人们认识到在超急排斥的发病机制中有两个重要的因素，第一是天然抗体，几十年来一直是异种移植方面研究的焦点，直到近几年才对其有一些深入的认识，第二就是补体，这是非常重要的一个因素。

人们现在用各种方法抑制受者体内的天然抗体和补体，并取得了一些成功，比如用免疫吸附等方法清除受者体内的天然抗体，使异种移植物存活时间明显延长，但是这样做有几个不可克服的缺点，①体内免疫力明显下降，易发生致死的感染性疾病；②这种清除只是暂时的，一段时间后则随着体内天然抗体的再次发生，超急排斥仍不可避免地发生；③这些方法操作起来技术复杂，易发生其他不良的副作用。所以这种方法是不能从根本上解决异种移植超急排斥的。于是有人开始在补体方面着手研究，希望在补体的抑制上取得进展。开始人们也是用各种方法清除体内补体，同样也使异种移植物在受者体内存活时间延长，但是其也有清除天然抗体后带给受者的一系列副反应。近些年来，专家们发现了一些抑制补体活性的因子，其中一部分存在于血浆中，另一部分存在于细胞上，前者如血浆因子 H，受体 I 等，这些因子对排斥反应的影响不大。而重要的是存在于细胞膜上的诸多因子如膜辅助因子蛋白 MCP（CD_{46}），补体衰变加速因子 DAF（CD_{55}）及 MIRL（CD_{59}）等，这些膜固有因子以 C 末端糖脂键固定在细胞膜上，抑制补体的激活，从而保护细胞不受补体介导的细胞毒性杀伤破坏。但是这些补体抑制因子的功能有非常明显的种属特异性，如人的补体抑制因子只能抑制人的补体。所以异种器官植入受体后人的补体会很快将其破坏，于是一些专家和学者们就设想，如将人的补体抑制因子基因转入异种动物，使该动物体内的细胞表达人类的补体抑制因子，则该种动物的器官植入人体就不会被人类补体所破坏，这样就可以有效地防止超急排斥反应。现在国外的研究认为补体衰变加速因子 DAF 是最有效也是最重要的补体抑制因子，所以研究的重点在 DAF。现在国外已有用人 DAF 的 cDNA 生产的转基因动物，并且其对人类补体的抑制作用也已经得到了证明，但其不足之处也较多，所以现在有人尝试用人 DAF 全基因组 DNA 注射到动物的受精卵从而生产转基因动物，但目前只是刚刚起步，国内外均无此报道。

我们的课题最终目的是用全基因组 DNA 生产转基因动物，但是该课题十分庞大，并且复杂，我的课题部分是整个课题的基础工作，即构建一个基因文库，在实验中，采用 pJB8 粘粒载体作为构建文库的载体，用白细胞提取人类染色体 DNA，用基因工程的手段将适当大小（40–45kb）的 DNA 片段包入载体，用 DAF 的 cDNA 作为探针将来对文库进行筛选。而 DAF 的 cDNA 是由美国华盛顿大学医学院提供，将其转化人入 Jm109 大肠杆菌内扩增，鉴定，提取并纯化后获得。

本实验为将来生产转基因动物提供一个基本条件，即构建基因文库，要达到最终目的，还有许多工作要做。

（赵玉千　1993 级；导师　马腾骧教授）

纤维粘连蛋白与肿瘤生物学行为的关系及其介导 BCG 抗膀胱癌的机制研究（In vitro）

摘　要

膀胱移行上皮癌是最常见的泌尿系统肿瘤，它的高复发率与浸润机制，以及如何提高 BCG 抗膀胱癌疗效是人们一直在探讨的重要课题。本课题从细胞及分子水平探讨了纤维粘连蛋白（Fibronectin，FN）在膀胱肿瘤细胞的增殖、黏附、侵袭和转移等生物学行为中的重要作用，以及 TGF-β_1 作为 FN 生成刺激因子对这些行为的潜在影响；从体外实验入手，研究 BCG 对肿瘤生物学行为的直接影响，并进一步探讨了 FN 表达水平与 BCG 抗癌作用的关系。

一、纤维粘连蛋白影响肿瘤细胞黏附和侵袭的研究

细胞外基质包括细胞间质和基底膜，具有介导细胞黏附的作用。FN 是细胞外基质中重要的黏附分子，与其他糖蛋白和粘蛋白共同形成复杂的细胞外网状结构，在细胞的表型变化中起着决定性的作用。为了探讨 FN 对于肿瘤细胞生物学行为的影响，我们首先利用分子克隆技术，将 7.6kb 全长 FNcDNA 片断插入逆转录病毒载体 PLJ 中，构成正向或反向连接的重组体，用限制酶切分析法筛选出含有正向连接的质粒，经大肠杆菌转化，扩增，提取质粒 DNA，纯化后用脂质体法转染包装细胞 PA317。再用制备的病毒液感染 NIH3T3 细胞，测得病毒滴度为 $1.3 \times 10^4 \sim 2.0 \times 10^4 CFU/mL$。证明重组质粒转染 PA317 细胞所产生的外壳蛋白、核心蛋白与逆转录病毒的组装，能产生具有感染靶细胞能力并能介导 FN 基因转移的重组逆转录病毒。

用高滴度病毒液感染 FN 低表达、具有高转移能力的膀胱癌细胞 253J，经 G418 筛选，获得抗性克隆（253-FN）。经 Northern 杂交分析显示有外源 FNmRNA 表达，ELISA 检测证明细胞 FN 蛋白含量增高；免疫组化结果显示 253-FN 细胞的胞浆，胞膜都有强阳性着色，证明外源 DNA 已成功地导入 253J 细胞并有效表达。

继而检测了 253-FN 细胞的体外生长速度；与人工基底膜的黏附能力，并利用细胞分离试验

检测了细胞的黏附强度；利用体外侵袭实验系统 Boyden Chamber 检测了 253-FN 细胞穿透基底膜 Matrigel 的能力，并利用单层细胞侵袭试验检测其穿透细胞层的能力。结果表明：从生长曲线中看出，253-FN 细胞的生长速度明显下降，既体外增殖能力减弱；253-FN 细胞的同质黏附和异质黏附能力均增强，且黏附强度加大，表现为能够迅速与基底膜或靶细胞黏附，在低浓度 EDTA 作用下不易分离脱落，与对照组比较差异显著。侵袭试验表明 253-FN 的侵袭能力明显减弱，分析认为细胞生物学行为的改变与 FN 的作用有直接关系。以上实验证明，通过基因转染增加膀胱癌细胞的 FN 表达，可使一些恶性表型受到抑制，不利于肿瘤细胞侵袭和转移。

二、TGF-β₁ 对肿瘤细胞生物学行为的影响

TGF-β_1，对细胞外基质的合成，尤其对 FN 的表达具有明显的促进作用，并且这些作用对于肿瘤细胞的生物学行为有着潜在的影响。我们在以往的研究中表明，TGF-β_1 明显增加 253J 细胞的 FNmRNA 表达，而对于高分化，高表达 FN 且仅具有微弱转移能力的膀胱癌细胞 647V 却无此作用。在这些研究的基础之上，本课题进一步探讨了 TGF-β_1 对两个不同特性的膀胱癌细胞系生物学行为的影响。

我们观察了 TGF-β_1 对两个肿瘤细胞系的生长调节作用；用 MTT 法检测了 TGF-β_1 对细胞异质黏附的影响；观察分析了人工基底膜对 TGF-β_1 生长抑制作用和细胞黏附的影响；观察了 TGF-β_1 对两个肿瘤细胞系体外侵袭能力的影响。结果表明：TGF-β_1 抑制 647V 细胞生长，对 253J 细胞生长无抑制作用，反而有轻微的促进作用；人工基底膜对 TGF-β_1 的生长抑制作用可产生负反馈调节，表现为无论是否有外源 TGF-β_1 作用，647V 细胞在塑料底面上的生长速度均低于在基底膜上生长。TGF-β_1 能使 253J 细胞的黏附能力明显增强，基底膜的存在能促进 253J 细胞的黏附，但是，无论 TGF-β_1 还是基底膜对 647V 细胞的黏附都无明显影响。TGF-β_1 对 253J 细胞的体外侵袭能力有促进作用，对 647V 细胞无促进或抑制作用，认为与 TGF-β_1 促进细胞 FN 的表达有关。以上试验表现出 TGF-β_1 作用的双重性与复杂性。了解 TGF-β_1 对不同肿瘤细胞的作用，有助于认识膀胱癌治疗中的影响因素，为进一步探索提高疗效和预防复发的途径奠定基础。

三、FN 介导 BCG 抗肿瘤作用机制的研究

BCG 由 FN 介导而与肿瘤细胞黏附并进一步发挥其抗肿瘤作用。因此肿瘤细胞 FN 的表达水平直接关系到 BCG 的作用。我们通过一系列体外试验观察了肿瘤细胞 FN 的表达水平与 BCG 作用之间的关系。用 ^{3}H-TdR 标记 BCG，然后检测 BCG 与 253J，253J-FN 和 647V 细胞的黏附，并观察可溶性 FN 和 FN 抗体对黏附的影响；观察 BCG 对三种细胞异质黏附的影响以及可溶性 FN 在这一过程中的作用；观察 BCG 对肿瘤细胞侵袭性的影响，并且用抗体抑制试验证实了 FN 在这一过程中所起的作用；观察 BCG 对肿瘤细胞的直接毒性作用；用电镜观察了 BCG 与肿瘤

细胞黏附并被肿瘤细胞摄入的情况。由于 TGF-β_1 对 FN 的表达有促进作用，我们还观察了经外源性 TGF-β_1 作用的肿瘤细胞对 BCG 黏附和杀伤作用的反应。结果表明：BCG 与 253J-FN 细胞的黏附明显增加，同 253J 细胞相比差异显著，已接近与 647V 细胞黏附的水平。可溶性 FN 和 FN 抗体均能抑制 BCG 与肿瘤细胞的黏附，证明细胞分泌 FN 的水平对 BCG 的黏附有重要意义。BCG 可抑制细胞与基质的黏附，对 253J-FN 细胞的黏附抑制作用明显增强。当用可溶性 FN 处理 BCG 后，这种抑制作用明显降低。了解这一过程的意义在于认识膀胱癌术后仍存活的肿瘤细胞可由 BCG 的作用减少对膀胱壁创面的再黏附，设法降低膀胱内可溶性 FN 与 BCG 的黏附，可增强 BCG 的作用。BCG 对细胞的侵袭能力有抑制作用，抗体抑制试验进一步表明这种抑制作用是由于 FN 介导 BCG 与肿瘤细胞黏附而产生的。BCG 对肿瘤细胞有直接毒性作用，可使体外生长贴壁的细胞脱落。电镜下观察到 BCG 对肿瘤细胞的破坏及被细胞摄入。

TGF-β_1 增加 BCG 对 253J 细胞的黏附和毒性作用，对 647V 细胞无明显作用，认为与 TGF-β_1 增加 253J 细胞 FN 的表达有关。表明 TGF-β_1 对于 BCG 的抗肿瘤作用有着潜在的影响。

通过以上试验可以看出，利用转基因或 TGF-β_1 调节的方法提高肿瘤细胞 FN 的表达，不但可影响肿瘤细胞浸润和转移过程的早期步骤，而且对于 BCG 发挥抗膀胱肿瘤作用具有重要的意义。

（张文颖　1994 级；导师　马腾骧教授）

人膀胱移行细胞癌 P16 基因及其相关基因改变以及 P16 基因对膀胱移行细胞癌治疗意义的研究

摘　要

膀胱肿瘤广泛存在 9 号染色体的改变。最近发现的抑癌基因 P16，就定位于人染色体 $9P^{21}$。已发现在人类多种肿瘤组织和细胞系中存在 P16 基因的异常改变。P16 基因编码一分子量为 15，845 的细胞周期抑制蛋白，通过与 CDK_4 结合抑制 CDK_4 对 Rb 的磷酸化作用，从而阻止细胞周期的 G_1/S 转换。因此，P16 基因的异常改变可引起细胞周期调节的紊乱，导致细胞恶性增殖。

本课题从细胞及分子水平探讨 P16 基因的异常改变在膀胱移行细胞癌发生、发展过程中的作用；P16 基因改变与其相关基因 Rb、$CyclinD_1$，改变的关系及对肿瘤细胞增殖活性的影响。并对 P16 基因对膀胱肿瘤治疗的意义进行研究。

第一部分　膀胱移行细胞癌 P16 及其相关基因改变与肿瘤细胞增殖活性相关性研究

一、膀胱移行细胞癌中 P16 基因的缺失、突变及 5′ CPG 岛甲基化

应用 Southern 杂交技术在 52 例膀胱移行细胞癌组织中发现 11 例存在 P16 基因的缺失，占 21.15%。其中 8 例为 P16 基因纯合性缺失；3 例为 P16 基因半合性缺失，4 例 Tis 期肿瘤中未发现 P16 基因的缺失，P16 基因缺失与低级、低期肿瘤密切相关，提示 P16 基因的缺失是膀胱移行细胞癌发生、发展过程中的早期事件。应用 PCR-SSCP 及序列分析仅发现一例肿瘤 P16 外显子 2，第 127 密码子 GGG-GGA 转变，此突变为同义突变，由于密码子的简并性，不造成所编码氨基酸的改变。应用 DNA 甲基化分析技术发现 19 例肿瘤存在 P16 基因 5′ CPG 岛甲基化，包括一例

半合性缺失的肿瘤，甲基化率为 36.54%。P16 基因 5′ CPG 岛甲基化与高级、高期肿瘤显著相关，提示 P16 基因 5′ CPG 岛的甲基化在膀胱移行细胞癌的恶性进展中具有重要的作用。

二、膀胱移行细胞癌中 P16 mRNA 的表达

应用 RT-PCR 结合 Southern 杂交在 52 例膀胱移行细胞癌中发现 29 例存在 P16 mRNA 表达缺失，占 55.77%。所有出现 P16 基因缺失和 5′ CPG 岛甲基化的肿瘤中，仅一例半合性缺失肿瘤检测到 P16 mRNA 的表达。在 P16 基因未检测到缺失、突变及 5′ CPG 岛甲基化的肿瘤中仅有一例未检测到 P16 mRNA 的表达。本组肿瘤组织中 P16 mRNA 的表达缺失与基因的异常改变之间具有显著的相关性。

三、膀胱移行细胞癌中 P16 基因及其相关基因 RB、CyclinD$_1$，蛋白的表达及相互关系

免疫组化结果显示：52 例膀胱移行细胞癌中 30 例 P16 蛋白表达阴性，占 57.69%；15 例 Rb 蛋白表达阴性，占 28.85%；13 例出现 CyclinD$_1$ 蛋白过表达，占 25.00%。P16 蛋白表达缺失率与肿瘤分级、分期无关。可能是由于 P16 基因在低期、低级肿瘤与高期高级肿瘤中存在不同的失活机制。Rb 蛋白的表达缺失及 CyclinD$_1$ 蛋白的过表达均与高级、高期肿瘤密切相关。提示 RB 及 CyclinD$_1$ 基因的表达异常在膀胱移行细胞癌恶性进展中起一定作用。同时发现 P16 及 Rb 蛋白的同时表达缺失少见，二者的表达存在显著的负相关关系，说明二者之一表达异常足以使细胞周期调节紊乱，导致细胞恶性增殖。在 RB 基因表达缺失的肿瘤中常可见到 P16 蛋白的强阳性表达，而 pRb 表达阳性的肿瘤中 P16 蛋白仅为弱阳性表达或表达缺失，提示 RB 基因可能对 P16 的表达具有调节作用。CyclinD$_1$ 的过表达常与 P16 蛋白的表达缺失同时存在，而在 pRB 表达缺失的肿瘤中少见。提示 CyclinD$_1$ 与 P16 的表达异常协同作用更有利于肿瘤的恶性增殖，同时也说明过表达 CyclinD$_1$ 的促增殖作用需要野生型 RB 的存在。

四、膀胱移行细胞癌增殖活性的研究

我们采用细胞核增殖抗原标记指数（PCNALI）及核仁组成区嗜银蛋白染色（AgNOR）作为判定膀胱移行细胞癌增殖活性的两个指标，发现 PCNALI 与 AgNOR 平均计数与肿瘤的临床分期及病理分级明显相关，随肿瘤恶性程度的增高 PCNALI 及 AgNOR 平均数显著增加，说明恶性程度高的肿瘤，其增殖活性强。

五、膀胱移行细胞癌中 P16 及其相关基因 RB、 CyclinD$_1$ 的表达与肿瘤细胞增殖活性的相关性

1. P16 基因表达与膀胱移行细胞癌的增殖活性。

P16 蛋白抑制细胞增殖的作用需要野生型 RB 的存在。因此,我们在 pRb 阳性表达的肿瘤组织中观察 P16 蛋白的表达对肿瘤增殖活性的影响。发现 P16 阳性表达的肿瘤增殖活性明显增强,PCNALI 及 AgNOR 平均计数明显高于 P16 蛋白阳性表达组。提示 P16 蛋白可抑制肿瘤细胞的生长及增殖。

2. RB 基因表达与膀胱移行细胞癌的增殖活性。

RB 基因表达缺失的肿瘤组织增殖活性明显增强,PCNALI 及 AgNOR 计数均显著高于 RB 基因阳性表达组,提示 RB 基因对细胞的生长、增殖具有抑制作用。

3. CyclinD$_1$ 基因表达与膀胱移行细胞癌的增殖活性。

CyclinD$_1$ 过表达(++ ~ +++)组,肿瘤组织增殖活性明显增强,PCNALI 及 AgNOR 计数均显著高于 CyclinD$_1$ 弱阳性表达(+)组。提示 CyclinD$_1$ 的过表达具有促进肿瘤细胞增殖的作用。CyclinD$_1$ 过表达常发生于 P16 表达缺失,RB 阳性表达的肿瘤组织中;提示 CyclinD$_1$ 与 P16 的表达异常具有协同作用,促进肿瘤细胞的恶性增殖。

第二部分　P16 基因对膀胱移行细胞癌治疗意义的研究

为了探讨 P16 基因对膀胱肿瘤细胞的生长抑制作用及对膀胱肿瘤基因治疗的意义。我们构建一重组 P16 逆转录病毒表达载体,经细胞包装,获得重组逆转录病毒,分别转染 P16 基因纯合性缺失及野生型的膀胱癌细胞系以观察对肿瘤细胞生长及恶性表型的影响。

一、外源野生型 P16 基因转染对 P16 基因纯合性缺失的膀胱癌细胞系的生长抑制及恶性表型的逆转

将 P16 重组逆转录病毒转染 P16 基因纯合性缺失而 RB 基因正常表达的膀胱癌细胞系,用 G418 筛选抗性克隆。Northern blot 显示外源 P16 mRNA 表达,免疫组化见细胞核内 P16 蛋白的表达。G418 抗性克隆细胞经生长曲线及 MTT 检测发现其生长速度明显减慢,PCNALI 显示细胞增殖活性降低,软琼脂克隆形成分析表明细胞克隆形成能力明显下降。流式细胞周期分析表明大多数肿瘤细胞被抑制在 G0-G1 期。该结果显示,应用逆转录病毒载体可成功介导 P16 基因的转移。并有效地表达 P16 mRNA,外源 P16 的表达可有效地抑制膀胱癌细胞的生长及增殖,并降低体外致瘤性。逆转录病毒介导的 P16 基因替代治疗可成为膀胱肿瘤治疗的新途径。

二、外源野生型 P16 基因转染对具有内源性 P16 基因表达的膀胱癌细胞系的影响

将重组 P16 逆转录病毒转染 P16 基因为野生型同时存在 H-ras 基因突变和过表达的膀胱癌细胞，用 C418 筛选获得 G418 抗性克隆，经 Northern blot 证实外源 Pl6 mRNA 表达，免疫组化及 ELISA 检测细胞内 P16 蛋白表达增加。细胞生长速率减慢，增殖活性降低，体外致瘤性下降。细胞周期分析大多数细胞被抑制在 C0-G1 期。进一步研究表明，外源 P16 基因的转导是通过在转录水平抑制肿瘤细胞 H-ras 基因的过表达而抑制肿瘤细胞的恶性增殖。由于 H-ras 基因的突变及过表达在膀胱移行细胞癌的发生、发展过程中有较高的发生频率，因此，转染外源 P16 基因增加肿瘤细胞内 P16 基因的表达量，抑制 H-ras 基因过表达，也可成为膀胱肿瘤基因治疗的有效途径。

本课题的研究表明：P16 基因的异常改变参与膀胱移行细胞癌的发生、发展过程，基因的纯合性缺失和 5′ CPG 岛甲基化是 P16 基因在膀胱移行细胞癌中失活的主要机制，而且高级、高期肿瘤与低级、低期肿瘤中 P16 基因的失活机制不同，因此，了解 P16 基因的改变状况，对了解膀胱肿瘤的生物学特性具有重要的意义。P16 基因与其同一细胞周期调节通路中的 RB、$CyclinD_1$ 基因的异常，均可导致细胞 G_1/S 调节紊乱，细胞增殖活性增强，恶性转变。外源野生型 P16 基因的转染可抑制膀胱肿瘤细胞的增殖活性，逆转其恶性表型，有望成为膀胱肿瘤治疗的一个有效途径。

关键词　膀胱肿瘤；癌；基因；突变；细胞周期；逆转录聚合酶链式反应；核苷酸序列分析；免疫组织化学；增殖细胞核抗原；嗜银蛋白；逆转录病毒；成视网膜母细胞瘤蛋白

（武玉东　1994 级；导师　马腾骧教授）

[1]wt-p53 基因对移行上皮癌细胞系生物学行为影响的研究
[2] 小鼠膀胱移行上皮癌体外建系及其生物学特性的研究

摘　要

膀胱肿瘤为泌尿系统最常见的肿瘤，在美国是男子第 4 位常见的肿瘤，在国内也是泌尿生殖系统最常见的肿瘤，列第 8 位。膀胱肿瘤具有多发性和复发性的特点。目前对膀胱肿瘤的治疗是以手术为主，化疗、放疗及以 BCG 为代表的生物治疗为辅，这些措施使膀胱肿瘤的治疗取得了很大的进步，提高了膀胱肿瘤的治愈率，但膀胱肿瘤仍存在较高的复发率。

基因治疗是 90 年代医学生物学领域的重大进展之一，是很有发展前途的一种治疗途径，对癌症手术治疗、放射治疗、化学治疗的进一步补充。随着从分子水平对细胞生长和分化控制机制的不断深入理解，认识到癌基因与抑癌基因的异常将导致肿瘤的发生，肿瘤亦被视为一种基因疾病。纠正肿瘤细胞中异常基因行为，抑制癌基因的过度表达，增强抑癌基因的功能，将从分子水平治疗肿瘤。由于膀胱的解剖特点，可以对膀胱直接进行灌注或注射，膀胱宜于基因治疗。

抑癌基因 p53 的异常在人类肿瘤中普遍存在，是肿瘤发生过程中重要的一个环节。近几年，人们已将 p53 用于肿瘤的基因治疗，展示了较好的应用前景。我们用外源性野生型 p53（wt-p53）对两个膀胱癌细胞系进行基因治疗的研究工作，初步研究了 p53 对肿瘤细胞生物学的影响，并将基因治疗与化学治疗联合治疗肿瘤，探讨了其临床的应用价值。

采用含有 wt-p53-cDNA 的真核表达质粒 pC53-SN3，该质粒中含有 CMV 启动子。将 pC53-SN3 体外扩增并纯化，用脂质体转染法，利用脂质体 LipofectAMIN 将该质粒转染 T_{739} 小鼠源性膀胱肿瘤细胞系 $MBST_{739}$ 和人源性膀胱肿瘤细胞系 TBC-1 中，用 G418 筛选出阳性转染细胞。将其命名为 $MBST_{739}$-p53-cDNA 和 TBC-1-p53-cDNA 细胞。用生物素标记 p53 的 cDNA

为探针，通过 DNA/RNA 原位杂交方法，证明 pC53-SN3 被转入上述两个细胞系，并在细胞中得到表达。

被转染 wt-p53 的两个细胞系 MBST$_{739}$-p53-cDNA 和 TBC-1-p53-cDNA 与未转染 MBST$_{739}$ 和 TBC-1 比较，通过细胞生长曲线、细胞周期、凋亡指数、AgNORs、软琼脂克隆率及 T$_{739}$ 小鼠接种，发现其生物学活性有所改变，特别是代表肿瘤的增殖能力的指标明显下降，说明 wt-p53-cDNA 转染肿瘤细胞内得到表达后，p53 起到了其关卡（checkpoint）效果，通过阻止细胞周期的进行，使肿瘤细胞的增殖能力下降，显示了较好的抗肿瘤作用。

为探索膀胱肿瘤基因治疗临床应用途径，将基因治疗与化疗联合治疗膀胱肿瘤。MMC 和 DXR 为膀胱肿瘤术后（TURBt）用于膀胱灌注的化疗药物，我们将 MBST$_{739}$-p53-cDNA，TBC-1-p53-cDNA，MBST$_{739}$ 和 TBC-1 接种于 24 孔培养板，分别加入 MMC 和 DXR，通过 MT 检测，观察到转染 wt-p53 的两个细胞系 MBST$_{739}$-p53-cDNA 和 TBC-1-p53-cDNA 比对照组未转染 w-p53 的 MBST$_{739}$ 和 TBC-1 细胞对用于膀胱灌注的两种化疗药物 MMC 和 DXR 的敏感性明显提高，化疗药物的抑瘤作用得到了加强，并降低了化疗药物的浓度。

小鼠膀胱肿瘤体外建系及再鉴定：细胞培养技术的成熟和发展，统一和简化了实验设计，使许多复杂的实验手段得以实施。我国细胞培养水平已有了长足的发展，培养并建立了许多细胞系，其中以肿瘤细胞系为多，膀胱肿瘤细胞系也有几种，但不多。BST$_{739}$ 是在 T$_{739}$ 小鼠上建立的可移植性膀胱移行细胞癌，但其需在 T$_{739}$ 小鼠体内传代，我们将 T$_{739}$ 小鼠体内传代的 BST$_{739}$ 小鼠源性膀胱肿瘤细胞进行体外培养，至今已连续培养了 100 余代，并对其进行了生物学特性检测、染色体分析、电镜检测、FCM 分析及 AgNOs 等检测，其中 T$_{739}$ 小鼠皮下再次接种产生的瘤结于光镜下保持了原肿瘤 BST$_{739}$ 的细胞和病理学方面的特性。MBST$_{739}$ 细胞系于软琼脂培养形成克隆，克隆率为 32%。MBST$_{739}$ 细胞染色体数目是 67-79，平均数为 73。AgNORs 检测其平均值为 8.51 ± 2.51。乳酸脱氢酶同功酶（LDH）测定，LDH4 含量最高。流式细胞仪 FCM 分析：G$_0$+G$_1$ 33.54%；S 40.97%；G$_2$+M 25.47%；凋亡指数为 8.29%；DNA 指数为 1.27%。MBST 细胞系仍为小鼠移行细胞癌但具有了新的特性。发现与 BST$_{739}$ 以前的特性有所不同，建成了 BST$_{739}$ 体外培养的亚系，使其具有更大研究应用价值。将其命名为 MBST$_{739}$。

p53 是控制细胞生长的重要基因之一，与膀胱肿瘤的发生存在着密切关系，p53 生物学行为异常最终导致正常膀胱黏膜的癌变。随着对 p53 基因认识的不断深入，p53 基因抑制肿瘤生长的作用越来越受到重视，p53 基因是肿瘤基因治疗的重要组成部分。本课题利用外源性野生型 p53 对两个膀胱移行上皮癌细胞系进行了转染，并多方面观察了 wt-p53 对移行上皮癌细胞生物学行为的影响，特别是进行了转染 wt-p53 移行上皮癌细胞对化疗药物 MMC 和 DXR 敏感性的研究，结论是 wt-p53 能够抑制移行上皮癌细胞的增殖活性，并提高了对化疗药 MMC 和 DXR 的敏感性。上述研究工作再次肯定了 p53 基因抑制肿瘤生长的特性，通过转染 wt-p53 移行上皮癌细胞对化疗药物 MC 和 DXR 敏感性的研究，拓宽了移行上皮癌利用 wt-p53 基因进行治疗的范围，为膀胱肿瘤基因治疗的临床应用进行了具有实际意义探索，并奠定了一些理论和物质基础。另外，小鼠源性膀胱癌细胞系 $MBST_{739}$ 体外建系和进一步鉴定，不仅广泛地确定了 $MBST_{739}$ 肿瘤细胞的生物学行为特性，更为膀胱肿瘤治疗的基础研究和临床应用研究提供了又一良好途径。

关键词　膀胱肿瘤；p53；基因治疗；化学治疗；细胞培养

（崔喆　1995 级；导师　马腾骧教授）

用痘苗病毒载体在大鼠肾脏表达人主要组织相容性基因 HLA-DRB1 及其在异种移植急性排斥中的意义

摘　要

器官移植的临床应用和基础研究已开展多年，随着外科手术的进步，免疫抑制剂的不断开发，器官移植成活率显著提高，已成为晚期心、肝、肾等实质脏器功能衰竭的有效治疗手段。且许多过去不能治疗的疾病现在也可以用器官移植来治愈，这样带来一个严重问题即可供移植的器官严重短缺。所以近几年来开始对异种移植进行重点研究，现在主要的研究方向是用分子生物学和基因工程技术改进或改造异种动物器官，对其进行遗传修饰，使其适合人类的需要并允许用于器官移植。非人灵长类动物作为供器官动物移植给人已有过相对成功的例子，但是其有严重的不足，一是可给受体带来致命的病毒感染，另外其生长周期长、数量少、不利于临床应用，而非灵长类动物猪则不具备上述限制性，是理想的供体，但是这种远种系发生的动物之间可以引起快速而严重的异种移植排斥反应。这种排斥发生在移植物与受者血管吻合并开放血循环后的几分钟至几小时内，称为超急性排斥。

近年的研究发现，超急性排斥是异种移植的第一大障碍，其后果非常严重，这是由受体体内预先存在的天然抗体与异种移植物血管内皮细胞表面的异种抗原结合后，激活补体系统，导致移植物破坏。目前科学家们已将人的补体抑制因子基因通过受精卵显微注射方法转入异种动物，使该动物器官表达人类补体抑制因子，该动物器官移植给人时不会被人类补体破坏，这样可以有效地防止超急性排斥反应。

克服超急性排斥反应后，异种移植还将面临细胞介导的免疫排斥问题即急性排斥，它是由供受体之间主要组织相容性不同引起的。主要组织相容性复合体（MHC）是机体识别自己与非己功能的分子基础，它能控制抗原激发过程中免疫细胞间的相互作用，T 细胞识别外来抗原需要 MHC 限制性，MHC 的多态性导致同种或异种器官移植的排斥反应。人类的主要组织相容性系统称为 HLA。一系列研究表明器官移植中，供受体 HLA，特别是 HLA-DR 相符合是保证移植物长期存活的重要条件。但编码 HLA-DR 抗原的基因 HLA-DRB 基因具有高度多态性，仅 HLA-DRB1 位点即有 106 个等位基因。HLA 分子参与启动排斥反应的研究发现，DRB1 基因 B 折叠上氨基酸的错配可能是启动急性排斥反应的关键。因此，移植中 HLAI 类和 II 类抗原相容可归结为 HLA-DRB1 基因的相容性。已普遍认为 HLADRB1 是激发混合淋巴细胞反应的最强大抗原，因此 HLA-DRB1 基因水平配型对获得最好的移植存活率是至关重要的。

异种移植的急性排斥不能通过基因配型来避免，因为人与异种猪器官的组织相容性不同。我们只能考虑对供体器官进行遗传修饰，希望得到表达人主要组织相容性基因 HLADRB1 异种动物器官，在异种移植的时候，能与人类具有某种程度的组织相容性，通过干扰供受体间的免疫识别，诱导供受体间的微观嵌合现象而致免疫耐受，通过导入外源基因干扰供者自身 MHC 基因表达等机制来降低或避免异种移植中 MHC 差异引起的急性细胞介导的排斥反应。由于 HLA-DRB1 的多态性，众多的个体差异不适于用转基因动物方法得到一批表达某一血清型 HLADR 抗原的动物，只能采取基因治疗的方法，有针对性地将某基因体内直接导入供体器官。

本实验是我们整个异种移植实验研究的一部分，最终目的是成功地在异种动物器官上表达人类组织相容性基因。我们以大鼠为实验动物代表，首先构建了 HLA-DRB1 基因的痘苗病毒的表达载体，并通过与野生痘苗病毒的同源重组，克隆并纯化了带有 HLA-DRB1 的重组痘苗病毒，最后将重组痘苗病毒液、HLADRB1 痘苗病毒表达载体 DNA、PCDV$_1$-PL$_2$ 质粒 DNA（带有 SV$_{40}$ 启动子的 HLA-DRB1 表达载体）者分别体内直接导入大鼠肾脏，用免疫组织化学染色法及 Northern 杂交、斑点杂交检测 HLA-DRB1 基因在肾脏的表达。

一、HLA-DRB1 cDNA 基因的痘苗病毒表达载体的构建

质粒 PCDV$_1$-PL$_2$ 经限制性内切酶 BamHI 消化得到含有人主要组织相容性基因 HLA-DRB1 cDNA 的长 1.4kb 的基因片段，将其克隆到痘苗病毒表达载体 PSC11 的 SmaI 酶切位点，通过菌落原位杂交，以 HLA-DRB1 cDNA 为探针筛选出阳性重组子。经过 SacI 及 Hind III 内切酶分别酶切分析得到插入方向与 P7.5 启动子顺式的 HLA-DRB1 cDNA 基因的重组子，再以 HLA-DRB1 cDNA 为探针进行 Southern 杂交鉴定重组子中确实含有 HLA-DRB1 cDNA 基因，获得了 HLA-DRB1 cDNA 的重组痘苗病毒表达载体 PSD。

二、HLA-DRB1 cDNA 重组痘苗病毒的克隆和纯化

重组质粒 PSD 经大量纯化后，以脂质体法转染 TK-h134 细胞，同时与天坛株 TK$^+$ 野生痘苗病毒进行同源重组，在含 BudR 及 X-gal 低熔点琼脂糖培养基中筛选蓝色的 TK$^-$ 重组痘苗病毒空斑，经三次纯化后，以 HLA-DRB1 cDNA 为探针对病毒液 DNA 做斑点杂交，证明所筛选的重组病毒中含有目的基因 HLA-DRB1。

三、HLA-DRB1 cDNA 在大鼠肾脏的表达

用重组有 HLA-DRB1 cDNA 的痘苗病毒液及 HLA-DRB1 重组痘苗病毒表达载体、$PCDV_1$-PL_2 表达载体与脂质体的混合物，以多点注射方式直接将基因导入大鼠肾脏，取 2 周及 4 周后的肾组织做冰冻切片，以 HLA-DR 抗体对其进行免疫组织化学染色，可见肾小球肾小管细胞均有阳性褐色反应物存在，同时以 HLA-DRB1 cDNA 为探针进行 Northern 杂交及 RNA 斑点杂交，结果均呈阳性，且 2 周及 4 周表达量无明显差异。这证明 HLA-DRB1 cDNA 能在大鼠肾脏组织表达。

HLA-DRB1 基因在大鼠肾脏的成功表达，为我们下一步得到表达人主要组织相容性基因的异种猪器官奠定了扎实的理论基础，由于该器官与人类具有良好的组织相容性可以作为理想的异种移植器官来源。表达人类移植抗原的异种供体器官不再识别受体的 MHC，受体也容易将其辨为自己，同时通过诱导供受体间微观嵌合体形成致免疫耐受，以及干扰供体自身 MHC 基因表达等机制阻断异种移植急性排斥反应。此方法将成为今后解决急性异种移植排斥的新的策略和方法。

（黄秀玲　1995 级；导师　马腾骧教授）

TGFβ1 对人正常和恶性尿路上皮细胞的不同效应和 c-Ha-ras 反义 RNA 介导 TBC-1 对 TGFβ1 敏感性增强的研究

摘　要

TGFβ 是正常上皮增殖最强烈的潜在抑制剂之一。但是许多来源于上皮或血细胞的恶性肿瘤抵抗 TGFβ1 诱导的生长抑制作用。表明细胞失去对 TGFβ 的敏感性是肿瘤发生的重要原因。本文通过：① TGFβ1 对膀胱癌细胞（TBC-1）和正常尿路上皮细胞的不同抑制作用；② TBC-1 抵抗 TGFβ1 生长抑制效应机制的体外研究，初步探讨 TGFβ1 在膀胱肿瘤进展及复发中的作用和肿瘤细胞耐受 TGFβ1 的部分机制。

第一部分　TGFβ1 对人正常和恶性尿路上皮细胞的不同效应的研究

观察 TGFβ1 对无血清培养的人正常尿路上皮细胞（HNUC）和膀胱癌细胞（TBC-1）生长及黏附作用。1.HNUC 对 TGFβ1 的反应：50 pg/mL TGFβ1 处理 HNUC 5 天发现有 29.3% 的抑制，在 100 pg/mL 时则有 72.3% 的抑制率，表明 TGFβ1 对 HNUC 是剂量依赖性的抑制。50 pg/mL TGFβ1 处理 5 天后，更换新培养基可以使细胞恢复对数生长，而 100pg/mL 处理的细胞有明显脱壁，更换新培养基后不能刺激细胞重新生长，表明 TGFβ1 浓度较低时对 HNUC 具有可逆的抑制作用，在高浓度时可导致细胞死亡。不加 TGFβ1 组（对照）HNUC 在 3、6 小时黏附率分别为 3.2%、27.3%；经 15 pg/mL 或 50 pg/mL TGFβ1 处理的细胞 3、6 小时黏附率分别为 10.1%、53.6% 和 10.4%、62.3%。表明 TGFβ1 在低浓度时可促进 HNUC 黏附（对照组与 15 pg/mL 组比较 $P < 0.05$），但在较高浓度（50 pg/mL）黏附率未见明显上升（15 pg/mL 组与 50 p/mL 比较 $P > 0.05$）。2.TBC-1 对 TGFβ1 的反应：TBC-1 甚至在 TGFβ1 为 5 ng/mL 时仍抵抗 TGFβ1 的生长抑制作用。TBC-1 不加 TGFβ1 3、6 小时黏附率分别为 5.6%、37.6%；在 0.1 ng/mL、1 ng/mL 浓度下，3、6 小时分别为 10.1%、53.6% 和 230%、74.5%。TGFβ1 对肿瘤细胞粘附有明显促进作用（对照与 0.1 ng/mL 比较 $P < 0.05$），并且在一定浓度范围内（0–1 ng/mL）黏附率呈剂量依赖性升高（0.1 ng/mL 组与 1 ng/mL 比较 $P < 0.05$）。

第二部分　c-Ha-ras 反义 RNA 介导 TBC-1 对 TGFβ1 敏感性增强的研究

利用脂质体介导反义质粒 ani-ras-pSV$_2$neo 和对照质粒 pSV$_2$neo 分别转染 TBC-1 细胞，得到 c-Ha-ras p21 降低表达的克隆（anti-ras TBC-1）和对照克隆（pSV$_2$neo-TBC-1）。anti-ras-TBC-1 表达 p21 是对照的 1/4，neoTBC-1 与亲本 TBC-1 则无明显差别。Southern 杂交分析表明有多个反义 RNA 基因插入到 ani- ras TBC-1 的基因组。anti-ras-TBC-1 生长速度减慢，电镜观察发现 anti-ras-TBC-1 张力原纤维增加，细胞表面微绒毛密度降低而 neo-TBC-1 与亲本细胞比较则无此变化，表明 anti-ras-TBC-1 有向良性转化的趋势。在观察了 TGFβ1 影响 anti-ras-TBC-1、neo-TBC-1 和 TBC-1 的增殖情况时发现：在 50 pg/mL 有 6.9% 的抑制，anti-ras TBC-1 在 10 pg/mL 时表现出明显的抑制（22.2%）（$P < 0.05$），而对照组始终表现为对 TGFβ1 作用的明显抵抗。

总结以上结果，指出：1. TGFβ1 浓度较低时具有抑制 HNUC 增殖和促进黏附作用，在较高浓度诱导 HNUC 的死亡；TGFβ1 对 TBC-1 无抑制作用并能促进 TBC-1 黏附，TGFβ1 的存在尤其是较高浓度时，膀胱肿瘤有复发和进展迅速的倾向。2.c-Ha-ras 过表达可部分介导肿瘤细胞对 TGFβ1 抑制作用的抵抗。3. 经反义技术得到的 anti-ras-TBC-1 细胞不但表现出良性转化倾向而且出现明显的 TGFβ1 诱导的抑制作用，因此针对肿瘤 Ras 蛋白为靶点的治疗可能会在膀胱肿瘤治疗上起一定的作用。

关键词　转化生长因子；人正常尿路上皮细胞；人膀胱肿瘤细胞系 -1；c-Ha-ras 反义 RNA；转染；抑制率；黏附率；形态学；负调控机制

（汤洋　1996 级；导师　马腾骧教授）

激素、生长因子在调节前列腺细胞稳态平衡中的作用机制

摘　要

本文通过体内、外实验，采用了放免分析、光镜电镜观察、免疫组化、细胞培养技术、MTT方法和半定量逆转录酶聚合酶链式反应方法，研究了与 BPH 发病密切相关的雄、雌激素、$TGF\beta_1$ 和 bFGF 在调节前列腺上皮和基质细胞稳态平衡中的作用机制。

在动物实验中，我们对 22 条成年雄性家犬采取了双侧睾丸切除术。研究了去势前后家犬血清雄、雌激素水平的改变，家犬前列腺的病理改变，以及前列腺内 $TGF\beta1$，bFGF，p53 和 TRPM-2 基因表达的改变。上述研究资料表明：年龄和功能正常的睾丸是良性前列腺增生症发生的必要条件。去势后犬前列腺组织内出现凋亡病变。此时 TRPM-2 基因转录增强，具有抗细胞溶解的作用。犬前列腺细胞的凋亡遵循着非 p53 依赖性途径。我们的实验除了得出上述与文献资料相符的结论外，还有一些结论在国际上尚未见报道：

1. 去势后家犬前列腺组织内不仅有凋亡病变，还存在萎缩、坏死病变。此三种病变并存，逐渐加重，共同造成了去势晚期前列腺结构和功能的高度破坏。

2. 去势后家犬前列腺的病理改变不仅仅局限于前列腺上皮内，基质内也有不同程度的凋亡、萎缩和变性坏死改变。上皮病变出现早并且以凋亡病变为主；而基质病变出现较晚，并以萎缩病变为主。依据上述光、电镜观察结果，我们提出将去势后家犬前列腺的病理改变划分为新鲜凋亡期（I 期）和陈旧凋亡期（II 期）。

3. 去势 I 期组织切片上平滑肌细胞比例的升高与此期上皮病变重而基质病变轻有关；去势 II 期平滑肌染色增强和分布紊乱与平滑肌萎缩有关。

4. 雄激素的作用模式可能是：雄激素调节着前列腺基质细胞合成和分泌 bFGF 和 $TGF\beta1$ 等生长因子，这些生长因子既作用于上皮细胞（旁分泌作用），又作用于基质细胞（自分泌作用），调节着上皮和基质的增殖状态。去势后，由于失去了雄激素的调节作用，前列腺组织内 $TGF\beta1$/bFGF 比例升高，直接导致了前列腺上皮和基质细胞的病理改变。

在体外实验中，我们用无血清培养液成功地培养了人前列腺基质细胞。在此细胞模型的基

础上，研究了 TGFβ1，bFGF 和 DHT 对前列腺基质细胞的增殖和分化的影响。实验结果表明，TGFβ1 和 bFGF 不仅影响着前列腺基质细胞的增殖，还影响着前列腺基质细胞的分化。其中有关生长因子对前列腺基质细胞分化作用的研究，在国际上少有报道。

本实验的研究结果表明：TGFβ1 的效应因前列腺基质细胞的增殖状态以及 TGFβ1 应用浓度而有差异，表现出多样性。①对于指数增生期的前列腺基质细胞，TGFβ1（0.01–10 ng/mL）对其增殖有抑制作用，并且无刺激细胞分化的作用。②对于平顶期的基质细胞，低浓度的 TGFβ1（＜0.1 ng/mL）可刺激其增殖，并且无刺激细胞分化的作用。高浓度的 TGFβ1（＞1 ng/mL）虽无刺激增殖的作用，却能促进前列腺成纤维细胞向平滑肌细胞分化。与 TGFβ1 的作用相反，bFGF 对于指数增生期和平顶期的前列腺基质细胞均有刺激作用，并且抑制前列腺成纤维细胞向平滑肌细胞的分化。TGFβ1 /bFGF 比例的改变调节着前列腺基质细胞的稳态平衡。

（牛远杰　1996 级；导师　马腾骧教授）

异种器官移植用人衰变加速因子基因转基因小鼠的研究

摘 要

随着器官移植工作的广泛开展，移植器官的相对短缺已成为阻碍器官移植工作发展的重要障碍，从而促进了异种器官移植的研究，特别是以猪为供体的异种器官移植的研究。在非灵长类动物到人的远缘异种器官移植中，不可避免地要发生超急性排斥反应（HAR），其发生机制主要涉及异种天然抗体（XNA）补体及血管内皮细胞（EC）三者的相互作用。人血清中存在的 XNA 可与异种器官血管 EC 膜上的 α-1，3Cal 抗原相结合，通过经典途径激活补体，进而导致被移植的器官发生 HAR，补体也可以不依赖于抗原 – 抗体的结合而经替代途径激活。其中人血清中补体反应的激活是 HAR 发生的中心环节。

补体调节蛋白（complement regulatory protein，CRP）为一类广泛存在于动物血清和多数细胞表面的糖蛋白，具有控制补体活性的作用。然而异种器官血管 EC 膜上的 CRP 由于具有种特异性，不能抑制人补体的激活，这是导致人体对异种器官发生 HAR 的重要原因。将编码人类 CRP 的基因导入动物体内建立相应基因的转基因动物，使动物的血管 EC 表面表达人类的 CRP 是抑制补体激活和控制 HAR 发生的有效途径。其中，衰变加速因子（DAF）具有抑制补体通过经典或替代两条途径激活的作用，是目前研究应用最多的一种 CRP。我们构建了人 DAF 基因的表达载体，并以受精卵显微注射的方法，建立转人 DAF 基因小鼠，研究了 DAF 基因在小鼠染色体内整合与表达的规律。

1. 人 DAF 基因表达载体的构建：质粒 pSP64H 含有一段 HasV 增强子序列，以限制性内切酶 SalI+BamHI 切开作为载体，同样条件酶切 pSFFV–DAF 回收包括 SFFEV5′ LTR 序列、人 DAFcDNA 及 SV40 splice/polyA 的一段 DNA 作为插入片段。以 DNA 重组的方法构建为新的质粒 pSP64HD。目的是使 DAF 基因原有表达调控序列中加入一段 HasV 增强子。以细菌直接裂解 PCR 的方法初步筛选阳性重组菌落，以转化阳性的菌落为模板，经两次 PCR 反应，将含重组质粒的菌落局限为 2 个。提取所含的质粒，进一步以限制性内切酶分析结合 Southern 杂交的方法确定：所得质粒与设计要求相符。表明已得到所需的重组人 DAF 基因表达载体 pSP64HD。我们认为由于 PCR 反应具有快速、准确的特点，以其进行重组菌落的初步筛选较之传统筛选方法简化了实验操作，缩短了实验时间。

2. 小鼠受精卵的基因导入及胚胎移植：实验分两组进行，第一组的目的基因为依次包含 SFFV5′ LTR（启动子）、人 DAF cDNA 及 SV40 splice/ploy A 的一段 DNA 序列（约 3.4kb）。第二组的目的基因为包含上述片段及 HasV 增强子的 DNA 序列（约 6.1kb）。第一组共使用超排卵小鼠 36 只，自然交配小鼠 5 只，采集受精卵 986 枚，选择原核清晰的 683 枚受精卵用于显微注射，注射后仍存活受精卵 500 枚。注射后存活受精卵的比率为 $500/683 \times 100\% = 73.2\%$，将其分别植入 24 只假孕母鼠的输卵管中，其中 5 只假孕鼠受孕，共出生小鼠 24 只（四周时死亡 1 只）。移植受精卵的发育率为 $24/500 \times 100\% = 4.8\%$。第二组共使用超排小鼠 27 只，得到受精卵 878 枚，注射 721 枚，注射后存活 562 枚，注射后存活受精卵的比率为 $562/721 \times 100\% = 77.9\%$。植入 31 只假孕鼠中。7 只受孕，出生小鼠 19 只。移植受精卵的发育率为 $19/562 \times 100\% = 3.4\%$。

3. 出生小鼠中人 DAF 基因整合的检测：提取出生小鼠基因组 DNA，首先以 Dot-blot 杂交进行初步鉴定。结果显示：在第一组 23 只出生小鼠中，4 只小鼠的 DNA 样品出现阳性杂交斑点。第二组 19 只中，2 只杂交阳性。进一步对其进行的 Southern 杂交显示：这些样品均出现了预期大小的阳性杂交条带，表明人 DAF 基因在这些小鼠体内实现整合。整合率分别为 $4/24 \times 100\% = 16.7\%$ 及 $2/19 \times 100\% = 10.5\%$。

4. 转人 DAF 基因鼠的传代检测：以质粒 pSFFV-DAF 制备的 4 只首建转基因鼠恰为两雄两雌，分成两组交配。各生出仔鼠 10 只及 8 只。经 Dot blot 杂交显示阳性鼠分别为 7 只及 6 只，整合率分别为 70% 和 75%。

5. 人 DAF 基因在转基因鼠体内的表达检测：提取质粒 pSFFV-DAF 制备的 4 只首建转基因鼠的肾脏总 RNA。Northern 杂交显示 1 只首建转基因鼠的 RNA 样品出现明显杂交条带，表明人 DAF 基因在该转基因鼠体内实现 RNA 水平的表达。

DAF 被认为是最有效和最重要的一种 CRP，建立人 DNA 基因的转基因动物（转基因小鼠或猪）是目前异种移植研究领域的重点研究方向之一。本研究通过 DNA 重组方法重新构建了 DAF 基因的表达载体，使原有的表达调控序列中加入了一段 HasV 增强子。采用两种 DNA 片段作为目的基因，受精卵显微注射法分别制备出相应的转人 DAF 基因小鼠，并进一步证实了人 DAF 基因在转基因鼠体内能够遗传及表达。我们在 DNA 重组实验中采用细菌直接裂解 PCR 的方法筛选重组菌落进行初步筛选，较之常规筛选方法具有简便、快速、特异性强的特点，使重组质粒的筛选工作得以简化。另外本研究中使用的两种目的基因序列不同于国外同类型实验，并证实了其在小鼠体内的遗传及表达。本研究为异种器官移植的研究提供了有效的研究手段，同时为进一步的转基因猪的研究奠定了必需的理论和技术基础。

（王剑鹏 1997 级；导师 马腾骧教授）

大鼠白细胞介素 –10cDNA 的克隆和表达及基因转染在器官移植中的应用

摘 要

器官移植已成为治疗重要器官终末期疾病的一种有效方法。然而，排异反应仍是制约移植物存活时间长短的决定性因素。临床上，为了防止排异反应的发生需要给受者全身应用免疫抑制药物如皮质激素、环孢素、硫唑嘌呤、它克雷默及淋巴细胞单克隆抗体等。所有这些制剂均是非特异性的，在抑制抗移植物排异反应的同时，也降低了机体免疫反应的其他方面，因此长期应用使受者感染及恶性肿瘤的发生率增高。此外，有些药物还可能引起糖尿病、高血压和高脂血症等。探求新型特异性免疫抑制药物或免疫抑制方法如局部免疫抑制成为移植免疫研究的一个热点。

基因疗法出现前，要使某种药物在器官、组织局部长期或永久产生作用几乎是不可能的。而现在通过基因疗法，已可使一些蛋白质或多肽（包括细胞因子）在某一器官或组织长时间表达，这即为移植物局部免疫疗法的发展奠定了基础。白细胞介素 10 是细胞因子网络中为数不多具有免疫抑制作用的细胞因子之一。体外研究表明，白细胞介素 10 通过降低白细胞介素 2 和 γ 干扰素的产生能够抑制抗原特异性 T 细胞增殖，降低抗原提呈细胞的抗原提呈能力，使单个核细胞表面 Ⅱ 类组织相容性抗原的表达下调，这些作用与移植后需要的免疫抑制状态非常相近。所以白细胞介素 10 可能是移植术后用于免疫抑制的理想细胞因子。为此我们克隆了大鼠白细胞介素 10cDNA 的全长序列，测序证明序列正确后将其转染大鼠的移植心脏，发现移植心脏存活时间明显延长。

第一部分　大鼠白细胞介素 –10cDNA 的克隆及在大肠杆菌中的表达

白细胞介素 10（IL–10）是 1989 年由 Fiorentino 首先发现的，主要由巨噬细胞和 Th2 细胞产生，其作用则抑制 Th1 细胞因子的合成。研究表明白细胞介素 10 的许多免疫抑制活性与移植后期望的免疫抑制状态一致。为了研究 IL–10 在器官移植中的潜在应用价值，我们从大鼠的脾细胞中克隆出 IL-10cDNA 的全长序列，为其生物学进一步利用奠定基础。

方法：无菌条件下切取 SD 大鼠的脾脏，放入培养皿中，用抽吸吹打的方法收集脾细胞；将脾细胞转入细胞培养瓶中，加入 LPS（20 mg/mL）刺激培养 4 小时：离心收集脾细胞，抽提细胞总 RNA；用特异性上游引物 5′-GCT AAG CTT ATG CCT GGC TCA GCA CTG CT-3′（-8～21 bp），下游引物 5′-TCT CTG GAT CCG ATT TAG AAG-3′（597～576 bp），以细胞总 RNA 为模板，进行反转录 PCR，克隆出 IL-10cDNA；经酶切、PCR 鉴定及 DNA 序列测定证实克隆的 IL-10cDNA 序列完全正确后，用表达引物—上游引物 5′-GCT GGA GTG CAT ATG AGC AAA GGC C-3′（41～69 bp）、下游引物：5′-ATG CCG TCG ACTTAA ATT TTT CAT TTT GAG-3′（543～515 bp），再次扩增不含引导肽的 IL-10cDNA 并将其插入表达载体 pJW2 中；用 pJW2-IL10 重组体转化 DH5α 大肠杆菌，热诱导使重组大鼠 IL-10 在大肠杆菌表达；经 SDS-PAGE 电泳发现有与预期分子量一致的条带后，转移至硝酸纤维素膜上，用小鼠抗大鼠 IL-10 抗体和羊抗小鼠 IgG 进行一、二抗反应及 DAB 显色，观察有无特异性免疫反应条带。

结果：大鼠脾细胞经 LPS 刺激培养后，IL-10 转录水平增加，从细胞总 RNA 容易反转录扩增出 IL-10cDNA；PCR 产物的分子量与预期分子量一致，插入 PcDNA3 载体小制备后用酶切及 PCR 鉴定克隆片段正确；克隆 cDNA 经序列测定证实与基因库发表的大鼠 IL-10 序列完全一致；重组的 IL-10 质粒转化大肠杆菌后，经热诱导得到高效表达，表达的蛋白经 SDS-PAGE 电泳发现在分子量近 18.6 kb 有一特异性条带，图像处理仪扫描分析表达量占细菌总蛋白的 20% 左右；Western-blot 分析表明表达的蛋白能与小鼠抗大鼠 IL-10 抗体特异性结合，证实表达的蛋白是大鼠的 IL-10 蛋白。

结论：大鼠脾细胞经 LPS 刺激培养后，IL-10 转录水平增加，有利 IL-10cDNA 的克隆；克隆的 IL-10cDNA 经测序证实与基因库报告的序列完全一致，插入 PJW2 载体后经热诱导能够在大肠杆菌 DH5α 表达；表达的蛋白能与小鼠抗大鼠 IL-10 特异性结合；大鼠 IL-10cDNA 被成功克隆并能够在大肠杆菌中表达。

第二部分　IL-10 基因转染在器官移植中的应用

器官移植是治疗重要器官终末期疾病的最有效的方法，其主要问题是移植物的排异反应。对排异反应的控制是应用免疫抑制药物，但是全身性免疫抑制常常造成条件性感染，有些药物还可能造成一些特殊并发症，所以开发新的特异性免疫抑制疗法是极为必要的。对抗原提呈区域释放免疫抑制性信息产生免疫抑制反应即是特异性免疫抑制疗法的一种，而基因疗法则能够将免疫调节分子直接导入移植物、造成移植物局部免疫抑制，从而避免全身性的毒副作用，为局部免疫抑制治疗带来了希望。从目前的研究来看，白细胞介素 10 被认为是比较理想的免疫抑制性细胞因子，因此，白细胞介素 10 基因即可能是基因疗法用于器官移植的理想候选基因。本研究的目的即利用大鼠异位心脏移植模型，将克隆的白细胞介素 10cDNA 转染移植心脏，观察这种方法对移植物有无保护作用，以探讨白细胞介素 10 在器官移植中的应用价值。

方法：一是重组体质粒和假病毒原液的制备。将测序的 PcDNA3-IL10 重组体菌株扩增，用碱裂解法提取、聚乙醇沉淀法纯化质粒，并用同样的方法扩增制备空白 PcDNA3 载体；克隆插入 pLNCX 载体的 IL-10cDNA，与 pLNCX 载体连接后转化 DH5α 感受态细胞进行小制备；在阳离子脂质体 Lipofectamine 的介导下将 pLNCX-IL10 重组体导入 PA317 细胞进行病毒载体的包装，经 G418 加压筛选出阳性细胞克隆，进一步扩增培养获得假病毒原液；用 NIH3T3 细胞测定病毒原液的病毒滴度，将病毒滴度用 PBS 调整至 1×10^6 pfu/mL，−80℃保存备用。二是动物模型及实验分组。供体为 Wistar 大鼠，受体为 SD 大鼠，按改良 Lindsey 氏法将心脏异位移植至受体的腹腔内。实验分成 5 组，每组 6 只动物。①对照组，心脏移植前经冠状动脉灌注林格氏液 1 mL，术后不做任何处理；②CsA 组，心脏移植前经冠状动脉灌注林格氏液 1 mL，术后当天至第 3 天每日用 CsA 10 mg/kg 灌胃，不做其他处理；③空白 PcDNA3 组，心脏移植前经冠状动脉灌注含 5 μg PcDNA3 载体和 10 μL 脂质体混合液的林格氏液 1 mL，不做其他处理；④ pcDNA3-IL10 组，心脏移植前冠状动脉灌注含 5 μg pcDNA3-IL10 重组体和 10 μL 脂质体混合液的林格氏液 1 mL，术后不做其他处理；⑤ pLNCX 组，心脏移植前冠状动脉灌注含 5×10^5 pfu pLNCX 病毒原液的林格氏液 1 mL，术后不做其他处理。三是术后监测。①每天触摸受体动物的腹部，观察心脏的搏动情况，心脏搏动停止为排斥时间；②以表达引物 5′-GCT GGA GTG CAT ATG AGC AAA GGC-3′ 及 5′-ATG CCG TCG ACT TAA ATT TTT CAT TTT GAG-3′，用 RT-PCR 方法定量扩增移植心脏 IL-10 mRNA，为了增加实验的可对比性特设计了扩增大鼠看家基因（甘油醛 3-磷酸脱氢酶，GAPDH）的引物 5′-CAT AGA CAA GAT GGT GAA GG-3′及 5′-GCA AAT CTT GAG GGA GTT GTC-3′，同时扩增 GAPDH，并比较两者的转录水平，进行定量分析。此外，通过检测移植术后不同时间转录水平，观察持续转录的时间；③用 ELISA 法检测移植心脏上、下腔静脉 IL-10 的水平，观察移植心脏回流处静脉血与周围静脉血 IL-10 的变化；④用免疫组织化学方法观察工 IL-10 在组织细胞中的表达情况，常规组织学方法观察不同实验组间组织学变化。

结果：①获得丰度满意的质粒及病毒载体。经大制备后获得 pcDNA3-IL10 重组体，重组体为 0.88 μg/μL，同时得到丰度较高的空白 pcDNA3 载体；获得滴度比较高荷 IL-10 的 pLNCX 假病毒原液，平均病毒滴度为 2.75×10^6 pfu/mL；②移植心脏存活时间。对照组心脏平均存活 8.5 ± 1.52 天；CsA 组移植心脏平均存活 14.0 ± 1.79 天，较一般对照组明显延长（$P = 0.016$）；空白 pcDNA3 组心脏平均存活 8.8 ± 1.33 天，与对照组相比无差异显著（$P = 0.175$）；pcDNA3-IL10 重组体组移植心脏平均存活达 17.8 ± 2.14，与对照组、空白 pcDNA3 组相比差异极其显著（$P < 0.001$），与 CsA 组相比差异显著（$P = 0.006$）；pLNCX 组移植心脏平均存活达 33.0 ± 2.61 天，与对照组相比差异极其显著（$P < 0.001$），较 pcDNA3-IL10 重组体组存活时间亦显著延长（$P < 0.001$）。③转染基因在移植心脏的转录。反转录 PCR 扩增结果显示，pcDNA3-IL10 转染后 3 天至 7 天大鼠 IL-10 转录明显增加，第 3 天达到高峰，与内参照的比值达 2.91。pLNCX

转染后 3 至 21 天，用移植心脏总 RNA 均可反转录扩增出 IL-10cDNA 片段，转染后第 3 天即比较明显，第 7 天达到高峰，与内参照的比值为 2.34，持续 3 周。对照组心脏虽然扩增出内参照 GAPDH cDNA 的片段，但没有扩增出 IL-10 反转录的 PCR 产物。④基因转染后 IL-10 蛋白水平的变化。用 ELISA 测定移植心脏上、下腔静脉血清 IL-10 的结果显示：对照组移植后第 3 天上、下腔静脉血清 IL-10 分别为 31.5 ± 8.7 和 30.6 ± 7.4；pcDNA3-IL10 转染组移植后 3 天、7 天血清 IL-10 水平明显升高，分别为 270.8 ± 86.7、163.5 ± 55 和 98.5 ± 33.8、97 ± 32.6，与对照组相比差异均具显著性（P 均 < 0.05）；移植后 3 天移植心脏上、下腔静脉血清 IL-10 差异具显著性（$P = 0.010$）；移植后 14 天血清 IL-10 明显下降，分别为 39.7 ± 16.4 和 36 ± 6.7，与对照组相比已无明显差异（$P > 0.05$）；pLNCX 转染组移植后第 3 天，血清 IL-10 水平明显上升，第 7 天达到峰值，分别为 315.8 ± 83.4 和 176.2 ± 54.3，第 14 天仍保持在较高的水平，所有结果与对照组相比差异均具有显著性（$P < 0.05$）；移植后第 7 天移植心脏上腔静脉血清 IL-10 高于下腔静脉（$P = 0.008$）；移植后第 21 天移植心脏上、下腔静脉血清 IL-10 分别为 52.8 ± 7.5 和 51.3 ± 8.6，仍高于对照组（$P = 0.087$）。⑤组织学及免疫组化观察。大体组织学及显微镜下观察均表明转染基因的移植心脏病理损害轻，显微镜下观察在同等时间段，转染基因的移植心脏心肌形态、坏死的程度、炎性细胞浸润的程度较非转染组轻。用抗大鼠 IL-10 抗体进行免疫组化染色在基因转染心脏发现胞浆染色阳性的细胞，脂质体介导转染的主要靶细胞为心肌细胞，而逆转录病毒感染的靶细胞主要是浸润的单个核细胞，也可以感染心肌细胞。

结论：（1）通过冠状动脉灌注脂质体介导及逆转录病毒载体均能将外源基因导入移植心脏，并在移植心脏内转录、表达。

（2）免疫抑制性细胞因子—白细胞介素 10 在移植心脏局部过度表达，可以在移植心脏局部产生免疫抑制反应，从而保护移植心脏，延长移植心脏的存活。

（3）转录水平和表达时间监测表明，脂质体介导的转染在转染后 3 天其转录水平和表达即达到高峰但持续时间不超过 2 周；而逆转录病毒载体转染后其转录水平和表达水平在转染后 7 天达到高峰，持续时间在 3 周以上。

（4）外源基因的表达时间与移植心脏的存活时间是相关的，因此如能开发出表达时间更长载体或更有效的转染方法，利用抑制性细胞因子基因转染来替代免疫抑制剂用于器官移植是有良好前景的。

（陈家存　1998 级；导师　马腾骧教授）

人膀胱移行细胞癌 TGFβ1 及受体基因表达和内源性 TGFβ1 对膀胱癌细胞体内外生长的影响作用研究

摘　要

膀胱癌是最常见的泌尿系统恶性肿瘤，其中膀胱移行细胞癌约占 90%，其复发性和浸润性是影响治疗预后的主要原因。转化生长因子 β1（TGFβ1）在肿瘤的生长、分化、细胞凋亡、细胞外间质形成、肿瘤血管形成及机体抗肿瘤免疫反应等方面发挥重要的调节作用。据报道，TGFβ1 在膀胱癌中表达阳性率达 100% 可能与膀胱癌的发生、发展有密切关系。目前，国内外对 TGFβ1 及其受体基因表达与膀胱癌增殖活性、分化程度、生长方式及临床预后的关系尚未进行系统深入的研究。TGFβ1 是正常上皮细胞生长抑制因子，但多数肿瘤细胞抵抗其诱导的生长抑制作用。目前，对内源性 TGFβ1 在人膀胱癌发生、发展过程中的作用机制研究，尚未见报道。本课题从 mRNA 转录和蛋白表达水平揭示人膀胱移行细胞癌 TGFβ1 表达对肿瘤生物学行为的影响，及与其相关受体的关系；通过构建携 TGFβ1 正、反义 RNA 的复制缺陷型逆转录病毒载体，研究内源性 TGFβ1 对膀胱癌细胞周期调控的影响及与肿瘤生长增殖的关系，为以 TGFβ1 为靶基因以遏止膀胱癌复发和发展，提高病人生存质量为目的的膀胱癌临床基因治疗奠定基础。

第一部分　人膀胱移行细胞癌 TGFβ1 及其受体基因表达与肿瘤生物学行为的相关性研究

一、人膀胱移行细胞癌 TGFβ1mRNA 表达的定量检测

通过 QRT-PCR 方法检测 43 例人膀胱移行细胞癌和 7 例正常膀胱上皮组织，TGFβ1mRNA 的表达水平，结果发现正常膀胱上皮组织和 Grade Ⅰ–Ⅲ级膀胱癌 TGFβ1mRNA 的表达率分别是 85.7%（6/7）、100%（13/13）、944%（17/18）、91.7%（11/12），正常膀胱组织 TGFβ1mRNA

的表达水平低于膀胱癌组织低分化的膀胱移行细胞癌组织 TGFβ1mRNA 表达水平明显高于中高分化的膀胱癌（$P < 0.05$）。

二、TGFβ1 及其相关受体蛋白表达与膀胱癌生物行为特征的关系研究

通过免疫组化方法检测 74 例临床随访资料完整膀胱移行细胞癌组织标本和 7 例正常膀胱组织，发现膀胱癌 TGFβ1 蛋白表达强度明显高于正常组织（$P < 0.005$），TGFβ1 异常表达与膀胱癌浸润性生长方式有关（$P < 0.005$），与不良预后有明显关系（$P < 0.005$），特别是和膀胱癌术后复发关系密切；存活 5 年以下组 TGFβ1 异常表达率高于 5 年存活组（$P < 0.05$）；TβR I、R II 在膀胱组织和膀胱癌中表达阳性率无显著性差异，但 TGFβ1 与 TβR I（$P < 0.005$）和 TβR II（$P < 0.01$）蛋白表达有明显相关性；TGFβ1 异常表达与细胞增殖指数（PCNA）呈明显正相关（$P < 0.005$），说明受体突变并非 TGFβ1 在膀胱癌中失去生长抑制作用的主要原因，而 TGFβ1 表达水平的升高是其促进膀胱癌细胞生长增殖的主要机制。

以上结果表明，TGFβ1 在膀胱移行细胞癌的发生、发展过程中，发挥重要作用，抑制 TGFβ1 基因表达可能是控制膀胱肿瘤恶性增殖的有效手段。

第二部分　构建含 TGFβ1 正，反义 RNA 的逆转录病毒载体 pRevTβ 和 pRevTβ-AS

由于 TGF β1 在膀胱移行细胞癌组织中过度表达，通过反义技术抑制靶基因表达，观察反义 RNA 对肿瘤细胞体内外生长的影响作用，无疑为研究内源性 TGFB13′ 对肿瘤细胞增殖的作用机理，提供更有效和可靠的证据，同时为探索以 TGFβ1 为靶基因的肿瘤临床基因治疗提供理论依据。

以人 cDNA 为模板，通过 PCR 的方法获得含 TGFβ1 端活性肽编码基因的全长 352 bp 的插入片段。以逆转录病毒 pRevTRE 为载体，通过 HapI 酶切前病毒颗粒，5′ 端去磷酸化，采用平末端连接法，将纯化的 PCR 产物与 pRevTRE 重组连接，转化细菌扩增质粒。通过 ApaI 酶切鉴定、PCR 和测序的方法，分别获得 TGFβ1 基因正、反向插入的重组病毒质粒。通过脂质体介导质粒 DNA 转染包装细胞 PA317，经潮霉素筛选培养，获得含 TGFβ1 正、反义 RNA 的复制缺陷型逆转录病毒载体 pRevTβ 和 pRevTβ-AS，以及对照空载体病毒 pRevTRE。通过感染 NIH3T3 细胞，测定获得的载体病毒滴度，分别为 0.84×10^5、0.88×10^5、1.17×10^5 CFU/mg，符合细胞体外转染要求。

第三部分　TGFβ1 正、反义基因对膀胱癌细胞 EJ 体内外生长的影响作用研究

一、复制缺陷型逆转录病毒载体转染人膀胱癌细胞系 EJ

将 pRevTRE、pRevTβ 和 pRevTβ-AS 分别转染膀胱癌 FJ 细胞，筛选后获得分隔较为理想的多个单细胞克隆。经过对 Hyg^r 筛选基因的 PCR 扩增，证实所挑取的细胞基因组中病毒载体整合率为 100%。经 Southern-blot 分析 EJ-pRevTβ 和 EJ-pRevTβ-AS 细胞中均有外源性 TGFβ1 插入片段表达。通过对获得的抗 Hyg 细胞克隆的 QRT-PCR 分析，空载体转染对 EJ 细胞 TGFβ1 mRNA 表达水平无明显影响。正义表达载体使 EJ 细胞 TGFβ1 活性肽编码 mRNA 的水平，平均提高 1 倍；而反义 RNA 对靶 mRNA 的平均抑制率为 63%。通过免疫组化检测细胞浆 TGF β1 蛋白的免疫原性和 ELISA 方法检测细胞分泌的 TGFβ1 蛋白水平，pRevTβ 和 pRevTβ-AS 转染分别增加或减少了 TGFβ1 蛋白表达，证明构建的载体病毒在靶细胞内有效表达。

二、TGFβ1 反义 RNA 体外抑瘤作用的研究

通过对内源性 TGFβ1 过表达和低表达的条件下，细胞生长增殖改变的观察，发现抑制内源性 TGFβ1 表达细胞生长速度减慢，而转染正义基因的 EJ 细胞和对照组细胞生长速率无明显差别。细胞克隆形成试验则证实，抑制 TGFβ1 表达使 EJ 细胞增殖能力减弱，群体依赖性增强；增加内源性 TGFβ1 蛋白表达可以提高膀肌癌细胞的克隆形成率。以上结果经细胞增殖指数分析验证，抑制 EJ 细胞 TGFβ1 表达，可以使细胞增殖指数下降 12%（$P < 0.005$）。通过流式细胞仪检测细胞周期时相结果显示，反义 RNA 转染的 EJ 细胞 G_0/G_1 期细胞比例高于 EJ、EJ-pRey 和 EJ-pRevTβ-AS，S 期细胞比例低于对照细胞。TGFβ1 反义 RNA 表达载体抑制 EJ 细胞增殖的作用表现为，引起 G1 → S 期阻滞，说明内源性 TGFβ1 具有促进 EJ 细胞 G1 → S 转换的活性，从而揭示了其促进肿瘤细胞增殖的作用机制。TGFβ1 促进肿瘤生长的作用机制，可能与激活 Ras/MAPK 信号转导通路有关。

三、TGFβ1 反义 RNA 对 EJ 细胞体内生长的影响研究

以等量转染细胞接种 SCID 小鼠，接种 8 周后终止试验。发现正义组成瘤的潜伏期最短，而反义细胞种植组成瘤的时间明显被延长（$P < 0.001$）反义组肿瘤生长速度明显慢于其他两组，比较肿瘤重量反义组明显低于对照组和正义组（$P < 0.001$），说明反义 RNA 有效地抑制了 EJ 细胞在小鼠体内肿瘤的形成和生长。对转染细胞的超微结构观察发现，过度表达 TGFβ1 使细胞核变大（$P < 0.05$），核内常染色质比例占绝对优势，细胞基因转录处于高功能状态；而反义

RNA 转染的细胞核相对变小（$P < 0.01$），异染色质比例高，基因复制功能不活跃。流式细胞仪分析表明，反义 RNA 可以减少 DNA 异倍体肿瘤细胞的比例。可见，内源性 TGFβ1 可以促进 EJ 细胞核分裂，导致细胞异常增殖。

　　本研究揭示了膀胱癌内源性 TGFβ1 具有促进肿瘤细胞生长增殖的活性，结合其促进肿瘤细胞外间质形成、肿瘤血管形成及抑制机体抗肿瘤免疫反应等方面的作用，可以认定 TGFβ1 是膀胱癌基因治疗的理想靶基因。转染含 TGFβ1 反义 RNA 的复制缺陷型逆转录病毒载体，是控制膀胱移行细胞癌恶性生长的一种潜在有效的治疗手段。

　　关键词　膀胱移行细胞癌；转化生长因子 β1（TGF β1）；TβR Ⅰ；TβR Ⅱ；PCNA 基因表达；复制缺陷型逆转录病毒载体；基因转染；基因治疗；反义 RNA；EJ 细胞；细胞周期；生长

（姚欣　1998 级；导师　马腾骧教授）

人 DAF、CD59 基因特异表达载体的构建及其在猪血管内皮细胞表达的研究

摘 要

猪对人的异种器官移植被认为是解决同种移植长期器官短缺的一种方法。人体内存在针对远缘动物细胞表面多糖分子的天然抗体，此类抗体结合抗原在移植物血管内皮激活补体系统和凝血系统引发超急性排斥反应（HAR），是异种器官移植成功的最大障碍。

一些表达人补体调节蛋白如 CDS5（DAF）和 CD59 的转基因猪已被建立，这些转基因猪可以（至少是部分地）耐受人天然抗体结合物激活补体后的袭击。然而，也许是内皮细胞固有的异质性，在整个成年供体动物血管树中，特异性高表达的转（人）基因很难达到；另外，在许多实践研究中，转基因的普遍表达将有可能与（宿主）生理不协调一致，甚或对宿主有害，生物学家由此要限制转基因在特异细胞，如内皮细胞（EC）中表达。因此，在内皮细胞中选择特异性高表达的启动子，也就成为异种移植转基因研究的重要内容之一。人细胞间黏附分子 2（ICAM-2）启动子是近年来研究较多的一内皮细胞的特异启动子，能够在体内、外驱动外源基因在血管内皮细胞高表达。另外，更多的研究还表明，联合转基因动物较单基因动物显示了更强的抗超急排斥反应能力。

基于目前研究观点，我们课题组将建立在血管内皮细胞特异表达人双补体调节蛋白（CD59 和 DAF）的转基因猪。构建携有人 ICAM-2 启动子的 CD59、DAF 基因的特异表达载体，以及在猪血管内皮细胞（PEC）检测重组基因的表达，是建立此转基因猪的上游工作。我们课题组业已完成的工作：①从人血基因组中克隆了 ICAM-2 启动子片段，克隆了 CD59 基因第一内含子起增强子作用的 DNA 片段，与国外惠赠的 CD59cDNA 基因重组，构建了 pcDNA3-En-ICAM2-CD59cDNA 表达载体及不含增强子 pcDNA3-ICAM2-CD59cDNA 表达载体。②类似上述的方法，构建了人 ICAM-2 作启动子的 DAF 基因表达载体 pcDNA3-ICAM2-Intron1-DAFcDNA。③分别构建了检测 ICAM-2 启动子活性及包括内含子片段在内的启动子活性的绿色荧光蛋白报告基因。④培养并鉴定猪血管内皮细胞，培养猪耳成纤维细胞。用脂质体包裹质粒转染方法，将上述表达载体及报告基因分别转染猪血管内皮细胞及成纤维细胞。⑤通过荧光显微镜检测报告基因的

表达；通过流式细胞仪，对 CD59 表达载体在 PEC 中瞬时表达进行了检测；通过流式细胞仪和 RT-PCR 方法对抗 G418 转 pcDNA3-ICAM2-intron1-DAFcDNA 表达载体的 PEC 进行表达测定。⑥筛选、克隆表达 DAF 蛋白的 PECs，利用与含正常人血清 M199 共孵育方法，检测乳酸脱氢酶漏出率，评价表达 DAF 蛋白 PECs 抗人血清溶破的功能情况。作者在此课题中，侧重完成以下工作及研究。

1. CD59 基因特异表达载体的构建。

方法：根据文献 ICAM-2 启动子、CD59 基因增强子序列，设计两对引物序列；利用 PCR 方法从人血基因组扩增得到 ICAM-2 启动子、CD59 基因的一段增强子片段，经电泳分离、切胶回收纯化得到上述片段，分别双酶（BamhⅠ/kpnⅠ）单酶（HindⅢ）切这两条片段，纯化回收备用；双酶切（BglⅡ，kpnⅠ）pcDNA3-CD59 真核表达载体，经电泳分离、切胶回收纯化得到不含病毒启动子、含筛选基因 Neo 的一段 pcDNA3-CD59cDNA 作为载体序列；ICAM-2 启动子片段先与载体进行连接反应后转化细菌，阳性转化菌质粒抽提及酶切鉴定，得到 pcDNA3-ICAM2-CD59 质粒；再单酶（HindⅢ）切此质粒，纯化该载体与 CD59 增强子片段连接，转化细菌、抽提质粒。

结果：得到 pcDNA3-En-ICAM2-CD59 表达载体，以 EcoRI 消化此重组质粒，产生 5.42kb 及 0.5 kb 两片段，以 HindⅢ 消化重组质粒，得到 5.47 kb 及 0.45 kb 两片段，以 HindⅢ/KpnⅠ 双酶切质粒时，出现 0.4 kb、0.45 kb、5.07 kb 三条片段，上述结果完全符合设计要求；对插入子分别进行测序，结果符合基因库序列。

结论：表明含人 ICAM-2 启动子的 CD59 表达载体 pcDNA3-ICAM2-CD59、pcDNA3-En-ICAM2-CD59 构建获得成功。

2. DAF 基因特异表达载体的重建。

方法：双酶切本室已将 ICAM-2 启动子与 DAFcDNA 重组的原核质粒 pGEM-7Zf-DAF，得到含人 ICAM-2 启动子及 DAFcDNA 等序列的插入片段（3.7kb）；双酶切 pcDNA3 真核表达载体，得到不含病毒启动子、含筛选基因 Neo 的一段 DNA 作为载体序列（4.4 kb）；两段 DNA 进行连接反应后转化细菌；阳性转化菌落质粒抽提及酶切鉴定。根据人的 ICAM-2 启动子、DAFcDNA 序列，设计引物行 PCR 特异扩增检验。

结果：特异性三组酶切重组表达载体，产生符合设计的相应条带；PCR 扩增出特异的 330 bp 及 1.7kb 的 DNA 片段，与设计要求一致。

结论：含人 ICAM-2 启动子的 DAF 重组基因表达载体 PcDNA3-ICAM2-intron1-DAFcDNA 获得成功。

3. 猪血管内皮细胞的原代培养、鉴定及特异表达载体转染。

方法：以胰酶消化和刀刮血管内膜相结合的方法，用含 10% ～ 20% 胎牛血清（FBS）M199 为培养基建立原代猪血管内皮细胞；以倒置显微镜和透射电镜检查确定为内皮细胞。筛选 G418 两周杀死内皮细胞最低浓度为 150 μg/μL；利用脂质体包裹质粒 DNA 的方法将上述构建的

CD59、DAF 特异表达载体转染猪血管内皮细胞，抗生素 G418 筛选转染 DAF 重组基因的内皮细胞并再培养克隆。

结果：成功地培养了猪血管内皮细胞；成功地转染、筛选抗 G418 作用的转染 pcDNA3-ICAM2-intron1-DAFcDNA 基因的猪血管内皮细胞。

4. 表达载体在猪血管内皮细胞的表达检测。

方法：利用免疫荧光抗体技术，借助流式细胞仪对瞬时转染 CD59 基因的猪血管内皮细胞、抗 C418 转 DAF 基因的猪血管内皮细胞进行 CD59 蛋白、DAF 蛋白检测；又根据 DAFcDNA 序列设计引物，根据猪 β- action 作为内参考序列设计引物，对稳定表达 DAF 蛋白的猪血管内皮细胞进行总 RNA 提取 RT-PCR 反应检测 DAFmRNA 的表达情况。

结果：正常猪血管内皮细胞不表达人 DAF、CD59 蛋白，与阴性对照抗体相比较，阳性表达率不足 5%；以人红细胞作为阳性对照，G418 筛选、克隆转染人 pcDNA3-ICAM2-intron1-DAF 基因的猪血管内皮细胞表达阳性，阳性数 93.84%。瞬时转染含 ICAM-2 启动子的 CD59cDNA 于内皮细胞，21.76% 转染细胞在阳性区间且荧光强度较高。遗憾的是，转染带有增强子的 ICAM2-CD59 细胞数目少，表达曲线不能说明表达效果。RT-PCR 中，表达 DAF 蛋白的 PEC 扩增出 0.9kb 条带，猪 β-action 扩增出 380 bp 条带，而转染 DAF 基因的 PEC 则为阴性，上述结果与实验设计一致。

结论：表明构建两种特异载体 pcDNA3-ICAM2-intron1-DAFcDNA、pcDNA3-ICAM2-CD59cDNA 均可在猪血管内皮细胞中表达。

5. 表达 DAF 蛋白的猪血管内皮细胞抗人血清溶破实验。

方法：转基因且表达人 DAF 蛋白的和未转基因的猪血管内皮细胞，分别与含 10%、20%、40%、60% 正常人血清的 M199 共孵育 2 小时，吸取培养液，测定乳酸脱氢酶（LDH）活性，计算两组细胞在不同血清浓度下的 LDH 漏出率。

结果：与对照组细胞比较，表达人 DAF 蛋白的细胞，其 LDH 漏出率显著低于对照组（$p < 0.05$）。

结论：显示表达人补体调节蛋白（DAF）的猪血管内皮细胞能够抑制人血清溶破反应。

建立血管内皮细胞特异表达人双补体调节蛋白基因猪，是异种器官移植供体修饰克服超急排斥的策略之一，是走向临床异种器官移植的重要研究阶段；体外以猪血管内皮细胞为研究对象模拟异种移植排斥现象，以及利用其检测外源基因的表达是建立转基因猪的实验基础。本研究通过基因重组的方法，成功地构建了携有 ICAM-2 启动子的 DAF 重组基因及 CD59 重组基因表达载体；成功地培养了原代的猪血管内皮细胞并将重组基因转染获得基因产物的表达，显示了较强的抗人血清补体的功能。本研究为异种器官移植转基因猪的建立提供了有效的表达基因，为转联合基因猪的研究奠定了必需的理论和技术基础。

（姚旭东　1999 级；导师　马腾骧教授）

异种移植用人补体调节蛋白在猪血管内皮细胞特异表达的研究

摘　要

由于新型免疫抑制剂的开发利用，外科技术的进步，同种移植成功率逐年提高，器官移植成为挽救晚期心、肝、肾等器官的有效手段，供体器官的严重短缺已成为限制移植工作发展的主要障碍，从而促进了异种器官移植的研究和发展。异种器官移植对于人供体的缺乏来说是一种十分有效的解决方式，然而，异种器官移植所遇见的最大障碍之一是受者对异种器官的超急排斥反应（the hyperacute rejection，HAR）。HAR 是由人体内针对异种组织内皮细胞的异种天然抗体所引起的，这些抗体与异种器官内皮细胞（EC）上的 α-1，3Gal 结合，通过经典途径和替代途径活化补体而对异种组织造成伤害。因此，解决异种器官移植的关键问题之一在于抑制补体介导的溶细胞作用。

补体调节蛋白（complement regulatory protein，CRPs）为一类存在于动物血清和多数细胞表面的糖蛋白，具有控制补体活性的作用。然而异种器官血管 EC 膜上的 CRP 由于种特异性，不能抑制人补体的激活，这是导致人体对异种器官发生 HAR 的重要原因。将编码人 CRP 的基因导入动物体内，建立相应的转基因动物，使动物的血管 EC 表达人的 CRPs 是抑制补体激活和控制 HAR 的有效方法，其中 DAF 和 CD59 作用于补体激活链式反应的不同环节，是目前研究应用最多的 CRP。

目前认为双 CRP 基因转移较单基因能更有效的克服超急排斥反应，故分别构建了 DAF 和 CD59 载体，但非特异启动子会影响转基因动物的正常生理功能，故我们引入了血管内皮细胞特异表达 ICAM-2 启动子，我们还引入了内含子以增强目的基因的表达。这些特点和其他单位的研究不同，也是本实验工作的意义所在。

本实验组总的工作是建立 DAF+CD59 联合转基因猪的上游工作，分别构建了血管内皮细胞特异性高效表达 DAF 和 CD59 载体；培养猪的原代血管内皮细胞和成纤维细胞；转染构建基因，分别用报告基因和流式细胞计数法检测 DAF 和 CD59 的表达和人 ICAM-2 启动子和相应基因内含子在猪原代血管内皮细胞内的活性；测定 DAF 和 CD59 的蛋白功能活性。为以后建立

DAF+CD59 联合转基因猪的研究确立了必要的理论和实验技术基础。

其中我侧重以下实验部分：

1. 血管内皮细胞特异表达人 DAF 基因重组质粒的构建。

PSFFV–DAFcDNA 质粒为美国华盛顿大学医学院内科研究室 Kathy Lisezewski 教授提供，该质粒包含全长人 DAFcDNA，长度为 1.86 kb。从人全血中提取人基因组 DNA，纯化后作为 PCR 扩增人细胞黏附因子 –2（intercellularadhesion molecule2，ICAM–2）启动子片段和人 DAF 第一个内含子（Intron–1）片段的模板。根据基因库已报道的人 ICAM–2 启动子和人 DAF intron–1 序列分别设计了两对引物。人 ICAM–2 启动子引物序列（P1 5′ GCTCTAGACATGACTCCAACAATG3，P2 5′ GAGGTACCTTCTCTGGCAGTCTC3′）。人 DAF intron–1 启动子引物序列（P3 5′ CGAGGTACCTGACTTACTCCAACT3′ P4 5′ GACCTACTCAGGGTGGTAAATGT3′）。为了便于克隆，在 Pl 的 5′ 端加有 XbaI 酶切位点，在 P2、P3 的 5′ 端加有 kpnl 酶切位点。PCR 扩增这两个片段后，用相应的限制内切酶分别酶切 PSFFV–DAF 质粒和 PCR 片段产生定向克隆酶切位点接头，用 T4 连接酶先后连接定向克隆酶切位点接头，将以上片段连接克隆到 PGEM–7Zf 质粒中，得到目的血管内皮细胞特异表达质粒。经过酶切分析和重组 DAF 基因片段的碱基序列测定，结果和设计一致。

基因组 DNA 的纯度浓度是影响 PCR 成功扩增的关键因素。通过 PCR 获得目的基因片段，具有快速、稳定、简便和产量大等优点。定向克隆提高了连接效率，缩短了实验时间。

2. 血管内皮细胞特异表达人 CD59 基因重组质粒的构建。

CD59cDNA–pcDNA3 质粒为美国 Yale 大学医学院提供，该质粒包含全长人 CD59cDNA，长度为 476 bp。利用上一步获得的纯化后的人基因组 DNA 作为 PCR 扩增人细胞黏附因子 –2（intercellular adhesion molecule2，ICAM–2）启动子片段和人 CD59 内含子（intron1）片段的模板。根据基因库已报道的人 ICAM–2 启动子和人 CD59（intron1）序列分别设计了两对引物。人 ICAM–2 启动子引物序列：P1 5′ ATTCGCGAGGCATGACTCCAACAATCC3′。P2 5′ TGCAAGCTTATCTCTGGCAGTCTCCACG3′。人 CD59 intronI 引物序列：P3 5′ CGAGATCTAGCAGGCTCTAGGTTTCAGAG3′ P4 5′ ATCGCGACTCCCAACTCCAATCCTACATC3′。为了便于克隆，在 P1 的 5′ 端加有 Bgl Ⅱ 酶切位点，在 P2、P3 的 5′ 端加有 NruI 酶切位点，P4 端加有 Hind Ⅲ 酶切位点。PCR 扩增这两个片段后，分别和 T–vector 连接，转化受体菌，用蓝白斑培养基筛选培养，获得阳性克隆菌，从而得到 ICAM–2 promoter–T–vector 和 CD59 intron1–T–vector。用相应的限制内切酶分别酶切 CD59cDNA–pcDNA3 质粒、ICAM–2 promoter–T–vector 和 CD59 Intron1–T–vector 产生定向克隆酶切位点接头，用 T4 连接酶先后连接定向克隆酶切位点接头，将以上酶切片段连接克隆到 CD59cDNA–pcDNA3 质粒中，得到目的血管内皮细胞特异表达质粒。经过酶切分析和重组 CD59 基因片段的碱基序列测定，结果和设计一致。

将 PCR 扩增片段和 T– vector 连接后，较容易得到阳性克隆。可以利用 T– vector 中的多克隆酶切位点，便于以后定向连接目的片段，它便宜保存，随时提供目的片段，省去重复 PCR 反应和纯化过程。

3. 猪原代成纤维细胞的培养。

取一块猪耳皮肤组织，将组织剪切成细小碎块后，PBS 溶液漂洗组织小块，将组织小块转移到培养瓶内，放入恒温培养箱内培养。待外植块均已黏附玻壁上后约培养 3～5 周，外植块周围的生长晕不断地增长，将生长晕中央的外植块用外科小刀取出。每隔 2 天换培养液一次。培养一定时间后，细胞在瓶底部可长成一单层。待生长晕细胞扩展到盖住培养瓶底约 70% 表面时，用来进行细胞传代培养或转染。

4. 报告基因重组质粒原代猪血管内皮细胞内的转染及血管内皮细胞特异表达调控元件功能的检测。

为了敏感、准确地检测 DAF 和 CD59 minigene 重组质粒在猪血管内皮细胞中的表达，将报告基因（绿色荧光蛋白 green fluorescence protein，GFP 基因）替换两个重组质粒中的 DAFcDNA 和 CD59cDNA，而质粒中的其他真核细胞表达元件丝毫没有改变，组成了新的报告基因表达质粒 ICAM-2 promoter-GFP-pcDNA3 和 CD59 intron1-ICAM-2 promoter-GFP-pcDNA3，同时构建 Cmvpromoter-GFP-pcDNA3。用脂质体法将报告基因质粒分别转染猪的成纤维细胞和血管内皮细胞。该法的优点是稳定、温和、直接、可靠和快速。结果表明 ICAM-2 启动子所调控的真核细胞质粒在猪成纤维细胞中不表达，而在猪血管内皮细胞中稳定表达，充分表现了组织特异性的特点。ICAM-2 启动子和 CD59 内含子所调控的质粒在猪成纤维细胞和血管内皮细胞中均不表达，说明 CD59 内含子 ICAM-2 启动子的活性可能有抑制作用，但待进一步研究论证。

DAF 和 CD59 是最有效和最重要的两种 CRP，建立 DAF+CD59 联合转基因动物（鼠或猪）是目前异种移植转基因动物研究领域的重点方向之一。本实验构建了血管特异性 DAF 和 CD59 表达系统（DaFminigene 和 CD59 minigene），并且检验了各种调控元件的活性，证明了表达系统的有效性，为以后建立转基因动物研究提供了实验依据。同时在基因重组、真核细胞表达调控、原代细胞培养和细胞转染等方面获得了宝贵的经验，为以后进一步的研究工作奠定了必要的实验基础。

（张泽　2000 级；导师　马腾骧教授）

基因重组 BCG 的研究——phIFN-α-2B 和 pYL-GFP 穿梭质粒的构建及其在 BCG 中的表达

摘 要

膀胱癌是我国泌尿系统最常见的恶性肿瘤，据统计大约 75% 的病例为浅表性膀胱癌，其中 95% 为高危浅表性肿瘤。高危浅表性肿瘤术后若不给予任何药物治疗，其近期复发率为 60%～90%。如何预防膀胱肿瘤术后复发、治疗术后残余瘤与原位癌是临床亟待解决的重大问题。BCG 是一种由毒力极强的牛型分枝杆菌形成的生物免疫调节剂，全世界广泛用于预防结核病，至今已半个多世纪，证明有高度的安全性和极少的严重并发症。膀胱腔内灌注 BCG 在预防肿瘤复发、治疗残留肿瘤和原位癌等方面已经取得了令人满意的临床疗效，但仍有 30%～45% 的病人对腔内 BCG 灌注治疗无反应，长期随访的患者甚至可达 50%。此外，腔内 BCG 灌注亦可引起膀胱局部和全身反应，5% 患者可出现严重并发症，0.5% 甚至可以危及生命，也使 BCG 腔内灌注用于预防和治疗浅表膀胱肿瘤受到一定的限制。

近年来，IFN 作为二线药物也用于膀胱灌注，治疗膀胱肿瘤。虽然其 40% 的缓解率明显低于 BCG，但对部分 BCG 无反应的患者，IFN 却有一定效果。此外，IFN 的局部和全身毒性较小。因此，也引起了人们的高度重视。然而，该方案费用较高且需要多次反复灌注，影响了其进一步广泛应用。

基于上述 BCG 和 IFN 在膀胱肿瘤治疗方面应用结果，人们为了进一步提高膀胱肿瘤免疫治疗的疗效，采用小剂量 BCG 和 IFN-α 联合灌注。结果显示，该方案具有较好的耐受性和较高的完全反应率。在鼠膀胱癌模型的实验中也显示，BCG 和 IFN-α 联合应用的疗效均优于二者单独应用。BCG 和 IFN-α 联合应用时，由于降低了 BCG 的用量，从而减轻了其毒性，同时，又保持或提高了 BCG 的抗肿瘤活性。虽然到目前为止，IFN-α 提高 BCG 的抗肿瘤作用的确切机制尚未清楚，但近来的研究结果显示，IFN-α 可在以下几方面提高 BCG 的免疫活性：①协同增加免疫细胞 IFN-γ 和 IL-2 的产生；②明显增加 T 细胞；③提高对膀胱肿瘤的直接作用，如抑制生长和诱导细胞因子（IL-6、IL-8、GM-CSF 和 TNF-α）等。

在人们研究利用 BCG 与包括干扰素在内的各种细胞因子联合应用来提高膀胱肿瘤的疗效和降低 BCG 副作用的同时，也着手构建具有分泌细胞因子的重组 BCG 菌苗，以达到既能通过降低 BCG 用量而减少其副作用，又能通过重组 BCG 的持续分泌细胞因子来克服直接使用细胞因子时所带来高额费用和反复灌注的缺点。有鉴于此，本课题通过构建在 BCG 中具有高效表达分泌功能的穿梭质粒，将其转导到 BCG 中，使重组 BCG 能够分泌性表达 hIFN-α-2B。该重组 BCG 与野生型 BCG 相比有以下创新之处：①由于重组 BCG 能够分泌细胞因子，在达到同样甚至增加免疫效果的条件下可较野生型 BCG 降低用量，从而降低了毒副作用；②重组 BCG 能够分泌细胞因子避免了直接使用细胞因子所带来的高额费用和反复灌注的缺点；③重组 BCG 能够在最为合适的时间和部位分泌细胞因子。

提高 BCG 的疗效、减低其副作用和探讨其作用机制是目前 BCG 进一步发展和应用急需解决的问题。虽然目前人们对 BCG 的抗肿瘤作用机制有了一定的了解，普遍认为 BCG 诱导的抗肿瘤作用为细胞免疫反应，但是具体的作用机制尚未完全清楚。而且，BCG 在体内的具体发挥作用的过程及 BCG 最后的命运也同样是值得关注的问题。因此，探讨 BCG 在体内的作用过程和作用机制也是进一步研究 BCG 的一个重要方面。鉴于上述目的，给 BCG 加上标记显得尤为重要。人们也采取了荧光染色和电子显微镜等方法对 BCG 的作用过程进行了探讨，但是，上述方法需要对组织进行特殊处理或与 BCG 进行共同培养，方法较烦琐，易出现标记物丢失等问题，有时也会影响 BCG 的一些特性。如果能使 BCG 自己产生种标记，将对 BCG 的作用过程具有重要价值。随着如上所述重组 BCG 基因工程技术的发展，能够产生标记蛋白的重组 BCG 的技术条件已日趋成熟。被称为"活细胞探针"的绿色荧光蛋白是一种无毒的标记蛋白，人们已经将其广泛应用于多种细胞基因克隆的标记物。本课题采用基因工程技术，将 GFPcDNA 利用穿梭质粒作为载体转导到 BCG 内，使其表达 GFP 蛋白，以用于对 BCG 的作用过程、机制以及其最后命运的探讨。表达 GFP 的重组 BCG 在探讨 BCG 的作用过程方面与电镜或荧光体标记等方法相比有以下优点：（a）不需要预处理而直接将绿色荧光体应用到目的宿主；（b）重组 BCG 表达的绿色荧光均匀一致，对宿主吞噬病原体进行定量分析时准确可靠；（c）GFP 相当稳定，即使在很强的光线刺激下也不易褪色；（d）GFP 的荧光在活细胞和固定后细胞中均可观察，尤其是适用于监测 BCG 在体内的作用过程；（e）GFP 的光学特性与 FITC 相似，适用于标准荧光显微镜观察和流式细胞计定量分析。

第一部分　phIFN-α-2B 穿梭质粒的构建、转导及其在 BCG 中的表达

一、phIFN-α-2B 穿梭质粒的构建

以含有 BamHI 酶切位点和 hIFN-α-2B 第 1 到第 8 密码子的上游引物和含有 EcoRI 酶切位点和终止密码子的下游引物作为一对引物,以含有 hIFN-α-2 B cDNA 的质粒为模板进行 PCR 反应,PCR 产物电泳后在 500 bp 左右可见一条带。然后将 PCR 产物纯化。利用 BamHI、EcoRI 进行双酶切反应,将酶切产物进行电泳,切胶回收 500 bp 左右的 DNA 片段,即为具有黏性末端可用于连接的 hIFN-α-2 BcDNA。将 pMAO-4 质粒同样利用 BamHI、EcoRI 进行双酶切反应后电泳,在约 5000 bp 左右处出现一条带,切胶回收即为具有黏性末端的 pMAO-4 质粒片段。上述两个片段连接,形成 phIFN-α-2B 质粒。转入感受态 E. coli 10 小时左右,在含有卡那抗性的 LB 固体培养基可出现许多散在淡黄色菌落。将这些单克隆菌落扩增并提取重组质粒。重组质粒以 BamHI 和 EcoRI 进行双酶切后,电泳出现两条带,分别在 500 和 5000 bp 处左右;未作酶切的重组质粒则只有 5500 bp 左右的一条条带。而利用根据 pMAO-4 质粒多克隆位点两端的部分序列设计的一对引物进行 PCR 反应后电泳,条带出现在 500p 左右。以该对引物的上游引物进行的测序反应证明该质粒含有 hIFN-α-2 BcDNA 序列,且与 gene bank 上序列完全相同。

二、hIFN-α-2B 和野生型 BCG 混合培养与单纯野生型 BCG 培养比较

为了探讨 hIFN-α-2B 是否影响 BCG 的正常生长,为重组 BCG-hIFN-α-2B 的建立提供依据,我们将 100 万单位 hIFN-α-2B 与野生型 BCG 在 7H9 液体培养基中混合培养。将其结果与单纯培养的野生型 BCG 生长情况进行比较。从第 1 天到第 7 天它们均为近似对数生长,600 nm 处 OD 值单纯培养组从 0.1 升到 1.29,混合培养组从 0.1 升到 1.33。第 8 天两者均稍有下降,分别为 1.22 和 1.3。结果显示二者无显著性差异。

三、phIFN-α-2B 质粒转入 BCG 后重组 BCG 内、外表达产物的测定

将对数生长期的野生型 BCG 制成感受态后,与上述已纯化的重组 phIN-α-2B 质粒混合电转。4 周左右在含有卡那抗性的 7H10 培养皿内开始出现少量散在的乳白色菌落,表面光滑。6 周左右菌落生长为直径 1 mm 左右,进行挑菌扩增。将单菌落在含有卡那抗性的 7H9 液体培养基中扩增后离心,沉淀物洗涤后煮沸 10 分钟制作 PCR 反应模板。以根据 hIFN-α-2B 序列设计的一对引物进行 PCR 反应后电泳,在 500 bp 处可出现一条条带。将该条带切胶回收测序,结果显示该条带即为 hIFN-α-2BcDNA。

当重组 BCG–hIFN–α–2B 培养到 600nm 处 1 OD 值时，取 1 ml 菌液离心，利用 ELISA 法测定上清液中 hIFN–α–2B 浓度作为细菌外含量，每毫升重组 BCG 菌液上清液的 hIFN–α–2B 含量平均为 997.2 pg；将离心后的沉淀物进行超声破碎，破菌后测定 hIFN–α–2B 浓度作为菌内含量，每毫升重组 BCG 菌液细菌内 hIFN–α–2B 含量平均为 99.3 pg。

四、野生型 BCG 与重组 BCG 生长情况、形态学及活菌数比较

从第 1 天到第 7 天两者均为近似对数生长期，600 nm 处 OD 值野生组从 0.1 升到 1.29；重组组从 0.13 到 1.2。第 8 天重组组进入平台期，为 1.22，野生组稍有下降，也为 1.22。野生型 BCG 与重组 BCG 生长无显著性差异。600 nm 处 1OD 值野生型 BCG 活菌数为 2.8×10^7 CFU，重组型为 2.6×10^7 CFU。重组 BCG 和野生型 BCG 抗酸染色均为阳性，均保持相互连接的特点。但重组 BCC 较野生型 BCG 稍大，余无明显异常。

五、连续传代 10 次后 rBCG–hIFN–α–2B 表达产物含量测定及形态学观察

连续传代 10 次后再次利用 ELISA 法测定 hIFN–α–2B 含量。当培养到 600 mm 处 1OD 值时，每毫升重组 rBCG–hIFN–α–2B 细菌外 hIFN–α–2B 含量为 990.3 pg，菌体内为 96.5 pg。与第一代重组 BCG 相比基本相同，仍能分泌性表达 hIFN–α–2B。形态学方面二者也未见明显差异。

该部分利用基因工程技术构建了 phIFN–α–2B 穿梭质粒，并将其转导到 BCG 内，构建出 rBCG–hIFN–α–2B。测定了 hIFN–α–2B 在重组 BCG 内外的表达情况，同时还将其与野生型 BCG 生长与形态学特性进行了比较。进一步探讨了连续 10 代培养后 hHFN–α–2B 的分泌表达情况，为其应用于膀胱肿瘤的治疗奠定基础。

第二部分　pYL–GFP 穿梭质粒的构建、转导及其在 BCG 中的表达

一、pYL–GFP 穿梭质粒的构建

以含有 BSPHI 酶切位点和 GFP 第一到第八密码子的上游引物和含有 ClaI 酶切位点和终止密码子的下游引物作为一对引物，以含有 GEPcDNA 的质粒为模板进行 PCR 反应。PCR 产物电泳后在 700 bp 左右可见一条带。将该产物纯化，利用 BSPHI、ClaI 进行双酶切反应。酶切产物进行电泳后切胶回收 700 bp 左右的 DNA 片段，即为具有黏性末端可用于连接的 GFPcDNA。将 pMOD–12 质粒利用 NcoI、ClaI 进行双酶切反应后电泳，在 5000 pb 处出现一条带，切胶回收即为具有黏性末端的 pMOD–12 质粒片段。GFPcDNA 片段与 pMOD–12 质粒片段连接后，形成了

具有 Nla Ⅲ 和 ClaI 酶切位点的重组质粒 pYL-GFP。重组质粒转入感受态 *E.coli* 1 小时左右，在含有卡那抗性的 LB 固体培养基可出现许多散在淡黄色菌落。将这些单克隆菌落扩增提取质粒。重组质粒电泳在 5700 bp 处可见一条带，酶切后电泳出现两条带，分别在 700 pb 和 5000 pb 处。而以根据 pMOD-12 质粒多克隆位点两端的部分序列设计的一对引物进行 PCR 反应后电泳，条带出现在 700 bp 左右。以根据该质粒部分序列设计的下游引物进行的测序反应证明质粒内含有 GFPcDNA 序列。

二、pYL-GFP 质粒转入 BCG 及重组 BCG-GFP 表达产物的测定

将对数生长期的野生型 BCG 制成感受态后，与重组 pYL-GFP 质粒混合电转。4 周左右在含有卡那抗性的 7H10 培养皿内开始出现少量散在的淡绿色菌落，表面光滑，长波紫外灯下可发出绿色荧光。6 周左右菌落生长到直径 1 mm 左右时，挑单菌落在含有卡那抗性的 7H9 液体培养基中扩增。如前所述将单菌落扩增后制作模板，以根据 GFP 序列设计的一对引物进行 PCR 反应后电泳，在 700 bp 处可出现一条条带。将该条带切胶回收测序，结果显示该条带即为 GFPcDNA。自从重组后单菌落形成开始，即可在长波紫外灯下观察到 rBCG-GFP 发出的明亮绿色荧光。扩增培养的三角烧瓶内也同样发出了明亮的绿色荧光。紫外显微镜下可见绿色荧光自重组 BCG-GFP 菌体内发出。

三、野生型 BCG 与重组 BCG-GFP 生长情况、活菌数及形态学比较

从第 1 天到第 7 天两者均为对数生长期，600 mm 处 OD 值野生型组从 0.09 升到 1.28；重组型组从 0.11 到 1.24。第 8 天二者均稍有下降，分别为 1.09 和 1.18。野生型 BCG 与重组 BCG-GFP 生长无显著性差异。600 mm 处 1OD 值野生型 BCG 活菌数为 2.8×10^7 CFU，重组型为 2.7×10^7 CFU。

重组 BCG 和野生型 BCG 抗酸染色均为阳性，均保持菌体间相互连接的特点。但重组 BCG 较野生型 BCG 体积稍大，余无明显异常。

四、连续传代 10 次后 rBCG-GFP 表达产物检测及形态学观察

将 rBCG-GFP 在含有卡那抗性的 7H9 液体培养基中连续传代 10 次后，重组 BCG-GFP 仍能发出明亮的绿色荧光，与第一代重组 BCG 无明显差别。抗酸染色后的形态学比较，二者也未见明显差异。

该部分利用基因工程构建了重组质粒 pYL-GFP，并将其转导到 BCG。检测发现 GFP 能够在 BCG 内稳定表达，重组 BCG 的生长情况和形态特征与野生型基本相同。传代 10 次后仍能稳

定表达。重组质粒 pYL–GFP 的构建和在 BCG 内转导与表达的成功，为探讨 BCG 的作用过程和机制提供了又一新的工具。

关键词　结核分枝杆菌；IFN 重组穿梭质粒；PCR 扩增；GFP；BCG 基因重组；干扰素绿色荧光蛋白；卡介苗

（刘春雨　2000 级；导师　马腾骧教授）

基因重组 BCG 菌苗的研究——共刺激分子 hB7-2（CD86）穿梭质粒的构建 及其在 BCG 中的表达的研究

摘 要

机体对肿瘤的免疫应答主要由 T 淋巴细胞介导，后者的活化和增殖需 2 个信号：由 TCR 介导的抗原特异性第一信号和由共刺激分子介导的非抗原特异性的第二信号。缺乏共刺激信号的刺激可导致 T 细胞免疫耐受或引起活化诱导的 T 细胞死亡。

膀胱内灌注野生型 BCG 在预防肿瘤复发，治疗原位癌和术后残存瘤的临床的首选方案。但仍有部分病人对其治疗无反应，而且野生型 BCG 可能产生严重的毒副反应。

因此研究与设计一种新型膀胱腔内预防与治疗专用 BCG 成为热点，本研究结合了 BCG 和共刺激分子两者在膀胱癌免疫治疗中的优势：① BCG：增强肿瘤细胞免疫原性，引诱淋巴细胞等免疫细胞，产生细胞因子。②共刺激分子 B7：提供共刺激信号，激活淋巴细胞、NK 细胞，杀伤肿瘤细胞。这样重组的治疗用 BCG 疫苗可以加强第一信号，并同时提供共刺激信号，双重作用可以达到降低 BCG 用量而减少毒副作用，并能明显提高治疗效果的目的。目前国际国内有将其他细胞因子的基因转入 BCG 的研究，但无采用共刺激分子形成双重刺激信号进行治疗的 BCG 菌苗。

因此基于上述理论，我们应用基因工程技术构建了一种表达人共刺激分子 B7-2 的大肠杆菌—分支杆菌穿梭表达载体，用电穿孔法将重组质粒转化 BCG，并鉴定了共刺激分子 B7-2 在 BCG 的表达情况、免疫学活性和抗肿瘤作用。过程如下：

一、人 B7-2（CD86）表达载体 pYL-hB7-2（IgC+IgV）穿梭质粒的构建

方法：用含有 BamHI 酶切位点和起始密码子的上游引物和含有 Xhol 酶切位点和终止密码子的下游引物，以含有 hB7-2（IgC+ IgV）cDNA 的质粒为模板进行 PCR 反应，PCR 产物电泳后在 690 bp 左右可见一条带。然后将 PCR 产物纯化，利用 BamHI、XhoI 进行双酶切反应，将酶

切产物进行电泳，切胶回收 690 bp 左右的 DNA 片段，即为具有黏性末端的 hB7-2（IgC+IgV）cDNA。将 pYL 质粒同样利用 BamHI XhoI 进行双酶切反应后电泳，在约 5000 bp 左右处出现一条带，切胶回收即为具有黏性末端的空 pYL 质粒片段。上述两个片段连接形成 pYL-hB7-2（IgC+IgV）质粒。转入感受态 *E.coli* 10 小时左右，LB 固体培养基选择卡那抗性菌落，将这些单克隆菌落扩增并提取重组质粒。重组质粒以 BamHI 和 XhoI 进行双酶切后电泳。利用根据空 pYL 质粒多克隆位点两端的部分序列设计的一对引物进行 PCR 反应后电泳出现 690 bp 左右条带，以该对引物进行测序反应。

结果：重组质粒以 BamhI 和 XhoI 进行双酶切后，电泳出现两条带，分别在 690 bp 和 5000 bp 处左右；未作酶切的重组质粒则只有 5000 bp 左右的一条条带。PCR 和测序证明该质粒含有 hB7-2（IgC+IgV）cDNA 序列，且与 gene bank 上序列完全相同，成功构建人 B7-2（CD86）穿梭表达载体 pYL-hB7-2（IgC+IgV）。

二、分泌人 B7-2（CD86）的重组 BCG 菌株的建立

方法：将对数生长期的野生型 BCG 制成感受态后，与上述已纯化的重组 pYL-hB7-2（IgC+IgV）质粒混合电转。4 周左右在含有卡那抗性的 7H10 培养皿内开始出现少量散在的乳白色菌落，进行挑菌在卡那抗性的 7H9 液体培养基中扩增。菌体洗涤后煮沸 10 分钟作为模板。以根据 hB7-2（IgC+IgV）序列和 pYL 质粒 MCS 两端序列设计的两对引物 PCR 后切胶回收测序。

野生型 BCG 与重组 BCG 形态及生长曲线未见明显差异，对其稀释后记数。利用 SDS-PAGE 和 ELISA 法测定 1OD 重组 BCG 上清液中和超声破碎菌内 hB7-2（IgC+IgV），重组 BCG 连续传十代后再次测定。

结果：以菌体模板进行的两次 PCR 可出现相应条带，测序含有 hB7-2（IgC+IgV）cDNA。1OD 值野生型和重组型 BCG 菌液中含有活菌数分别为 2.8×10^7 CFU 和 2.7×10^7 CFU。1OD 重组 BCG 上清液中 hB7-2（IgC+IgV）含量平均为 3.8U/mL，菌内为 10.5U/mL，且表达稳定，连续传十代后无明显区别。SDS-PAGE 可见 29KD 大小的蛋白条带含量增加。

三、T 淋巴细胞增殖实验

方法：从健康人外周血分离培养 T 淋巴细胞用于实验。实验对象分为四组：①T 淋巴细胞；②野生型 BCG 组；③重组 BC 组；④ anti-CD86 抗体阻断组。将 T 淋巴细胞加入 96 孔细胞培养板，并加入上述相应组分，在 37℃、5%CO₂ 温箱及饱和湿度条件下培养。用野生型 BCG 模拟 T 细胞活化的第一信号，并用进行抗体阻断试验。分别于接种后 6 hr 和 72 hr 用 MTT 法检测。

结果：经野生型 BCG 刺激培养的淋巴细胞，于培养 6-72 hr 不断增殖（1.202-2.332）；表达的目的蛋白 B7-2 分子作为第二信号协同刺激 T 淋巴细胞后，较野生型 BCG 的增殖更加明显

（1.618–3.109）。在抗体阻断实验中,特异性抗人B7-2单克隆抗体明显抑制目的蛋白的促增殖作用。

四、BCG 对外周血单核细胞产生 INF-α 的影响

方法：取上述淋巴细胞增殖实验②组（野生型 BCG 上清液）和③组（重组 BCG 上清液）同样方法经 72 小时培养后的外周血单核细胞,用 IFN-α 的 ELISA 试剂盒按说明进行测定。

结果：ELISA 测定表明野生 BCG 刺激后的外周血单核细胞分泌 IFN-α 为 40.4 ng/mL；增加共刺激分子的外周血单核细胞分泌的增加到 51.8 ng/mL。

五、重组 BCG 激活的淋巴细胞对肿瘤细胞杀伤实验

方法：效应细胞为分别激活的实验组和对照组的淋巴细胞,靶细胞为 EJ 膀胱癌细胞,效靶比例为 50:1,其中①自然释放组：0.1 mL 培养液 +0.1 mL 靶细胞；②最大释放组：0.1 mL 10% Triton X-100+0.1 mL 靶细胞；③单纯淋巴细胞组：0.1 mL 未经刺激的淋巴细胞 +0.1 mL 靶细胞；④实验组：0.1 mL 重组 BCG 激活的淋巴细胞 +0.1 mL 靶细胞；⑤对照组：0.1 mL 野生 BCG 激活的淋巴细胞 +0.1 mL 靶细胞。均加入 96 孔细胞培养板的孔中后混匀,置 37 度 5%CO_2 温箱中孵育 4 小时；按 LDH 试剂盒说明分别准确在 30 秒, 1 分, 2 分, 3 分用紫外分光仪在 340 nm 波长下读取各孔吸光度,并计算淋巴细胞的杀伤活性。

结果：单纯未经诱导的淋巴细胞的抗癌活性明显低下（7.53%）,野生 BCG 刺激培养后,抗癌活性明显增强（25.25%）,带有共刺激分子的重组 BCG 组淋巴细胞的杀伤活性作用又较野生 BCG 明显增强（53.96%）。

六、结论

成功构建了分泌型穿梭表达载体 pYL-hB7-2（IgC+IgV）,并建立了具有分泌共刺激分子 hB7-2（CD86）胞外功能区（IgC+IgV）的重组 BCG 菌株。重组 BCG 菌株的体外细胞实验,包括淋巴细胞增殖实验、对外周血单核细胞分泌 IFN-α 的影响、BCG 激活淋巴细胞杀伤膀胱肿瘤细胞的实验,表明分泌共刺激分子 hB7-2（CD86）的重组 BCG 具有较野生 BCG 更高的免疫学活性,能够明显增加淋巴细胞的数量,而且能显著提高其抗肿瘤作用。表达共刺激分子的基因重组 BCG,可以同时提供激活免疫反应的双重信号,尤其是共刺激信号,将会是一种具有高效低副作用的膀胱肿瘤免疫治疗用菌苗,可以明显提高 BCG 灌注治疗膀胱肿瘤的效果。

关键词 结核分枝杆菌；BCG；共刺激分子；hB7-2（CD86）；基因重组；膀胱癌；治疗

（王靖宇 2001 级；导师 马腾骧教授）

异种器官移植用血管内皮细胞组织特异性表达人DAF、CD59转基因小鼠的研究

摘　要

为克服由于人的补体调节蛋白（CRP）在转基因动物体内广泛表达给宿主带来的不利影响，我们采用受精卵显微注射技术，将本室构建的两种包含有血管内皮细胞组织特异性调控元件、目的基因自身第一个内含子及人CRPcDNA序列外源基因导入小鼠受精卵的原核中，通过胚胎移植建立血管内皮细胞组织特异性高效表达人DAF、CD59转基因小鼠，以研究人DAF、CD59基因在转基因小鼠血管内皮细胞组织特异性表达规律，检测这些转基因小鼠抗超急性排斥反应（HAR）能力并探讨外源基因在转基因动物传代过程中的遗传规律。为此本实验组做了如下工作。

第一部分　血管内皮细胞组织特异性表达人DAF、CD59转基因小鼠的制备

目的：制备原代血管内皮细胞组织特异性表达人DAF、CD59转基因小鼠。

方法：用限制性内切酶 Xba I / BamHI/Sca I 酶切本室构建含有人DAFcDNA外源基因的质粒，回收纯化3.7 kb DNA片段，依次包括人ICAM-2启动子序列，人DAFcDNA（含人DAF基因第一个内含子）及SV40 splice/polyA终止信号。用限制性内切酶 Bgl II/Sma I 酶切本室构建含有人CD59cDNA外源基因的质粒，回收纯化2.2 kb DNA片段，依次包括人ICAM-2启动子序列，人CD59基因第一个内含子，人CD59cDNA及BGH polyA终止信号。将上述两种片段混合配制成注射用溶液（各自浓度为5 μg/mL）。自制显微工具（包括持卵针管、注射针管、移卵管）。4～6周龄雌鼠经超排卵后分别与正常雄鼠交配，制备超排卵小鼠。同时以自然发情的正常雌鼠与结扎输精管的不育雄鼠合笼交配，以准备假孕母鼠。实验日，从超排卵小鼠输卵管收集受精卵，选择原核清晰的受精卵，向雄原核中注入前述外源基因溶液，注射量约1～2 pL。将注射后仍健康的受精卵移植入假孕母鼠的输卵管中，待分娩。

结果：4～6周龄80只雌鼠经超排卵后分别与正常雄鼠交配，共得到精卵2100余枚，选取

原核清晰的受精卵 1700 枚用于显微注射，1300 枚受精卵注射后仍健康，注射后存活受精卵的比率为 76.5%（1300/1700），将它们分别移植入 50 只假孕母鼠的输卵管中，其中 30 只受孕足月后共产生原代鼠 135 只，移植受精卵的发育率为 10.3%（135/1300）。

结论：通过显微注射方法，成功制备了转基因原代鼠。

第二部分　血管内皮细胞组织特异性表达人 DAF、CD59 转基因小鼠的筛选

目的：从原代鼠中筛选出血管内皮细胞组织特异性表达人 DAF、CD59 转基因小鼠。

方法：提取原代小鼠基因组 DNA，以人 ICAM-2 启动子序列为模板，用 PCR 方法进行外源基因整合初步筛选，并进步对 PCR 检测中出现特异条带小鼠基因组 DNA 行 Southern 印迹杂交分析。提取有外源基因阳性整合小鼠白细胞总 RNA 行 RT-PCR 以获取外源基因 mRNA 水平表达阳性小鼠，将实现转录的转基因鼠白细胞分别与 FITC 标记小鼠抗人 CD59 单克隆抗体、PE 标记小鼠抗人 DAF 单克隆抗体孵育后行流式细胞检测，以证实蛋白质水平表达。用兔抗人 CD59、DAF 抗体作一抗，免疫组织化学技术观察人 CD59、DAF 基因在转基因小鼠心脏、肝脏、肾脏等器官表达分布情况。

结果：经 PCR 筛选 55 只小鼠样品出现特异条带，对这些小鼠行 Southern 印迹杂交，14 只出现 0.476 kb 杂交带，26 只出现 1.6 kb 杂交带，其中 5 只出现 1.6 kb、0.476 kb 两条杂交带，双基因整合率为 4%（5/135）。RT-PCR 及流式细胞术对外源基因整合阳性鼠检测证实其中的 2 只双基因整合小鼠（均为雌性）、3 只单人 DAF 基因整合小鼠（均为雄性）、2 只单人 CD59 基因整合小鼠（均为雄性）获得转录及蛋白质水平表达，蛋白质水平表达强度为人 CD59、DAF 在人白细胞表达强度的 70%～95%。双基因转基因效率 1%（2/135）。免疫组化显示人 DAF、CD59 在转基因鼠肾脏、肝脏、心脏等器官组织切片上有表达，且表达限于血管内皮细胞。

结论：本实验成功地建立了血管内皮细胞组织特异性表达人 CD59、DAF 转基因小鼠（包括 2 只血管内皮细胞组织特异性表达人 CD59/DAF 联合转基因小鼠）。

第三部分　血管内皮细胞组织特异性表达人 DAF、CD59 转基因小鼠的传代和表达检测

目的：获得子一代（F1 代）转基因鼠并探讨外源基因在转基因鼠传代中的遗传规律。

方法：将 2 只雌性双基因转基因小鼠与处在生育力旺盛期健康同种雄性小鼠进行交配；从雄性人 DAF 基因、人 CD59 基因转基因鼠中选取表达最好的分别与处在生育力旺盛期健康同种雌性小鼠进行交配，F1 代小鼠筛选方法同前。

结果：与人 CD59 基因转基因鼠交配的雌性小鼠产子 14 只，7 只外源基因整合阳性，其中 5 只蛋白质水平表达阳性；13 只转人 DAF 基因 F1 代小鼠中 6 只整合阳性，5 只实现了蛋白质水平表达。免疫组化显示人 DAF、CD59 在 F1 代转基因鼠肾脏、肝脏、心脏等器官组织切片上有表达，且表达亦限于血管内皮细胞。由于其他原因未获得人 DAF/CD59 基因联合转基因 F1 代小鼠。

结论：在转基因小鼠与普通小鼠交配的传代过程中，产生的 F1 代小鼠中有 50% 的阳性整合小鼠，表明稳定整合的外源基因与宿主体内的自身基因一样也依据孟德尔遗传规律遗传到 F1 代。但整合的外源基因在 F1 代小鼠中未完全实现表达，提示有复杂的机制影响转基因的表达。

第四部分　血管内皮细胞组织特异性表达人 DAF、CD59 转基因小鼠抗超急性排斥反应的检测

目的：检测转基因小鼠离体心脏抗排斥反应能力。

方法：在改进的 Langendorff 心脏灌流装置上，用灌注液、20% 稀释人血清分别灌注转人 DAF 转基因鼠、转人 CD59 基因转基因鼠、普通小鼠，观察不同时间各组心脏做功情况。采用免疫组织化学方法观察人 C3c、IgM 灌注后在心脏心肌组织沉积情况。

结果：采用灌注液灌注，不同时间三组心脏做功差异不显著（$P > 0.05$）；用人 20% 稀释血清灌注后，普通小鼠组心脏做功急剧下降，15 分钟时只为最大值 20%，接近 40 分钟时心脏停止搏动。转基因组心脏做功也下降，但在 60 分钟灌注期间做功仍维持在最大值 20% 以上，灌注过程 10～60 分钟期间普通小鼠组与转基因组心脏做功差异显著（$P < 0.05$）。免疫组织化学显示人 C3c、IgM 在转基因组心肌组织仅有少量沉积，普通小鼠组大量沉积。

结论：普通小鼠心脏遭受较为强烈的超急排斥反应损伤，而转基因组心脏获得了一定程度的抗超急排斥反应能力。本实验建立的血管内皮细胞组织特异性表达人 CD59、DAF 转基因小鼠有一定的抗超急排斥反应能力。

本实验通过导入含有血管内皮细胞组织特异性调控元件、目的基因自身第一个内含子及人 DAF、CD59cDNA 序列的外源基因，在转基因小鼠体内获得了外源基因血管内皮细胞组织特异性较为高效的表达，并且证实了血管内皮细胞组织特异性表达人 DAF、CD59 小鼠有一定的抗超急排斥反应能力。本实验充分证明将人 CRP 表达限定在供体血管内皮细胞是可行的策略，同时本实验对今后进一步采用上述两种外源基因建立血管内皮细胞组织特异性表达人 CD55、CD59 转基因猪的研究奠定了必需的理论和技术基础。

关键词　异种移植；免疫障碍；超急排斥反应；补体；转基因动物；DAF；CD59；内皮细胞；组织特异；启动子；增强子；表达调控；显微注射；PCR；杂交；RT-PCR；流式细胞术；免疫组织化学；心脏灌注

（张志宏　2001 级；导师　马腾骧教授）

人α1，2岩藻糖苷转移酶（HT）基因转移及其抗异种移植免疫排斥的研究

摘　要

第一部分　人HT基因在猪细胞的表达

目的：运用分子生物学和基因工程技术构建含人α1，2岩藻糖苷转移酶（HT）基因的重组质粒 pcDNA3-HTcDNA 并在猪细胞表达，合成 H 抗原，同时降低异种抗原 α-Gal 的表达。

方法：用 Hind Ⅲ/Xba Ⅰ双酶切 pRe/CMV-HTcDNA 和 pcDNA3 质粒，将切下来的 HTcDNA 定向连接在 pcDNA3 质粒，构建 pcDNA3-HTcDNA 重组质粒，对其进行 PCR、多酶切和测序鉴定。建立猪主动脉内皮细胞原代培养、猪髂动脉内皮细胞（PEC）系和猪肾 PK-15 细胞系传代培养的方法。采用脂质体转染法将 pcDNA3-HTcDNA 转染上述猪细胞，新霉素（C418）筛选具有抗性的细胞克隆，用 PCR 检测重组 HT 基因的整合，RT-PCR 检测重组 HT 基因 mRNA 的表达，流式细胞术（FCM）检测转染细胞 H 抗原和异种抗原 α-Cal 的表达。分别以未转染的相应正常猪细胞和人脐静脉内皮细胞（HUVEC）作为对照。

结果：重组质粒转染 3 种猪细胞经筛选均得到抗性细胞克隆，PCR 扩增出人 HT 基因片段，RT-PCR 证实人 HT 基因 mRNA 在猪细胞表达，FCM 检测转染细胞 H 抗原表达升高，α-Cal 表达明显降低。

结论：转移的重组人 HT 基因可以在猪细胞表达，合成 H 抗原，同时降低异种抗原 α-Gal 的表达。选用巨细胞病毒（CMV）启动子可以使人 HT 基因在各种猪细胞广泛表达。

第二部分　转人HT基因猪动脉内皮细胞抗异种移植排斥功能试验

目的：探讨转人 H 基因猪动脉内皮细胞抗异种移植排斥反应的作用和机制。

方法：1.将转人 HT 基因的猪动脉内皮细胞和正常内皮细胞分别与 20%、40% 和 60% 等不同浓度的人血清孵育 2 小时，采用非放射性细胞毒性分析的方法测定并比较 2 种细胞溶破的百分数。2.用 5% 的人血清、5% 加热灭活补体的人血清和 1000 μ/mL 的人肿瘤坏死因子 α（TNF-α）刺激上述 2 种细胞，在 2 小时、4 小时、8 小时、12 小时和 24 小时分别采用细胞酶联免疫吸附测定方法检测 E- 选择素（E- selectin）和细胞间黏附分子 -1（1CAM-1）在内皮细胞表面的表达，采用酶联免疫吸附测定方法检测 E- selectin 在细胞培养上清液的释放量，采用免疫细胞化学方法检测细胞接受刺激 12 小时后 2 种猪动脉内皮细胞核因子 -κB（NF-κB）的表达差异。

结果：1.表达人 HT 的猪动脉内皮细胞与不同浓度人血清共同孵育后，其溶破细胞百分数低于对照组（P 均 < 0.05）。2.3 种刺激均可以活化猪动脉内皮细胞，使其表面 E- selectin 和 ICAM-1 的表达逐步升高，并分别在 8 小时和 12 小时达到峰值。实验组和对照组比较在接受短时间刺激时（2 小时）E-selectin 和 ICAM-1 的表达量较低且差异无显著性意义（$P > 0.05$），刺激 4 小时后 2 组细胞 E-selectin 和 ICAM-1 的表达差异有显著性意义（P 均 < 0.05），实验组细胞 E-selectin 和 ICAM-1 的表达量均低于对照组，细胞的活化受到抑制。3.3 种刺激均可以活化 2 种猪动脉内皮细胞使其 E-selectin 的释放量逐步增大，并在 8 小时左右达到峰值。实验组和对照组比较在接受短时间刺激时（2 小时）E-selectin 的释放量较低且差异无显著性意义（$P > 0.05$），刺激 4 小时后 2 组细胞 E-selectin 的释放量差异有显著性意义（P 均 < 0.05），实验组细胞 E-selectin 的释放量低于对照组，细胞的活化受到抑制。4.在不同条件下刺激 12 小时后 2 种细胞的 NF-κB 阳性细胞百分数差异有显著性意义（P 均 < 0.05），表达人 HT 的猪动脉内皮细胞 NP-κB 阳性细胞百分数比正常猪动脉内皮细胞低。

结论：1.表达人 HT 的猪动脉内皮细胞耐受人血清的溶破能力增强，人 HT 基因转移可以一定程度抑制超急性排斥反应。2.表达人 HT 的猪动脉内皮细胞 Ⅱ 型活化受到抑制，人 HT 基因转移可能一定程度抑制急性血管排斥反应，并且可能通过 NF-κB 发挥作用，内皮细胞 Ⅱ 型活化的条件是多样的。

第三部分　转人 HT 基因小鼠显微注射 DNA 片段的制备

目的：制备转人 α1，2 岩藻糖苷转移酶（HT）基因小鼠显微注射 DNA 片段。

方法：引物两端设计酶切识别位点，PCR 扩增 HTcDNA 全长序列，两端含有 EcoRI 和 BamHⅠ 酶切识别序列；回收 HTcDNA 片段，与 pMD18-HTcDNA 载体连接，转化感受态细菌，EcoRⅠ 和 BamHⅠ 双酶切鉴定纯化质粒；EcoRI 和 BamHI 双酶切测 pMD18-HTcDNA 重组质粒和 pCMV-MCS 质粒，回收 HTcDNA 片段和 pCMV-MCS 质粒片段，进而连接，转化感受态细菌，纯化质粒对其进行 PCR、多酶切和测序鉴定；PvuI 和 NotⅠ 依次单酶切重组质粒 pCMV-MCS-HTcDNA，回收大小约 2.85kb 片段，溶于适量显微注射用缓冲液。成功构建了重组质粒 pCMV-

MCS– HTcDNA，酶切回收了 2.85kb 的显微注射 DNA 片段。

结论：通过基因工程技术可以获得转人 HT 基因小鼠显微注射 DNA 片段，包含基因表达元件，可以用于显微注射法建立转人 H 基因小鼠。

关键词 异种移植；异种抗原；内皮细胞；α1，2 岩藻糖苷转移酶；半乳糖 –α1，3– 半乳糖；基因转移；聚合酶链式反应；反转录聚合酶链式反应；流式细胞术；E– 选择素；细胞间黏附分子 –1；核因子 –κB；酶联免疫吸附测定；免疫细胞化学；显微注射

（马志方　2002 级；导师　马腾骧教授）

糖尿病肾病 AGEs-RAGE 系统的表达及其干预措施的实验研究

摘　要

第一部分　糖尿病肾病及血液透析病人临床有关资料

目的：探讨低分子糖化终末产物（LMW-AGEs）在不同程度的糖尿病肾病患者体内的蓄积情况并观察金芪降糖片配伍胰激态酶原对Ⅲ期糖尿病肾病的治疗作用。

方法：测定非糖尿病人（N）、无肾病的糖尿病人（DM）和不同阶段糖尿病肾病患者（微量白蛋白尿期 DN1、临床蛋白尿期 DN2、氮质血症期 DN3、尿毒症期 U）的血清中 LMW-AGEs 荧光强度。观察了 80 例Ⅲ期糖尿病肾病患者，其中 42 例（A 组）应用金芪降糖片配伍胰激态酶原治疗，38 例（B 组）单纯服用胰激态酶原，观察各组用药 12 周前后糖化血红蛋白 A_1C（HbA_1C）、24 小时尿微量白蛋白（UMA）、血清晚期糖化终末产物（advanced glycation end products，AGEs）的变化。

结果：1. 血清 LMW-AGEs 荧光强度：N 组＜ DM 组，DN1 组＜ DN2 组，DN3 组＜ U 组，DM 与 DN1 以及 DN2 与 DN3 之间差别无显著性；2. 用药 12 周后，A 组上述指标均明显下降，B 组 HbA_1C 和 UMA 有明显下降，其余指标较治疗前无明显变化。A、B 两组患者治疗后比较，A 组患者的 Homa-IR、UMA、血清 AGEs 水平均低于 B 组患者，差异有显著性，而两组患者的 HbA_1C 水平没有显著性差异。

结论：测定血清 LMW-AGEs 的水平可以对早期肾损害的诊断、肾损害程度的分析以及终末期肾病的评价提供帮助。金芪降糖片配伍胰激态酶原对早期糖尿病肾病有较好的治疗作用。

第二部分　糖尿病大鼠肾皮质 AGEs–RAGE 系统的表达及其抑制措施的实验研究

目的：观察糖尿病大鼠肾皮质中 AGEs、RAGE、NF–κB、TGF–β1、VEGF 和 CTGF 等转录因子和细胞因子的表达及肾组织形态学变化，了解金芪降糖片是否有肾脏保护作用，并对其机制进行初步探讨。

方法：采用 RT-PCR、western blotting 等技术观察不同时期（造模后 4、12、20 周）糖尿病组（DM 组）、糖尿病给药组（DD 组）和对照组（N 组）大鼠肾皮质 AGEs、RAGE、NF–κB、TGF–β1、VEGF 和 CTGF 水平，同时观察各组大鼠肾脏形态学改变，评价金芪降糖片的肾保护作用。

结果：1. 血糖：DM 组（23.47 ± 4.12 mmol/L）DD 组（23.31 ± 4.13 mmol/L）明显高于 N 组（$P < 0.001$），DM 组和 DD 组之间无显著性差别（$P > 0.05$）。2. AGEs：实验 4 周，DD、DM、N 组肾脏 AGEs 水平无显著性差异（$P > 0.05$）；实验 12 周和 20 周，DM 组 AGEs 水平高于 N 组（$P < 0.05$），差别有统计学意义，但 DM 组和 DD 组之间、DD 组和 N 组之间 AGEs 水平无显著性差异（$P > 0.05$）。3.RAGE：实验第 4 周，DM 组 RAGE-mRNA 水平高于 N 组（$P < 0.05$），但 DM 组和 DD 组之间、DD 组和 N 组之间无显著性差异（$P > 0.05$）；实验第 12 周和 20 周，DM 组 RAGE-mRNA 水平高于 N 组（$P < 0.01$）和 D 组（$P < 0.05$），DD 组和 N 组之间无显著性差异（$P > 0.05$）。RAGE 蛋白表达水平与 RAGE-mRNA 一致。4. NF–κB：第 4 周和第 12 周，DD、DM、N 组 NF–κB$_{65}$ 表达水平未发现显著性差异（$P > 0.05$）；实验第 20 周，DM 组 NF–κB$_{65}$ 表达水平高于 DD 组（$P < 0.05$）和 N 组（$P < 0.01$），DD 组和 N 组之间无显著性差别（$P > 0.05$）。5.VEGF：第四周，各组间 VEGF-mRNA 和蛋白表达水平无显著性差异（$P > 0.05$）；实验第 12 周，DM 组 VEGF-mRNA 和蛋白表达水平均显著性高于 N 组（$P < 0.05$；$P < 0.01$），但 DM 组和 DD 组、DD 组和 N 组之间 VEGF-mRNA 和蛋白表达水平无显著性差异（$P > 0.05$）。实验第 20 周，DM 组 VEGF-mRNA 和蛋白表达水平均显著性高于 N 组（$P < 0.001$）和 DD 组（$P < 0.001$），DD 组和 N 组之间无显著性差异（$P > 0.05$）。6. TGF–β1：实验第 4 周，DD 组 TGF–β1-mRNA 表达水平显著性高于 N 组（$P < 0.05$），但 DD 组和 DM 组、DM 组和 N 组之间 TGF–β1-mRNA 表达水平无显著性差异（$P > 0.05$），而三组间 TGF–β1 蛋白表达水平则未见显著性差异（$P > 0.05$）；实验第 12 周，DM 组 TGF–β1-mRNA 及蛋白表达水平显著性高于 N 组（$P < 0.001$；$P < 0.01$）和 DD 组（$P < 0.001$；$P < 0.01$），DD 组和 N 组之间 TGF–β1-mRNA 及蛋白表达水平无显著性差异（$P > 0.05$）；第 20 周，DM 组 TGF–β1-mRNA 及蛋白表达水平显著性高于 N 组（$P < 0.001$）和 DD 组（$P < 0.001$），DD 组 TGF–β1-mRNA 表达水平显著性高于 N 组（$P < 0.01$）但蛋白表达水平与 N 组无显著性差异（$P > 0.05$）。7. CTGF：实验第 4 周，各组大鼠肾脏 CTGFmRNA 及蛋白表达水平无显著性差异（$P > 0.05$）；实验第 12 周，DM 组 CTGF-mRNA 表达水平显著性高于 N 组（$P < 0.001$）和 DD 组（$P < 0.05$），但蛋白表达水平未见显著性差异（$P > 0.05$），DD 组和 N 组之间 CTGF-mRNA 及蛋白表达水平无显著性差异（$P > 0.05$）；实验第 20 周，DM 组 CTGF-mRNA 及蛋白表达水平显著性高于 N 组（$P < 0.001$；$P < 0.01$）和 DD 组（$P < 0.001$；$P < 0.01$），DD 组和 N 组之间 CTGF-mRNA 及蛋白表达水平无显著性差异（$P > 0.05$）。

结论：1.尾静脉一次注射 STZ 可以成功制备大鼠糖尿病模型。2AGEs、RAGE、NF-κB、VEGF、TGF-β1 及 CTGF 与糖尿病肾病的发生和发展有着密切的联系。而 RAGE →氧化应激 → P^{21ras} 有丝分裂激动蛋白激酶（P^{21ras}/MAPK）→ NF-κB 可能是联系多种致病因素的组带，RAGE 有可能扮演中枢的角色。3.金芪降糖片可以明显减轻糖尿病慢性肾损伤的程度，可能有潜在的尿毒症预防和治疗作用，金芪降糖片需长期应用才能显现其肾保护作用，而短期应用的效果并不明显。4.金芪降糖片的肾保护作用是独立于血糖因素以外的，估计与其能有效地降低糖尿病肾组织中 AGEs、RAGE、NF-κB、VEGF、TGF-β1 及 CTGF 水平有关。

关键词　糖尿病肾病；非酶糖化终末产物；荧光强度：金芪降糖片；AGEs；RAGE；NF-κB；VEGF；TGF-β1；CTGF

（郑凝　2003 级；导师　马腾骧教授）

人 HT、DAF 和 CD59 基因联合转基因
小鼠的制备及其抗异种器官移植免疫
排斥反应的研究

摘　要

目前认为从多个环节干预异种移植排斥反应才有可能使动物器官应用于临床。本实验采用受精卵显微注射技术将本室构建的人 α1，2-岩藻糖苷转移酶（HT）基因、人衰变加速因子（DAF）和人膜反应性溶解抑制物（CD59）基因构件导入到小鼠的受精卵的雄原核中，通过受精卵移植建立表达多基因的转基因小鼠，观察这些基因转移小鼠抗异种移植超急性排斥反应（HAR）的效果，并对其抗急性血管排斥反应（AVR）的机制进行初步研究。

第一部分　人衰变加速因子重组质粒的构建

目的：构建含杂合增强子 UI 的人 DAF 重组基因，应用于转基因动物克服异种器官移植排斥反应的研究。

方法：ClaI/ EcoRI 双酶切质粒 pSP73 得到 UI 增强子插入片段（0.3 kb），将其插入 pBluescript Ⅱ SK⁺ 克隆载体的相应酶切位点之间；XbaI/BamHI 双酶切质粒 pGEM-7zf-DAF，得到含人 ICAM-2 启动子及 DAF cDNA 序列的插入片段（3.7 kb），将其也插入到 pBluescript II SK⁺ 克隆载体的相应酶切位点之间。随后转化细菌，阳性转化菌落质粒抽提及酶切鉴定。设计引物行 PCR 特异扩增检验。

结果：特异性 3 组酶切重组载体均产生了符合要求的相应条带；PCR 扩增出特异的 330 bp 及 321 bp 的片断，符合设计要求。

结论：含杂合增强子 UI 的人 DAF 重组基因构建成功。

第二部分　人 HT/CD59 及 DAF 基因转移与转基因鼠的制备

目的：制备转移人 HT/CD59 双基因和人 DAF 单基因的首代转基因小鼠。

方法：限制性内切酶 NotI/PvuI 双酶切人 HT 基因重组质粒得到 2.85 kb 的转基因构件；限制性内切酶 Xba Ⅰ/Cla Ⅰ 双酶切人 DAF 基因重组质粒得到 4.0 kb 的转基因构件；限制性内切酶 Bgl Ⅱ/SmaI 双酶切人 CD59 基因重组质粒得到 2.5kb 的转基因构件。采用受精卵显微注射技术将人 HT 与 CD59 转基因构件同时导入小鼠受精卵雄原核，将人 DAF 转基因构件单独导入小鼠受精卵雄原核制备转基因小鼠。

结果：将人 HT/CD59 转基因构件同时导入 2104 枚受精卵，出生首代小鼠 132 只；将人 DAF 转基因构件导入 1123 枚受精卵，出生首代小鼠 89 只。

结论：成功制备了转移人 HT/CD59 双基因和人 DAF 单基因的首代转基因小鼠。

第三部分　转基因鼠人 HT/CD59 及 DAF 基因的整合与表达

目的：筛选出表达人 HT/CD59、DAF 基因的转基因小鼠。

方法：常规提取首代小鼠基因组 DNA，设计特异引物用 PCR 方法对外源基因整合进行初步筛选。对 PCR 反应出现特异条带的小鼠基因组 DNA 进行 Southern 印迹杂交，进一步证实外源基因的整合。抽取外源基因整合阳性小鼠外周血，用流式细胞计数（FCM）方法检测外源基因的表达。提取外源基因表达阳性小鼠心脏、肝脏、肾脏和肺脏等主要器官的总 RNA 行 RT-PCR 反应，观察外源基因在转基因小鼠体内主要器官的表达情况。对人 HT 基因表达阳性的转基因小鼠主要器官进行免疫组织化学染色，观察其表达对 α-Ga$_l$ 抗原表达的影响。

结果：经 PCR 筛选，出现 300 bp、915 bp、224 bp 特异条带的小鼠分别有 42 只、32 只、41 只，其中 8 只同时出现了 915 bp 和 224 bp 的特异条带。Southern 印迹杂交结果证实染色体中整合人 HT、DAF、CD59 基因的小鼠分别有 15 只、20 只、19 只，其中 5 只同时整合人 HT 和 CD59 基因。FCM 检测发现外周血单核细胞（PBMCs）表达人 H 抗原、DAF、CD59 的小鼠分别有 10 只、4 只、8 只，其中 4 只小鼠人 H 抗原和 CD59 同时表达。FCM 检测阳性的转人 HT、DAF 和 CD59 基因小鼠相应的心脏、肝脏、肾脏和肺脏 mRNA 均表达阳性，并且各个器官组织之间的表达水平差别无统计学意义（$P > 0.05$）。人 HT 基因表达阳性的转基因小鼠体内心脏、肾脏、肝脏和肺脏等不同组织 H 抗原均表达阳性，同时相应组织的 α-Gal 抗原表达显著下降。

结论：本实验制备的首代小鼠中有人 HT、CD59 和 DAF 分别表达的转基因小鼠以及人 HT 与 CD59 基因同时表达的转基因小鼠，并且人 HT 基因表达的转基因小鼠体内 α-Gal 抗原表达降低。

第四部分　转基因鼠的传代及三基因共表达转基因鼠的建立

目的：探讨外源基因在转基因小鼠中的遗传与表达规律并获得三基因共表达的转基因小鼠。

方法：G_0 代人 HT/CD59 基因同时表达阳性的转基因鼠与 G_0 代人 DAF 基因表达阳性的转基因鼠交配生产 F1 代，同样方法生产 F2 代小鼠。外源基因的整合与表达检测方法同前。

结果：出生 F1 代小鼠 17 只，人 DAF、HT、CD59 基因整合的小鼠分别为 9 只、9 只、10 只，表达的分别为 8 只、7 只、8 只；人 HT/DAF、HT/CD59、HT/CD59/DAF 基因共整合的分别为 2 只、3 只、2 只，其中共表达的分别为 2 只、2 只、1 只。出生 F2 代小鼠 8 只，人 HT/DAF、HT/CD59、HT/CD59/DAF 基因共整合的分别为 3 只、3 只、0 只，其中共表达的分别为 2 只、3 只、0 只。

结论：成功获得三基因共表达的转基因小鼠，外源基因在子代小鼠体内也可以表达，但表达水平不同。

第五部分　转基因鼠抗异种器官移植排斥反应的研究

目的：观察转基因克服异种器官移植超急性排斥反应的能力，并初步探讨其抑制急性血管排斥反应的机制。

方法：将转基因小鼠分为五组，第一组：普通小鼠；第二组：转人 HT 基因；第三组：转人 HT/CD59 双基因；第四组：转人 HT/DAF 双基因；第五组：转人 HT/CD59/DAF 三基因。采用改进的 Langendorff 心脏灌流装置用 12% 人 AB 血清灌注小鼠的离体心脏，观察各组心脏的存活时间和不同时间的做功情况。采用免疫组织化学观察灌注心脏血管内皮细胞表面人 IgM、IgG、C3c 和 C9 的沉积、NF-κB 的激活与 ICAM-1 和 E- Selectin 的表达。

结果：人 AB 血清灌注后，第一组小鼠心脏做功能力急剧下降，15 min 时仅为最大值 20%，接近 45 min 时心脏停止搏动。第二组小鼠心脏做功能力也下降，但在 60 min 时心脏做功仍维持在最大值的 27% 以上，平均存活时间为 118 min，心脏做功能力与搏动时间均高于第一组，差异有统计学意义（$P < 0.05$）。第三组、第四组小鼠心脏做功能力与存活时间均显著高于第一组和第二组，差异有统计学意义（$P < 0.05$），但两组之间差异无统计学意义（$P > 0.05$）。第五组小鼠心脏做功能力与存活时间与第三组和第四组相似。观察灌注心脏的血管内皮细胞发现：第一组小鼠可见 IgM、IgG、C3c 和 C9 大量沉积，未见 NF-κB、E-Selectin 和 ICAM-1 阳性染色；第二组小鼠可见 IgG 沉积，C3c 和 C9 沉积减少，未见 IgM 沉积，NF-κB、E-Selectin 和 ICAM-1 阳性染色；第三组小鼠可见 IgG 和 C3 沉积，未见 IgM 和 C9 沉积，第四组小鼠可见 IgG 沉积，C3c 和 C9 少量沉积，未见 IgM 沉积，第五组小鼠可见 IgG 沉积，未见 IgM、C3c、C9 沉积。第三组、第四组和第五组小鼠均未见 NF-κB、E-Selectin 和 ICAM-1 阳性染色。

结论：①转人 HT 基因获得了一定程度的抗异种移植 HAR 的能力；②联合转基因可以克服异种移植 HAR；③并且可能通过抑制 NF–κB 激活而具有部分抑制 AVR 的能力。

关键词 异种移植；超急性排斥反应；急性血管排斥反应；补体调节蛋白；α–1，2 岩藻糖苷转移酶；核因子 –κB；细胞间黏附分子；E– 选择素

（刘秉乾 2003 级；导师 马腾骧教授）

荷载 Ki67 小干扰 RNA 的条件增殖腺病毒介导的肾癌靶向治疗的研究

摘　要

背景：肾癌确诊时 30%～40% 已有转移，5 年生存率不足 10%。其对化疗、放疗、免疫治疗均不敏感因此迫切需要寻找新的治疗方法。RNA 干扰（RNAinterference，RNAi）是近年迅速发展起来的一项新的基因阻断技术，它是将与靶基因同源的小片段双链 RNA（small interfering RNAs，siRNA）转染靶细胞，从而特异性降解靶基因 mRNA，RNAi 有望成为肿瘤基因治疗的有力工具。但基因治疗方案至今没有取得实质上的突破，使得基因 - 病毒治疗应运而生。

基因 - 病毒治疗是让条件增殖腺病毒（Conditionally replicativeadenovirus，CRAds）携带治疗基因，利用 CRAds 的特异性增殖能力，使治疗基因在肿瘤细胞内成千上万倍的增加，同时 CRAds 本身也有肿瘤杀伤作用。构建 CRAds 的方法之一是将腺病毒在正常细胞中复制必需，而在肿瘤细胞中复制不需要的基因如 E1B 55Kda 蛋白基因删除。目前携带 siRNA 的 CRAds 治疗肿瘤研究仅有几篇报道，其中用于肾癌的研究尚未见报道，本研究将针对肿瘤增殖基因 Ki67 的 siRNA 插入 CRAds 构建 ZD-Ki67，体外及动物实验研究其对肾癌的靶向治疗作用。

第一部分　Ki67 siRNA 有效序列的确定、表达载体的构建及其对肾癌的治疗作用

合成针对 Ki67 cDNA 364～382 碱基的 Ki67-siRNA，将 Ki67-siRNA（100 nmol/L）转染人肾癌 786-0 细胞。采用 RT-PCR、Westernblot、免疫细胞化学技术检测不同水平的 Ki67 表达，MTT 法检测细胞增殖，免疫组化 TUNEL 法检测细胞凋亡。结果发现，Ki67-siRNA 处理组 786-0 细胞 Ki67 表达降低，细胞增殖抑制率增加，凋亡细胞阳性率增加。结果表明我们筛选的 Ki67-siRNA 能抑制肾癌细胞 Ki7 基因表达，进而抑制其增殖，促进其凋亡。

根据确定的序列，构建 Ki67-siRNA 表达质粒，并研究其对人肾癌细胞 Ki67 基因表达及生长的抑制作用。设计有小发夹机构的 2 条 Ki67-siRNA 对应模板 DNA 序列，熄火处理后克隆至

pSilencer3.1 质粒，构建重组质粒 pSilencer-Ki67。酶切及测序证实后将 pSilencer-Ki67 转染人肾癌 786-0 细胞及荷 786-0 裸鼠，结果发现 pSilencer-Ki67 可显著抑制 786-0 细胞及移植瘤组织 Ki67 表达，进而抑制其增殖、促进其凋亡。为我们构建携带 Ki67-siRNA 的 CRAds 打下基础。

第二部分　荷载 Ki67 siRNA 的条件增殖腺病毒的构建

虽然 Ki67-siRNA 及其表达质粒可以有效抑制 Ki67 表达，但作用时间短暂是其致命缺陷，为此，我们构建了荷载 Ki67-siRNa 的条件增殖型腺病毒。将 Ki67-siRNa 模板克隆至 pCA13 质粒，构建重组质粒 pCA13-Ki67。用 Bgl Ⅱ 从 pCA13-Ki67 酶切出包含 CMV 启动子及 Ki67-siRNA 模板的表达框，一并克隆进条件增殖腺病毒质粒 pZD55，构建重组质粒 pZD-Ki67。将 pCA13-Ki67、PZD-Ki67 与腺病毒右臂质粒 PBHGE3 共转染 293 细胞，包装成复制缺陷型腺病毒 Ad-Ki67 和条件增殖腺病毒 ZD-Ki67。扩增 Ad-Ki67、ZD-Ki67，纯化、测定滴度。

酶切分析、测序鉴定表明 pCAl3-Ki67、pZD-Ki67 构建成功。PCR 鉴定表明 Ad-Ki67 包含目的基因，且 E1 区缺失；ZD-Ki67 包含目的基因，且无野生型腺病毒污染。Ad-Ki67、ZD-Ki67 滴度分别为 4×10^{10}、1×10^{11} PFU/ml。结果证实成功构建携带 Ki67-siRNA 的条件增殖型腺病毒 ZD-Ki67，为靶向治疗肿瘤奠定基础。

第三部分　荷载 Ki67 siRNA 的条件增殖腺病毒抑制肾癌细胞的体内外研究

首先研究 ZD-Ki67 在肾癌细胞内选择性复制能力。用相同滴度（MOI = 1）的表达 EGFP 的 ZD-EGFP、Ad-EGFP 分别感染 786-0 细胞，1d 和 5d 后荧光显微镜下观察发现，ZD-EGFP 感染 5d 的 786-0 细胞大多数发生明显细胞病变，表达 EGFP 细胞数目及荧光强度也大大高于 Ad-EGFP 感染的细胞。而 ZD-EGFP 感染的人肾小管 HK2 细胞没有发生病变。Western blot 7 检测 E1A 表达，发现 ZD-Ki67、ZDEGFP 感染的肾癌 786-0、ACHN 细胞检测到 ElA 表达，Ad-Ki67 感染细胞无 E1A 表达。结果表明，ZD-Ki67 可在肾癌细胞内选择性复制。

在此基础上研究 ZD-Ki67 对肾癌细胞的影响。将不同 MOI 的 ZD-Ki67、Ad-Ki67、ZD-EGFP 感染肾癌 786-0、ACHN 细胞，分别于不同时间收集肿瘤细胞，结晶紫染色检测病毒对肾癌细胞的毒性作用，MTT 法检测细胞增殖，TUNEL 法检测细胞凋亡，分别采用 RT-PCR、Westrn blot 及细胞免疫化学检测 Ki67 表达。结果发现，对 786-0、ACHN 细胞杀伤及增殖抑制作用强度依次为 ZD-Ki67 ＞ ZD-EGFP ＞ Ad-Ki67。诱导 786-0、ACHN 细胞凋亡能力及抑制 Ki67 表达作用依次为 ZD-Ki67 ＞ Ad-Ki67 ＞ ZDEGFP。结果表明，病毒 ZD-Ki67 可在肾癌细胞内选择性地增殖，并杀伤肾癌细胞、诱导其凋亡。

为证实 ZD–Ki67 对荷肾癌小鼠肿瘤治疗作用，786–0 细胞荷瘤裸鼠移植瘤内分别注射 7×10^8 PFU 的病毒 ZD–Ki67、ZD–EGFP、Ad–Ki67 及生理盐水，连续注射 3 天，每组 10 只。10 天后每组随机处死 4 只裸鼠，免疫组化及激光共聚焦显微镜检测移植瘤组织 Ki67 及 E1A 蛋白表达；TUNEL 法检测移植瘤细胞凋亡；其余动物每周测量肿瘤体积，连续观测 9 周。结果发现 ZD–Ki67、Ad–Ki67、ZD–EGFP 及生理盐水处理组肿瘤体积（mm^3）分别为：135.5 ± 9.2、1267.4 ± 59.8、1711.3 ± 75.2、2616.1 ± 245.1，各组之间差异有统计学意义。Ad–Ki67 处理组肿瘤无 E1A 蛋白的表达，ZD– EGFP、ZD–Ki67 处理组有大量 E1A 蛋白的表达，表明病毒复制。抑制 Ki67 表达作用依次为 ZD–Ki67 > Ad–Ki67 > ZD–EGFP >生理盐水组。移植瘤细胞凋亡阳性率依次为 ZD–Ki67 > Ad–Ki67 > ZD–EGFP >生理盐水组。结果表明，ZD–Ki67 可以在裸鼠人肾癌移植瘤组织内复制，抑制移植瘤的生长，同时抑制 Ki67 蛋白的表达，促进细胞凋亡。为 ZD–Ki67 应用于肾癌靶向性基因治疗研究奠定基础。

关键词 条件增殖腺病毒；小干扰 RNA；Ki67 基因；病毒 – 基因治疗；肾细胞癌。

（郑骏年　2004 级；导师　马腾骧教授）

第九篇
成才之路——感念马老的培养教育

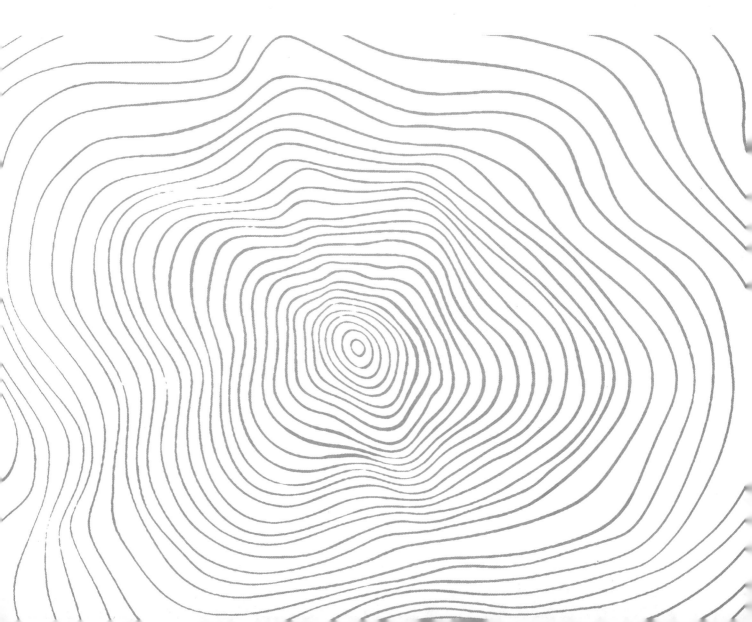

我心中的马腾骧老师

一、马腾骧教授是我泌尿外科的启蒙老师

1955 年我开始做实习医师，当时虞松庭主任已同意我今后从事外科工作，因此，在实习安排上以外科为主，我在外科实习 9 个月，内科实习 2 个月，妇产科实习 1 个月。那时大外科系统包括胸科、骨科、泌尿科和儿童外科，但都不是独立的科室。在出泌尿科门诊时，主治医师手里提着一个像暖水瓶一样的盒子，打开一看里面是一台显微镜。那时，对前列腺炎病人需要医生取完前列腺前液后，自己在显微镜下观察前列腺液的镜下表现，确定患者是细菌性的还是非细菌性的前列腺炎，然后给前列腺炎病人进行相应药物治疗或其他辅助治疗。我现在还记得有些病人的前列腺液能看到很多活动的细菌。

膀胱镜检查是泌尿科医生的基本功。当年最多见的病变是膀胱结核性溃疡。在做实习医生期间，在马老师的指导下我学会了给病人做膀胱镜检查，还会做输尿管插管逆行肾盂造影。当年所用膀胱镜的光源是靠观察镜末端的一个小灯泡照明，如果烧坏了那就要取出膀胱镜再换一个。我开始学习使用膀胱镜时是马老师手把手教的。他坐在我的身后，指导我操作膀胱镜检查的每一个步骤，当膀胱镜插入有困难或对膀胱镜下的病变判定有疑问时，马腾骧老师总是说，"好的，让我来看看"。他一边观察镜下表现，一边就病变的特点讲给我听，描述特别简练明确，使我在泌尿外科实习阶段，跟马老师学会很多知识与技术，至今回想起来来历历在目。

二、跟着马老师学习，提高独立工作的能力

毕业后我被分配到下瓦房红十字会医院外科工作。那时的下瓦房红十字会医院以普通外科为主，也收治泌尿外科疾病。我更喜欢做泌尿外科工作，下的功夫也相对多，几年后我已经是科主任手下的得力助手。1962 年医院决定送我到天津医科大学总医院进修泌尿科，使我有机会再次跟着马老师规范系统的学习泌尿外科工作，从管理病人、书写病例、术前准备、参加查房、病例讨论，跟着上手术，以及日后我能独立的给病人做肾切除手术。我认为会看膀胱镜，会做肾切除手术就是一个合格的泌尿科医生，但实际上，要想成为一名合格的泌尿外科医生要掌握的知识和学习技术还很多，要走的路还很长。当时还没有泌尿科杂志，仅有"中华外科杂志"。细数全国

已发表的文稿总共也就几十篇，我都仔细阅读以补充自己的知识，丰富自己对疾病的认识与实践能力。

在那个时代，马腾骧老师在应用人工肾血液透析治疗急性肾功能衰竭已是全国闻名的专家，要接收很多来自全国各地需要血液透析的急性肾衰危重患者。一些挤压伤综合征合并肾功能衰竭的危重病人都是马腾骧老师用人工肾血液透析治愈的，他挽救了许多这样危重病人的生命。他出版了我国第一部《人工肾》专著，这部著作的出版，推动了我国血液透析治疗急慢性肾功能衰竭工作的开展。时间过得很快，在天津医科大学总医院泌尿外科1年的进修学习，为我今后开展泌尿外科工作打下了坚实的实践基础。回医院后，在马老师的持续支持下，我相继成功开展了肾切除、前列腺切除等各种手术。记得有一次做前列腺摘除手术时，术后患者突然发生出血，由于我的经验不足，立即求救马老师会诊帮助，马老师闻讯立即赶到下瓦房红十字会医院手术室，他以丰富的临床实践经验，精湛的医术，使病人转危为安，脱离了生命危险，挽救了患者的生命。回想我在红十字会医院外科工作的那段难忘的岁月，有很多疑难手术都是马老师亲自上台指导我完成的。马老师高尚的医德情操、精湛的医术和对患者关爱的很多故事，使我终生难忘……

三、师生情谊永志不忘

我是跟随老师时间最长的年长学生，开学术会议也常和马老师在一起。记得有一年在沈阳参加全国外科学术会议时，马老师让我用作文纸抄写出席会议的重要论文，我工工整整地完成了作业。事情虽小，但能说明我和马老师之间的师生情谊深厚。

春华秋实，岁月如歌。每当回忆起我要跌倒的时候，总能有吾师伸手相助。20世纪90年代后期，我有点像是一个"名医"了，慕名来就医做前列腺手术的患者也越来越多，有一次我在下瓦房医院做TURP手术时，术中电刀突然发生故障，手术未完成，下不了台。紧急情况下，我又向马老师求救，马老师立即派人把他们的电刀送到下瓦房医院手术室，使手术顺利圆满完成。这样帮助我的事有许多，我说不完……

每年在春节时，我都会去看望马老师，2018年春节过后，我见吾师人老了许多。师生对坐说话十几分钟，我内心仍像学生一样高兴，说了几次"您的身体蛮健康的"，马老师没有说话，师生相对沉默。临别时，马老师起身执意要送我出门，使我感慨万分。惜别此情、此景、此生不会再有的美好回忆。

翟兴龙

我在血液透析中心工作的岁月与感悟

一、历史的记忆

20 世纪 50 年代末，马主任在全国率先将人工肾应用于抢救急性肾衰临床实践，随后出版了由他本人撰写的人工肾专著，起到了人工肾理论普及效果。在 60—70 年代，马主任已成为全国著名透析专家，经常携带当时先进的人工肾机乘专机奔波于全国各地抢救急性肾衰患者，积累了丰富的临床经验，为今后成立血液透析中心打下了临床基础。为扩大人工肾临床应用范围和准备开展肾移植工作，1975 年马老率先在天津成立血液透析室，有 4 台平板透析机由泌尿外科医师兼管，开展慢性尿毒症患者血液透析治疗，同时为肾移植提供病原做准备工作。马老殚精竭虑，开始筹建天津医科大学第二医院血液透析中心。

为了加强血液透析中心人才培养与建设，1978 年马老开始组建专职医师队伍从事血液透析工作，并把培养血液透析硕士和博士研究生作为高层次人才培养和血液透析中心队伍建设与发展的关键策略。到了 1982 年，血液透析中心已有 5 名专职医师和一批护理技术人员从事血液透析工作。为了提高血液透析医护技工作人员的专业知识与专业操作技能，马老提出血液透析中心的护士和技术员要定期上课和进行三基培训，并实施严格的考核制度。医师、护士和技术员团结奋进、努力拼搏，在血液透析中心的建设与发展历程中，他们夜以继日地工作，甚至无法照顾自己的孩子和老人，真的是舍小家为大家。每每回想起那段岁月，许多令人动容的点滴往事，至今难以忘怀。

记得在血液透析中心成立初期，引进、扩充与更新血液透中心设备的每一件事，无不体现了马老的科学远见与智慧。在那个年代，引进设备和资金都是非常困难的，为了一件件透析设备和筹措资金，马老四处奔波、不懈努力。在炎热的夏季，他头戴一顶草帽，在寒冷的冬季，他身穿在抗美援朝医疗队时穿过的"皮猴"，骑着一辆陈旧的自行车，奔波于市计委、市财政局等相关部门，力争立项与拨款。通过不懈的努力，才逐步实现了血液透析中心设备的更新与发展。到了 1979 年，血液透析中心已有 16 台国际先进的中空纤维透析器。80 年代后，又引进了血液滤过、血液滤过吸附、血浆交换等设备，水处理系统也更新为最先进的高压反渗系统。血液透析中心的规模、透析质量和学术影响力不断提升，来自各地的透析患者越来越多，在国内同专业领域已具有很大的影响力。

二、在实践中培养医生独立解决问题的能力

记得 40 多年前，即 1978 年 1 月我科开展首例同种异体肾移植手术，在随后的 4 年里，我科共成功完成 18 例肾移植手术。血液透析在肾移植手术工作中起到保障尿毒症患者达到手术前最佳状况及处理术后并发症的重要作用。

有一位肾小球肾炎尿毒症患者，经血液透析治疗后，接受同种异体肾移植手术。术后第一天，尿量达 9000 毫升，随后尿量逐日减半，直至每天尿量仅 500 毫升，生化也有异常。马主任听完我的病例报告后，要求我们密切观察患者病情变化，必须每 6 小时测尿 pH、尿渗透压，每日早上 7 点及晚上 7 点测血氯浓度。第一天晚上 7 点，马主任突然到病房，检查落实情况。马主任已劳累几天，对工作如此敬业感人至深。我再次表态，您布置的任务我一定坚决执行，有情况我会给您打电话请示，您回家安心休息。我几乎住在值班室，严格准确进行间隔 6 小时的检验工作，共坚持了 3 周。在此期间，马主任每天上午查房分析监测数据并逐渐排除移植排异并发症，并明确地判断为移植肾的肾小管高氯血性酸中毒，为这种罕见的并发症安排有效的治疗方案，使移植肾功能逐渐恢复。此时，移植肾活检报告进一步证实无排斥且确实是肾小管高氯血性酸中毒病理改变。80 天后，移植后的肾功能完全恢复正常，患者痊愈出院。

有时我在想，当这位肾移植术后患者出现这种异常的并发症时，马老就考虑可能发生了"肾小管高氯血性酸中毒"这种罕见并发症。这种直觉思维判断彰显了马老广博的专业学识、丰富的临床经验和严谨的临床科研思维能力。才能在疾病早期做出科学判断，快速地确定与优选出有效治疗方案。事后马主任对我说：通过这种罕见并发症的诊处过程和实践，再复习国内外文献，你可以写一篇高质量的学术论文。随后我完成了题目为《肾移植后肾小管酸中毒》的论文，发表于《中华器官移植杂志》。当我回忆该罕见并发症的整个诊疗过程时，明白了当初马老安排如此严格检验项目及测定时间的意义。尽管我对连续 3 周住在科里值班室感到有些艰苦，但通过观察患者临床诊疗过程及复习文献，增加了对肾移植后肾小管酸中毒这种罕见并发症知识与诊断和治疗原则的巩固和掌握，得益于马老培养医生在临床实践中独立分析、独立处理问题能力的方法与理念。

三、抢救急性肾衰患者——在实践中增长经验

35 年前，本市烧伤中心第四医院收治了一位 38 岁男性患者，其双上肢电灼伤，双上肢肘以下远端皮革样变，部分炭化，双肩局部皮肤坏死，双侧尺、桡动脉无搏动，烧伤 2 度面积仅为 16%。伤后第三天行双上肢截肢术，但伤后 37 小时内 24 小时尿量仅 350 毫升，血尿素上升，血钾升至 6 以上，有代谢性酸中毒，确诊为急性肾功能衰竭，请求我们会诊协助抢救。此时，急性肾功能衰竭是威胁患者生命的主要原因，而烧伤为次要病变。当时，该院无抢救急性肾功能衰竭的设备，而我院又无烧伤科，患者不能转我院。在此困难之际，突然想起马主任早先为科室引进的荷兰制造的非铜仿膜、碳罐吸附毒素，可移动的血液净化机 REDY，我们便携带该设备到烧伤

中心第四医院抢救急性肾功能衰竭患者。

因为患者失去双上肢，常规血路无法实行，当时尚无股静脉导管，更无颈静脉导管，我们则采取下肢非常规建立血路，进行血液透析治疗。半个月后，患者肾功能逐渐恢复正常，同时烧伤创面愈合，并康复出院。通过抢救这位患者，马主任特意向我们传授了治疗烧伤急性肾衰的宝贵经验和原则。他讲，严重烧伤患者早期扩容和手术彻底清创是防止发生肾衰的关键措施。马主任还进一步讲解了烧伤患者在什么情况下要进行血液透析治疗。具体指征：患者有急性肾衰症状、血尿素氮大于 80、血钾超过 7、血碳酸氢根小于 12 是绝对透析指征。另外，电烧伤者急性肾衰恢复时间要更长。以上这些临床的宝贵经验是马主任在 20 世纪 60 年代携带当时先进的轮鼓式人工肾机乘专机到全国各地抢救急性肾衰患者积累的，从书本上是学不到的。马主任传给我们的临床经验和知识，使我们在抢救各种复杂、危重急性肾功能衰竭患者的实践中受益匪浅。由于我们的设备、技术和实践经验，使得天津医科大学第二医院血液透析中心与天津市烧伤中心第四医院建立了良好的合作关系，中心也成为市各医院急性肾衰的抢救中心。

四、在实践探索中提高透析治疗水平

1979 年在本市外院住院的一位男性运输搬运工人患了尿毒症，我受邀前去会诊。在会诊过程中，患者突然心搏骤停，我立即实行体外复苏，复跳后判断为高血钾症，立即由救护车送到我科做血液透析降低血钾。此后为患者实施了规律性血液透析治疗，患者病情逐渐稳定，而且非透析日患者可从事小商业活动，如出售观赏鱼、批发冷食等，生活质量较好。该患者血液透析治疗 5 年时，双手握力减退、触物疼痛难忍，不能再从事简单工作，严重影响日常生活。经正中神经电生理检查确诊为腕管综合征，手术松解后症状消失，但局部组织活检报告为淀粉样变。此后我们采取多种血液净化方法治疗，待我 2009 年彻底退出临床工作时，患者已经接受血液透析治疗近 30 年。尽管患者后期不断发生多种并发症，如心脏缺血、周围血管硬化，并多次重做上、下肢动静脉瘘，直至再也无法建立血路，只好改为颈静脉导管，之后出现脑出血、消化不良及频繁癫痫大发作，总之全身状况大不如以前，但是，在医生更加细心和细致周密的安排下患者又接受了 9 年血液透析治疗，于 2019 年 8 月与世长辞。这位 27 岁的尿毒症患者在我科经历了 39 年多的血液透析治疗。据现有资料，通过血液透析治疗生存 39 年为国内首例。

马主任嘱对较长期血液透析有类似症状患者测正中神经电生理共 19 例，同时测血清 β2 微球蛋白血浓度，其中 8 例正中神经传导速度减慢（占 42%），血清 β2 微球蛋白血浓度升高。

马主任进一步讲解：透析患者长期单一使用铜仿膜透析器可导致血清 β2 微球蛋白血浓度上升而产生淀粉样变性腕管综合征，手部出现症状，影响患者手功能。观察血清 β2 微球蛋白变化可以评估发生淀粉样变，为此采用各种血液净化方法预防腕管综合征的发生。在马主任的指导下，慢性肾衰的基础与临床研究获得了提高，使天津医科大学第二医院血液透析中心在透析治疗质量和学术影响力方面处于国内领先水平。

五、加强学术交流，提高学术影响力

马老一直重视学术交流，通过举办各种专业学习班，不断增强血液透析中心在全国同专业领域的学术影响力。参加血液透析中心学习班的进修医生包括天津市公安医院、272医院、254医院、医大总院、铁路中心医院、第二医院、第三医院，以及西安第四军医大、河北医学院、齐鲁医学院、南京军区总医院、武汉医学院、浙大医学院等。这些进修医生大多数为各医院的领军人才和学术骨干。每次学习班，马主任总是亲自授课、答疑并进行仪器设备使用与操作技术演示（图1，图2）。进修医生通过学习血液透析先进技术，提高了本单位的血液透析水平。不少进修医生也成为单位技术骨干，甚至担任血液透析科室主任。通过加强学术交流，进一步推动了全市及全国重点医学院校血液透析工作的开展与提高，也增强了天津医科大学第二医院血液透析中心在全国同专业领域的学术影响力。

长江后浪推前浪，流水前波让后波。回顾我在血液透析中心工作的岁月，我真诚地感谢马老将我从普通内科医师培养成血液透析主任医师，在马老的指导下，我成为医院血液透析中心的主任。在血液透析中心的建设和发展过程中，我仅仅起到承上启下的作用，为我退休后的学术带头人进一步建设与发展血液透析中心打下良好的基础。目前，天津医科大学第二医院血液透析中心已拥有120余台现代人工肾透析机和透析质量管理与评价系统，每日能完成250余人次的透析治疗，60个血液净化专科病房，为疑难、高危尿毒症患者提供现代治疗手段与环境。一批高学历、创新思维活跃、精于临床、勤于科研的新一代血液透析人才，传承与发展着马老未竟的事业，续写着血液透析中心事业创新发展的新篇章。

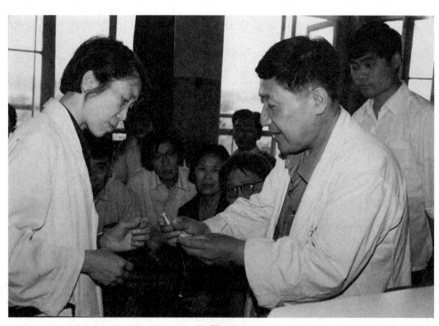

图1

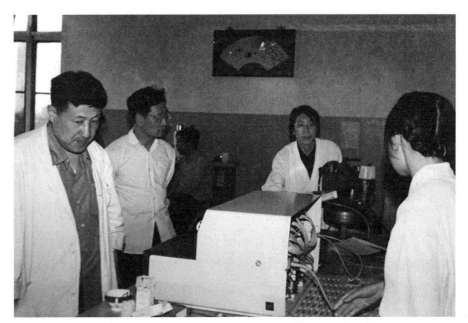

图2　1978 年马腾骧教授在学习班演示血气机的使用并传授血液透析基础知识

张璐仁

从医之路恩师引领我成长

我于 1969 年医学院毕业后，分配到郊区基层医院工作，由于条件所限，业务上长进不大，想进修也没有机会。恰在此时，高考恢复了，招研也恢复了！当科学的春天到来之际，马老紧跟时代的步伐，殚精竭虑，勇于开拓，在条件和资金极为困难的情况下，头顶烈日，脚踏一辆车，风雨无阻，四处奔波，为一砖一瓦、一车沙，为一瓶一罐、一件件仪器设备呕心沥血，艰辛地创立了天津市泌尿外科研究所，为扩大招收研究生搭建了人才培养平台。

1979 年我 35 岁时（当时考研年龄上限）有幸考取了马腾骧教授的第二届硕士研究生。记得当时在国内，只有北京、上海有泌尿外科研究所。北京泌尿所是在北大医院泌尿外科病房的一层楼上，我们所却是一座独立的三层小楼，而且装备了国际先进的各种科研仪器设备，创建了不同领域的研究室、动物实验室和各种功能齐全的实验室。马老重视国内外学科发展与科研信息，建立了拥有 35 种国内外原版核心期刊的图书资料室。这对临床医生和研究生拓宽国际视野、跟踪国际最新科技前沿信息、开辟成才之路创造了优良的条件。每每有国内同行到访泌尿外科研究所时，马老总是向他们介绍图书资料室有多少种外文原版期刊，令参访者由衷的羡慕不已，甚至有外地的医生和科研人员到泌尿外科研究所资料室来查阅外文文献。

马老精心育人，不保守，他带我们出门诊，每周还要教学大查房，培养临床医师学会临床思维方法和如何做好临床与基础研究，科研课题基础与临床紧密结合是马老培养人才的理念。马老放手让我们学习泌尿外科基本技术，如膀胱镜、逆行造影、血管造影、淋巴管造影、腹膜后充气造影，鼓励学生医、教、研全面发展，在临床实践中总结经验、提出科学问题。记得我刚到泌尿外科不久，在马老的指导下学习写临床学术论文，马老总是认真地进行修改，直到认可后，方可发表或收集在泌尿外科研究所论文集里。

马老知人善任，组成了过硬的团队，王文成、董克权、张诅诏 3 位副主任年富力强，有不同的研究方向，我曾跟随他们学习临床，受益颇多。马老在科研选题、论文答辩、临床实践与研究方向选择等方面给予我很多指导和启发，使我能从一名基层医生成长为泌尿外科、男科领域的专门人才。由于泌尿外科研究所发展很快，在全国有了很大的学术影响，受到卫生部的重视，并委托泌尿外科研究所承办全国泌尿外科专业人才培训班。我有幸为来自全国各地的外科医生授课，教学相长，我从中也获益良多。

在科内同事国外留学期间，我和科内许多同事一起担负了医教研任务，起到了承上启下的作用。马老还带领我们开拓新的领域，支持学生开展新探索，如探索男科学的研究方向与需要研究的相关问题，在临床医疗、科研探索与实践认识过程中，我们的临床科研思维能力上了新台阶。20世纪80年代末，男科学方兴未艾，马主任引进了夜间阴茎勃起记录仪、多普勒频谱仪；王文成主任带领我们开展了性功能障碍的研究，开展了阴茎背静脉结扎治疗阳痿的手术，还开展了负压吸引治疗阳痿、海绵体药物注射（前列腺素E1）治疗勃起功能障碍，有些创新性论文在全国泌尿外科学术会议上进行了交流。

1999年，我担任男科学研究室副主任，在马老的支持下，添置了全自动精液分析仪，主要开展泌尿生殖系感染和男性不育症的治疗，参与了人工辅助生殖技术（人工授精、试管婴儿、精子库等）的立项准备和申报工作，并且开设了男科门诊，开展了多种男科疾病手术。我们感恩马老为弟子们在成长与成才路上创造了这么好的条件，如今，马老的学生已经在许多单位担当学科学术带头人，更有全国学术团体的领导人、学界精英，可谓桃李满天下。从医之路，感恩老师引领我成长！

作者简介：

高伯生：主任医师，医学硕士，硕士生导师，天津市泌尿外科研究所男科学研究室副主任，天津市性科学协会常务理事。1979—1982年师从我国著名泌尿外科专家马腾骧教授攻读硕士研究生。

让我们静心细思：马老究竟给我们留下了什么？

一、马老一生奋斗，功绩辉煌

回眸学科建设与发展的艰难历程，谁能想象得到建院之初只有 5 名医生和一套膀胱镜的泌尿科有今天学科之辉煌！在那思想束缚、一穷二白的困难年代，是学科的奠基人、创始人、掌舵人马腾骧教授胸怀大略、运筹帷幄、白手起家、拼搏进取、不畏流言、不计褒贬、专心致志、创业发展，开创了一条"建科、建所、建队伍，把学科做大、做强"的创业理念与奋斗之路，是马腾骧教授率领他的团队历经 40 余年把一个由 5 人组成的小小泌尿科建设与发展成为国家双一流泌尿外科重点学科，在全国同专业领域排名始终在前十的知名学科，创造出今日的学科辉煌。

马老是我国著名泌尿外科专家，在泌尿外科领域做出了许多开创性研究和学术建树，为推动中国泌尿外科事业发展做出了重要贡献。马腾骧教授做人、做事、做学问的大家风范，将永载中国泌尿外科史册。

马老"轻轻地走了，正如他轻轻地来"！然而，他那慈祥和蔼的音容笑貌却依然萦绕在我们的脑海中，久久不能离去。在追忆马老生平风采之时，让我们扪心自问、静心细思：马老究竟给我们留下了什么？

我们会说，马老给我们留下了一份有目共睹、令人羡慕的"豪华"家业：一个国家"211 工程"首批重点建设学科，教育部、卫生部的国家级双重点学科，一个拥有 200 余张床位规模的科室，一支高素质、高水平的强大医疗团队，4 个医学中心和一个天津市泌尿外科研究所（也是天津市重点实验室），一个专科排名连续 10 年保持在全国前十的临床知名学科。

毋庸置疑，这个答案是对的，但只答对了一小半！"不识庐山真面目，只缘身在此山中。"如果我们眼中只看到了这份有形资产，那就是"一叶障目，不见泰山"，也是小视了马老的聪明睿智和深谋远虑。

二、马老给我们留下了什么？

正确的答案是：马老给我们留下了两份财产，一份是有形的物质资产；另一份是无形的精神财富。

马老留给我们的无形资产才是真正取之不竭、用之不尽的无价瑰宝。马老用他充满传奇的创业实践和培养团队的真知灼见，教会我们做人、做医生、做事业的价值观、人生观和世界观；马老用他闪光的人生经历和高尚的道德情操向我们持续灌输着创业奋斗的方法论和为人处世的正能量：比如雄韬伟略、高瞻远瞩的聪睿头脑，洞察时势、顺抓天时的敏锐目光，团结上下、凝聚八方、知人善任、任人唯贤的统帅胸怀，迎难而上、百折不挠、顽强不屈、砥砺前行的奋斗精神，兢兢业业、埋头苦干、刻苦钻研、拼搏创新的工作作风，谆谆教导、诲人于常、为人师表、和蔼慈祥的师长情操，一丝不苟、精益求精、病患至上、大爱无疆的大医尚德，艰苦朴素、宽厚仁爱、淡泊宁静、朴实无华的生活品格，以身作则、自律自省、严于律己、宽以待人的人生准则，不事声张、从不张扬、低调做人、高调做事的处事风格……

当然，这两份财产都很宝贵！但有形资产毕竟属于可计价、可消长的物质财富，添砖加瓦，就可以锦上添花；入不敷出，亦可以毁于一旦。君不见，一代枭雄刘皇叔鏖战一生、建国立业，却被"扶不起的阿斗"失之朝夕、退回原形。正所谓：攀登一世方见顶，一朝不慎底复还。创业难，守业更难啊！俗话说"富不过三代"就是这个意思。无数事实证明，缺乏强大精神支撑的物质财富是无源之水、难流久远！

马老深知物质与精神的辩证关系，深思熟虑、有备而来，为我们留下了物质和精神两份财富。物质财富就像土壤和种子，精神财富就像雨露和阳光；有了雨露阳光的滋润，种子必然生根发芽、苗壮成长。精神财富的传承，必然会转化为巨大的物质财富，必然会复制出若干个"马腾骧"，打造出一支"马家军"，必然会保证初创的事业更加生机盎然、蓬勃发展。

马老生前深谋远虑，早知：授人以鱼，不如授人以渔；留下的有形财富再多，也不够败家子挥霍；只有把自己的团队成员培养成才，教会他们做人之道、行医之德、创业之法、守业之规，才是保持自己事业持续发展的不二法则。

马老一生教书育人、以德为先，从无厉声呵斥、严词训诫，而是以身作则、率先垂范、谆谆教诲、不厌其烦，倾心尽力教会团队成员如何做人、做医生、做事业。同时，马老用自己拼搏奋斗的人生经历，为大家树立了做人、做事、做领导的光辉典范。这一切就是马老留给我们的无以量计的精神财富。

三、不忘恩师，砥砺前行

千万不要在人生顺利、事业发达时产生错觉，自我感觉天生命好或能力超人，偏偏忘记了为你垫脚的巨人肩膀和贤师的栽培教育之恩。若无名师，焉出高徒！一生之中能遇到像马老这样德高望重、智勇双全的恩师是求学者最大的渴望和幸运。一日为师，终身为父；滴水之恩，涌泉相报！当然，最好的报恩方式就是把马老的事业发扬光大、传承万载！

今天，马老继承人们面临的最大问题就是"马老创立的事业能否守住，留下的家业能否可持续性发展？"这要看是否具备"天时、地利、人和"。在天、地、人三个决定因素中，对"天、地"我们只能被动地接受，顺势而为；对"人"我们则可以主动地打造调控，所以三者中"人"

更重要。

"人"有三层，打造目标、各不相同：首先是团队成员要人才济济、朝气蓬勃、步调一致、勇于拼搏（成为勇士）；重要的是领导班子要团结一心、才技超群、各尽职守、睿智担当（成为将才）；重中之重则是学科带头人要雄才大略、德才兼备、大公无私、凝聚八方（成为帅才）。

只要传承好马老留给我们的精神财富，就能打造好三层人才，就能打造出一支"马家军"，就能复制出若干个"马腾骧"；大帅统将，群将领兵，上下一心，众志成城，学科团结如一人，试看天下谁能敌！有了"人和"，再顺应"天时"，抓住"地利"，则"治大国若烹小鲜"，守业、发展根本就不算啥事！

一言以蔽之，深入挖掘、全面继承马老的高风亮节、优秀品质、哲学思想、发展理念是我们的守业之本、当务之急。"欲穷千里目，更上一层楼！"只要真正传承好马老无形的精神财富，就能保证学科有形的物质财富发扬光大、持续发展。

"会当凌绝顶，一览众山小！"马老的精神财富，学之五成即可成才，学之八成则保事业发扬光大，学之十成必然"青出于蓝而胜于蓝"。毛主席说：世界是你们的，也是我们的，但归根结底是你们的。马老事业的后来人们尽管负重前行、任重道远，但前途坦荡、光明璀璨，只要全面继承马老的精神财富就能永葆学科的青春活力和蓬勃发展。愿大家不忘初心、不负韶华、传承创新、再创辉煌！

四、作者简介

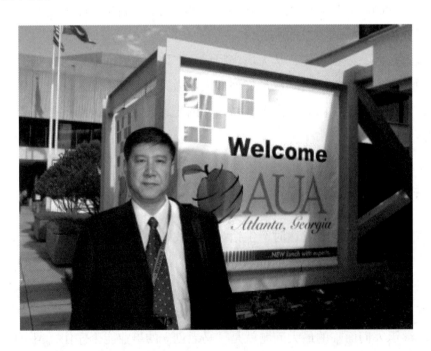

孙光，1980年师从马腾骧教授的硕士研究生，主任医师、二级教授、博士生导师，天津市百名跨世纪学术带头人育才工程培养对象（1994年），天津医科大学第二医院泌尿外科主任

（1998—2016 年），天津市泌尿外科研究所副所长（2000—2012 年），兼任男科研究室主任；曾任中华医学会泌尿外科学分会副主任委员，中华医学会男科学分会常委，中国泌尿外科学院（CSU）副院长，天津市医学会泌尿外科学分会主任委员，天津市医学会男科学分会主任委员，CUA 顾问，AUA、EAU、SIU 会员，国家自然科学基金通信评审专家，教育部长江学者通讯评审专家，天津市干部保健专家，《中华泌尿外科杂志》、《中华外科杂志》、《临床泌尿外科杂志》、《现代泌尿外科杂志》、《世界泌尿肿瘤学杂志》、《现代泌尿生殖肿瘤》、《天津医科大学学报》、《中华腔镜泌尿外科杂志（电子版）》、*Journal of Endourology*、《国际泌尿系统杂志》、《微创泌尿外科杂志》等 10 多家专业杂志编委、副主编。作为主编之一，组织编写了泌尿专业规范性行业标准《中国泌尿外科疾病诊断治疗指南》；主编、参编医学专著 28 部，发表论文 150 多篇，发表译文、文摘 130 余篇。

　　长期从事泌尿外科临床诊疗工作，主要研究方向为腔内泌尿学、男科学及膀胱肿瘤预后因素。"经括约肌经直肠修补难治性直肠尿道瘘"等 3 项研究获天津市卫生系统引进应用新技术填补空白项目，"同种异体肾移植术与腔内泌尿外科学复杂手术的临床应用"获 1994 年度朱宪彝医学奖。先后承担国家"十五"及"十一五"科技支撑计划项目，卫生部科研基金课题，中华医学会分子生物学临床应用研究专项资金课题，天津市科委、教委、卫生局临床科研课题等 37 项。曾获天津市科学技术进步奖二等奖、天津市科学技术成果奖 6 项、朱宪彝医学奖三等奖、吴阶平泌尿外科医学奖、中华男科学分会发展十五年特别贡献奖、全球华人泌尿外科终身成就奖、中华泌尿外科学会基础研究学组金探针奖等奖项。先后培养了 18 位博士研究生和 43 位硕士研究生。

马老培育我走上中西医结合之路

一、成长中的美好记忆

一个人有多优秀，看由谁培育。一个人有多成功，看由谁指点。一个人能走多远，看与谁同行。一人的境界有多高，看站在谁的肩上（图1，图2）。

记得2000年我刚从美国哈佛大学医学研究所回国不久，马腾骧老师把我叫到他的办公室对我说，中西医结合是一门新兴学科，是中医和西医相结合、基础与临床相结合，多学科相互渗透，中西医并举，兼容并蓄，交叉互补，博采众长的新型结合医学。中国中西医结合事业在吴咸中院士的卓越领导下，已经进入快速发展时期，各学科领域相继建立了专业委员会。特别是吴咸中院士在中西医结合急腹症基础与临床研究领域取得的丰硕成果，正在使中西医结合临床与基础研究从宏观走向微观，从经验医学走向循证科学。目前，中国中西医结合学会泌尿外科事业正处于建设与发展阶段，需要一批在泌尿外科临床与基础医学研究能力强、科研思维能力活跃、热爱中西医结合事业的中青年人才融入中国中西医结合泌尿外科事业。张祖诏教授是天津泌尿外科界唯一的中西医结合学会泌尿外科专业委员会全国委员，也面临换届改选，不再担任全国委员。根据你的情况和能力，我推荐你遴选中国中西医结合学会泌尿外科专业委员会第二届全国委员。如果当选，你要努力学习中医药学基础知识，掌握中西医结合思维方法，努力为天津和中国中西医结合泌尿外科事业的建设与发展做出贡献。

光阴荏苒，岁月如歌，从2001年任中国中西医结合学会泌尿外科专业委员会全国委员，2006年任中国中西医结合学会泌尿外科专业委

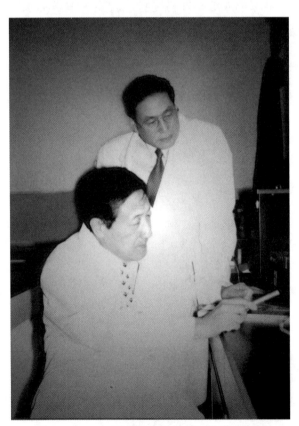

图1   1988年马腾骧教授指导博士研究课题

员会副主任委员，2012—2019 年任中国中西医结合学会泌尿外科专业委员会主任委员和理事以来，我已在中国中西医结合学会泌尿外科专业委员会工作了 18 年。我始终不忘恩师对我的培养与教育，不忘初心，牢记使命，在中国中西医结合学会泌尿外科专业委员会建设与发展的道路上，不断探索实践，做了一些开创性的学会工作。

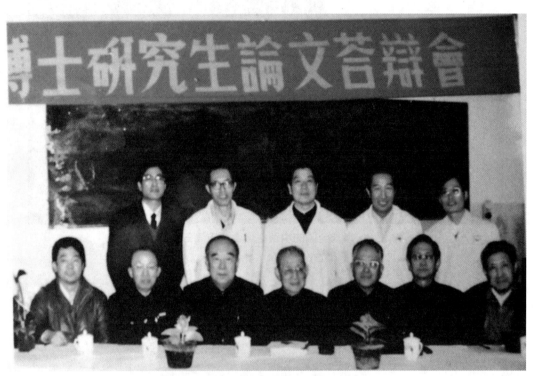

图2　1990 年韩瑞发博士论文答辩委员会

二、恩师支持我创建泌尿外科专业委员会

2007 年中国中西医结合学会泌尿外科专业委员会已在全国 8 个省成立了泌尿外科专业委员会，天津市作为全国中西医结合开展的优势城市，吴咸中院士在中西医结合急腹症基础与临床研究，王金达教授开展的中西医结合治疗三衰，著名骨科专家尚天裕教授应用中西医结合动静结合理念开展小夹板外固定治疗骨折等领域取得令人瞩目的基础与临床研究成果，被称为中国中西医结合事业"天津三朵花"（图 3）。基于上述情况，我想天津医科大学泌尿外科学科作为国家重点学科，是否应成立天津市中西医结合学会泌尿外科专业委员会，带着这些想法，我向马老师做了汇报，马老师肯定并大力支持我成立天津市中西医结合学会泌尿外科专业委员会。随后，我向天津市医学会赵克正会长和天津市中西医结合学会递交了成立天津市中西医结合学会泌尿外科专业委员会的申请。在天津市医学会办公室李淑静主任、天津市中西医结合学会张河秘书长、天津医科大学第二医院党委副书记李宝成副所长的支持下，我们向天津市中西医结合学会会长吴咸中院士汇报了申请成立天津市中西医结合泌尿外科专业委员会的意愿和今后的工作设想（图 4）。

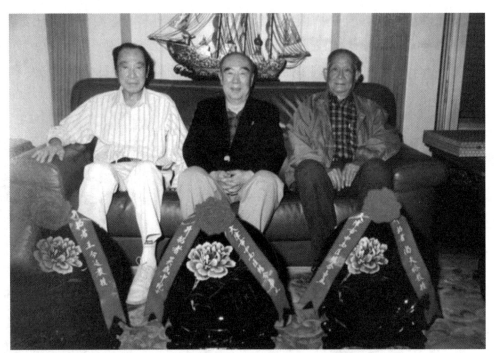

图3 享誉全国的中西医结合"天津三朵花"
（中吴咸中院士，左一王金达教授，右一尚天裕教授）

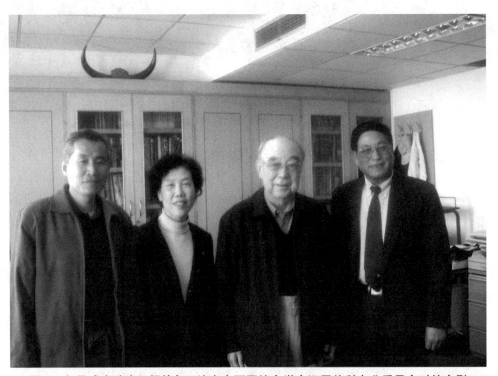

图4 向吴咸中院士汇报筹备天津市中西医结合学会泌尿外科专业委员会时的合影

吴咸中院士说，天津医科大学第二医院泌尿外科学科是国家重点学科、国家"211工程"重点建设学科，在全国同专业领域具有很高的学术影响力。马腾骧教授一直非常重视中西医结合在泌尿外科疾病基础与临床方面的应用研究。20世纪70—80年代，马腾骧教授先后开展了"前列腺炎""尿石症排石汤Ⅰ、Ⅱ号"方剂的临床应用研究，并先后开展了排石汤促进输尿管蠕动的电生理研究及人参皂甙对异体移植肾热缺血保护作用等系列研究工作。这些开创性中医药研究工作的开展，为天津市中西医结合学会泌尿外科专业委员会的成立奠定了重要基础。

经过一年多的筹备工作，2019年7月24日，天津市中西医结合学会泌尿外科专业委员会成立大会在津隆重举行，张河秘书长主持成立大会，马腾骧教授任名誉主委，韩瑞发教授任主任委员。吴咸中院士、赵克正副主席、李淑静主任、中国中西医结合学会泌尿外科专业委员会主委张亚强教授、天津医科大学第二医院副院长徐勇教授莅临此次成立大会，天津医科大学第二医院王林院长因公发来贺信，表达热烈祝贺。吴咸中院士、马腾骧教授分别向天津市中西医结合学会第一届泌尿外科专业委员会主委、副主委和全体委员颁发证书。随后，天津市政协副主席、天津市医学会赵克正会长发表热情洋溢的讲话；中国中西医结合学会名誉会长、天津市中西医结合学会会长、国医大师吴咸中院士就中西医结合事业传承发展与结合创新做了重要讲话，国内知名专家做了精彩的学术报告（图5至图9）。

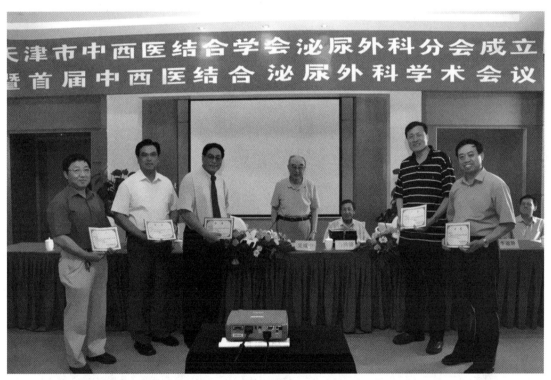

图5　天津市中西医结合学会会长吴咸中院士向天津市中西医结合学会第一届泌尿外科专业委员会主委、副主委颁发证书

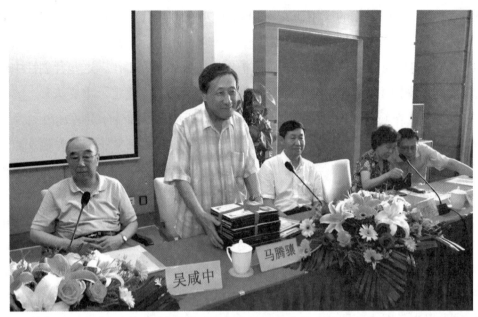

图 6　我国著名泌尿外科专家马腾骧教授向天津市中西医结合学会第一届泌尿外科专业委员会常委、
委员颁发证书

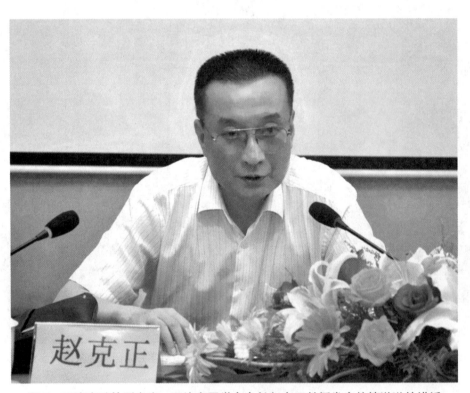

图 7　天津市政协副主席、天津市医学会会长赵克正教授发表热情洋溢的讲话

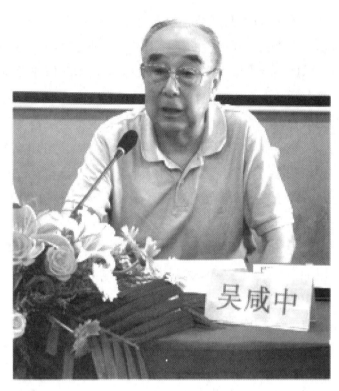

图 8　中国中西医结合学会名誉会长、天津市中西医结合学会会长、国医大师吴咸中院士做重要讲话

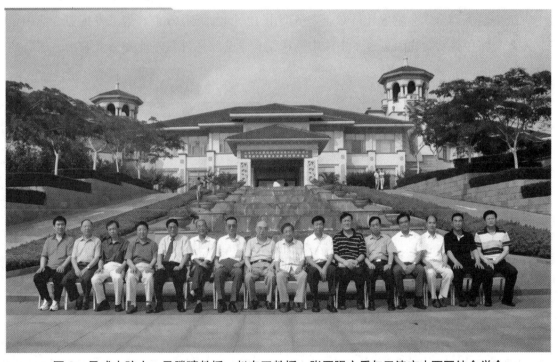

图 9　吴咸中院士、马腾骧教授、赵克正教授、张亚强主委与天津市中西医结合学会
第一届泌尿外科专业委员会主委、副主委和部分常委合影

三、传承发展、结合创新，做好专业委员会工作

2012—2019 年 9 月在担任中国中西医结合学会泌尿外科专业委员会主委 7 年间，我时刻不忘马老师教育初心，在前任主委张亚强教授的指导下，在专业委员会核心团队和全体同道的共同努力下，持续加强中国中西医结合学会泌尿外科专业委员会学术队伍建设与发展；加强各省专业委员会学术队伍建设，培养后备人才，成立青年专业委员会；发挥亚专业人才与专业优势，创建了中国中西医结合学会泌尿外科专业委员会 8 个专业学组；改革会议制度，搭建多种学术交流平台。同时，在中西医结合泌尿外科学术队伍建设发展与青年后备人才的培养历程中不断探索实践，主要做了几件有益于中国中西医结合学会泌尿外科专业委员会建设与发展的工作：①传承发展，激励后学。中国中西医结合学会泌尿外科专业委员会作为国家二级学会成立 20 年来，一直没有标志专业委员会特征的会徽，鉴于此，我设计了标志中国中西医结合学会泌尿外科专业委员会特征的会徽，经总会审核比准后刊用。从此，中国中西医结合学会泌尿外科专业委员会有了自己的会徽。2015 年在中国中西医结合学会泌尿外科专业委员会成立 20 年之际，主编出版了《传承发展 结合创新——中国中西医结合学会泌尿外科专业委员会成立 20 年》大型史册（图 10，图 11）。记载着中国中西医结合学会泌尿外科专业委员会几代人为创建与发展中西医结合泌尿外科事业做出的贡献。吴咸中院士、郭应禄院士、马腾骧教授为中国中西医结合学会泌尿外科专业委员会成立 20 年题词，以激励后学（图 12 至图 14）。②加强学术队伍建设，促进专业委员会快速发展。作为国家二级学会，学术队伍建设与人才培养是专业委员会发展的核心驱动力。担任主委以来，经过 7 年的不懈努力，中国中西医结合学会泌尿外科专业委员会学术队伍建设有了快速发展，省级中西医结合学会泌尿外科专业委员会由 12 个增加到 26 个。为了发挥亚专业中西医结合专业人才与特色优势，先后创建了中国中西医结合学会泌尿外科专业委员会肿瘤、尿石症、前

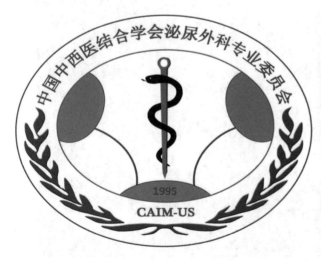

图 10　中国中西医结合学会泌尿外科专业委员会会徽

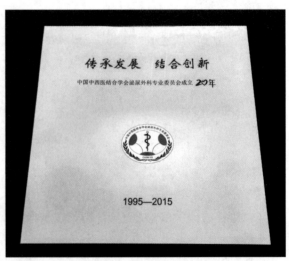

图 11　中国中西医结合学会泌尿外科专业委员会
成立 20 年史册

列腺疾病、感染与炎症、性与生殖医学、女性泌尿外科、护理和转化医学研究共 8 个专业学组，并实现了专业学组年会制。③改革会议交流制度，提高学术交流规模与质量。随着中国中西医结合学会泌尿外科专业委员会学术队伍建设、青年专业委员会与专业学组的快速发展，传统的办会模式、会议交流内容与会议规模已不适应专业委员会的发展和亚专业学术会议交流与内容的需求。过去全国性学术会议一年开一次，现在每年开 7 次，过去全国年会一个会场，一天只能有 20 多位讲者交流，会制改革后，全国年会扩展为上午一个主会场，下午 5 个分会场，可交流近百个专题报告，参会代表和会议论文增加了 4 倍（图 15，图 16）。会制改革为大会交流，专业学组、青年专业委员会等各分会场论坛提供了更多的学术交流平台，扩大了会议规模，提高了学术交流质量和泌尿外科专业委员会在全国的学术影响力。

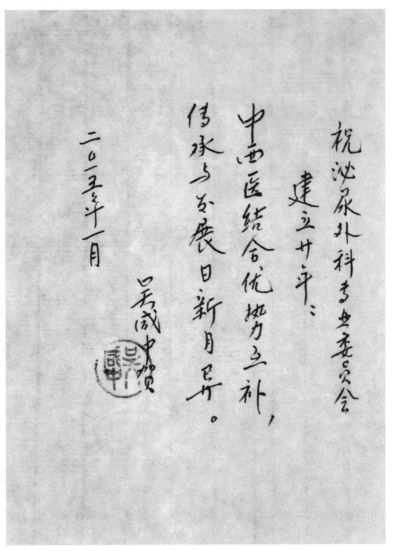

图 12　中国中西医结合学会名誉会长、天津市中西医结合学会会长、国医大师吴咸中院士题词

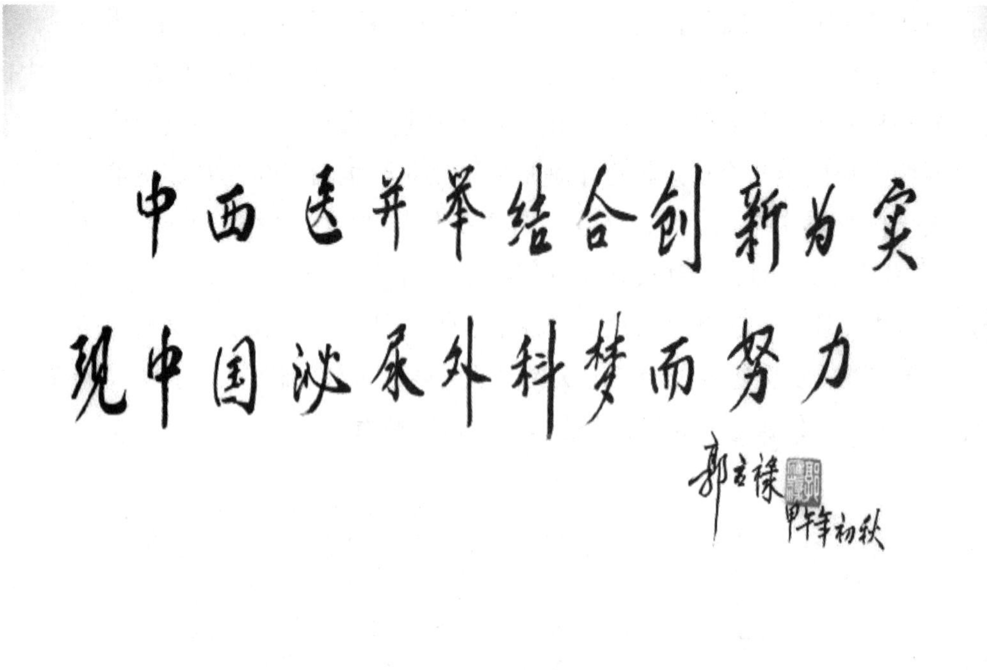

中西医并举结合创新为实
现中国泌尿外科梦而努力

郭应禄 甲午年初秋

图 13　北京大学泌尿外科研究所名誉所长郭应禄院士题词

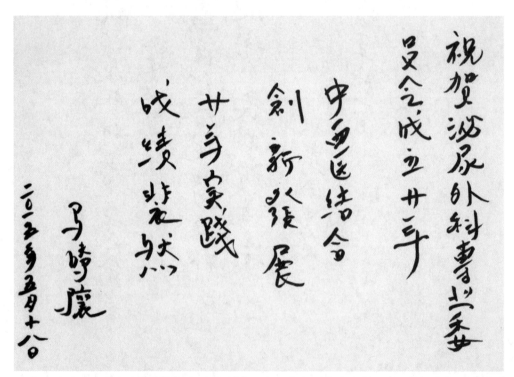

图 14　天津市泌尿外科研究所名誉所长、天津市中西医结合学会泌尿外科专业委员会名誉主委马腾骧教授题词

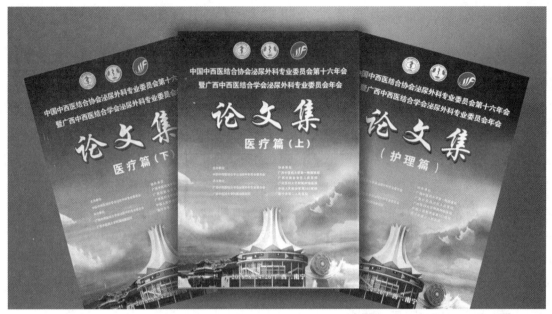

图15　2018年中国中西医结合学会泌尿外科专业委员会第十六次全国学术年会学术论文集（广西，南宁）

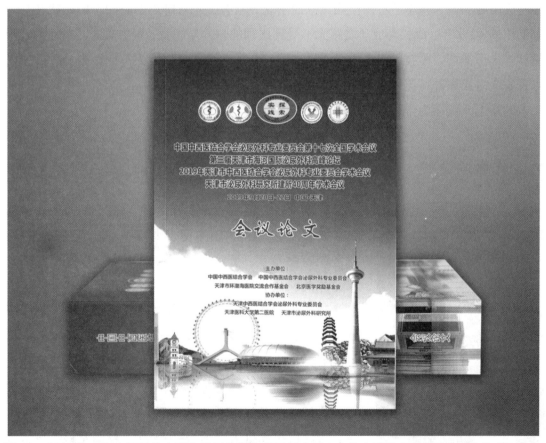

图16　2019年中国中西医结合学会泌尿外科专业委员会第十七次全国学术年会学术论文集（天津）

四、以身作则，加强中西医结合研究和学术出版工作

加强中西医结合在泌尿外科领域的研究是困难的，专业委员会成员大多数是学西医出身，就是在中医院的泌尿外科医生涉及泌尿外科疾病中西医结合基础研究也较少。鉴于此，我先后开展了"冬凌草、斑蝥、姜黄、槲皮"提取物预防与治疗浅表膀胱癌的应用研究。2017年，在第五届世界中西医结合大会上，"预防膀胱癌复发灌注治疗新方案"荣获中国中西医结合学会科技进步二等奖，同年，浙江科技出版社出版了《中西医泌尿系统常见疾病365问》，已发行2000册。

2018年，为了规范中西医结合学会泌尿外科专业委员会对优势疾病的诊疗共识，作为主委和总编，我决定撰写《尿石症中西医结合诊疗共识》《前列腺疾病中西医结合专家诊疗共识》《感染与炎症中西医结合诊疗共识》《性与生殖疾病中西医结合诊疗共识》4部中西医结合诊疗共识，计划2020—2021年由人民卫生出版社陆续出版。

五、成才之路，师恩难忘

春满江山绿满园，桃李争春露笑颜。东西南北春常在，唯有师恩留心间。回顾我在马老师身边学习工作的40多年，成长与成才之路无不受到恩师的培养与教育，师恩难忘。老师为人谦和，生活简朴，学识渊博，医技精湛，学术成果卓著。老师治学严谨，诲人不倦，杏林垂范，桃李天下，培育了众多泌尿外科英才。不忘恩师培养教育，传承老师建所初心与学科发展理念。在老师实践探索的路上，继续为学科的发展做出应有的贡献。

六、作者简介

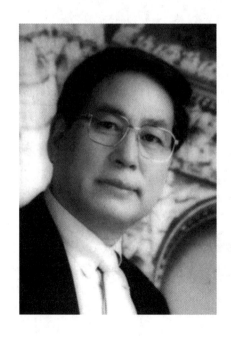

韩瑞发，二级教授，主任医师。1985年师从马腾骧教授的硕博研究生，医学博士，博士生导师，美国哈佛大学博士后，国务院特贴专家，天津市泌尿肿瘤生物治疗授衔专家，天津市泌尿外科研究所原所长，天津市重点实验室主任，国家重点学科学术带头人。长期从事泌尿系肿瘤基础与临床研究、膀胱癌术后复发的免疫分子机制与防治研究。先后承担国家"863"子项目、科技部"十一五"重大创新药物专项、国家自然科学基金项目、国家博士点基金项目、国家教委重大项目、天津市科技发展重大攻关项目、天津市科委重大攻关项目、天津市抗癌重大专项研究15项；获国家科学技术进步奖二等奖1项，天津市科技进步奖、自然科学奖二三等奖各1项；中国抗癌学会、中华医学会、中国中西医结合学会科技进步

奖二等奖 2 项、三等奖 1 项；获国家发明专利 4 项；在国内外发表论文 200 余篇，被 SCI 期刊收录 30 篇，最高 IF12；主编专著 10 部，主译 2 部；参编、参译专著 8 部。培养博士生 28 名、硕士生 29 名、博士后 2 名。先后担任国家自然科学基金项目二审专家，国家科学技术奖、中华医学科学技术奖评审专家，CUA 委员，AUA、SBUR、EAU 会员。先后荣获天津市"九五""十五"科技立功奖章，天津市优秀教师，天津市优秀留学回国人员和天津市劳动模范。现任天津市泌尿外科研究所泌尿肿瘤研究方向 PI、中国中西医结合学会理事、中国中西医结合学会泌尿外科专业委员会名誉主委。

恩师教诲 一生受益

尊敬的马腾骧老师已经离开我们一年了，在缅怀恩师仙逝一周年之际，我着手写这篇追思马老的文章，回忆着在马老身边学习、工作与砥砺前行 30 年的岁月与往事，思考着恩师在我成长与成才路上给予的培养与教诲，感慨万千，久久不知从何下笔。作为他的学生，我感悟导师作为一名真正的临床科学家，多年来在临床实践与科学探索中敬业执着、锲而不舍、孜孜以求的拼搏精神，感悟他如何以敏锐的临床科学思维方式在实践中善于发现问题与解决问题的能力，也思考所获得启发的精髓所在，以及他作为我们学习榜样的点点滴滴。不仅感受到他所取得成就的来之不易，还有他在创业时代直面困难与挫折时所表现出来的勇气、精神和崇高品质。

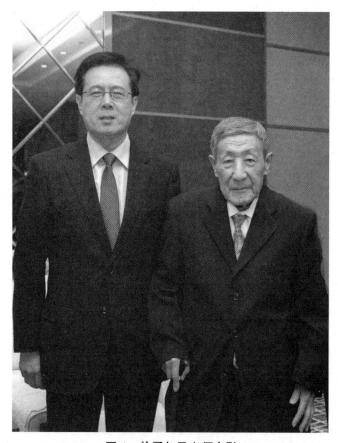

图1 徐勇与马老师合影

一、勇于探索精神 激励后学奋进

最近，全球人类正处于抗击新冠肺炎疫情的特殊时期，影响着生活与社会活动的方方面面，人类的发展史就是一部与疾病抗争的历史。我恰好刚刚看完一套由中央电视台拍摄的医学纪录片《手术两百年》，反映了人类社会的发展不仅是基于医学的不断进步，更得益于包括马老在内的医学领域先辈们的不断探索努力与科学贡献，而做出这些科学贡献的先辈无不具有强烈的求知欲和无畏的探索精神。我们追忆马老的时候，首先需要思考的是，自己的老师在他工作的那个年代，医疗环境与科学技术水平均较为落后的条件下，是如何干事创业并努力实践探索，解决了许多那个时代的临床疑难问题，如何创建了那个时期泌尿系统疾病的先进诊疗技术与方法。例如，在20世纪50年代，许多急性肾衰患者因当时没有有效的治疗手段而失去了生命。马老带着早期的团队先从腹膜透析动物实验开始，通过反复实践、认识，再实践再认识，成功地应用腹膜透析挽救了许多急性肾衰患者的生命。随后又通过不懈的努力，在那个极其困难的年代，成功引进了我国第一台回旋型人工肾，开创了我国血液透析治疗急性肾衰的先河，推动了我国血液透析工作的开展。1957年，马老就主刀实施了回肠膀胱术，是国内最早完成并进行了经验总结的一例，紧接着于50年代末，马老还做了第一例肾结核保留肾单位手术，从而提高了根治性膀胱癌患者术后生活质量及降低肾结核患者远期发生肾衰的风险性。马老经常说，作为职业医生，一定要重视临床科研工作，临床科研工作的选题必须坚持基础与临床相结合、理论与实践密切结合。实践孕育着探索，探索必须依赖于实践。遵循这一哲学原则，才能够在临床实践中发现重大科学问题，在探索中揭示疾病的发生发展、转归与进展的病因机制，从而提出新的诊疗方法与防治策略。老人家经常强调，青年医生切记不要急功近利，更不能浮躁，要有锲而不舍、持之以恒、严谨的科学态度和求真务实的创新精神，才能成为一名"精于临床重实践，服务病人德为先"的临床科学家。

这些让我想起当年工作的一些场景。那时候的泌尿外科研究所是一幢独立的小楼，一栋建于新中国成立初期的门诊病房大楼是我们临床工作的主要场所，包括我们学科的血液净化中心。当时，马老觉得患者与工作人员往来于这几个都处于露天环境的楼非常不便，就亲自设计了一条能够遮风挡雨的拱形通道。现在回想起来，那条通道虽然简陋，但是却整洁温馨，连接起我们泌尿外科研究所、血液净化中心及泌尿外科的门诊病房。我时常想起当年的马老师每天经过这条通道，从研究所去血液净化中心指导工作，去参与我们的门诊与病房工作。有一天，吴咸中院士，当时还是我们的医学院院长，来我们医院视察工作，经过这条小道时就问起这条小路的来龙去脉，以及马老的思路与想法。马老介绍说，我们主要是为了方便患者看病就医，另外也方便我们学科的全体医务人员、科研人员的临床与科研工作。吴老在了解了这些后，调侃地称这条通道为"马腾骧小道"。从完工后开始使用，直到旧的建筑物全部拆掉建起新的大楼，这条通道使用了将近30年，它不仅起到了为往来人员遮风挡雨的作用，更是马老带着我们学科全体人员从基础研究到临床实践的一条"实践探索"的光明大道。每每回想起来，我为自己作为这条小路的亲历者、见证者，以及这条通往学科发展大道的实践者、贡献者而感到自豪与骄傲。

"天行健，君子以自强不息；地势坤，君子以厚德载物。"多年来，每每回忆起恩师的教诲，总能想到马老实践探索、务实创新的精神和做人做事的大家风范，尤其是对青年医师在成长与成才路上那种精神上的感染力量。

二、青年医师若要成才，一定要有国际视野

1978年恢复高考后，我考入天津医学院医疗系，1983年毕业后在天津市第一中心医院做了两年的住院医生后，深感自己的知识和科研思维能力不足，需要深造学习，需要名师指点与培育。

1985年我与韩瑞发教授也是我的兄长，同年成为马老的研究生。记得初到天津市泌尿外科研究所，对马老师怀有一种"问学之初"的仰慕，在我前面也已经有诸多优秀师兄毕业成才，他们无论是在临床上的诊疗经验、手术水平，还是对学术前沿信息与科学研究思维方法的掌握，都让我非常羡慕。这也使我倍加努力学习外语和专业基础知识。在研究生科研选题时，得益于马老师的悉心指教。他说，研究生选题首先要了解在泌尿外科重大疾病诊疗与病因机制上有哪些科学问题需要探索与实践，要有敏锐的发现科学问题的能力，掌握泌尿外科重大疾病的国际前沿科技信息，就要阅读大量的国外文献，才能开拓国际视野，增强科学洞察能力，就能够确立选题的前沿性和创新性。按照恩师的指导与教诲，我的研究生学位论文《超氧化物歧化酶与膀胱癌分级分期关系的研究》得到了答辩委员会专家的高度评价，我也荣幸地留在马老身边，继续聆听他的教诲与培养。

研究生毕业后，在临床上做了几年住院医生，我对马老说的"青年医师成才一定要有国际视野"的教诲一直记在心上。作为大学医院里的教师要想成为一名优秀创新性人才，到国外大学医院实验室开拓科研视野、提高科研能力、掌握现代研究方法是非常重要的继续教育。到国外的大学医院深造，学习国外泌尿外科医师培训、科室管理与临床学科建设和发展思路皆是我到国外留学与深造的动力。通过不懈的努力，我先后赴美国IOVA大学医院、澳大利亚皇家墨尔本医院从事科研与泌尿外科临床进修学习。通过在国外大学实验室的科学研究，以及在大学医院泌尿外科的临床实践，不仅使我在基础与临床研究方面进入国际相关领域的前沿，而且也坚定了我在泌尿外科基础与临床全面发展的信心。1999年，我从澳大利亚皇家墨尔本医院回到马老身边学习和工作，有更多的机会接触并聆听马老的教诲和指点，不断感悟恩师的做事与做人，都使我受益良多。

三、参加国际会议关注发展趋势，注重了解细节

20年前，中国的医生参加国际会议与交流的机会远不如今天，2000年我有幸陪同马老师参加在新加坡举行的第25届国际泌尿外科学术会议。那是一次难得的机会，一路上与老师有近距离、长时间的密切接触，深刻感受到已经70多岁的老人家所具有的渊博学识与国际视野。每一次和他坐在一起听会议发言或与同行们交流，甚至在行程的路上、吃饭的时间，都有机会与马老师交流或谈天说地，但是更多的还是聆听老师对专业的理解和认识，或者借机会向他讨教，求得指点迷津。

返程归来，我觉得有这么几点感受非常重要。老师曾说，你们年轻人一定要多参加一些国际学术会议开阔眼界，大量阅读文献只是了解专业领域动态的一个方面，而到现场参会，除了聆听学术报告，英语好的医生还可以多与外国专家面对面直接交流，加上观看现场的各种资料讯息和展会上丰富多彩的新设备与产品，都能够拓展视野，提升对所研究问题的认识。我当时很惊讶，马老70多岁的高龄还能关注这样一些学术会议的细节。马老还谈到不仅要参加国际会议了解进展，将来有机会还要多主办或承办一些大型学术会议，要"走出去，请进来"，多与同行加强交流合作、互相促进，同时也可以扩大学科的影响力。马老还特别说，你们应该了解那些相关的课

题及其课题组的工作，争取有机会与他们的团队进行合作。这些点拨与循循善诱的启发，为我日后开展工作有着极为重要的帮助。包括我们后来与国内外的知名大学医院建立联合实验室开展研究，举办各种国际国内不同类型与规模的学术会议，马老有时间或身体条件允许时都尽量亲自到会参加。在马老的支持与鼓励之下，2016年我们学科承办了第一次在天津举行的全国泌尿外科学术会议，作为大会执行主席，我带领团队与组委会密切合作，使会议取得圆满成功并获得全国同道的广泛赞誉。那一年可谓是泌尿外科的天津年，那一年"CUA、津辉煌"是天津泌尿外科发展史上浓墨重彩的一笔。

四、获得国家科学技术奖，既是成就，也是起点

2000年，我们学科由马老牵头，由畅继武、徐勇、韩瑞发、王广有等人主要参与的《膀胱癌诊断治疗的应用基础研究》获得了国家科学技术进步奖二等奖，这是我们学科获得的第一个国家级奖项。作为参与人之一，回想当时的申报过程，有许多值得回味的东西。那时，我们学科经过了包括"211工程"等4个周期的重点建设，取得了一批有价值的科研成果，但是只获得过若干省部级科技奖项。膀胱癌作为我们学科的主要研究方向之一，马老带着团队从临床诊治、肿瘤免疫学、病理与分子生物学及实验外科学等多方面对膀胱癌进行了系统的临床应用与基础研究，也是成果集中的主要领域。我回国的时候，马老正在思考酝酿如何将这些成果整合起来申报国家级奖项。马老知道我研究生期间、毕业后，以及在美国学习期间都是从事膀胱癌相关研究，于是让我同畅继武教授、李宝成副所长一起负责具体申报工作。当时，长期关心帮助我们学科发展的吴咸中院士与郭应禄院士也非常支持鼓励我们申报，天津医科大学科技处、天津市科委成果处也给予我们积极指导。我在各位的帮助下负责撰写申报材料与国家奖评审现场汇报，虽然有马老的信任与来自各方面的支持，但是面对这样一项艰巨任务，仍感到压力很大、寝食不安。记得当时找马老师汇报思想与为难之处时，他以非常信任的眼神望着我说："学科这些年的研究成果积累具备了获奖的基础，关键还是要把材料整理好、组织好、撰写好。"接着，他继续说，"你刚从国外回来，一直也是从事膀胱癌的研究，应该对该领域前沿工作非常熟悉，我相信你，放心去做，有什么困难随时找我，咱们一起努力。"老师用的是非常坚定自信的话语，同时充满着对晚辈的信任。后来我逐渐意识到，交给我这样一个他高度期待的重要任务，实际上是给了我一个学习锻炼、培养提高的机会。事实也证明，那一年撰写申报国家奖报告的过程，为我后来主持科研项目、开展课题研究、申报科研成果打下了非常好的基础。特别是当时准备申报材料的每一步骤，马老都给予了具体指导，并参加了预答辩，最后还与团队一同到北京参加国家科学技术进步奖的答辩会。通过多方的努力，我们的国家科学技术进步奖二等奖一次申报成功。马老在得知获奖后说的一句话我至今难忘，"获得国家奖既是标志性成果，也是我们工作的一个新起点。"

五、导师阅读广泛，把握国际前沿动态

几乎所有科学大家，他们都用自己的人生实践告诉我们：人生最重要的不是置身何处，而是确定将要前往何方；"鸟欲高飞先振翅，人求上进必读书。"我们都知道马老学识渊博，对现代医学发展特别是泌尿学科的各相关领域进展都非常了解，这与老人家博览群书并坚持不懈认真阅读各种最新专业期刊的习惯密切相关。我们研究所资料室除了订阅各种中文报刊外，还有国外几乎所有的泌尿外科、肾病、肿瘤等领域最权威的杂志，甚至还包括了《科学》《自然》《细胞》等刊物，这不仅是老师在学科建设上搭建的学术平台之一，也是让我们在有外单位同道来研究所参观时非常引以为豪的事情。不仅使我们学科自己的医生与研究人员，在互联网尚不发达的时代，不用跑到市图书馆，更不用跑到外地的图书馆，就可以看到世界上最权威的刊物，记得当年的一些泌尿外科老前辈如虞颂庭教授、翟兴隆教授、韩树楠教授等，经常来我们资料室查阅资料。给我印象最深刻的是，每一期新的杂志到了，马老师总是最先阅读的那一位。我每次去他的办公室请示工作或各种学术上的问题，发现他大多数时间都是在阅读各种报刊，而且读得非常认真。到了电脑、互联网逐渐普及的时候，马老也是非常有兴趣，愿意了解熟悉各种软件的应用，总能很快地获悉国际当代医学最新进展，让我们这些年轻晚辈钦佩之至。那一年，我们学科还发生了一件大事，就是马老作为主编，孙光、白铁男、史启铎几位师兄为副主编出版了《现代泌尿外科学》，我负责撰写的第一章"21世纪泌尿外科医生所面临的新技术挑战"，也是在马老师的启发指点下完成的，不仅介绍了未来各种高新技术对临床医生诊疗工作的影响，论述的未来基础医学发展、互联网与信息技术，到了20年后的今天都得到了广泛应用，这些都说明马老预见泌尿外科发展所具有的前瞻性与准确性。

六、临床重点学科建设，临床科研与转化研究一个不能少

在我担任研究所所长与学科负责人期间，我国医疗管理部门根据行业发展的需要，开始加强医院的临床重点学科建设。临床重点学科承担着医疗、教学、科研三大主要任务，马老在我们泌尿外科学科建设发展中倾注了毕生心血，也凝结着他对学科建设的管理思路与方法。他经常对我们这些学科骨干谈学科开展科学研究的重要性，强调科研面向临床是促进医学发展、不断提高医疗质量的重要手段，也是培养医学人才的必要措施。科研不仅能不断创造新知识、新方法，用来解决医疗上的关键问题，进而使学科形成特色和优势，还可以充实更新教学内容，以提高我们的研究生教育质量，同时又促进了我们的实验室建设。因此，多年来我们学科带头人也秉承马老的学科建设思想，强调医生要"精于临床，勤于科研"，重视临床应用基础科学研究，不断搭建与完善基础与临床的科学研究平台，凝练研究方向，加强多方面的人才培养与创新人才团队建设，开展多层次科技创新研究工作，通过纵向、横向多渠道积极为学科争取科研经费，为科技创新可持续开展提供动力与保障，尽力做到马老要求的临床学科建设要"临床科研与转化研究一个不能

少"的学科发展理念。2012 年，我们学科在泌尿外科第一批遴选时就顺利入选了"国家临床重点专科建设单位"，为学科的进一步发展奠定了更为扎实的基础。

七、亚专业建设是学科发展的趋势

由于对国际医学前沿的全面把握，马老也较早预见到医学亚专业建设是泌尿外科学科未来发展的一个方向。在我回国后向马老汇报国外学习情况，特别是在澳大利亚皇家墨尔本医院泌尿外科进修的一些内容时，马老谈了有关对泌尿外科亚专业建设的看法。他说，在一个大学医院泌尿外科学科，亚专业建设与发展已是国际医疗界各临床科学的一种趋势，它将专科疾病逐步细分，如血液净化、尿石症、前列腺疾病、性激素与疾病、泌尿系统肿瘤等亚专业的建立，其目的是提高疾病的临床诊疗水平，推动临床专家型医生的培养与亚专业研究的深入开展，这一点发达国家已经走在了前面。他敏锐地感觉到并提醒我，前列腺癌在欧美国家是最常见的泌尿系统肿瘤，但随着我国人民生活质量的提高和饮食习惯的改变，前列腺癌的发病率也有逐年增高的趋势。他说，你可以在这方面多花一些时间与精力，从我国前列腺癌发病情况调查、筛查、临床诊断、治疗方法及基础研究各方面开展工作。经老师指点，我牵头本市多家医院泌尿外科成立天津市前列腺癌诊疗协作组，马老非常赞成并给予支持，不仅亲自与天津医学会积极协调批准成立，还出席协作组成立大会并热情致辞给予鼓励。这是当时我国最早的前列腺癌专业协作组之一，也使得我后来将老年前列腺疾病作为亚专业，并将针对前列腺癌重点开展临床与基础两方面研究作为主要方向，并取得了一些能带动学科发展的基础性成果。通过后来组建老年前列腺疾病创新人才团队，建立前列腺疾病研究室，与温哥华总医院王玉琢院士团队联合成立中加合作研究室，与中科院环境中心姜桂彬院士团队合作建立环境与泌尿肿瘤实验室等。经过十几年来在前列腺癌领域的不懈研究，做出了一些开创性工作并取得了创新性成果，包括天津市科学技术进步奖一等奖、二等奖及中国抗癌协会科技奖二等奖等。如今，新一代泌尿外科优秀的创新人才团队，沿着"老年前列腺疾病"亚专业方向，在基础与临床研究领域继续实践探索、务实创新，努力为老年前列腺疾病的防治做出时代赋予的应有贡献。

光阴荏苒，岁月鎏金，屈指算来，我很幸运在导师的身边工作 30 年，从远望仰视到近观感触，在他教诲的这 30 年里不断耕耘收获，也使我不断成长与进步。除了专业上的发展、成熟，也逐渐担当了更多的责任，成为国家重点学科的带头人，担任泌尿外科研究所的所长与天津医科大学第二医院的院长，将更多的管理工作与学科建设重任担在肩上，也使我能更加感受老师超越于知识和技术的全局视野与睿智，重点学科建设与医院发展相互促进。在这一时期，2016 年我们学科还取得了全国医院泌尿外科专业科技影响力排名第一的优异成绩，为医院的发展起到了重要的推动作用。我深深地感到，在我成长与成才的 30 年奋斗路上，恩师的培养与教诲超越于知识和技术，留给我们的是弥足珍贵的精神财富。

思念恩师，往事在目，马老音容笑貌依旧在。每个学生都会对老师有一段段的情感记忆。在我的眼里，老师做人上带着读书人气质，不仅博学睿智，而且为人谦和，是一位平易近人的长者。我从来没有见过马老和谁着急生气或激烈批评过谁，通过展现他的渊博学识和务实创新、孜孜以求的奋斗精神，在我们面前形成了不言自威的权威性。他把医生的睿智、光和热献给了他钟爱的泌尿外科事业。在做事上，又体现出"士不可以不弘毅，任重而道远"，不仅仅是勇于实践探索的精神，还带着他特有的那种朴素的、卷起裤腿干事创业的那股子韧劲。马老为人做事体现的风格，也是促进我们学科发展的文化土壤，经过一代又一代人的逐渐积淀，必将传承发展，成为天津市泌尿外科研究所、天津医科大学第二医院泌尿外科最宝贵的精神财富。通过追忆老师的精彩人生，洞悉他的内心世界，感悟他的思想精髓、坚定的信念、务实的精神、执着的态度、人格的魅力，收获的是对学科发展的信心与力量，从而激发出继续前行的动力。这一代人生正逢时，更应当"为先者，志存高远"。学科一定要继续传承发扬，每一个学生都要不忘老师建所初心，牢记学科发展使命，在老师实践探索、务实创新指引的路上，"千磨万击还坚韧，任尔东西南北风"，团结奋进，努力拼搏，追求卓越，续写泌尿外科学科新的辉煌！

八、作者简介

徐勇，天津市政府参事，全国第十一、第十二届政协委员，天津市第十一届政协常委，民革中央常委、民革天津市委员会原副主委，天津医科大学泌尿外科二级教授、主任医师、博士生导师，

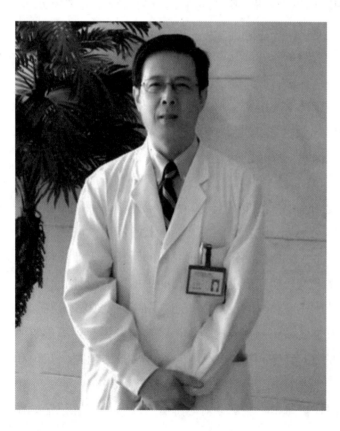

国务院政府特贴专家，天津市政府授衔泌尿肿瘤专家，天津医科大学第二医院原院长、天津市泌尿外科研究所原所长，天津市重点实验室主任，天津市泌尿外科临床研究中心主任，国家重点学科学术带头人，先后担任中华医学会理事、中国医师协会理事、中国医师协会泌尿外科分会副会长、天津市医学会副会长、天津市医学会泌尿外科学分会主任委员、天津市抗癌协会泌尿肿瘤委员会顾问、天津医师协会泌尿外科分会顾问、《中华泌尿外科杂志》编委、《亚洲男科学杂志》理事、《天津医药杂志》常务编委、《国际泌尿外科杂志》编委、《现代泌尿外科杂志》编委。长期从事泌尿外科临床、教学与科研工作。承担并完成国家级与省部级科研课题20余项，获得国家科学技术进步奖二等奖，天津市科学技

术进步奖一等奖 1 项、二等奖 2 项，中国抗癌协会科技奖二等奖 1 项，获得天津市教学名师、天津市优秀科技工作者、"国之名医·卓越建树"等称号。在国内外以第一或通讯作者发表文章 300 余篇，其中，SCI 收录文章 60 余篇，最高影响因子 20.12，主编或参编出版专著 10 余部，培养博硕士研究生 100 余名。

不忘马老培养 传承发展马老事业

一、难忘的记忆

我是恢复高考后的第一批大学生，1977 年考入天津医科大学医疗系。老师们对我们这批通过高考入校的"77级"大学生格外重视和关爱，我们也给校园带来了一股清新和活力。入学后，我们的生活和学习安排得简单有序。每天"闻鸡起舞"，早晨像军人一样出操，在操场上集体跑步。出操后还有时间晨读，在校园的角落里，处处可以听到朗读英语的青春之声。因为荒废的时间和需要补充的知识太多，同学们都十分珍惜来之不易的学习机会，无不争分夺秒，加班加点学习。晚上熄灯之后，总是想尽办法多看点书，有的人打着手电筒，有的人点着煤油灯，挤出时间拼命学习，读书气氛非常浓厚。

在那个年代，每当夜幕降临，几乎没有人外出看电影、逛街或花前月下谈恋爱，都是在阶梯教室和图书馆看书，那里总是灯火辉煌。老师们对教学也倾注了最大热情，他们找回了学生对知识的尊重与老师的尊严。每每回忆起在校园学习与生活的岁月，心中尚有几分苦涩、几分甜蜜，但更多的是收获……

1982 年年底，我以优异的成绩获得了医学学士学位，走出校门，带着做一名泌尿外科医生的梦想，来到天津医科大学第二医院泌尿外科报道。初见我国著名泌尿外科专家、大名鼎鼎的泌尿外科主任马腾骧教授时，心情确实有些紧张和忐忑。我努力向马腾骧教授做了简短的介绍和愿望之后，马老面带笑容、和蔼可亲，语气坚定地对我说："你去血液透析小组吧，张璐仁主任会带你一起从事人工肾血液透析工作。"我当时听了有点蒙，急忙向马主任解释道："我想做一名泌尿外科医生，血液透析是什么？血液透析是泌尿外科吗？"马主任听后对我说："好吧，中午休息时你到我办公室来，我和你谈谈有关你从事血液透析工作的问题。"中午休息时间一到，我按时来到马老办公室。马老先让我坐下，然后和我讲："血液透析是治疗急慢性肾衰的一种方法，替代衰竭的肾脏工作，对接受肾脏器官移植的慢性肾衰患者在等待移植前和接受肾移植后，血液透析都是非常重要的治疗和准备手段。人工肾血液透析是泌尿外科的重要组成部分，又是一个相对独立、专业性很强的研究领域。"马老接着跟我说："天津是人工肾血液透析治疗急慢性肾衰的发源地。1979 年天津市泌尿外科研究所成立后，我就规划着继续开展'人工肾血液透析'临床与基础研究，我希望建立国内首家大型血液透析中心，解决慢性肾衰患者需要改善透析治疗条件和治疗需求。创建国内大型血液透析中心，关键是专职人才团队建设与培养。我希望年轻有为的青年医师能够从事血液透析基础与临床研究工作，传承天津医科大学第二医院血液透析中心在全国同专业领域的特色与学术优势。我希望你能从事'人工肾血液透析'基础与临床研究工作，为急慢性肾衰患者解决更多的临床问题，提高慢性肾衰患者的透析质量、生活质量和长期生存率。你要刻苦学习，努力探索实践，这是我对你的期望！"听到马老语重心长的教诲、充满信任和鞭策的话语，我哽咽了，但心里更多是激励，我决心沿着马老钟爱的人工肾血液透析事业，生命不息，奋斗不止，一定要把马老的事业传承发展，做大做强……

二、出国留学　点滴滴往事

1985 年，天津医科大学硕士研究生入学资格考试在即，我请了一个星期的假，正在家里头悬梁、锥刺骨地复习准备应试。突然传来一阵阵急促的"咚咚咚"的敲门声，打开房门一看，是我的同事，没等我开口我同事便说，姜大夫，明天早上马主任让你去他办公室一趟，有事要和你讲……我说，马主任知道我已经请假了，应试时间只剩下两天了，能不能等我考完试再去？我的同事又重复说了一遍，马老叫你明天去他办公室一趟，有事要和你讲。你说……唉！什么事那么急，那么重要？心里确实有些不爽，但我还是答应同事明天早上去单位见马主任。第二天早上8 点，我准时来到泌尿外科研究所，轻轻地敲开了马主任的办公室，马主任似乎在整理着什么……"来了，先坐下。有件事要和你商量。"马老语气和蔼可亲地打着招呼。我坐下来后，马老告诉我说："天津医科大学为青年医生提供了出国留学的机会，全校一共 8 个名额，都是小语种，德语、法语、日语、西班牙语……我们医院争取到了 1 个名额，经过医院领导磋商，我推荐你去德国学习人工肾血液透析基础与临床研究，看看你有什么想法……家里有什么困难……"马老的话语充满了期待和期望，他希望我能克服各种困难到国外开阔眼界，学习有关人工肾血液透析的先进技术、透析质量管理和临床研究新进展，以便更好地开展我院血液透析中心工作。

在那个年代，"文化大革命"刚刚结束，人们对出国留学都未曾想过。刚刚出大学校门，走上社会参加工作，月收入也仅有 46 ~ 56 元人民币，用什么支付留学费用？马老似乎看出我在犹豫和困惑。马老笑了笑对我说："国家会支付你适当的生活费和往返机票，你先回家与父母和妻子商量一下吧，尽快回复我。"随后马老又补充说，"如果决定了，你就要放弃报考硕士研究生的资格，从下星期就要开始进行语言培训……"

通过一年的德语学习，我以优异的成绩完成语言培训学业。开始憧憬在德国的学习与生活，突然传来令我震惊的通知，公派留学经费没有了，这就意味着公派留学的事泡汤了，报考天津医科大学硕士研究生的应考时间也过去了，心情别提多郁闷了，低迷的情绪可想而知。马老了解到我此时此刻的心情，亲切地对我说："不能放弃，出国留学是你的出路，我支持你。办理留学的手续需要任何帮助直说，但留学经费需要你自己解决了。"虽然公派留学变成了自费留学，但真不知道留学的路在何方，每每想放弃到国外留学时，又常想起马老对我的鼓励与期望。于是我打起精神、鼓足勇气，去图书馆查阅留学所在地和可申请的学校及医院。信件向雪片般地发出，月工资已所剩无几。在那个通信不发达的年代，一封往来于欧美与中国的信件需要一个多月的时间。等待回信的时候，时间显得是那样漫长。我每天都要到单位的收发室"报到"，看看有没有我申请留学大学医院的录取信息。在以后的日子里，陆陆续续地收到了来自国外大学医院的回信。每一封信我都小心翼翼、无比忐忑地拆开看，但每封信件都会以没有位置、没有计划、没有项目、没有学历共享等各种理由拒绝我的申请。每一次期盼、每一次失望、每一次马老对我的鼓励都给了我坚持不懈的努力和永不放弃出国留学的坚定信心。马老对我说："有志者事竟成。我下了很大的决心送你出国深造，是为了使天津医科大学第二医院人工肾血液透析在国内同专业领域保持领先水平，努力达到国际先进水平，让更多的患者解除肾衰的痛苦，摆脱病痛的折磨，如条件允许时，对能接受肾移植的患者通过透析准备与治疗，将给他们带来新生与希望。"今天回忆起马老对我的鼓励、培养与期望的话语，仿佛就在昨天……

三、有志者事竟成

1986 年 8 月，联邦德国医学代表团访问天津。消息传来，内心涌动，能接触联邦德国医学代表成员，可能是一次实现出国深造梦想的良好机会。那时，来华访问的外国医学代表团的驻地壁垒森严、层层设防，很难有机会与他们接触与交流。经过几番努力、几番周折，终于在一天傍晚时分，与联邦德国医学代表团一名叫 Songdemann 的老先生见面了。说明来意，直奔主题。Songdemann 先生对中国不是很了解，我的突然出现使 Songdemann 先生感到意外，竟呼叫了房间外的保安。这下麻烦来了，保安对我进行了一番严格的询问："你是哪来的？叫什么名字？在哪个单位工作？请出示你的工作证！为什么和老外接触？到这里干什么？"一连串的问话我不知先回答哪一个。最终，我还是被单位的领导和保卫科的人员领回去了。虽然我没有和 Songdemann 先生有更多的交流，但他对中国天津宾馆里那个冒失的年轻医生也留下一些记忆。在以后的日子里，我与 Songdemann 先生多次通信和电话联系，我的不懈努力也感动了 Songdemann 先生，他决定推荐我与联邦德国明斯特大学医学院校长联系沟通，递交各种学历、经历、语言培训等资料，同时我还接到了各种申请表格和学校简况介绍。在漫长的等待后，有一天，我接到了一封来自联邦德国的挂号信，一张印有明斯特大学校长和医学院附属医院院长签名的邀请函，欣喜若狂之余又有几分惆怅。

在办理完出国护照之后，就要去联邦德国大使馆面试了。那天清晨，北京使馆街区一片宁静。道路两旁的柳树高大挺拔，几只金丝雀叽叽喳喳叫个不停。按照预约的时间，我准时来到联邦德国驻中国大使馆门前，与岗亭工作人员寒暄几句后进入签证营业大厅。大厅里空荡荡的，一个人坐在那里浮想联翩，毕竟是第一次来到外国大使馆。突然传来"Herr Jiang, Guten Morgen"！我站起身来，顺着声音的方向望去，一位颇具风格而又干练的中年女性非常友好地向我打着招呼。"姜先生，欢迎你。我是联邦德国大使馆的工作人员，我可以为你做些什么吗？你会讲德语吗？"

她用非常不流利的中国话做了简单的自我介绍。交谈中，她用德语问了我许多问题，我都一一准确地回答了她的问题。在审阅了我所有的材料后，她微笑着对我说："恭喜你，欢迎你到联邦德国，祝你学业有成！"

太好了！签证拿到了！马老知道此事后也非常高兴，就像对待一个孩子一样，微笑着对我说："这只是第一步，关键是要把西方的医疗技术学回来，为中国人民的健康事业和血液透析事业的发展做一些事儿，祝贺你呀。"马老接着说，"你要了解一下德国医生对血液透析工作的研究与历史贡献。"于是，马老给我讲述了在 19 世纪中叶，德国人 Justus von Liebig（1803—1893 年）就开始了血液透析的实验研究；19 世纪末，Dr. Benjamin Seebohm Rowntree（1871—1954 年）和他的同事一起进行了血液透析的动物实验；20 世纪初，Dr. Georg Haas（1886—1971 年）进行了第一次血液透析的临床研究；20 世纪中期，Dr. Willem Johan Kolff（1911—2009 年）于 1943 年 9 月 11 日用他精心设计制作的人工肾装置成功地为一名 68 岁患有急性肾衰的荷兰的 Sophia Schaffstadt 女士进行了临床血液透析治疗，经过 16 次有效的血液透析治疗，这位女士顺利地存活下来，她自己的肾脏也恢复了功能，这一重大突破掀开了人工肾血液透析进入临床发展的历史篇章。马老一口气讲述了血液透析的历史，彰显出他老人家的博学与智慧。

"中国血液透析起步较晚，1959 年我在国内率先将 Kolff Hamburger 轮鼓式人工肾成功用于临床抢救急性肾衰患者。在血液透析临床和基础研究方面，我们与欧美发达国家相比还有很大差距……"这是马老在我出国前给我讲的记忆最深的一堂课。

四、不忘马老初心　学成回国

办完所有出国手续，简单地打点一下行囊，订上飞往联邦德国的机票，带着天津外语学院董老师给我的 25 马克，我在家人的簇拥下来到北京首都国际机场候机楼。在那个时代，北京首都国际机场候机楼里人员稀少，在那个年代出国的人很少。

含泪告别送行的亲人，登上飞往联邦德国的航班，这也是我有生以来第一次坐飞机，也许是长时间的飞行、颠簸和心情的忧伤等原因，我晕机了。在飞机上一直呕吐、昏睡着，一口饭没吃，滴水未进。飞行了将近 24 小时，飞机徐徐降落在联邦德国法兰克福机场。办完入境手续，走出了机场，又坐了 4 小时的巴士，终于来到了大学留学生宿舍。筋疲力尽的我倒在床上，也不知睡了多久，肚子"咕咕"的叫声把我从睡梦中叫醒了。

离开了家人，来到一个陌生的国家、一个陌生的城市，从今天开始，我要学会独立的生活。打开行李，找到一包方便面，算是吃了一顿晚餐。

第二天早上，不顾旅途的疲劳和区域时差，我打起精神到大学报到注册，约见医院的医生和院长，到当地移民局办理手续。当然，我也顺便熟悉了一下周围的环境。回到宿舍时，天色已黑了下来，简单地吃过晚饭后，静下心来开始梳理和安排我的学习计划。

中德教育背景差异较大，大学经历没有得到互认，中国留学生必须进行学历补习。经过 10

个月的时间，我顺利地完成了 14 门基础和临床必修课程，通过了客座医生和继续攻读临床医学博士资格考试后，每天的学习和工作显得更加紧张。

1989 年夏末的一天，临床病例讨论会后，同事告诉我："姜医生，有你一个电话。"

"Hallo"，像往常一样接听电话，"你好，你是姜埃利医生吗？有一个中国医学代表团访问德国，马腾骧教授特意要见你，你是否能有时间？"电话的另一端用中国话在问我。惊讶之余我连连回答："太好了，我们安排一下时间，在哪碰面？"请假之后，我驱车来到马腾骧教授下榻的宾馆。马老早就在酒店门口等我了，同时还有外科李主任和医疗副院长。几句寒暄问候，马主任要求参观我就读的学校和工作的医院。我与德国医院联系后，一切安排就绪。马主任来到我学习工作的医院，来到医院的血液透析中心，兴致勃勃地询问了好多血液透析、肾脏替代、器官肾移植的前沿问题，德国的同事一一做了解答。交谈中马主任频频点头，赞赏医院与血液透析中心的现代化管理。一天的行程，马主任没有感到一丝疲倦，时而凝神远望，时而与同行的院长低声交谈。天色已晚，我主动邀请马主任一行到我家做客，他们感觉就像在家里一样，我更感到非常的亲切和温馨。

接下来的几天时间，我陪同马主任一行参访了德国医疗设备工厂，漫步城市的步行街，观赏街道的欧式建筑，体验异国他乡的风景。然而，这一切都没有吸引马主任。一路上，马主任谈论最多的是中国改革开放后各领域发生的巨大变化、中国政府对留学生的政策、医院在加快吸引高精尖人才的步伐、医院重点学科发展前景及学科亚专业血液透析与肾移植工作的现状……

转眼间，马主任就要回国了。在法兰克福安检门前，马主任紧紧地握住我的手，眼里闪动泪花，说话有些哽咽，深情地注视着我。我知道马老送我出国深造的初心，希望我早日学成回国，为医大二院血液透析的建设与发展做出贡献……

1991 年 4 月，我获得了医学博士学业，因勤奋好学、努力工作、成绩优秀得到导师 Dr. Wolfgang Lampe 的欣赏，给了我良好的工作条件和优厚的薪金报酬，让我继续留在德国工作。

有一天我收到马腾骧教授寄来的一封厚厚的信："祝贺你取得联邦德国医学博士学位。此次赴德访问，我感受颇深，我非常高兴地看到你学业有成和出色的工作情况，也感受到德国医护人员严谨的工作态度、先进的医疗设备和现代化的管理方法，这些给我们留下了深刻的印象。""法兰克福一别，我想了很多，趁我还在，能支持你的工作，真心地希望你能早日回国。你以后的学习、工作有什么打算，随时和我联系。"看到此刻，我已热泪盈眶。这封信，我花费了 40 分钟才看完。马老对我的期望，使我陷入了深深的思考……不行，我要和 Dr. Wolfgang Lampe 聊一次。有一天，导师 Dr. Wolfgang Lampe 给我打来电话，"Dr. Jiang，周末有时间吗？我想请你来我家。"真是无巧不成书，机会来得太巧了，我立即答应了他的邀请。

将近傍晚，我偕夫人驱车前往 Dr. Wolfgang Lampe 在半山腰的一栋别墅，前院草皮绿油油的，视野开阔；后院是一片黑森林，茂密的灌木在微风吹过后发出沙沙的响声。Dr. Wolfgang Lampe 夫妇热情地把我们迎进了客厅，准备了一大桌丰盛的德式晚餐，香槟、红酒把晚餐的气氛烘托到了极致。我们从天文到地理、从人文到人生、从工作到生活，最后的话题落到了未来。Dr.

Wolfgang Lampe 直接问我："Dr. Jiang，你今后有什么打算吗？"我被他突如其来的提问惊呆了，他怎么看出我有回国的心思，我没有想到他会问我这个问题。我岔开了话题，把话题引到了旅游和度假上。

我在德国努力学习、勤奋工作，成长和进步很快，这一切 Dr. Wolfgang Lampe 看在眼里、记在心上。他又把话题拉了回来，Dr. Wolfgang Lampe 语气真诚地对我说："我年龄大了，我是想让你负责我的私立血液透析中心，99 台机位，约有 280 位患者，待遇丰厚，我们可以谈谈吗？"在德国，很多医生除了在公立医院有一席职位外，还拥有自己的私人诊所。

我非常谨慎、不加可否地回答了他的问题："我没有心理准备，请允许我考虑考虑可以吗？"晚宴结束后，回家的路上，我和夫人都没有说话……

时间过了很久，这段时间陆续接到了马主任和王树春院长的来信。马主任、王树春院长叮嘱我不能再徘徊了，不能再举棋不定了，要尽快对是否回国工作做出选择。每每读到马老的来信，深深地感知马老送我出国深造的初心，深深地感悟到马老期望我学成后早日回国，传承与发展马老的事业，这也是我做出回国工作决心的动力。回国工作的决心已定，便开始准备回国的各种事宜。消息传开，德国的同事开始很不解，但慢慢他们也理解了。毕竟一起学习、工作多年，友情和交情使得我们难免有些不舍。告别了导师，告别了德国同事；告别了邻舍，告别了朋友。踏上回国征程，我记不清这是第几次来到法兰克福的机场，但这一次要长久地离开德国了。

五、传承发展马老事业

我们搭乘汉莎航空公司飞机，历经近 10 个小时的飞行，在下午 5 点多钟来到了北京首都国际机场，回到了阔别已久的祖国，回到了家乡，回到了培养我成长的地方。回国后，时差还没倒过来，我就去见马主任，敲开马主任办公室的房门，小声地和马主任打着招呼："马主任，我回来了。""好的，好的！"马主任摘下老花镜，放下手中的笔，起身拉我坐在他的身边。马主任非常关心地望着我："先休息一下吧，路途一定很累吧？"接着，马主任试探地问我，"回来探亲？还是不走了？"我做了肯定的回答，不走了！马主任高兴地说："太好了，办公室早就给你准备好了。你先到透析室看看，了解一下情况。"和同事们打着招呼，看到透析室里的装饰和设备与我几年前离开时没有什么两样。人们还是像以前一样循规蹈矩。8 台透析机一字排开，稀稀拉拉的患者在病床上接受血液透析治疗。这里只有每周一、三、五上午开展血液透析治疗，其他时间都是在做准备工作，当时的血液透析是平板式透析。

回国半年了，工作条件、工作环境和欧美国家存在较大差距，思维方式和医疗技术就不仅仅是差距的问题了。我能改变这一切吗？我能持续得到院方的支持吗？天津医科大学第二医院作为中国血液透析发源地，我能够确保它的优势地位吗？一连串的思考让我无语而犹豫。继续创业还是放弃？留下来还是回德国？各种思绪困扰着我。马主任的观察力太厉害了，看出了我的心绪，"有想法了吧？万事开头难，我支持你的工作！"本来还想说些什么，听到马老的话，我又把要说的话收回去了。

又过了半年，为了完成马老的心愿，为了振兴中国的血液透析专业，为了传承马老开创的血液透析事业，我选择了留下，并开始了第二次人生创业的征程。为了争得医院的资金支持，为了建设杂交型肾脏病血液净化中心，我提交了近 5000 字的可行性报告。报告中重点阐述了我国血液透析的现状、天津医科大学第二医院血液透析治疗在全国的位置、发达国家血液透析治疗水平和未来发展趋势，以及天津慢性肾衰患者的发病率、相关性疾病的发病率、杂交型肾脏病血液净化中心建设的目的和意义、为此产生的社会效益和经济效益、改扩建步骤和计划。马主任对天津医科大学第二医院血液透析中心改扩建计划非常重视，出谋划策，指点江山。"引进新技术、开展治疗新项目是中心立足的根本。"马主任一再强调。在医院的大力支持下，在历届院长的关心下，我们克服了场地紧张、资金不足的困难，中心的改扩建计划一直在往前推进。

1994 年，血液透析中心实施了第一次改扩建工程，购置了 20 台血液透析机，增加了透析治疗床位，理顺了工作流程，培训了医务工作人员，还转变了观念，转变了思维方式。"看到了未来，我们还有空间，要开展新技术。"马主任欣慰地叮嘱。

在接下来的时间里，在马主任的直接关怀下，医务人员团结合作，先后完成血液透析相关杂合子治疗手段的临床应用，包括血液滤过、血液透析滤过、血浆置换、血液成分分离，拓展了血液净化治疗领域，建立了基础研究到临床研究的平台，越来越多的患者来到血液透析中心就医。

2005 年，中心实施了第二次改扩建工程，建立了拥有 40 张病床的肾脏病血液净化病房，购置了 40 余台血液透析和血液净化设备。中心共拥有了 60 余台设备，开始收治各种与血液净化治疗相关的疾病，涉及免疫性疾患、代谢性疾患、神经性疾患等重症患者，包括难治性全身性系统性红斑狼疮、严重的高脂血症、重症肌无力等。血液透析技术的拓展，扩大了很多疾病治疗的可能性。

2010 年，血液净化技术的进步使得越来越多的患者能够带病生存。20 世纪 80 年代初，90% 以上的慢性肾功能衰竭尿毒症患者存活不超过一年。现在，50% 的就医患者能够带病生存超过 5 年，还有相当一部分患者带病生存实际超过 10 年，甚至 20 年。

2010 年，中心实施了第三次改扩建工程。中心共拥有 130 余台血液净化设备，创新地开展了 CRRT 技术，治疗领域再度延伸到多个学科，在抢救多器官衰竭、成人呼吸窘迫综合征、重症坏死性胰腺炎、顽固性心衰、药物中毒等多学科治疗模式上，真正体现了一个杂交血液净化中心的作用。

天津医科大学第二医院肾脏病血液透析中心团队，正在传承发展马老建设国内一流大型多功能血液净化中心的理念，紧跟国际前沿技术，不断开拓创新，开拓血液净化新的治疗领域，为中国血液净化事业的创新发展做出应有的贡献！马老，我们怀念您……

六、作者简介

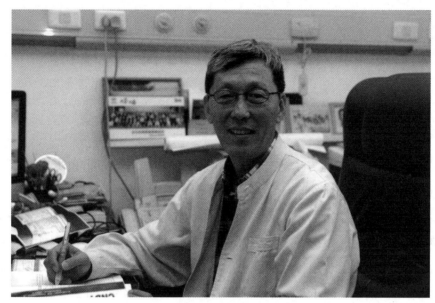

图 1　姜埃利教授

姜埃利，教授，主任医师，博士生导师，天津医科大学第二医院血液透析中心主任，联邦德国医学博士学位。长期从事人工肾血液净化临床与研究基础工作，开创了单一血液透析向多元一体化治疗的先进理念，先后开拓了血液透析滤过、血液吸附、血液免疫吸附、血浆置换、CRRT等多项技术，完善了单一血液透析向血液净化治疗的转变，建立了肾脏病血液净化治疗研究中心，实现了肾脏病，免疫性疾病，神经性疾病，心、肝、肺器官衰竭和严重感染性疾病等的跨学科辅助治疗模式，引进了国外先进的管理理念与透析治疗技术，提高了患者的生活质量与长期生存率。先后承担国家自然科学基金项目1项、全国多中心研究项目4项、省部级科研项目2项；主译参编专著5部；培养博硕士研究生20名；在国内外发表论文50余篇，其中SCI收录论文19篇。

目前，天津医科大学第二医院血液透析中心设有120台透析机、54张专科病床，日接受各种急慢性肾功能不全血液透析治疗和腹膜透析治疗患者600余人次。中心已发展成为天津市卫健委血液净化质控中心挂靠单位、天津市血液透析技术培训基地、天津市医学会肾脏病学分会主委单位、京津冀血液净化质控联盟单位，是华北地区最具影响力的血液透析中心。

恩师开启我一生的奋斗方向

屈指算来，在远离先生的地方生活工作已 30 余年，距离先生过世也近一年了，然而老师的音容笑貌和点点滴滴的往事却宛如昨日发生的一样。离开先生教诲的这几十年里，我也成了很多人的老师。看着形形色色的学生们来了又去，从稚嫩到成熟，从初见到分别。看着他们奋斗、失败、颓唐、成功，品味人生，遨游寰宇。有时我在想，老师到底给了学生们什么？我从先生那里学到了什么？古人云：师者，传道授业解惑也。但对于我们学医的人来说，知识日新月异，今天我们作为真理教给学生们的，也许今后看不值一哂。所以师生间传承的更多的是"道"而非"业"。

1986 年，怀揣着医学梦想和对未来的无限期盼，有幸师从先生门下。研究生 3 年，先生的谆谆教诲中，他无私奉献的高贵品格、以身作则的医学态度、严谨审慎的学术理念，一点一滴渗入我的学习工作之中，化作我脑中的智慧、胸中的热血、行为的规范，引领我毕业后的医学人生。毕业后，我回到杭州，在泌尿外科血液透析室工作，由于技术并不成熟且费用昂贵，在不断目睹尿毒症患者死亡后，心中充满了无奈和愧疚，也近乎绝望，是先生积极乐观、坚韧不拔、勇于创新和永不停息的探索精神鼓励着我，在一次次的努力和失败之后，仍然没有放弃，也明白了从医并不是为了满足成就感，而是要背负沉重的责任艰难跋涉，是一种苦行。20 世纪 50 年代，老师在国内最早开展多项临床创新性工作，同时卓有远见地将基础研究与临床研究有机结合。于是，我循着先生的创业轨迹，受着先生跨学科发展的启发，与几位志同道合的年轻医生一道，先是通过血液透析和腹膜透析的技术创新和设备改进，提高了尿毒症患者生存率；然后致力于肾移植技术的突破和做大做强，并开创了以肾移植为核心的终末期肾病肾脏替代一体化治疗体系，显著地提高了患者的长期生存率。为了从根源上减少尿毒症，又在 2000 年合并内科肾病学组成立了肾脏病中心，最终将学科发展为目前国际上规模最大的肾脏病一体化治疗中心之一，我也"跨界"成为中华医学会肾脏病学分会的主任委员。回想整个过程，恰似追随先生创建天津医科大学第二医院泌尿外科和天津市泌尿外科研究所那般。因此，我的些许成功完全得益于先生言传身教的"敏于事而讷于言"、"拓展思维跨学科发展"和"设定目标永不放弃"等理念和精神。当然，与先生在物资和信息匮乏的时代创业相比，面临的挑战和艰巨性都是不可同日而语的，我个人的造诣和修养更是远不如先生。

"龙驹御风兮腾天际，懿德流芳兮存世间"，先生虽离我们而去，但他的谆谆教诲一直回响在我们心中，他的仁心仁术、无私奉献的高贵品格一直深深影响着我们，在以后的日子里，我们会继承先生遗志，为中国医学事业发展添砖加瓦！

作者简介：

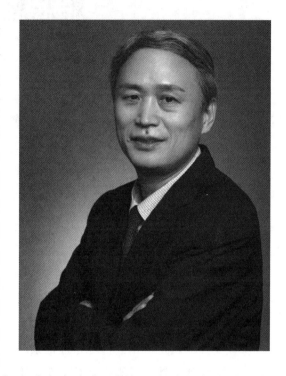

　　陈江华，二级教授、主任医师、浙江大学求是特聘教授、浙江省特级专家。1986 年师从天津医科大学马腾骧教授硕士研究生。从医近 40 年，一直致力于尿毒症研究。针对"尿毒症患者长期生存率低下"的问题，首创了"以肾移植为核心的尿毒症一体化治疗体系"，并在 10 项关键技术上取得突破，成功救治了尿毒症患者 1 万 5000 余例，20 年生存率达到了 68.9%，居国际领先水平。研究成果已广泛推广应用于全国 30 个省、直辖市、自治区，使 20 余万尿毒症患者获益，特别是在浙江省 254 家从事透析治疗的医院全覆盖推广应用后，使浙江省透析患者的长期生存率达到国际先进水平。针对我国慢性肾脏病发病率高、死亡率高、知晓率低、治疗率低和治疗不规范的现状，进一步提出了慢性肾脏病一体化防治理念。将在肾移植中取得的研究成果拓展应用于肾小球疾病治疗，创新了免疫性肾小球疾病新型免疫抑制治疗方案，显著地提高了疗效和降低了毒副反应，在我国肾脏病界得到广泛推广应用，挽救了众多患者生命。

　　他带领研究团队，承担了国家自然科学基金项目 36 项，973 等国家重大项目课题 10 项。以第一及通讯作者发表学术论文 384 篇，其中 SCI 论文 173 篇。主编国家规划教材 3 部、专著 2 部。研究成果得到了国内外同行的高度认可，先后获国家科学技术进步奖二等奖 3 项，省一等奖 8 项等；研究成果被 KDIGO 国际权威肾脏病指南及欧洲抗风湿联盟（EULAR）指南收录作为循证依据，并于 2012 年获得了 KDIGO 指南制定组织美国肾脏基金会（NKF）国际卓越成就奖，2015 年获浙江省特级专家称号。

　　目前担任中华医学会肾脏病学分会主任委员、中国生物医学工程学会人工器官分会主任委员、卫健委中国肾移植科学登记系统管理委员会副主任委员兼秘书长、中国医疗保健国际交流促进会肾脏病移植分会副主任委员、中国生物医学工程学会透析移植分会副主任委员、中国非公立医疗机构协会肾脏病透析专业委员会副主任委员、浙江省生物医学工程学会理事长等学术职务。享受国务院特殊津贴，入选"全国百千万人才工程"，被评为首届全国百名优秀医生、卫生部和浙江省有突出贡献中青年专家、全国卫生系统先进工作者等荣誉。

难忘恩师点滴往事

1992 年，我满怀志向考取了我国著名泌尿外科专家马腾骧教授的博士研究生，有幸成为恩师马腾骧教授的学生。从上博士研究生到毕业后留在马老师身边工作的 27 年岁月里，在我成长、成才的路上，无不感受到恩师对我的培养、教育与关爱。恩师做人、做事、做学问的大家风范，使我终身受益！

一、感恩师父救我

记得在我刚上博士研究生那一年，我住在天津医科大学第二医院学生宿舍一楼，宿舍的对面就是学生澡堂，非常潮湿。盛夏的一天下午，天气十分闷热，我独自一人在寝室里，为了完成一篇调研报告，我正聚精会神地整理检索的文献资料，不知道什么时候停电了，汗水不停沿着头发往下掉，直到突然感觉头晕目眩，有些胸口发闷，一股无力感涌上心头，午饭没吃，酷暑难挨，我已没有力气站起来了。这时我感到很紧张，意识到可能是中暑了。于是我便使出最后一丝力气冲着门喊："帮帮我，快给泌研所刘思田主任打电话，我是泌研所的吴长利！"。随后，我便昏昏沉沉地迷糊过去了，不知道过了多久，迷迷糊糊中好像有人在掐我的人中，当我醒过来时，万万没想到映入眼帘的是我的恩师马腾骧教授。老师就站在我的床前，他一脸焦急，喘着粗气，脸颊上还挂着汗珠。跟我恩师一起赶来的还有刘思田主任，正掐着我的人中，还有人拿床单给我扇凉风，还有人给我倒糖水。原来是门外的门卫老大爷听到了我的呼救声，立即打电话通知了刘思田主任，我师父听说后就立即带着他们赶了过来。大家伙儿一阵忙碌，我终于清醒了，也好受了许多，这时我师父才放下心来。看着马老师被汗水湿透的衬衫，他那么大年纪了，听说我不舒服比年轻人跑得还快，风风火火地就赶过来，我一个普普通通的学生，此时深切地感受到我的恩师马腾骧教授对自己学生真真切切的关心与爱护和真挚的师生情，我的内心里万分感动与感激，泪水忍不住夺眶而出。那一刻，我就暗下决心一定要学出个人样来，作为马老师的学生绝不给老师丢脸。后来，马腾骧老师特意给我买了一个电风扇，说我是东北人不扛热，听说就我一人独享过这样的待遇。马腾骧老师关心、爱护、教导我，就如同慈祥的父亲，无论学业上还是生活上，都事无巨细。恩师严谨的学风、高尚的医德医风、大爱的家风深深地影响着我，雕刻着我，陪伴我成长！

在恩师精心的培养和教导下，我成为一名优秀的硕士、博士生导师。常记起恩师说过的一句话："教学相长！"这句名言一直铭记在我的心里。现在我也带了很多硕士生、博士生，为人师表，才真真切切地领会了恩师常说的"教学相长！"这句话的真正内涵。看着一批批研究生毕业后，走上泌尿外科领域各自的岗位，我经常会想念、怀念我的恩师马腾骧教授，想念和师父在一起相处时的每一景、每一幕……

二、这是我的学生

马腾骧教授是中国泌尿外科学界的著名专家，在业界享有很高的盛誉。全国重要的学术会议也就成了马老师和一批老专家们的聚会，我很有幸被恩师带着参加过几次这样的会议。每每见到国内的老专家、老前辈，马老都会向专家们介绍我说："这是我学生，吴长利，很不错的年轻人！"专家们大多会说："小伙子，跟着马老好好学习，将来一定会有所作为。"记得马老的几位老朋友如臧美富、于惠元、杨质斌和郭应禄等前辈感慨于我师父挑选的学生都是大高个儿、帅气，就说："马老啊，您招的博士生是不是必须都得是一米八以上的啊！哈哈哈。"那时的我暗自欣喜，在中国泌尿外科学界舞台上崭露头角的我，有恩师马腾骧教授的推介，就像站在巨人的肩膀上摸天，感觉天好近啊！这更加激发了我的斗志，我并不会因此而放松对自己的严格要求，反而暗暗下定决心，不给师父丢脸成了我不断完善自己、提高自己的原动力。

光阴荏苒，时光飞逝，那年我主动报名去援疆，一去就是3年。记得在泌尿外科全科的送别会上，我的恩师马老落泪了，恩师嘱咐我要注意身体，拉着我的手久久不愿放下，就好像是看着自己从小看大的孩子将要远行，眼睛里透着浓浓的不舍与牵挂。当着全泌尿外科人的面，我师父又一次说出了那句话："这才是我的学生！吴长利是好样的，大是大非面前看人品、看人心啊！"这句话让大家记住了我，而我却什么也没记住，只记得我的心里暖暖的，满满地装着师父对我的关心和爱护。正是恩师寄予我的这份真挚的师生情，陪伴我度过了艰苦的3年援疆生活，在我疲惫的时候给我力量，在我孤独的时候给我希望，使我克服困难走向成熟！

记得有一天，突然听说马老住院了，我的心情十分沉重。下班回家后，心里想着给自己敬爱的师父做上一顿可口的东北老家口味的家常饭菜，我师父也是东北人。我将热乎乎的饭菜端到马老师的面前，说道："师父，请您尝尝学生给您做的正宗的东北菜！"这时，我恩师微微笑了一下说："长利啊，我没有牙了，嚼不动啊，你心到了，你是我的好学生，我谢谢你，以后不要做了啊！"顿时，我心里感觉自责到了极点，眼泪忍不住地往下流，"嗨，我这个学生做得不好啊，师父！"

2019年大年三十，想着我的恩师还躺在医院里，我在家里待不住了，我来到医院陪着恩师到很晚……在师父病重期间，我只能每天晚上或早上六点之前去看望他老人家。有时，我去的时候老师睡着了，我生怕惊动他，就站在床边静静地看着他老人家，默默地陪他。我哪怕不说话，就看上一眼也觉得心里踏实。有时师父没有睡，他老人家会强撑着虚弱的身子说："长利啊，那么远还总跑来看我，别跑了，早点回去歇着啊，每天还起那么早，别太累了，你都瘦了，要注意身体啊！"听到师父这么说，我总是强忍着泪水，告诉他老人家放心，不用担心我，您会好起来的！有时我会默默地陪着他，看着他，生怕他说话多了累着。有的时候我就给师父按摩按摩。看见我来，马老师总会强打起精神跟我说上几句，偶然遇到外人来看望他老人家的时候，师父还会用尽力气介绍说，这是我学生，吴长利……

2019 年 3 月 28 日，我的恩师马腾骧教授离开了我们。忆恩师真情难舍，回首点滴往事，仿佛如梦浮现。我内心由衷感叹："马生双翼世无双，腾龙转翅达三江。骧首传道种桃李，唯愿恩师永在旁。"

三、作者简介

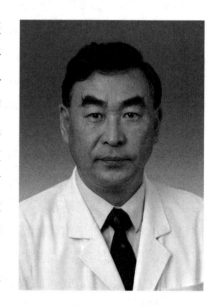

吴长利，教授，1992 年师从马腾骧教授的博士研究生，医学博士，主任医师，博士生导师。多次参加中国泌尿外科"将才工程"赴日本和美国大学医院培训学习。长期从事泌尿外科学临床、教学及科研工作。临床方面主要从事泌尿系统肿瘤的外科手术治疗，曾填补天津市腹腔镜手术全膀胱切除、前列腺癌根治术、保留肾单位的肾癌切除术和原位新膀胱术等多项技术空白，以膀胱癌多项耐药逆转机制及防治策略为主要研究方向。先后承担天津市科技发展重大攻关项目、天津市科委重大攻关项目、天津市科委应用基础与前沿技术研究计划、天津市抗癌重大专项研究 5 项；在国内外发表学术论著 80 余篇，其中SCI 论文 21 篇，参编专著 9 部。培养博士研究生 10 名、硕士研究生 19 名、博士后 2 名。先后荣获天津医科大学朱宪彝医学奖、天津市卫生系统优秀教师和优秀共产党员、天津市"优秀援疆干部"、天津市"五一劳动奖章"和天津市优秀科技工作者光荣称号。现任国家科学技术奖、中华医学科学技术奖评审专家，中国中西医结合学会泌尿外科专业委员会委员、肿瘤专业学组副组长，国际肿瘤生物治疗学会会员，国际腔内泌尿外科学会会员，中国抗癌学会泌尿外科专业委员会委员，中国医师协会泌尿外科专业委员会委员，中国腔内泌尿外科学会委员，天津市医学会泌尿外科专业委员会副主任委员，天津市医学会创伤医学会副主任委员，天津市中西医结合学会泌尿外科专业委员会副主任委员，多种核心期刊编委和审稿专家，天津医科大学第二医院副院长，天津市泌尿外科研究所副所长，天津医科大学中新生态城医院院长，国家重点学科学术带头人。

感念恩师马腾骧教授的培养教育

恩师马腾骧教授已离开我们一年了，怀念之情无法释怀，历历往事仍不时涌上心头。1994年我师从马腾骧教授博士研究生，一晃毕业已有20余年。我与马老师始终保持着联系，每次回天津都要拜见恩师，从临床、科研、教学到家庭生活，总是相谈甚欢。

最后一次见马老师，是他去世之前几个月，我和我的同门师兄弟吴长利、马志方等人去医大二院病房探望。那时，马老师已经重病在身，他硬撑着听我们的问候，想必师生之情也是非常不舍，但没想到这竟是最后一面。

1994年我开始读博士时，马老师已经是中国泌尿外科领域的学科泰斗了，在创建研究所、学科建设与人才培养诸多领域成就斐然。那一年，马老师获得了第一届吴阶平－保罗·杨森医学药学奖一等奖。

马老师一生平易近人、生活简朴、谦虚为人、治学严谨，重视对学生的启发式教育与科研思维方法的培养，重视科研选题与解决临床重大疾病紧密结合。马老师重点询问了我硕士期间的课题和博士期间的想法。我简要向马老师汇报了硕士期间主要做的肾移植方面的研究，马老师对我的研究成果给予很高的评价并指出了继续努力的方向。马老师说，有关肿瘤的基础研究尤其是分子生物学基因水平的研究将是以后学科发展的重要方向，希望我能在这方面有所突破，也正是马老师的培养与指导，让我在博士研究期间收获颇丰，掌握了肿瘤学科最前沿的分子生物学和基因研究技术，让我终身受益。

最难忘的是我在做博士学位论文期间，在实验过程中意外地被酒精烧伤并住院治疗。马老师得到消息后第一时间赶到医院安慰，并安排相关科室会诊治疗。当时对于身在异乡的我，感到无比欣慰和温暖，马老师亦父亦师的关爱始终伴随着我。毕业参加工作之后，曾多次邀请马老师来我们单位为疑难患者会诊和讲学，马老师总能推掉手头的工作参加疑难疾病的会诊和讲学。当时交通没现在发达，天津到郑州的直达航班很少，有几次马老师硬是坐7～8个小时的火车赶来，令我和我的同事都非常感动。

每次去天津拜访马老师时，马老师除了叮嘱我要精于临床也要重视科研，还给我剖析了泌尿外科手术微创化的发展方向。正是遵循老师的教导，我一直在朝着这个方向努力，从最初的内镜、腹腔镜到现在的机器人辅助手术，也算小有所成，没有愧对师门和老师的培养与教育。往事种种涌上心头，想起马老师对我的殷殷关切和谆谆教导，回忆是那么温暖，千言万语也表达不尽马老

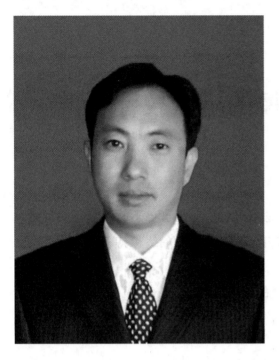

师对我的似海恩情。马老师不在了，我唯有继承恩师严谨的治学和实践探索精神，"精于临床重实践，服务病人德为先"，为中国泌尿外科事业的发展做出应有的贡献。

作者简介：武玉东，教授，1994 年师从马腾骧教授的博士研究生，医学博士，硕士生导师，丹麦奥胡斯大学 Skejby 医院访问学者，郑州大学第一附属医院泌尿外科副主任，河南省泌尿外科研究所结石病研究室副主任。长期从事泌尿系统肿瘤的基础与临床研究及微创技术在泌尿外科的临床应用研究。在河南省率先开展腹腔镜、经皮肾镜等微创手术。擅长腹腔镜及 Da Vinci 机器人辅助下腹腔镜前列腺癌、膀胱癌根治及尿流改道手术，肾癌根治术及复杂肾癌的保留肾单位手术；熟练掌握各种复杂结石的经皮肾镜及输尿管软镜手术，具有上万例经皮肾镜手术碎石取石的临床经验。先后承担国家自然科学基金项目 2 项、河南省科技厅科研基金项目 6 项、河南省教育厅科研基金项目 1 项、郑州大学第一附属医院科研基金项目 2 项、天津市卫生局自然科学基础研究项目 1 项。获得河南省教育厅科技成果奖一等奖 1 项、河南省科技厅科学技术进步奖二等奖 3 项、河南省科技厅自然科学优秀学术论文奖二等奖 2 项。在国内外发表论文 100 余篇，其中 SCI 论文 10 篇。主编专著 2 部，参编专著 2 部。培养硕士生 25 名。荣获郑州大学优秀青年骨干教师、郑州市道德标兵、郑州大学优秀课程奖、郑州大学优秀教研室奖、郑州大学优秀实习基地等集体和个人荣誉。现任河南省健康科技学会泌尿外科专业委员会主任委员，中国中西医结合学会肿瘤学组副组长，河南省泌尿外科学会常委、结石学组副组长，河南省抗癌协会泌尿生殖肿瘤分会副主任委员，河南省医学科普学会泌尿外科专业委员会副主任委员，中国医促会泌尿健康促进分会委员，中国医师协会整合泌尿外科分会委员，河南省微创外科学会常委。

马老二三事

2019 年 3 月 28 日，我国著名泌尿外科专家，我的恩师马腾骧教授离开了我们，他的音容笑貌却常浮现在我的眼前。记得 2018 年初春，我看见一位衣着朴素、蹒跚前行的 92 岁老人，正以惊人的毅力缓慢向泌尿外科研究所方向走来，他就是我一生崇敬的恩师马腾骧教授。我急忙跑向老师，想去搀扶与他同行。但马老轻轻地推开我说，知道你很忙，我自己能行，只要我能够走动，我就想去所里，在那里我会感到快乐。

望着老师远去的背影，我的心绪百感交集。这是一个什么样的岗位呢？有谁会给 92 岁的老人这样一份职责？是什么让他牵挂放不下？

回首马老师把一个只有 5 名医生的外科专业组发展成为国家双一流学科，把一间 20 平方米的简陋实验室发展成为拥有 4500 平方米、14 个研究室的高层次人才培养基地。为了学科的建设与发展，为了培养学科可持续发展的人才团队，马老师把毕生的精力和心血都献给了泌尿外科研究所，献给了泌尿外科学科建设与发展，培养了众多精于临床、勤于科研的泌尿外科英才，他把

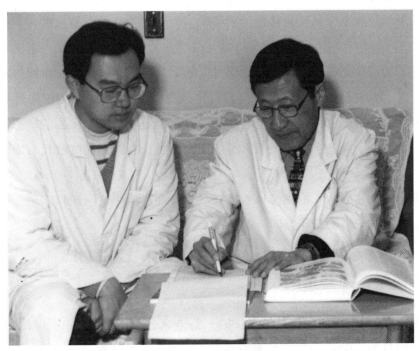

图 1　与恩师合影

最后的光和热献给了他热爱的泌尿外科事业。

一、恩师的启迪与教育

1998年我博士毕业，那一年在山西长治召开了华北三省两市的泌尿外科会议。马老对我说，青年医师应该多参加一些学术会议，通过学术交流可以开阔自己未来在临床与基础研究领域的兴趣与方向。这也是我第一次和马老远行参加学术会议。在去长治的列车上，马老给我讲了他的成长经历，讲述了他在20世纪50—60年代选择血液透析作为自己一生探索实践的研究方向。马老说，在那个年代，许多急性肾衰患者因没有有效的治疗方法被夺去了宝贵的生命。于是我开始选择血液透析作为临床与基础研究的主要方向。先从腹膜透析开始，后来历经艰难从国外引进了一台回旋型人工肾透析机，每周都有全国各地转来的急性肾衰患者进行透析治疗，挽救了许多患者的生命。实际上，解决临床重大疾病疑难问题与开创挽救患者生命的新的治疗方法就是最重要的科研选题。80年代，各种慢性疾病导致慢性肾功能不全的发病率越来越高，泌尿外科只有几台透析机，不能满足日益增长的慢性肾衰患者的需求。经过不断努力，我成立了血液透析中心，当时在全国这一领域是规模最大、仪器设备最先进的，在全国同专业领域的影响力也很高。后来，马老还几次提到当时成立大型血液透析中心的另一个初衷是开展规模化肾移植工作，他说，我院是国内最早开展异体肾移植工作的单位之一，在全国肾移植领域有一定的影响力，后来因多种原因而中断，说到这儿，马老一直对此惋惜不已。

马老说，未来肾移植工作面临的最大挑战是肾移植肾源缺乏。要解决这一肾移植领域的难题，他在考虑一种最终解决方案，就是要研发生物型转基因肾，为此开展了数年的创新性研究，取得了阶段性研究成果，虽然至今异种肾移植仍未实现，但随着生物科学的发展，未来有一天可能会成为现实。

马老还讲述了为什么要成立研究所及创建过程的艰辛与艰难。他说，泌尿外科要发展关键是人才。在70年代，全国泌尿外科都在恢复与建设之中，人才难得。我们泌尿外科要发展，就必须建立自己培养高层次泌尿外科人才的基地与平台，这也是学科未来发展的核心竞争力。没有泌尿外科研究所就不会有今天的学科发展与学术地位，当然，也为你们的成长、成才之路奠定了坚实的基础。

回忆那次难忘的长途旅行，是我与马老接触距离最近、谈话时间最长、感受最深的一次人生启迪与教育，开启了我一生的奋斗方向。

二、马老博学，视野宽阔

我至今记得1995年博士研究生英语考试时，马老拿起一本《自然》杂志，从中选择了一段英文叫我翻译，题目是"BRCA1/2与前列腺癌的遗传性"，我很快就完成了。要知道在20世纪

90年代初，分子生物学在医学生课堂教育中极少涉及，对肿瘤的遗传基因更是知之甚少，也从未将肿瘤作为一种遗传性疾病去认识。有一次在马老查房时，曾问过这样的问题："前列腺癌能遗传吗？"并且指出前列腺癌的遗传基因涉及BRCA1/2突变。马老提的问题，使我深深感到老师的知识渊博，对前沿科学广阔的国际视野和敏锐的洞察力，令我由衷的崇敬。事实上，马老师提的问题直到现在才被大家认识与接受，目前已成为前列腺癌临床检查和治疗评价的一个指标。

马老师常说，基础研究一定要注重临床重大疾病尚未解决与认识的科学问题，科研要紧密结合临床，成果面向临床实践，做基础研究就是为了临床诊疗进步。记得我在博士选题期间总是想，我是一个临床大夫，做基础研究过于深奥、不切实际，也对自己的临床工作没有多大帮助。我去找马老师谈了我的想法，不料被马老断然否定，当时我还很不理解。现在回想起来，自己在成长与成才的路上，通过对CRPC基础的多年研究，再从基础研究到CRPC的临床诊疗实践，通过基因分子分型，为CRPC的精准治疗提供了新的治疗靶点，在这一研究领域取得许多创新性成果，这些工作基础都来自恩师的启迪与教育。

三、热爱事业，专一守洁

马老曾是一个骨科大夫，他毕业后在天津医科大学总医院师从刘润田教授。由于泌尿外科医生太少，组织上又安排他从事"小儿科"泌尿外科，师从虞颂庭教授。马老干一行爱一行，做泌尿外科就要做出成就，他在国内率先应用一段回肠完成"回肠膀胱术"，他写了国内第一部《膀胱镜诊断学》，他最早开展肾部分切除术治疗肾结核，他是天津市最早开展异体肾移植术的人。他是"中国开创血液透析治疗急慢性肾衰竭的奠基人"，创建了国内现代化大型血液净化中心。为了学科建设、人才培养，他创建了天津市泌尿外科研究所，打造了高层次人才培养基地，培育了来自全国的400多名泌尿外科主任和众多泌尿外科英才，为中国泌尿外科事业的发展做出了重大贡献。

马老的追求是超脱的，是专一的，是崇高的。我们这些学生的生活早就小康了，他却从不为物质所动。他对物质没有追求，生活简朴，吃穿极其简单，从来不吸烟喝酒，更不接受学生给他过生日。

马老在年轻的时候，为了写书、写论文，可以整月整月不回家，一个人在膀胱镜室工作到深夜。为了建研究所，骑一辆破单车，满天津市跑手续、跑建材、盯工地。他本可以在安逸的环境中指挥各项工作，他却撸起袖子、卷起裤腿，一头扎在基建工地、设备安装的第一线。被他救治过的各级领导人很多，马老对他们的需求从不为自己，而是为创建研究所、添设备、跑手续，一切为了学科建设。马老有一句口头禅"人有见面之情"，意思是要用诚意感动别人，他常年一心扑在工作上，舍己忘我，累坏了身体，苦了家人。我做学生时每年都去马老家拜年，他的家仍在20世纪70年代建的楼里，家里没有任何装修，也没有豪华的家具。屋内因空间小而显得拥挤，但干净有序。印象最深刻的是屋里的几盆鲜花，方显春节的气氛，更像园丁培育出来的果实，桃李满天下。

四、甘为人梯，奖掖后学

马老一生学生弟子众多，有的在海外，有的在国内，很多学生一直在他身边工作；有的优秀，有的平凡；有的近，有的远。马老的人格魅力在于他因材施教、诚心和气、不失原则。他褒奖每一个学生，为他们创造条件和机会。施恩每一个人，他从不苛责学生。没有人听见马老师大声呵斥过谁，他也从不拒绝别人的请求，但事有分寸和原则，没有偏袒和过激，他更不会因为关系给予特别的关照。他甘愿做每一个青年医师成长、成才的梯子，但登梯的原则是公平。

五、谦和长者，师恩如父

在我的印象中，马老就是一个"老学究"，但他还不是那种不食人间烟火的老派学者，他格物致知，学以致用；他勇于创新，甘为人梯；他严谨求实，精益求精；他团结合作，不拘一格，是一个令人崇敬的谦和长者。

对于我，他就是高山，令人仰止；就是偶像，令人崇敬。但他也会细致入微地关心我，出差远行，他会嘱咐我注意安全；在美国留学时，他会告诉我开车谨慎。他会关心我的家庭和孩子的安全。我的成长与成才之路，更离不开老师的培育。我的第一篇文章、第一部参编专著、第一次全国大会演讲、第一个实验室的成立都是老师从学科发展的愿景精心设计与安排的，甚至第一名学生也是他与我共同带教的。他晚年嘱咐我多带学生，带好学生。成才路上，"扶上马再送一程"是他的心愿，恩师培育，一生难忘。

六、作者简介

牛远杰，1968 年出生，医学博士，在美国罗彻斯特大学做博士后研究，泌尿外科学主任医师，教授，博士生导师，天津市特聘教授，国家"万人计划"领军人才，国家卫生计生突出贡献中青年专家，科技部中青年科技创新领军人才。

现任天津医科大学第二医院院长、天津市泌尿外科研究所所长、天津市泌尿外科基础医学重点实验室主任、中华医学会泌尿外科学分会全国委员、中国中西医结合学会泌尿外科专业委员会常务委员、中国医促会泌尿生殖分会副主任委员、中国医促会腔镜内镜分会常务委员、中国医药教育协会泌尿外科专业委员会副主任委员、中国抗癌协会泌尿男生殖系肿瘤专业委员会委员、天津市中西医结合学会泌尿外科专业委员会主任委员、天津市医学会泌尿外科学分会副主任委员、*Best Selection in Urology* 副主编、*Asian Journal of Urology* 编委、《中华泌尿外科杂志》编委。

长期从事前列腺癌的基础与临床研究工作，建立了国内首家以"性激素与疾病"为研究方

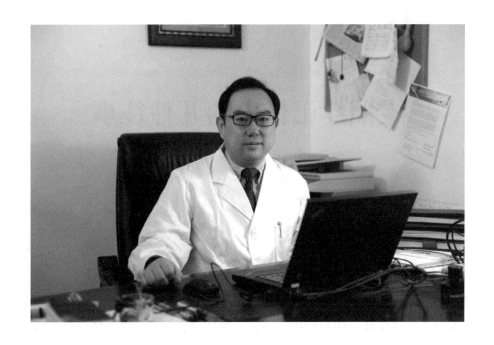

向的国际合作实验室，建立了标准化的转基因动物实验平台、PDX 动物平台、蛋白组学研究平台和实验药物研发平台。先后承担国家重大科学研究计划"973"项目、国家国际科技合作专项、国家自然科学基金面上项目等国家级及省部级课题 16 项；以第一或通讯作者在国际核心杂志 *Lancet*、*PNAS*、*Cancer Res*、*Oncogene*、*J Biol Chem* 等发表 SCI 论文 60 篇，单篇影响因子 39.207。获国家科学技术进步奖一、二等奖各 1 项，天津市科学技术进步奖和自然科学奖二等奖 3 项；获得国家发明专利 2 项。主编、参编中英文专著 10 部。培育博士研究生 22 人、硕士研究生 56 人。

老照片记忆中的几件往事

1973 年我卫校毕业，被分配到当时的天津医学院附属医院分院泌尿外科工作，即现在的天津医科大学第二医院。屈指算来，我有幸在马老身边工作了 46 年，从事摄影工作也有 40 多年了。2019 年 3 月 28 日，我非常崇敬的马老离开了我们。缅怀马老，点滴往事历历在目，看着我拍摄的一张张马老在学科建设、创建科研基地、建立国内大型血液透析中心、培养高层次学科人才和各种学术交流的每一个历史瞬间的老照片，马老音容笑貌依旧在，他仿佛仍在我们之间。张张发黄的老照片却真实地见证了马老创建泌尿外科学科，建立泌尿外科研究所探索实践、务实创新的大智慧与艰辛创业的思路与足迹。在我拍摄的张张老照片中，深深地记忆着，马老是如何把只有 5 名医生的泌尿专业组发展成国家重点学科，如何把一间简陋的实验室建设成为拥有 4500 平方米、国内一流的现代化泌尿外科研究所和高层次人才培养基地。张张老照片蕴含着马老为今天的泌尿外科学科和天津市泌尿外科研究所创建与发展做出的杰出贡献，也记载着马老的件件往事与故事。

一、马老最早的实验室

1972 年，在原河北省医院旧址成立了天津医学院附属医院分院，1973 年我上班那年手术室刚能做手术，当时泌尿外科和普通外科在一个病房，统称为外科，在医院住院部 5 楼。马老带领从总医院过来的 4 名泌尿外科医生、2 名技师，白手起家，开启了泌尿外科创建工作，李庆瑞主任带领一部分医生从事普通外科工作。大约两年后，普外和泌尿的病房分开，泌尿外科搬到 4 楼成立了泌尿外科病房。马老任科主任，在建立泌尿外科临床的同时，在住院部 5 楼位于手术室旁边，建立了只有一间房间的泌尿外科实验室并开展力所能及的科研工作。当时实验室只有王梓清老师一个人，设备很少，有一台德国的徕卡显微镜和一台较大的国产离心机，以及一些试管和天平等简陋的仪器设备，这也是泌尿外科研究最早的起点。马老那时的课题是关于化工原料"联苯胺"与膀胱癌关系方面的研究，马老让我给王梓清老师帮忙，就是经常去天津化工五厂收集车间工人的尿液标本，这是马老创建的实验室最早开展的研究工作。

二、早期购置透析机及相关医疗设备

20世纪50—60年代，马老在血液透析领域已经是应用人工肾抢救来自全国各地的急性肾衰患者的知名专家。1973年马老调入新成立的天津医学院附属医院分院（后更名为天津医科大学第二医院），在泌尿外科病房独立后，马老立即建立血液透析室，购置的第一台设备是一台德国产的血液透析机，这台血液透析机是在展览会上买的样机（图1）。马老把那时较为先进的这台血液透析机安装在4楼泌尿外科病房单设的一个房间里，从此开始了我们医院最早的血液透析工作。透析机操作、供水等工作由王世禧老师负责，他原来负责的膀胱镜检查室工作由我接替。记得那时马老一查完房就兴冲冲地跑到血液透析室对那台德国透析机进行安装调试，当时国家医疗设备落后，所以看到那台机器红绿指示灯闪耀觉得很先进，使用调试时也没有外国技术人员帮助，只有一本英文说明书，马老是看着说明书让我们一步一步地反复操作机器。那时使用的透析器是平板透析器（图2），每次使用都比较麻烦，每次透析时都是王老师和我两人配合在平板透析器上铺透析膜，然后用福尔马林消毒、盐水冲洗等，开始阶段马老每次都在现场看我们操作。过了些年，有了中空纤维透析器，就不使用平板透析器了。

随着血液透析治疗急慢性肾衰工作的开展，疗效显著了，影响力大了，患者也越来越多。马老又引进了一台荷兰家用透析设备，体积很小，是活性炭吸附性的（图3）。马老进口该设备既为了应用也为了研究，因为在那时，马老就开始设想研究小型化、家庭化吸附性的小型人工肾了。

不久后，马老又引进了几台日本的透析机，同样没有外国技术人员，还是马老抱着大本说明书和我们一起调试。在机器调试中还有一个小插曲，有一台机器给水加温时出现水不热的问题，马老很着急，最后商量打开机器看看。打开后看到全是一块块线路板，我们也看不懂，正在我们都很着急时，也可能我当时年轻眼尖，看到其中有一块线路板离开底下的插槽有一段距离，我们赶紧把线路板插到底槽里，后来再开机，水温就一切正常了。和马老师、王老师一起调试透析机的场景虽然过去40多年了，但现在仍然历历在目。

还有一件使我们不能忘记的事，在20世纪70年代末，国产医疗设备还很落后，但当时天津医疗器械设备二厂在马老大力支持下制造出了一台国产血液透析机，并拿来做临床试验，马老给予了大力协助，也费了不少心血，血液透析机经过改进还出了二代机型，在一些地方还有应用，后来该产品由于多种原因退出了。通过这件事，我看到了马老非常支持国产血液透析机研究，希望我国能拥有自己的血液透析机（图4）。

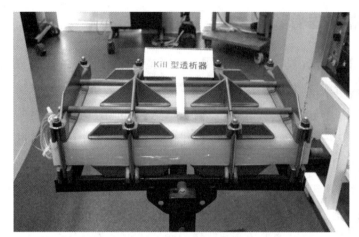

图1 德国产血液透析机

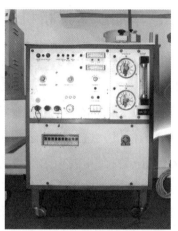

图2 平板透析器

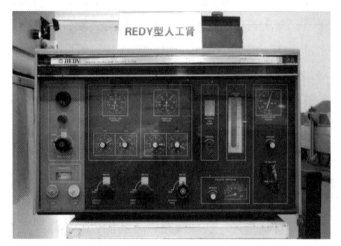

图3 荷兰家用小型吸附性血液透析机

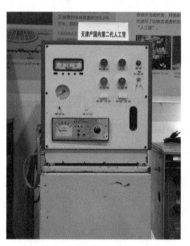

图4 天津生产的血液透析机

通过几年的建设与发展，为了加强血液透析专业化、规范化管理，马老给透析室配备了专职医生、护士和技师，使得血液透析工作逐步规范化，为以后血液透析中心的建立奠定了人才与设备基础。

膀胱镜是泌尿外科医生最常用的诊断疾病的重要手段，在建科初期，使用的是一套美国老膀胱镜，检查镜顶端一个小灯泡作为光源，灯光亮度也不够。当时马老为了提高膀胱镜等检查质量，进口了一台日本 Olympus 光纤维输尿管肾镜，并随镜子带来一台专用照相机，接上普通镜头也可以拍摄其他影像，我有时就拿那台机器照点什么了，这是我后来从事几十年专门医学摄影的开始吧。

马老为了泌尿外科将来的发展，要购置设备，那时的医院没有购置设备的资金，马老就到相关主管部门联系取得财政支持，然后亲自到进口公司订货，骑着自行车，天热还戴个大草帽，一路风尘很是辛苦。那时马老经常外出，都是随身带着自己的旧皮包，看到我新买的一个人造革皮包，还找我借过几次，现在想起这些事，更加缅怀马老的朴素与创业的艰辛。后来在做好膀胱镜检查室等工作之外，这些联络跑路的具体工作都由我来做了，我兼顾这方面的工作，一直干到研究所成立以后的好多年，其中经历了血液透析中心的第一批成套透析设备的提货，见证了马老和外国工程师安装调试工作，经历了我们泌尿外科第一台B超设备的引进工作，还经历了引进体外震波碎石机的进口审批手续及各研究室的设备引进等。

三、马老培育我从事医学摄影工作

在研究所成立后，马老就决定让我专职搞摄影工作了，并规划了摄影室的房间，当时叫电化教学室，主要任务是医学及科研摄影，那时马老的博士、硕士研究生做的实验照片都是我拍摄的，其次便是拍摄研究所电化教学和有关各项学术活动与交流活动照片。摄影室的建立也是马老的前瞻性决定，由于有了专职摄影室，以后便为记录研究所科研、教学、临床等历史做了大量的摄影工作。

当时我十分重视记录研究所有相关活动，拍摄了一些非常重要的照片，见证了马老创建泌尿学科和研究所建设的历史和足迹。

1981年马老邀请著名泌尿外科专家吴阶平院士、施锡恩教授、虞颂庭教授等到泌尿外科研究所参观并进行学术交流，这些老专家能聚在一起是千载难逢的机会，所以我拍摄了这张老专家们在天津市泌尿外科研究所门前的合影。这张合影是几代泌尿外科人的影像，是历史性的，关键是见证了马老为研究所发展所做出的贡献，同时这张照片也承载了天津市泌尿外科研究所的历史文化（图5）。

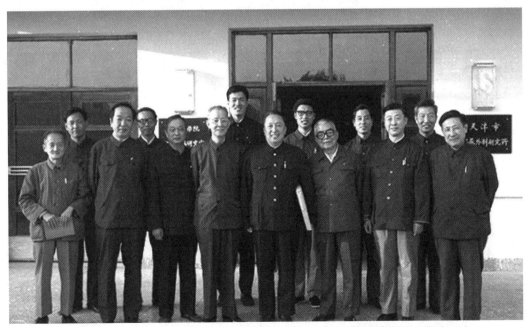

图5　吴阶平院士（前右四）、施锡恩教授（前右三）、虞颂庭教授（前右五）、
马腾骧教授（前右一）等人的合影

在建所初期的 1981 年马老为了研究所的发展还聘请了上海第一医科大学泌尿外科熊汝成教授、上海第二军医大学长海医院泌尿外科马永江教授为顾问，并邀请他们到研究所、泌尿外科病房进行学术交流，在这期间我拍摄了两位上海老专家及施锡恩、马老等人的合影，这张照片包括了北方及南方的泌尿外科专家，为中国泌尿外科事业团结合作、协同发展的大家风范和友谊做了见证，是一张弥足珍贵的历史照片（图 6），当时还拍摄了马永江、熊汝成、马老等讨论病历的照片（图 7）。

在研究所的楼刚盖好后，马老就邀请朱宪彝校长及吴咸中副校长来研究所参观交流指导工作（图 8）。在研究所成立两周年时，再次邀请朱校长和吴咸中院士等来参加泌研所的庆祝活动，校领导对天津市泌尿外科研究所工作和业绩给予了肯定（图 9）。

1980 年血液透析中心在研究所一楼建立，有 300 多平方米（图 10），当时是华北地区最早、最大的血液透析中心，引进的主要设备来自美国，机器安装是在夏天，为了能早日使用，马老在酷热中卷着裤腿与外国工程师研究安装设备，我便拍下了马老这张艰辛创业让人感动的照片（图 11）。

泌尿外科研究所建在医院内一幢 3 层独立的白色小楼里，是马老从无到有努力的结果。我早就想拍一张好看的研究所外景照片，大约在一个秋天，面对研究所的左侧有一棵大树，树叶变黄后，再和研究所前面的常绿乔木互相辉映非常好看，为了阳光能照在树叶上透出金黄色，我选择在下午 4 时左右拍下了这张泌尿外科研究所外景的经典照片（图 12）。在 2005 年，由于医院规划的原因，研究所小楼要被拆除了，当时马老心情沉重地坐在研究所一楼大厅久久不愿离去，研

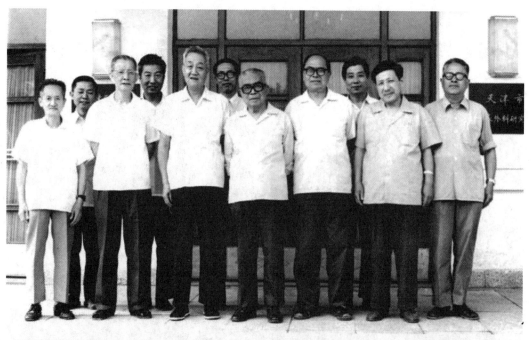

图 6　施锡恩教授（前左四）、熊汝成教授（前左三）、马永江教授（前右三）、虞颂庭教授（前左二）、马腾骧教授（前右二）、欧阳教授（前左一）、陈宜和教授（前右一）、董克全教授（后右一）、王文成教授（后左二）、张祖诏教授（后左三）、张振雄教授（后左一）合影

究所从成立发展到此时的规模，马老付出了巨大的心血。虽然研究所有了新的地方，但马老对研究所老楼还是非常的怀念。现在研究所的小白楼已不复存在了，这张照片就承载了我们对马老及研究所老楼的思念，也见证了天津市泌尿外科研究所的前世今生。

在几十年的摄影工作中，我还拍摄了许多见证研究所及医院发展的重要照片。当年马老非常重视摄影工作，由于有摄影室的存在，我才拍摄了这些重要的历史照片，留下了岁月，留下了天津市泌尿外科研究所和泌尿外科学科发展历程中最难忘的记忆，以激励后学。

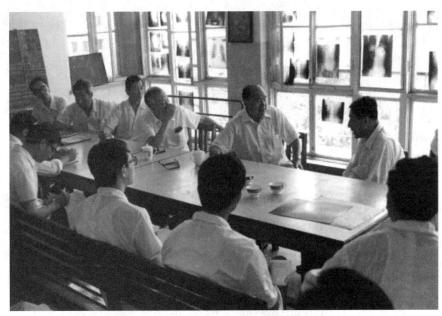

图 7　熊汝成教授、马永江教授和马老在我院泌尿外科病房讨论病历

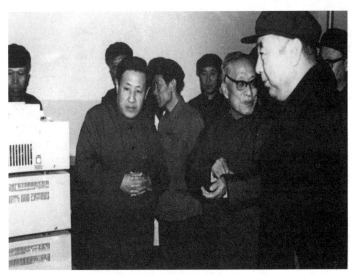

图 8　朱宪彝校长（右二）和吴咸中院士

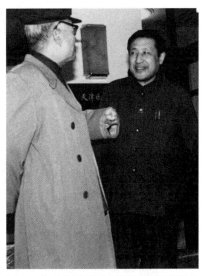

图 9　朱宪彝校长视察研究所实验室并与马所长交谈

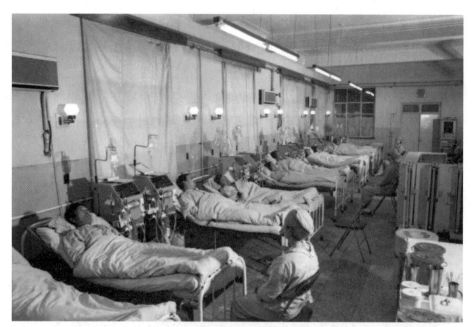

图 10　1980 年建成的大型血液透析中心

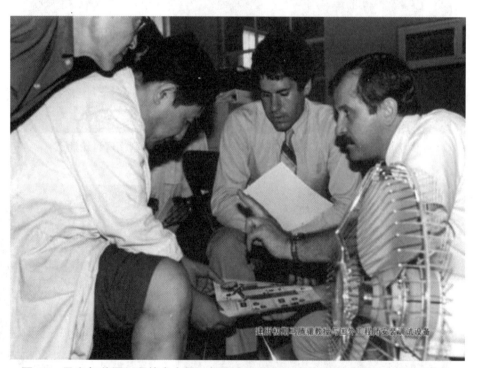

图 11　马老与美国工程技术人员一起研究安装新建成的血液透析中心的透析设备

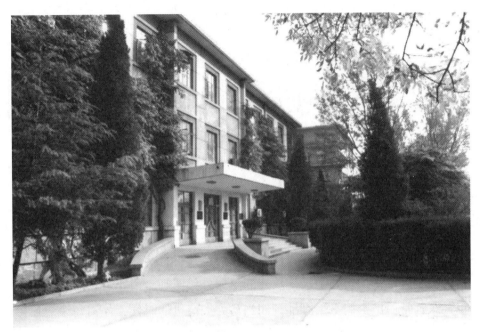

图 12　天津市泌尿外科研究所外景（原址）

陈庆祥

护士心中的马老

一、关心护士　助力成长

赵敬琴护士长回顾了 20 世纪 60 年代初，她在天津医科大学总医院急诊室工作期间对马老的印象时说，马大夫是急诊室护士心中最受欢迎的泌尿外科医师。由于急诊患者多、患者情况复杂危急，一些年轻医师常使护士们手忙脚乱，而当马大夫值班的时候，他对每个急诊患者的诊疗处理总是有条不紊、高效准确。使护士们与马大夫一起处理急诊患者时感到配合默契、准确流畅，常获得患者的赞扬。

20 世纪 70 年代初，马老从总医院来到二院，创建了泌尿外科并任科主任。在与马老并肩创建与发展泌尿外科工作的岁月里，赵敬琴护士长和护士们深深感受到他为人谦和、医术精湛，以及高尚的医德情操和不知疲倦的忘我工作精神，同时感染着每一位医护人员。马老非常重视护理工作，注重对护士的关心和培养。他总是以渊博的专业知识、精湛的医疗技术、高尚的医德情操和人格魅力，带动那个时代的全体医护人员团结奋进，克服科室创建历程中的各种困难，加强泌尿外科专科护理人员的知识技术培训，建立与完善了泌尿外科护理工作中的各种护理制度与操作规范。他鼓励护士参加医师查房，了解泌尿外科危重患者诊疗处理与护理内容，加强护士对疾病的认识与对并发症处理要点的了解。通过实施护士长轮转方式，提高多学科专业知识和对疑难复杂危重患者的护理经验，助力护理团队提高护理专业知识和相关新技术培训，这也使泌尿外科护理团队多次获得医院优秀护理团队各种奖励。这些成绩得益于马老重视护理工作技术培训，严格临床护理规范操作，加强护理基础理论与临床专业护理知识的考核，鼓励护士参加科研，撰写临床护理论文，参加各种护理学术会议与学术交流，以了解国内外临床护理工作进展，提高泌尿外科护理工作水平。这也是泌尿外科成为护士晋升中高级职称和护理员转岗护士最多科室的重要原因。需要指出的是，泌尿外科护理团队的建设与发展，也得益于时任天津医科大学第二医院护理部主任的马老的爱人陈家凤的关爱与支持，按照马老的科室建设与学科发展理念，提出泌尿外科护理是重点学科建设的重要组成部分，严格的护理专业技能培训与考核，以及与患者良好的沟通能力，是临床高质量医疗服务的重要保证与驱动力。

二、言传身教 平易近人

赵敬琴护士长说，科里早期开展肾移植手术时，由于条件有限，护士们没有参加肾移植围手术期相关的培训和进修学习，是马老的言传身教，一点一滴地教授我们有关肾移植护理基础知识与护理要点。在他的鼓励下，我们不惧挑战，圆满地完成了肾移植围手术期的护理工作，取得了肾移植临床护理工作中的许多实践经验。马老在工作中睿智、谦和、包容，他总是先听取护理交班汇报，认真分析术后患者出现的每一个临床表现，结合关键问题提出解决方案与护理要点。他平易近人、和蔼可亲，从未对医生和护士发过脾气，处理同事之间的矛盾既公平公正，又能指出需要注意的问题和问题的根源所在，总有办法让双方尽释前嫌、握手言和。马老是我国著名的泌尿外科专家，但他却拥有一颗平常心，他一生简朴，一件蓝色大衣穿了 20 年，他一直住在二院家属院一幢 20 世纪 70 年代的破旧小楼里，三室一厅，门厅不过 8 平方米，最大的房间也就 14 平方米，用来作为会客室，房间布置得简单整洁。有一次，医护人员要做工作区域卫生，我们看见马老在刷洗手池，这样的情节使我们深受感动。马老的点滴往事，令人难以忘怀！

三、护士心中的马老

1978 年，当时马老已是我国著名泌尿外科专家，是天津医科大学第二医院泌尿外科科主任。但在大家心中，马老是那样的平易近人，从来不摆架子，对护理员也一样和蔼可亲，他总是鼓励护士要努力学习专业知识，常说，你们还年轻，有大好年华，要好好学习，在实践中增长知识，一定会有更好的发展。在他的激励下，护士们更加认真地学习，努力完成本职工作，努力提升自身的临床护理能力水平。

记得医院实施护理员转岗护士，平时工作表现出色并通过考核的第一批护理员非常顺利地获得转岗。马老对她们由衷地表示祝贺，鼓励大家继续深造并总结临床经验，多写文章。在泌尿外科做第一例肾移植手术时，泌尿外科一名由护理员转正的护士被选入肾移植小组，当时她激动的心情无以言表，因为这是马老对有才能的人的信任。在马老的指导下，护理团队顺利完成了第一例肾移植手术围手术期护理，这成为她护理生涯中最难忘的记忆。

在 20 世纪 90 年代初，还有一名护士的家庭出现了很大困难，没有房子住，孩子才 4 个月，没有奶喝，艰难的处境让她几近承受不住，一度失去活下去的信心。马老知道此事后与她进行了沟通，安慰她说，人遇到困难要坚强，困难总会过去，有困难就找我。当时还给了她两袋奶粉和二百元钱，在那个年代，两袋奶粉和二百元钱可不是小数目，这名护士感动得泣不成声。马老的恩情让她没齿难忘，马老的鼓励让她渡过了生活中的难关。马老给了她生活的勇气和战胜困难的信心，也让她在护理工作中体验了无私关爱患者所获得的人生价值感。马老对护士团队的教育、鼓励和关爱，永远激励大家为学科的创新发展，为高质量的临床医疗护理服务做出更多的奉献。

四、不忘马老初心　传承发展护理事业

以当代视角回顾天津医科大学第二医院泌尿外科护理团队建设与发展的历程，我们深深地感悟到今天护理团队的建设与发展离不开马老对护理人才的培养，对队伍建设、科学管理与技能培训的重视与关爱，以及马老建设一流泌尿外科学科的重要理念。马老在大查房时经常谈到，护理学作为一门独立的学科，已经有上百年的历史，在长期的临床实践与探索中已形成了完整的护理科学体系。马老强调，护理工作是泌尿外科临床医疗工作的重要组成部分，在临床疾病诊疗、术前准备和术后患者康复的系统过程中护理工作发挥着不可替代的重要作用，它是泌尿外科高质量医疗服务的重要保证。马老还提出了护理人员不仅要有扎实的多学科临床医学知识、精湛的护理操作技能，还必须具备全心全意为患者服务的高尚医德情操。

在时空进入 21 世纪的今天，医院泌尿外科学科已经发展成为国家双一流重点学科，是拥有 6 个病区、240 张床位的国家临床重点专科。泌尿外科学科护理事业也取得了快速发展。建科初期仅有十几名护理人员、一个护理专业学组，护理工作也只是常规的疾病护理与技术操作。如今泌尿外科学科的护理团队已发展成为设有科护士长，拥有 6 名病区护士长和 130 多名各亚专科专职护士的团队。

随着泌尿外科学科的发展，亚专科建设及各种临床新技术的开发与应用，正在改变着泌尿外科传统开放手术的治疗模式，如腹腔镜技术、机器人辅助腹腔技术、经皮肾镜、软输尿管镜碎石、前列腺癌根治、膀胱癌根治新膀胱术、超声介入治疗、微型人工肾透析、智能透析质量控制与管理等新技术、新模式、新理念的快速发展，也改变着泌尿外科学科传统的护理理念，以适应现代泌尿外科学科的快速发展和高质量的医疗护理服务。

近 10 年来，泌尿外科护理团队不忘马老创建一流学科的初心与理念，他的谆谆教诲和殷切的希望激励着泌尿外科护理团队不断开拓进取、探索实践。在历届学科领导的支持与指导下，护理团队紧跟时代步伐、团结奋进，践行现代泌尿外科新的护理理念和护理模式，取得了以下几个方面的进展：①从以疾病护理为中心的传统模式转变为以患者为中心的现代护理模式；②从功能护理模式转变为整体护理模式；③从群体护理模式转变为个体化护理模式；④实施责任制护理，从被动护理转变为主动护理；⑤加强健康教育和情志护理；⑥搭建了各级学术交流平台。2010年以来，泌尿外科护理团队积极参加全国护理专业的学术活动，先后担任中华医学会泌尿外科学分会护理学组委员、中国中西医结合学会泌尿外科专业委员会护理专业学组组长，建立了中欧泌尿外科护理联合培训基地，获得了中华医学会泌尿外科学分会"天使奖"荣誉称号。护理学术交流平台的建立为学科护理人员提供了学习与交流的机会，实现了与国内外同行的近距离学术交流与合作，提高了泌尿外科护理团队在国内同专业领域的影响力。

五、作者简介

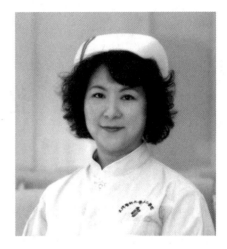

　　程茹，天津医科大学第二医院泌尿外科学科科护士长，副主任护师。从事泌尿外科护理工作30年。承担省部级及天津护理学会课题5项，参编专著及护理教材7部，在核心期刊发表学术论文20余篇。先后获得天津市人民满意的好护士、中华医学会泌尿外科学分会"天使奖"、天津医科大学第二医院十佳护士长等荣誉称号。现任中国中西医结合学会泌尿外科专业委员会护理学组组长、中华医学会泌尿外科学分会护理学组委员、天津护理学会理事、天津护理学会肿瘤专业学组副主任委员、天津医学会泌尿外科学分会护理学组组长、中欧泌尿外科护理联合培训中心主任。

忆吾师马腾骧教授

玉壶存冰心，朱笔写师魂。谆谆如父语，殷殷似友亲。恩师马腾骧教授离开我们快一年了，作为泌尿外科马老的"关门弟子"，每每想起老人家对我的教诲，无限思念和景仰涌上心头。老人家音容笑貌历历在目，常常觉得他并没有走，又猛然醒悟，他已永远离开了我们，心里涌起无限的酸楚，那融合着爱、感恩、敬佩、思念的情感，一时间感慨万千。

追忆恩师，身为学生的我在学术成长方面曾深深得益于他的言传身教。仅就对我影响较大、感触较深的几件事与各位分享，以此来领略马老的学术精髓及大师风范。

一、远见卓识、敢为人先

20 世纪 80 年代，随着同种器官移植的迅猛发展，器官供求矛盾日益加剧。作为国内较早开展同种异体肾移植的医生，马老通过对免疫学、细胞生物学及病理生理学等相关学科发展，尤其是分子生物学及遗传工程技术进展的深入研究，敏锐地意识到异种器官移植可能是解决移植领域器官供求矛盾的有效途径，并率先开始进行这方面的探索。这方面工作涉及血管特异性表达目的基因的构建、受精卵显微注射及胚胎移植等极为复杂的技术。我作为马老的博士研究生，主要负责受精卵显微注射、胚胎移植及转基因小鼠功能检测工作。3 年博士研究工作，我深刻体会到马老在学术方面远见卓识、敢为人先的大家风范。经过近 6 年的艰辛工作，通过与国外异种移植领域院校、国内的中科院遗传发育所和动物所通力合作，马老团队成功构建了异种器官移植用血管内皮细胞组织特异性表达人 DAF、CD59 转基因小鼠，为异种器官移植领域做出了突出贡献。

二、精于临床、勤于科研

按现在标准，回肠膀胱术仍是泌尿外科三大高难度手术之一。难以想象，在 20 世纪 50 年代，马老就已经开展了此手术。近些年保留肾单位肾部分切除术才被推广应用，但在 50 年前，马老就对一些有选择性肾结核患者施行肾部分切除术。回忆这些，我们无不折服马老临床的"精"！同时，马老一直秉承一个合格的医生应该"精于临床、勤于科研"。在膀胱肿瘤基础方面研究获得国家科学技术进步奖二等奖源于马老科研方面的"勤"！正是得益于"精"和"勤"，马老创立的天津市泌尿外科研究所享誉国内外！

三、恩师教诲、砥砺前行

马老一直要求他的学生临床科研两方面不可偏颇，谆谆如父般告诫我们要做"帅"，而不是"将"！在恩师的学术精神引导下，我们在尿流改道等临床方面积极开展了一些工作：改进了原位新膀胱围手术期尿液引流方式，提出了女性根治性膀胱切除患者可有选择性保留部分或全部内生殖器官及在密切监护下保留全部女性内生殖器官新膀胱患者妊娠存在安全性等观点；对传统回肠膀胱术术式进行了改进，提出体外造口去乳头化、围手术期回肠导管内无须留置引流管等主张，获得较满意的临床效果。科研方面，在环境与肿瘤关系方面进行了深入探讨，相关工作分别以通讯作者身份在 *ACS Nano*（2020 年）、*Ecotoxicology and Environmental Safety*（2018 年）、*Advance Materials*（2017 年）和 *ACS Nano*（2016 年，引用 143 次）等国际一流学术期刊上发表了具有影响力的文章。其中，发表在 *ACS Nano*（2020 年）上的关于低剂量原始态氧化石墨烯可通过 TGF-β/EMT 信号通路促进肿瘤细胞的侵袭迁移能力的研究被 "ChemistryViews" 网站作为亮点工作推介。

马老博大的学术风范为我们树立了专业标杆，相信恩师的每一位学生和身边工作的同事都会有深刻的体会。纸短情长，作为他的学生，唯有感恩，并将恩师的学术精神作为指导自己实际工作的动力源泉。用开头那篇诗后四句，纪念他老人家，更是勉励我自己：轻盈数行字，浓抹一生人。寄望后来者，成功报师尊！

四、作者简介

张志宏，2001 年师从马腾骧教授的博士研究生，医学博士，教授，主任医师，博士研究生导师。天津医科大学第二医院泌尿外科 D 病区主任，天津市泌尿外科研究所环境与肿瘤研究中心主任。长期从事泌尿系统肿瘤基础研究及根治性膀胱切除术后尿流改道等方面工作。近 5 年主持国家自然科学基金面上项目 2 项、"973" 项目子课题 1 项。获天津市科学技术进步奖一等奖 1 项。发表 SCI 论文 50 余篇，最高影响因子 21.3。主编《前列腺癌》和《老年前列腺疾病诊治》专著 2 部。现任中国医师协会泌尿外科医师分会委员、天津市医学会泌尿外科学分会常务委员兼秘书长、天津市抗癌协会泌尿系统肿瘤专业委员会副主任委员、天津市医师协会泌尿外科医师分会会长、天津市泌尿外科质量控制中心副主任委员。

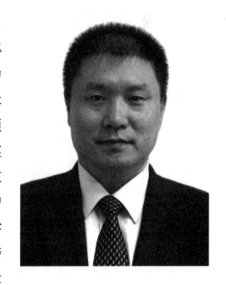

蜡梅寒开多垂首，为报大地滋养情

一、不拘一格　培养人才

我是马老 2004 级博士生，当时马老已有多年不指导博士，在我以后也没有再带学生。能成为马老的关门弟子，在老师的教诲下成长，幸何如焉。其实，能入师门还要感谢我的硕士导师，徐医附院原大外科主任、泌尿外科主任谢叔良教授。谢教授也是马老的学生，20 世纪 70 年代曾在天津进修师从马老。谢教授医德高尚、医术精湛，曾荣获全国卫生系统劳动模范，深受马老喜爱。谢教授经常拿马老的事迹教育我们，每年科室硕士答辩都请马老担任主席。耳濡目染，让我对马老的道德学问心向往之，也暗暗下定程门立雪之志。是谢教授的推荐，马老爱屋及乌让我得偿所愿、忝列门墙。现在想来马老对我的培养教育，对我后来的发展至关重要。

孔子云：君子不重则不威，学则不固。老一辈学人非常严肃、不苟言笑，让我这个学生敬而生畏，但望之俨然，即之也温。我至今记得入学后第一次去马老办公室是个下午，马老和蔼地招呼我坐下。问我准备做哪方面的研究，选什么题目，是在天津泌尿所做课题，还是准备回徐州去做。马老说你已是硕导，有自己的研究方向并已获得国家自然科学基金，可以沿着自己的方向去做。但一定要选好方向，要立意高远、放眼未来，不能只看眼前、浅尝辄止。若是经费不够可以给我支持。老师授人以渔的大家风范，一心为学生着想的人格魅力，让我终生难忘，也一直教育我如何见贤思齐，成为一个马老一样的好导师。正是马老让我自己选择研究方向，才让我开始溶瘤病毒研究并坚持至今，先后获得国家自然科学基金项目 4 项，2018 年牵头获得国家重大专项"溶瘤腺病毒集成化技术平台建设及新产品研发"，目前在国际上已发表这一领域 SCI 论文 30 余篇，授权国家发明专利 2 项，获得教育部自然科学奖二等奖、中华医学奖等多个奖项。

二、恩师教诲　终身受益

入学后耳提面命、亲炙请益，对马老兢兢业业、勤勤恳恳治学的大家风范感受更深，也感召着我见贤思齐，以老师作为榜样。马老教育我说，要做好一个医生，就要每天看书学习。在天津学习期间，我每天除了做实验就是在教室看书，节假日也不例外。记得 2005 年春节，为了撰写国家自然科学基金项目标书，除夕也是在宿舍度过的，虽然远离家人，但功不唐捐。马老教育我说，要做个好医生就要不断实践，虽然你读的是科学学位，也要多上临床看看。每逢马老查房，我都从学校骑车到二附属医院，老师深厚的临床功底、细致的病情分析、对国际国内临床动态的把握让我叹为观止，受益终生。

2005年我被江苏省政府选派去美国留学，我向马老汇报能否提前答辩。马老不仅同意，还和学校沟通促成此事，亲自安排答辩相关工作，使我提前答辩并获得天津医科大学优秀博士毕业生。2006年博士毕业前我被单位破格提拔为徐医附院副院长，当时包括天津医科大学在内的多家单位希望我去入职，我征求马老意见，老师说平台固然重要，但还是要靠自己的努力。徐医地处苏北欠发达地区，学校、医院又很重视你，你应该学成报效单位。听了马老的教诲，我的心定下来了，回到单位后努力工作，一步一个脚印奋斗，学术上成为国家重大研究计划首席科学家，管理上成为徐州医科大学校长。现在回想，没有当年老师为我的决疑，也许就没有今天的发展。毕业后，每当我遇到困难，马老总是悉心指导、竭力帮助。回想这十余年走过的事业之路，可以说每一步都离不开老师的支持、鼓励和培养，是老师教会我做人做事，是老师的精神品质、人格力量，潜移默化地影响着我、引领着我克服工作中的困难，也让我抓住一个个机遇走向成功。随着岁月的流逝，这些往事并没有淡出我的记忆，反而历久弥新（图1）。

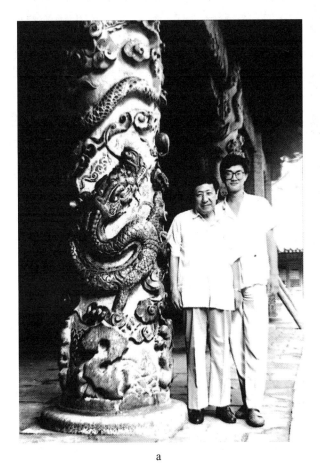
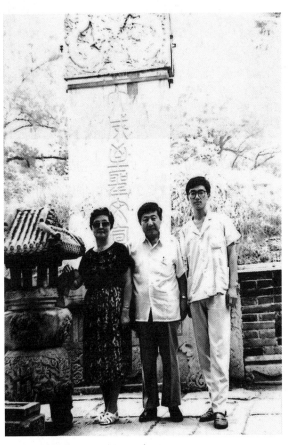

a　　　　　　　　　　　　　　　b

图1　2005年我与恩师、师母在徐州学术会议期间合影

三、成才之路　师恩难忘

"师德如山，巍巍兮仰止；师恩似海，浩浩兮无匮。"敬爱的马老，是您教会我做人、做事、做学问。如果说学生今天取得了一些成绩，那是蒙您所赐。而今我作为一个导师，也一直以您为榜样，教书育人、甘为人梯、薪火相传、承前启后。"饮其流者怀其源，学其成时念吾师"，是老师的教诲，使我能够实现自己的梦想和人生的价值。学生永远不会辜负您的培养，为国家的医学教育、医学研究做出自己的努力。蜡梅寒开多垂首，为报大地滋养情。仅以心香一瓣、寄对恩师的思念。学为人师，行为世范，夫子之德，泽被后世。弟子三千，七十二贤，春华秋实，桃李满园。爱之以德，授之以道，谆谆教诲，无以为报。高山仰止，景行景止，虽不能至，心向往之。

四、作者简介

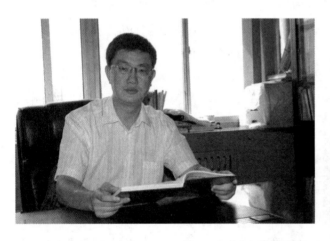

郑骏年，博士，二级教授，博士生导师，2004 年师从马腾骧教授攻读博士学位，是马老的关门弟子。现任徐州医科大学校长、国家工程实验室主任、江苏省肿瘤生物治疗研究所所长、国家一流专业负责人、江苏省重点学科带头人。长期从事肿瘤基础与临床研究，主要研究方向为肿瘤（肾癌）生物治疗，包括溶瘤病毒和免疫细胞治疗。先后主持国家重点研发计划 1 项、国家自然科学基金 7 项、部省厅级课题 20 余项。以第一完成人获得江苏省科学技术进步奖一等奖 1 项、三等奖 4 项、教育部自然科学奖二等奖 2 项、中华医学科技奖三等奖 1 项。